Haftungsgrund „Heileingriff ohne Einwilligung des Patienten"
Der wohl bekannteste Haftungsgrund im Gesundheitswesen ist der **Heileingriff ohne Einwilligung des Patienten.** Dabei kann schon die fehlerhafte Aufklärung eines Patienten als Heileingriff ohne Einwilligung des Patienten bewertet werden. Sich über den Willen eines Patienten hinwegzusetzen, stellt ebenfalls einen Haftungsgrund dar.

Beispiel
Die Pflegefachkraft Frau Hebel will einer Patientin im ambulanten Bereich ein Psychopharmakum – nach ärztlicher Anordnung – verabreichen. Die Patientin fragt, was das für eine Tablette ist. Frau Hebel erklärt ihr, welches Medikament sie ihr verabreichen möchte, wogegen es wirken soll, wie es wahrscheinlich wirken wird und welche Nebenwirkungen entstehen können. Die Patientin verweigert daraufhin die Einnahme des Medikamentes.

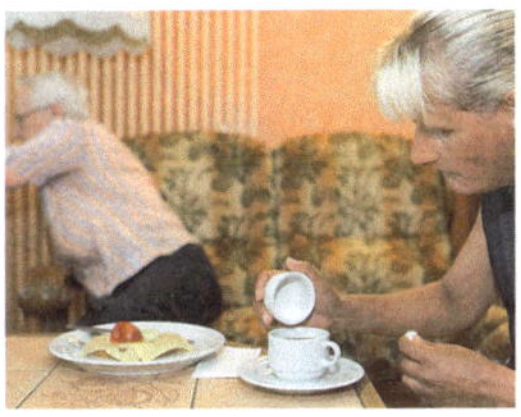

Jetzt hat Frau Hebel ein Problem!
Einerseits ist das Medikament ärztlich angeordnet, andererseits will die Patientin das Medikament auf keinen Fall einnehmen. In ihrer Not – für lange Diskussionen und Überzeugungsversuche hat sie einfach keine Zeit – kommt Frau Hebel der Einfall, die Tablette zu zerkleinern und der Patientin, ohne ihr Wissen, im Kaffee zu verabreichen. Sie meint es gut, denn sie denkt: Die Patientin braucht ihr Medikament, sonst hätte der Arzt es nicht verordnet. Außerdem befürchtet sie, dass sie Ärger bekommt, wenn sie der Patientin das Medikament nicht verabreicht. Auch weiß sie aus Erfahrung, dass es der Patientin nach Einnahme des Medikamentes wesentlich besser gehen wird.

Die Motivation, einer anvertrauten Patientin etwas „Gutes" zu tun, spielt bei der Bewertung des Verhaltens der Pflegefachkraft nur eine nachgeordnete Rolle. Da sie **gegen den ausdrücklichen Willen der Patientin** handelt und mit dieser Handlung die körperliche Unversehrtheit verletzt, macht sie sich wegen Körperverletzung strafbar. Weil ihr zudem bekannt ist, dass die Patientin das Medikament nicht nehmen wollte, handelt sie sogar vorsätzlich. Schließlich beabsichtigt die Pflegefachkraft ja mit ihrem Verhalten genau das zu erreichen, von dem sie weiß, dass die Patientin es nicht möchte. Die Pflegefachkraft wollte mit der Medikamentengabe körperliche Funktionen bzw. Prozesse beeinflussen.

In § 223 Strafgesetzbuch steht:

§ (1) Wer eine andere Person körperlich misshandelt oder an der Gesundheit schädigt, wird mit Freiheitsstrafe bis zu fünf Jahren oder mit Geldstrafe bestraft.
(2) Der Versuch ist strafbar.

Es ist also bei der Ausführung von Pflegehandlungen zu beachten, dass weder Arzt noch Pflegefachkraft sich mit ihrer (Be-)Handlung über den Willen eines Patienten hinwegsetzen dürfen, wenn dieser *einwilligungsfähig* ist. Dies ist der Fall, wenn er in der Lage ist, die Bedeutung und Tragweite seiner Entscheidung für bzw. gegen die vorgesehene Behandlung zu erkennen.

Ist ein Absatz mit einem Paragraphen § gekennzeichnet, beinhaltet er für die Altenpflege relevante Gesetztestexte.

Hinweis: Fett hervorgehobene Absätze geben Hinweise für den pflegerischen Alltag.

zogen, danach wird die Flüssigkeit aus dem Ansatz des Ballonkanals mit Hilfe einer 20-ml-Spritze vollständig aus dem Ballon des Katheters abgezogen. Dieses Vorgehen bezeichnet man als Entblockung. Nun kann der Katheter vorsichtig herausgezogen werden.

Uringewinnung zu diagnostischen Zwecken mittels Katheter 1.3.5

Während ohne liegenden transurethralen Katheter Strahlurin und Mittelstrahlurin als mögliche Urinproben unterschieden werden, ermöglicht der Harnblasenkatheterismus die Entnahme von sterilem Urin (Katheterurin) zu mikrobiologischen Untersuchungen. Dazu kann steriler Urin bei einem Dauerkatheter mit Hilfe einer sterilen Spritze und Kanüle mit unsterilen Einmalhandschuhen entnommen werden, ohne den Katheter von der Ableitung zu trennen. Dies erfolgt nach einer Wischdesinfektion an der hierfür vorgesehenen Einstichstelle (→ Abb. 1). Harn für andere Untersuchungen kann mit unsterilen Einmalhandschuhen aus dem Ablassventil entnommen werden.

Strahlurin
spontan gewonnener Urin, auch Spontanurin. Um falsche Untersuchungsergebnisse zu vermeiden, werden die äußeren Genitale mit Wasser, Seife und Schleimhautdesinfektionsmittel gereinigt/desinfiziert.

Mittelstrahlurin
2 S. 85

mikrobiologische Untersuchungen
Untersuchung auf Organismen, die nur unter dem Mikroskop erkennbar sind, z. B. Bakterien

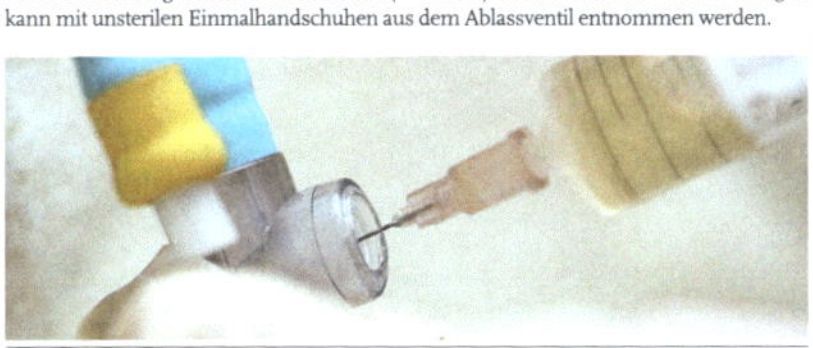

[1] Urinentnahme an einem Dauerkatheter

Exkurs *Sammelurin*
Für Sammelurin wird der Urin eines Patienten über eine angegebene Zeitspanne (in der Regel 24 Stunden) gesammelt. Begonnen wird beispielsweise morgens um 7 Uhr damit, dass der Patient zur Entleerung seiner Harnblase zur Toilette gebeten wird. Die entleerte Urinmenge wird verworfen. Dann wird der Patient gebeten, jede weitere Urinportion in ein gesondertes Behältnis (z. B. Uringlas oder Steckbecken) abzugeben und anschließend in das Sammelgefäß (Glas- oder Plastikkrug mit Deckel) zu schütten. Die letzte Miktion ist um 7 Uhr des folgenden Tages. Wenn der Patient Stuhldrang verspürt, sollte er vor dem Stuhlgang den Urin auffangen. Am Sammelgefäß, an der Toilettentür sowie ggf. am Toilettenstuhl sind entsprechende Hinweise anzubringen, damit alle zuständigen Pflegefachkräfte wissen, dass ein Patient diese Untersuchung durchführt. Der Sammelurin soll kühl aufbewahrt werden und darf nicht im direkten Sonnenlicht sowie auf oder an der Heizung stehen. Nach Ablauf der Sammelperiode (24 Stunden) wird die Gesamtmenge gemessen und dokumentiert. Zur Entnahme einer Urinprobe wird der Sammelurin zuvor in ein anderes Gefäß umgeschüttet oder umgerührt.
Sammelurin wird auf ärztliche Anordnung hin durchgeführt und dient verschiedenen diagnostischen Zwecken, z. B. Messung der Eiweißausscheidung über die Nieren.

Jeweils in der oberen rechten Ecke der rechten Buchseiten finden Sie ein Symbol, das Ihnen die Zuordnung der Inhalte zu den Wissensbezügen erleichtert. Dabei steht:

- für pflegerische sowie pflege- und gesundheitswissenschaftliche Schwerpunkte,
- für naturwissenschaftlich-medizinische Bezüge,
- für geistes- und sozialwissen schaftliche Bezüge,
- für rechtliche, politische und ökonomische Bezüge.

Begriffe mit einem roten Strich weisen darauf hin, dass Sie in der Randspalte eine Erklärung oder Übersetzung des Begriffs finden.

In einem Exkurs werden Zusatzinformationen zu den behandelten Inhalten oder Ergänzungen angeboten, die das ganzheitliche Verständnis von Pflege fördern.

In guten Händen

Altenpflege

2

Autorinnen und Autoren:
Heike Bohnes
Anja Lull
Katrin Rohde
Dr. Friederike Bremer-Roth
Friedhelm Henke
Juliane Falk
Sibylle Walther
Katja Günther
Kristin Scheftlein
Carola Reiner
Juliane Eichhorn-Kissel
Alexander Lapin
Dr. Oliver Musenberg

unter Mitarbeit
der Verlagsredaktion

Cornelsen

Hinweis

Prinzipiell sind Pflegemaßnahmen immer in Absprache mit dem Arzt durchzuführen.

Behandlungspflegerische Maßnahmen unterliegen der ärztlichen Delegation, da sie vom behandelnden Arzt schriftlich delegiert bzw. angeordnet sein müssen.

Medikamente dürfen nur von examinierten Pflegefachkräften verabreicht werden.

Redaktion: Anja Lull, Susanne Stucki
Außenredaktion: Sonja Hummel-Gaatz, Potsdam, Silke Telschow-Malz, Berlin
Umschlaggestaltung: Heimann und Schwantes, Berlin
Layout: Heimann und Schwantes, Berlin
Technische Umsetzung, Grafikbearbeitung: Arnold & Domnick – Verlagsproduktion, alle Medien, Leipzig
Bildredaktion: Peter Hartmann, Gertha Maly

www.cornelsen.de

Druck: Mohn Media Mohndruck, Gütersloh

2. Auflage, 3. Druck 2015
Schülerausgabe
ISBN 978-3-06-450331-1

2. Auflage, 1. Druck 2012
Lehrerausgabe mit CD
ISBN 978-3-06-450427-1

PEFC
PEFC/04-31-1033

PEFC zertifiziert
Dieses Produkt stammt aus nachhaltig bewirtschafteten Wäldern und kontrollierten Quellen.

www.pefc.de

Vorwort

Die Pflege alter Menschen, die zur gelingenden Lebensbewältigung in unterschiedlichem Ausmaß auf die Hilfe anderer angewiesen sind, ist eine verantwortungsvolle Aufgabe. Im Hinblick auf die demografische Entwicklung in Deutschland wird der Anteil älterer Menschen in der Gesellschaft kontinuierlich ansteigen. Um den daraus für die Pflege resultierenden Herausforderungen professionell gerecht werden zu können, bedarf es einer umfassenden praxisorientierten Berufsausbildung. Es genügt dabei nicht, sich medizinisches Wissen anzueignen oder technische Fertigkeiten im Umgang mit Menschen und Maschinen zu beherrschen. Vielfältige Kenntnisse aus weiteren Bezugswissenschaften wie Psychologie, Soziologie, Pädagogik, Philosophie oder Recht sind erforderlich, um erfolgreich und mit dem Gefühl der inneren Zufriedenheit den Altenpflegeberuf ausüben zu können. Die Altenpflege zeigt sich so als ein moderner und in die Zukunft weisender Beruf. Die Lehrwerksreihe „In guten Händen" wurde vor dem Hintergrund des Altenpflegegesetzes des Bundes (AltPflG) vom 1. 8. 2003 für die Ausbildung in der Altenpflege erarbeitet.

Im Rahmen der Überarbeitung für die Neuauflage, die Sie in Händen halten, wurden nicht nur die Inhalte überarbeitet und aktualisiert, sondern auch das Layout neu gestaltet. Das vorliegende Lehrbuch führt im Anschluss an die theoretischen Grundlagen und das pflegerische Basiswissen der ersten drei Lernfelder im Band 1 weiter in die Kernbereiche der Altenpflege ein. In der Ausarbeitung der behandlungs- und sozialpflegerischen Aspekte im zweiten Band beschränken sich die Autoren nicht auf die Darstellung einschlägigen Wissens. Im Blick ist immer das berufliche Selbstverständnis und wo und wie das behandelte Fachwissen in der Praxis relevant wird. Die Fülle des Stoffs erlaubt es nicht, jeden Aspekt in voller Tiefe auszuleuchten. Es wird deshalb im Sinne des selbstgesteuerten Lernens zur Vertiefung der Inhalte auf Internetadressen und Fachliteratur verwiesen. Das Lernfeld „Lernen lernen" vermittelt hierbei Techniken und Basiswissen zum effektiven Umgang mit Bibliotheken und elektronischen Ressourcen. Ziel der Autoren ist es, die Lernenden zu einem reflektierten Handeln anzuleiten. Wissenserwerb soll auch nach der Ausbildung nicht zum Stillstand kommen.

Zur Integration der geforderten vielfältigen Kompetenzen orientieren sich die Autoren am aktuellen Lernfeldkonzept, das es erlaubt, Erkenntnisse aus den unterschiedlichen Fachgebieten auf einen gegebenen Handlungskomplex anzuwenden. Das Ziel ist die Entwicklung von Fachkompetenz, basierend auf Personalkompetenz, Methodenkompetenz und Handlungskompetenz. Wege das Lernen zu lernen, mit persönlichen und beruflichen Krisen umzugehen oder die eigene Gesundheit und rechtliche Aspekte im Auge zu behalten, werden aufgezeigt und erläutert. Denn die Lernenden und ihre Persönlichkeit sind ebenso zentral wie die Arbeit, die sie mit und an Menschen ausüben. Es geht um den ganzen Menschen – sowohl auf der Seite des Pflegenden wie des Gepflegten.

Es bleibt noch den Mitarbeitern des Cornelsen Verlags für die äußerst kompetente redaktionelle Betreuung zu danken. Wir wünschen allen Lehrenden und Lernenden viel Spaß bei der Arbeit mit der neuen Auflage. Wir möchten die Leser ausdrücklich dazu ermuntern, uns Anregungen und Kritik mitzuteilen.

Berlin, im Januar 2011
Für das Autorenteam
Katrin Rohde

In guten Händen, Band 2

Lernfeld

1.4

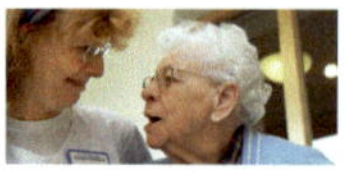

Lernfeld

1.5

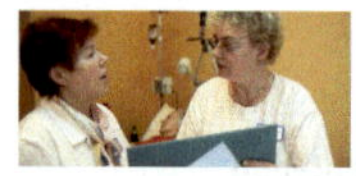

Anleiten, beraten und Gespräche führen

1.4

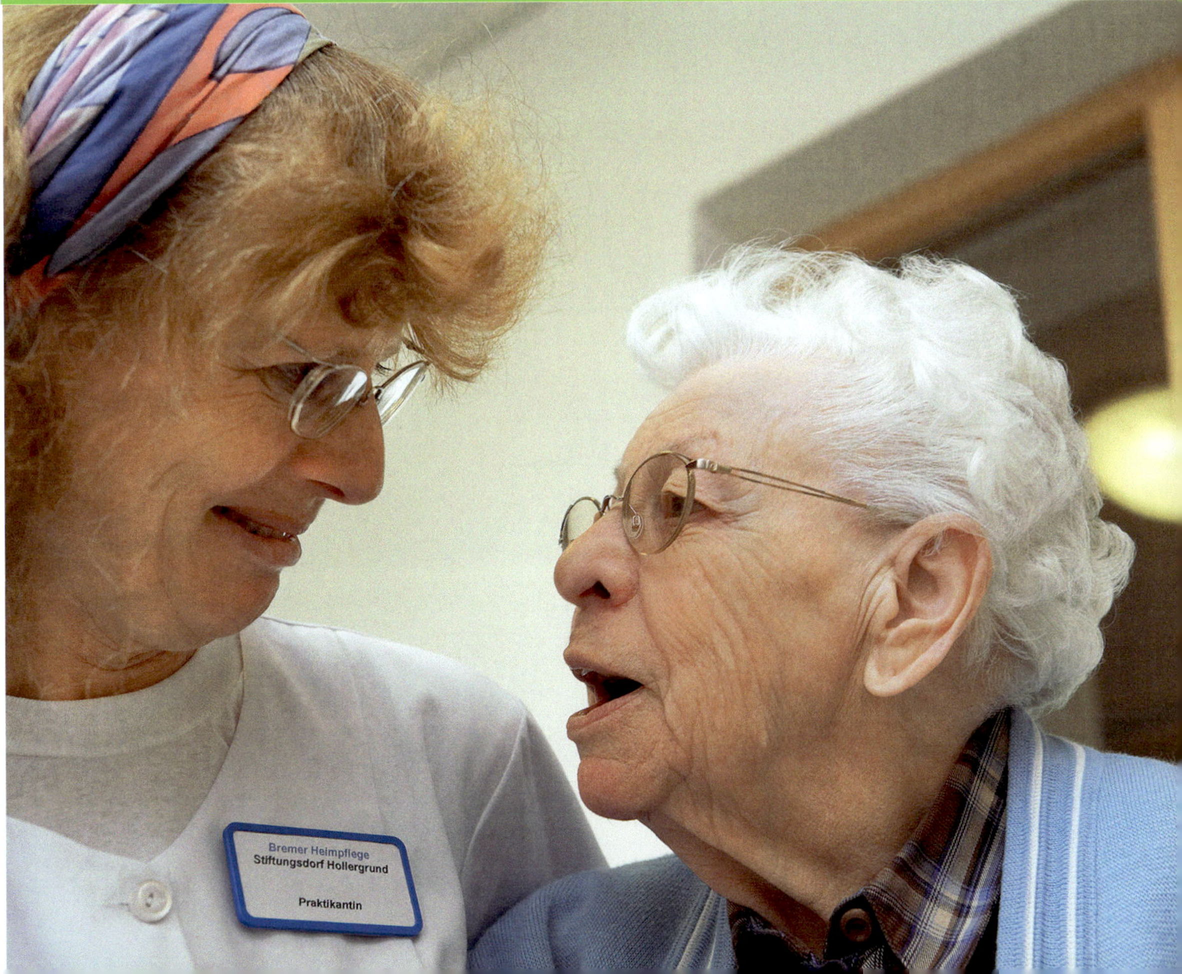

1 Kommunikation und Gesprächsführung

1.1 Bedeutung der Kommunikation

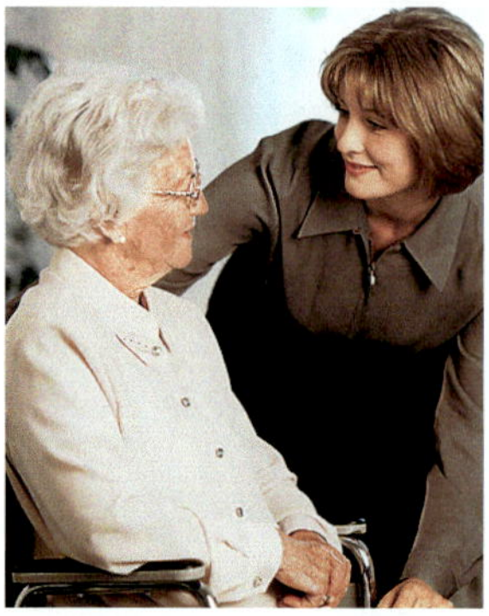

[1] Ältere Menschen genießen ihnen gezeigte Zuwendung und Respekt

Eine der wichtigsten Grundlagen für menschliches Zusammenleben ist, dass Menschen sich verständigen, d. h. mit anderen kommunizieren können. Wo immer Menschen miteinander in Kontakt sind, im Gespräch, bei der Arbeit, im Spiel und im Streit, sprechen wir von Kommunikation. Aber auch die Beziehungen zwischen Gruppen, Organisationen oder Institutionen werden als Kommunikation bezeichnet. Jedes soziale Handeln, jede Pflegehandlung ist kommunikativ. Es gibt also kaum einen Vorgang zwischen Menschen, der nicht als Kommunikation bezeichnet werden kann.

Kommunikation
communicare lat. = mitteilen, teilen, gemeinsam machen

Warum ist es wichtig, sich in der Ausbildung mit Kommunikation zu beschäftigen? Dazu muss man sich die beiden großen Ziele der Arbeit in der Altenpflege vor Augen führen:

- die bestmögliche Versorgung der zu pflegenden alten Menschen;
- Zufriedenheit in der Arbeit und in der Zusammenarbeit mit Kollegen, Vorgesetzten und anderen Berufsgruppen.

Mögliche Ziele der Kommunikation

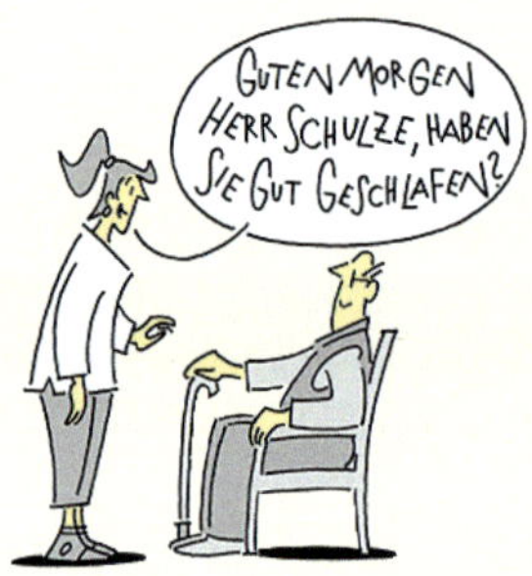
GUTEN MORGEN HERR SCHULZE, HABEN SIE GUT GESCHLAFEN?

Durch Kommunikation wird der Pflegebedürftige und der einzelne Mitarbeiter persönlich angesprochen.

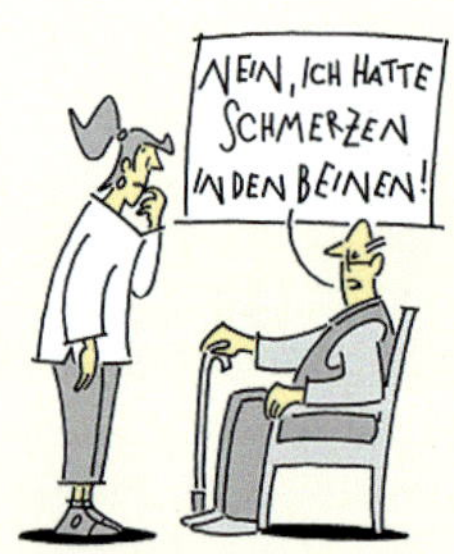
NEIN, ICH HATTE SCHMERZEN IN DEN BEINEN!

Durch Kommunikation wird die Möglichkeit zur Reaktion gegeben.

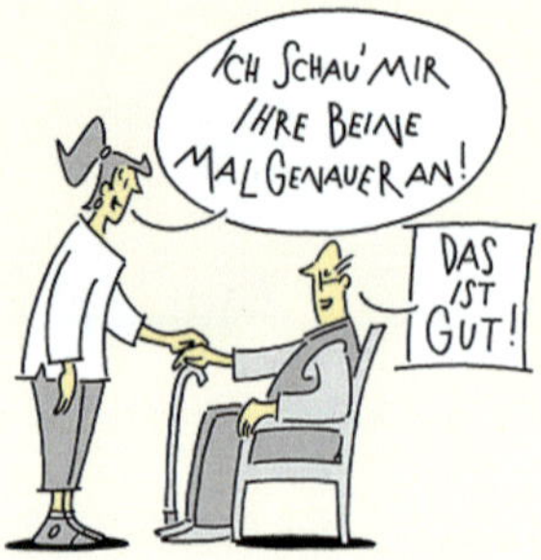
ICH SCHAU' MIR IHRE BEINE MAL GENAUER AN!
DAS IST GUT!

Durch Kommunikation wird die Möglichkeit zur Aktion, zum Handeln gegeben.

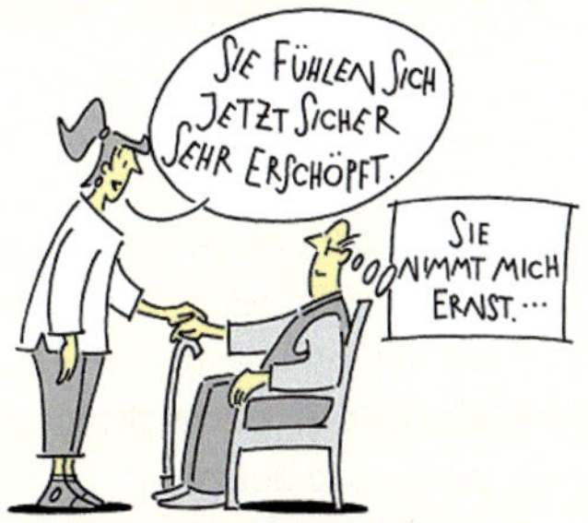
SIE FÜHLEN SICH JETZT SICHER SEHR ERSCHÖPFT.
SIE NIMMT MICH ERNST. ...

Menschen, die von anderen ernst und wichtig genommen werden, entwickeln ein positives Selbstwertgefühl.

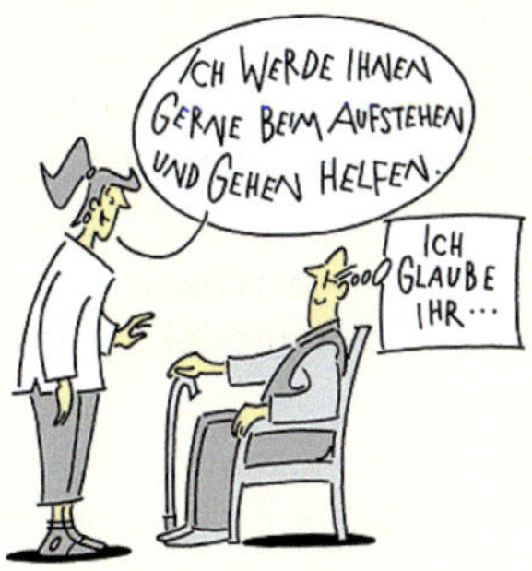
ICH WERDE IHNEN GERNE BEIM AUFSTEHEN UND GEHEN HELFEN.
ICH GLAUBE IHR ...

Das Verantwortungsgefühl für sich und andere wird gestärkt.

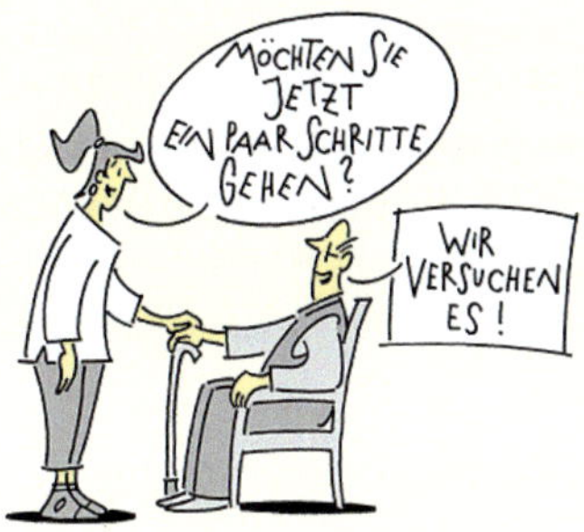
MÖCHTEN SIE JETZT EIN PAAR SCHRITTE GEHEN?
WIR VERSUCHEN ES!

Die Bereitschaft zur Zusammenarbeit, zur Kooperation wird erhöht.

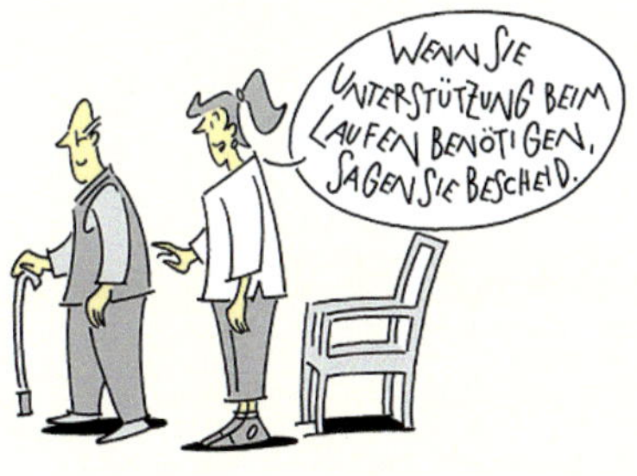
WENN SIE UNTERSTÜTZUNG BEIM LAUFEN BENÖTIGEN, SAGEN SIE BESCHEID.

Die Beteiligten werden ermutigt, selbstständig Entscheidungen zu treffen und zu handeln.

Diese Ziele stehen nicht isoliert voneinander, sondern sie hängen zusammen und sind von den Beteiligten nur mit Engagement und gemeinsamer Anstrengung zu erreichen.

Aus Erfahrung wissen wir, wie störanfällig und missverständlich Kommunikation sein kann. Uns fehlen die Worte, wir reden, doch was wir ausdrücken wollen, wird nicht verstanden. Kommunikationsgrundsätze, -modelle und -analysen helfen, das kommunikative Geschehen in den Blick zu bekommen, zu verstehen und zu verbessern. Sie helfen, verschiedene Gesprächs- und Beziehungssituationen besser zu meistern.

1.2 Kommunikationsgrundsätze

1.2.1 Kommunikation ist vielschichtig

Zusammenarbeit ist nicht möglich ohne gegenseitiges Verständnis. Verständnis setzt Verständigung voraus, im fachlichen wie im menschlichen Bereich. Verständigung aber heißt Kommunikation.

Wovon hängt erfolgreiche Kommunikation ab, sodass die Gesprächspartner das Gefühl haben, „wir haben uns verstanden“?

Die häufigsten Kommunikationssituationen in der Altenpflege sind Gespräche, die in betrieblichen und pflegerischen Alltagssituationen stattfinden. Den ungeplanten Gesprächssequenzen wird im Allgemeinen keine Bedeutung zugemessen. Sie können aber gerade wegen ihrer Kürze und Routine Missverständnisse in sich bergen. In welchem Ton sage ich z. B. einer Kollegin, dass sie vergessen hat zu dokumentieren? Oder wie spreche ich mit einer alten Dame im Pflegeheim, die schon fünfmal in kurzen Abständen geklingelt hat? Selbst routinierte Gesprächssituationen bedürfen der Aufmerksamkeit. Denn die Art und Weise, wie eine Mitteilung verbalisiert und in welchem Tonfall sie übermittelt wird, gibt Auskunft über die Beziehung zwischen den Gesprächspartnern. Erfolgreiche Kommunikation hängt daher nicht nur vom „guten Willen“ ab, sondern auch von der Fähigkeit, die zwischenmenschliche Beziehung zu reflektieren und „die richtigen Worte“ zu finden, also von der Gesprächsführungskompetenz. Dazu bedarf es u. a. der Kenntnis darüber, welche Faktoren in einem Gespräch wirksam sind. Kommunikation besteht aus sprachlichen (verbalen) und nicht sprachlichen (nonverbalen) Signalen (→ Abb. 1). Menschen kommunizieren „stimmig“, wenn sich verbale und nonverbale Signale gegenseitig ergänzen und unterstützen.

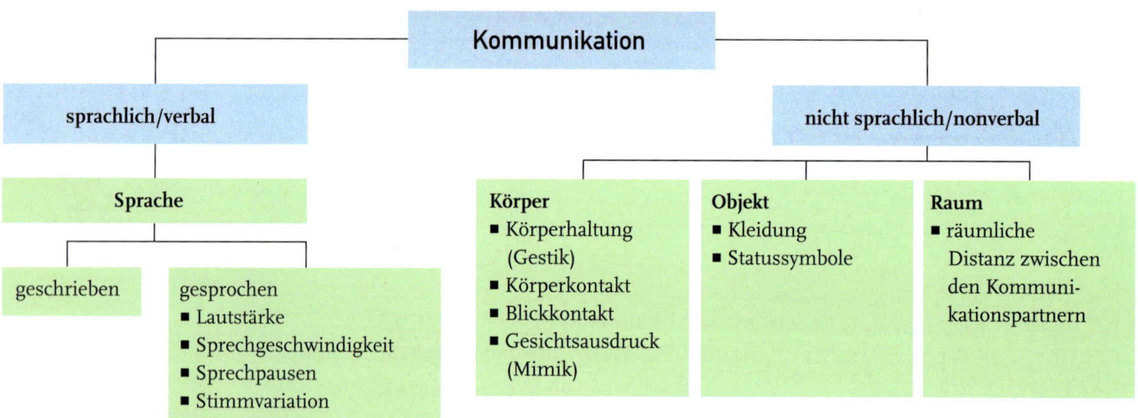

[1] Verbale und nonverbale Kommunikation

Verbale Kommunikation

Die gesprochene Sprache wird beeinflusst von Lautstärke, Sprechgeschwindigkeit, Sprechpausen und Stimmvariation. Man kann z. B. mit klarer deutlicher Stimme sprechen, im Befehlston oder mit einer unsicheren, leisen, zögernden Stimme; man kann Pausen in das Gesagte einschalten, sie auch bewusst einsetzen, um dem Gesagten mehr Bedeutung zu verleihen.

Geschriebene Sprache soll in diesem Zusammenhang nicht thematisiert werden. Sie ist jedoch wichtig, weil z. B. die Formulierung der Pflegeplanung, die fortlaufende Dokumentation, Berichte und Protokolle zu den Aufgaben von Pflegefachkräften gehören.

Nonverbale Kommunikation

Die nonverbale Kommunikation reguliert vor allem die zwischenmenschlichen Beziehungen der Gesprächspartner. Nonverbal drücken wir Gefühle aus, die wir oft sprachlich verbergen. Diese nonverbalen Signale sind z. B. die **Körperhaltung**, die uns Auskunft gibt, in welcher emotionalen Verfassung sich ein Mensch befindet, ob er niedergeschlagen und traurig ist, ob er angespannt oder ängstlich ist. Ein besonderer Aspekt der Körperhaltung ist die **Gestik**. Dabei handelt es sich um die Ausdrucksbewegung des Körpers, besonders der Arme und der Hände (→ Abb. 1). Sowohl Körperhaltung als auch Gestik können z. B. durch Angewohnheiten oder Schonhaltungen für andere missverständlich werden.

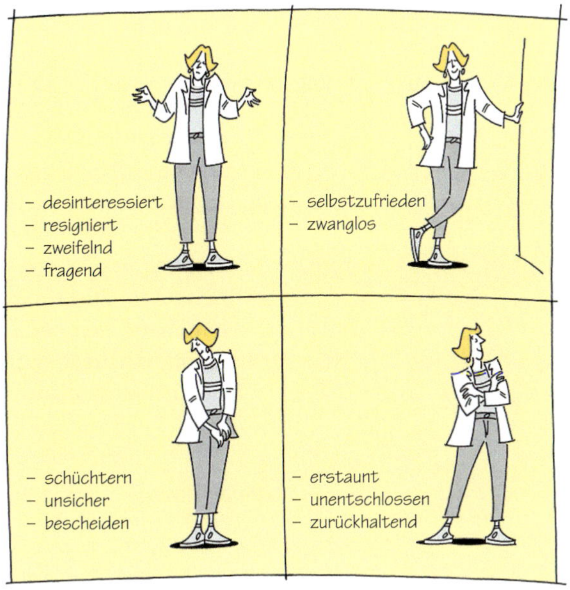

[1] Gestik

Die Körperhaltung und der **Körperkontakt** geben darüber hinaus Hinweise, wie zwei Menschen zueinander stehen, ob sie sehr vertraut miteinander sind oder ob sie ein eher distanziertes Verhältnis verbindet. Wenn in beruflichen Situationen der eine den anderen am Arm berührt, kann man vermuten, dass der Berührende den höheren Status einnimmt. Beobachten Sie einmal, wer den Pflegebedürftigen häufiger berührt, die Pflegefachkraft den Pflegebedürftigen oder umgekehrt.

Durch **Blickkontakt** wird eine Kommunikation in Gang gebracht. Er gibt gleichzeitig Hinweise auf die Art der Beziehung. Ein ruhiger, freundlicher Blick signalisiert Interesse und ermutigt den Angesprochenen, sich auf das Gespräch einzulassen. Durch einen teilnahmslosen, fragenden oder kurzen Blick wird die Kommunikation hingegen schwer in Gang kommen.

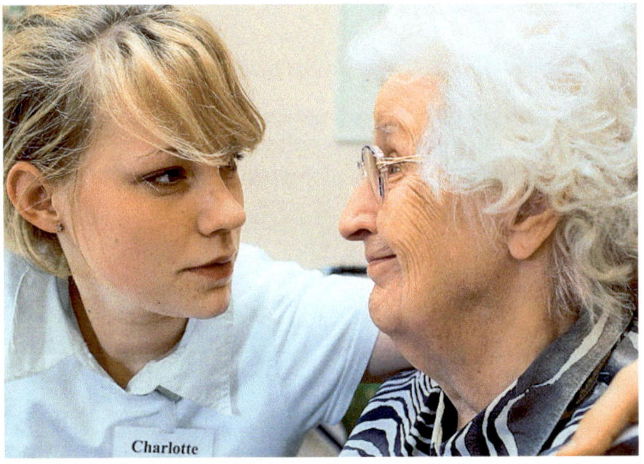

[2] Mimik ist ein wesentlicher Bestandteil der Kommunikation.

Der **Gesichtsausdruck**, die Mimik, spielt ebenfalls eine zentrale Rolle. Man kann sprachliche Aussagen oft erst in Verbindung mit dem Gesichtsausdruck interpretieren. Ein Schmunzeln bei einer Aussage macht deutlich, dass es sich um eine scherzhaft gemeinte Aussage handelt. Häufig vermittelt uns der Gesichtsausdruck deutlicher als die Körperhaltung, welche Empfindung ein Mensch hat (→ Abb. 2).

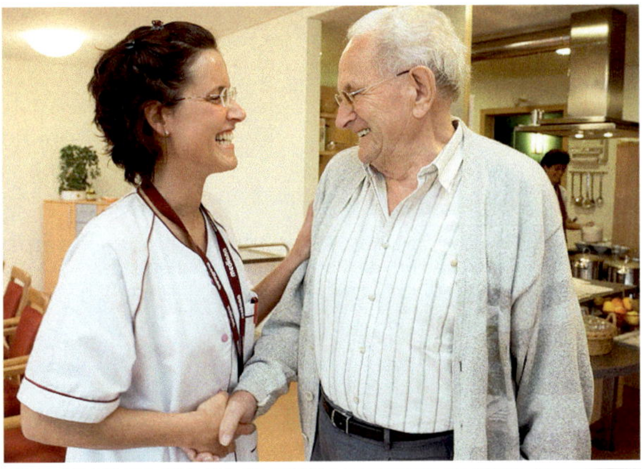

[3] Pflegefachkräfte tragen häufig Berufskleidung.

Objekte bzw. bestimmte Symbole können eine kommunikative Bedeutung haben. Sie sagen etwas über die Stellung eines Menschen innerhalb einer Organisation oder Gruppe aus. Zum Beispiel signalisiert eine bestimmte Kleidung die Zugehörigkeit zu der entsprechenden Berufsgruppe (→ Abb. 3). Kleidung sowie äußere Aufmachung erleichtern einerseits die Kommunikation; die Zugehörigkeit zu einer bestimmten Gruppe wird deutlich. Sie kann andererseits aber auch die Kommunikation erschweren, indem sie Abgrenzung und Distanz zu anderen Gruppen signalisiert.

Die **räumliche Distanz** zwischen Menschen hängt von der jeweiligen Situation ab und lässt Rückschlüsse auf die Art einer Beziehung zu.

Gewöhnlich unterscheidet man vier Distanzzonen:

a) Die **Intimdistanz** charakterisiert Beziehungen, die durch engen Körperkontakt gekennzeichnet sind, z. B. im Umgang mit den eigenen Kindern oder in der Sexualität mit dem Partner.
b) Die **persönliche Distanz** ist die Schutzsphäre, die Menschen normalerweise um sich aufrichten, und entspricht in ihrer räumlichen Ausdehnung etwa einer Armlänge.
c) Die **soziale Distanz** schließt körperliche Berührung bereits aus. Sie ist charakteristisch für die Erledigung unpersönlicher Angelegenheiten und Geschäfte.
d) Die **öffentliche Distanz**, die etwa bei 4 Metern beginnt, ist noch formeller und kennzeichnet beispielsweise die Entfernung eines Vortragenden zu seinen Zuhörern.

Räumliche Distanzzonen	
Intimdistanz (bis ca. 45 cm)	Wahrnehmung von Körpergeruch und Wärme der Haut
Persönliche Distanz (45–120 cm)	Ausdehnung einer Armlänge: Kontakt zu Freunden
Soziale Distanz (120–270 cm)	tägliche soziale Interaktion: keine Körperberührung
Öffentliche Distanz (ab 400 cm)	unpersönliche Beziehungen

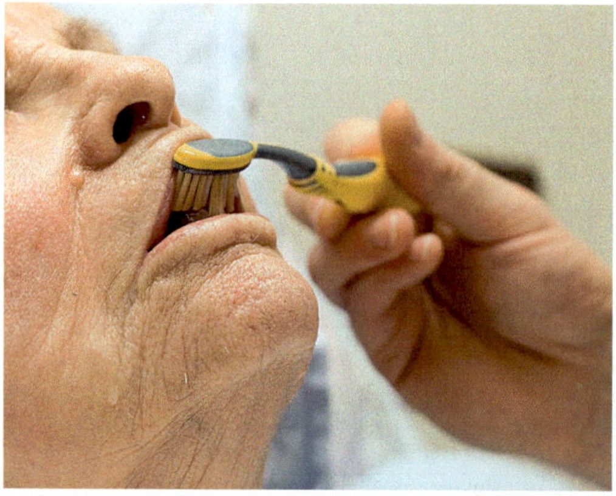

[1] Mundpflege stellt sowohl für die Pflegebedürftigen als auch für Pflegefachkräfte durch das Überschreiten der Intimdistanz häufig eine unangenehme Situation dar.

In der Pflege werden die persönliche Distanz und die Intimdistanz bei alltäglichen Pflegemaßnahmen (z. B. bei der Mundpflege, beim Baden, Waschen, beim Anlegen von Inkontinenzvorlagen) überschritten. Diese alltäglichen „Grenzüberschreitungen" erfordern eine Kommunikation, die eine vertrauensvolle Atmosphäre schafft. Ein offenes Gespräch und eindeutige Informationen über Vorgehen und Ziele erleichtern die Durchführung dieser oftmals schambesetzten Tätigkeiten.

Auch in der Zusammenarbeit spielen Distanzzonen eine wichtige Rolle. Es macht einen atmosphärischen Unterschied, ob der Vorgesetzte hinter seinem Schreibtisch thront und der Mitarbeiter in gebührendem Abstand auf dem Besucherstuhl Platz nimmt oder ob das Mitarbeitergespräch an einem Tisch mit zwei Stühlen und auf gleicher Augenhöhe stattfindet.

Das Wissen um diese Einflussfaktoren hilft, ein Verständnis für die Vielschichtigkeit von Kommunikation zu entwickeln. Es hilft darüber hinaus, sich selber weiterzuentwickeln im Sinne einer Kongruenz (Stimmigkeit) zwischen verbaler und nonverbaler Kommunikation. Zu reinen Deutungszwecken eignen sich diese Faktoren jedoch nur bedingt. Insbesondere nonverbale Signale sind mehrdeutig, daher ist Vorsicht bei ihrer Interpretation geboten.

Distanz und Nähe ausloten

1.2.2

Pflege ist ein Berührungsberuf. Keine Worte können die Gefühle von Zuneigung, Vertrauen, Trost und praktischer Unterstützung so eindeutig ausdrücken wie die **Berührung**. Wir sprechen in diesem Sinne auch von der „Sprache der Berührung", die häufig klarer und eindeutiger ist als die gesprochene Sprache. Wir drücken über Berührungen nicht komplizierte theoretische Sachverhalte aus, sondern in der Regel eine spontane emotionale Gestimmtheit.

Wenn wir die Hand um die Schulter eines Menschen legen, versuchen wir, ihm Schutz und Trost zu geben; wenn wir die Hand oder die Wange eines Menschen streicheln, zeigen wir ihm unsere Zuneigung; wenn wir jemandem die Hand reichen, demonstrieren wir Verbundenheit; wenn wir unser Gegenüber in die Arme schließen, drücken wir Freundschaft aus.

Berührungen sind in ihrer Bedeutung stark geprägt von der individuellen Empfangsbereitschaft und situativen Gestimmtheit eines Menschen. Je nach subjektivem Empfinden werden berührende Kontakte offen beantwortet oder man reagiert mit Zurückhaltung oder Zurückweisung.

Während ich berühre, werde ich zugleich berührt. In dieser Aussage wird die Beziehungsdimension von Berührung sehr deutlich.

Berührungen gehen, wenn wir es zulassen, „unter die Haut". Körperliche Berührung und psychisch berührt sein sind miteinander verwoben. Psychisch sind wir berührt, wenn uns das Schicksal eines Menschen stark anspricht. Die Grenze zwischen Anteilnahme und im Leid des anderen zu versinken, ist fließend.

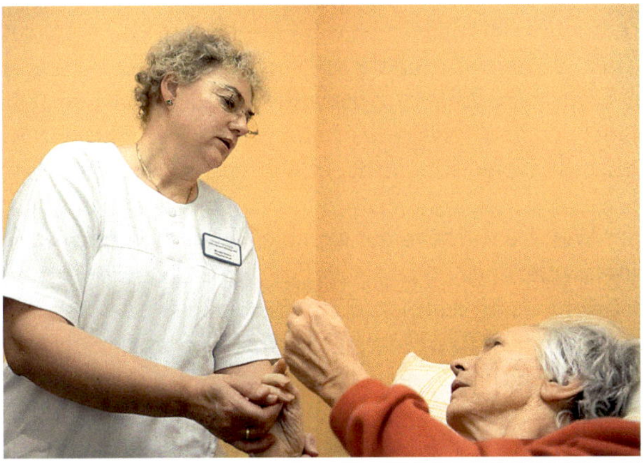

[1] Berührung, um Nähe und Vertrauen herzustellen

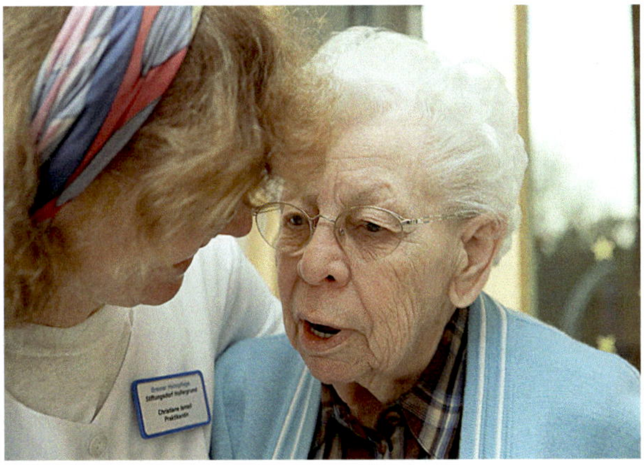

[2] Spontane Umarmung, die Zuneigung und Freundschaft ausdrückt

Distanz und Nähe sind daher zwei zusammengehörige Aspekte in der professionellen Pflegebeziehung.

Nähe geben, den alten Menschen anteilnehmend begleiten, ohne seine Probleme zu den eigenen zu machen, ist die eine Anforderung an die Pflegefachkräfte. Die andere Anforderung ist, die „Grenzen zu setzen", für sich zu sorgen und nicht im Leid des anderen zu ertrinken. Nähe braucht die Fähigkeit zur Abgrenzung. Ohne Abgrenzung kann man keine Nähe zulassen. Anderenfalls drohen |Konflikte.

Konflikte
2 S. 572 ff.

1.2.3 Auf die innere Haltung kommt es an

Anteilnehmen, ohne das Leid des Gesprächspartners zu dem eigenen zu machen, spielt insbesondere dann eine Rolle, wenn sich ein alter Mensch in einer Krise befindet und die Altenpflegerin ein einfühlender Gesprächspartner sein will.

Diese Situation erfordert eine **„partnerzentrierte Grundhaltung“**, die sich in folgenden Verhaltensweisen zeigt:

- **Empathie**
  Ich kann mich gedanklich in den Gesprächspartner hineinversetzen, verstehe, was der andere empfindet und ausdrücken will.
- **Akzeptanz**
  Ich nehme den Gesprächspartner an, vermittle ihm meine Wertschätzung, auch wenn derjenige eine andere Meinung hat und sich auch anders verhält als ich es erwarte.
- **Echtheit**
  Ich nehme meine eigenen Gefühle wahr, verleugne unangenehme Gefühle nicht vor mir selbst und kann meine eigene Position vertreten.

Haltung wird darüber hinaus in einem Dienstleistungsverständnis gezeigt. In diesem rückt „der Kunde“ in den Mittelpunkt und damit die Vorstellung von der Kundenorientierung.

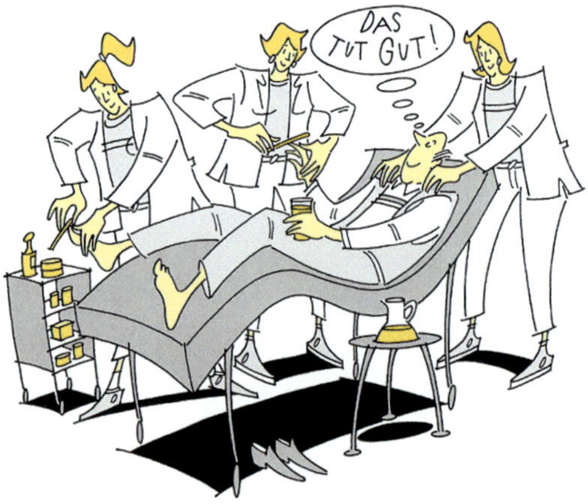

[1] Kundenorientierung

Was ist das Besondere, wenn Pflege als Dienstleistung verstanden wird?

Wenn ich eine Dienstleistung erbringe, wird die **Kundenorientierung** Leitidee für den Umgang und die Zusammenarbeit mit den Pflegebedürftigen. Kundenorientierung verspricht eine Servicekultur, die sich in dem Leitsatz zeigt: „Der Kunde macht keine Arbeit, er ist unsere Arbeit.“ Für Pflegefachkräfte heißt dies, die Wünsche und Bedürfnisse der Kunden ernst zu nehmen, sie nicht zu bewerten, sondern nach Wegen und Mitteln zu suchen, diese realisieren zu können.

In welcher Weise unterscheidet sich die Kunden- von der Patientenorientierung?

Patientenorientierung definiert die professionelle Pflege von ihrem Fachwissen und Berufsverständnis her. Es wird festgelegt, was der Patient benötigt, häufig ohne sich auf seine lebensweltlichen Vorstellungen und Wünsche einzulassen. Diese können von den professionellen Vorstellungen durchaus abweichen. Es kommt darauf an, die unterschiedlichen Vorstellungen zu kommunizieren. Die Idee der Patientenorientierung hat ihre Berechtigung in einem ethischen Grundverständnis. Pflegefachkräfte sind immer Anwalt des Patienten, wenn er selber auf Grund seiner Befindlichkeit nicht mehr in der Lage ist, sein Recht auf Leben und Unversehrtheit einzufordern.

Kommunikationsmodelle 1.3

Kommunikationsmodelle versuchen, den komplexen Ablauf menschlicher Verständigung zu veranschaulichen.

Sowohl in der Psychologie als auch in der Pädagogik und in technischen Informationswissenschaften gibt es eine Vielzahl von Theorien und Modellen. Die für die Pflege bedeutenden sind:

- **Sender-Empfänger-Modell**
- **4-Seiten-Modell nach Friedemann Schulz von Thun**
- **Grundaxiome der Kommunikation nach Paul Watzlawick**
- **Themenzentrierte Interaktion nach Ruth Cohn**
- **Transaktionsanalyse nach Eric Berne**

Diese Modelle erklären sowohl die gelingende als auch die gestörte Kommunikation.

Das eigentliche Ziel der Kommunikation ist Verständigung. Die Realität zeigt aber, dass uns dies nicht immer gelingt. Das kennen wir doch (auch von uns selbst) – oder?

- Wir reden und argumentieren, obwohl uns Informationen fehlen.
- Wir hören nicht zu.
- Wir sind voreingenommen.
- Wir haben keine Zeit.
- Wir vermitteln Prioritäten nicht klar und deutlich.
- Wir denken nicht gründlich genug nach, ziehen voreilige Schlüsse.
- Wir verlieren die Geduld, wir werden nervös.
- Wir formulieren unsere Probleme als Fehler des anderen.
- Wir verhalten uns „taktisch klug" und lassen jemanden bewusst in die Falle laufen.
- Wir ziehen die Vergangenheit zur Rechtfertigung heran („So hast du dich schon immer verhalten!").
- Wir sind schlecht gelaunt.
- Wir kümmern uns nicht um die Bedürfnisse anderer.
- Wir verstehen nur zum Teil und fragen nicht nach.
- Wir ziehen keine Alternativen in Betracht.
- Wir drohen.
- Wir reden ununterbrochen und lassen den anderen nicht zu Wort kommen.
- Ein Partner wird laut, der andere zieht sich zurück und schweigt.

Allgemeine Ursachen für Verständigungsprobleme

- **Mehrdeutigkeit** der Informationen
- Vermutete **Angriffe auf das Selbstbild** eines Menschen, der mit der empfangenen Botschaft andere Wertungen und Einstellungen verbindet als derjenige, der die Botschaft gesendet hat.
- **Übertragungen**, d. h., der Empfänger einer Botschaft überträgt Gefühle von früheren Bezugspersonen auf den jetzigen Gesprächspartner.
- **Projektionen** eigener Gefühle auf den anderen in der (unberechtigten) Annahme, dass dieser genauso fühlt wie ich selbst.
- **Stereotypisieren:** Eine Botschaft wird nicht an den Einzelnen persönlich gerichtet, sondern wird der Vorstellung über eine Gruppe entnommen, denen der Einzelne in irgendwelchen Punkten entspricht.

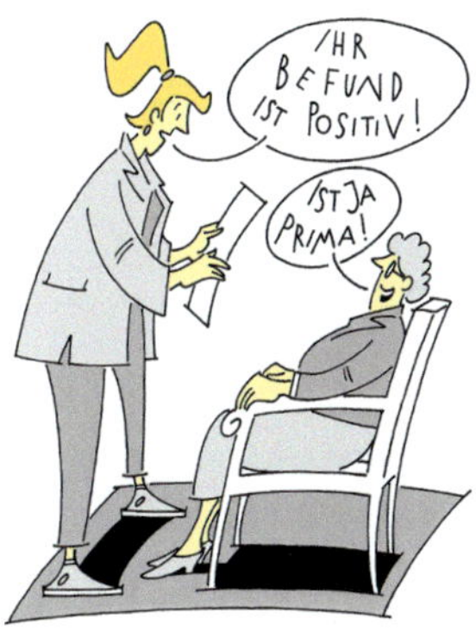

1.3.1 Sender-Empfänger-Modell

Um Kommunikationsstörungen beseitigen zu können, müssen sie zuvor erkannt werden. Dazu erscheint es sinnvoll, den Kommunikationsprozess zu zerlegen und sich seine Einflussfaktoren im Einzelnen zu vergegenwärtigen.

Aus welchen Grundfaktoren besteht die Kommunikation?

Ein Modell, das den Vorgang der Kommunikation beschreiben will, muss in seiner einfachsten Form zumindest drei Elemente enthalten: die **Nachricht** (Inhalt der Kommunikation), einen **Sender**, von dem die Nachricht ausgeht, und den **Empfänger**, der die Nachricht erhält und darauf reagiert, d. h. Feedback gibt. Antwortet der Empfänger seinerseits wieder in Richtung des Senders, so wird er selbst zum Sender und der andere zum Empfänger. Während der Kommunikation findet ein ständiger Rollenwechsel zwischen Sender und Empfänger statt. Kommunikation ist also immer ein Geschehen, das auf Gegenseitigkeit beruht. Erst durch die **Rückwirkung** (Feedback) kann der Sender die Wirkung seiner Nachricht beobachten.

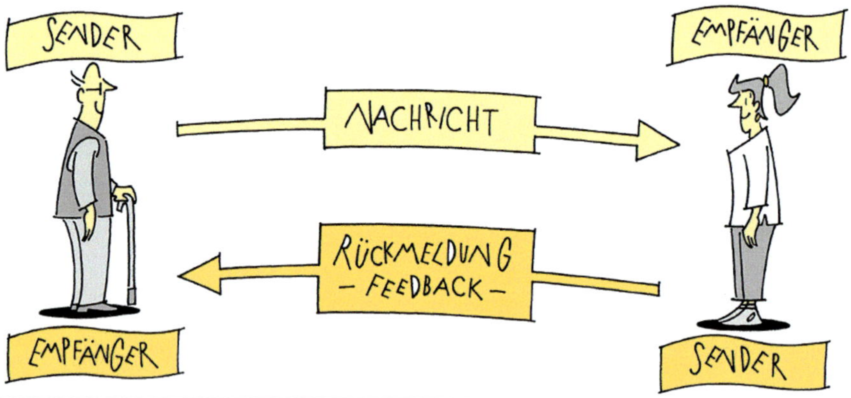

[1] Sender-Empfänger-Modell

Der Sender schickt eine codierte, d. h. verschlüsselte Nachricht an den Empfänger. Die Nachricht ist codiert, weil selten eindeutig kommuniziert wird.

So kann z. B. auf Grund der unterschiedlichen Kommunikationsebenen – der verbalen und der nonverbalen Kommunikation – ein und dieselbe Nachricht von zwei Personen unterschiedlich gemeint und interpretiert werden.

Sobald nonverbale Signale nicht kongruent (übereinstimmend) mit den verbalen Aussagen sind, wertet der Kommunikationspartner die nonverbalen Botschaften als die relevanteren (bedeutsameren).

Erweitert man das Kommunikationsmodell (→ 4-Seiten-Modell, S. 21), wird deutlich, auf welchen weiteren Ebenen Kommunikation störanfällig sein kann.

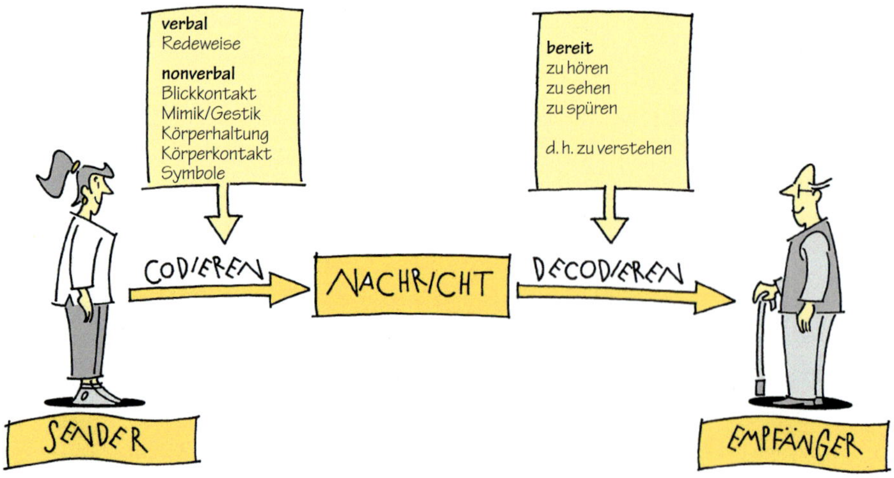

[2] Codieren und Decodieren von Nachrichten

4-Seiten-Modell (Kommunikationsquadrat) nach Friedemann Schulz von Thun

1.3.2

Nach Friedemann Schulz von Thun kann eine Nachricht vier Aspekte enthalten:

- **Sachinhalt** – Worüber wird informiert?
- **Selbstoffenbarung** – Was tut der Sender über sich selbst kund?
- **Beziehung** – Was hält der Sender vom Empfänger, wie stehen sie zueinander?
- **Appell** – Wozu will der Sender den Empfänger veranlassen?

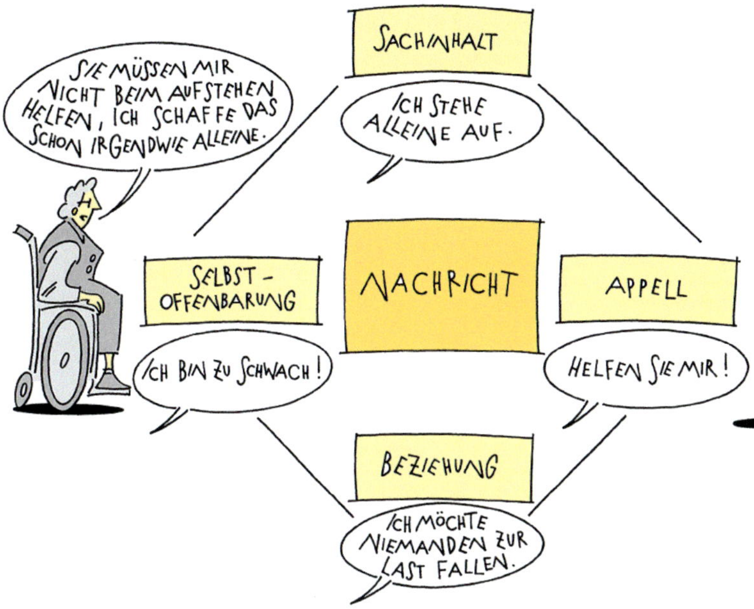

[1] Erweitertes Sender-Empfänger-Modell

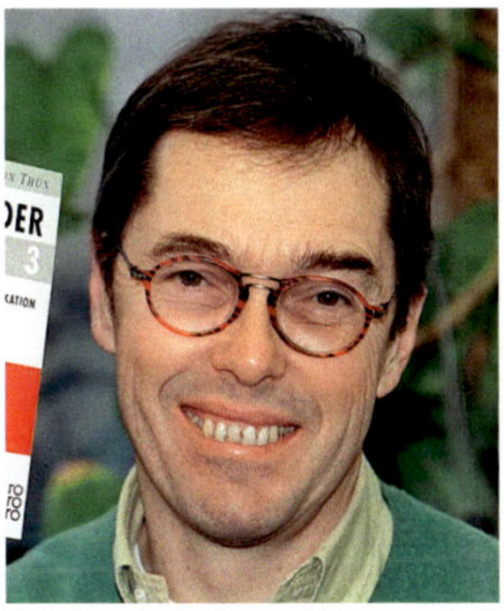

Friedemann Schulz von Thun, geb. 1944, ist Professor für Psychologie.

Schulz von Thun, Friedemann (1992): Miteinander reden I. Sachbuch, Reinbek

Je nach eigenen Lernerfahrungen, Vorerfahrungen mit dem Sender und situativen Bedingungen wird der Empfänger einem der vier Aspekte der Nachricht den Vorzug geben. Oft ist dem Empfänger allerdings gar nicht bewusst, dass er eine Nachricht einseitig interpretiert. Gleiches gilt für den Sender.

Folgende Faktoren lösen dabei häufig **Konflikte** aus:

- **Das Selbstbild des Empfängers:** Personen mit negativem Selbstbild neigen dazu, Nachrichten als Angriff auf die eigene Person und somit auf der Beziehungsebene zu deuten.
- **Das Empfängerbild vom Sender:** Je besser man mit dem Sender vertraut ist, desto einfacher ist es, seine Nachrichten richtig zu deuten. Bei Menschen, die man nicht oder nur wenig kennt, neigt man z. B. dazu, auf Grund von früheren Erfahrungen Vorurteile zu bilden.
- **Korrelierte Nachrichten:** Der Empfänger nimmt sowohl die Nachricht korrekt wahr als auch Botschaften, die daran gekoppelt (korreliert) sind. So kann z. B. an einen Appell, die Pflegemaßnahme zu dokumentieren, ein Vorwurf auf der Beziehungsseite gekoppelt sein: Seien Sie zukünftig nicht so vergesslich bzw. arbeiten Sie zukünftig gewissenhafter!

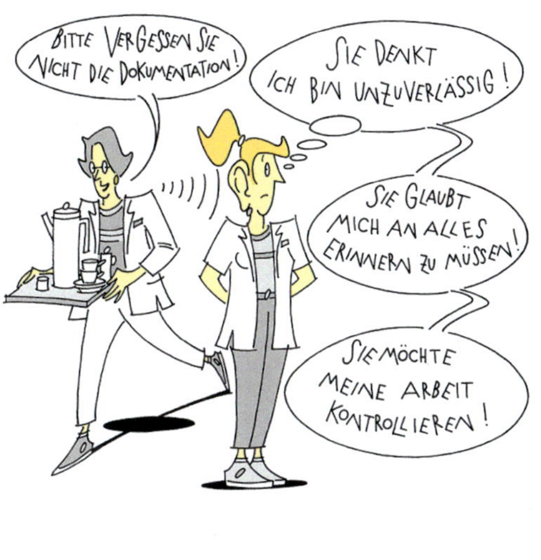
Bitte vergessen Sie nicht die Dokumentation!
Sie denkt ich bin unzuverlässig!
Sie glaubt mich an alles erinnern zu müssen!
Sie möchte meine Arbeit kontrollieren!

Der Empfänger nimmt die Nachricht zunächst wahr; er misst ihr eine bestimmte Bedeutung zu, interpretiert sie also, und reagiert mit einem bestimmten Gefühl darauf.

Entsprechend werden drei innere Vorgänge unterschieden:

- **Wahrnehmen** heißt, etwas sehen, hören und beobachten.
- **Interpretieren** heißt, der Beobachtung die eigene Auslegung und Fantasie hinzufügen. Die Interpretationen über den anderen sind etwas von mir; sie sind rein subjektiv und können daher auch der Wahrnehmung bzw. Absicht des anderen widersprechen.
- **Fühlen** heißt, auf das Wahrgenommene und Interpretierte mit eigenen Emotionen innerlich antworten.

Unsere Antwort ist abhängig von diesen drei inneren Vorgängen. In der Regel sind wir wenig geübt, diese drei Vorgänge auseinander zu halten. Sie verschmelzen, und entsprechend unklar und kompliziert ist dann auch wieder das, was wir unserem Gegenüber antworten. Daher ist es wichtig, sich dieser drei Empfangsvorgänge bewusst zu werden. Damit kann sich der Empfänger darüber im Klaren sein, dass seine Reaktion auf sein Gegenüber immer „seine" Reaktion mit starken subjektiven Anteilen ist.

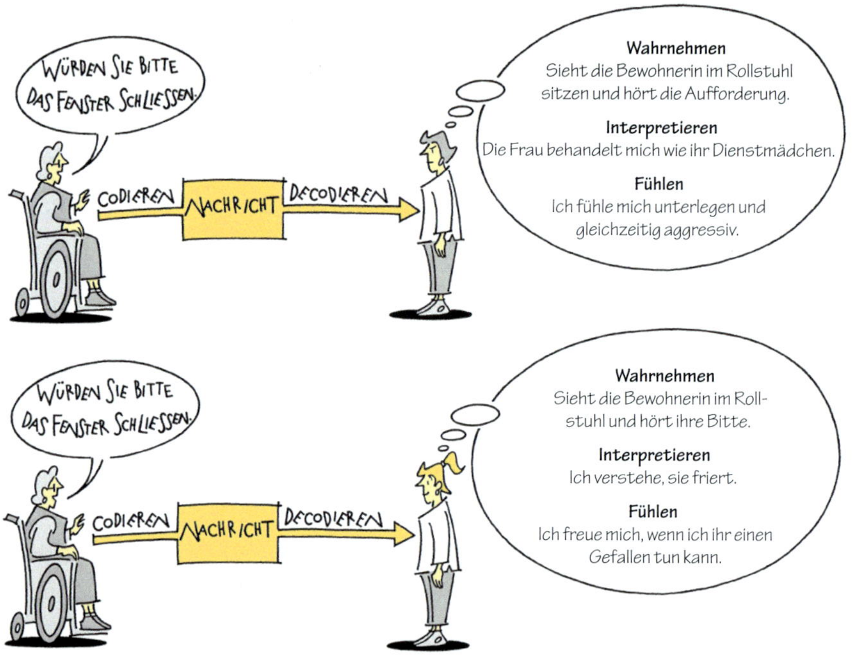
WÜRDEN SIE BITTE DAS FENSTER SCHLIESSEN
CODIEREN
NACHRICHT
DECODIEREN
Wahrnehmen
Sieht die Bewohnerin im Rollstuhl sitzen und hört die Aufforderung.
Interpretieren
Die Frau behandelt mich wie ihr Dienstmädchen.
Fühlen
Ich fühle mich unterlegen und gleichzeitig aggressiv.
WÜRDEN SIE BITTE DAS FENSTER SCHLIESSEN
CODIEREN
NACHRICHT
DECODIEREN
Wahrnehmen
Sieht die Bewohnerin im Rollstuhl und hört ihre Bitte.
Interpretieren
Ich verstehe, sie friert.
Fühlen
Ich freue mich, wenn ich ihr einen Gefallen tun kann.

[1] Wahrnehmen, Interpretieren und Fühlen

Auch beim Sender werden die Reaktionen bestimmt durch den Ablauf von Wahrnehmen, Interpretieren und Fühlen. So kann der Empfänger eine decodierte Bedeutung entwickelt haben, welche nicht mit der vom Sender gemeinten übereinstimmt. Der Nährboden für Missverständnisse ist gegeben.

Viele Faktoren können das Wahrnehmen, Interpretieren und Fühlen beeinflussen und Konflikte auslösen. Dazu gehören:

- Emotionen (z. B. Angst, Unbehagen, Bedrohung, Unsicherheit)
- Stress, Hektik, Zeitnot
- Über- und Unterforderung
- unterschiedliche Sprachstile, ungleicher Bildungsstand, verschiedene Kulturen
- schwierige Verhaltensweisen (z. B. Aggression, Verweigerung, Regression)
- Sprachbeeinträchtigungen (z. B. nach Schlaganfall, bei M. Parkinson)

Neuropsychologische Syndrome nach Schlaganfall
1 S. 572
M. Parkinson
1 S. 585

Die Sach- und die Beziehungsebene von Kommunikation

1.3.3

Dass Kommunikation ein vielschichtiger, störanfälliger Prozess ist, zeigt sich verstärkt in Arbeitssituationen, in denen es auf Kooperation ankommt. Gerade |Arbeitsteams, die längere Zeit aneinander gebunden sind, sind ständig mit einem doppelten Kommunikationsproblem konfrontiert. Einerseits haben sie eine Aufgabe zu erfüllen, andererseits die zwischenmenschlichen Beziehungen in der Gruppe zu regeln. Das Eisberg-Modell veranschaulicht dieses Problem (→ Abb. 1).

Teamarbeit
2 S. 539

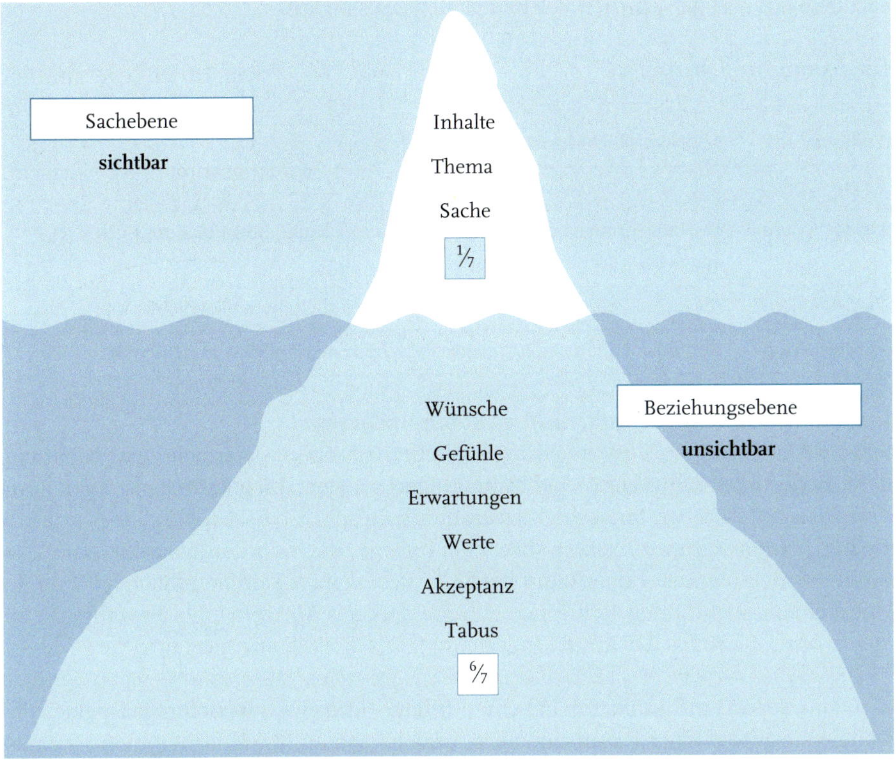

[1] Eisberg-Modell

Bei der oberen Ebene des Eisbergs steht die Sache, z. B. ein gemeinsamer Arbeitsauftrag, im Mittelpunkt des gemeinsamen Tuns. Die Inhalte dieser Ebene lassen sich relativ klar in Sprache und Zahlen ausdrücken.

Die untere Ebene des Eisbergs beinhaltet die sozialen und emotionalen Beziehungen zwischen den Menschen. Hier geht es z. B. um Wünsche, Gefühle, Erwartungen. Die Vorgänge auf der Beziehungsebene nehmen entscheidenden Einfluss auf das Geschehen auf der Sachebene. Die symbolische Bedeutung des Eisbergs liegt darin, dass nur ein Siebentel der Gesamtmasse sichtbar ist und sich der Rest unter der Wasseroberfläche befindet. Die Gefahr eines Zusammenstoßes und des Kenterns geht beim Eisberg nicht von dem sichtbaren, sondern von dem unter Wasser liegenden Teil des Bergs aus.

Das Eisberg-Modell ist vor allem für Konfliktsituationen hilfreich, da der größte Teil eines massiven Konflikts oftmals nicht sichtbar an der Oberfläche, sondern eher verdeckt unter der (Wasser-)Oberfläche liegt. Dies führt dazu, dass keine praktikable Lösung für den Konflikt gemeinsam gefunden wird und Aggressionen, Zynismus, Rückzug und mangelndes Aufeinanderzugehen das Konfliktgeschehen bestimmen. Um den Konflikt dauerhaft zu entschärfen, gilt es, diesen verborgenen Anteil zu erkennen und genau zu beschreiben.

Dem Eisberg kann ausgewichen werden, doch dann bleibt er eine ständige Gefahr.

1.3.4 Grundaxiome der Kommunikation nach Paul Watzlawick

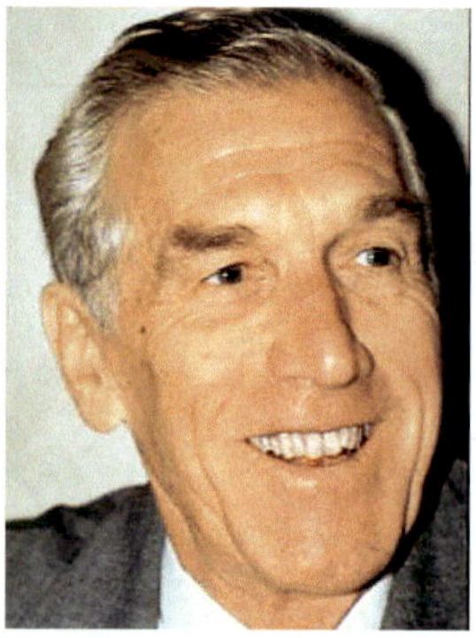
Paul Watzlawick (1921–2007), österreichischer Psychotherapeut und Autor

Der ursprünglich aus Österreich stammende und in den USA lehrende Psychologe Paul Watzlawick hat fünf Grundaxiome der Kommunikation herausgearbeitet, die in der Beziehung zwischen Einzelnen und Systemen wirksam sind und nach denen sich der Austausch von Informationen zwischen Sendern und Empfängern analysieren lässt.

Bei einem Axiom handelt es sich um einen als absolut richtig anerkannten Grundsatz bzw. ein gültige Wahrheit, die keines Beweises bedarf.

Die Axiome im Überblick:

Erstes Axiom	Man kann nicht nicht kommunizieren.
Zweites Axiom	Jede Kommunikation hat einen Inhalts- und einen Beziehungsaspekt.
Drittes Axiom	Die Beziehung ist durch die Interpunktion der Kommunikationsabläufe seitens der Kommunikationspartner bedingt.
Viertes Axiom	Menschliche Kommunikation bedient sich digitaler und analoger Modalitäten.
Fünftes Axiom	Kommunikation verläuft entweder symmetrisch oder komplementär.

1. Axiom: Die Unmöglichkeit, nicht zu kommunizieren
Jedes Verhalten in einer zwischenmenschlichen Situation – Handeln oder Nichthandeln, Reden oder Schweigen – hat Mitteilungscharakter. „Man kann nicht nicht kommunizieren.“ Dort, wo Menschen zusammenkommen, ob beabsichtigt oder unbeabsichtigt, findet Kommunikation statt. Der Kollege, der sich demonstrativ zur Seite dreht, wenn ein anderer den Raum betritt, drückt seine Grundbefindlichkeit ihm gegenüber aus. Wenn Pflegekräfte sich entscheiden, das Klingeln einer Bewohnerin zu „überhören“, dann hat das Mitteilungscharakter: „Die Patientin stört uns!“

2. Axiom: Jede Kommunikation hat einen Inhalts- und einen Beziehungsaspekt.
Der Inhaltsaspekt einer Kommunikation bezieht sich auf die Informationen, die ausgetauscht werden. Der Beziehungsaspekt definiert, wie ein Kommunikationspartner seine Beziehung zu dem anderen sieht und ausdrückt. Durch die Art und Weise seiner Aussage – Gestik, Mimik, Tonfall usw. – bringt er zum Ausdruck, wie der mitgeteilte Sachverhalt für den anderen zu verstehen ist.

Problematisch wird es für Gesprächspartner in **paradoxen Kommunikationsformen**, wenn in einer Aussage zwei sich widersprechende Handlungsaufforderungen enthalten sind. Dies zeigt sich, wenn ich eigentlich gar keine Zeit für ein Gespräch mit der Kollegin habe und dies auch nonverbal über mein gehetztes und genervtes Verhalten ausdrücke, aber dennoch verbal zu dem Gespräch einlade.

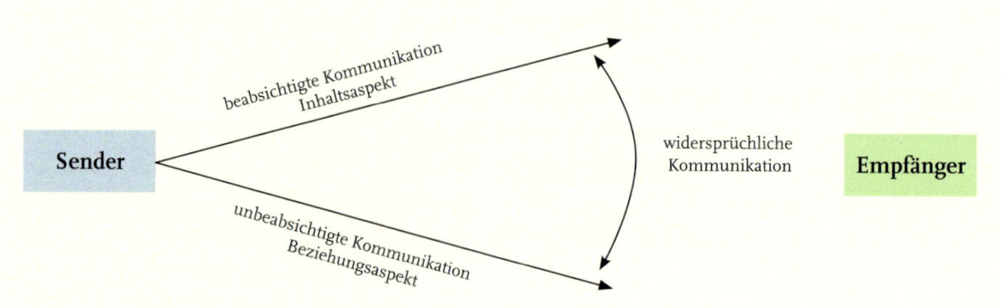

[1] Zustandekommen von paradoxer Kommunikation

Besteht ein Widerspruch zwischen verbaler und nonverbaler Kommunikation, fühlt sich der Kommunikationspartner verunsichert. Diese Verunsicherung kann man auflösen, indem das Gespräch selber zum Thema wird. Wir kommunizieren dann über unsere Kommunikation. Hier spricht man von **Metakommunikation**.

3. Axiom: Die Beziehung ist durch die Interpunktion der Kommunikationsabläufe seitens der Kommunikationspartner bedingt.

Kommunikation folgt einem Regelkreis. Das Verhalten des einen löst eine Reaktion des anderen aus, dessen Reaktion wiederum ein Verhalten des ersten auslöst. Dabei definiert jeder Kommunikationspartner für sich, was Ursache und Wirkung für sein Verhalten ist. In der Regel führt man das eigene Verhalten als Reaktion auf das Verhalten des Kommunikationspartners zurück. Dadurch wird eine „Interpunktion" vorgenommen. Ausgangspunkt für Beziehungskonflikte sind häufig unterschiedliche Interpunktionen der Kommunikationspartner: „Ich nörgele, weil du dich zurückziehst." „Ich ziehe mich zurück, weil du nörgelst." Beharren beide Kommunikationspartner auf ihrem Standpunkt, wird sich der Konflikt nicht lösen lassen.

Watzlawick, Paul; Beavin, Janet H.; Jackson, Don D. (2000): Menschliche Kommunikation. Formen, Störungen, Paradoxien. Huber Verlag, Bern

4. Axiom: Menschliche Kommunikation bedient sich digitaler und analoger Modalitäten.

Menschliche Kommunikation bedient sich beider Ausdrucksformen:

Die **digitale Kommunikation** benennt Gegenstände aufgrund einer semantischen Vereinbarung, z. B. die Buchstabenfolge „Lampe" bezeichnet einen Gegenstand. Dieser Begriff ist lediglich eine Festlegung zwischen dem Wort und dem Objekt.

Die **analoge Kommunikation** stellt eine Beziehung her zum bezeichneten Gegenstand, wenn man z. B. eine Lampe zeichnet.

Beide Ausdrucksformen haben ihre spezifische Anwendung: Während die Übermittlung von Wissen auf der Inhaltsebene durch digitale Kommunikation geschieht, vollzieht sich die Vermittlung auf der Beziehungsebene weitgehend durch analoge Kommunikation über den Tonfall, Mimik, Gestik, Körperhaltung. Auf der Beziehungsebene drücken wir nonverbal aus, was gemeint ist. Der Gesprächspartner kann an der Körpersprache ablesen, wie sein Gesprächspartner zu ihm steht. Analoge Kommunikation kann aber auch mehrdeutig sein und damit falsch interpretiert werden – insbesondere dann, wenn die digitale und analoge Ausdrucksweise sich widersprechen: „Na, da hast du ja wieder eine tolle Leistung gezeigt!"

5. Axiom: Kommunikation verläuft entweder symmetrisch oder komplementär.

Die Beziehung zu Menschen kann auf Gleichheit oder Ungleichheit beruhen. **Komplementäre Beziehungen** finden wir z. B. im Arzt-Patientenverhältnis, weiter in der Lehrer-Schüler- und der Eltern-Kind-Beziehung. Mit diesem Beziehungsverhältnis, das auf Ungleichheit beruht, ist kein Werturteil „gut oder schlecht" verbunden. Es bezeichnet lediglich eine Beziehung zwischen Menschen in unterschiedlichen Positionen.

Symmetrische Beziehungen sind dagegen ebenbürtig und gleichberechtigt, wie das in einer Freundschaft der Fall sein kann.

Verselbstständigt sich eine komplementäre Beziehung über die Notwendigkeit dieser Konstellation hinaus, so liegt eine Beziehungsstörung vor. Die ist z. B. der Fall, wenn der 30jährige sich immer noch von seiner Mutter bedienen lässt, und gar nicht daran denkt, die Annehmlichkeiten des Elternhauses zugunsten eigener Verantwortung und Selbständigkeit aufzugeben.

1.3.5 Themenzentrierte Interaktion nach Ruth Cohn

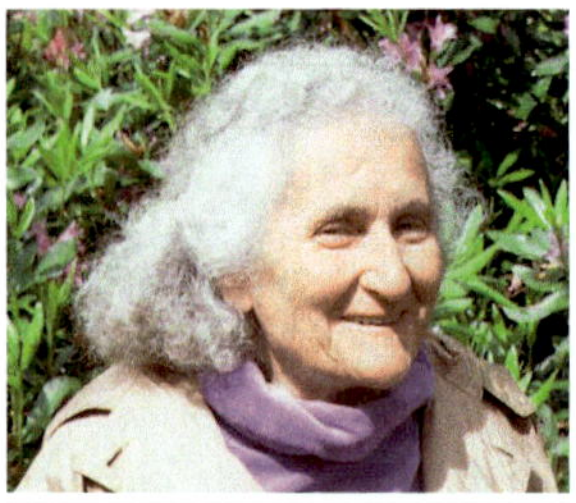

Ruth C. Cohn (1912–2010), Psychoanalytikerin und Begründerin der TZI

Cohn, R. C. (2000): Von der Psychoanalyse zur themenzentrierten Interaktion- Von der Behandlung einzelner zu einer Pädagogik für alle. Klett-Cotta, Stuttgart

Die themenzentrierte Interaktion (TZI) ist ein Modell für die Arbeit in der Gruppe, das die Komponenten Ich, Wir, Thema und Umwelt zueinander in Beziehung setzt. Dabei soll eine dynamische Balance zwischen den Ansprüchen des Einzelnen und der Gruppe hinsichtlich ihrer gemeinsamen Arbeit bezüglich eines Themas hergestellt werden.

Bei Cohn gibt es zwei Forderungen:
1. Sei dein eigener „Chairman"!: Übernimm Verantwortung für dich, bestimme dein eigenes Vorgehen und bedenke, dass alle anderen das auch tun.
2. Störungen haben Vorrang. Sie sind als Botschaften und Ausdruck der verschiedenen Wirklichkeiten von Menschen zu sehen.

In der Praxis haben sich auf Grundlage dieser Postulate TZI-Regeln entwickelt, die für die Arbeit in Gruppen eine große Rolle spielen:
- In der Ich-Form sprechen (→ Ich-Botschaften).
- Hintergrund eigener Fragen transparent machen.
- Eigene Beiträge und Befindlichkeiten bewusst machen.
- Nicht interpretieren, sondern bei Verständnisproblemen nachfragen.
- Keine Verallgemeinerungen treffen.
- Persönliche Eindrücke deutlich kennzeichnen.
- Störungen haben Vorrang.
- Es redet immer nur einer.
- Bei Überschneidung von Redebeiträgen Stichpunkte kurz sammeln.

Wichtig ist, dass diese Regeln nicht einfach nur übernommen werden, sondern einzeln ausgewählt, andere verändert oder neue hinzugenommen werden. Sie dienen dann als verbindliche Grundlage für die weitere Zusammenarbeit bis zu Einwänden. Durch das Modell der TZI werden das persönliche Wachstum des Einzelnen wie auch die Kooperationsfähigkeit untereinander gefördert, was zur Entwicklung von Selbst- und Sozialkompetenz beiträgt. Durch die Lösung der jeweiligen Aufgaben wird die Sachkompetenz erhöht.

Ich-Botschaften

Für die Klärung von Arbeits- und Beziehungsstörungen bieten sich Ich-Botschaften an. Sie werden immer dann eingesetzt, wenn Pflegefachkräfte die Reaktion des Pflegebedürftigen, des Kollegen oder der Vorgesetzten nicht richtig entschlüsseln und verstehen können. Mit ihrer Hilfe bringen sie zum Ausdruck, wie sie selbst die Dinge sehen. Bevor eine Ich-Botschaft formuliert wird, sollte man sich vergegenwärtigen:
- Was geht in mir vor?
- Was erwarte ich von meinem Gesprächspartner?
- Was möchte ich unterstützen und fördern?

Bei der Ich-Botschaft teilt der „Sender" seine Befindlichkeit mit. Der „Empfänger" hat die Möglichkeit, sich seinerseits zu äußern oder aber den Inhalt der Botschaft zurückzuweisen. Die Ich-Botschaft lädt zur offenen Kommunikation ein.

Eine aktive Ich-Botschaft besteht aus vier Kommunikationsfertigkeiten:

1. Konkrete Beschreibung der Situation	„Während ich mit Ihnen über Probleme auf der Pflegestation spreche, wird unser Gespräch immer wieder durch eingehende Telefonate gestört."
2. Ausdruck des eigenen Gefühls	„Ich merke, wie ich immer konfuser und unkonzentrierter werde."
3. Äußern eines Veränderungswunsches	„Unter diesen Bedingungen kann ich das Gespräch nicht fortsetzen. Bitte leiten Sie die Gespräche auf einen anderen Apparat um."
4. Konsequenzen ankündigen	„Wenn Sie weiterhin Telefonate annehmen möchten, würde ich lieber einen neuen Termin mit Ihnen vereinbaren, damit wir in Ruhe weitersprechen können."

Ich-Botschaften werden in Gesprächen eingesetzt, um
- Botschaften verständlich zu übermitteln,
- Situationen deutlich zu beschreiben,
- angenehme Gefühle (z. B. Freude) auszudrücken,
- bestimmte Verhaltensweisen zu bestätigen,
- unangenehme Gefühle (z. B. Ärger, Frustration) auszudrücken,
- Veränderungswünsche zu äußern,
- Grenzen zu setzen und
- Konsequenzen aufzuzeigen, ohne den anderen Gesprächspartner zu verletzen.

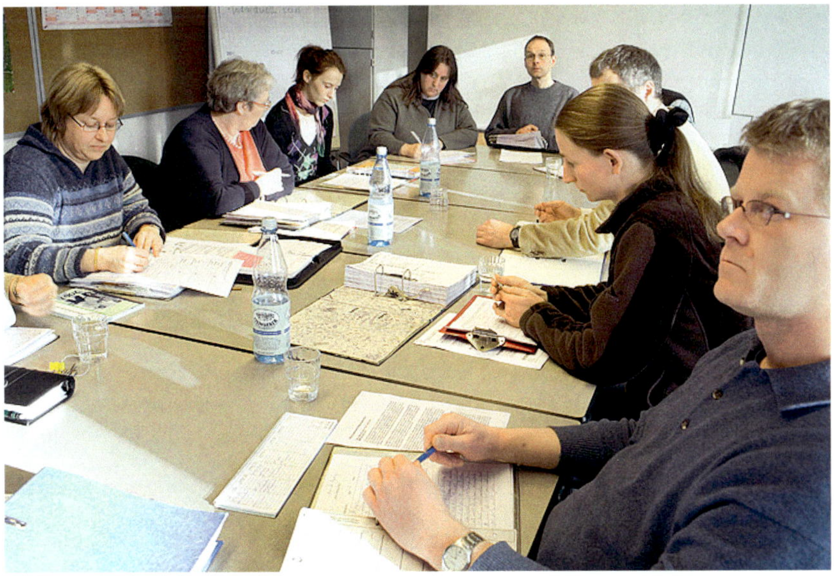

[1] Ich-Botschaften sind sowohl in Gesprächen zwischen Pflegebedürftigen und Pflegefachkräften als auch in Teambesprechungen wichtig.

1.3.6 Kommunikationsanalyse: Transaktionsanalyse (TA) nach Eric Berne

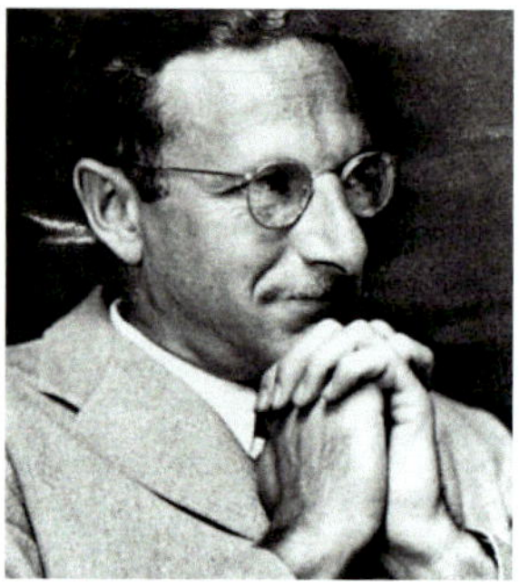

Eric Berne (1910–1970), Begründer der Transaktionsanalyse

online

www.ebi-zuerich.ch
Eric Berne Institut, Zürich-Institut für angewandte Transaktionsanalyse

Die Transaktionsanalyse ist eine Methode zur Kommunikationsanalyse und -verbesserung. Mit ihrer Hilfe können Personen ihre Einstellung zu sich selbst sowie zum jeweiligen Gesprächspartner erkennen, überprüfen und verbessern.
Angewandt auf die Altenpflege heißt dies, mit Hilfe der TA

- typische nicht förderliche Beziehungsmuster aufzuspüren, die man in der Altenpflege immer wieder findet,
- negativ zu bewertende Beziehungsgeschehen zu erkennen und
- sich verhärtende Beziehungsmuster aufzulösen.

Ich-Zustände

Der Begründer der Transaktionsanalyse ist Eric Berne. Sein Modell geht von der Vorstellung verschiedener Ich-Zustände aus (→ Abb. 1). Aus den jeweiligen Verhaltensweisen, sprachlichen Äußerungen (Inhalten und Vokabular) und vor allem auch aus nonverbalen Signalen (z. B. Blick, Mimik, Gestik, Haltung, Tonfall, Stimme) der Gesprächspartner kann man beobachten und erschließen, in welchem Ich-Zustand sich der Gesprächspartner befindet. Die Ich-Zustände können rasch wechseln; doch gibt es auch typische länger andauernde Verhaltensmuster, die einem Ich-Zustand zuzuordnen sind.
Dem Modell entsprechend kann sich jemand

- fürsorglich oder kritisch **(Eltern-Ich-Zustand)**,
- der Situation angemessen und logisch **(Erwachsenen-Ich-Zustand)**,
- natürlich, rebellisch oder angepasst **(Kind-Ich-Zustand)**

verhalten.

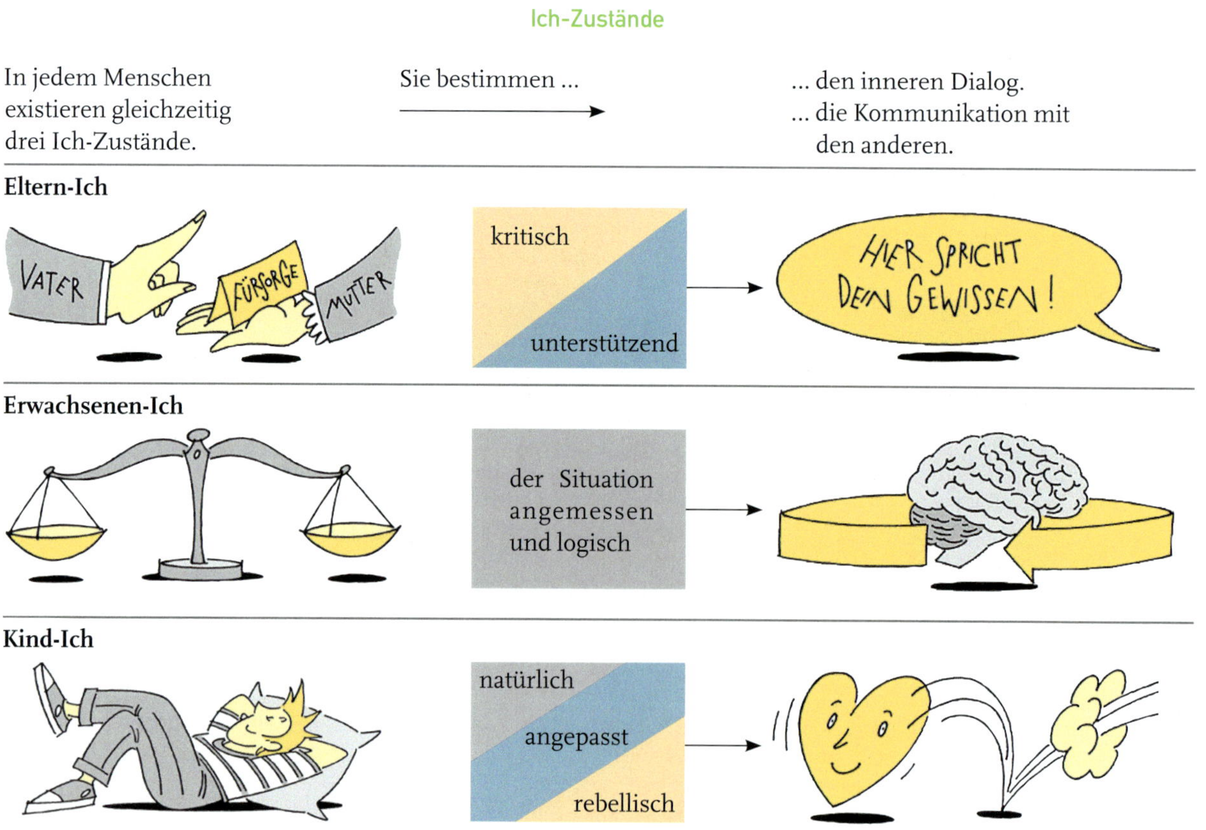

[1] Ich-Zustände

Einzelne Szenen aus dem Berufsalltag sollen die unterschiedlichen Ich-Zustände und ihre Bedeutung für das kommunikative Verhalten veranschaulichen:

Beispiele	Ich-Zustand, aus dem die Antwort gegeben wurde
1. Eine erfahrene hochmotivierte Pflegefachkraft soll für eine jüngere Kollegin die Urlaubsvertretung übernehmen. Sie beschwert sich bei ihrer Vorgesetzten: „Ich habe langsam das Gefühl, dass immer die Engagiertesten bestraft werden; die es verstehen, sich zu drücken, gehen in Urlaub, die Tüchtigen müssen hier bleiben und Vertretung schieben." Die Vorgesetzte antwortet: **„Wir brauchen gerade wegen der geringen Personalbesetzung in der Urlaubszeit tüchtige Leute. Sie sollten sich Ihrer Verantwortung nicht entziehen."**	**kritischer Eltern-Ich-Zustand** 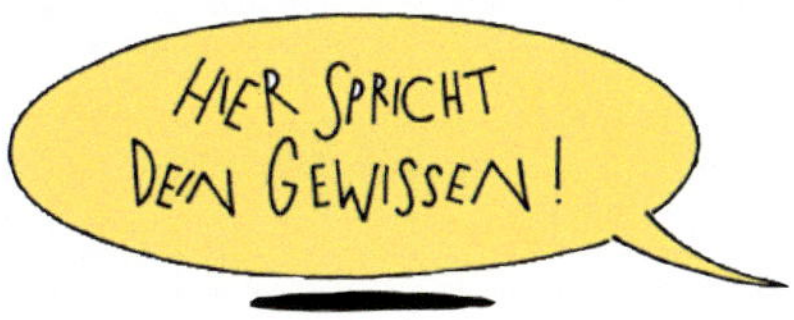
2. Eine Pflegeheimbewohnerin sagt zu einer Pflegefachkraft: „Ich habe mir lange überlegt, ob ich mich über das Essen beschweren soll. Am liebsten würde ich in ein Restaurant gehen, aber das kann ich nicht mehr. Dann habe ich mir gesagt, es ist besser, Ihnen zu sagen, dass ich unzufrieden bin." Die Pflegefachkraft antwortet: **„Ich weiß, man beschwert sich nicht gerne, das geht mir genauso."**	**angepasster Kind-Ich-Zustand** 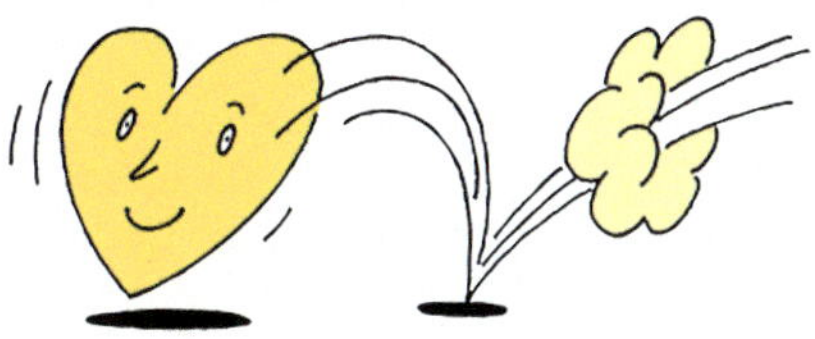
3. Eine Mitarbeiterin, die wegen eines Fehlers von der Bereichsleiterin kritisiert wurde, sagt zu der Pflegedienstleitung: „Ich weiß, dass hier einige besser angesehen sind. Ob die Qualität ihrer Arbeit aber wirklich gut ist, steht auf einem anderen Blatt. Ich bin jedenfalls kein Ja-Sager und das passt hier einigen nicht. Hintenherum hört man von den so genannten Besten eine ganze Menge, aber das sagt Ihnen natürlich keiner." Die Pflegedienstleiterin antwortet: **„Sie möchten mir zusätzliche Informationen zur Beurteilung der Situation geben."**	**Erwachsenen-Ich-Zustand** 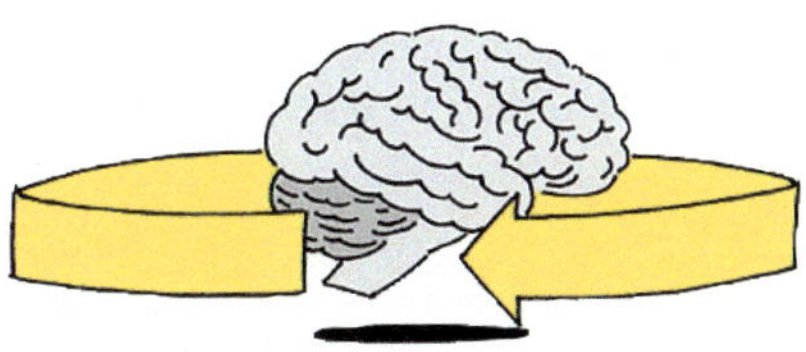
4. Pflegefachkräfte in ambulanten und stationären Einrichtungen beschweren sich häufig über Pflegebedürftige, die versuchen, „Pflegefachkräfte untereinander auszuspielen". Da sagt eine pflegebedürftige Frau zu einer Pflegefachkraft: „Schwester Monika, Sie sind wirklich die Beste. Sie sind viel verständnisvoller und ruhiger als Schwester Brigitte." Die Pflegefachkraft antwortet: **„Ach, das sagen Sie doch jeder."**	**angepasster Kind-Ich-Zustand** 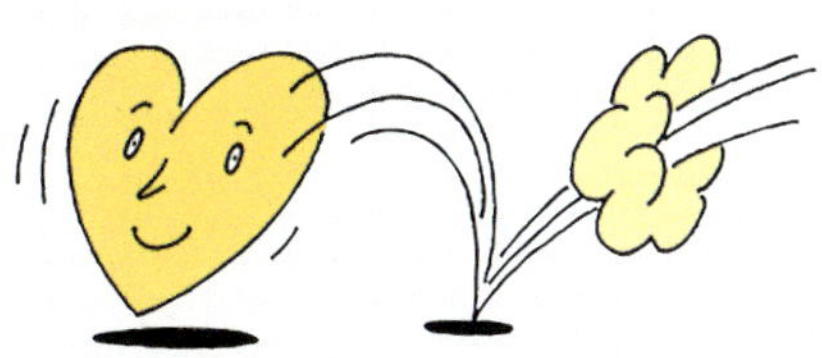

Häufig sind wir uns nicht darüber im Klaren, dass diese drei Ich-Zustände unser Kommunikationsverhalten beeinflussen.

Ich-Zustand: Eltern-Ich

Wenn die Situation Personen dazu motiviert, so zu handeln, wie es die Eltern, Lehrer oder Vorgesetzten getan hätten, dann befinden wir uns im Eltern-Ich. Von jenen haben wir Regeln, Gebote, Verbote, Mahnungen, Normen, Betreuungsverhalten erfahren. Diese elterlichen Botschaften wurden im Aufbau unserer Wertesysteme ungeprüft verinnerlicht.

Kinder erleben ihre Eltern:	Sie fühlen sich dabei:	Redewendungen, an denen das Eltern-Ich zu erkennen ist:
fürsorglich helfend, ermutigend, tröstend, Rat gebend, beschützend, lobend, unterstützend	geborgen, hilflos, unterstützt, belohnt, sicher	▪ Ich helfe Ihnen sehr gern. ▪ Passen Sie bitte auf. ▪ Das werden Sie schon schaffen. ▪ Sie haben es erreicht. ▪ Ist doch halb so schlimm. ▪ Kommen Sie, ich bin für Sie da.
kritisch kritisierend, bestrafend, unterdrückend, beschimpfend, kontrollierend, verbietend, schulmeisterlich, verurteilend, moralisierend, autoritär	verängstigt, ausgeliefert, schuldig, ohnmächtig, rechtlos, abhängig	▪ Das habe ich Ihnen schon öfters gesagt! ▪ So darf man das nicht angehen! ▪ Sie müssen ... ▪ Wenn ich Sie wäre, dann ... ▪ Das ist nun einmal so!

[Tab. 1] Prägung durch die Eltern

Ich-Zustand: Kind-Ich

Im Kind-Ich sind Gefühle und Reaktionen auf äußere Einflüsse gespeichert, die von Beginn des Lebens an aufgezeichnet worden sind. Es sind positive und negative Gefühle als Reaktionen auf äußere Informationen und Einflüsse.

In der Kindheit erfahrene Erlebnisse und Gefühlszustände:	Kindliche Reaktionsweisen auf Ermutigung oder Versagen:	Folgende Sprachformen charakterisieren das Kind-Ich:
▪ Ich bin auf andere angewiesen. ▪ Ich bin hilflos. ▪ Ich bin tollkühn. ▪ Ich bin himmelhoch-jauchzend. ▪ Ich bin o.k. ▪ Ich bin nicht o.k. ▪ Ich freue mich ungeheuer. ▪ Ich habe Angst vor anderen Menschen. ...	▪ Spontaneität ▪ unkontrolliertes Ausleben von Gefühlen ▪ schmollen ▪ Wut ▪ betteln ▪ erpressen ▪ kokettieren ...	▪ Ich will, ich wünsche mir, ich möchte. ▪ Dagegen kann ich nichts tun. ▪ Das erreiche ich nie. ▪ Mir gelingt auch nie etwas. ▪ Ich habe immer/nie Glück. ▪ Bei mir geht alles schief. ▪ Die anderen sind schuld. ▪ Das macht mir ungeheuren Spaß. ▪ Das ist zum Verzweifeln. ▪ Mir sagt man nie etwas. ▪ Wer hilft mir denn mal?

[Tab. 2] Prägung in der Kindheit

Jeder Mensch hat mehr oder weniger stark ausgeprägte Kind-Ich-Anteile in seiner Persönlichkeit. Diese Komponente **ermöglicht**, das Leben zu genießen und sich spontan zu fühlen. Es ermöglicht kreative Problemlösungen.

Das Kind-Ich **behindert** einen Menschen, wenn es ihn bei Problemlösungen zu früh aufgeben lässt. Es verhindert die individuelle Entfaltung, wenn es die eigene Verantwortung ablehnen lässt und den Menschen zum Mitläufer macht. Weiterhin isoliert das Kind-Ich den Menschen, wenn es ihm nicht erlaubt, seine Wünsche und Befindlichkeiten auch einmal zurückzustellen.

Ich-Zustand: Erwachsenen-Ich

Das Erwachsenen-Ich löst das Eltern- oder Kind-Ich nicht ab, sondern es überprüft deren Regeln und Gefühle und vergleicht, ob sie in der Gegenwart angemessen sind. Es entscheidet, was in der momentanen Situation erforderlich ist. Somit befindet sich das Erwachsenen-Ich zwischen dem Eltern- und dem Kind-Ich im inneren Dialog.

Das Erwachsenen-Ich kann durch folgende Verhaltensweisen charakterisiert werden. Es:

- sammelt und gibt Informationen,
- hört zu,
- beobachtet, klagt nicht an,
- stellt sachlich Fragen,
- schätzt Wahrscheinlichkeiten ein,
- überlegt, wägt ab, denkt in Alternativen,
- überprüft eigene Normen und Gefühle,
- differenziert,
- trifft Entscheidungen,
- versucht, Probleme konstruktiv zu lösen.

Die Transaktionsanalyse kennt je zwei Grundeinstellungen in Bezug auf die eigene Person und den Kommunikationspartner: Jemand kann „o.k." oder „nicht o.k." sein. Daraus ergeben sich vier Beziehungsmuster: Partnerschaft, Überlegenheit, Resignation und Unterlegenheit.

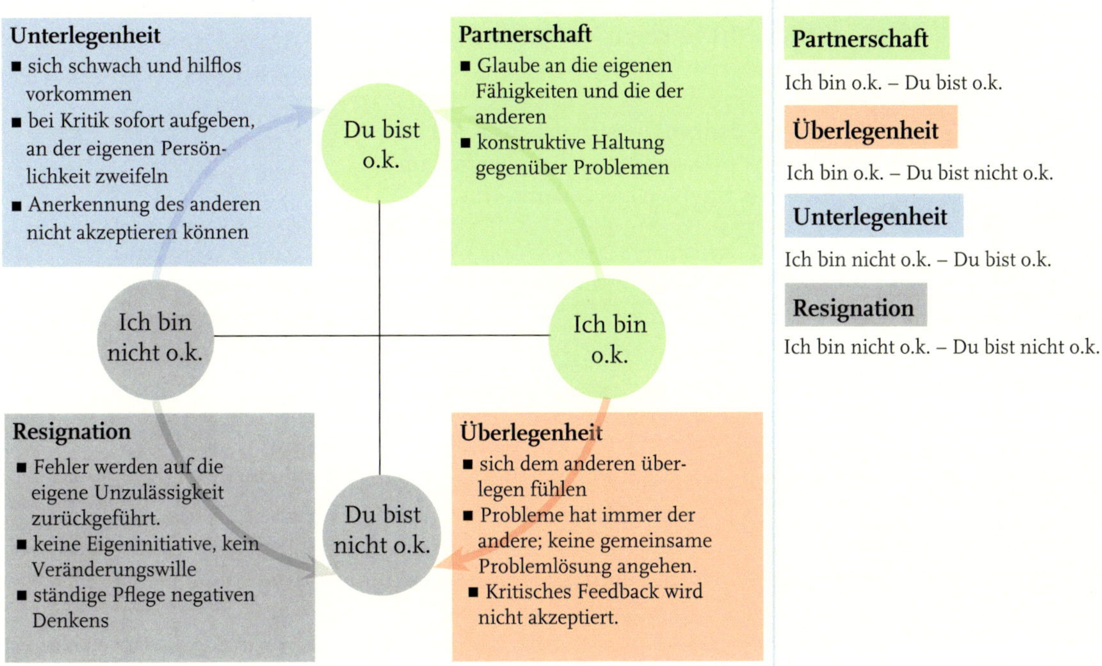

[1] Erwachsenen-Ich

Innerhalb der unterschiedlichen Dimensionen der „O.k.-" und „Nicht-o.k.-Grundeinstellung" kann die Beziehung der Gesprächspartner zwischen den Polen „Du bist o.k.", „Ich bin o.k.", „Du bist nicht o.k." und „Ich bin nicht o.k." angesiedelt sein.

Von den Ich-Zuständen hängt es also ab, ob wir uns o.k. fühlen oder nicht. Gelingt Kommunikation, dann haben die Gesprächspartner eine Beziehung, die durch die Einstellung „Ich bin o.k. – du bist o.k." charakterisiert werden kann.

Berne, Eric (2002): Spiele der Erwachsenen, Psychologie der menschlichen Beziehung. Rowohlt Verlag, Reinbek

Analyse der Kommunikation bzw. der Transaktionen in der Pflege

Alles, was sich zwischen Menschen abspielt – ob verbal oder nonverbal –, enthält eine Transaktion zwischen den Ich-Zuständen. Unter einer „Transaktion" ist nach Berne die „Grundeinheit aller sozialen Verbindungen" zu verstehen. Eine Transaktion besteht aus dem Reiz, den ein Mensch ausübt, und aus der Reaktion eines anderen Menschen auf diesen Reiz, wobei die Reaktion wiederum zu einem neuen Reiz für die Reaktion des ersten wird.

Die folgenden Modelle veranschaulichen, welcher Ich-Zustand des Menschen an der Transaktion beteiligt ist. Die beiden Kommunizierenden sind jeweils durch drei Kreise symbolisiert, die wiederum jeweils einen der drei Ich-Zustände darstellen.

Die Transaktionsanalyse will herausfinden, welche Ich-Anteile der Beteiligten an der Kommunikation den jeweiligen Reiz oder die Reaktion auslösen. Durch Pfeile ist dann verdeutlicht, welcher Ich-Zustand (El, Er oder K) der einen Person mit welchem Ich-Zustand (El, Er oder K) der anderen Person kommuniziert.

El: Eltern-Ich

Er: Erwachsenen-Ich

K: Kind-Ich

Überkreuz-Transaktionen

Wenn Reiz und Reaktion sich im El-Er-K-Schema überkreuzen, wird die Kommunikation unterbrochen. Überkreuz-Transaktionen führen meist zu Konflikten.

Beispiele für Überkreuz-Transaktionen:

A: „Was haben Sie sich eigentlich dabei gedacht, die Zeit zur Pflege bei Frau Meier so zu überschreiten?" (Das Eltern-Ich spricht das Kind-Ich an.)

B: „Und was denken Sie sich dabei, so mit mir zu reden?" (Das Eltern-Ich antwortet und spricht das Kind-Ich des anderen an.)

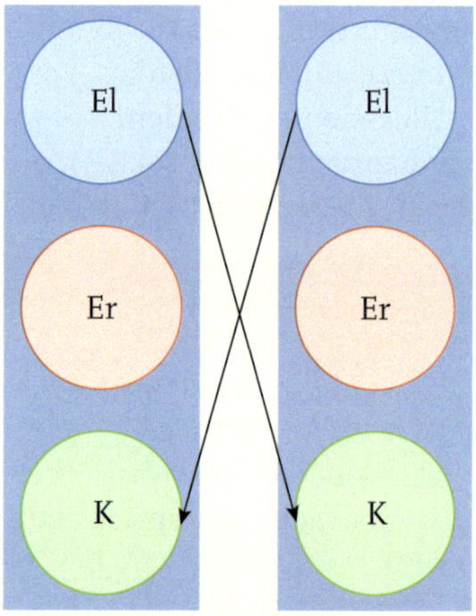

A: „Wollen wir die Durchsicht der Patientendokumentation um eine Stunde verschieben?" (Das Erwachsenen-Ich stellt eine Frage an das Erwachsenen-Ich des anderen.)

B: „Immer wollen Sie entscheiden, wann wir was machen!" (Das Kind-Ich antwortet dem Eltern-Ich.)

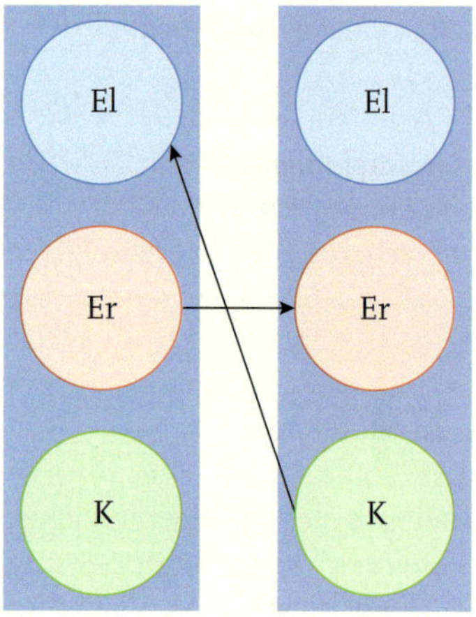

Häufigste Ursache einer Überkreuz-Transaktion ist die Nicht-o.-k.-Lebensanschauung der an der Kommunikation Beteiligten. Diese Nicht-o.-k.-Einstellung kann sich folgendermaßen auf die Kommunikation auswirken:

- Menschen, die meist in ihrem Kind-Ich agieren, fühlen sich ständig angegriffen. Sie interpretieren in alles, was ihnen entgegengebracht wird, eine negative Absicht hinein. Ausgelöst wird dies durch die Überzeugung, nicht o.k. zu sein. Selbst positive Äußerungen deuten sie so um, dass sie in ihr Weltbild passen.
- Ähnlich ergeht es Nicht-o.-k.-Menschen, welche mit ihrem Eltern-Ich an Transaktionen teilnehmen. Ihre Nicht-o.-k.-Einstellung versuchen sie zu kompensieren, indem sie sich in einer Transaktion auf den Standpunkt „du bist nicht o.k." zurückziehen. Sie weisen auf die negativen Seiten des Gegenübers hin. Indem man den anderen „klein" macht, erlangt man ein Überlegenheitsgefühl, welches zumindest kurzfristig das eigene „Nicht-o.-k." erträglicher macht.

Die einzige Möglichkeit, sich aus dieser Konfliktspirale zu befreien, liegt darin, sich seiner eigenen Nicht-o.-k.-Einstellung bewusst zu werden. Dabei hilft das Feedback der anderen, sodass man lernen kann, mit seinem Erwachsenen-Ich an Transaktionen teilzunehmen (→ Feedback als Beratung, S. 53).

Komplementär-Transaktionen

Wenn Reiz und Reaktion im El-Er-K-Transaktions-Schema auf parallelen Linien verlaufen, dann ist die Transaktion komplementär, d. h., sie ergänzt sich selbst immer wieder von neuem. Dieses sich immer wieder von neuem Ergänzen erklärt sich dadurch, dass die Reaktion jeweils dem entspricht, was die den Reiz aussendende Person erwartet. Komplementäre Transaktionen müssen sich nicht zwischen zwei gleichen Ich-Zuständen abspielen: Es gibt horizontale und diagonale Komplementär-Transaktionen.

Beispiele für horizontale Komplementär-Transaktion:

A: „Ich möchte Sie über den veränderten Dienstplan informieren. Sie übernehmen im kommenden Monat die Nachmittagsschicht." (Das Erwachsenen-Ich spricht zum Erwachsenen-Ich.)

B: „Gut, dass Sie mich frühzeitig informieren, ich werde mir das gleich notieren." (Das Erwachsenen-Ich antwortet dem Erwachsenen-Ich.)

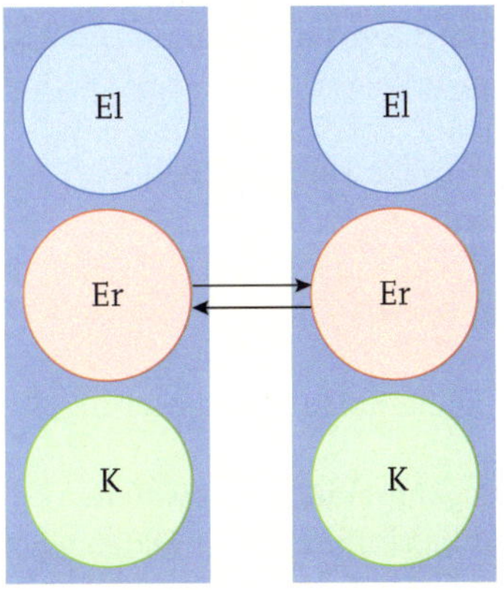

Komplementär-Transaktionen sind z. B. Begrüßungsrituale. Auch Gespräche, die dem Zeitvertreib dienen, verlaufen nach Art horizontaler Komplementär-Transaktionen.

Beispiele für diagonale Komplementär-Transaktion:

A: „Können Sie nicht einmal pünktlich zur Dienstbesprechung kommen?" (Das Eltern-Ich spricht zum Kind-Ich.)

B: „Immer nörgeln Sie an mir herum, ich beeile mich ja schon." (Das Kind-Ich antwortet dem Eltern-Ich.)

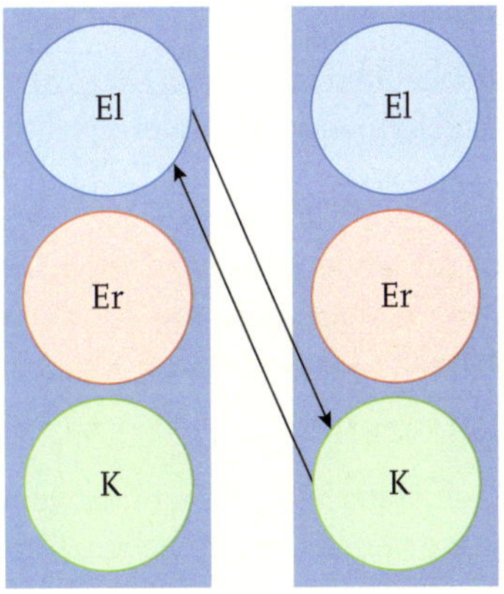

Ein Gesprächsleitfaden

Die Bedeutung des Gesprächs kann nicht hoch genug eingeschätzt werden. In der Altenpflege gibt es unterschiedliche typische wiederkehrende Gesprächssituationen. Neben den eher ungeplanten informellen Gesprächssequenzen, wie sie im beruflichen Alltag häufig vorkommen, kennen wir formelle Gesprächssituationen, z. B. Informations-, Übergabe-, Konflikt- sowie Krisen- bzw. Problem-, Zielvereinbarungsgespräche.

Diese werden vorbereitet, damit sie zur Zufriedenheit der beteiligten Gesprächspartner ablaufen, vor allen Dingen dann, wenn man

Kundenorientierung
2 S. 18

- kundenorientiert vorgehen will,
- „sachlich" bleiben möchte, wenn das Gespräch „hitzig" werden könnte,
- alle wesentlichen Punkte ansprechen will, ohne etwas zu vergessen,
- das Ziel nicht aus den Augen verlieren will.

Im Folgenden wird eine Checkliste für den Ablauf formeller beruflicher Gespräche vorgestellt. Sie kann für unterschiedliche Gesprächssituationen eingesetzt werden, in denen Pflegefachkräfte mit Pflegebedürftigen, Angehörigen, Kollegen, Mitarbeitern und Vorgesetzten Gespräche führen, Vereinbarungen treffen oder Ziele klären wollen.

Checkliste für formelle berufliche Gespräche

1. Gespräch vorbereiten
- Zeitpunkt, Dauer und Ort wählen und ggf. mit dem Gesprächspartner abstimmen
- Service (z. B. Kaffee oder Getränke organisieren)
- Welche Vorinformationen benötige ich (z. B. über das Gesprächsthema bzw. den Gesprächspartner)?
- Welche Unterlagen brauche ich für das Gespräch (z. B. Terminkalender, Berichte, Akten)?
- Welches Gesprächsziel habe ich, was will ich erreichen? Geben Sie das Gesprächsthema im Vorfeld bekannt.
- Welche Argumente habe ich? (Liste der Argumente, die für und die gegen Ihr Ziel sprechen, erstellen)

2. Gesprächskontakt herstellen
- Begrüßung (nicht „mit der Tür ins Haus fallen"!)
- Platz und Getränke anbieten

3. Welche Themen sind zu besprechen?
- Thema formulieren
- Thema strukturieren: ggf. Reihenfolge (Tagesordnung) festlegen

4. Ist-Zustand/Sachlage als Ausgangssituation ermitteln
- Welche Fakten sind objektiv bekannt? (Welche Daten oder Probleme liegen vor?)
- subjektive Sach- und Interessenlage beider Gesprächspartner (Sichtweise des Gesprächspartners mit einbeziehen; Erfahrungen, Wissen und Erwartungen aller zusammentragen)

5. Diskussion: Änderungsmöglichkeiten erarbeiten/Argumente abwägen
- Gesammelte Argumente gegeneinander abwägen; positive und negative Argumente gegenüberstellen und Konsequenzen aufzeigen. Was erscheint für die Zukunft als bestmögliche Lösung?

6. Ergebnisse des Gesprächs herausstellen und (schriftlich) festhalten
- Welche konkreten Maßnahmen sollen von wem eingeleitet werden?
- Welche Punkte sind noch offen?

7. Schlusskontakt
- Wie geht es nach dem Gespräch weiter? Gegebenenfalls weitere konkrete Termine vereinbaren (Verbindlichkeit).
- Ggf. persönliche Einschätzung zum Gespräch geben/für das Gespräch danken/freundlich verabschieden

Spezielle Bedingungen und Anforderungen der Kommunikation in der Altenpflege 1.4

Kommunikation mit kranken, alten Menschen 1.4.1

Die Gesprächsführung mit kranken und pflegebedürftigen Menschen ist abhängig von vielen Faktoren, unter anderem vom **Krankheitsbild**. Ist der alte Mensch in der Lage, sich sprachlich mitzuteilen oder Gesprächen zu folgen? Welches spezifische Wissen ist für die Begleitung und Verständigung z. B. an Demenz oder Depression Erkrankter erforderlich? Welche Kommunikationsregeln müssen bei hör-, welche bei sehgeschädigten Menschen beachtet werden? An diesen ausgewählten Beispielen werden die besonderen Anforderungen an die Kommunikation mit kranken, alten Menschen dargestellt.

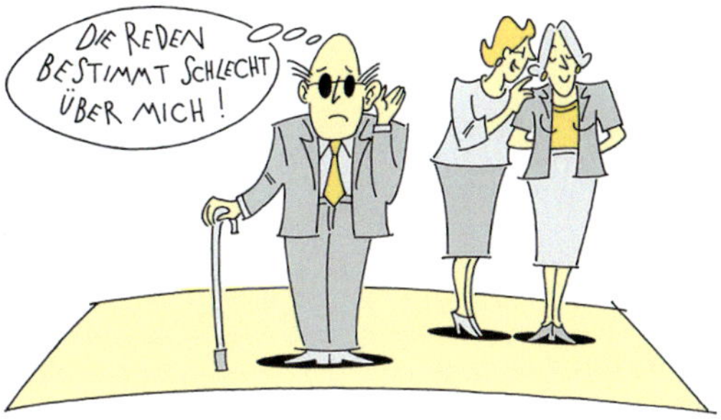

Neben den krankheitsbedingten Störungen sind **biografische und soziale Faktoren**, die die Person beeinflusst haben, für die Kommunikation von Bedeutung. Das Sprachverhalten wird entscheidend durch die familiäre Herkunft, die Ausbildung und den ausgeübten Beruf beeinflusst.

Welches Sprachverhalten zeigt der alte Mensch? Spricht er Hochdeutsch oder Dialekt, verwendet er „Kraftausdrücke" oder kommt er gar aus einem anderen Kulturkreis oder ist der deutschen Sprache nicht mächtig? Wenn Sie mit einer pensionierten Studienrätin zu tun haben, dann wird sie sich vermutlich sprachlich anders ausdrücken als jemand, der jahrelang als Lagerverwalter gearbeitet hat. Mit diesen soziokulturellen Unterschieden ist keine Wertigkeit verbunden. Vielmehr geht es darum, Menschen in ihrem Sprachverhalten zu respektieren und so zu kommunizieren, dass Verständigung und Verständnis möglich werden.

Ebenso spielen **strukturelle und organisatorische Rahmenbedingungen** sowie die **Qualifikation des Personals** in Pflegeeinrichtungen eine herausragende Rolle. Von ihnen hängt es ab, ob die Betroffenen z. B. weitgehend ihren Tagesablauf mit ihren individuellen Gewohnheiten beibehalten können und sich wohl fühlen. Ändern sich die Lebensbedingungen für die alten Menschen gravierend und fehlt ein entsprechendes Anregungsmilieu, „verstummen" sie zunehmend, dösen vor sich hin, erscheinen teilnahmslos und sind zur Kommunikation nicht mehr bereit oder fähig.

Deprivation
1 S. 372

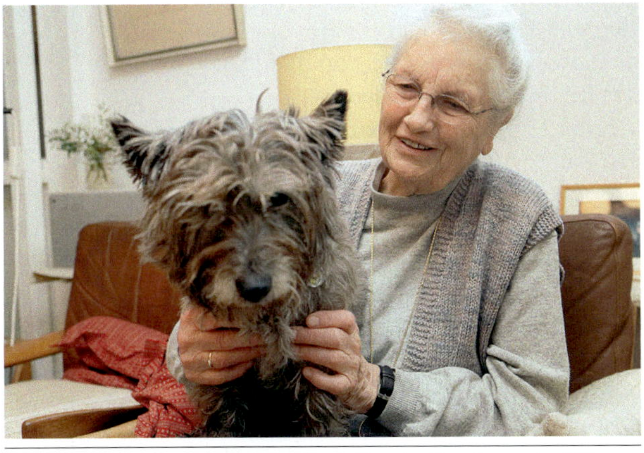

[1] Maßnahmen gegen sensorische Deprivation: den Bewohnern eine Fülle von Reizen liefern

Allgemeine Bedingungen, die die Kommunikation mit alten Menschen erschweren

Einige der psychosozialen, ökologischen, strukturellen und organisatorischen Faktoren, die die Kommunikation behindern, werden im Folgenden genannt.

Probleme mit den Angehörigen und professionellen Begleitern

- Pflegefachkräfte erwarten Eigenständigkeit, wollen zur Selbstständigkeit anregen; die Pflegebedürftigen und Angehörigen erwarten dagegen umfassende Hilfe und Versorgung.
- Konflikte in der Familie oder zu den Pflegefachkräften
- Mangel an kommunikativer Resonanz, wenn Gefühle nicht „mitschwingen"
- Paradoxe Kommunikation, wenn die verbale und nonverbale Kommunikation widersprüchlich ist
- Fachsprache
- Kommunikation des Pflegepersonals bzw. der Angehörigen über den Pflegebedürftigen hinweg und statt mit ihm

Paradoxe Kommunikation
2 S. 24

Umweltfaktoren

- fehlende Anregungen (Radio, Fernsehen, Telefon, Tageszeitung, Spaziergänge)
- Ausstattungsmängel der Wohnung: dunkle Flure; Teppiche, die die Sturzgefahr erhöhen; Treppen, die unüberwindbar werden; mangelhafte hygienische Ausstattung; ungünstige Kochgelegenheiten
- Ausstattungsmängel im Heim: gleiche Etagen; einheitliche Zimmerausstattung; einheitliche Wäsche; Fehlen von Uhren, Kalendern, Spiegeln, Orientierungstafeln, Tagesplänen oder Namensschildern an den Türen

Psychosoziale und biografische Faktoren

- Tod des Partners oder naher Angehöriger
- unbewältigte Ablösung der Kinder von den Eltern oder umgekehrt
- gestörte Partnerschaft
- unfreiwillige Krankenhaus- oder Heimeinweisung
- Auflösung der Wohnung
- Anpassung an fremde Hausordnung, Verlust der Selbstständigkeit/gewohnten Lebensumgebung, Verlust von Lebensgewohnheiten, Angst vor Isolation

Informationsaustausch bei Übergaben
1 S. 671
schlechter Ernährungszustand
1 S. 430
Dehydratation
1 S. 431
Fixieren, freiheitsentziehende Maßnahmen
2 S. 597

Strukturelle Faktoren in stationären Einrichtungen

- Personal- und Zeitmangel
- falsche und zu viele Medikamente, insbesondere Beruhigungsmittel
- Organisationsstrukturen, welche an Ruhe und Ordnung und an den stationären Arbeitsabläufen orientiert sind
- Lärm, z. B. durch permanente Beschallung aus dem Radio
- kein oder kein sinnvolles Beschäftigungsangebot
- autoritärer, bevormundender Führungsstil, aber auch Vernachlässigung
- häufig wechselndes Personal

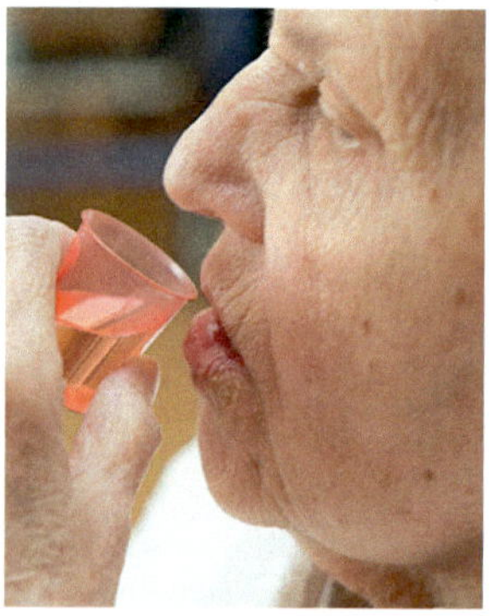

[1] Medikamentenwirkung und -nebenwirkung können die Kommunikation erheblich erschweren.

Pflegemängel in stationären Einrichtungen

- Zeit für ausschließlich körperliche Pflege; emotionale Zuwendung fehlt
- mangelnder Informationsaustausch bei Übergaben
- mangelnde Inkontinenzprophylaxe; mangelnde Inkontinenzversorgung
- unterschiedliche Pflegestile, einmal mit, ein anderes Mal ohne Aktivierung
- schlechter Ernährungszustand, Dehydratation
- Fixieren ohne Notwendigkeit
- fehlende gerontopsychiatrische Begleitung der Pflegebedürftigen und des Personals

Spezielle Anforderungen an die Kommunikation mit hörgeschädigten Menschen 1.4.2

Kennen Sie nicht auch diese Situation? Sie betreten ein Zimmer, die Anwesenden verstummen und Sie bekommen den Eindruck, dass die Personen vorher über Sie geredet oder gelacht haben – dieser Situation ist ein hörgeschädigter Mensch ständig ausgesetzt. Schwerhörigkeit bedeutet mehr als eine bloße Minderung des Hörvermögens. Sie beeinflusst stark den psychischen Zustand des Menschen. Schwerhörigkeit wird von vielen Betroffenen als belastend erlebt, weil sie zu Misstrauen und Isolierung führt.

Erkrankungen des Hörorgans
1 S. 419
Umgang mit Hörgeräten
1 S. 408

Jeder vierte 75-Jährige leidet an Altersschwerhörigkeit. Der betroffene Mensch kann zunächst die hohen Töne nicht mehr wahrnehmen oder hört sie verzerrt. Diese allmählich eintretende geringe Schwerhörigkeit wird von den Patienten zunächst nicht bemerkt, weil die hohen Töne für das Sprachverständnis nicht von großer Bedeutung sind. In der Regel sind es die Angehörigen, die sich zuerst über eine Hörbeeinträchtigung beklagen, weil der alte Mensch nicht versteht, was ihm gesagt wird, weil er das Klingelzeichen überhört oder das Fernsehen oder Radio zu laut stellt.

Manche ältere Menschen sträuben sich gegen einen Hörapparat, aus Angst, ihr Gebrechen wird sichtbar. Häufig sind Hörgeräte auch falsch eingestellt, sodass ein ständiger Piepton die Ablehnung hervorruft. Außerdem verstärken Hörgeräte alle Geräusche der Umgebung, was den Gebrauch zusätzlich beeinträchtigt.

online

www.schwerhoerigen-netz.de
➥ Sachthemen
➥ DSB Ratgeber
Zahlreiche Ratgeber zum Thema Schwerhörigkeit sind über den Deutschen Schwerhörigenbund e. V. zu beziehen.

Ob ein Schwerhöriger zum Außenseiter, zum Sonderling wird, hängt entscheidend von den Angehörigen und von den zu pflegenden Personen ab. An ihrer Art zu kommunizieren liegt es, ob der Hörgeschädigte mit seiner Situation umzugehen lernt, Lebensmut und Zuversicht gewinnt oder ob sein Selbstwertgefühl und sein Vertrauen beeinträchtigt werden. Hilfreich sind daher einige Kommunikationsregeln im Umgang mit hörgeschädigten Menschen:

Kommunikationsregeln im Umgang mit hörgeschädigten Menschen

- Unter Nebengeräuschen leiden schwerhörige Menschen besonders. Deshalb sollten Sie im Gespräch alle Geräuschquellen abstellen (z. B. Fernsehapparate/Radios ausstellen, Fenster und Türen schließen).
- Achten Sie darauf, dass Ihr Gesicht von vorne beleuchtet ist, das erleichtert dem Hörgeschädigten das Ablesen vom Mund.
- Sprechen Sie Hörgeschädigte immer so an, dass sie Ihr Gesicht sehen können.
- Geben Sie das Thema zu Beginn des Gesprächs vor, damit sich der Hörgeschädigte darauf einstellen kann.
- Sprechen Sie nicht laut, aber langsam und gut akzentuiert. Zu lautes Sprechen kann die Schmerzgrenze überschreiten.
- Sprechen Sie möglichst hochdeutsch, da es schwierig ist, einen Dialekt zu verstehen, den man in der Jugend nicht selbst gelernt hat.
- Bilden Sie einfache Sätze. Lange und gegliederte Sätze können oft nicht voll erfasst werden.
- Wiederholen Sie Mitteilungen mehrmals, bis Sie sicher sind, dass sie verstanden worden sind.
- Zeigen Sie Geduld. Je ausgeprägter die Hörstörung ist, umso länger benötigt der Betroffene, Sie zu verstehen.
- Schreiben Sie wichtige Informationen, Medikamentenhinweise, Namen, Termine und Vereinbarungen zum besseren Verständnis auf.

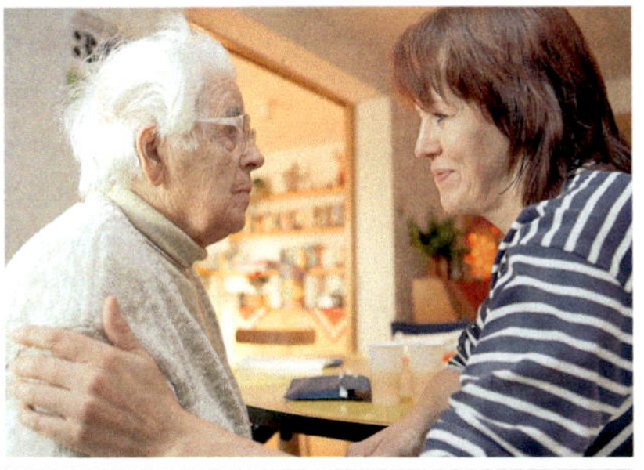

[1] Kommunikation mit schwerhörigen Menschen: Erst Blickkontakt aufnehmen, dann sprechen.

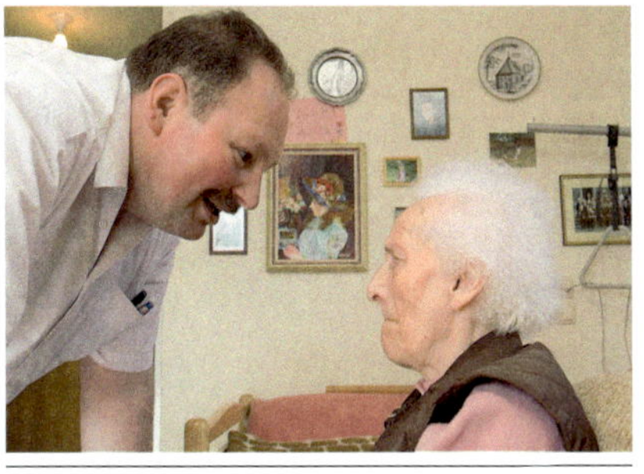

[2] Zu lautes Sprechen kann beim Hörgeschädigten die Schmerzgrenze überschreiten.

1.4.3 Spezielle Anforderungen an die Kommunikation mit sehgeschädigten Menschen

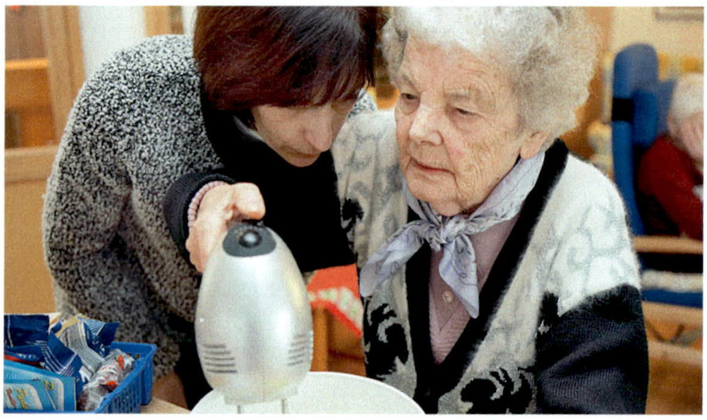

Bei der Kommunikation mit sehgeschädigten Menschen ist zwischen erblindeten und sehbehinderten Personen mit Sehresten zu unterscheiden. Letztere können Blickkontakt aufnehmen und dadurch besser kommunizieren. Als Grundregel gilt: Sprechen kommt vor dem Tun. Alle Handlungen, die an Erblindeten oder in ihrer Umgebung ausgeführt werden, sind korrekt anzukündigen. Die Betroffenen werden dadurch vor Überraschungen und möglichen eigenen ungeschickten Bewegungen bewahrt. Folgende Regeln helfen, mit erblindeten Menschen zu kommunizieren:

Erkrankungen des Auges
1 S. 410
Pflegerischer Umgang mit sehbehinderten Menschen
1 S. 416

Kommunikationsregeln im Umgang mit sehbeeinträchtigten Menschen

- Sprechen Sie den Betroffenen direkt an.
- Wenn mehrere Personen im Zimmer sind, weiß der Pflegebedürftige oft nicht, wer angesprochen ist. Sprechen Sie ihn deshalb öfter mit dem Namen an.
- Achten Sie darauf, dass Sie die Orientierung „rechts“ und „links“ vorgeben (vom Pflegebedürftigen aus gesehen).
- Kündigen Sie an, wenn Sie den Raum verlassen. Durch Teppichböden u. Ä. werden die sich entfernenden Schritte nicht gehört.
- Legen Sie die Hand des Pflegebedürftigen vor dem Setzen auf die Stuhllehne; lassen Sie ihn die Höhe des Sitzes ertasten, bevor er sich hinsetzt.
- Bieten Sie Sehbeeinträchtigten den Unterarm als Unterstützung beim Gehen an.
- Legen Sie Gegenstände und Kleidung immer an dieselbe Stelle und sortieren Sie Kleidung in derselben Reihenfolge.
- Informieren Sie blinde Rollstuhlfahrer, wohin sie gefahren werden.
- Reinigen Sie die Brille Sehbeeinträchtigter täglich.
- Sagen Sie beim Begehen von Treppen, wann Stufen aufhören, sonst besteht beim Pflegebedürftigen die Angst, in ein Loch zu fallen.
- Beim Essen orientieren sich sehbeeinträchtigte Menschen anhand eines fiktiven Uhrenblattes, z. B. das Gemüse liegt bei drei Uhr, das Fleisch bei sechs Uhr.

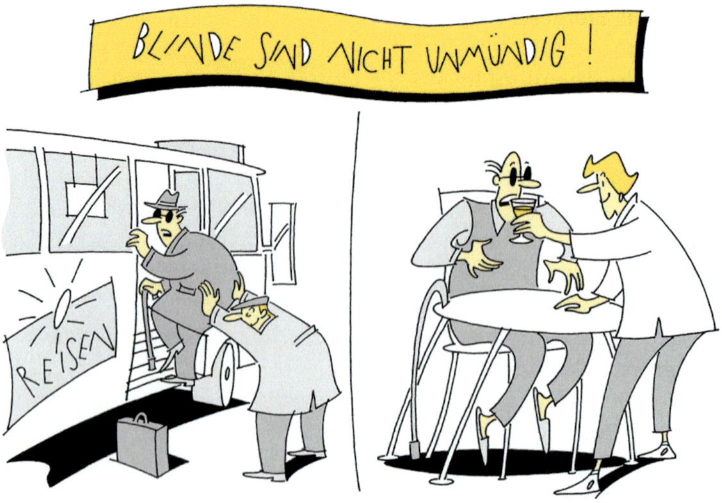

Spezielle Anforderungen an die Kommunikation mit demenziell erkrankten Menschen 1.4.4

Was macht den Umgang mit demenziell erkrankten Menschen so schwer? Was macht hilflos und lässt sowohl Angehörige als auch das Pflegepersonal an die eigene Grenze stoßen? Ein Hauptgrund ist, dass die demenziell erkrankten Menschen im Verlauf ihrer Erkrankung zunehmend weniger Auskunft über ihr Befinden und ihre Bedürfnisse geben können. Aus den Hauptsymptomen der Krankheit sowie aus dem Verhalten der Betroffenen und ihren gefühlsmäßigen Reaktionen muss erschlossen werden, wie es dem Erkrankten geht und welche Unterstützung er benötigt. Die zunehmende Unfähigkeit der demenziell erkrankten Menschen, das eigene Befinden beschreiben zu können, erschwert den Begleitenden den Umgang und fordert deren Konzentration und Motivation. Fehlendes Verständnis – vielfach auf Grund unzureichender Kenntnisse über die Krankheit – führt bei Pflegenden häufig zu Frustration und Aggression.

Chronische Verwirrtheit
1 S. 630

online

www.deutsche-alzheimer.de
➥ Informationsmaterialien
➥ Broschüren zum Bestellen
Hier können Sie folgende Broschüren bestellen:
- Leben mit Demenzkranken; Hilfen für schwierige Verhaltensweisen und Situationen im Alltag
- Stationäre Versorgung von Alzheimer-Patienten; Leitfaden für den Umgang mit Demenzkranken

Symptomatik der Demenz

Bei der Demenz kommt es zu einer deutlichen Abnahme der intellektuellen Leistungsfähigkeit. Das führt zu Beeinträchtigungen in den Aktivitäten des täglichen Lebens, wie z. B. beim Waschen, Ankleiden, Essen, bei der Benutzung der Toilette.
Es lassen sich sechs Symptombereiche bei der Demenz unterscheiden:

- **Gedächtniseinbußen:** Zunächst ist das Kurzzeitgedächtnis betroffen, sodass die Organisation des täglichen Lebens schwieriger wird. Die Denkabläufe werden langsamer, die Reflexionsfähigkeit ist eingeschränkt. Betroffene sind zunehmend in ihrer Aufmerksamkeit und Auffassungsgabe gestört. Später kommen Einbußen des Langzeitgedächtnisses hinzu. Die Intelligenz verfällt.
- **Beeinträchtigungen in den Aktivitäten des täglichen Lebens:** Die Gedächtniseinbußen und das Nachlassen der intellektuellen Fähigkeiten führen zu einer Beeinträchtigung der alltäglichen Aktivitäten. Die Erkrankten bewältigen z. B. nicht mehr, sich an- oder auszukleiden, sie können die einzelnen Bekleidungsstücke nicht mehr zuordnen, sie brauchen Unterstützung bei der körperlichen Hygiene, insbesondere wenn Harn- und Stuhlinkontinenz als spätere Folge der Krankheit auftreten. Das Bewegungsverhalten reduziert sich in den letzten Stadien der Krankheit auf wenige stereotype Automatismen; durch apraktische Störungen werden Setzen, Gehen oder Stehen oft unmöglich. Im Endstadium der Erkrankung bedarf der demenziell Erkrankte völlig der fremden Hilfe.

Apraxie
1 S. 573

- **Orientierungsverlust:** Zunächst ist die zeitliche und örtliche Orientierung eingeschränkt, im Verlauf der Krankheit ebenfalls die Orientierung zur Situation und zur eigenen Person. Es wird davon ausgegangen, dass demenziell Erkrankte die Situation umdeuten und sie in die Vergangenheit verlegen. Da werden Pflegende zur Mutter oder einer bedrohlichen Person aus der Vergangenheit.
- **Sprachstörungen:** Sprachliche Verarmung, Wortfindungsstörungen, die Einengung des Wortschatzes bei gesteigerter Sprechbereitschaft kennzeichnen den Krankheitsverlauf. Die Betroffenen haben Schwierigkeiten, Gegenstände zu benennen. Sie neigen dazu, Wortassoziationen zu erfinden. Die Störungen können in ein leeres Wiederholen derselben Wörter oder zusammenhangloser Sätze einmünden, im Spätstadium auch in Zwangsschreien.
- **Verschlechterung des Sozialverhaltens:** Die Interaktionsfähigkeit wird zunehmend eingeschränkt. Demenziell erkrankte Menschen erfahren einen Beziehungsabbruch sowohl zu den Menschen ihrer Umgebung als auch zu sich selbst. Sie werden nicht mehr verstanden, ihre Verhaltensweisen erscheinen sinnlos. Die Betroffenen isolieren sich durch zunehmende Apathie (Teilnahmslosigkeit) oder sie werden unzugänglich durch Aggressionsausbrüche.

- **Verschlechterung der emotionalen Kontrolle:** Die Betroffenen erleben ihre Einschränkungen zunächst schmerzlich und reagieren phasenweise depressiv. Da der demenziell erkrankte Mensch seine Umgebung und damit seine Lebenswelt zunehmend nicht mehr versteht, reagiert er mit Unruhe und Angst. Diese äußern sich häufig als Anklammern.

Im Folgenden werden ausgehend von der Krankheitssymptomatik einige Kommunikationsgrundsätze und Anforderungen im Umgang mit demenziell erkrankten Menschen erläutert. Prinzipiell gilt, dass im Umgang mit demenziell erkrankten Personen die Beziehungsdimension Vorrang vor dem Inhalt hat.

Symptomatik der Demenz

Gedächtniseinbußen	Beeinträchtigungen in Aktivitäten des täglichen Lebens	Orientierungsverlust	Sprachstörungen	Verschlechterung des Sozialverhaltens	Verschlechterung der emotionalen Kontrolle

K o m m u n i k a t i o n   u n d   A n l e i t u n g

Maßnahmen zur kognitiven Stabilisierung	situationsspezifische Anleitung zur Selbstpflege	Kontinuität in der Pflegebeziehung und im Pflegealltag erhalten	Kommunikation dem Erkrankungsstadium anpassen	soziale Einbindung trotz auffälligen oder peinlichen Verhaltens	einfühlsame, validierende Kommunikation

Maßnahmen zur kognitiven Stabilisierung

Realitätsorientierungstraining (ROT)
1 S.370

Orientierung fördern: Ziel des bei leichten Formen von Demenz angewendeten Realitätsorientierungstrainings (ROT) ist es, verloren gegangene Bezüge und Informationen zur Wirklichkeit zu vermitteln. ROT beinhaltet unterschiedliche Maßnahmen, die dazu beitragen, dass demenziell erkrankte Menschen den Alltag bewältigen und den Tagesablauf strukturieren können.

Demenzkranke werden entweder begleitend im täglichen Kontakt oder in Kleingruppen bis zu fünf Personen mit gezielten Übungen und Gesprächen ermuntert, sich situationsgerecht zu verhalten. Dies geschieht vor allem sprachlich argumentativ. Aspekte des Realitätsorientierungstrainings beziehen sich im Wesentlichen auf

- die eigene Person durch Ansprechen mit Namen und Betrachten im Spiegel; der Betroffene wird z. B. an sein Alter erinnert;
- Personen im Umfeld, z. B. stellen sich Pflegende immer wieder mit Namen vor;
- die Zeit, die Uhrzeit, den Wochentag usw., um die Demenzkranken auf die Jahreszeit oder den Wochentag aufmerksam zu machen;
- den Aufenthaltsort, um an die Lebenssituation im Pflegeheim zu erinnern;
- die örtliche Umgebung, sodass die Demenzkranken daran erinnert werden, in welcher Stadt bzw. in welchem Stadtteil sie leben;
- kommende Ereignisse im Tagesablauf;
- zurückliegende Ereignisse im Tagesablauf;
- längere Zeit zurückliegende Ereignisse;
- die Beschäftigung mit dem Zeitgeschehen, z. B. mit Politik oder Sportereignissen in der Tageszeitung oder im Radio und Fernsehen.

Während der Pflegeverrichtungen informiert die Pflegefachkraft über die pflegerische Versorgung, sodass die Erkrankten einordnen können, was mit ihnen geschieht; z. B. erinnert sie an Ort, Zeit und Situation. Sie spricht sie mit dem Namen an.

ROT ist nur in einem frühen Krankheitsstadium geeignet. Durch seine Orientierung an der äußeren Realität besteht die Gefahr, dass das ROT zu sehr starrem und wenig einfühlsamem Verhalten gegenüber dem Kranken führt. Demenziell erkrankte Menschen werden durch die Korrektur ihrer veränderten Wahrnehmung mit ihren Einschränkungen und Defiziten konfrontiert. Dies führt zu Überforderung, Frustration und schließlich zu Gefühlen wie Scham und Minderwertigkeit.

Zum Erzählen anregen: Vornehmlich in Beschäftigungsgruppen gewinnt die Erinnerungspflege zentrale Bedeutung. Die Erinnerungspflege befasst sich vor allem mit persönlich wichtigen und damit gut erinnerbaren Themen aus der Kindheit bis in das Erwachsenenalter. Welche Erfahrungen haben den Einzelnen geprägt, z. B. in der Schule, in der Berufsausbildung oder im Freizeitverhalten?

Man kann in „Erinnerungen schwelgen" über Themen wie z. B. die Schulzeit, Erlebnisse aus der Kinderzeit, die erste große Liebe, Beginn der Berufstätigkeit oder Familiengründung. Zur Unterstützung der Erinnerungen werden Gegenstände eingesetzt wie z. B. ein alter Schulranzen, alte Küchenutensilien, Bilder oder Fotos.

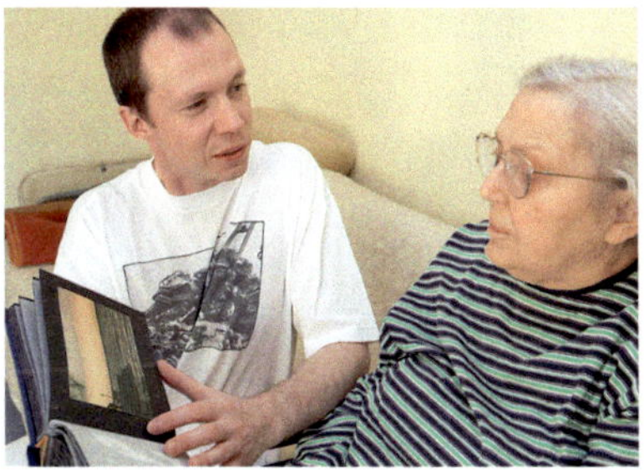

[1] Fotos unterstützen die Erinnerung und regen zum Erzählen an.

Biografisches Gespräch: Das biografische Gespräch gehört zum professionellen Repertoire von Altenpflegerinnen in ihrer täglichen Arbeit. Auch unter Zeitdruck können Altenpflegerinnen tägliche Begebenheiten (z. B. Einkaufen, Kochen, Essen zubereiten, Feste feiern, Einladungen, Verreisen) zum Inhalt eines biografischen Gesprächs machen. Eingeflochten in den pflegerischen Alltag hat das biografische Gespräch mit seinem bewussten Aufgreifen und Auffrischen von Erinnerungen positive Auswirkungen auf das Selbstwert- und Identitätsgefühl Demenzkranker: „Ich bin immer noch der, der ich früher mal war."

Biografiearbeit
1 S. 48, S. 400

Religiöse Bindungen erhalten: Für diejenigen, die gläubig sind, haben religiöse Bräuche eine elementare Bedeutung (→ Religiosität, S. 266). Demenziell erkrankte Menschen, von denen man annahm, dass sie nicht mehr sprechen können, erinnern sich an vertraute Gebete, Psalmen und Lieder und sind in Gottesdiensten wieder in der Lage, diese zu rezitieren und alle Strophen von Kirchliedern zu singen.

Unterstützung bei der Selbstpflege
1 S. 241

Anleitung zur Selbstpflege

In der Anleitung zur Körperpflege kann man beobachten, dass der Betroffene mitten in der Handlung innehält und vergisst weiterzumachen oder er haftet an der gleichen Tätigkeit, ohne sich zu lösen. Möglicherweise hat die Pflegefachkraft in dieser Anleitungssituation verschiedene Anweisungen auf einmal gegeben, z. B. „Waschen Sie sich Ihre Hände und das Gesicht!" Demenziell erkrankte Menschen können auf verschiedene Anweisungen nicht reagieren. Sie müssen einzeln und der Reihe nach gegeben werden. Die Anleitung zum Zähneputzen – in einzelne Schritte gegliedert – könnte so erfolgen: „Herr Schmid, nehmen Sie bitte Ihre Zahnbürste!", dann: „Halten Sie die Zahnbürste unter den Wasserhahn!" usw.

Berührungen unterstützen das Körpergedächtnis: Das Berühren des Armes kann die Ausführung von Handlungen erleichtern. In diesem Zusammenhang übernehmen Pflegefachkräfte so genannte „Hilfs-Ich-Funktionen". Die Pflegefachkraft versucht, den Betroffenen entsprechend seiner Handlungsabsichten unbemerkt zu unterstützen, sodass er das Gefühl behält, selbstständig und selbstbestimmt zu handeln. Auch eher beiläufig wirkende kleine Hilfestellungen, z. B. mit der Hand beim Essen, unterstützen den Betroffenen, wenn er mit Messer und Gabel nicht gleich zurechtkommt. Wichtig ist, die Handlungsabsichten des Betroffenen zu erspüren und selbst in der Rolle des Helfers eher im Hintergrund zu bleiben.

Bei Menschen mit demenziellen Erkrankungen muss die Kommunikation immer auf die pflegerische Handlung selbst bezogen sein. Vermeiden Sie z. B. Alltagsgespräche während der Körperpflege. Nehmen Sie sich für längere Gespräche ausreichend Zeit und Raum und führen Sie während dieser Zeit keine anderen Handlungen durch.

Zuviel bewusste Aufmerksamkeit oder Stress können den Ablauf gewohnter Handlungen beeinträchtigen. Gelingt eine Handlung nicht oder bricht der Demenzkranke sie ab, sollte man ihn ablenken und das Vorhaben später wieder aufgreifen.

Kontinuität erhalten

Die Vertrautheit der eigenen Wohnung mit den gesammelten Erfahrungen vieler Jahre, den altbekannten Einrichtungsgegenständen und der gewohnten Ordnung ist die beste Orientierungshilfe für Demenzkranke. Zudem ist ihnen der gewohnte Lebensrhythmus und Tagesablauf vertraut. Wird der Umzug in ein Heim notwendig, sollten die äußeren Lebensumstände auf die besonderen Schwierigkeiten der Erkrankten abgestimmt werden. „Ganz normal leben" ist das oberste Gebot bei der Gestaltung des Lebens- und Wohnumfeldes für Demenzkranke. Normal leben heißt, das Umfeld familienähnlich zu gestalten. Die Familie dient als Leitbild. „Normalität" als Leitidee zeigt sich in der stationären Pflege in einer überschaubaren Gruppengröße (6–10 Personen), im eigenen Zimmer mit eigenen Möbeln und in der Fortsetzung des Lebensrhythmus, so wie es die Betroffenen in den vergangenen Jahren gewohnt waren.

Kommunikation verbessern – soziale Umgangsformen wahren

Bei jeder Gelegenheit ist mit dem Kranken zu sprechen, und zwar offen, eindeutig, einfach, unmissverständlich und echt im Hier und Jetzt. Deutliches langsames Sprechen in einfachen Sätzen, Berührungen an der Hand, am Arm, also unterstützender Körperkontakt, helfen beim Verstehen. Im fortgeschrittenen Stadium der Erkrankung ist die nonverbale Kommunikation der einzig verbleibende Zugang zum demenziell erkrankten Menschen. Über Blickkontakt, Berührung und Tonfall versteht der demenziell erkrankte Mensch, wie die Kommunikation gemeint ist. Eine freundliche, zugewandte Haltung schafft Vertrauen. Rehabilitationskonzepte bieten eigene Kommunikationsmöglichkeiten im Umgang mit demenziell erkrankten Menschen.

Rehabilitationskonzepte
1 S. 371

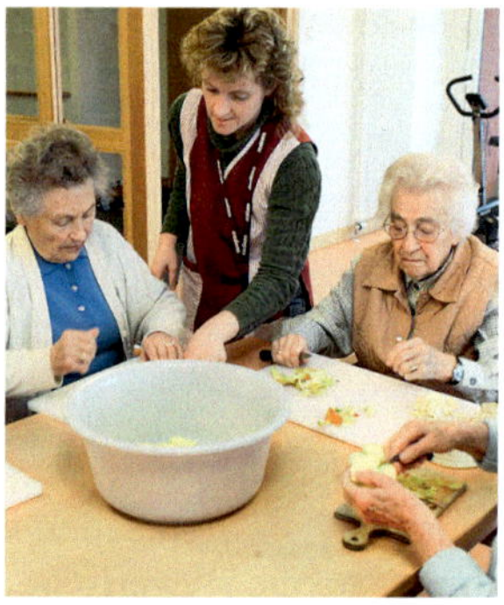

[1] Gemeinsames Zubereiten des Essens in familienähnlichen Kleingruppen

Intellektuelle Gespräche scheitern: Gespräche, die auf ein intellektuelles Verständnis abzielen, sind in der Regel zum Scheitern verurteilt. Die Gesprächssituation muss die Sinne und das Gefühl des Demenzkranken ansprechen. In der Anleitungssituation sollten Anforderungen auf die konkrete Situation bezogen werden, sodass der Betroffene sinnlich wahrnehmen kann, was gemeint ist. Er kann hören, fühlen, riechen, sehen und schmecken, was zu tun ist, sich aber dies nicht im Voraus vorstellen.

Umgangsformen beachten: Soziale Umgangsformen haben für demenziell erkrankte Menschen eine wichtige Bedeutung im Umgang mit anderen. Sie stellen eine einfache Möglichkeit dar, mit anderen in Kontakt zu treten und zu kommunizieren, ohne geistig stark gefordert zu sein. Oft wird dieses Verhalten als „fassadenhaft" abgewertet. Dabei wird übersehen, dass eine „Fassade" Schutz bietet. Die meisten Menschen wahren in Kontakt mit anderen Menschen „Fassade", indem sie Höflichkeitsrituale und Konventionen einhalten.

Soziale Einbindung: Im Verlauf der Erkrankung können die Betroffenen ihr Verhalten auf Grund zunehmender kognitiver Einbußen nicht mehr kontrollieren. Dies führt zu peinlichem und auffälligem Verhalten: Der Demenzkranke vernachlässigt z. B. die Körperpflege, er berührt fremde Menschen „unsittlich", er beschimpft Passanten oder steckt im Supermarkt in seine Taschen, was ihm gefällt. Dieses Verhalten führt dazu, dass der Demenzkranke von alltäglichen Kontakten ferngehalten wird. Soziale und räumliche Isolation, fehlende Entwicklungsanreize beschleunigen jedoch den Krankheitsverlauf. Im Heim sollten Demenzkranke in familienähnliche Kleingruppen integriert werden. Sie entscheiden in ihren persönlichen Angelegenheiten soweit wie möglich mit. Soziale Einbindung wird über konstante Bezugspersonen sichergestellt.

Sinnvolle Beschäftigung anbieten: Beschäftigungsangebote fördern die Geselligkeit. Sie dienen der Entspannung, aber auch der Anregung und Kreativität. Welche Angebote unterbreitet werden, hängt von den Wünschen und Gewohnheiten der beteiligten Personen ab. Die Beschäftigung sollte die Sinne und Gefühle ansprechen und die Kommunikation anregen. Kaffeeklatsch und jahreszeitliche Feste vermitteln dem Demenzkranken ein Gefühl von Zugehörigkeit und wecken alte Erinnerungen.

Musische, kulturelle und handwerkliche Beschäftigungs- und Bildungsangebote
2 S. 414

Musik bleibt allen zugänglich: Musik als sprachunabhängige Kommunikationsebene bleibt allen Menschen zugänglich. Personen mit demenziellen Erkrankungen sprechen gut auf Musik an. Musik regt Gefühle an und fördert Gemeinschaft. Zusätzlich zu ihrer beruhigenden Wirkung kann sie Erinnerungen beleben und die Gedanken harmonisieren, gerade wenn man ängstlich ist. Manche Betroffene können noch problemlos Lieder aus der Kinder- und Jugendzeit singen, obwohl sie sonst beim Sprechen Schwierigkeiten haben, oder tanzen, obwohl ihnen normales Gehen schwer fällt.

Auch gymnastische Übungen können gefallen. Bewegung entspannt, reduziert Stress und ermüdet den Pflegebedürftigen, sodass er nachts besser schlafen kann.

Deutsche Alzheimer Gesellschaft e. V.: Mit Musik Demenzkranke begleiten. Informationen und Tipps, 1. Auflage, 2002

online

www.deutsche-alzheimer.de

Einfühlsame, validierende Kommunikation

Der Verlust kognitiver Fähigkeiten und die Verschlechterung der emotionalen Kontrolle verlangt, dass Pflegefachkräfte gefühlsmäßig auf besondere Situationen des demenziell erkrankten Menschen eingehen. Menschen, die plötzlich in Angst geraten, sind zu beruhigen und vor Hektik zu schützen. Eine validierende Grundhaltung ist einzuüben. Validation will über eine wertschätzende und zugewandte Haltung zu einer Verbesserung der Lebenssituation demenziell erkrankter Menschen beitragen. Die Grundpfeiler eines helfenden Gesprächs – „Empathie, Echtheit und Akzeptanz" – stellen Gesprächsvariable dar, die auch in der Begleitung demenzkranker Menschen Anwendung finden.

Validation
1 S. 379

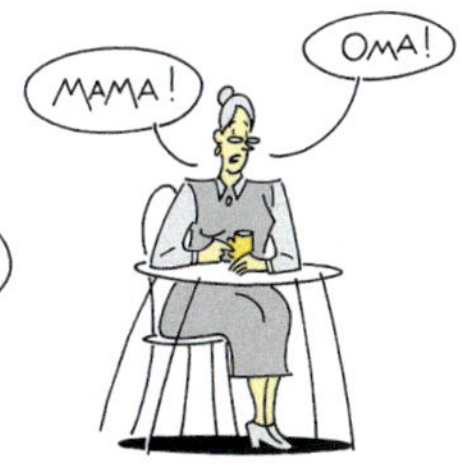
MAMA!
OMA!

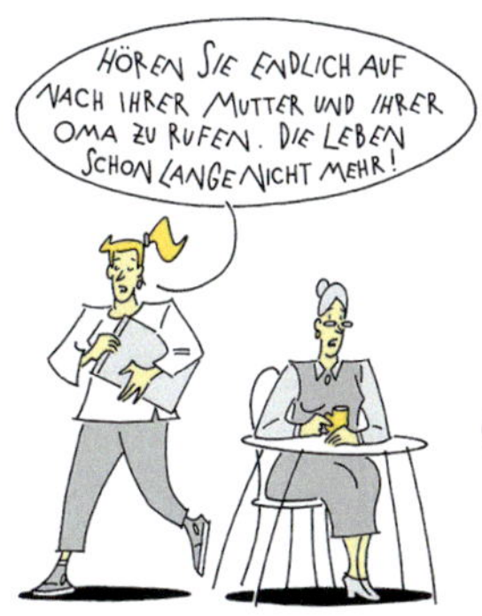
HÖREN SIE ENDLICH AUF NACH IHRER MUTTER UND IHRER OMA ZU RUFEN. DIE LEBEN SCHON LANGE NICHT MEHR!

[1] Eine wenig hilfreiche Antwort

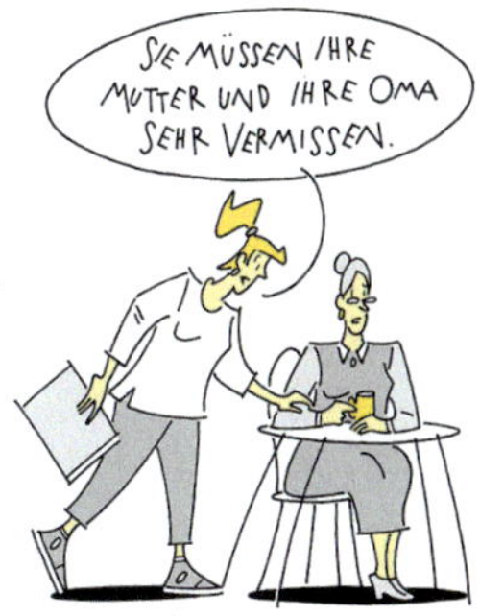
SIE MÜSSEN IHRE MUTTER UND IHRE OMA SEHR VERMISSEN.

[2] Empathisches Verhalten

- **Empathie** meint in diesem Zusammenhang, die subjektive Bedrohung und das Gefühl von Verlorensein nachvollziehen zu können und ernst zu nehmen.
- **Echtheit** meint, im Kontakt mit Demenzkranken sich nicht zu verstellen, sondern wahrhaftig zu sein. Dazu bedarf es einer „inneren Wachheit", um die eigenen Gefühle wahrzunehmen. Echtheit meint nicht radikale, verletzende Offenheit, sondern Stimmigkeit zwischen dem, was ich denke und sage, und dem, was ich sage und tue.
- **Akzeptanz** ist eine Haltung, die den anderen Menschen nicht verändern will, sondern ihn mit voller Wertschätzung annimmt. Für die validierende Begleitung demenziell Erkrankter heißt dies, den Menschen so zu akzeptieren, wie er ist, ihn nicht aus seiner eigenen Realität herauszureißen, sondern ihn dort zu begleiten, wo er mit seinen Empfindungen, Wahrnehmungen und Vorstellungen steht. Diese Haltung akzeptiert die innere Welt des Betroffenen, respektiert seine Wahrnehmung und seine Deutung von Situationen. Pflegende sollen es vermeiden, ihn zu korrigieren und an ihre berufliche „Realität" anzupassen.

Powell, J. (2000): Hilfen zur Kommunikation bei Demenz. Hrsg.: Kuratorium Deutsche Altershilfe, aus der Reihe „Türen öffnen zum Menschen mit Demenz", Köln

Eine gute Möglichkeit, mit demenzkranken Menschen ins Gespräch zu kommen, bieten „Erinnerungsalben". Darin sind Bilder zu wichtigen Erlebnissen aus dem Leben des Betroffenen mit knappen Beschreibungen der jeweiligen Situation zusammengestellt. Sie bieten im Krankheitsverlauf den Kommunikationspartnern eine Hilfe, Anknüpfungspunkte für eine Unterhaltung zu finden. Betroffene und Angehörige sollten frühzeitig ermuntert werden, ein Erinnerungsalbum zu erstellen.

1.4.5 Spezielle Anforderungen an die Kommunikation mit depressiv erkrankten Menschen

Depressionen
1 S. 639
Suizid
1 S. 643

Jeder Mensch ist manchmal niedergeschlagen, verstimmt, bedrückt, lustlos oder traurig. Derartige Gefühle gehören zum menschlichen Dasein. Hiervon muss das Krankheitsbild „Depression" unterschieden werden.

Die Depression ist eine bestimmte Form der Gemütserkrankung. Sie ist eine Erkrankung, die die Gefühlsseite des Seelenlebens betrifft und sich individuell in sehr unterschiedlicher Weise äußern kann. Diese Krankheit kann einen Menschen schwer belasten und sein Leben erheblich einschränken.

Symptomatik der Depression

larviert
= versteckt

„Ich bin so müde, habe zu nichts mehr Lust, komme morgens kaum aus dem Bett, habe an nichts mehr Spaß, ich fühle mich einfach nutzlos", so oder ähnlich beschreiben depressive Menschen ihr Befinden. Zu den häufigsten Anzeichen der Depression zählen folgende Symptome:

Symptomatik der Depression

psycho-physisches Erleben	psychisches Erleben	geistiges Erleben
▪ verminderte Konzentration und Aufmerksamkeit ▪ hohe Ermüdbarkeit: Müdigkeit tritt bereits nach kleinen Anstrengungen auf ▪ Schlafstörungen: Einschlaf- oder Durchschlafstörungen, frühmorgendliches Erwachen, Morgentief ▪ deutlicher Appetitverlust, Gewichtsverlust (> 5 %), deutlicher Libidoverlust ▪ psychomotorische Hemmung oder Unruhe, starke Erregung (Agitiertheit) ▪ körperliche Symptome bei larvierter Depression	▪ Interessenverlust oder Verlust der Freude an normalerweise angenehmen Aktivitäten ▪ mangelnde Fähigkeit, auf freundliche Umgebung oder günstige Ereignisse emotional zu reagieren ▪ Gefühl der Wertlosigkeit ▪ Schuldgefühle ▪ vermindertes Selbstwertgefühl und Selbstvertrauen ▪ innere Leere	▪ negative und pessimistische Zukunftsperspektiven ▪ Gedanken über oder erfolgte Selbstverletzung oder ▪ Suizid ▪ kognitive Triade: Selbst – Umwelt – Zukunft negativ, das Denken dreht sich im Kreis, tritt auf der Stelle.

Kommunikation und Anleitung

↓ ↓ ↓

▪ **Entspannungsbäder** ▪ **Zuwendung, Einhaltung von Schlafritualen** ▪ **Zubereitung der Lieblingsspeisen, Essgewohnheiten berücksichtigen, für ausreichende Flüssigkeit sorgen** ▪ **für Bewegung sorgen, Wasch- und Bekleidungsrituale beachten**	▪ **sinnvolle Beschäftigung anbieten, Teilziele festlegen** ▪ **für freundliche und ansprechende Umgebung sorgen** ▪ **Vertrauen und Hoffnung vermitteln** ▪ **Zuwendung und Ansprache geben** ▪ **positive Zuwendung der Person als Frau/Mann**	▪ **Positives aus der eigenen Biografie erzählen lassen, aber nicht in Nostalgie versinken** ▪ **Krisenintervention sichern** ▪ **Ansprache bieten während Hoffnungslosigkeit** ▪ **religiöse Bedürfnisse beachten**

Kommunikative Anforderungen zum psychophysischen Erleben

Der hohen Ermüdbarkeit im Rahmen der Depression kann z. B. durch Atemübungen begegnet werden, die es dem Betroffenen ermöglichen, sich wieder selber zu spüren. Ein Kreislauftraining hilft ebenfalls, sich wieder lebendig zu fühlen.

Ausreichende Entspannung durch |Autogenes Training, Entspannungsbäder oder Massagen können Schlafstörungen beheben. Pflanzliche Schlafmittel oder Tees können das Ein- und Durchschlafen fördern. Ebenfalls können abendliche Gespräche sowie das Einhalten von persönlichen |Schlafritualen für einen guten Schlaf sorgen.

Autogenes Training 1 S. 302
Schlafrituale 1 S. 300

Das persönliche Zubereiten der Lieblingsspeise wirkt appetitanregend, ebenso das Wissen und Berücksichtigen spezifischer Essgewohnheiten.

Bei Antriebslosigkeit muss versucht werden, die Eigenständigkeit z. B. im Bereich |Waschen und Anziehen zu fördern. Pflegefachkräfte sollten darüber hinaus Vorlieben der Kleidung kennen und berücksichtigen. Da depressiv erkrankte Menschen häufig frieren, ist auf eine entsprechende Kleidung zu achten. Außerdem sollte für ein ausreichendes Angebot zur Bewegung durch Spaziergänge, Gymnastik oder Tanz gesorgt werden, um die Mobilität sowie den Antrieb zu unterstützen.

Belebende Körperwaschung 1 S. 257

Kommunikative Anforderungen zum subjektiven und kognitiven Erleben

Um am Leben wieder Interesse und Freude zu finden, hilft es dem Betroffenen, wenn ihm eine sinnvolle Beschäftigung angeboten wird. Erfolgserlebnisse können Mut machen, Freude vermitteln und das Selbstbewusstsein heben. Durch die Festlegung kleiner vorher vereinbarter Ziele und das Feststellen, sie erreicht zu haben, steigt die Selbstachtung der eigenen Person.

Wichtig für die Kommunikation ist es, nicht das depressive Verhalten durch Aufmerksamkeit und Zuwendung zu verstärken, sondern vermehrt nichtdepressive Verhaltensweisen, z. B. das Erreichen eines Ziels, positiv zu unterstützen. Falls der Betroffene die Nähe erlaubt, kann eine Berührung den Kontakt positiv verstärken.

Das Selbstwertgefühl der Person kann durch das Wiedererleben und -erspüren der eigenen Identität als Frau oder Mann unterstützt werden. Dazu zählt es, sich zu pflegen, sich hübsch zu kleiden oder auch gut zu riechen.

Den negativen und pessimistischen Gedanken gilt es, positive Lebensabschnitte entgegenzusetzen. In Gesprächen sollten diese vermehrt thematisiert werden, ebenso wie Hobbys oder Vorlieben.

Gedanken an Selbstverletzung oder Suizid machen neben der sofortigen Information des behandelnden Arztes im Team abgesprochene Konzepte zur Krisenintervention notwendig. Darüber hinaus ist für eine angenehme und helle Atmosphäre zu sorgen, die durch eine gleichbleibende Tagesstruktur Sicherheit und Orientierung bietet. Auch die Beachtung religiöser Bedürfnisse ist für Betroffene sehr wichtig.

Kommunikationsregeln für den Umgang mit depressiv erkrankten Menschen

- Sprechen Sie den depressiv Erkrankten regelmäßig an und bieten Sie ihm somit Nähe.
- Akzeptieren Sie ihn vorbehaltlos, lassen Sie sein Klagen zu.
- Ermutigen Sie ihn im Gespräch, auf ein selbstbestimmtes, erfülltes und zufriedenes Leben zu hoffen und dies zu verwirklichen.
- Appellieren Sie nicht mit Floskeln wie „Nur Mut!", „Das wird schon wieder!" oder „Reißen Sie sich zusammen und werden Sie aktiv!".
- Überreden Sie ihn nicht, sich in fröhliche Gesellschaft zu begeben, und raten Sie nicht, lebenswichtige Entscheidungen wie Trennung oder Umzug zu treffen.
- Beschönigen und bagatellisieren Sie nicht seine Verluste und trösten Sie ihn nicht mit Hinweisen „Es wird schon wieder!".
- Lassen Sie Schuldgefühle zu und helfen Sie ihm, diese zu bewältigen.
- Ermutigen Sie ihn zugleich, Gefühle von Scham, Angst, Wut, Trauer und Schmerz zu verbalisieren.
- Vermeiden Sie unpersönliche Ansprachen von „er/sie" oder „man sollte ..." ebenso wie ein vereinnahmendes „wir"; sprechen Sie möglichst immer in der Ich-Form.
- Lassen Sie sich nicht von den depressiven Gefühlen Ihrer betreuten Personen erschüttern. Achten Sie auf eine ruhige, sichere und klare Kommunikation, die sich an den positiven Aspekten des Lebens orientiert.
- Achten Sie auf eine mögliche Suizidgefährdung.
- Wenn Gespräche abgewehrt werden, so versuchen Sie, auf der nonverbalen Ebene dem Betroffenen zu begegnen und ihm das Gefühl zu vermitteln, verstanden und akzeptiert zu werden. Nonverbal, über Berührung, Blicke, Mimik, Gestik, Bewegungen und Stimme können Sie die aktuelle und zukünftige Beziehung zum Betroffenen gestalten.

2 Beratung von alten Menschen, Angehörigen und Bezugspersonen

Wir beraten fortwährend – ungebeten oder ausdrücklich erwünscht – immer dann, wenn wir Informationen weitergeben, über eigene Erfahrungen berichten, Ratschläge erteilen oder Hilfestellungen geben.

Nun muss derartige spontane Beratung nicht immer hilfreich sein – der Begriff Rat-„schlag" deutet es an. Man kann mit seinen gut gemeinten Vorschlägen auch „erschlagend" wirken.

Beratung ist nicht speziellen Berufsgruppen vorbehalten. Experte kann jeder werden. Das ist mitunter ein steiniger Weg und verlangt Schulung, Kommunikationstraining, den Erwerb von Verhaltensstandards sowie Disziplin. Beratung ist mit einer Haltung verbunden, die den Gesprächspartner grundsätzlich als kompetent und fähig ansieht, mit zeitweiliger Unterstützung seinen eigenen Weg zu gehen.

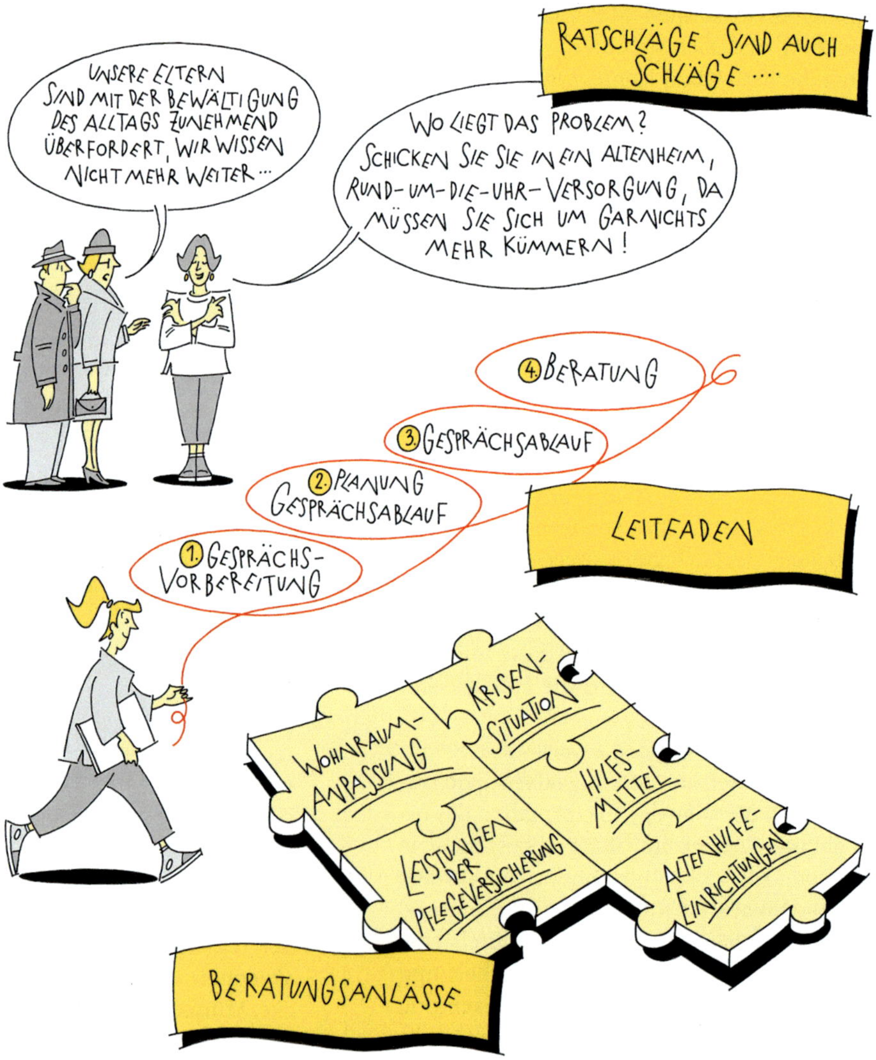
RATSCHLÄGE SIND AUCH SCHLÄGE ....
UNSERE ELTERN SIND MIT DER BEWÄLTIGUNG DES ALLTAGS ZUNEHMEND ÜBERFORDERT, WIR WISSEN NICHT MEHR WEITER ...
WO LIEGT DAS PROBLEM? SCHICKEN SIE SIE IN EIN ALTENHEIM, RUND-UM-DIE-UHR-VERSORGUNG, DA MÜSSEN SIE SICH UM GARNICHTS MEHR KÜMMERN!
④ BERATUNG
③ GESPRÄCHSABLAUF
② PLANUNG GESPRÄCHSABLAUF
LEITFADEN
① GESPRÄCHS-VORBEREITUNG
KRISEN-SITUATION
WOHNRAUM-ANPASSUNG
HILFS-MITTEL
LEISTUNGEN DER PFLEGEVERSICHERUNG
ALTENHILFE-EINRICHTUNGEN
BERATUNGSANLÄSSE

Grundlagen einer Beratung 2.1

Was ist Beratung?

Beratung versteht sich als Hilfe zur zielgerichteten Suche nach der Lösung eines Problems. Der Ratsuchende besitzt bei der gemeinsamen Erarbeitung von Lösungswegen eine eigene Kompetenz, sodass die Problemlösung in einem kooperativen Prozess erfolgt.

Der Ratsuchende

- wird in die Lage versetzt, durch gezielte Informationen eigene Probleme zu lösen,
- bekommt Hilfe bei der Klärung von Zuständen, die er als problematisch und unklar erlebt,
- verbessert seine Informationsbasis und
- gewinnt dadurch Entscheidungs- und Verhaltenssicherheit.

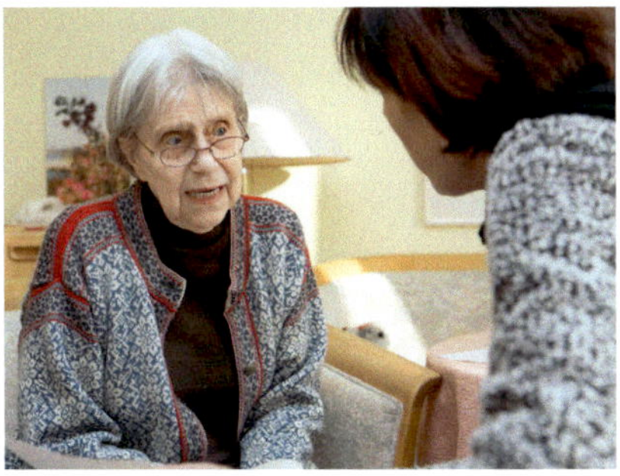
[1] Die Ratsuchende

Im Beratungsprozess steht der Ratsuchende im Mittelpunkt des Gesprächs, nicht sein Problem und schon gar nicht der Berater selbst. Ziel des Gesprächs ist es, den Ratsuchenden so zu unterstützen, dass er selbst in der Lage ist, mit seinen Problemen umzugehen.

Der Berater

Die Person, die berät, muss über bestimmte Kompetenzen verfügen. Beratungskompetenz zeigt sich

- in der Erfahrung und Übung im Umgang mit eigenen Problemen und damit in der Fähigkeit, sich selbst bei eigenen Problemen beraten zu lassen,
- in der Fähigkeit, sich Informationen zu verschaffen,
- in der Offenheit für die Probleme anderer,
- in fachlich gesichertem Wissen,
- in der Fähigkeit, Probleme zu differenzieren und zu strukturieren,
- in der Fähigkeit, Hintergründe zu analysieren.

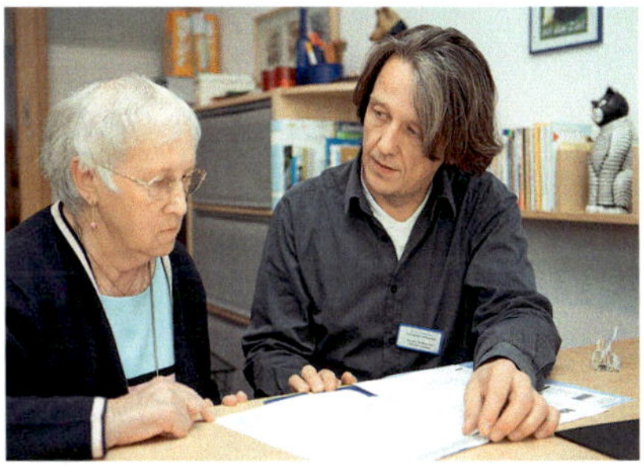
[2] Der Berater

Beratungsanlässe

Das Thema Beratung ist vielschichtig. Es beginnt bei der **individuellen psychosozialen** Beratung, z. B. in Krisensituationen. In **Partner- und Gruppenberatungen** werden z. B. mehrere betroffene Angehörige über ein Krankheitsbild informiert oder eine Patientengruppe wird über Verhaltensstandards aufgeklärt.

Altenpflegerinnen beraten zu unterschiedlichen Gelegenheiten und Anlässen. Beratungsanlässe ergeben sich z. B.:

- bei der Wohnraumanpassung, also in der Wohnberatung
- bei Heimeinzug
- zu Leistungen der Pflegeversicherung
- in Bezug auf die Wahl von Altenhilfeeinrichtungen
- in Bezug auf Pflegehilfsmittel
- bei Sterbebegleitung

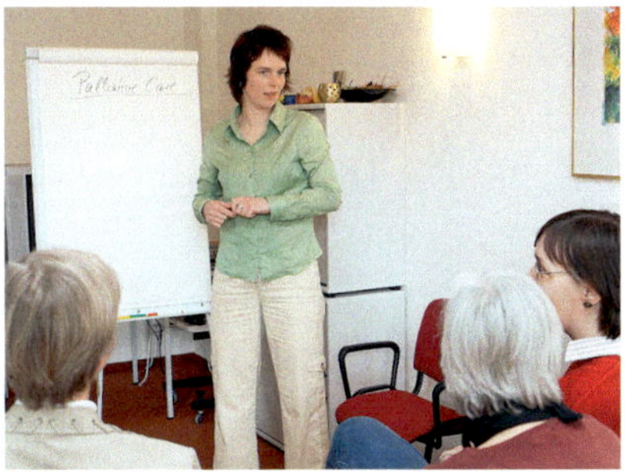
[3] Beratungsanlässe, z. B. während einer Schulung

|Kollegiale Beratung, Coaching, |Supervision unterstützen den Einzelnen, das Team sowie die Führungskraft in der Teamentwicklung. Organisations- und Personalberatung stärkt das Unternehmen in seiner Qualitätsentwicklung.

Kollegiale Beratung
2 S. 627
Supervision
2 S. 514, S. 627 f.

Ablauf der Beratung
Eine eigenständige Theorie der Beratung gibt es nicht, es wird hauptsächlich auf therapeutische Theorien zurückgegriffen. Beratung nimmt quasi eine Mittelstellung ein zwischen Therapie und Erziehung. Es gibt aber fließende Übergänge und Überlappungen, sodass Beratung mal mehr in informierende und erziehende (edukative), mal mehr in die therapeutische Richtung weisen kann.

Der Beratungsprozess folgt einem Problemlösungsmodell, wie es im folgenden Schema dargestellt ist:

Schritte im Problemlösungsmodell

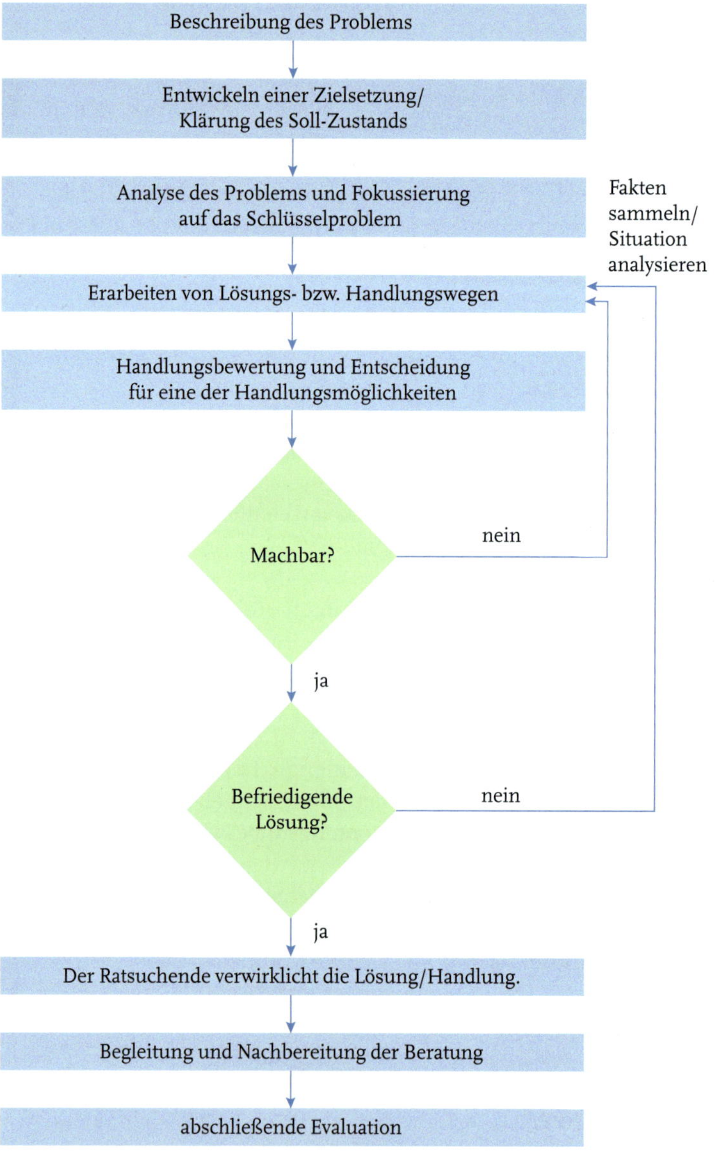

Die Schritte lassen sich wie folgt beschreiben:

① Beschreibung des Problems	▪ Der Ratsuchende erläutert sein Problem. ▪ Der Berater stellt Verständnisfragen, bis er das Problem oder Anliegen verstanden hat.
② Entwickeln einer Zielsetzung/Klärung des Soll-Zustands	▪ Der Ratsuchende beschreibt den angestrebten Zustand. Er entwickelt Ziele mit Hilfe des Beraters, die konkret formuliert und falls notwenig schriftlich festgehalten werden.
③ Analyse des Problems und Fokussierung auf das Schlüsselproblem	▪ Der Ist-Zustand bzw. die Problemsituation wird genau beschrieben und analysiert. ▪ Es werden Schwerpunkte gesetzt und das Schlüsselproblem herausgearbeitet.
④ Erarbeiten von Lösungs- bzw. Handlungswegen	▪ Der Ratsuchende entwickelt mit Hilfestellung mehrere Lösungsvorschläge oder Handlungsalternativen (auch bei „klarer" Lösung).
⑤ Handlungsbewertung und Entscheidung für eine der Handlungsmöglichkeiten	▪ Der Ratsuchende entscheidet sich auf dem Hintergrund der Zielsetzung für eine Lösung/Handlung. ▪ Die geplanten Handlungsschritte werden daraufhin eindeutig und konkret benannt und die Reihenfolge ggf. schriftlich festgehalten.
⑥ Machbar? Befriedigende Lösung?	▪ Die Handlungsschritte werden überprüft, ob sie realisierbar sind und ob der Ratsuchende mit dieser Lösung wirklich zufrieden ist.
⑦ Der Ratsuchende verwirklicht die Lösung/Handlung.	▪ Der Ratsuchende handelt selbstständig.
⑧ Begleitung der weiterführenden Beratung	▪ Es können zum Beispiel Telefonate vereinbart und geführt werden.
⑨ Evaluation	▪ Der gesamte Beratungsprozess wird im Hinblick auf das Erreichen des Ziels reflektiert.

Je nach Situation kann man spontan beraten oder sich gezielt vorbereiten. Wenn irgend möglich, sollten wichtige Beratungsgespräche vorbereitet werden. Der folgende Leitfaden zur Planung von Beratungsgesprächen lehnt sich an die Schritte zur Problemlösung an. Die Fragen sind allgemeiner Natur und dienen als Anregung; je nach Anliegen brauchen nur diejenigen Fragen beantwortet zu werden, die eine Relevanz für das anstehende Gespräch haben.

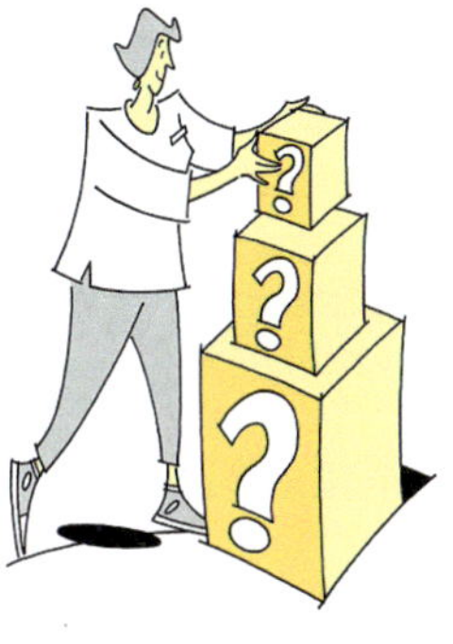

Leitfaden zur Planung von Beratungsgesprächen

① Vorüberlegungen zur Gesprächsvorbereitung

- Welche Versuche wurden bisher unternommen, um das Problem zu lösen?
- Wie möchte ich einladen (z. B. Brief, Anruf, Ansprechen) und wie wirkt die Form der Einladung zum Gespräch auf die Erwartungen meines Gesprächspartners?
- Muss ich bei diesem Gesprächsinhalt auf bestimmte Formen achten oder genügt ein informeller Rahmen?
- Wie soll das Ergebnis festgehalten werden?
- Wer muss das Ergebnis erfahren?
- Muss ich mich auf das Gespräch gezielt vorbereiten, meine Argumente zurechtlegen, Informationsmaterial sichten und verfügbar halten oder kann/will ich mich spontan auf die Situation einlassen?
- Ist der Inhalt von persönlicher Bedeutung für meinen Gesprächspartner? Gibt es wichtige Gründe, noch andere Personen zu beteiligen?
- Erwarte ich ein Endergebnis von diesem Gespräch oder rechne ich mit weiteren Gesprächen?
- Aus welchem Grund könnte der Gesprächspartner Angst vor dem Gespräch haben, obwohl ich mich um eine vertrauensvolle Atmosphäre bemühe?

② Planung des Gesprächsablaufs

Planung des äußeren Rahmens

- Ort: Eigener Raum? Zugang zum Raum von anderen einsehbar?
- Zeit: Eigene Zeitplanung, genug Energie für das Gespräch?
- Dauer: Ausreichend Zeit? Pufferzeit für mögliche Komplikationen?
- Mögliche Störquellen: Telefonklingeln? Störungen durch andere Personen?
- Atmosphäre: Ausstattung des Raums? Sitzmöglichkeiten? Kleiner Tisch?
- Dokumentation: Wann und wie dokumentiere ich – während oder nach dem Gespräch?
- Sitzordnung: Sitzordnung übereck oder am runden Tisch?

Inhaltliche Planung

- Welche Zeitvorstellungen hat mein Gesprächspartner?
- Welche Ziele setze ich für das erste Gespräch?
- Mögliche inhaltliche Schwerpunkte des Gesprächs? Wie kann ich es erreichen, dass die Informationen verstanden und umgesetzt werden? Dabei sind die vier Verständlichmacher der Informationsvermittlung zu beachten.

③ Gesprächsablauf

- Begrüßung: „Türöffner" verwenden, um den Gesprächspartnern die Beziehungsaufnahme zu erleichtern (z. B. über Alltägliches reden)
- (Er-)Klärung der eigenen Person, Rolle und Funktion: Wer bin ich? (ggf. Schweigepflicht beachten)
- Anliegen klären: Warum kommt der Gesprächspartner bzw. warum will ich das Gespräch? Was ist sein/was ist mein Anliegen?
- Gemeinsame Problemanalyse: Sichtweise des Gesprächspartners, Sichtweise weiterer Beteiligter, auslösende Situationen, verschiedene Verhaltensebenen: Gedanken, Gefühle, Körperempfindungen, Beziehungen, Handeln – Nichthandeln, nachfolgende Konsequenzen, unter welchen Bedingungen tritt das Problem nicht auf?
- Gemeinsame Zielanalyse: Erarbeitung und Festlegung von Zielen, Konkretisierung, Machbarkeit durch den Ratsuchenden
- Erarbeitung und Festlegung von Methoden zur Zielerreichung: Wie kann das Ziel erreicht werden? Was kann der Ratsuchende selbst unternehmen? Wann war der Ratsuchende schon erfolgreich (Ressourcen)? An welcher Stelle benötigt er Hilfe durch andere Personen (Förderung, Training, Unterstützung)?
- Entscheidung für eine Handlungsalternative: Was will der Ratsuchende bis zum nächsten Mal tun?
- Vereinbarung über die weiteren Gespräche: Häufigkeit, eventuelle Einbeziehung anderer Personen, Verbindlichkeit
- Verabschiedung: Klärung möglicher Unklarheiten, Ermutigung für den nächsten Schritt

Beratungsformen 2.2

Beratung als Vermittlung von Informationen 2.2.1

In den meisten Beratungsgesprächen, die eine Altenpflegerin mit alten Menschen oder Angehörigen führt, geht es um die Vermittlung von Informationen (z. B. Umgang mit Pflegehilfsmitteln, Ernährungsberatung, Verhaltensstandards bei bestimmten Krankheitsbildern oder Anregungen zur Selbstpflege). Um sicherzugehen, dass die Informationen klar übermittelt und verstanden werden, sollte die Altenpflegerin das Gespräch mit Hilfe des Leitfadens vorbereiten. Bei der Durchführung von Informationsgesprächen achtet die Beraterin auf die vier **„Verständlichmacher“**:

Einfachheit	▪ Vermeiden Sie möglichst ungewohnte Fremdwörter und Fachausdrücke bzw. erläutern Sie diese. ▪ Bilden Sie kurze, verständliche Sätze.
Gliederung/Ordnung	▪ Strukturieren Sie Ihre Beratung und fassen Sie Wesentliches zusammen. ▪ Leiten Sie wesentliche Aussagen z. B. so ein: „Denken Sie vor allem an ...“ „Das entscheidende Problem, nämlich ...“ „Am wichtigsten ist hierbei ...“ „Hierauf lege ich besonderen Wert ...“ ▪ Trennen Sie Fakten von Meinungen.
Kürze/Prägnanz	▪ Konzentrieren Sie sich auf das Wesentliche. ▪ Formulieren Sie klar und knapp. ▪ Beginnen Sie mit Redundantem, denn die Aufnahmefähigkeit in einem Gespräch ist begrenzt. Steigern Sie nach und nach die Informationsdichte. ▪ Vermeiden Sie überflüssige Informationen.
Stimulanz/Anregung	▪ Sprechen Sie Ihren Gesprächspartner so an, dass er sich als Individuum mit Gefühlen, Wünschen und Interessen wahrgenommen fühlt. ▪ Knüpfen Sie an die Erfahrungen Ihres Gesprächspartners an. ▪ Formulieren Sie konkret und anschaulich. ▪ Verwenden Sie das persönliche „Sie“ anstelle des unpersönlichen „man“. ▪ Sprechen Sie die Gefühle des Gesprächspartners an. ▪ Sprechen Sie eigene Gefühle aus. ▪ Vermeiden Sie Monologe. ▪ Wählen Sie die Sprachebene Ihres Gegenübers. ▪ Setzen Sie Anschauungsmaterial und Informationsblätter ein. ▪ Unterstützen Sie den Rat suchenden Menschen, sodass er die schriftliche Information versteht und nachvollziehen kann.

Redundanz
in der Informationstheorie Bezeichnung für das Vorhandensein von verzichtbaren Elementen in einer Nachricht, die keine zusätzliche Information liefern, sondern lediglich die beabsichtigte Grundinformation stützen

2.2.2 Beratung bei psychosozialen Problemen und in Krisensituationen

Der betroffene Mensch befindet sich in einer Krise oder er hat ein zeitweiliges Problem. Der (unfreiwillige) Umzug in ein Pflegeheim kann beispielsweise ein kritisches Lebensereignis sein, das ihn belastet. Er wirkt bedrückt und/oder verzweifelt. Manche alten Menschen suchen das Gespräch, andere wiederum sind verschlossen und in sich gekehrt. Zu einem einfühlenden, helfenden Gespräch bedarf es nicht nur der Bereitschaft und der Fähigkeit des betroffenen Menschen, über sich selbst zu sprechen. Wesentlich für das Gelingen des Gesprächs ist die Reaktionsweise des Beraters. Der Berater lässt sich von dem Betroffenen führen und hört im Wesentlichen zu. Er vertraut darauf, dass der Betroffene seine Gefühle wie Angst, Wut, Trauer eher überwinden kann, wenn er sie ausspricht. Wichtige Grundbedingung ist eine Haltung, die auf Akzeptanz, Echtheit der Beziehung und Einfühlung/Empathie beruht.

validierende Grundhaltung
2 S. 43

Als einfühlende Beraterin gibt die Pflegefachkraft dem Betroffenen zu erkennen,

- dass sie aufrichtig an seinen Gefühlen und Gedanken interessiert ist,
- dass seine Gefühle und Gedanken verstanden, akzeptiert und nicht wertend gehört werden,
- dass er selbst den Gesprächsverlauf bestimmen kann und nicht gegängelt wird,
- dass sie ihm die Lösung seiner Probleme zutraut und ihn nicht durch eigene Ratschläge abhängig macht.

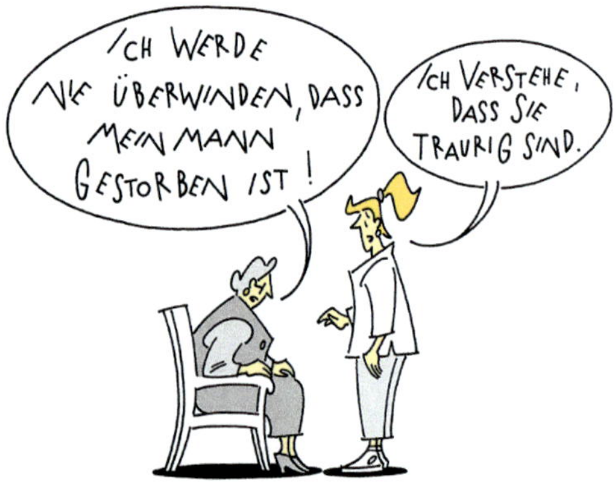

Förderliche Verhaltensweisen des Beraters sind z. B.:

- aktives, aufmerksames und akzeptierendes Zuhören: z. B. Blickkontakt
- Paraphrasieren: Der Inhalt der Mitteilung des Gesprächspartners wird mit eigenen Worten wiederholt, um sicherzugehen, dass man ihn richtig verstanden hat.
- Zurückspiegeln der gefühlsmäßigen Erlebnisinhalte einer Äußerung: Verbalisierung des Gefühls, das der Partner in einer Äußerung ausdrückt.
- Wahrnehmungsüberprüfung: Der Gesprächspartner wird gefragt, ob der Eindruck richtig ist.
- Informationssuche: Gemeint sind hier Fragen, die sich genau darauf beziehen, was der Partner gesagt hat, und nicht solche Fragen, die neue Themen anschneiden.

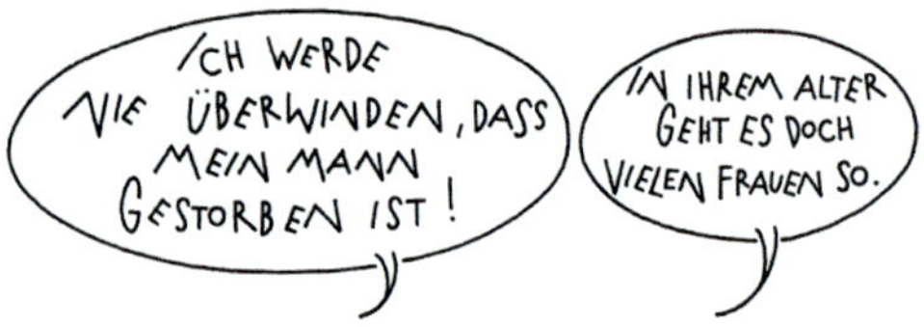

Hinderlich sind Verhaltensweisen, die

- der anderen Person ihre Gefühle nehmen, ihr vermitteln, dass sie diese gar nicht haben und äußern darf,
- der anderen Person Gefühle der Unterlegenheit und Bedeutungslosigkeit vermitteln, eher beschwichtigt als Gefühle ernst zu nehmen.

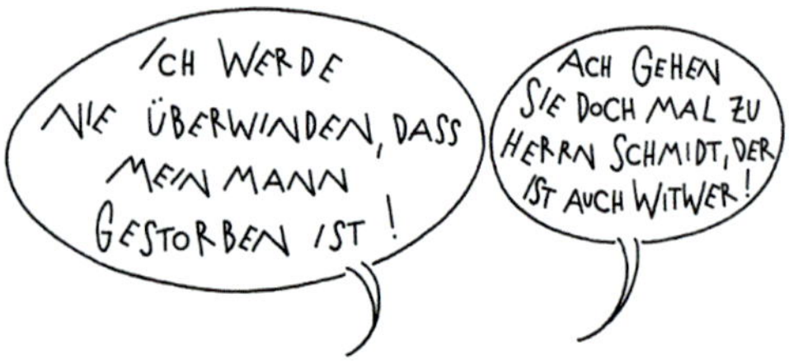

Hemmende Verhaltensweisen für ein gelingendes Gespräch sind z. B.:

- Wechsel des Themas ohne Erklärung
- Vermeidung des Blickkontaktes
- Interpretation des Verhaltens, Belehrung über Zusammenhänge, z. B. „Das tut man gewöhnlich, wenn man …"
- Ratschläge geben, überreden, Befehle oder Rezepte geben, z. B. „Tun Sie doch mal …", „Ich an Ihrer Stelle …"

Feedback als Beratung

2.2.3

In der Regel werden Erkenntnisse über das eigene kommunikative Verhalten eher beiläufig und unbewusst auf der nonverbalen Ebene durch Kollegen, Mitarbeiter und Vorgesetzte vermittelt. Der Gesprächspartner schaut z. B. auf die Uhr oder aus dem Fenster, sitzt auf dem Stuhl wie auf dem Sprung. Bei der Interpretation solcher nonverbalen Signale sind der Fantasie Tür und Tor geöffnet.

Wenn man ausdrücklich etwas über sich erfahren will, kann man den Gesprächspartner um ein Feedback bitten. Dies setzt voraus, dass er sich seiner Empfindungen und seines Verhaltens bewusst ist und bereit, darüber zu sprechen. Ad hoc ist dies eher selten der Fall, doch kann eine Nachfrage einen Reflexionsprozess beim Gegenüber in Gang setzen.

Was ist Feedback?

Vereinfacht dargestellt ist Feedback eine Rückmeldung an eine Person, die diese Person darüber informiert, wie ihre Verhaltensweisen von anderen wahrgenommen, verstanden und erlebt werden. Erhalten wir von anderen diese Rückmeldung (Feedback) nicht, können wir wenig darüber lernen, wie unser Verhalten auf andere Menschen wirkt, wie die anderen auf das, was wir sagen oder tun, offen oder insgeheim reagieren. Werden uns so über längere Zeit Informationen über uns selbst vorenthalten, werden wir uns unter Umständen unrealistisch sehen (blinde Flecken in unserer Wahrnehmung über uns selbst). Uns wird die Möglichkeit verwehrt, unser Verhalten zu überprüfen und möglicherweise neue Verhaltensweisen zu lernen.

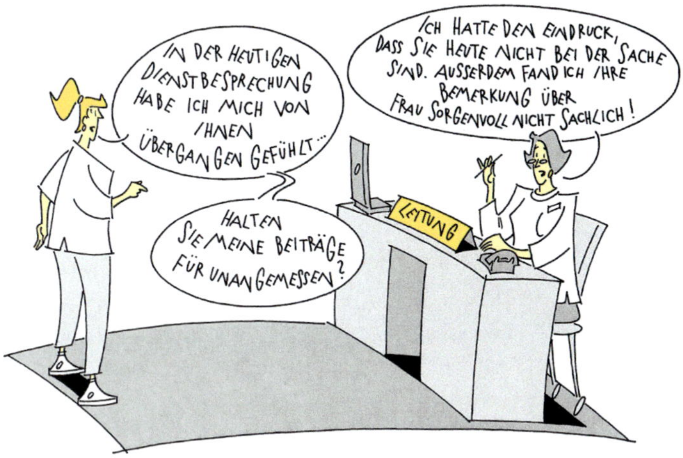
IN DER HEUTIGEN DIENSTBESPRECHUNG HABE ICH MICH VON IHNEN ÜBERGANGEN GEFÜHLT...
HALTEN SIE MEINE BEITRÄGE FÜR UNANGEMESSEN?
ICH HATTE DEN EINDRUCK, DASS SIE HEUTE NICHT BEI DER SACHE SIND. AUSSERDEM FAND ICH IHRE BEMERKUNG ÜBER FRAU SORGENVOLL NICHT SACHLICH!
LEITUNG

Wie geht Feedback vor sich?

- Den anderen wissen lassen, wie es einem selbst geht, was man denkt und fühlt.
- Den anderen wissen lassen, was man über ihn denkt und fühlt.

Welche Vorteile bietet Feedback?

- Es schafft Orientierung und Durchsichtigkeit im Gespräch auf beiden Seiten. Indem ich dem anderen Feedback gebe, kann ich ihm sagen, dass ich ihn verstanden habe und auf ihn eingehe. Derjenige, der Feedback erhält, bekommt vermittelt, ob er verstanden wurde. Feedback fördert also die gegenseitige Wahrnehmung und das Verstehen sowie die professionelle Zusammenarbeit.
- Feedback verstärkt und fördert positive Verhaltensweisen, insofern sie vom Feedback-Gebenden anerkannt und benannt werden.
- Feedback korrigiert Verhaltensweisen, die dem Betreffenden oder der Gruppe nicht weiterhelfen. Diese Funktion des Feedbacks wird vor allem in der |Supervision genutzt.
- Feedback klärt die Beziehung zwischen Personen.

Supervision
2 S. 514, S. 627 f.

Regeln für das Feedback-Geben:

① beschreibend nicht wertend	Der Gesprächspartner beschreibt seine eigenen Wahrnehmungen und überlässt es dem anderen, diese Informationen nach seinem Gutdünken zu verwenden. Er unterlässt moralische Bewertungen und vermindert im anderen den Drang, sich zu verteidigen.
② konkret nicht allgemein	Der Gesprächspartner versucht, bei der konkreten Situation zu bleiben und nicht darin zu verfallen, dem anderen das zu sagen, was man ihm schon immer einmal sagen wollte.
③ angemessen nicht zerstörend	Der Gesprächspartner berücksichtigt die Bedürfnisse und Gefühle des anderen, der diese Information erhält.
④ sinnvoll	Der Gesprächspartner bezieht sein Feedback auf Verhaltensweisen, die der Empfänger zu ändern fähig ist.
⑤ erbeten nicht aufgezwungen	Feedback ist am effektivsten, wenn der Empfänger selbst die Frage formuliert hat, auf die der andere dann antwortet.
⑥ Zeitpunkt	Am wirksamsten ist Feedback, wenn die Zeit zwischen Verhalten und Information so kurz wie möglich ist. Aber auch Gegebenheiten, wie die Bereitschaft der Person, müssen berücksichtigt werden.
⑦ klar und genau formuliert	Nachfragen vom Gesprächspartner helfen, die Situation genau zu klären.
⑧ offen	Feedback schließt auch das Eingeständnis ein, dass man sich selbst irren kann. Feedback ist keine objektive Feststellung, sondern eine subjektive Rückmeldung.

Regeln für Feedback-Empfänger:

- zuhören, nachfragen und klären
- nicht gleich verteidigen, argumentieren und kontern
- Feedback ist subjektiv. Es geht nicht darum, wer Recht hat, sondern um die Mitteilung persönlicher Informationen. Jeder entscheidet selbst, ob und was man am eigenen Verhalten ändern will.

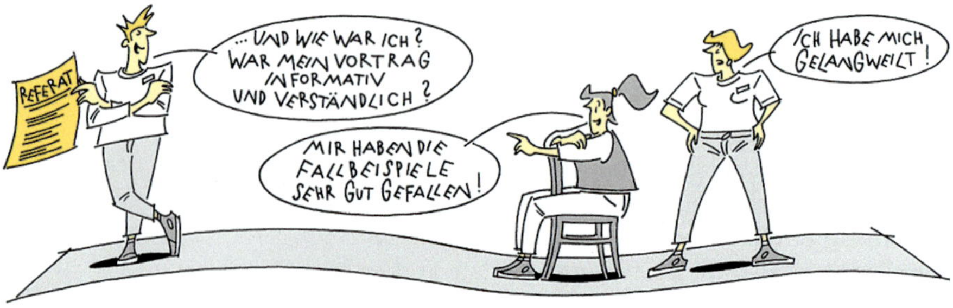
REFERAT
... UND WIE WAR ICH? WAR MEIN VORTRAG INFORMATIV UND VERSTÄNDLICH?
MIR HABEN DIE FALLBEISPIELE SEHR GUT GEFALLEN!
ICH HABE MICH GELANGWEILT!

Beratung von Angehörigen und Bezugspersonen 2.3

Die Aufgaben und Probleme der Beratung sollen am Beispiel der Zusammenarbeit mit Angehörigen und Bezugspersonen verdeutlicht werden. Die Anforderungen unterscheiden sich im Hinblick darauf, ob Altenpflegerinnen in der häuslichen Pflege oder im stationären Bereich tätig sind.

Beratung in der häuslichen Pflege 2.3.1

Altenpflegerinnen erhalten durch ihre regelmäßigen Pflegeeinsätze einen Eindruck von der Lebenssituation und den Belastungen von pflegenden Angehörigen. Sie werden mit den täglichen Problemen konfrontiert, erkennen oder erfahren, ob sich Angehörige überfordert fühlen.

Die Überforderung hängt von Dauer und Ausmaß der Belastung folgender Faktoren ab:

- vom **emotionalen Verhältnis** zwischen Pflegebedürftigem und pflegendem Angehörigen:Achten, respektieren, vertrauen sie sich oder ist die Beziehung familiengeschichtlich belastet?
- von der **Persönlichkeitsstruktur** des pflegenden Angehörigen:
  Ein geringer Informationsstand über die Krankheit und den Verlauf sowie Beeinträchtigungen, allgemein mangelnde Fähigkeiten, Probleme zu lösen, und ein hoher Anteil negativ gefärbter Gefühle erhöhen die Belastung. Oftmals haben Angehörige Angst davor, selbst zu erkranken oder den **Ansprüchen nicht gewachsen** zu sein. Häufig sind sie selbst schon alt. Es kann zu Konflikten mit der eigenen Familie kommen, die sich vernachlässigt fühlt, oder es gibt innerhalb der Verwandtschaft Streit darüber, wer für die Betreuung des Pflegebedürftigen zuständig ist. Familienmitglieder, die den Pflegeprozess nur von fern erleben, formulieren mitunter unrealistisch hohe Erwartungen an die Pflege, verhalten sich bei den Besuchen, als wüssten sie alles besser, scheuen sich aber davor, selbst mehr Verantwortung zu übernehmen.
- vom **Verwandtschaftsgrad**:
  Je näher die Verwandtschaft, desto schwieriger kann die Betreuung sein. Probleme können auftreten, wenn sich die gewohnten Rollen umkehren: Die kranke Mutter oder der Vater bzw. der Ehepartner wird zu einem Kind, die pflegende Tochter oder der Ehepartner übernimmt die elterliche Autorität. Diesem Rollenwechsel entsprechen häufig Kommunikationsmuster, die im vorigen Kapitel unter diagonalen Komplementär-Transaktionen beschrieben worden sind. Die Muster können Abhängigkeiten verfestigen. Wenn das persönliche Verhältnis schon vor der Erkrankung belastet war, kann der Rollenwechsel zu Konflikten zwischen Pflegebedürftigen und pflegenden Angehörigen führen.

Erkennen Sie die unterschiedlichen Belastungen, denen pflegende Angehörige täglich ausgesetzt sind, und entlasten Sie diese durch eine Zusammenarbeit aller am Pflegeprozess beteiligten Personen und Institutionen. Respektieren Sie dabei das Bedürfnis der Angehörigen nach Selbstbestimmung und Kontrolle. Berücksichtigen Sie, dass der Lebensraum familiärer Netzwerke eine eigene Lebenswelt darstellt und eigenen Regeln und Lebensgewohnheiten folgt. Diese Beziehungskultur der Familie bestimmt nachhaltig das Klima, in dem Pflege sich vollzieht. Pflegende Angehörige bestimmen, welche Hilfeleistungen und pflegerische Unterstützungen angenommen und welche Vorschläge umgesetzt werden.

Altenpflegerinnen beraten und weisen auf entsprechende Hilfs- und Beratungsangebote hin. Bei Bedarf stellen sie die notwendigen Kontakte her.

Altenpflegerinnen wissen, dass Angehörige ihre Situation besser meistern können und somit einer Überforderung vorgebeugt wird, wenn sie

- Informationen über die Krankheit des zu pflegenden Familienmitglieds und den Krankheitsverlauf haben,
- krankheitsbedingte Verhaltensweisen und Einschränkungen als Symptome der Krankheit verstehen,
- informiert sind, wie sie sich in bestimmten Situationen verhalten können,
- Vorstellungen darüber haben, in welcher Weise sie die räumlichen Lebensbedingungen verändern können, z. B. durch Wohnraumanpassung,
- die Versorgungssituation durch Pflegehilfsmittel erleichtern können,
- professionelle Hilfsangebote kennen,
- in finanziellen Fragen beraten werden.

Beratung als Vermittlung von Infomationen
2 S. 51
Beratung bei psychosozialen Problemen und in Krisensituationen
2 S. 52
Stressbewältigung
2 S. 620, S. 622

Der Beratungsbedarf ist vielfältig. Neben fundierten Informationen zu den oben genannten Themen brauchen pflegende Angehörige psychische Unterstützung. Die psychologische Beratung und Unterstützung kann darin bestehen, zu ermutigen,

- in einen Gedankenaustausch mit Gleichgesinnten zu treten z. B. in Selbsthilfegruppen; Angehörige fühlen sich von Gesprächspartnern in ähnlichen Lebenssituationen eher verstanden,
- Schuldgefühle auszusprechen,
- Methoden der Stressbewältigung anzuwenden,
- Hilfe anzunehmen,
- das eigene Wohl im Auge zu behalten.

2.3.2 Beratung in stationären Einrichtungen

In der stationären Versorgung bemängeln Pflegende die Abwesenheit von Angehörigen, aber auch ihre „übergroße“ Besorgnis und Verhaltensweisen wie „sich unqualifiziert in die Pflege einzumischen“. Angehörige wiederum fühlen sich in einer Art Statistenrolle. Sie nehmen sich als Störfaktor wahr. Bei der Einbindung von Angehörigen in die stationäre Versorgung gibt es unter anderem zwei Ansatzpunkte:

- die Pflegefachkräfte und ihr Erwartungshorizont
- Beteiligung von Angehörigen und Bezugspersonen an der stationären Versorgung

Die Pflegefachkräfte und ihr Erwartungshorizont

Pflegefachkräfte, die über Jahre hinweg Menschen pflegen und begleiten, sind der Gefahr ausgesetzt, sich zu stark mit der pflegebedürftigen Person oder auch mit anderen Familienmitgliedern zu identifizieren, wenn sie z. B. Mängel oder Schwachstellen in der Begleitung des Pflegebedürftigen feststellen und den „Schuldigen“ dafür in den Angehörigen ausmachen. Oder sie erleben Vernachlässigung und Ausbeutung und fühlen sich wie gelähmt, hilf- und machtlos, daran etwas zu verändern. Sie erleben Familienkonflikte und Streit, identifizieren sich mit einem Familienmitglied, werden parteiisch und verbünden sich mit diesem gegen die anderen. Dann verlieren Pflegende die nötige professionelle Distanz, werden Teil der Familiendynamik und geben ihre Unabhängigkeit auf. Dadurch blockieren sie selbst sinnvolle Lösungsmöglichkeiten und die Zusammenarbeit mit den Angehörigen. Sie können nicht mehr professionell beraten. Um wieder den nötigen Abstand zu bekommen oder die Beziehung zu bestimmten Familienangehörigen neu „auszuloten“, brauchen sie selbst Unterstützung in Form von Kollegialer Beratung – oder auch in Form von Supervision.

Kollegiale Beratung
2 S. 627
Supervision
2 S. 514, S. 627 f.

Beteiligung von Angehörigen und Bezugspersonen an der stationären Versorgung

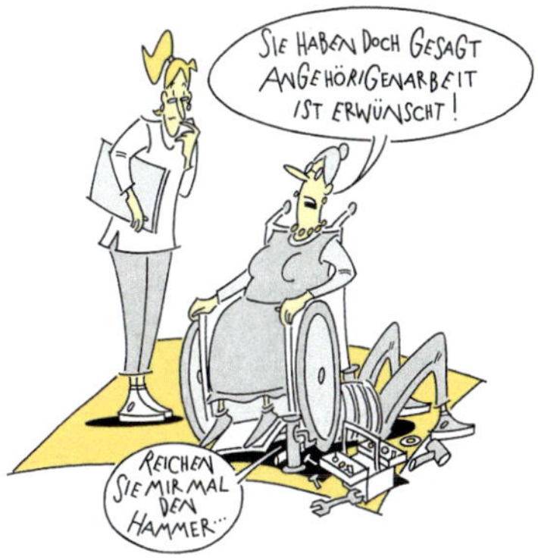
SIE HABEN DOCH GESAGT ANGEHÖRIGENARBEIT IST ERWÜNSCHT!
REICHEN SIE MIR MAL DEN HAMMER…

Angehörige sind eine Ressource für die alten Menschen und eine Bereicherung für ihre Lebenssituation. Bei der Integration von Angehörigen stellt sich die Frage, welche emotionale und fachliche Unterstützung sie in der Begleitung ihres Familienmitglieds leisten können und wollen. Vielfach fehlt ihnen die Vorstellung, aber auch das Wissen dazu, was sie im Einzelnen einbringen können.

Bei der Beteiligung von Angehörigen und Bezugspersonen in der Heimversorgung geht es nicht darum, professionelle Aufgaben an sie zu delegieren. Auch dürfen Heimbewohner nicht an Angehörige verwiesen werden, wenn es um Dienstleistungen geht, die im Heimvertrag und in den Leistungs- und Qualitätsvereinbarungen (LQV) festgelegt worden sind. Vielmehr geht es darum, Angehörige und Bezugspersonen für einen gewissen Zeitraum in die Verantwortung für bestimmte Aufgaben einzubinden. Sie können sich z. B. für eine pflegebedürftige Person in Form einer Patenschaft verantwortlich fühlen. Sie können darüber hinaus in einem „Freundeskreis“ oder einem ähnlichen Zusammenschluss Gleichgesinnter einen organisatorischen Rahmen schaffen, um vielfältige Aktivitäten in Angriff zu nehmen. Zu einem wichtigen Aufgabenbereich zählt beispielsweise die kulturelle Gestaltung des Heimlebens, um die Lebendigkeit und Vielfalt kulturellen Lebens in die Heime hineinzutragen.

Allerdings muss die Einrichtungsleitung eines Pflegeheims das Engagement überhaupt ermöglichen. Sie muss die Förderung von ehrenamtlichen Helfern als eine professionelle Aufgabe betrachten und die entsprechenden Voraussetzungen dafür schaffen. Insbesondere müssen die Aufgaben von Angehörigen bzw. Bezugspersonen klar definiert sein, ebenso deren Anforderungen und Voraussetzungen. Entsprechend eingebunden identifizieren sich Angehörige und Bezugspersonen mit der Einrichtung und betrachten sich mit als Garanten für die (Lebens-)Qualität des Heimes.

Daneke, Sigrid (2003): Freiwilligenarbeit in der Altenhilfe. Motivieren – organisieren – honorieren. München, Urban & Fischer bei Elsevier

Angehörige und Bezugspersonen müssen daher als erwünschte, gleichberechtigte und unentbehrliche Partner in der ganzheitlichen Betreuung und Begleitung von Pflegebedürftigen gesehen werden. Sie können in folgenden Bereichen unterstützen:

- Sie beeinflussen die unterschiedlichen Phasen des Umzugs, der Eingewöhnung und des Aufenthaltes in entscheidender Weise.
- Sie halten die Verbindung zur Außenwelt, zu Freunden, Bekannten und Familienmitgliedern und sind somit „Brücke“ zum altvertrauten sozialen Umfeld.
- Sie sind oftmals der Schlüssel zur Biografie des Pflegebedürftigen.
- Sie bieten seelisch stützende Betreuung.

Um Angehörige als gleichberechtigte Partner in die stationäre Pflege zu integrieren, sind folgende Bedingungen hilfreich:

- Einfühlen in die Situation der Angehörigen, die oft von Gefühlen der Unsicherheit, Wut, Angst, Leere, des Zorns, aber auch der Freude begleitet werden
- vertrauensvolle Atmosphäre, die offene und ehrliche Gespräche ermöglicht
- Klärung der gegenseitigen Erwartungen, Wünsche und deren Realisierbarkeit
- Angehörigenvertretungen/Angehörigenbeirat/Angehörigenzeitung
- regelmäßige Gesprächsangebote zu individuellen und allgemeinen Fragen (z. B. Vorstellung von Krankheitsbildern, organisatorische Fragen, Trauerarbeit)
- Angehörigenarbeit ist bereits im Leitbild der Einrichtung erkennbar.
- Besuchszeiten rund um die Uhr
- Gästezimmer/Übernachtungsmöglichkeiten nicht nur für Krisensituationen
- Besucherzimmer für größere Gruppen, um Feierlichkeiten zu feiern
- Förderung des Ehrenamtes für vielfältige Aufgaben (z. B. Fundraising, Beschäftigung, Organisation von Festlichkeiten, Kulturveranstaltungen, Ausflüge)

Fundraising
das Beschaffen von Spenden für wohltätige Zwecke

Eine besondere Bedeutung erlangt die Begleitung von Menschen in krisenhaften Lebenssituationen, insbesondere Sterbender (→ Sterben und Tod, S. 283).

3 Anleitung von alten Menschen, Angehörigen und Bezugspersonen

Die Anleitung alter Menschen hat zum Ziel, dass Alltagskompetenzen stabilisiert oder Verhaltensweisen (wieder-)erlernt werden. Bei der Anleitung von Angehörigen und Bezugspersonen wird es vorrangig darum gehen, dass sie lernen, das pflegebedürftige Familienmitglied in den Lebensaktivitäten zu unterstützen.

Lerntheorien
2 S. 552

Bei der Anleitung steht daher ganz allgemein die Frage im Mittelpunkt: **Wie lernen Menschen?**

Bei der Beantwortung dieser Frage wird auf einen weiten, aus der Lernpsychologie stammenden Lernbegriff zurückgegriffen, der sich vom schulischen erheblich unterscheidet. Lernen umfasst danach alle Erfahrungen, die Menschen in der Auseinandersetzung mit der Umwelt machen und die ihr Verhalten beeinflussen. Es gibt unterschiedliche psychologische Theorien, die „Lernen" erklären.

Bei dem „Lernen aus den Konsequenzen" bzw. dem „instrumentellen Konditionieren" steht das Konzept der „**Belohnung**" im Zentrum. Anhand dieses Konzeptes ist es möglich, sich selbst, aber auch andere systematisch zu motivieren.

Motivation auf Seiten des alten Menschen sowie auf Seiten der Pflegefachkraft ist die Grundbedingung für eine „gelingende" Anleitung. Anleitung arbeitet mit **Bekräftigung** und **Ermutigung**.

Belohnung, Bekräftigung, Ermutigung sind wesentlich für das Selbstwertgefühl eines Menschen. Bei der Anleitung werden Lernprozesse bewusst und gezielt in Gang gesetzt und kontinuierlich „verstärkt". Der alte Mensch „lernt" möglicherweise nach einer Krankheit wieder, sich selbstständig zu waschen oder wieder zu laufen oder bestimmte Hilfsmittel zu gebrauchen.

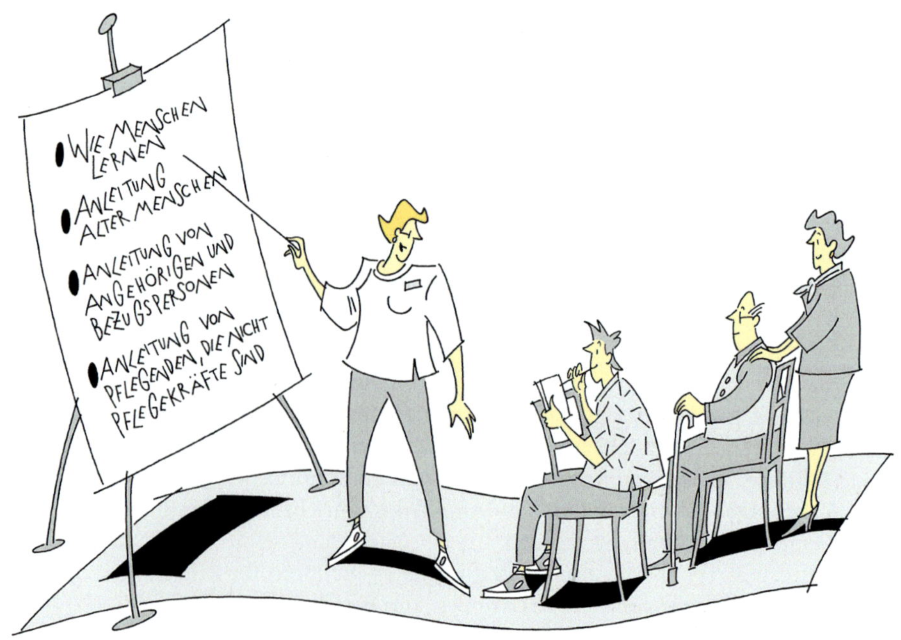
WIE MENSCHEN LERNEN
ANLEITUNG ALTER MENSCHEN
ANLEITUNG VON ANGEHÖRIGEN UND BEZUGSPERSONEN
ANLEITUNG VON PFLEGENDEN, DIE NICHT PFLEGEKRÄFTE SIND

Wie Menschen lernen 3.1

„Aus Schaden wird man klug“ – dieses Sprichwort gibt Hinweise, wie wir uns bei Kritik oder Ablehnung verhalten. Menschen werden auf Grund negativer Konsequenzen, die auf ein Verhalten folgen, lernen, dieses Verhalten nicht mehr anzuwenden. Wenn dagegen positive Konsequenzen auf ein Verhalten folgen, werden wir dieses Verhalten erneut einsetzen, um diese positive Konsequenz wieder zu bekommen.

Lernen aus den Konsequenzen/Instrumentelles Konditionieren

Verhalten 1
Beispiel:

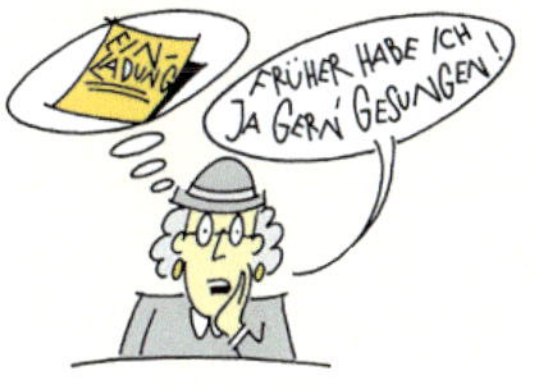
FRÜHER HABE ICH JA GERN GESUNGEN!

bewirkt Belohnung
Konsequenz (+)

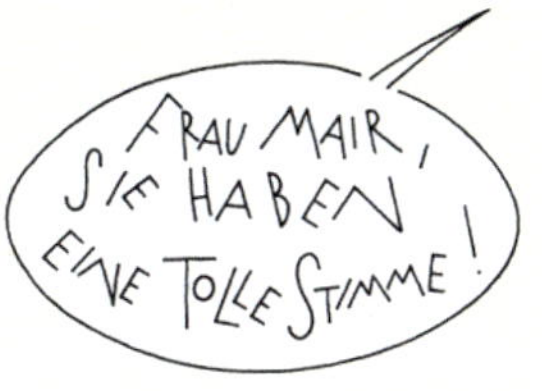
FRAU MAIR, SIE HABEN EINE TOLLE STIMME!

Folgerung:
Verhalten 1 wiederholen

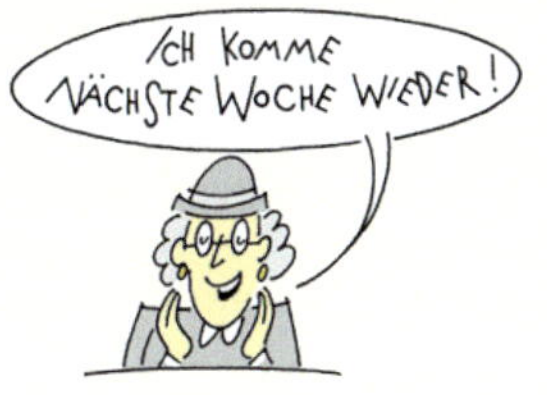
ICH KOMME NÄCHSTE WOCHE WIEDER!

Verhalten 2
Beispiel:

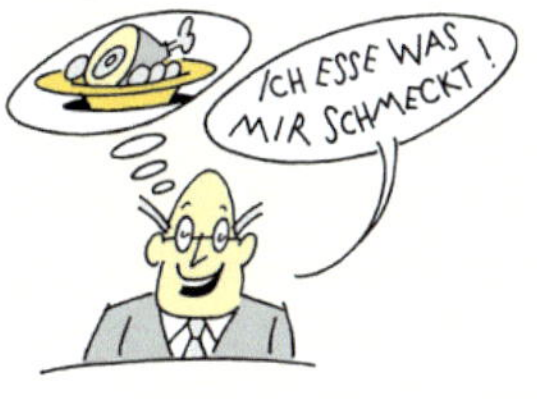
ICH ESSE WAS MIR SCHMECKT!

bewirkt Kritik
Konsequenz (-)

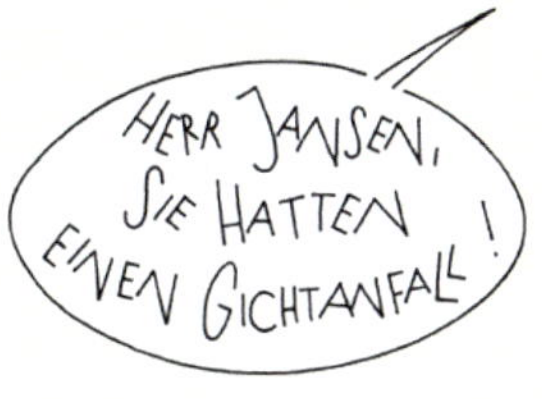
HERR JANSEN, SIE HATTEN EINEN GICHTANFALL!

Folgerung:
Verhalten 2 aufgeben

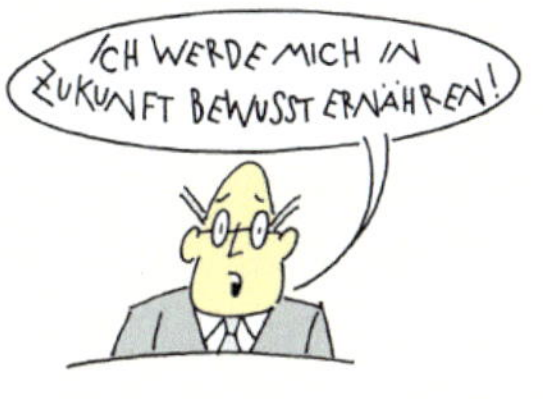
ICH WERDE MICH IN ZUKUNFT BEWUSST ERNÄHREN!

Negative und positive Konsequenzen werden in der Lerntheorie universell verstanden: Sie umfassen alle Konsequenzen, die von einem Menschen als angenehm oder unangenehm empfunden werden. Konsequenzen, die dazu beitragen, dass das Verhalten in Zukunft häufiger auftritt, werden „Verstärker“ genannt. Verstärker sind jedoch nur dann wirksam, wenn sie unmittelbar auf ein Verhalten folgen.

Nun kann man naiv davon ausgehen, dass alle Verhaltensweisen, die Menschen als störend empfinden, „negativ“ bewertet werden, sodass sie nicht mehr auftreten, und alle Verhaltensweisen, die sie belohnen, verstärkt werden. So einfach ist das nicht – einmal davon abgesehen, dass diese Vorstellung den Menschen „instrumentalisiert“. Die Lerntheorien setzen hier den Vertrag zur Verhaltensänderung dagegen. Ziele, die erreicht werden sollen, werden zwischen den Beteiligten ausdrücklich vereinbart.

instrumentalisieren
Der Mensch wird als Mittel zum Zweck betrachtet.

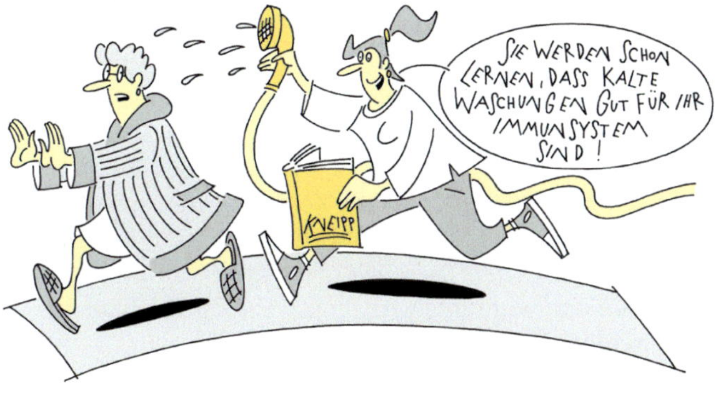
SIE WERDEN SCHON LERNEN, DASS KALTE WASCHUNGEN GUT FÜR IHR IMMUNSYSTEM SIND!
KNEIPP

Man kann Situationen, in denen ein gezeigtes Verhalten gelernt oder verlernt wird, weiter ausdifferenzieren (Beispiele unten). Dabei ist zu beachten, dass Verhalten, welches in einer bestimmten Situation gezeigt wird, nach dem Prinzip von „Versuch und Irrtum", also ungeplant erfolgt. Erst die Reaktion oder Konsequenz darauf bewirkt, dass das Verhalten gelernt oder aufgegeben wird.

Verstärkung durch das Einsetzen angenehmer Konsequenzen
Beispiel:
a) Sie bieten einer alten Dame abends zum Einschlafen eine Tasse Tee an. Diese ist über Ihre Aufmerksamkeit so hocherfreut, dass sie sich überschwänglich bei Ihnen bedankt. Vermutlich werden Sie ihr häufiger eine Tasse Tee anbieten.
b) Inkontinentes Verhalten kann unbeabsichtigt „verstärkt" werden, sodass bei einer pflegebedürftigen Person Inkontinenz häufiger auftritt. Der pflegerische Kontakt wirkt als „Verstärker". Der pflegebedürftige Mensch erfährt durch die Pflegeperson, die die pflegerischen Maßnahmen durchführt, Aufmerksamkeit. Denn selbstständiges Verhalten auf einer Pflegestation zu zeigen, heißt für den alten Menschen unter Umständen auch, weniger Kontakte zu den Pflegefachkräften zu haben.

Verstärkung durch das Aufhören unangenehmer Konsequenzen
Beispiel: Ein Verhalten kann auch dadurch verstärkt werden, dass eine unangenehme Situation für die Person beendet wird. Auch dann wird sie vermutlich das Verhalten häufiger zeigen (negative Verstärkung). Viele Pflegende beenden stressige Situationen damit, dass sie sich mal schnell eine Zigarette anzünden. Entsprechend kann man Verhaltensweisen erklären wie z. B. Medikamentenmissbrauch oder Alkoholkonsum.

Verlernen durch das Einsetzen unangenehmer Konsequenzen
Beispiel: Folgen auf ein Verhalten unangenehme Konsequenzen, so wird wahrscheinlich dieses Verhalten weniger häufig auftreten. Kommt z. B. ein Kollege regelmäßig zu spät zum Dienst und wird dieses Verhalten von Vorgesetzten kritisiert, kann man davon ausgehen, dass sich der Mitarbeiter bemüht, pünktlich zu erscheinen. Bei Kritik ist es wichtig, darauf zu achten, wie kritisiert wird. Tadel oder Zurechtweisungen wirken sich auf das Selbstwertgefühl negativ aus und können Ängste und Aggressionen zur Folge haben (→ Problem der diagonalen Komplementär-Transaktion, S. 32). Dagegen fördern Feedbacktechniken (→ S. 53) positive Verhaltensweisen und ermöglichen den Aufbau kollegialer und kooperativer Verhaltensweisen.

Verlernen durch das Aufhören angenehmer Konsequenzen
Beispiel: Ein Verhalten, das den Entzug angenehmer Konsequenzen bewirkt, wird in Zukunft seltener auftreten. Hat man beispielsweise eine beruflich vertrauensvolle, privilegierte Stellung erreicht und zeigt anschließend ein nachlässiges und unzuverlässiges Verhalten, dann wird die herausgehobene Stellung im Kollegenkreis und bei den Vorgesetzten vermutlich schnell beendet sein. Sinkendes soziales Ansehen oder auch Liebesentzug sind negative Konsequenzen, die dazu führen, das gezeigte Verhalten nicht zu wiederholen.

Was ein Mensch als Verstärker, als positive Konsequenz empfindet, ist individuell verschieden. Die einen reagieren auf Lob, Anerkennung, also soziale Verstärker, die anderen bevorzugen materielle Verstärker, manche immaterielle Verstärker wie z. B. mehr Freiräume, Autonomie. Es kommt also darauf an, sehr genau bei einem anzuleitenden Menschen herauszubekommen, was ihn erfreut oder was missfällt.

Die Lerntheorien gehen davon aus, dass instrumentell konditionierte Verhaltensweisen auch wieder verlernt werden können, nämlich dadurch, dass die Konsequenzen ausbleiben. Diesen Vorgang nennt man in der Lerntheorie „Löschen". Verhaltensweisen werden also dadurch gelöscht, dass die Konsequenzen ausbleiben. Für die Kommunikation bedeutet dies, dass störende Verhaltensweisen ignoriert, nicht wahrgenommen, nicht verstärkt werden. Diesen Vorgang kann man aktiv, das heißt planmäßig herbeiführen, indem unerwünschte Verhaltensweisen gelöscht und erwünschtes Verhalten verstärkt werden. Anleitung setzt hier an.

Anleitung alter Menschen

3.2

Aus den lerntheoretischen Grundlagen (Lernen aus Konsequenzen: positive und negative Verstärkung) lassen sich **Anleitungsgrundsätze** für alte Menschen ableiten:

- Um eine Verhaltensänderung (Verhaltensmodifikation) zu erreichen, z. B. das selbstständige Verhalten, wird zwischen Pflegefachkraft und altem Menschen oder seinen Angehörigen eine Übereinkunft getroffen. Die Verhaltensmodifikation bedarf der „Compliance“, also der Bereitschaft des Pflegebedürftigen, an der Behandlung und Pflege mitzuwirken, also seiner ausdrücklichen Zustimmung. Die Bereitschaft mitzuwirken ist darüber hinaus von der Kooperationsbereitschaft der Angehörigen bzw. der Bezugspersonen abhängig. Sie gilt es in diese Übereinkunft mit einzubinden.
- Verhalten, das aufgebaut werden soll, muss sofort verstärkt werden.
- Die individuellen Verstärker müssen bekannt sein (Ressourcen).
- Verhaltensweisen, die gelöscht werden, wird keinerlei Aufmerksamkeit geschenkt.
- Ein bestimmtes Zielverhalten wird nicht über einzelne Verstärker erreicht, sondern nur in einem kontinuierlichen Lernprozess von kleinen Schritten.

Beispiel
Wenn die Fähigkeit, selbstständig zu essen, verloren gegangen ist, kann auf der Basis lerntheoretischer Grundsätze die Anleitung zum selbstständigen Essverhalten in folgenden sechs Schritten aufgebaut werden:

Interventionsschritte	Ziele
Pflegefachkraft	**Pflegebedürftiger**
1. führt die Hand mit dem Löffel vom Teller bis zum Mund.	lässt sich das Essen reichen.
2. führt die Hand mit dem Löffel bis zur Schulterhöhe.	führt den Löffel von Schulterhöhe alleine zum Mund und isst.
3. führt die Hand, bis der Löffel gefüllt ist.	hebt den gefüllten Löffel, führt ihn zum Mund und isst.
4. füllt den Löffel.	nimmt den gefüllten Löffel, führt ihn zum Mund und isst.
5. reicht den leeren Löffel.	füllt den Löffel, führt ihn zum Mund und isst.
6. gibt gezielte Anweisungen.	isst ohne Hilfestellung.

Zank, S.; Schacke, C. (2004): Psychosoziale Interventionen in der Altersmedizin, in Pflegemagazin 1, S. 4–11, Weinheim-München

Die verschiedenen **Anleitungsgrundsätze** zur Verhaltensmodifikation fließen in die Pflegeplanung ein (→ Abb. 1, S. 62). Der Pflegeplan ist eine Art Vertrag. Die Bereitwilligkeit mitzuarbeiten erreichen Pflegefachkräfte, wenn sie den Pflegebedürftigen als gleichberechtigten Partner in den Pflegeprozess einbeziehen.

Pflege als Beziehungsprozess 1 S. 68

Die an der Pflege Beteiligten – Pflegebedürftiger, Angehörige und Pflegefachkräfte – wollen gemeinsame Ziele erreichen. Auf der Basis der Ziele werden die entsprechenden dazugehörigen Maßnahmen zur Stabilisierung bzw. Verhaltensmodifikation formuliert. Unter anderem sind Pflegeanamnese und Pflegevisite dafür die geeigneten Instrumente.

Pflegeanamnese 1 S. 69
Pflegevisite 2 S. 512

Das Pflegeteam hält sich an die vereinbarten Vorgaben. Sie sind bindend. Anleitung zum selbstständigen Verhalten ist nicht möglich, wenn der Pflegeplan außer Kraft gesetzt wird durch eine Pflegefachkraft, die die Selbstständigkeit des Pflegebedürftigen unterstützt, während eine andere aus Zeitgründen die Pflege selber übernimmt. Wechselnde Methoden in der Anleitung führen dazu, dass Pflegebedürftige Kompetenzen, z. B. sich ohne Hilfestellung zu waschen, verlieren.

Deming-Zyklus
2 S. 506

Verhaltensmodifikation und Pflegeplanung anhand des Deming-Zyklus

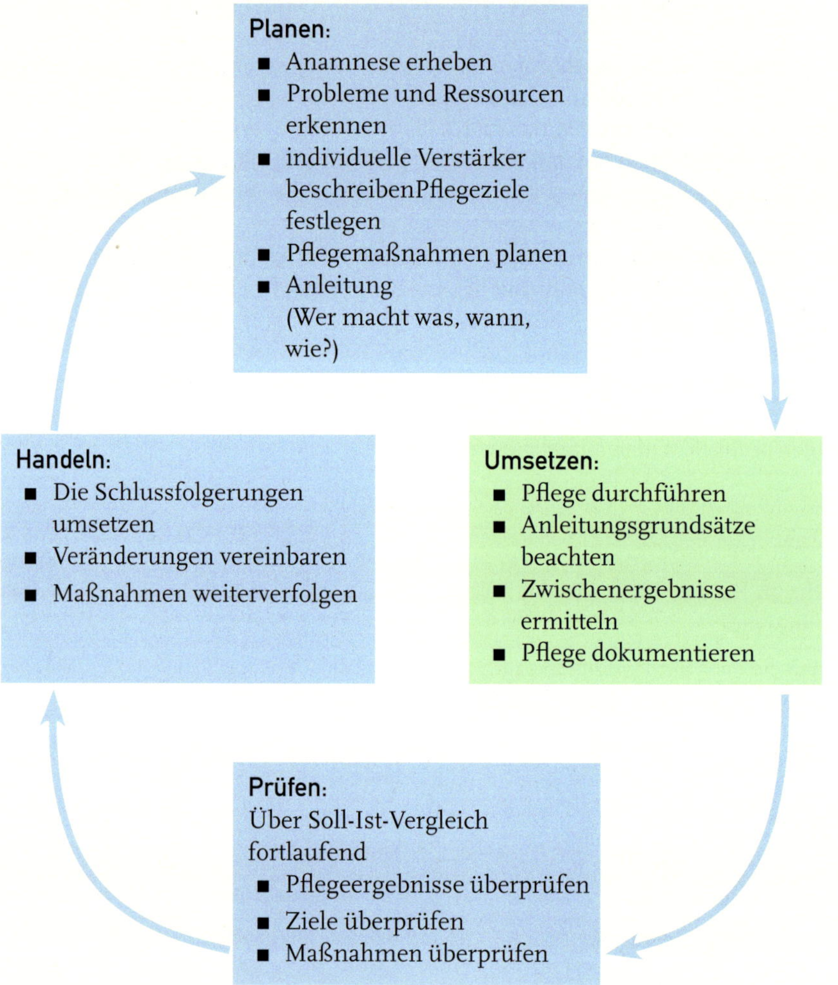

3.3 Anleitung von Angehörigen und Bezugspersonen

Die Grundsätze der Anleitung alter Menschen gelten ebenfalls für die Anleitung von Angehörigen und Bezugspersonen. Auch hier ist die Kooperationsbereitschaft und die Stärkung der Eigenverantwortung ein wichtiges Ziel. Häufig erfolgt die Anleitung bzw. die Instruktion und Information der Angehörigen im Beisein der alten Menschen. Die Informationen werden klar unter Beachtung der vier Verständlichmacher (→ S. 51) übermittelt. Die Methoden der Anleitung entsprechen dem im folgenden Abschnitt dargestellten Vorgehen.

Anleitung von Pflegenden, die nicht Pflegefachkräfte sind 4

Die Einführung von neuen Mitarbeitern in den eigenen Arbeitsbereich ist für jede Pflegefachkraft eine Chance, ihr Berufswissen, ihre Erfahrung und ihre Haltung pflegebedürftigen Menschen gegenüber weiterzuvermitteln. Dies gilt auch für die Einführung von Personen, die nicht Pflegefachkräfte sind, wie auch von Schülerinnen, Praktikantinnen oder Zivildienstleistenden. Zudem wird eine Integration in die „Corporate Identity“ einer Einrichtung, die Unternehmensphilosophie und das Leitbild sowie die Organisationsstrukturen ermöglicht.

Corporate Identity
Unternehmensidentität, die die Gesamtheit der Charakteristika eines Unternehmens repräsentiert.

Deshalb ist es wichtig, diese Aufgabe nicht „mal eben“ zu übernehmen, sondern die Anleitung „mit Plan“ – also systematisch und gezielt – durchzuführen. Gezielte Anleitung ist die Grundvoraussetzung, damit

- das zu vermittelnde Wissen und die Kenntnisse sowohl den pflegefachlichen und pflegewissenschaftlichen Erkenntnissen als auch den Ansprüchen der anzuleitenden Personen genügen,
- auftretende Fragen beantwortet werden können,
- die Anleitung richtig durchgeführt wird,
- genügend Zeit vorhanden ist zur Vor- und Nachbereitung sowie zur Rückmeldung,
- die Beziehung zwischen der anzuleitenden Person und der Anleiterin reflektiert werden kann.

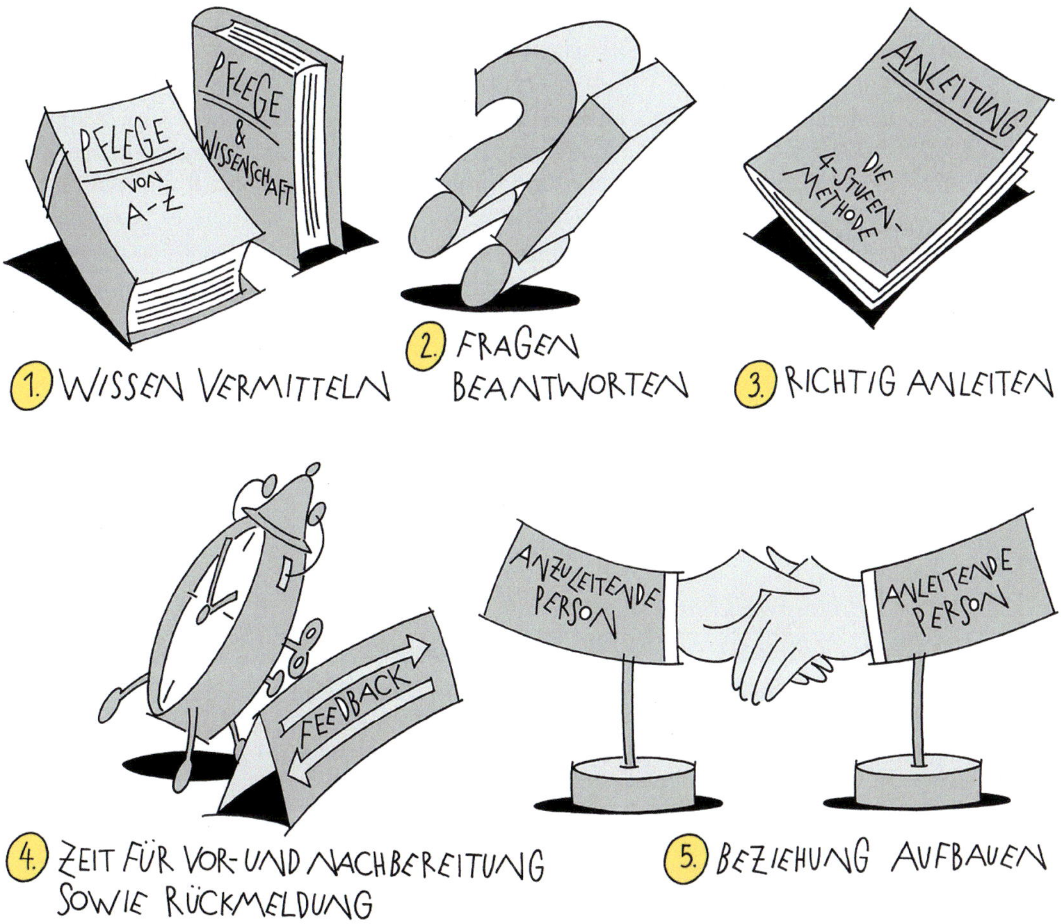

4.1 Die Anleitung planen, durchführen und auswerten

4.1.1 Die Anleitung planen

Anleitung „aus dem Bauch heraus“ ist in den meisten Fällen zum Scheitern verurteilt. Sie muss geplant werden. Dabei gilt es, diejenigen Faktoren, die in der Anleitung voneinander abhängen, in den Blick zu bekommen.

Beispiel
Stellen Sie sich eine Situation vor, in der Sie eine nicht ausgebildete Pflegerin in das Dokumentationssystem einweisen wollen. Sie halten sich deswegen im Dienstzimmer auf. Wegen der eingehenden Telefonate müssen Sie Ihre Erklärungen ständig unterbrechen. Sie verlieren dabei ganz den roten Faden. Eine alte Dame kommt in Ihr Dienstzimmer und erkundigt sich neugierig, was Sie denn da machen. Zusätzlich beäugen Sie Ihre Kollegen argwöhnisch und Sie vermuten, dass diese annehmen, Sie wollen sich nur vor der vielen Arbeit drücken.

Das Beispiel macht deutlich, wie wichtig es ist, dass der Raum und die Zeit sowie die Information an die Kollegen beachtet werden müssen. Um die Wechselwirkungen im Auge zu behalten, bietet es sich an, die Anleitung über Leitfragen vorzubereiten. Diese Leitfragen **(8 W-Fragen)** dienen sowohl als Planungshilfe als auch als Kontrollinstrument, um nach der Anleitung zu prüfen, ob die Entscheidungen richtig getroffen worden sind. Die Leitfragen stellen nur eine Anregung dar, sie erheben nicht den Anspruch auf Vollständigkeit. Anleitung geschieht ähnlich wie das pflegeprozessorientierte Arbeiten nach dem Regelkreismodell als ein Soll-Ist-Abgleich. Nach erfolgter Anleitung kann auf der Basis der Planungsgrundlage die Auswertung erfolgen, z. B. kann festgestellt werden, ob etwas vergessen oder übersehen wurde oder es zu nicht vorhersehbaren Komplikationen kam. Am besten ist es, wenn die anzuleitende Kollegin zunächst eine Selbstauswertung vornimmt, d. h., sie gibt ihre Einschätzung über Verlauf und Ergebnis der durchgeführten Anleitungsmaßnahme ab, erst anschließend erfolgt die Fremdauswertung der Anleiterin, die dann ihren Eindruck vermittelt.

Regelkreismodell
1 S. 67

Leitfragen (8 W-Fragen) zur Erfassung der Wechselbeziehungen in der Anleitung

W-Fragen		Planung (Soll)	Auswertung (Ist)
① **Für wen bereite ich die Anleitung vor?** Mitarbeiterin oder Angehörige	Diese Frage bezieht sich auf die anzuleitende Person, ihren Wissensstand und ihren Erfahrungshorizont. Welche Fertigkeiten und Kenntnisse hat die Kollegin bereits in Bezug auf die neue Arbeitsaufgabe? Welche müssen neu erlernt werden? Dazu muss die Anleiterin die Kollegin fragen: ▪ Wie schätzt sie die Aufgabe/Pflegesituation ein? ▪ Welches Vorwissen hat sie? ▪ Welche Lösungsmöglichkeiten sieht sie?		
② **Wer?** Wer muss informiert werden?	Die Anleitung geschieht in einem geschützten und ungestörten Raum. Davon sind die Kollegen zu informieren, sodass Störungen ausgeschlossen werden. Die anstehenden Fachaufgaben der Anleiterin werden für diesen Zeitraum an Kollegen delegiert. Erfolgt die Anleitung beim Bewohner, so ist dieser vorher zu informieren und sein Einverständnis ist einzuholen.		
③ **Wo?** Ort/Rahmenbedingungen	Wo soll die Anleitung stattfinden, in einem Dienstzimmer oder bei dem Bewohner bzw. Patienten?		

Leitfragen (8 W-Fragen) zur Erfassung der Wechselbeziehungen in der Anleitung			
W-Fragen		**Planung (Soll)**	**Auswertung (Ist)**
④ Wann? Zeitpunkt der Anleitung	Wann teile ich der Kollegin die zu erlernende Arbeitsaufgabe mit, damit sie sich im Vorfeld informieren und vorbereiten kann? Wie viel Zeit müssen Sie einplanen, um der Kollegin die Möglichkeit zum Erlernen der neuen Arbeitsaufgabe zu geben?		
⑤ Wozu? Ziele der Anleitung	Unter dieser Frage werden die Ziele der Anleitung formuliert. Über welche Kompetenzen, Fähigkeiten, Fertigkeiten soll die Kollegin nach der Anleitung verfügen? Woran erkennen Sie, dass die Kollegin gelernt hat und die neue Aufgabe beherrscht? Diese Frage beantworten Sie sich, bevor Sie die Anleitung durchführen. Folgende Leitfragen helfen, Klarheit zu bekommen: **Wissen:** Was muss die Kollegin anschließend wissen? ▪ Wird sie nur allgemein informiert? ▪ Welche Informationen soll sie weiterleiten? ▪ Welche Informationen soll sie bei ihrer Tätigkeit anwenden? **Können:** Was muss die Kollegin anschließend können? ▪ Welche Tätigkeiten soll sie ausführen können? ▪ Welche Arbeitsabläufe soll sie beherrschen? **Welches Verhalten erwarten Sie und Ihre Organisation von der Kollegin?** ▪ Wie soll sie sich mir gegenüber verhalten? ▪ Wie soll sie mit meinen Kollegen umgehen? ▪ Wie soll sie sich gegenüber Pflegebedürftigen verhalten?		
⑥ Was? Arbeitsaufgabe	Was ist der Gegenstand, mit dem Sie sich in der Anleitung beschäftigen? Es geht hier um die zu erlernende Arbeitsaufgabe, z. B. Gesprächsführung in einer bestimmten Pflegesituation, Beobachtungen weitergeben, die Körperpflege einer pflegebedürftigen Person unter Beachtung ihrer Gewohnheiten und Wünsche, Umgang mit Inkontinenz, Pflegeplanung und -dokumentation, Ernährung, Umgang mit Hilfsmitteln usw. ▪ Was soll die Kollegin tun? ▪ Welchen Auftrag soll sie übernehmen? ▪ Welche Arbeit soll sie beim Pflegebedürftigen ausführen?		
⑦ Womit? Mittel	Welche Hilfsmittel stehen der Anleiterin zur Verfügung (Bücher, Standards, Demonstrationsmaterial, Fachzeitschriften, Gebrauchsanweisungen, Pflegeplanung und Dokumentation, Leitbild, Handbücher usw.), die sie für die Anleitung benötigt? Welche Hilfsmittel/Materialien brauchen Sie zur Anleitungssituation?		
⑧ Wie? Methoden und inhaltliche Abfolge bzw. Handlungsschritte	In welche Teilschritte muss die Arbeitsaufgabe zergliedert werden, damit die Kollegin das neue Wissen verarbeiten kann und nicht durch zu viele Informationen überfordert wird? Wie gehen Sie vor? Die 4-Stufen-Methode oder das Modell der vollständigen Handlung gibt Ihnen eine Strukturierungshilfe für das Vorgehen.		

[Tab. 1] Raster zur Planung und Auswertung der Anleitung

Anleitung von nicht ausgebildeten Pflegekräften muss klar unterschieden werden von der Aufgabe der Praxisanleiter, in deren Kompetenzbereich die systematische Planung, Durchführung und Auswertung der Praxis- und Lerneinsätze von Schülern gehört. Dazu bedarf es einer berufspädagogischen Weiterbildung, die in der Ausbildungs- und Prüfungsverordnung für den Beruf der Altenpflegerinnen und Pfleger angeregt wird.

4.1.2 Vorgehen in der Anleitung

Anleiten nach der 4-Stufen-Methode

Um eine erfolgversprechende Anleitung zu gewährleisten, hat sich die 4-Stufen-Methode bewährt. Sie ist eine Handlungsabfolge, die nach folgenden Schritten abläuft:

Erklären (ein theoretisches Grundverständnis legen)	Erklären Sie Ihrer Kollegin in geraffter Form die Aufgabe und weisen Sie dabei auf wichtige Details hin. ▪ Gehen Sie in einer zweiten Einführung ausführlicher auf die Aufgabe ein und nennen Sie → Fachbegriffe, → bestimmte Vorgehensweisen und/oder → mögliche Probleme. ▪ Regen Sie Ihre Kollegin zu Fragen an und klären Sie diese zum besseren Verständnis der Aufgabe.
Vormachen (ein praktisches Grundverständnis legen)	▪ Demonstrieren Sie, wie Sie bestimmte Maßnahmen durchführen. Erläutern Sie erneut, warum Sie was tun.
Nachmachen (Nachahmung der neuen Aufgabe durch die Kollegin)	▪ Fordern Sie Ihre Kollegin auf, die Aufgabe eigenständig durchzuführen oder den Ablauf so zu erklären, wie sie ihn verstanden hat. Vermeiden Sie dabei Kommentare oder Hilfestellungen. Verbessern Sie nur grobe Fehler. ▪ Lassen Sie Ihre Kollegin ein weiteres Mal die Aufgabe durchführen oder erklären. Diesmal verlangen Sie detaillierte Erklärungen und Begründungen. Korrigieren Sie dabei Fehler und prüfen Sie das Verständnis der einzelnen Arbeitsschritte.
Üben (die neue Kollegin gewinnt Verhaltenssicherheit)	▪ Lassen Sie Ihre Kollegin die Aufgabe selbstständig durchführen. ▪ Bieten Sie Ihrer Kollegin eine Kontaktperson/einen Mentor oder sich selber an, um sie bei möglichen Unsicherheiten zu unterstützen. ▪ Beobachten Sie die Ausführung der Arbeit und geben Sie Ihrer Kollegin ein Feedback über die Erfolge.

Anleiten nach dem Modell der vollständigen Handlung

Da Mitarbeiter in der Praxis selbstständig ihren eigenen Aufgabenbereich planen, durchführen und überprüfen, bietet es sich an, die Unterweisung nach dem Modell der vollständigen Handlung zu strukturieren.

Das Modell der vollständigen Handlung stellt idealtypisch dar, wie ein kompletter Arbeitsauftrag selbstständig ausgeführt wird.

Für eine solche vollständige Handlung lassen sich sechs Stufen unterscheiden:

① Informieren/ Analysieren	Die anzuleitende Person erfasst selbstständig eine komplexe Aufgabenstellung oder Problemstellung, analysiert ggf. betriebliche bzw. häusliche Gegebenheiten oder beschreibt mögliche Fehler bzw. Störungen: ▪ Sie erfasst die Aufgabenstellung. ▪ Sie analysiert die betrieblichen/häuslichen Gegebenheiten. ▪ Sie beschreibt Störungen/Fehler. ▪ Sie beurteilt die Ausgangslage.
② Planen	Die anzuleitende Person plant die Informationsbeschaffung, sie entwickelt einen Arbeitsplan und einen Zeitplan für das Vorgehen und bedenkt verschiedene Arbeitsformen. Formen der Dokumentation, Kriterien für die Bewertung/Kontrolle sowie mögliche Arbeitsergebnisse werden geklärt: ▪ Sie stellt einen Arbeitsplan auf. ▪ Sie erfasst Informationsquellen. ▪ Sie klärt Formen der Dokumentation ab. ▪ Sie plant Arbeitsformen und -methoden. ▪ Sie plant den Zeitrahmen.
③ Entscheiden	Die anzuleitende Person entscheidet mit der Anleiterin gemeinsam über Lösungswege, Zeitrahmen, Verantwortlichkeiten, Arbeitsteilung, Dokumentation und Arbeitsergebnis: ▪ Sie legen die Arbeitsthemen und den Zeitrahmen fest. ▪ Sie legen die Dokumentation fest. ▪ Sie legen das Handlungsprodukt fest (falls die anzuleitende Kollegin in bestimmten Pflegetechniken unsicher ist, kann an dieser Stelle eine Unterweisung nach der 4-Stufen-Methode integriert werden).
④ Ausführen	Die anzuleitende Person führt die Planung selbstständig aus. Sie beschafft und verarbeitet Informationen, z. B. zu bestimmten Pflegetechniken oder Krankheitsbildern bzw. Gewohnheiten und Wünschen von Patienten, führt die Arbeitsaufgabe durch und dokumentiert das Arbeitsergebnis: ▪ Sie sichtet und bearbeitet Informationen. ▪ Sie stellt einen Arbeitsablaufplan auf. ▪ Sie behebt Störungen/Fehler. ▪ Sie dokumentiert den Arbeitsprozess.
⑤ Kontrollieren/ Bewerten	Die anzuleitende Person bewertet ihren eigenen Arbeitsprozess anhand der aufgestellten Kriterien: ▪ Sie bewertet Arbeitsergebnisse und Arbeitsprozess.
⑥ Auswerten/ Reflektieren	Die anzuleitende Person reflektiert mit der Anleiterin den gesamten Arbeitsprozess und vergleicht Ziele und Ergebnisse. Dieser Vergleich vollzieht sich auf den Ebenen → Informationsgewinnung, → Einhaltung des Zeit- und Arbeitsplanes, → Durchführung der Arbeitsaufgabe. ▪ Sie werten die Vorgehensweise hinsichtlich der verschiedenen Kriterien aus und entwickeln ggf. Alternativen.

nach:
Bischoff-Wanner, C. (2003): Der Lernfeldansatz – eine kritische Auseinandersetzung. In: Pflegemagazin, Heft 4, Weinheim-München, S. 4–13

Die Anleiterin als Beraterin

Die Anleiterin steht als Beraterin im Anschluss an jede Phase zum Gespräch zur Verfügung. Falls sie in den Zwischengesprächen feststellen sollte, dass die anzuleitende Person wichtige Fragen übersehen hat oder sich Fehler eingeschlichen haben, regt sie durch ihre Fragen die Selbstüberprüfung der lernenden Person an.

Sie vermittelt also nicht gleich die richtige Lösung, sondern sie fragt z. B.: „Haben Sie alles bedacht?“ „Welche Schlussfolgerungen ergeben sich daraus?“ „Wie sieht der Begründungszusammenhang aus?“ Die Anleiterin nimmt in dieser Unterweisungsform die Rolle der Beraterin wahr statt die der Instrukteurin. Sie fördert durch ihre Haltung die Selbstständigkeit und Verantwortlichkeit der anzuleitenden Person.

Die Anleitung planen, durchführen und auswerten

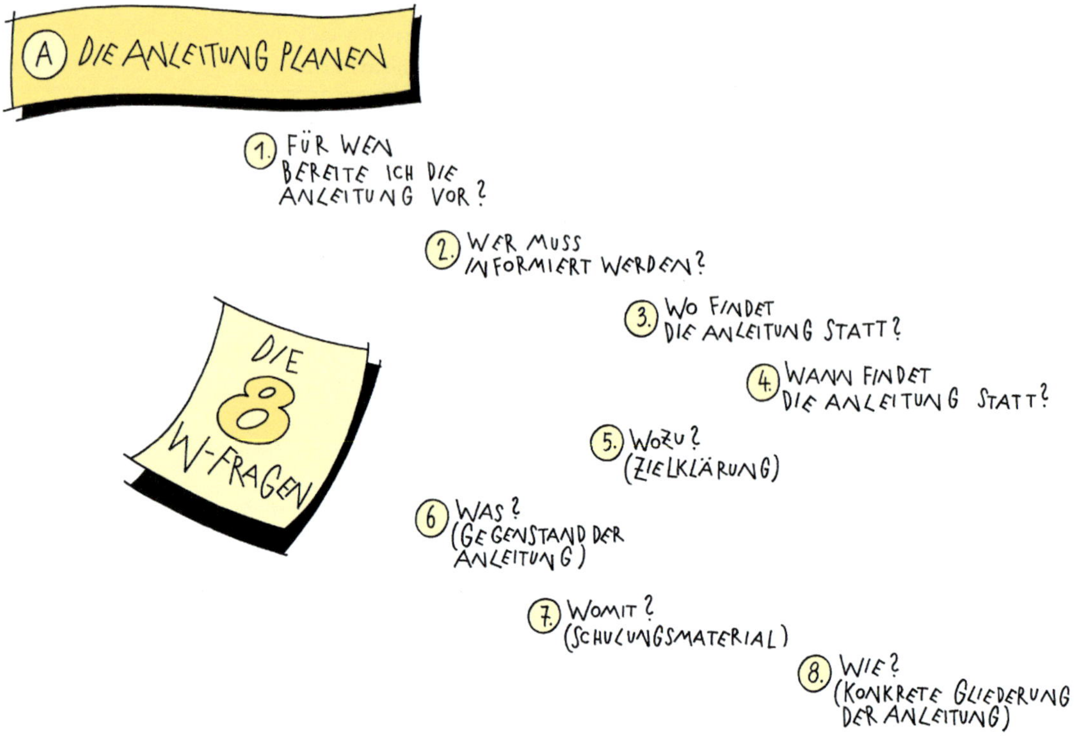

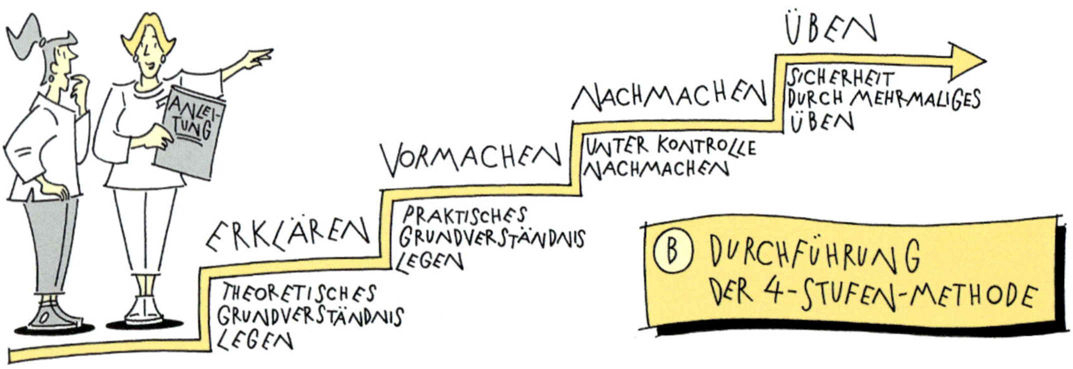

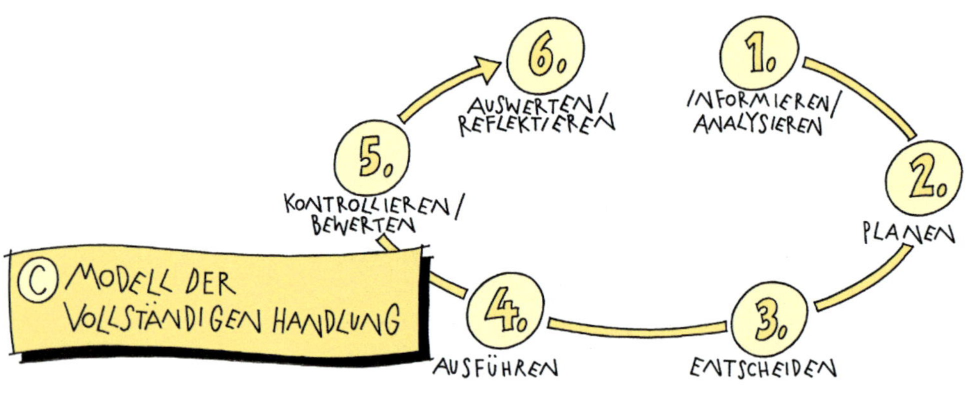

Bei der medizinischen Diagnostik und Therapie mitwirken

1.5

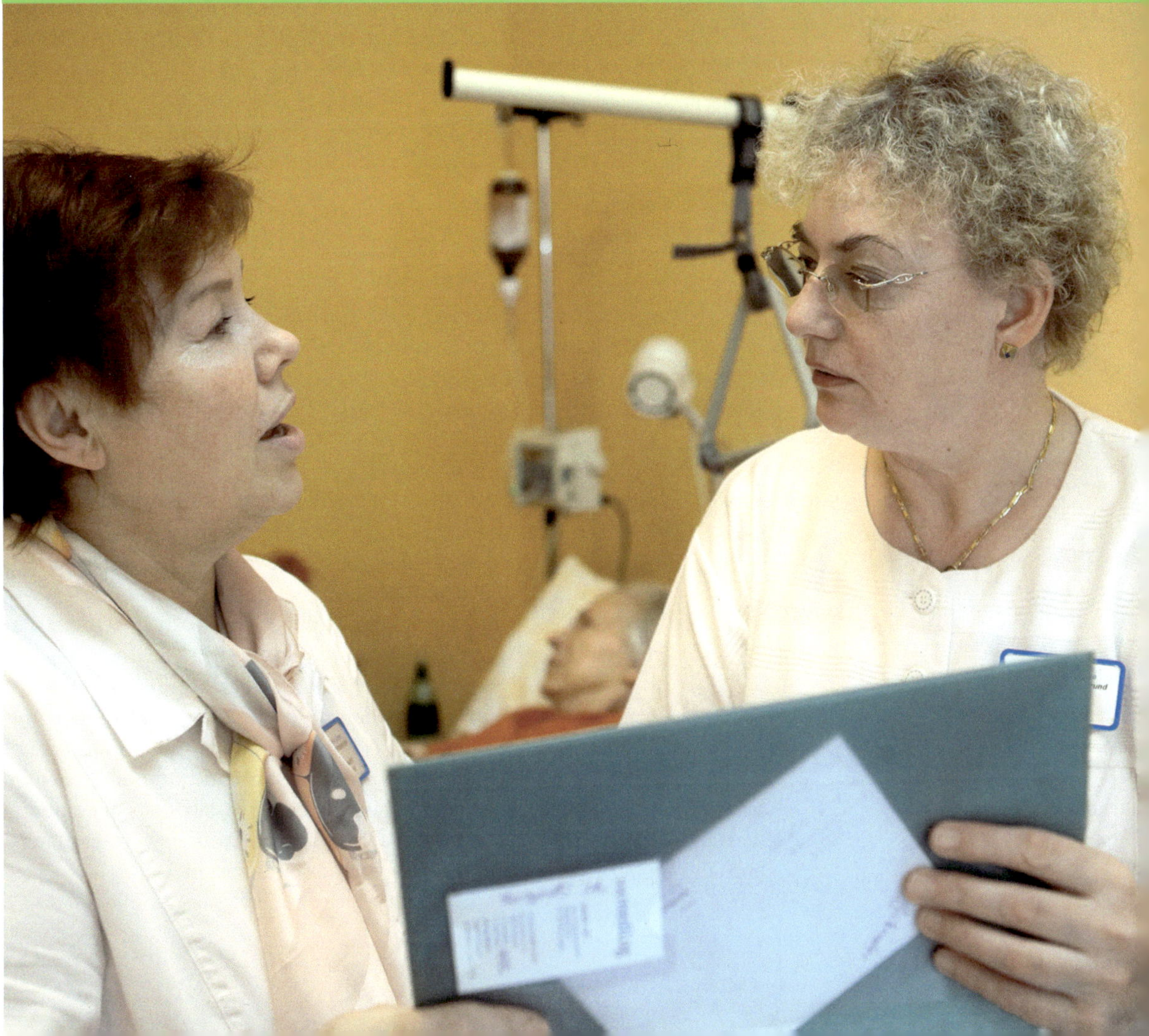

1 Durchführung ärztlicher Verordnungen

1.1 Blutentnahme und Blutuntersuchung

1.1.1 Blutentnahme

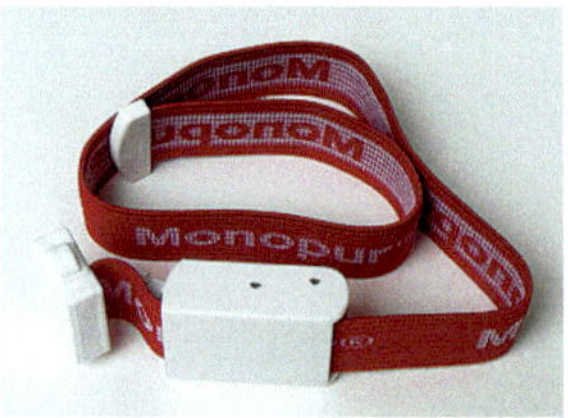

[1] Stauschlauch

Die Blutentnahme ist eine ärztliche Aufgabe, die an entsprechend qualifiziertes Personal delegiert werden kann. Blutentnahmen erfolgen in der Regel aus einer Vene. Nur in Einzelfällen wird Blut aus Arterien entnommen, z. B. bei Untersuchungen der Blutgase (→ BGA, S. 72). Die arterielle Blutentnahme ist Ärzten vorbehalten.

Materialien für die Blutentnahme

- Desinfektionslösung
- Stauschlauch (→ Abb. 1)
- Handschuhe (unsteril)
- Tupfer (unsteril)
- Standardkanülen oder Butterflykanülen
- Blutröhrchen
- Pflaster
- Entsorgungsbehälter für gebrauchte Kanülen

Kanülen sind Hohlnadeln, deren freies Ende schräg geschliffen ist, um einen schmerzloseren Einstich zu ermöglichen. Kanülen gibt es in unterschiedlichen Längen und Durchmessern. Die Länge wird meist in mm, der Außendurchmesser ebenfalls in mm oder in Gauge (gg oder G, Gauge frz. = Maßeinheit; Aussprache: [geidʒ]) angegeben. Je höher der Gauge-Wert, desto kleiner ist der Kanülendurchmesser und desto schmerzärmer der Einstich. Die Umrechnung mm / Gauge erfolgt meist nach folgender Tab.:

Häufig verwendete Kanülengrößen

Größe in Gauge	20	21	22	23	25	27
Farbe	Gelb	Grün	Schwarz	Blau	Braun	Grau
Außendurchmesser (mm)	0,9	0,8	0,7	0,6	0,5	0,4
Länge (mm)	40	40	30	30	25	25

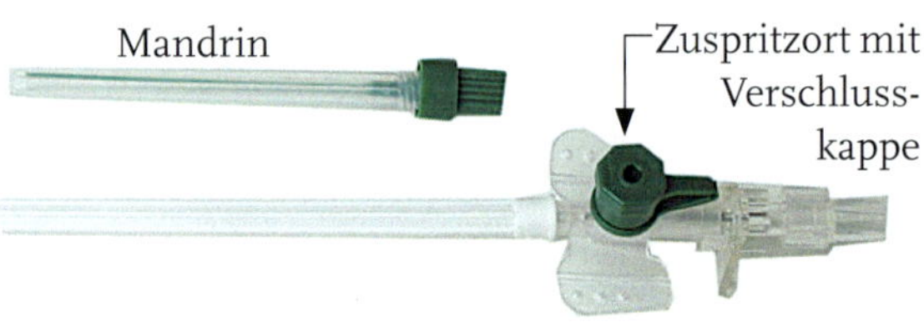

[2] Venenverweilkanüle und Mandrin zum Verschluss der Kanüle (Einmalartikel)

Für die Blutentnahme werden in der Routinediagnostik meist Kanülen mit einem Durchmesser von 0,8 – 0,9 mm und einer Länge von 40 mm eingesetzt. **Gelb** symbolisiert die Nadelstärke 20 G (0,9 mm), **Grün** die Nadelstärke 21 G (0,8 mm).

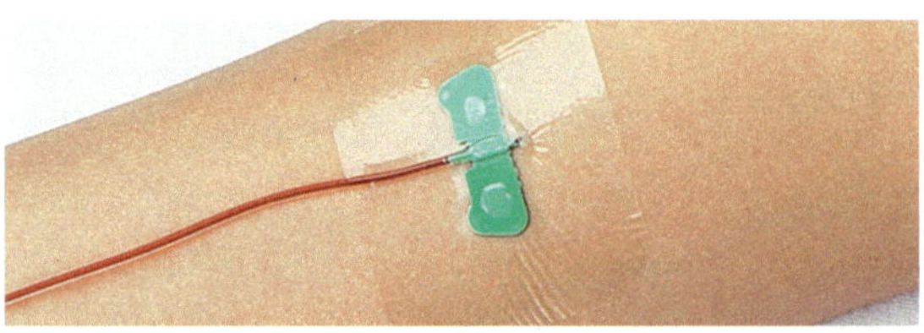

[3] Butterflykanüle

Venenverweilkanülen (Braunülen → Abb. 2) können über mehrere Tage in der Vene, zur wiederholten Blutentnahme oder zur Verabreichung von Medikamenten oder Flüssigkeiten liegen bleiben. Sie enthalten in einem Kunststoffröhrchen eine dünne Metallkanüle, die nach der Punktion der Vene entfernt wird. Durch die seitlichen Flügel können Venenverweilkanülen gut fixiert werden.

Butterflykanülen (butterfly engl. = Schmetterling → Abb. 3) tragen ihren Namen auf Grund der zwei Kunststoff-„Flügel“, die an der Nadel befestigt sind und eine leichtere Handhabung ermöglichen. Die Nadel geht in einen Schlauch über, der über einen Adapter mit dem Blutentnahmegefäß verbunden wird. Butterflykanülen werden vor allem für Blutentnahmen bei schwierigen Venenverhältnissen eingesetzt.

Blutröhrchen

In den meisten Einrichtungen werden mittlerweile geschlossene Systeme (z. B. Monovetten®) zur Blutentnahme eingesetzt, mit denen beim Blutabnehmen ein Röhrchenwechsel möglich ist, ohne dass Blut austritt (→ Abb. 1).

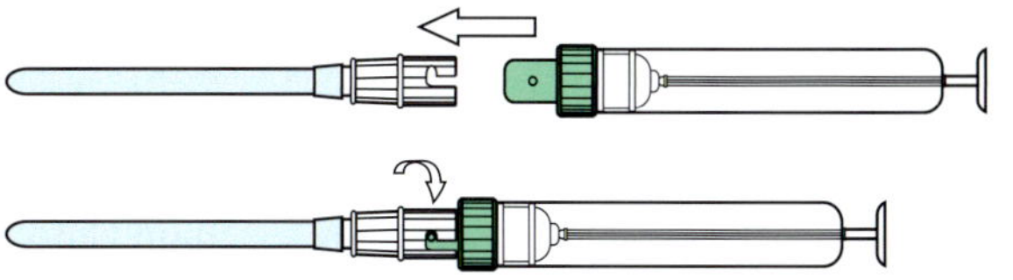

[1] Monovetten mit Kanüle und Stempel

Farbcodierung der Blutentnahmeröhrchen für verschiedene Entnahmesysteme

Probenmaterial	BD-Vacutainer™ Systems	Sarstedt-Monovette®
Serum	rot Röhrchen	weiß
Serum mit Trennhilfe	braun (goldgelb)	braun
EDTA-Blut	violett	rot
Citrat-Blut (1 + 9, für Gerinnung)	hellblau	grün
Citrat-Blut (1 + 4, für BSG)	schwarz	violett
Heparin-Blut (Na-/NH4)	grün	blau
Heparin-Blut (Lithium)	grün (durchsichtig)	orange
Fluorid (NaF, evtl. + Oxalat)	grau	gelb

Durchführung der Blutentnahme

- Der Patient wird aufgefordert, sich zu setzen oder hinzulegen.
- Die Blutentnahme sollte vorzugsweise aus einer Vene in der Ellenbeuge, ansonsten aus einer Vene am Unterarm oder Handrücken erfolgen. Vor der Blutentnahme werden beide Arme auf ihre Venenverhältnisse inspiziert.
- Da Blut ein potenziell infektiöses Material ist, trägt der Untersucher Handschuhe bei der Blutentnahme.
- Der am besten geeignete Arm wird gestreckt und der Stauschlauch in Höhe des Oberarms umgelegt und soweit zugezogen, dass der venöse Abfluss aus dem Unterarm gestaut wird, der arterielle Zufluss aber erhalten bleibt. Wenn die Venenpunktion nicht umgehend erfolgt, muss der Stau zwischenzeitlich gelockert werden. Die Punktionsstelle sollte sich unterhalb des Niveaus des rechten Herzvorhofs befinden.
- Bei schlechten Venenverhältnissen wird der Patient aufgefordert, die Hand mehrmals kräftig zur Faust zu schließen („pumpen“). Leichtes Beklopfen der Vene fördert die lokale Durchblutung und lässt die Vene deutlicher hervortreten. In besonders schwierigen Fällen können warme Wickel eingesetzt werden, die mehrere Minuten um den Arm gelegt werden.
- Es wird geprüft, ob die Blutröhrchen mit dem richtigen Namen des Patienten beschriftet sind.
- Die Blutentnahmestelle wird mit einem Desinfektionsmittel besprüht, das 30–60 Sekunden (je nach Herstellerangabe) einwirken sollte.
- Die Kanüle wird mit dem Schliff nach oben in einem Winkel von ca. 30 Grad in die Vene eingeführt. Bei Verwendung der üblichen Systeme fließt bei richtiger Kanülenlage Blut in das transparente Kanülenende.
- Der Monovettenstempel wird langsam und kontinuierlich gezogen, bis das Blutröhrchen ausreichend gefüllt ist.
- Dann wird der Stauschlauch gelockert, ein Tupfer sehr sanft auf die Einstichstelle gedrückt und die Kanüle herausgezogen.
- Die benutzte Kanüle wird sofort im Abwurfbehälter entsorgt.
- Die Einstichstelle wird mit einem Pflaster versorgt. Der Patient wird aufgefordert bzw. dabei unterstützt, die Punktionsstelle noch ca. 5 Minuten zu komprimieren (nicht im Ellenbogengelenk beugen, hierdurch wird die Hämatombildung eher gefördert).

rechter Herzvorhof
1 S. 141

1.1.2 Blutuntersuchung

Blutuntersuchungen
1 S. 110

Mit einer Blutprobe können unterschiedliche Laborwerte bestimmt werden. Mit EDTA versetztes **Vollblut** benötigt man für die Untersuchung der Blutzellen. Je nach Fragestellung wird im Labor aus der entnommen Blutprobe **Plasma** (Blut ohne Zellbestandteile) oder **Serum** (Plasma ohne die Gerinnungssubstanz Fibrinogen) gewonnen. Serum ist eine Flüssigkeit, die auf Grund der fehlenden Gerinnungsfaktoren auch nach längerem Stehen nicht gerinnt. Die mitgeteilten Blutwerte müssen daher immer mit dem Referenzbereich des Labors verglichen werden.

Blutbild	Das routinemäßige Blutbild gibt Auskunft über die zellulären Bestandteile des Blutes (Erythrozyten, Leukozyten und Thrombozyten) sowie die **Hämoglobinkonzentration** (Hb), den Anteil der zellulären Bestandteile am Blutvolumen (Hk = **Hämatokrit**), den durchschnittlichen Hämoglobingehalt sowie das mittlere Volumen der Erythrozyten (**MCH** und **MCV**). Im **Differentialblutbild** werden zusätzlich die Leukozyten in Granulozyten, Monozyten und Lymphozyten unterschieden.
Blutgerinnung	Zu den routinemäßig erhobenen Gerinnungsparametern gehört neben den Thrombozyten die Bestimmung der Prothrombinzeit (**Quick**- oder **INR**-Wert) und der partiellen Thromboplastinzeit (**PTT**). Die Blutkörperchen-Senkungsgeschwindigkeit (**BKS** oder **BSG**) ist ein unspezifischer Suchtest, der z. B. bei Entzündungen erhöhte Werte aufweist. Hierfür wird das Blut mit Natriumcitrat ungerinnbar gemacht und in ein skaliertes Messröhrchen gefüll und die Sedimentierung des Blutes in mm/Stunde abgelesen.
Chemische Blutuntersuchungen	Hierzu gehören Bestimmungen der **Blutsalze** (Natrium, Kalium, Chlorid, Calcium, Phosphat), der **Blutfette** (z. B. Cholesterin und Triglyceride), der **Nierenretentionswerte** (Kreatinin und Harnstoff) und der großen Gruppe der Enzyme. Wichtige Enzymgruppen sind die **Herzenzyme** (CK, GOT, LDH, Troponin), die **Leberenzyme** (GOT, GPT, Gamma-GT, AP) und die **Bauchspeicheldrüsenenzyme** Lipase und Alpha-Amylase. Ein wichtiger Laborparameter bei entzündlichen Erkrankungen ist das C-reaktive Protein (CRP), das als sog. Akut-Phase-Protein bei akuten bakteriellen Infektionen innerhalb weniger Stunden seine Konzentration im Blut vervielfacht.
Blutgasanalyse (BGA)	Hier wird der Gehalt an Sauerstoff und Kohlendioxid, die Sauerstoffsättigung sowie Parameter des Säure-Basen-Status (pH, Bikarbonat) bestimmt. Dafür wird arteriell gewonnenes oder kapilläres Blut benötigt.

1.2 Wundabstrich

Ein Abstrich dient der Entnahme von Körpermaterial aus Schleimhäuten oder Wunden. Die Entnahme erfolgt meist mit sterilen Stofftupfern oder Watteträgern. Abstriche dienen in der Regel zwei unterschiedlichen Fragestellungen:

Wundinfektion
1 S. 479

- Mikrobiologische Abstriche werden bei Verdacht auf eine Keimbesiedlung von Wunden als Wundabstrich durchgeführt. Hinweise auf eine Wundinfektion können nässende, übelriechende oder nicht heilende Wunden sein.
- Schleimhautabstriche bei Infektionsverdacht werden häufig vom Nasen-Rachenraum, den Augen oder der Harnröhre entnommen.
- Zytologischer Abstrich: Dieser Abstrich dient der Zelluntersuchung zum Ausschluss eines pathologischen Prozesses, z. B. der gynäkologische Portioabstrich zum Ausschluss eines Zervixkarzinoms.

Portio
Teil des Gebärmutterhalses, der in die Vagina reicht
Zervix
Gebärmutterhals

Pflegerische Mitwirkung beim Abstrich

Die Durchführung eines Abstrichs ist eine ärztliche Aufgabe, die nur in Einzelfällen an die Pflegefachkraft delegiert werden kann. Die Pflegefachkraft unterstützt den Arzt, indem sie das Abstrichmedium steril anreicht, das Abstrichmaterial anschließend in das Probengefäß umfüllt und die Versendung veranlasst.

Harnblasenkatheterismus 1.3

Das Katheterisieren einer Harnblase bedeutet, dass durch das Einführen eines Schlauches der Urin künstlich aus der Harnblase abgeleitet wird. Einen Katheter zu legen ist normalerweise die Aufgabe des Arztes. Er kann diese Tätigkeit aber an das Pflegefachpersonal delegieren (→ Delegation ärztlicher Tätigkeiten, S. 211 ff.). Soll ein Pflegebedürftiger einen Blasenkatheter erhalten, muss sowohl eine ärztliche Anordnung als auch die Einwilligung des Betroffenen vorliegen.

ableitende Harnwege
1 S. 169 f.

Katheter
griech. = Sonde

Harnblasenkatheter dürfen nur nach strenger Indikation gelegt werden. Dabei wird zwischen diagnostischen und therapeutischen Indikationen unterschieden:

Diagnostische Indikationen:
- zur Restharnbestimmung (→ Restharn 1 S. 297)
- zur Flüssigkeitsbilanzierung
- zur Gewinnung von sterilem Urin für bakteriologische Untersuchungen

Therapeutische Indikationen:
- bei Blasenentleerungsstörungen (Miktionsstörungen)
- bei Patienten mit neurogenen Blasenfunktionsstörungen
- bei komatösen Patienten
- bei Prostatavergrößerung, Blasenkarzinom
- zur Blasenspülung oder Blaseninstillation
- palliativ (nur unter Vorbehalt) bei bestimmten Inkontinenzformen (→ Urininkontinenz 1 S. 285)

Miktionsstörung
1 S. 571

neurogen
von den Nerven ausgehend

Blasenspülung
2 S. 75
Pflege bei Erkrankungen der Harn- und Geschlechtsorgane
1 S. 550 ff.

Komplikationen
Normalerweise ist die Blase ein steriles Hohlorgan. Das bedeutet, dass keine körperfremden oder körpereigenen Bakterien in der Blase siedeln. Damit keine Krankheitskeime in die Blase gelangen, ist der Körper mit einer Reihe von Abwehrmechanismen ausgestattet:
- Der Schließmuskel der Blase stellt eine mechanische Barriere dar.
- In der Harnröhre befinden sich Schutzkeime, die die Gefahr einer aufsteigenden (*retrograden*) Infektion herabsetzen.
- Das Eindringen von Keimen wird verhindert, indem diese beim Wasserlassen wieder aus den Harnwegen hinausgeschwemmt werden.

Eine Inkontinenz ist grundsätzlich kein Grund für das Legen eines Harnblasenkatheters! Eher präventiv betrachtete Kontraindikationen wie bereits bestehende und erkannte Strikturen der Harnröhre und urogenitale Entzündungen müssen berücksichtigt werden.

Wird ein Katheter in die Blase eingeführt, besteht immer die Gefahr, dass Keime am Katheter entlang in die Blase wandern. Es gibt dabei unterschiedliche Wege, auf denen die Keime in den Harnweg bis hin zur Blase gelangen können:
- beim Legen des Katheters durch das Vorschieben des Schlauches,
- durch ein Hochwandern an der Katheteroberfläche im Raum zwischen Harnröhre und Katheter,
- durch das Innere des Katheterschlauches.

urogenital
betrifft die Harn- und Geschlechtsorgane

Von großer Wichtigkeit ist es daher, dass Pflegefachkräfte die Grundregeln der Hygiene sowohl beim Legen eines Katheters als auch bei der Katheterpflege beachten. Es sollte immer abgewogen werden, ob der Nutzen des Katheters für den Pflegebedürftigen größer ist als die Gefahr einer Harnblaseninfektion. Deshalb sollten transurethrale Dauerkatheter so früh wie möglich wieder entfernt werden und es ist immer zu überlegen, ob eine suprapubische Harnableitung nicht die sinnvollere Alternative darstellt. Das Infektionsrisiko ist bei dieser Form der Harnableitung niedriger.

Katheterpflege
2 S. 82
transurethrale Dauerkatheter
2 S. 76
suprapubische Harnableitung
2 S. 84

Harnwegsinfektion
1 S. 555

online

www.rki.de
Auf der Seite des Robert-Koch-Instituts finden Sie Empfehlungen zur Prävention und Kontrolle katheterassoziierter Harnwegsinfektionen

Neben der Harnwegsinfektion (*Zystitis*) gibt es eine Reihe weiterer Komplikationen im Zusammenhang mit einem Harnblasenkatheter:

- Verletzung der Harnröhre auf Grund eines zu großen Katheters mit der möglichen Folge einer Harnröhrenverengung (*Harnröhrenstriktur*) und eines Harnrückstaus (*Harnreflux*)
- Durchstechen (*Perforation*) der Harnröhre beim Mann, wenn der Katheter nicht der Biegung folgend in die Harnröhre eintritt, sondern geradeaus weitergeschoben wird (→ S. 79, Abb. 16). Dies kann auch passieren, wo die Harnröhre im Bereich der Vorsteherdrüse (*Prostata*) verläuft, insbesondere bei einer vergrößerten Prostata.
- Gefahr einer Nebenhodenentzündung beim Mann infolge von Sekretstau und Infektion über die Samenleiter. (Therapie: Hochlagerung der Hoden durch Unterlegen von Kissen oder Verbandsmaterial – ein so genanntes „Hodenbänkchen" – sowie Salbenumschläge auf ärztliche Anordnung)
- Verstopfung des Katheters durch Koagel oder Harnsalze bei zu kleinem Katheter mit der Folge eines Harnrückstaus

Koagel
Blutgerinnsel

1.3.1 Katheterarten

suprapubisch
supra lat. = oberhalb
Os pubis lat.
= Schambein

Es gibt unterschiedliche Katheterarten. Je nach Situation gilt es, den richtigen Katheter auszuwählen. Man unterscheidet nach der Art der Kathetereinführung in transurethrale oder suprapubische Harnblasenkatheter. Wird der Katheter über die Harnröhre (Urethra) in die Harnblase geschoben, spricht man von einem transurethralen Harnblasenkatheter. Als suprapubische Katheterisierung wird das operative Einbringen eines Katheters oberhalb des Schambeins durch die Bauchdecke in die Harnblase bezeichnet.

Querschnittslähmungen
1 S. 570
Multiple Sklerose
1 S. 589

Transurethrale Harnblasenkatheter

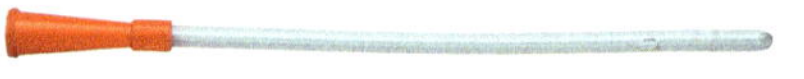
[1] Einlumige Katheter für die Einmalkatheterisierung

Einmalkatheter (EK) werden zum einen zur sterilen Gewinnung von Urin für diagnostische Zwecke benutzt. Eine andere wichtige Indikation sind neuronale Blasenfunktionsstörungen wie z. B. bei Querschnittslähmungen oder Multipler Sklerose. Der Patient katheterisiert sich entweder selbst oder wird von einer Pflegefachkraft 5–6 mal pro Tag katheterisiert. Dabei sollten nicht mehr als 500 ml Urin abgelassen werden, da sonst die Gefahr besteht, dass die Blase kollabiert. Diese Form wird intermittierender Einmalkatheterismus genannt. Es stehen dafür spezielle Komplettsysteme zur Verfügung. Der durchsichtige und einlumige Katheter aus PVC (Polyvinylchlorid) ist mit einer speziellen Schicht ummantelt, um den Katheter möglichst reibungslos in die Harnröhre einzuführen.

Lumen
lat. = Licht;
im medizinischen Sinne der innere Durchmesser eines röhrenförmigen Hohlraums

Aqua destillata
destilliertes Wasser

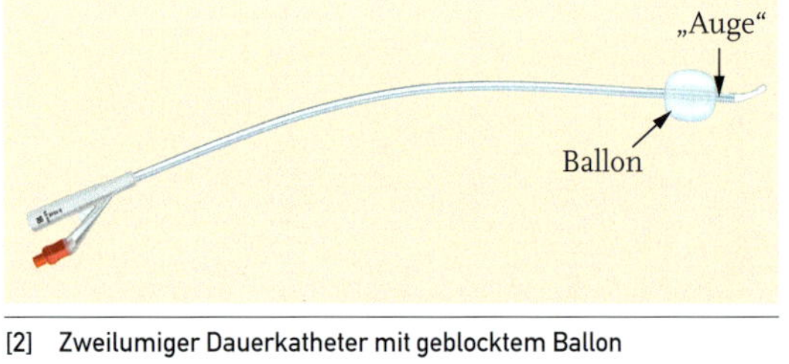

[2] Zweilumiger Dauerkatheter mit geblocktem Ballon

Dauerkatheter (DK) werden verwendet, wenn ein Katheter über mehrere Tage bis Wochen liegen bleiben soll, wie z. B. zur Flüssigkeitsbilanzierung oder nach großen operativen Eingriffen. Diese Blasenverweilkatheter dienen der kontinuierlichen Urinableitung. Sie sind zweilumig, d. h., sie haben zwei Kanäle: einen Auslasskanal und einen Kanal zum Blocken eines kleinen Ballons. Der unterhalb der „Augen" gelegene Ballon wird mit Aqua destillata gefüllt, um den Katheter in der Blase (vor dem Harnblasenhals) zu fixieren (→ Abb. 2). Bei längeren Liegezeiten ist ein Katheter aus Silikon gegenüber einem aus Latex vorzuziehen, da Silikon wärme- und wasserbeständiger ist. Spezielle Beschichtungen können den Katheter gleitfähiger machen.

Blasenverweilkatheter sollten nicht routinemäßig in festen Intervallen gewechselt werden, sondern bei Bedarf nach individuellen Gesichtspunkten (z. B. Verkrustungen, Verschmutzung). In der Regel wird der Latexkatheter nach 5 – 7 Tagen gewechselt, der Silikonkatheter kann bis zu sechs Wochen liegen bleiben.

Spezielle **Spülkatheter** (→ Abb. 1) werden nach urologischen Operationen eingesetzt. Spülungen und Blaseninstillationen dienen der Therapie und gehören zum ärztlichen Aufgabenbereich. Sie sind nicht zur Infektionsprophylaxe geeignet.

Spülkatheter sind dreilumig. Sie besitzen einen Einlasskanal (zum Spülen), einen Auslass- und einen Ballonkanal.

Blaseninstillationen
Einführung eines Medikaments in die Blase, z. B. mit einem Faltbalg-Applikator

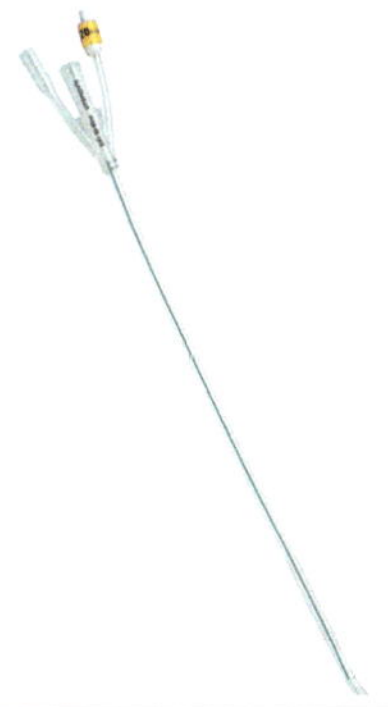

[1] Spülkatheter

Dauerkatheter haben unterschiedlich geformte **Katheterspitzen** (→ Abb. 2–4).

Nélatonkatheter (→ Abb. 3) haben eine weiche Spitze und verlaufen gerade. Sie eignen sich sowohl für die Katheterisierung von Frauen und Männern als auch für Kinder. Für Männer können außerdem Tiemannkatheter (→ Abb. 2) verwendet werden. Die gebogene harte Spitze soll das Einführen des Katheters an der physiologischen Krümmung der männlichen Harnröhre erleichtern. Mercierkatheter (→ Abb. 4) haben eine gebogene und sich nach vorn verjüngende Spitze und werden als Spezialkatheter, z. B. bei Prostatavergrößerungen, eingesetzt.

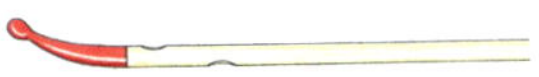

[2] Tiemannkatheter

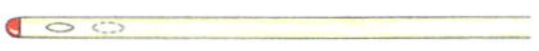

[3] Nelatonkatheter

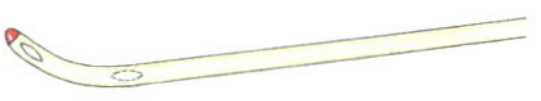

[4] Mercierkatheter

Die Katheterweite (der äußere Durchmesser) wird in der Maßeinheit **Charrière** angegeben. Sie richtet sich nach der Harnröhrenöffnung. Ein Charrière (Charr, nach französischem Instrumentenhersteller benannt) entspricht einem äußeren Durchmesser von 1/3 mm. Ein Katheter der Größe 18 Charr hat demnach einen äußeren Durchmesser von 6 mm. Übliche Größen für Harnblasenkatheter sind 12, 14, 16, 18, 20, 22 oder 24 Charr.

Anstelle von Charrière wird auch die wertgleiche Einheit French (F) verwendet. 1 Charrière entspricht 1 French (F).

Richtwerte der Katheterweite:
→ bei der Frau: ca. 12 bis 14 Ch
→ bei dem Mann: ca. 16 bis 18 Ch
(1 S. 409)

Urinauffangbeutel (Urindrainagesystem) 1.3.2

Um den Urin bei liegendem Katheter aufzufangen und zu sammeln, gibt es verschiedene Urindrainagesysteme. Zur Einmalkatheterisierung gibt es **Einmalbeutel** (ohne Ablassventil). Für Dauerkatheter ist es wichtig, dass der Weg zwischen Harnblase und Beutelauslass nicht unterbrochen wird (**geschlossenes Urinablaufsystem**). Es soll das Eindringen von Krankheitserregern verhindern. Unterschieden wird zwischen Bein- und Bettbeuteln.

Beinbeutel

Die steril verpackten Beinbeutel (→ Abb. 5) gibt es in verschiedenen Ausführungen. Werden sie über einen längeren Zeitraum getragen, empfiehlt es sich, Beutel mit einer speziellen Fließbeschichtung zu verwenden. Dies erhöht den Tragekomfort. Beinbeutel gibt es in verschiedenen Größen, damit sie der Körpergröße der Pflegebedürftigen angepasst werden können. Für Rollstuhlfahrer sind Beinbeutel erhältlich, die der Anatomie des Körpers beim Sitzen gerecht werden.

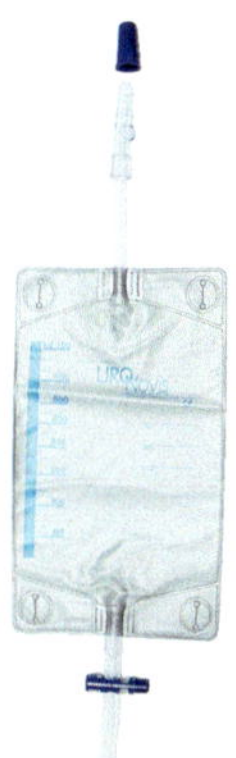

[5] Beinbeutel

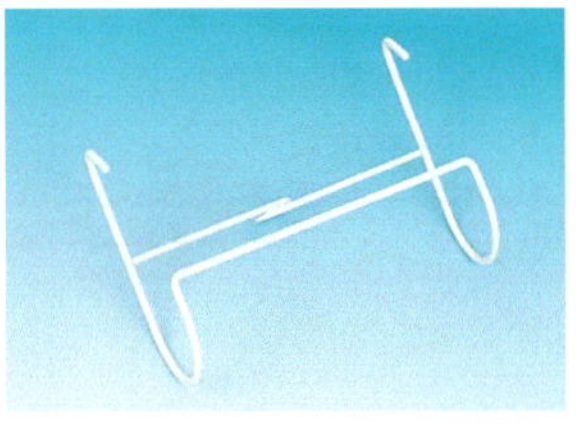

[1] Urinbeutelhalterung

Normalerweise sind Beinbeutel bis zu 3 Tagen verwendbar, es gibt aber auch spezielle Beutel, die bis zu sieben Tagen nicht gewechselt werden müssen. Um den Beinbeutel am Ober- oder Unterschenkel zu befestigen, können zum einen elastische Haltebänder benutzt werden. Diese werden am oberen und unteren Rand des Beutels angebracht. Um den Beutel am Bein zu befestigen, werden die breiten Gummibänder dann um das Bein geschlungen und die Knöpfe oder der Klettverschluss geschlossen. Zum anderen gibt es Haltetaschen aus flexiblem Material. Der Urinbeutel wird in die Tasche eingelegt, die häufig mit einem Hüftband versehen ist, um ein unbeabsichtigtes Verrutschen zu verhindern. Da Beinbeutel keine Aufhängevorrichtung zur Fixierung am Bett haben, gibt es spezielle Urinbeutelhalterungen (→ Abb. 1).

Hartnäckige Verschmutzungen (Inkrustrationen) an der Harnröhrenöffnung können mit einem mit 3 %igem Wasserstoffperoxidlösung getränktem Tupfer schonend gereinigt werden.

Bettbeutel

Urinbettbeutel (→ Abb. 2) haben normalerweise ein Fassungsvolumen von 2000 ml. Sie sollten mit einer Tropfenkammer und einem zusätzlichen Rückschlagventil ausgestattet sein, die einen Rückfluss (so genannte Reflux) des Urins in die Harnblase verhindern. Dadurch verringert sich das Risiko einer Blaseninfektion. Mit der speziellen Aufhängevorrichtung kann der Beutel am Bett oder Rollstuhl fixiert werden. Urinbettbeutel können bis zu 14 Tagen ohne Wechsel verwendet werden.

1.3.3 Legen eines transurethralen Katheters

Vorbereitung

Das oberste Gebot beim Legen eines Blasenkatheters ist die Hygiene. Deswegen führt die Pflegefachkraft zuerst eine hygienische Händedesinfektion durch, bevor sie alle benötigten Utensilien für den Katheterismus zusammenstellt.

hygienische Händedesinfektion
1 S. 228 ff.

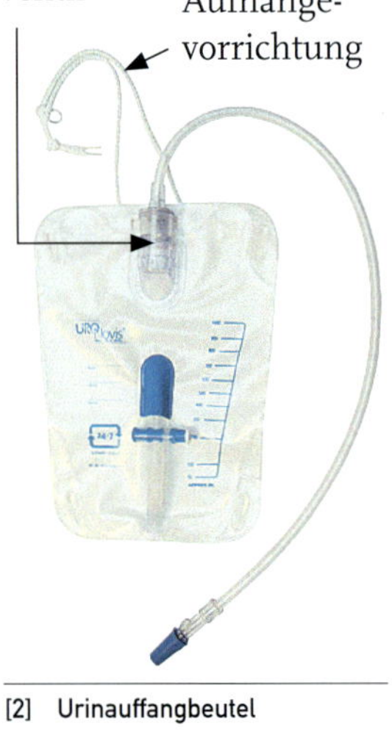

[2] Urinauffangbeutel

Benötigte Materialien für das Legen eines transurethralen Katheters:

- Waschutensilien zur Intimpflege
- Händedesinfektionsmittel zur hygienischen Händedesinfektion
- Schleimhautdesinfektionsmittel (Octenisept-Lösung® oder PVP-Jod-Lösung®)
- unsterile Handschuhe (z. B. zum Entfernen des alten Katheters)
- zwei Katheter zur Sicherheit, falls einer davon unsteril wird. Die Katheter haben i. d. R. eine äußere Verpackung und sind zusätzlich in der Verpackung noch mit einer Folie (innere Verpackung) umhüllt, die perforierte Öffnungen hat.
- Abwurfbeutel
- evtl. Pflaster
- Katheterset mit folgendem Inhalt (→ Abb. 3):
  - sterile Handschuhe
  - Schale mit sterilen Pflaumentupfern oder sterilen Kompressen
  - (zwei) sterile Pinzette(n): eine zum Desinfizieren und evtl. eine weitere zum Katheterlegen
  - steriles Lochtuch
  - steriler Bettschutz
  - eine sterile Schale
- Gleitmittel (Instillagel®, Cathejell®), enthält Harnröhren-Anästhetikum
- zusätzliche Materialien für einen Dauerkatheter zum Auffüllen des Ballons:
  - 10-ml-Spritze mit Kanüle
  - 10 ml Aqua destillata oder 8 – 10 %ige Glycerin-Wasserlösung (Vorteil der Glycerin-Wasserlösung: Sie dichtet den Katheterballon von innen ab und beugt so einer spontanen Entblockung vor.)

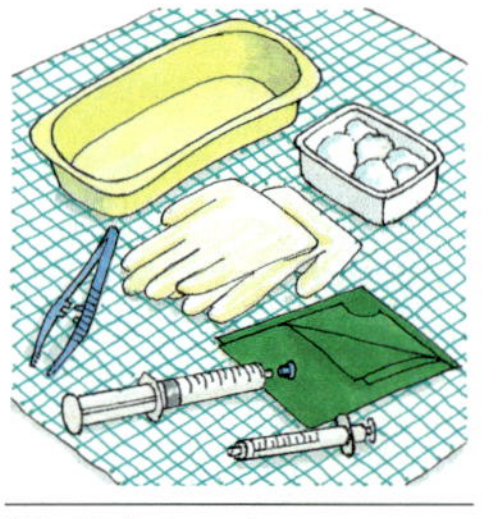

[3] Katheterset

Die Materialien werden auf einer sauberen und desinfizierten Arbeitsfläche abgelegt. Dann informiert die Pflegefachkraft den Pflegebedürftigen über den Grund und die Vorgehensweise des Katheterisierens. Wichtig dabei ist, dass sie einfühlsam mit dem Patienten umgeht, denn das Legen eines Katheters bedeutet immer auch ein massives Eindringen in die Intimsphäre des Patienten. Findet das Legen eines Katheters in einem Mehrbettzimmer statt, stellt die Pflegefachkraft entweder einen Sichtschutz auf oder bittet alle anderen Personen, aus dem Raum zu gehen. Aus hygienischen Gründen ist zu Beginn eine sorgfältige Intimpflege erforderlich, die der Patient ggf. im Badezimmer selbst ausführen kann oder die von der Pflegefachkraft durchgeführt wird.

Intimsphäre
1 S. 249

Ein Katheter wird beim liegenden Patienten eingeführt. Dazu wird der Patient flach auf den Rücken mit leicht erhöhtem Becken gelagert. Wichtig dabei ist, dass der Patient so entspannt wie möglich liegt, damit er sich nicht verkrampft. Dies würde das Legen des Katheters erschweren. Bei der Frau kann zur besseren Einsicht ein Kissen unter das Becken gelegt werden. Außerdem hat die Frau die Beine mit angewinkelten Knien aufgestellt und abgespreizt.

Nach Möglichkeit führen zwei Pflegefachkräfte das Katheterisieren durch, um das Verletzungs- und Infektionsrisiko so gering wie möglich zu halten. Die Zweithelferin assistiert, indem sie den Patienten bei der Intimtoilette und bei der Lagerung unterstützt. Außerdem reicht sie beim Legen des Katheters die Materialien steril an.

Alle benötigten Utensilien sollen sorgfältig vorbereitet und in Reichweite platziert sein. Dabei wird streng in sterile und unsterile Arbeitsfläche unterschieden, um zügig und hygienisch einwandfrei arbeiten zu können. Wichtig ist außerdem, dass die Pflegefachkraft sich auf der richtigen Seite des Patienten befindet, damit sie hygienisch arbeiten kann. Rechtshänder stehen auf der rechten Seite des Patienten, Linkshänder entsprechend auf der linken Seite.

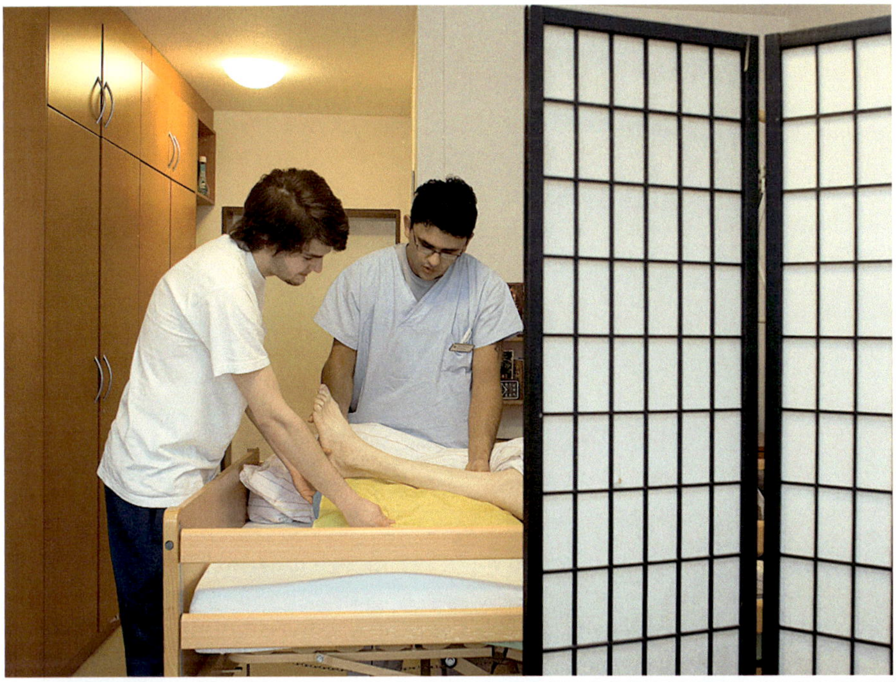

[1] Beim Legen eines Blasenkatheters ist es wichtig, die Intimsphäre eines Bewohners z. B. durch einen Sichtschutz zu wahren. Es ist günstig, sowohl Vorbereitung, als auch Durchführung und Nachbereitung durch zwei Pflegefachkräfte vorzunehmen.

Durchführung

Durchführung bei der Frau und beim Mann

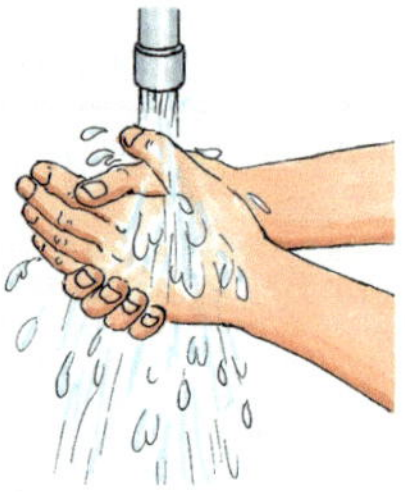

[1]

Die Pflegefachkraft wäscht und desinfiziert sich die Hände (→ Abb. 1).

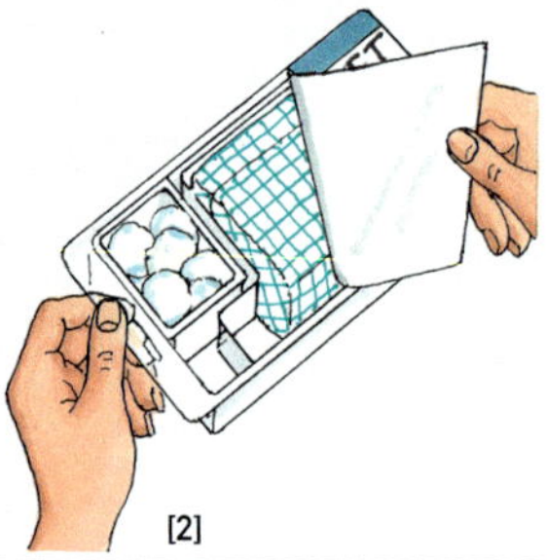

[2]

Die Pflegefachkraft öffnet das Katheterset (→ Abb. 2) und schafft sich patientennah eine sterile Arbeitsfläche (→ Abb. 3) aus der Umverpackung des Sets (die Umverpackung nur Außen anfassen, damit das Innere steril bleibt). Bei ruhigen Patientinnen kann sich die sterile Arbeitsfläche zwischen den Unterschenkeln der Patientin befinden, bei unruhigen Patientinnen ist es sicherer, das sterile Arbeitsfeld auf einem separaten Tisch zu platzieren.

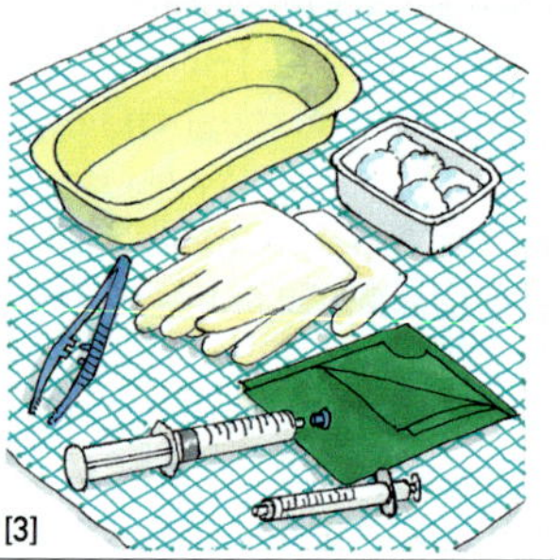

[3]

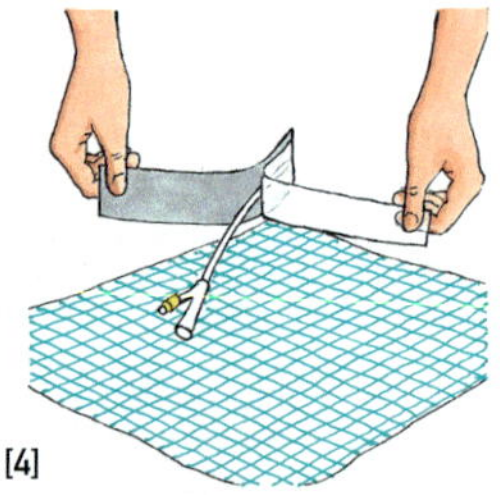

[4]

Die Pflegefachkraft öffnet den Katheter und wirft ihn auf der sterilen Arbeitsfläche ab (→ Abb. 4), indem die obere Perforation abgerissen wird und der Katheter aus der inneren Verpackung herausgleitet. Der Katheter kann aber auch zunächst in der inneren (perforierten) Verpackungsfolie belassen und auf das sterile Feld abgeworfen werden.

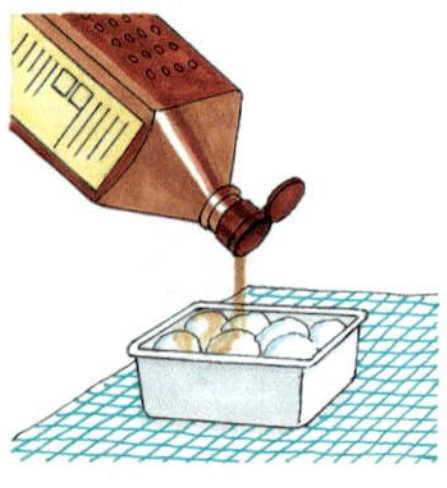

[5]

Die Pflaumentupfer werden mit der Schleimhautdesinfektionslösung getränkt (→ Abb. 5), danach desinfiziert sich die Pflegefachkraft erneut die Hände.

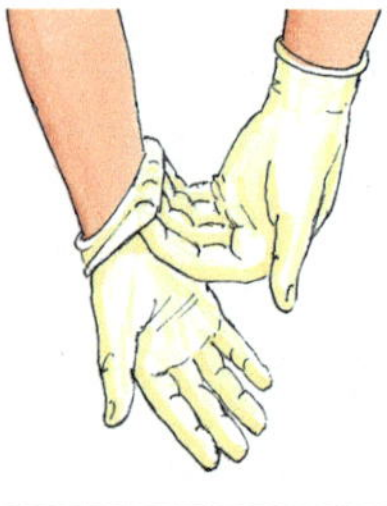

[6]

Die Pflegefachkraft zieht sich die sterilen Handschuhe über (→ Abb. 6).

Die Pflegefachkraft schiebt bei der Frau zuerst das wasserdichte Tuch unter das Becken (→ Abb. 7a). Sie legt im Anschluss bei Mann und Frau das Lochtuch so hin, dass die Harnröhre sichtbar ist (→ Abb. 7b).

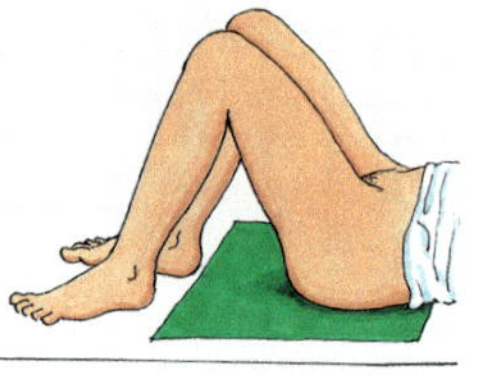

[7a]

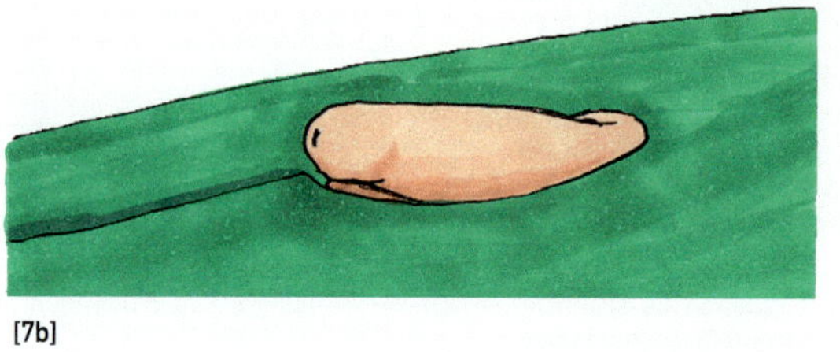

[7b]

Durchführung bei der Frau

Die Pflegefachkraft desinfiziert die Vulva folgendermaßen (Wischrichtung immer von oben nach unten, Richtung Anus):

- mit jeweils einem Tupfer die äußeren Schamlippen (→ Abb. 8)
- mit jeweils einem Tupfer die kleinen Schamlippen (→ Abb. 9)
- mit einem Tupfer die Harnröhrenöffnung (→ Abb. 10)
- ein Tupfer wird vor der Vagina platziert (→ Abb. 11)

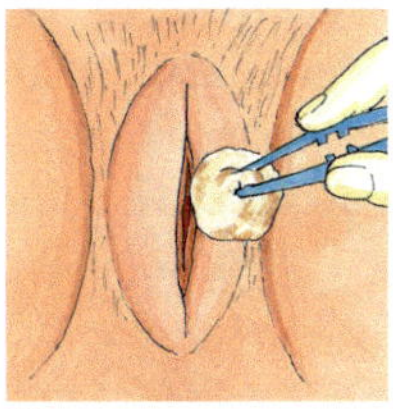
[8]

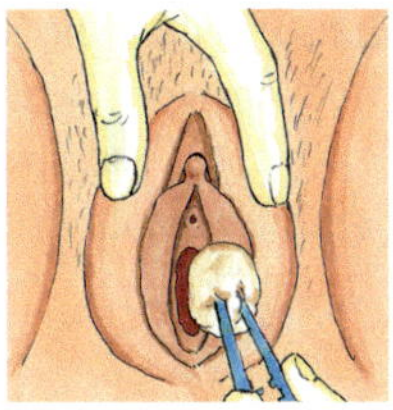
[9]

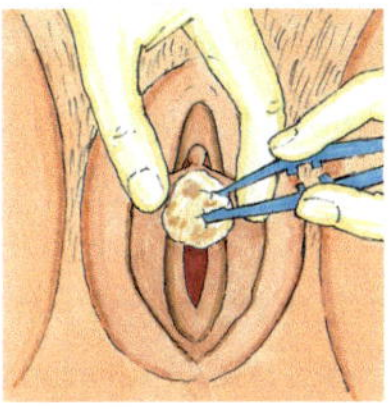
[10]

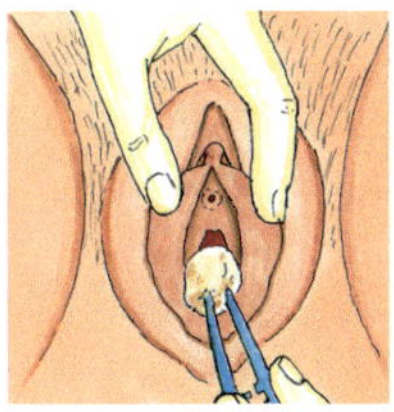
[11]

Durchführung beim Mann

Die Pflegefachkraft desinfiziert den Penis folgendermaßen, nachdem sie die Vorhaut zurückgeschoben und den Penis mit Hilfe einer Kompresse angehoben hat:

- mit einem Tupfer die Harnröhrenöffnung (→ Abb. 13)
- mit jeweils einem Tupfer von der Harnröhrenöffnung beginnend sternförmig entlang der Eichel (insgesamt vier Tupfer)
- mit einem Tupfer zum Schluss nochmals die Harnröhrenöffnung

Im Anschluss daran wird das Gleitmittel in die Harnröhre eingebracht (→ Abb. 14) und der Penis auf einer sterilen Kompresse abgelegt, bis die betäubende Wirkung eingesetzt hat (→ Abb. 15).

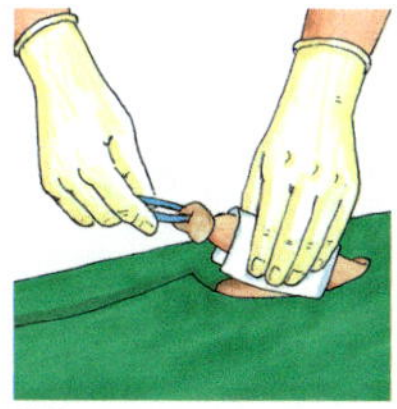
[13]

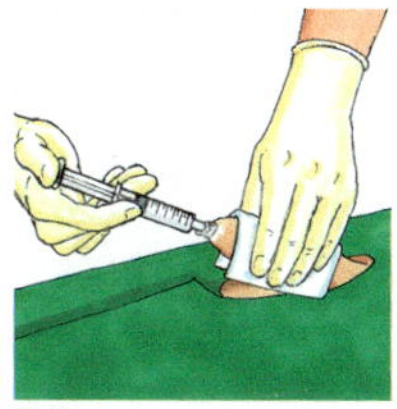
[14]

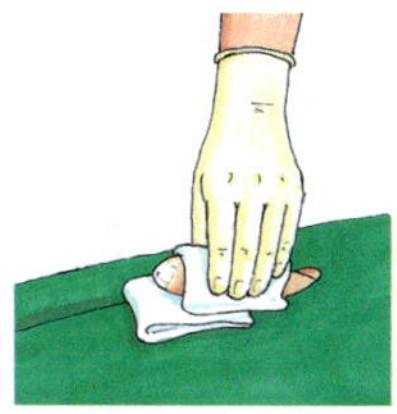
[15]

Der Katheter wird vorsichtig in die Harnröhre eingeführt (→ Abb. 12). Er wird vorgeschoben, bis Urin austritt (ca. 4 cm).

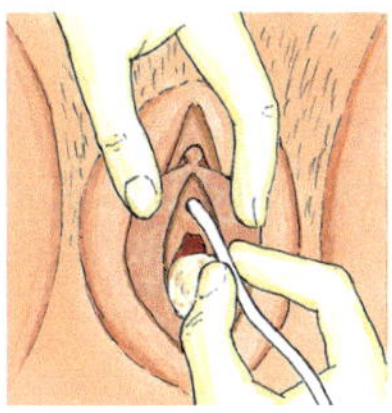
[12]

Der Katheter wird vorsichtig in die Harnröhre eingeführt. Dabei wird der Penis nach oben gehalten (1). Beim Erreichen der Krümmung nach ca. 15 cm wird der Penis nach unten gesenkt (2) und der Katheter vorsichtig weitergeschoben, bis Urin fließt (→ Abb. 16).

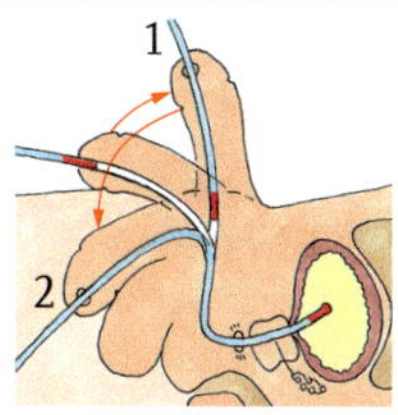

[16]

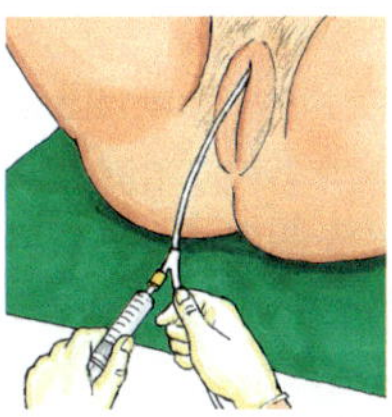
[17]

Beim **Einmalkatheter**: Der Urin wird in einer Auffangschale oder einem Einmalbeutel aufgefangen. Danach wird der Katheter wieder entfernt.

Beim **Dauerkatheter**: Die Pflegefachkraft schiebt den Katheter noch ca. 2 cm vor und blockt ihn über den Ballonkanal mit Hilfe der Spritze und ca. 10 ml Flüssigkeit (→ Abb. 17).
Im Anschluss daran wird der Beutel mit dem Katheter verbunden.

Alle Utensilien werden fachgerecht entsorgt (→ Abb. 18).

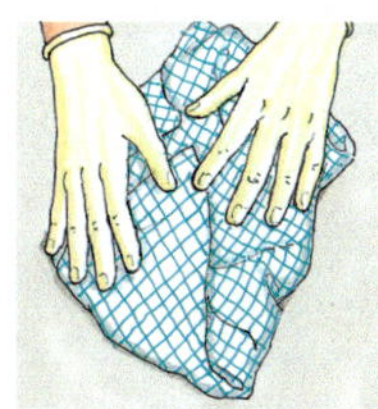
[18]

Hinweise zum hygienischen Arbeiten

Die häufigste Komplikation bei Patienten mit einem Dauerkatheter ist eine Harnwegsinfektion. Die wichtigste Präventionsmaßnahme ist das aseptische Legen eines Katheters. Da es unterschiedliche Möglichkeiten gibt, einen Katheter unter hygienischen Gesichtspunkten zu legen, werden im Folgenden verschiedene Varianten und wichtige Prinzipien vorgestellt:

- Generell ist es sinnvoll, dass der Katheter unter Beteiligung zweier Personen gelegt wird. Dafür ist im Vorfeld eine gute Absprache zwischen den beiden wichtig, um zu klären, welche Aufgaben die Zweithelferin übernehmen soll, damit die Pflegefachkraft, die den Katheter legt, die ganze Zeit über steril arbeitet. Ohne einen Zweithelfer ist es wichtig, dass sich die Pflegefachkraft die sterilen Handschuhe erst dann anzieht, wenn alle unsterilen Vorbereitungen erledigt sind.

- Ab dem Zeitpunkt des Desinfizierens hält die linke Hand den Penis beim Mann kontinuierlich. Wenn zwischenzeitlich losgelassen werden muss, wird der Penis auf einer sterilen Kompresse abgelegt. Auch bei der Frau werden ab diesem Zeitpunkt die Schamlippen kontinuierlich gespreizt gehalten. Es ist immer daran zu denken, dass diese Hand unsteril ist.

- Die Tupfer zum Desinfizieren des Genitals können entweder mit einer Pinzette oder mit einem sterilen Tupfer angefasst werden. Wenn ein steriler Handschuh benutzt wird, ist es wichtig, dass sich die Pflegefachkraft von vornherein zwei Handschuhe übereinanderzieht. Der obere Handschuh wird dann nach dem Desinfizieren vom Zweithelfer vorsichtig ausgezogen.

Um den Katheter in die Harnröhre einzuführen, kann das Greifen des Katheters unterschiedlich erfolgen:

1. Möglichkeit: Der Katheter liegt unverpackt auf dem sterilen Feld und wird mit steriler Pinzette gelegt. Er wird mit der Pinzette ca. 4 bis 6 cm vor dem Katheteranfang gefasst und zwischen dem kleinen Finger und Ringfinger fixiert. Der Katheter liegt in einer Schlaufe über Zeige-, Mittel- und Ringfinger.
2. Möglichkeit: Der Katheter liegt unverpackt auf dem sterilen Feld und wird mit sterilen Einmalhandschuhen gelegt. Er wird zwischen Ringfinger und kleinem Finger ca. 4 bis 6 cm vor dem Katheteranfang gefasst und liegt über Zeige-, Mittel- und Ringfinger in einer Schlaufe .
3. Möglichkeit: Der Katheter liegt mit innerer Verpackung auf dem sterilen Feld und wird mit sterilen Einmalhandschuhen gelegt, um das Urinauffangen in der inneren Hülle zu ermöglichen. Der Katheter wird wie oben beschrieben gefasst, aber beim Legen ist die innere Hülle Stückchen für Stückchen nach unten zu schieben. Beim Hantieren mit dem Sterilgut ist es wichtig, darauf zu achten, dass der Katheter nicht versehentlich die unsterile Umgebung (z. B. den Oberschenkel des Patienten) berührt. Diese Gefahr ist besonders bei langen Kathetertypen (z. B. Tiemannkatheter) gegeben.

Empfehlungen zur Prävention und Kontrolle Katheter-assoziierter Harnwegsinfektionen

Mitteilung der Kommission für Krankenhaushygiene und Infektionsprävention am Robert Koch-Institut

Harnwegsinfektionen zählen mit einem Anteil von 30 bis 40 % zu den häufigsten nosokomialen Infektionen und sind in bis zu 90 % mit einem Katheter, in 10 % mit einem urologischendoskopischen Eingriff ursächlich assoziiert. Jede transurethrale Instrumentation kann eine intrakanalikuläre und durch Urothelverletzungen eine hämatogene oder lymphogene Invasion von Mikroorganismen ermöglichen. In Deutschland erhalten 12,6 % aller Krankenhauspatienten im Verlauf ihres Krankenhausaufenthaltes einen Blasenverweilkatheter. Die tägliche Inzidenz einer neu erworbenen Bakteriurie bei transurethral katheterisierten Patienten liegt zwischen 3 und 10 %, so daß nach 30 Tagen bei der Mehrheit der Patienten eine Bakteriurie nachzuweisen ist. Somit ist der Dauerkatheter einer der bedeutendsten Risikofaktoren einer Urethritis mit der Möglichkeit des Entstehens einer Prostatitis, Epididymitis und Harnröhrenstriktur, sowie einer Zystitis, Pyelonephritis, Bakteriämie und Urosepsis. Letztere ist auch heute noch mit einer hohen Letalität vergesellschaftet. Die Prävention nosokomialer Harnwegsinfektionen ist daher nicht nur von großer individueller, sondern auch sozio-ökonomischer Bedeutung.

Quelle: Bundesgesundheitsblatt – Gesundheitsforschung – Gesundheitsschutz 10 · 99

Das Verbinden des Katheterbeutels mit dem Schlauch kann unterschiedlich erfolgen:

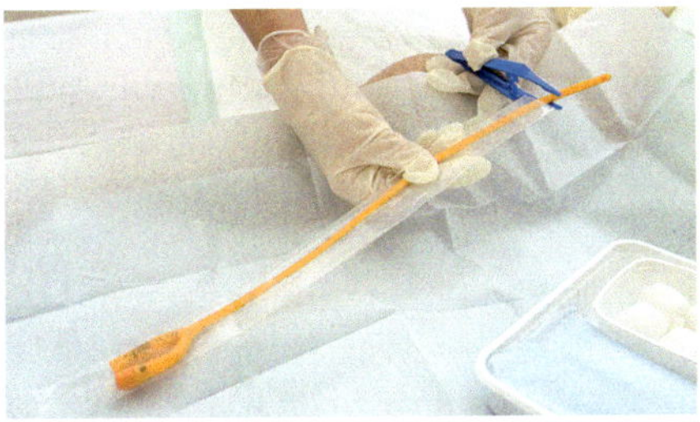

[1] Katheter verbleibt in der inneren Hülle der Verpackung

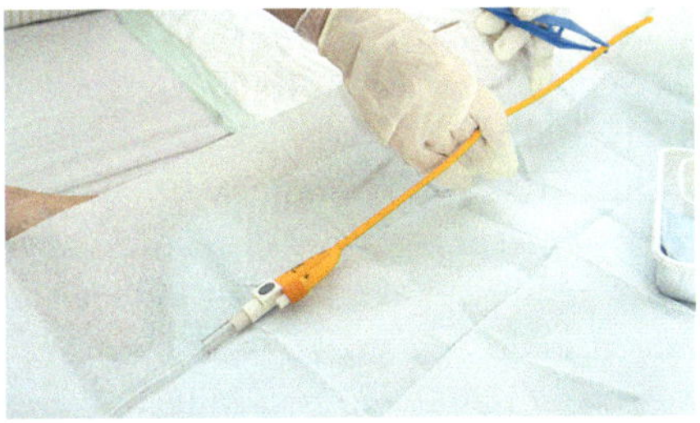

[2] Katheterschlauch und Beutel werden gleich miteinander verbunden

1. Möglichkeit (→ Abb. 1): Wird die innere Hülle der sterilen Verpackung zum Auffangen des Urins benutzt, wird im Anschluss an das Blocken des Katheters der Beutel mit dem Schlauch unter Wahrung der Sterilität verbunden.
2. Möglichkeit (→ Abb. 2): Vor dem Einführen des Katheters in die Harnröhre wird der Beutel unter Wahrung der Sterilität mit dem Schlauch verbunden. Sinnvoll ist es dann, dass der Zweithelfer darauf achtet, dass der Katheter nicht durch Berührung, z. B. des Unterschenkels, unsteril wird. Indem die Zweitkraft am Schlauch des Katheterbeutels anfasst, unterstützt er die Pflegefachkraft beim Einführen des Katheters.

Nachbereitung

Abschließend erfolgen jeweils die Intimpflege sowie das Ankleiden und Lagern des Patienten. Die Pflegefachkraft entsorgt alle Materialien. Wichtig nach dem Versorgen des Pflegebedürftigen ist eine hygienische Händedesinfektion, um eine Keimverschleppung zu vermeiden. In die Dokumentation wird eingetragen, welche Art von Katheter gelegt und mit wie viel Millilitern Flüssigkeit der Ballon geblockt wurde. Auch wird dokumentiert, ob es während des Legens zu Besonderheiten wie z. B. Blutungen oder Verletzungen gekommen ist.

Der Urinauffangbeutel muss immer freihängend ohne Bodenkontakt unter Blasenniveau positioniert sein. Dies verhindert einen Harnrückfluss und verringert die Gefahr einer Harnwegsinfektion (→ Zystitisprophylaxe 1 S. 353 ff.).

Abflussbehinderungen

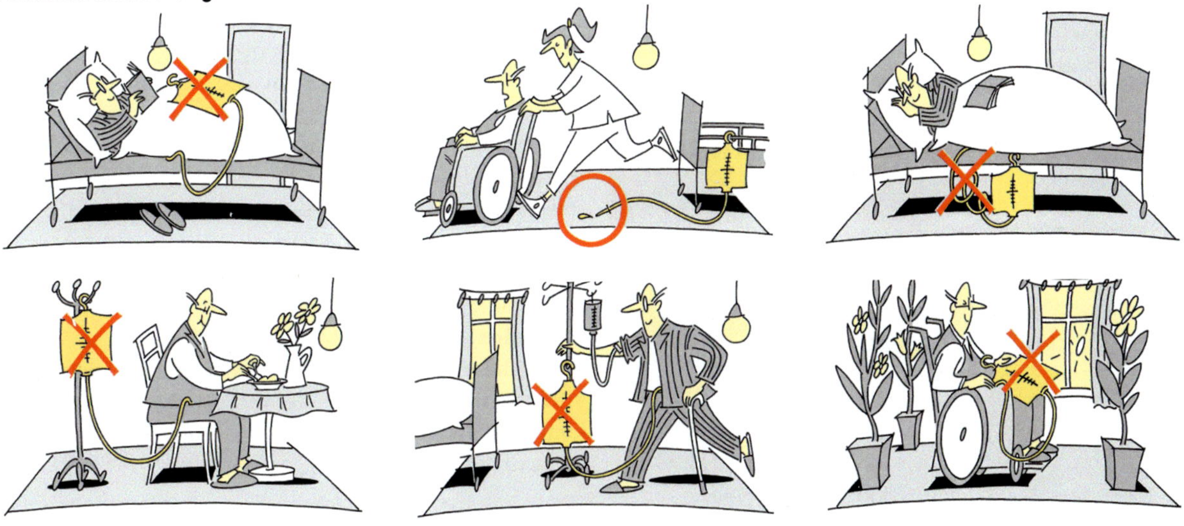

1.3.4 Katheterpflege

Da Keime direkt durch den Sekretspalt zwischen Harnröhrenöffnung und Katheter in die Harnblase gelangen können (retrograde, aufsteigende Harnwegsinfektion), ist es wichtig, dass Träger eines Dauerkatheters sorgfältig auf ihre Intimhygiene achten. Ein- bis zweimal täglich wird eine Intimtoilette mit klarem Wasser oder einer Seifenlauge durchgeführt. Dabei wird der Katheterschlauch vorsichtig gereinigt, ohne dabei einen Zug auf den Schlauch auszuüben. Gerade bei Frauen, aber auch beim Mann ist es wegen der Nähe zwischen Anus und Harnröhre sehr wichtig, dass die Waschrichtung weg von der Harnröhre geschieht. Ist ein Dauerkatheterträger stuhlinkontinent, muss ein verschmutzter Katheterschlauch gründlich und vorsichtig nach jeder Stuhlentleerung mit Wasser oder Seifenlauge gereinigt werden.

Entleeren des geschlossenen Urindrainagesystems

Der Urindrainagebeutel wird regelmäßig entleert. Er darf nie über das Nennvolumen (ca. 2 Liter) hinaus gefüllt sein und der Urin darf nicht mit dem Rückschlagventil in Kontakt kommen. Andernfalls könnte der Beutel platzen. Morgens und abends oder wenn der Beutel zu 2/3 gefüllt ist, wird der Urin durch Öffnen des Ablassventils mit unsterilen Handschuhen in ein Auffanggefäß abgelassen. Dabei darf das Ablassventil nicht mit dem Auffanggefäß (z. B. Steckbecken, Urinflasche) in Berührung kommen. Es ist auf Spritzschutz und auf die Verhinderung des Nachtropfens zu achten (Ablassventil in die Rückstecklasche stecken). Vor und nach der Entleerung wird die Harnablassvorrichtung mit Zellstoff gereinigt und mit einem geeigneten Desinfektionsmittel desinfiziert (Sprüh- und Wischdesinfektion). Dann wird das Ablassventil wieder geschlossen. Die Pflegefachkraft beobachtet den Urin auf Farbe, Geruch und Menge (→ Urinbeobachtung 1 S. 297) und dokumentiert Veränderungen. Im Anschluss daran wird das Auffanggefäß gereinigt und desinfiziert (→ Reinigung, Desinfektion und Sterilisation 1 S. 232).

Wechsel des geschlossenen Urindrainagesystems

Diskonnektion
das Auseinandertrennen des Katheters vom Schlauchsystem des Urinbeutels

Ist eine Diskonnektion des geschlossenen Urindrainagesystems nicht zu vermeiden, wie z. B. beim Wechsel des Urinbeutels, wird die Verbindungsstelle (→ Konnektionsstellen, Abb. 1) zwischen dem Katheter und dem Schlauch des Urinbeutels vorher desinfiziert. Die Pflegefachkraft trägt dafür unsterile Handschuhe und stellt eine Nierenschale unter die Verbindungsstelle, um den Urin aufzufangen. Sie desinfiziert die Verbindungsstelle mit einem geeigneten Desinfektionsmittel (Einwirkzeit beachten!) und entfernt die Schutzkappe des neuen Urindrainagesystems. Dann wird die Verbindung zwischen Katheter und Urinbeutel gelöst und sofort der neue Beutel angeschlossen. Die geschlossene Verbindung wird wieder desinfiziert, das Material sowie der alte Beutel entsorgt und der ausgewechselte Urinauffangbeutel unter Blasenniveau fixiert. Das Wechseldatum wird mit wasserfestem Stift auf den neuen Beutel geschrieben und in die Dokumentationsmappe eingetragen.

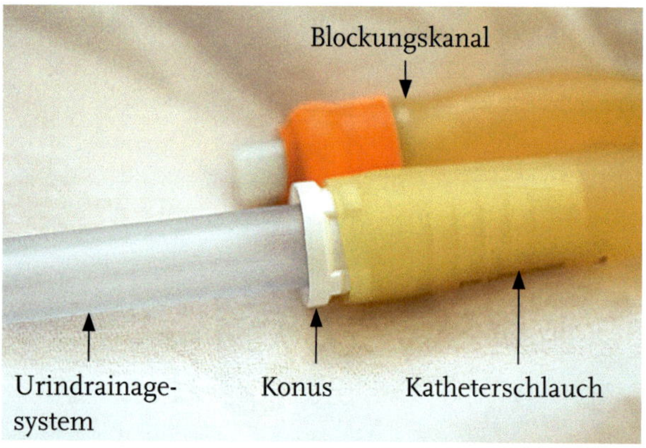

[1] Konnektionsstelle zwischen Urinbeutel und Katheterschlauch

Bei einer Diskonnektion darf die erneute Verbindung von Katheter und *Konus* (Ansatz) des Urindrainageschlauches nur nach Sprüh- und Wischdesinfektion erfolgen. Der häufige Katheterwechsel sowie eine Diskonnektion ist wegen des erhöhten Infektionsrisikos zu vermeiden!

Entfernen eines Dauerkatheters

Vor dem Wechsel eines Dauerkatheters bzw. zur Beendigung der Behandlungsmaßnahme wird der Dauerkatheter entfernt. Auch hierbei wird zuerst der Patient über die Vorgehensweise informiert. Im Anschluss werden unsterile Einmalhandschuhe angezogen, danach wird die Flüssigkeit aus dem Ansatz des Ballonkanals mit Hilfe einer 20-ml-Spritze vollständig aus dem Ballon des Katheters abgezogen. Dieses Vorgehen bezeichnet man als Entblockung. Nun kann der Katheter vorsichtig herausgezogen werden.

Uringewinnung zu diagnostischen Zwecken mittels Katheter 1.3.5

Während ohne liegenden transurethralen Katheter Strahlurin und Mittelstrahlurin als mögliche Urinproben unterschieden werden, ermöglicht der Harnblasenkatheterismus die Entnahme von sterilem Urin (Katheterurin) zu mikrobiologischen Untersuchungen. Dazu kann steriler Urin bei einem Dauerkatheter mit Hilfe einer sterilen Spritze und Kanüle mit unsterilen Einmalhandschuhen entnommen werden, ohne den Katheter von der Ableitung zu trennen. Dies erfolgt nach einer Wischdesinfektion an der hierfür vorgesehenen Einstichstelle (→ Abb. 1). Harn für andere Untersuchungen kann mit unsterilen Einmalhandschuhen aus dem Ablassventil entnommen werden.

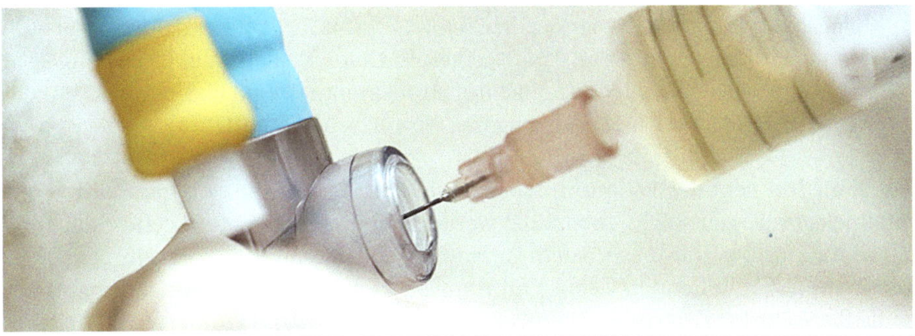

[1] Urinentnahme an einem Dauerkatheter

Strahlurin
spontan gewonnener Urin, auch Spontanurin. Um falsche Untersuchungsergebnisse zu vermeiden, werden die äußeren Genitale mit Wasser, Seife und Schleimhautdesinfektionsmittel gereinigt/desinfiziert.

Mittelstrahlurin
2 S. 85

mikrobiologische Untersuchungen
Untersuchung auf Organismen, die nur unter dem Mikroskop erkennbar sind, z. B. Bakterien

Exkurs *Sammelurin*

Für Sammelurin wird der Urin eines Patienten über eine angegebene Zeitspanne (in der Regel 24 Stunden) gesammelt. Begonnen wird beispielsweise morgens um 7 Uhr damit, dass der Patient zur Entleerung seiner Harnblase zur Toilette gebeten wird. Die entleerte Urinmenge wird verworfen. Dann wird der Patient gebeten, jede weitere Urinportion in ein gesondertes Behältnis (z. B. Uringlas oder Steckbecken) abzugeben und anschließend in das Sammelgefäß (Glas- oder Plastikkrug mit Deckel) zu schütten. Die letzte Miktion ist um 7 Uhr des folgenden Tages. Wenn der Patient Stuhldrang verspürt, sollte er vor dem Stuhlgang den Urin auffangen. Am Sammelgefäß, an der Toilettentür sowie ggf. am Toilettenstuhl sind entsprechende Hinweise anzubringen, damit alle zuständigen Pflegefachkräfte wissen, dass ein Patient diese Untersuchung durchführt. Der Sammelurin soll kühl aufbewahrt werden und darf nicht im direkten Sonnenlicht sowie auf oder an der Heizung stehen. Nach Ablauf der Sammelperiode (24 Stunden) wird die Gesamtmenge gemessen und dokumentiert. Zur Entnahme einer Urinprobe wird der Sammelurin zuvor in ein anderes Gefäß umgeschüttet oder umgerührt.
Sammelurin wird auf ärztliche Anordnung hin durchgeführt und dient verschiedenen diagnostischen Zwecken, z. B. Messung der Eiweißausscheidung über die Nieren.

1.3.6 Suprapubische Katheterisierung

Akutes Abdomen
2 S. 193

Punktion
Einstich

Trokar
großlumige Hohlnadel

Zur Umgehung der Harnröhre bei längerfristig katheterisierten Patienten (> 5 Tage) und nach größeren operativen Eingriffen sollte unter Beachtung der Kontraindikationen (z. B. bei Blutgerinnungsstörungen, bei akutem Abdomen und bei Blasentumoren) ein suprapubischer Blasenverweilkatheter bevorzugt werden. Es handelt sich um eine vom Arzt durchzuführende Punktion mit einem spaltbaren Trokar. Neben den Indikationen der transurethralen Harnblasenkatheterisierung ist die suprapubische Katheterisierung auch bei Verletzungen und Verengungen der Harnröhre möglich. Vorteile gegenüber dem transurethralen Katheter sind die geringere Infektionsgefahr und die höhere Akzeptanz des Patienten. Nachteilig sind für den Patienten der schmerzhafte Einstich (insbesondere die Angst davor) sowie die Blutungs- und Kontaminationsgefahr (insbesondere die Verschleppung von Keimen in die Bauchdecke).

Die Pflegefachkraft assistiert und stellt folgende Materialien bereit:

- Materialien zur Rasur, Hautdesinfektionsmittel
- Lokalanästhetikum (sterile Spritze und Kanüle)
- steriles Abdecktuch (Lochtuch), sterile Einmalhandschuhe, sterile Tupfer und Kompressen
- zur Probepunktion eine Punktionskanüle (ca. 10 – 12 cm lang), eine sterile 20-ml-Spritze und ein steriles und beschriftetes Urinuntersuchungsröhrchen
- spezielles Punktionsbesteck (z. B. Cystofix® oder Curity® Kendall): enthält einen spaltbaren Punktionstrokar, einen 10-Charr-Katheter, der 65 cm lang ist und eine selbstaufrollende Spitze hat, sowie eventuell eine Fixierplatte
- Urinauffangbeutel, Verbandsmaterial, Abwurfbeutel

PEG-Sonde
2 S. 99 ff.

Zur Punktion liegt der Patient in flacher Rückenlage. Sein Becken kann durch ein untergelegtes Kissen leicht unterstützt werden. Die Harnblase muss gefüllt sein, nur dann ist sie tastbar. Darum wird dem Patienten vorher reichlich Flüssigkeit angeboten. Die Rasur des betreffenden Gebiets führt meistens der Arzt selbst durch. Dann tastet er die Blase, desinfiziert die Haut und betäubt die Einstichregion mittels Lokalanästhesie. Nach positiver Probepunktion mit einer 20-ml-Spritze erfolgt senkrecht zur Bauchdecke die Einführung des bereits im spaltbaren Trokar liegenden Katheters oberhalb des Schambeins durch die Bauchdecke in die Blase (→ Abb. 1). Der Trokar wird ein Stück herausgezogen und dann gespalten, sodass nur der Schlauch liegen bleibt. Dann wird der Katheter festgenäht (→ Abb. 2), der Urinbeutel angeschlossen und der Katheter evtl. mit einer Fixierplatte befestigt. Die Einstichstelle wird entsprechend ärztlicher Anordnung etwa alle zwei Tage mit einer sterilen Schlitzkompresse unter Wahrung der Asepsis verbunden. Der Verbandswechsel erfolgt analog zu dem der PEG-Sonde.

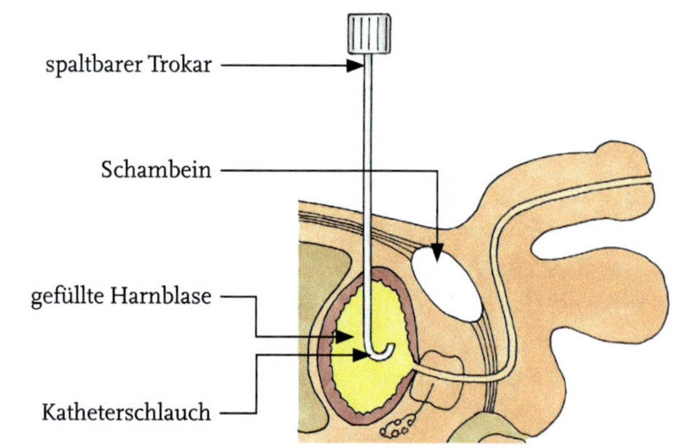

[1] Legen eines suprapubischen Blasenkatheters

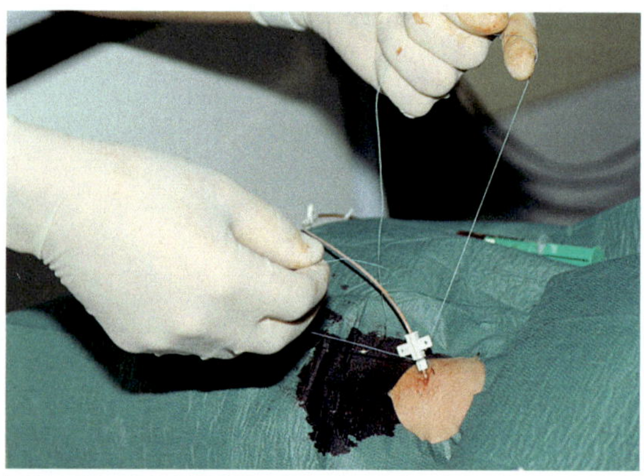

[2] Festnähen des suprapubischen Katheters

Urinuntersuchung 1.4

Urin dient der Regulation des Wasserhaushalts und der Ausscheidung so genannter harnpflichtiger Substanzen, die über die Nieren aus dem Körper ausgeschieden werden. Hierzu gehören Stoffwechselprodukte wie Harnstoff oder Kreatinin, aber auch körperfremde Substanzen wie z. B. Abbauprodukte von Medikamenten. Über den Urin werden ebenfalls Elektrolyte ausgeschieden.

Niere und ableitende Harnwege 1 S. 166 f.

Erste Urinuntersuchung 1.4.1

Harngewinnung
Harn sollte in einem sauberen, evtl. sterilen und verschließbaren Gefäß aufgefangen werden, da es durch Verunreinigungen mit Mikroorganismen zu falschen Ergebnissen kommen kann. Einwegartikel eignen sich hierfür am besten. Für eine bakteriologische Untersuchung müssen sterile und dicht verschließbare Nährbodenträger bzw. Urinröhrchen verwendet werden. Der Urin sollte erst unmittelbar vor der Untersuchung gewonnen werden, da sich Bakterien bei längerer Aufbewahrung vermehren.

Vor der Uringewinnung ist eine sorgfältige Reinigung der Hände vorzunehmen. Danach wird das Genital mit Seife oder einem milden Desinfektionsmittel und danach mit Wasser gewaschen. Beim Mann wird hierzu die Vorhaut vollständig zurückgezogen und die Eichel sowie die Harnröhrenöffnung gereinigt. Bei der Frau werden die Schamlippen zur mehrmaligen Reinigung gespreizt.

Spontanurin, der unmittelbar mit einem Uringefäß aufgefangen wird, ist häufig mit Bakterien aus der unteren Harnröhre oder dem äußeren Genital kontaminiert und eignet sich von daher nicht für eine bakteriologische Untersuchung.

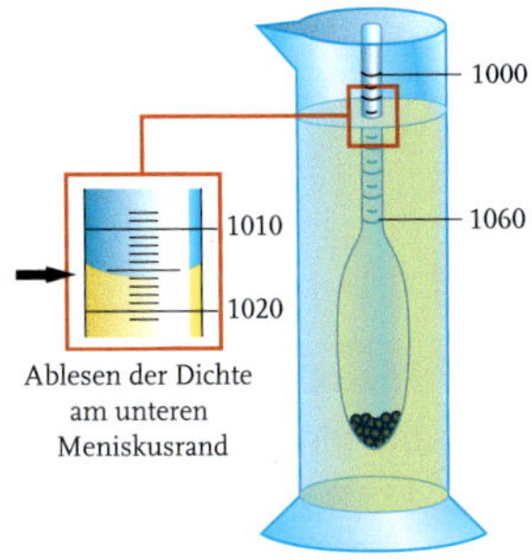

[1] Dichtemessung mit dem Urometer

Folgende Merkmale des Urins können ohne besondere Hilfsmittel untersucht werden (⟶ Urinbeobachtung 1 S. 297):

- **Urinmenge:** Der Körper eines gesunden Erwachsenen scheidet in Abhängigkeit von der Flüssigkeitsaufnahme in der Regel 1–1,5 l pro Tag aus. Eine Urinmenge von < 50 ml pro Tag wird als **Anurie**, < 500 ml pro Tag als **Oligurie** und eine Menge von mehr als 2,5 l pro Tag als **Polyurie** bezeichnet. Diuretika oder ein erhöhter Blutzuckerspiegel erhöhen die Urinausscheidung.
  Verminderte Flüssigkeitsaufnahme, Diarrhoen oder starkes Schwitzen vermindern die Urinausscheidung.
- **Urinfarbe:** Bei Flüssigkeitsmangel wird ein konzentrierter, dunkelgelb bis braun gefärbter Urin ausgeschieden.
  Ein fleischwasserfarbener oder blutiger Urin deutet auf eine Blutungsquelle in den Nieren oder den ableitenden Harnwegen hin. Bereits eine Menge von 1 ml Blut/Liter Urin führt zu einer sichtbaren Urinverfärbung! Wenn der Urin durch Blut erkennbar verfärbt ist, spricht man von einer **Makrohämaturie**, wenn sich das Blut lediglich im Teststreifen (s. u.) oder mikroskopisch nachweisen lässt, dagegen von einer **Mikrohämaturie**.
  Eine trübe Verfärbung des Urins ist typisch für Harnwegsinfekte. Wenn der Urin eitrig verfärbt ist, spricht man von **Pyurie**.
- **Uringeruch:** Wenn Urin längere Zeit steht, entsteht der typische Ammoniakgeruch. Harnwegsinfekte gehen häufig mit einem stechenden Uringeruch einher.
- **Urindichte:** Die Dichte des Urins wird mit einem Urometer (⟶ Abb. 1) gemessen. Beim Urometer handelt es sich um eine Glasspindel, die frei im Wasser schwimmend den Wert anzeigt. Normalwerte: 1,012–1,030 g/cm³.

Diuretika 1 S. 220, S. 493
erhöhter Blutzuckerspiegel 1 S. 439
Diarrhoe 1 S. 291

1.4.2 Teststreifenuntersuchung

Viele Fragestellungen in der Urinuntersuchung lassen sich ohne großen apparativen Aufwand mit Hilfe so genannter Schnelltests beantworten. Hierfür werden Teststreifen eingesetzt, so genannte „Urinstix" (→ Abb. 1, 2).

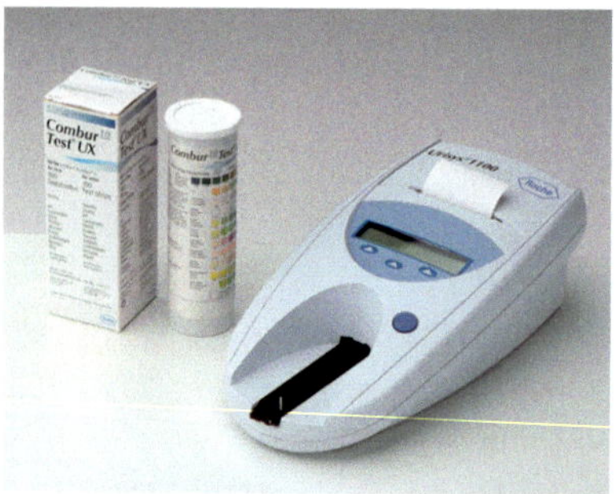

[1] Automatisierte Auswertung von Harnteststreifen

pH-Regulation
1 S. 111

online

www.diavant.de/diavant/CMS-Front.html;jsessionid=OD49733317A193F94C957B4FD8
Combur Test Produkt-Demo

Glucosurie
1 S. 439
Nierensteine
1 S. 554
Tumore
1 S. 213

Sediment
Bodensatz einer Körperflüssigkeit

Urinuntersuchung mittels Teststreifen

Die Teststreifen enthalten mehrere Farbfelder, die sich nach Kontakt mit dem Urin verfärben. Für die Urinuntersuchung mit Teststreifen müssen die Angaben des Herstellers befolgt werden. Der Teststreifen wird für den angegebenen Zeitraum vollständig in den Urin eingetaucht und dann anhand der mitgelieferten Farbskala abgelesen (→ Abb. 2a–c). Üblich ist die Untersuchung auf Leukozyten, Nitrit (als Hinweis auf Bakterien, die Nitrat zu Nitrit reduzieren), pH, Eiweiß (Protein), Glucose, Ketone, Urobilinogen, Bilirubin, Hämoglobin und Erythrozyten. Leukozyten können bereits ab 20 Leukozyten/µl nachgewiesen werden, Erythrozyten bei 5–10 Erythrozyten/µl Urin. Anhand dieser Angaben können bereits wichtige Fragestellungen beantwortet werden:

- Erhöhte Leukozytenzahlen (**Leukozyturie**) in Verbindung mit Nitritnachweis und pH-Veränderungen (meist pH-Verschiebung in den alkalischen Bereich) finden sich beim Harnwegsinfekt. Ein fehlender Nitritnachweis schließt einen Harnwegsinfekt jedoch nicht aus.
- Eine erhöhte Proteinausscheidung (**Proteinurie**) findet sich bei Harnwegsinfekten, aber auch bei Nierenerkrankungen.
- Ein erhöhter Glucosenachweis (Glucosurie) im Urin ist verbunden mit erhöhten Blutzuckerwerten beim Diabetiker. Sie tritt nur beim unzureichend eingestellten Diabetes mellitus auf. Bei **Glucosurie** muss der zuständige Arzt informiert werden, um die Diabeteseinstellung zu optimieren.
- Hämoglobin oder Erythrozyten im Urin (Hämaturie) können ein Hinweis auf Nierensteine oder Tumore sein, treten aber auch bei anderen Nierenerkrankungen oder schweren Harnwegsinfekten auf (→ Abb. 3).

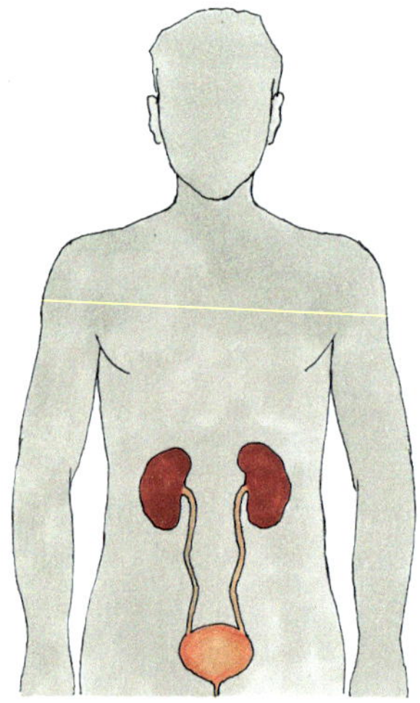

[3] Mögliche Blutungsquellen bei Hämaturie

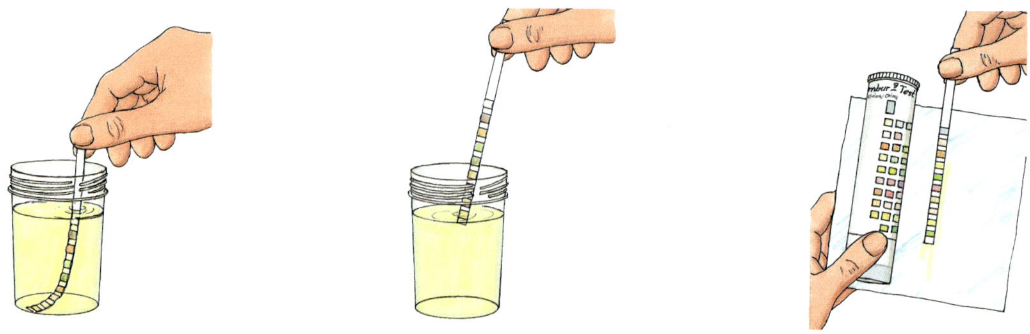

a) Eintauchen des Teststreifens in den Urin für zirka 60 Sekunden

b) Entnahme des Teststreifens

c) Ablesen des Ergebnisses mit Hilfe der Teststreifen

[2] Auswertung von Harnteststreifen

Mikroskopische Untersuchung des Urinsediments 1.4.3

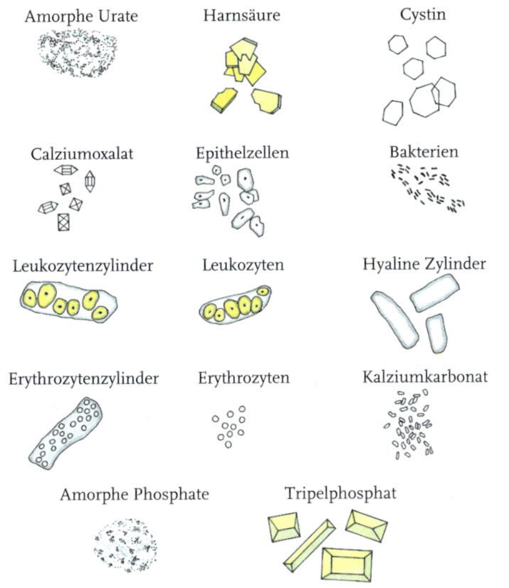

[1] Beispiele für Bestandteile des Urinsediments

Hierfür wird der Urin in saubere Transportbehälter abgefüllt und innerhalb von 2 Stunden in das untersuchende Labor geschickt. Im Labor wird der Urin zentrifugiert und das Urinsediment, das sich bei der Zentrifugation am Boden des Gefäßes absetzt, mikroskopisch untersucht. Unter dem Mikroskop werden Erythrozyten, Leukozyten und Bakterien ausgezählt. Der Urin wird zusätzlich auf Epithelien (Zellen, die meist aus der Niere stammen und Hinweis auf eine Nierenerkrankung sein können), Zylinder und unterschiedliche organische und anorganische Substanzen untersucht (→ Abb. 1).

Zentrifuge
Schleudergerät zur Trennung von Substanzen mit Hilfe der Zentrifugalkraft

zentrifugieren
etwas mit Hilfe einer Zentrifuge trennen, ausschleudern, zerlegen

Zylinder
(med.) rollenförmige Strukturen aus Eiweiß, Erythrozyten, Leukozyten oder Epithelien, die meist in den Nierenkörperchen entstehen und Hinweise auf Nierenerkrankungen sein können

Urinkultur 1.4.4

Bei Verdacht auf einen Harnwegsinfekt kann bereits in der Altenpflegeeinrichtung aus Mittelstrahl- oder Katheterurin eine Urinkultur (→ Abb. 2) angelegt werden. Hierfür wird das Kulturmedium in den Urin getaucht oder mit einer sterilen Spritze benetzt, sofort verschlossen und möglichst zügig in das zuständige Labor geschickt. Vor Anlage einer Urinkultur darf noch kein Antibiotikum verabreicht werden, da bereits eine einmalige Gabe das Ergebnis verfälscht. Im Labor wird die Urinkultur im Brutschrank bebrütet und anschließend auf Bakterienwachstum untersucht. Mikrobiologisch kann das Bakterienwachstum untersucht und anschließend ein Antibiogramm angelegt werden, in dem die Bakterien auf Sensibilität und Resistenzen gegenüber Antibiotika untersucht werden.

Bei speziellen Fragestellungen können unterschiedliche Brutbedingungen eingesetzt werden. Dies ist z. B. beim Verdacht auf eine Urogenital-Tbc der Fall.

Mittelstrahl- oder Katheterurin
2 S. 85
Antibiotika
1 S. 605
Urogenital-Tbc
1 S. 547

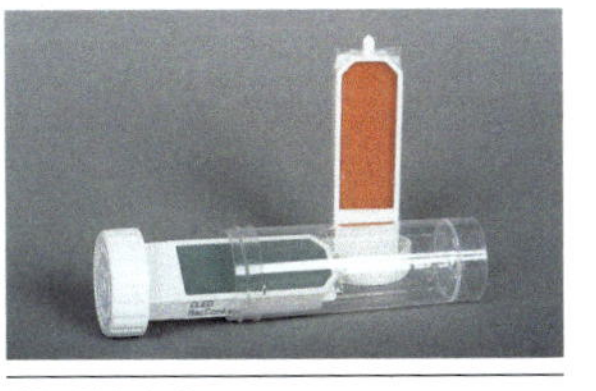

[2] Urinkultur

Pflegerische Mitwirkung bei der Urinuntersuchung 1.4.5

Die Pflegefachkraft führt eine orientierende erste Urinuntersuchung auf Aussehen, Menge und Geruch durch. Bei Erkrankungsverdacht oder auf ärztliche Anweisung führt sie eine Teststreifenuntersuchung des Urins durch, dokumentiert das Ergebnis sorgfältig und informiert den zuständigen Arzt bei auffälligen Befunden.

Die Einsendung des Urins für eine mikroskopische Sedimentuntersuchung oder eine Urinkultur erfolgt auf ärztliche Anweisung. Die Pflegefachkraft unterstützt den Pflegebedürftigen bei der Bereitstellung von Mittelstrahlurin oder entnimmt bei bereits liegendem Katheter eine Probe aus dem Schlauchventil des Urinkatheters bzw. durch Punktion des oberen Schlauchabschnittes. Eine Einmalkatheterisierung zur Uringewinnung sollte nur auf ärztliche Anweisung durchgeführt werden. Um eine Verwechslung auszuschließen, ist auf eine korrekte Beschriftung der Urinprobe zu achten.

1.5 Stomapflege

Der Begriff „Stoma“ stammt aus dem Griechischen und bedeutet „Mund“ oder auch „Öffnung“. In der Medizin ist ein Stoma ein künstlicher Ausgang zur Ableitung von Stuhl (Enterostoma) oder Urin (Urostoma). Ein Enterostoma wird zur Umgehung erkrankter Darmabschnitte angelegt. Häufige Erkrankungen, die eine Stomaanlage erfordern, sind vor allem Krebserkrankungen (Dickdarm- oder Blasenkrebs) und entzündliche Darmerkrankungen, wie z. B. Colitis ulcerosa, Morbus Crohn oder Divertikulitis sowie Fehlbildungen, Unfallfolgen und Durchblutungsstörungen.

Darmerkrankungen
1 S. 524

Für den Begriff Enterostoma gibt es mehrere Synonyme:
- künstlicher Darmausgang
- Seitenausgang
- Kunstafter
- äußere Darmfistel
- Anus praeter naturalis (Abkürzung: AP; veraltete und ungenaue Bezeichnung)

1.5.1 Enterostoma-Arten

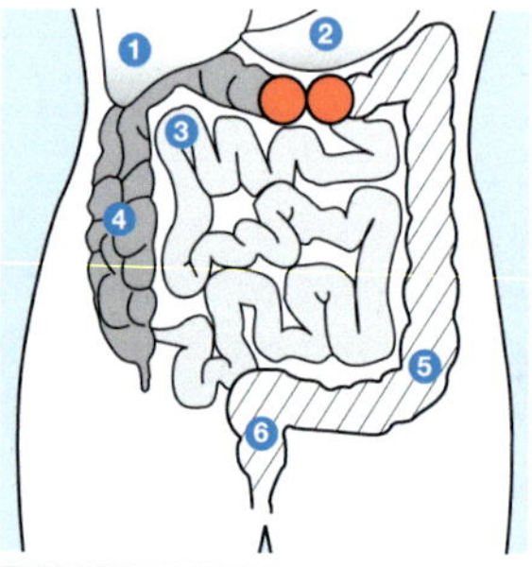

[1a] Doppelläufiges Stoma

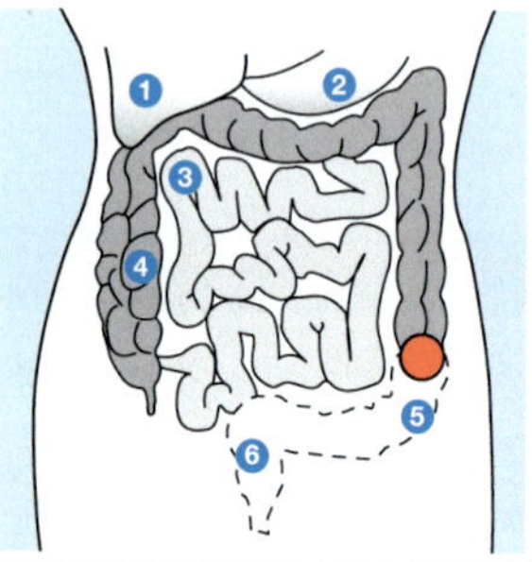

[1b] Endständiges Stoma

① Leber
② Magen
③ Dünndarm
④ Dickdarm
⑤ S-förmiger Dickdarm (Sigma)
⑥ Mastdarm
Darm entfernt
Darm entlastet

Je nachdem, welcher Darmabschnitt nach außen verlegt wird, spricht man vom Colostoma oder vom Ileostoma.

Beim **Colostoma**, das zumeist im linken Unterbauch, aber auch im linken Mittelbauch oder im rechten Unterbauch liegt, ist ein Teil des Dickdarms erhalten geblieben. Dieser wird durch eine Öffnung in der Bauchdecke nach außen verlegt. Der Stuhl ist durch die Rückgewinnung des Wassers aus dem Verdauungsbrei bereits eingedickt.

Bei einem **Ileostoma**, das im rechten Unterbauch liegt, wird ein Teil des Dünndarms durch die Bauchdecke nach außen gelegt. Beim Ileostoma ist der Stuhl dünnflüssig und reizt die Haut der Stoma-Umgebung besonders stark.

Je weiter proximal, d. h. magenwärts, ein Enterostoma angelegt ist, umso agressiver ist der Stuhl für die Haut der Stoma-Umgebung. Der ausgeleitete Dünndarm wird daher so angelegt, dass er nicht direkt mit dem Hautniveau abschließt. Er ragt weiter hinaus, um eine bessere Stomaversorgung zu ermöglichen.

Ein Darmausgang kann endständig oder doppelläufig angelegt werden (→ Abb. 1). Endständige Stomata bleiben in der Regel auf Dauer liegen, während doppelläufige Stomata oft nur vorübergehend angelegt werden. Der zuführende Teil ist für die Darmentleerung zuständig. Der abführende Teil ist von der Stuhlpassage ausgeschlossen, d. h. entlastet.

Temporäre (zeitweilige) Stomata werden wieder zurückverlegt. Das ist zum Beispiel bei einer Teilentfernung eines Darmabschnittes der Fall. Dagegen handelt es sich bei Darmkrebserkrankungen häufig um ein permanentes (endgültiges) Stoma.

Versorgung des künstlichen Darmausgangs 1.5.2

Auch ältere Stomaträger sollen nach Möglichkeit selbst die Pflege übernehmen bzw. dazu animiert werden, um einen möglichst routinierten Ablauf der Versorgung und einen unbefangenen und selbstbewussten Umgang mit dem Stoma zu fördern. Mit Einfühlungsvermögen und viel Geduld ist dies oftmals möglich. Ausnahmen bestehen evtl. bei stark sehbehinderten Menschen, bei Bewegungseinschränkungen z. B. durch Gicht oder Rheuma, bei vorliegendem starken Tremor oder bei verwirrten Menschen.

Für die Versorgung des Stomas gibt es verschiedene Beutelsysteme. Es werden offene und geschlossene Stomabeutel unterschieden.

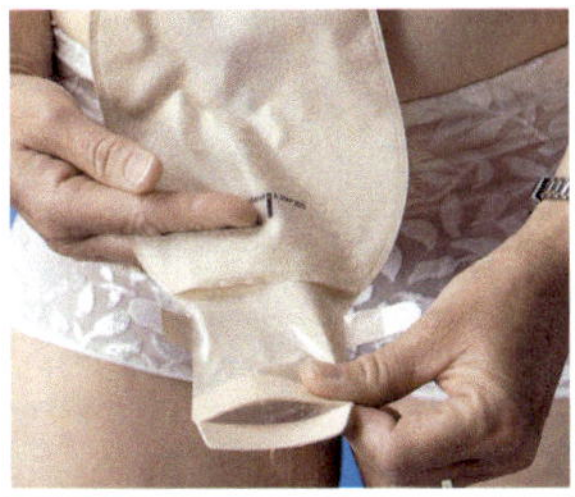

[1] Ausstreifbeutel

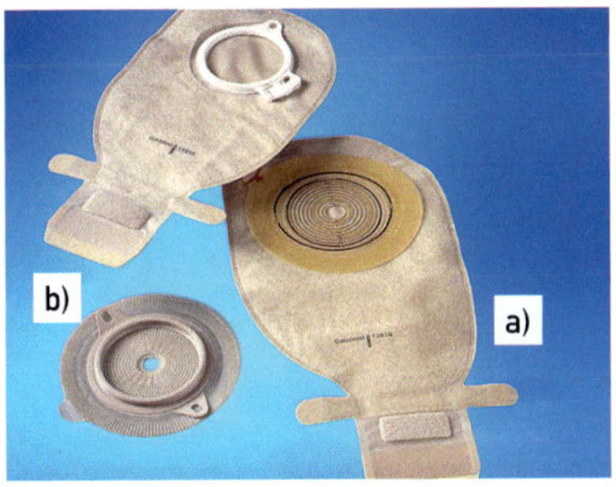

[2] a) Einteiliges Beutelsystem
b) Zweiteiliges Beutelsystem

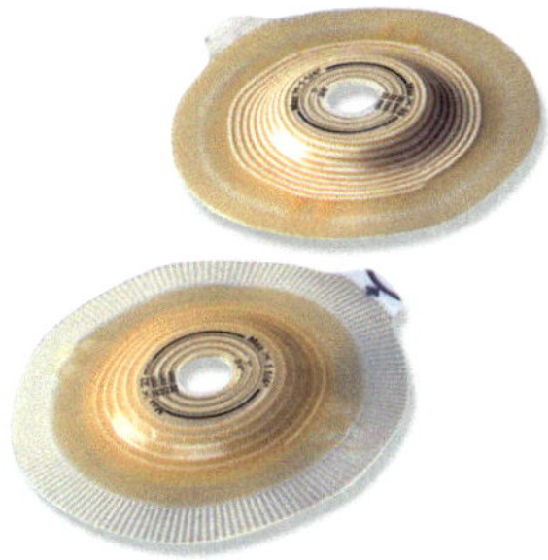

[3] Konvexe Basisplatten

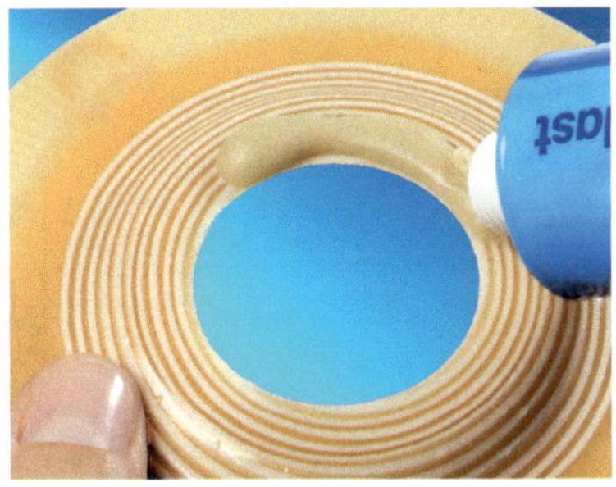

[4] Auftragen der Stomapaste auf die Versorgungsplatte

Beim Colostoma werden i. d. R. geschlossene Systeme eingesetzt, weil der Stuhl hier meistens eine normale Konsistenz hat. Offene Beutel sind Ausstreifbeutel, die am unteren Ende verschlossen und wieder geöffnet werden können (→ Abb. 1). Da der Stomabeutel nicht ständig gewechselt werden muss, kommt es zu einer geringeren Irritation der Haut, die das Stoma umgibt. Offene Stomabeutel kommen beim Ileostoma zum Einsatz. Neben der einteiligen Stomaversorgung (→ Abb. 2a) gibt es auch ein zweiteiliges System (→ Abb. 2b). Das zweiteilige System ermöglicht eine hautfreundliche Versorgung des Stomas, da die Basisplatte des zweiteiligen Systems durchaus einige Tage auf der Haut haften bleiben kann. Der Beutel wird mit einem Rastring auf der Halteplatte fixiert.

Retraktion
Zusammenziehung, Verkürzung, Schrumpfung des Stomas

Hernie
lat. hernia = Bruch; Eingeweidebruch

Der Beutel (zumindest die Seite, die Hautkontakt hat) sollte mit einem Baumwollüberzug versehen sein, um die Haut trocken zu halten. Neben den üblichen flachen Stomaplatten gibt es spezielle Platten, die konkav oder konvex sind (→ Abb. 3). Konkave Platten sind nach unten gebogene Platten, die bei der Versorgung z. B. bei einer Retraktion Anwendung finden. Konvexe, d. h. nach oben gewölbte Platten, werden z. B. bei einer vorhandenen Hernie (→ Abb. 2, S. 95) verwendet.

Zur besseren Fixierung der Basisplatte kann eine Stomapaste verwendet werden, die auf die gereinigte Haut aufgetragen wird und mit einem angefeuchteten Finger so modelliert wird, dass eine ebene Fläche entsteht. Sie kann auch direkt auf die Platte aufgetragen werden (→ Abb. 4). Beim einteiligen System, welches meistens jeden Tag gewechselt wird, ist die Paste nicht angebracht.

Zur Geruchsbindung besitzen viele Stomabeutel einen Aktivkohlefilter, der Darmgase absorbiert. Beim Baden und Duschen sollte der Filter wasserdicht abgeklebt werden, da der Filter nur wirkt, solange die Aktivkohle trocken ist. Spezielle Filterabkleber halten die Flüssigkeit zurück, lassen aber Darmgase entweichen. Auch gibt es geruchshemmende Aktivschutzstäbchen, die in den Stomabeutel gegeben werden können.

Um das Stoma zeitweilig zu verschließen, bieten Hersteller Abdeckpflaster und Stomakappen für eine Kolostomie an (→ Abb. 5, 6). Ein auf einer Platte sitzender Schaumstoffstift dehnt sich im Darmlumen auf und verschließt es dicht.

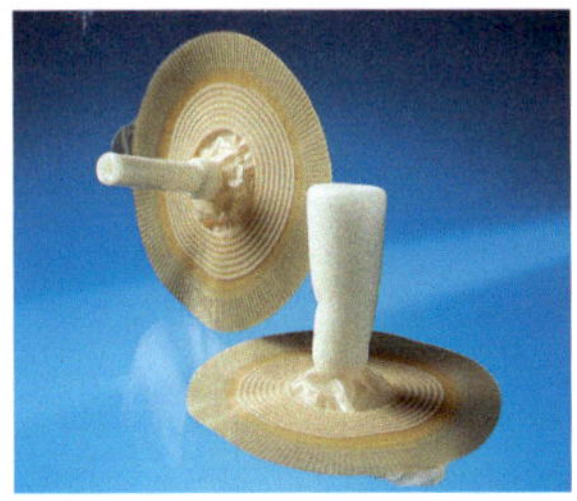

[5] Stomakappen mit Stopfen und integriertem Filter

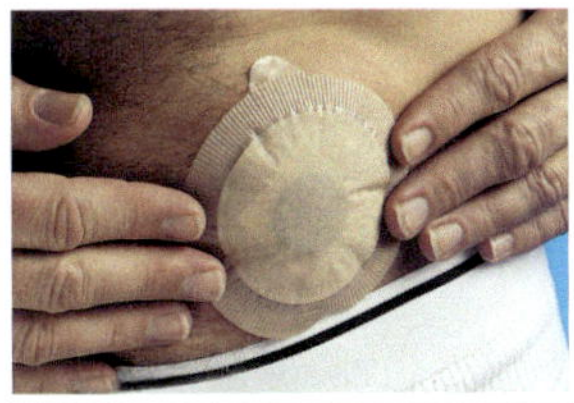

[6] Stomakappe

1.5.3 Urostoma

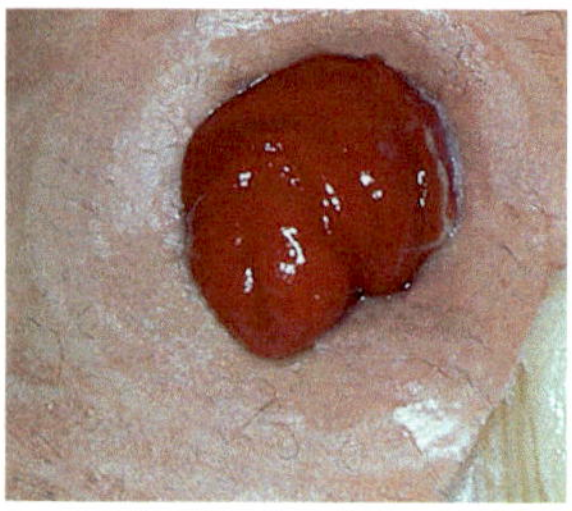
[1] Urostoma

conduire
lat. = leiten, führen

Ein Urostoma (künstliche Harnableitung → Abb. 1) muss angelegt werden, wenn aus medizinischen Gründen eine Entfernung der Harnblase erforderlich ist. Häufig erfolgt dies über eine Verlegung der Harnleiter in stillgelegte Darmabschnitte, sodass der Urin von den Harnleitern zunächst in ein Darmsegment geleitet wird. Danach gelangt der Urin über ein Stoma nach außen. Beim Ileum-Conduit (→ Abb. 2b) werden die Harnleiter in ein ausgeschaltetes, an einem Ende verschlossenes Dünndarmsegment implantiert, beim Colon-Conduit in ein Colonsegment.

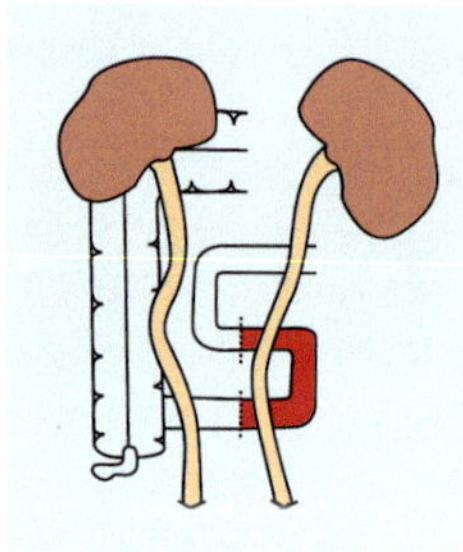
[2a] Ausgeschaltetes Dünndarmsegment

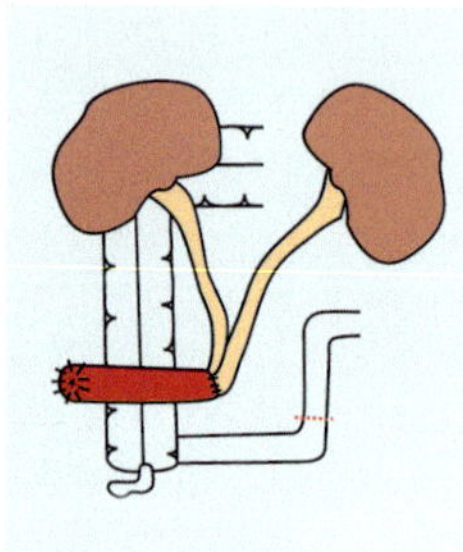
[2b] Ileum-Conduit

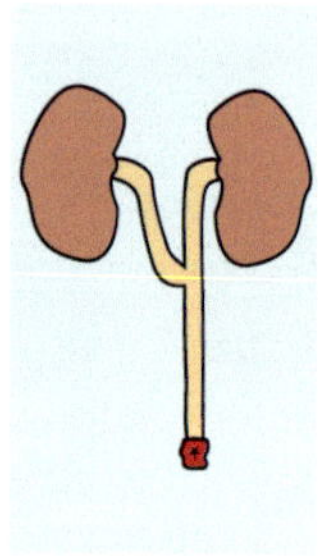
[3a] Transuretero-ureterocutaneostomie

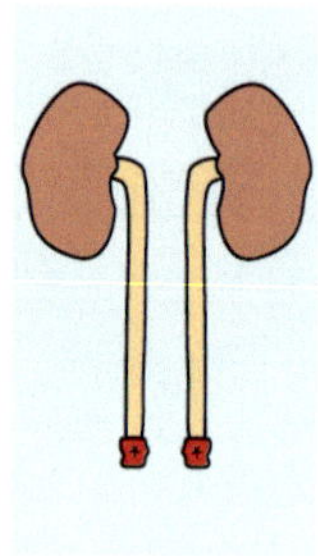
[3b] Ureterocutaneostomie

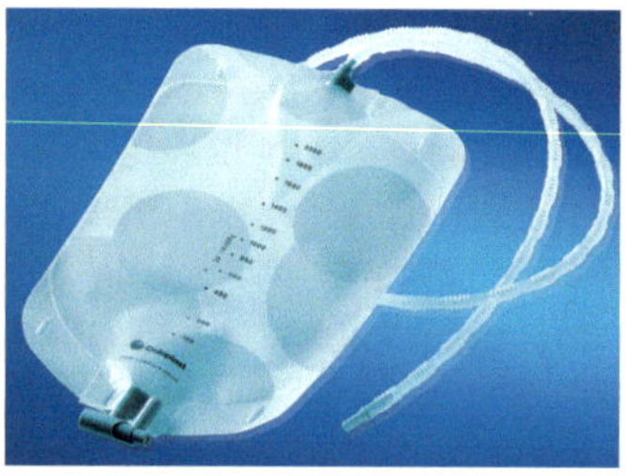
[4] Urostomie-Nachtbeutel

Bei der **Ureterocutaneostomie** (Harnleiterhautfistel) wird der Harnleiter durch die Bauchdecke nach außen verlegt. Anstelle einer beidseitigen Harnleiterhautfistel (→ Abb. 3b) kann ein Harnleiter mit dem anderen verbunden werden, sodass nur eine Ausleitung durch die Bauchdecke notwendig wird (→ Abb. 3a). Man nennt diese Art der Harnleiterhautfistel Transureteroureterocutaneostomie (TUUC).

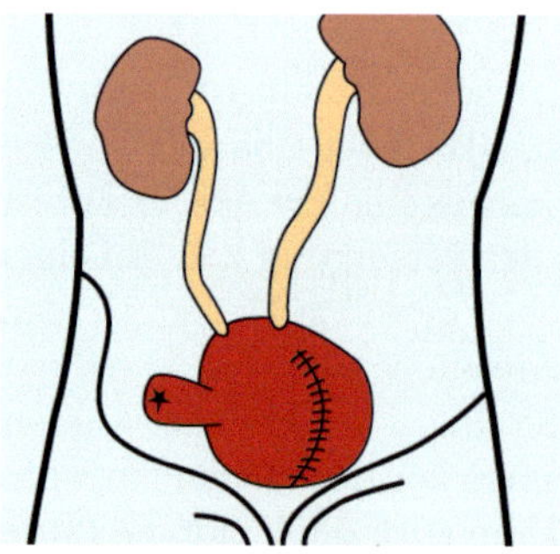
[5] Mainz-Pouch

Auch bei der Urostomie gibt es ein- und zweiteilige Versorgungssysteme. Urostomiebeutel verfügen, im Gegensatz zu Illeo- bzw. Colostomiebeutel, über eine Rücklaufsperre, die ein Zurückfließen des Urins zur Stomaöffnung oder in den Harnleiter verhindert. Das Risiko einer Infektion wird dadurch reduziert. Für die Nacht gibt es Bettbeutel mit größerem Fassungsvermögen, die an den Urostomiebeutel angeschlossen werden können (→ Abb. 4).

Für den Wechsel des Urostomiebeutels gelten die gleichen pflegerischen Hinweise wie beim Wechsel der Ileo- bzw. Colostomieversorgung.

Ileo- bzw. Colostomieversorgung
2 S. 88

Pouch
engl. = Beutel

Eine Urostomie kann für kurze Zeit mit einer Mini-Kappe, die über eine sehr hohe Aufnahmekapazität verfügt, versorgt werden. Beim so genannte **Mainz-Pouch** (Ersatzblase → Abb. 5) wird aus Teilen des Dick- oder Dünndarms eine Ersatzblase geschaffen. Diese Ersatzblase wird über ein Dünndarmstück mit dem Nabel verbunden und kann mit Hilfe eines Katheters entleert werden. Ziel dieser Operationstechnik ist es, ohne äußere Beutelversorgung auszukommen.

Der Versorgungswechsel 1.5.4

Das Wechseln der Stomaplatte und des Beutels geschieht in folgender Reihenfolge:

1. Information über geplanten Stomabeutelwechsel

2. Bereitstellung der zum Versorgungswechsel benötigten Materialien (→ Abb. 1)

3. Gebrauchte Versorgung entfernen

Nach dem Anziehen der Handschuhe wird die gebrauchte Versorgung vorsichtig von oben nach unten abgezogen. Um allzu starkes Reißen zu vermeiden, wird die Klebe- bzw. Hautschutzfläche vorsichtig mit einer Hand von der Haut gelöst, während die andere Hand den Hautbezirk festhält (→ Abb. 2). Zu spätes Wechseln des Stomabeutels führt zu Kontamination der stomaumgebenden Haut (→ 2 Abb. 1, S. 92).

4. Reinigung der Haut

Die Haut wird gründlich, aber schonend mit einer pH-neutralen Seifenlösung oder speziellen Reinigungsmitteln und unsterilen Kompressen gereinigt. Auf alkoholische Präparate und Benzin sollte verzichtet werden, da sie den natürlichen Säure- und Fettschutzmantel der peristomalen (stomaumgebenden) Haut schädigen. Stuhlreste werden mit weichen Materialien entfernt (weicher Zellstoff, weicher Waschlappen). Die Reinigung erfolgt von außen nach innen (von der Stoma-Umgebung in Richtung Stoma wischen → Abb. 3). Seifenrückstände werden mit klarem Wasser beseitigt und danach wird die Haut sorgfältig getrocknet.

5. Vorbereitung der neuen Versorgung

Individuelle Stomagröße ggf. mit Hilfe von Schablonen abmessen und Hautschutz zuschneiden (→ Abb. 4, 5). Die Öffnung der Stomaplatte sollte höchstens 1 mm größer sein als das Stoma. Trotz der Unebenheiten auf Grund anatomischer Gegebenheiten, Körperhaltung, Form und Position des Stomas, darf es zu keinen Undichtigkeiten kommen. Eine spezielle Hautschutzpaste (Stomapaste) kann diese Unebenheiten ausgleichen und die Stoma-Umgebung zum Schutz vor Hautreizungen abdecken. Nach dem Zuschneiden des Hautschutzes Schutzfolie entfernen (→ Abb. 6).

Material für den Versorgungswechsel:

- **unsterile Handschuhe**
- **neues Versorgungssystem**
- **mehrere Kompressen (nass und trocken)**
- **evtl. Rasierer**
- **Abwurfschale oder Entsorgungsbeutel**
- **Wasser und Waschlotion**
- **evtl. Beutelklammer, Hautschutzpaste und Hautpflegemittel**

Bei gut verheilten Stomata kann eine Schablone angefertigt werden, die über einen längeren Zeitraum nutzbar ist. Verändert sich die Größe des Stomas, muss eine neue Schablone angefertigt werden.

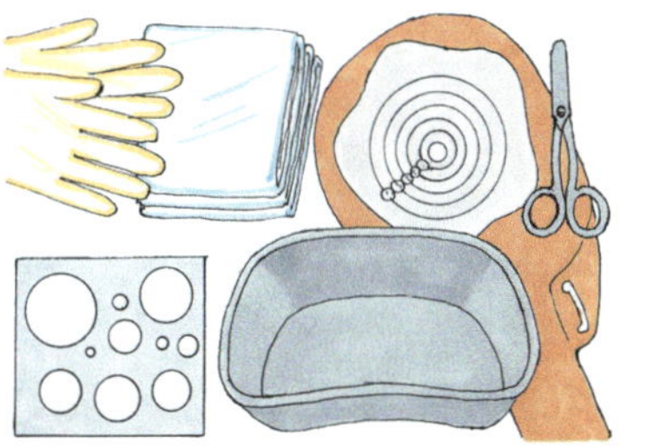

[1] Bereitstellung aller benötigten Materialien

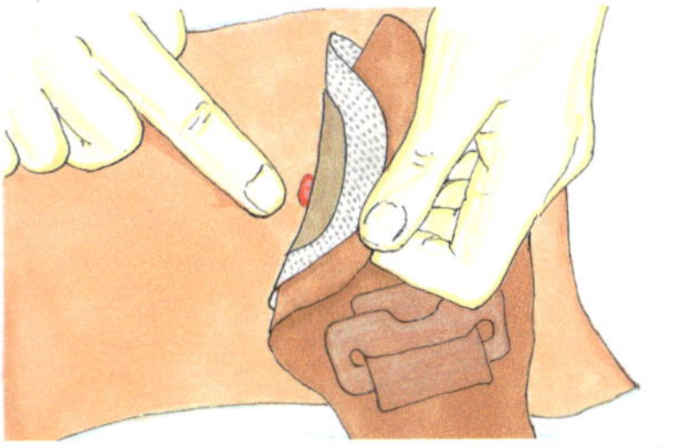

[2] Entfernen der gebrauchten Versorgung

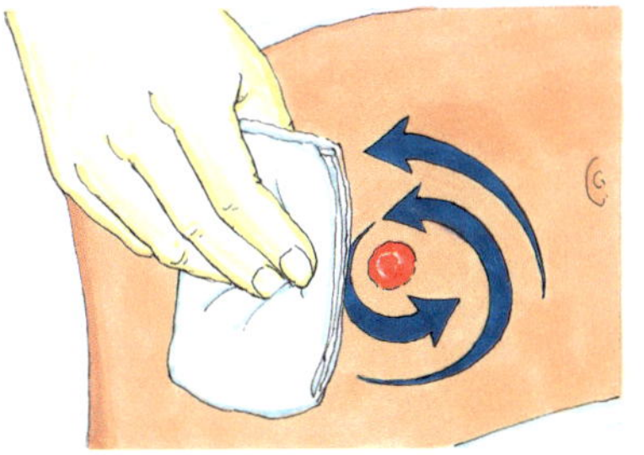

[3] Reinigung des Stomas

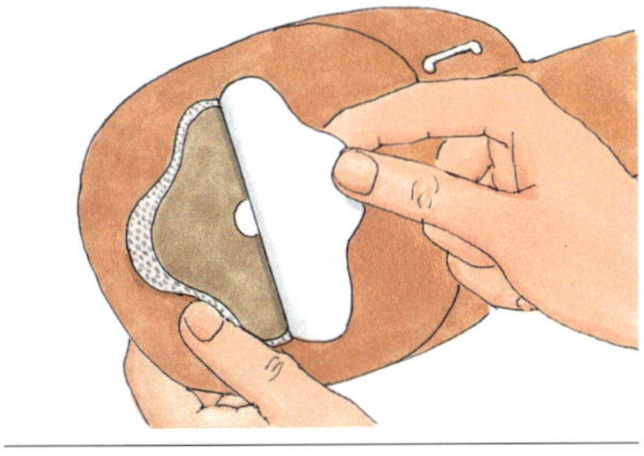

[4] Größe des Stomas mit Hilfe von Schablonen abmessen

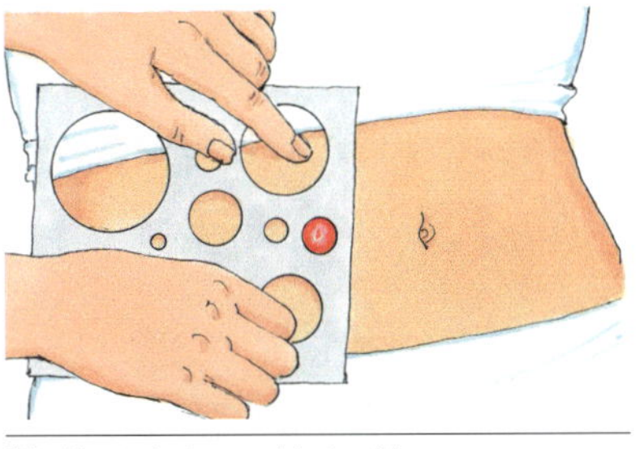

[5] Hautschutz zurechtschneiden

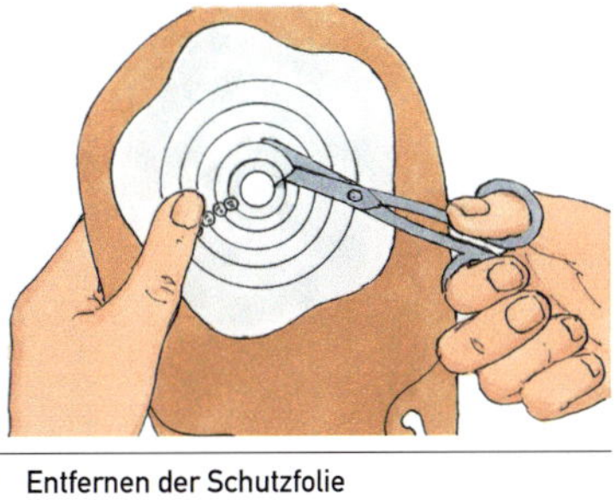

[6] Entfernen der Schutzfolie

6. Kontrolle der Haut und des Stomas

Auf Hautveränderungen wie z. B. Rötungen, Verfärbungen und Trockenheit achten. Das Stoma sollte rötlich, d. h. gut durchblutet und feucht sein (→ Abb. 2). Es können leichte Blutungen durch oberflächliche Läsionen der Stomaschleimhaut bei der Reinigung auftreten. Diese sind kein Grund zur Sorge, sie werden meist durch einen leichten Druck mit einer feuchten, kalten Kompresse gestillt.

Liegt eine Behaarung im Bereich der Haftfläche des Beutels vor, muss diese regelmäßig entfernt werden (→ Abb. 3). Die Haare können sonst beim Versorgungswechsel ausgerissen werden und kleinere Verletzungen verursachen.

7. Anbringen des neuen Stomabeutels

Damit der Stomabeutel nicht so sehr zusammenklebt, was die Stuhlpassage behindert, sollte man etwas Luft in den Beutel hineinlassen. Dazu wird der Beutel leicht auseinandergezogen.

Das Aufbringen des Stomabeutels erfolgt immer von unten nach oben (→ Abb. 4). Hautschutz- und Klebematerialien müssen gut anmodelliert werden, sodass keine Zwischenräume zwischen Hautschutz und Haut entstehen.

Bei Verwendung von Stomapaste wird diese entlang der Öffnung des Beutels oder direkt um das Stoma aufgetragen.

Zum Schluss darauf achten, dass bei Verwendung eines Ausstreifbeutels dieser mit der Klammer verschlossen ist.

Bei der zweiteiligen Stomaversorgung ist es wichtig, den Beutel fest in den Rastring der Basisplatte zu drücken. Beim Andrücken fasst die Pflegefachkraft mit einem Finger unter den Rastring der Platte.

8. Nachbereitung

Nach der Materialentsorgung sollte das Zimmer wenn möglich gelüftet und die Pflegemaßnahme sowie sämtliche Beobachtungen dokumentiert werden. Pathologische Veränderungen sind dem Arzt und/oder der betreuenden Stomatherapeutin mitzuteilen (→ Komplikationen, S. 94).

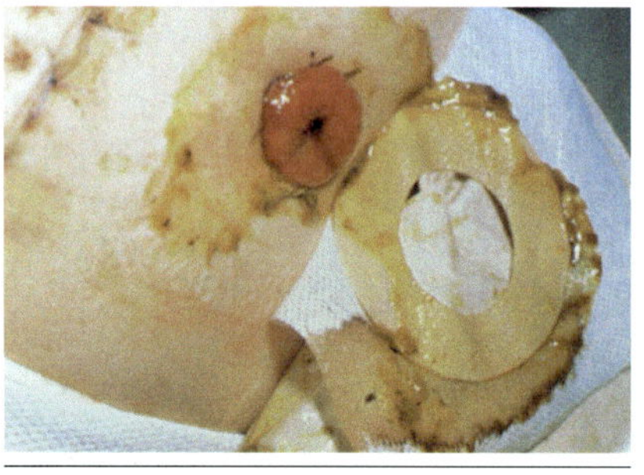

[1] Kontamination der Haut mit Ausscheidungen durch zu spät gewechselten Stomabeutel

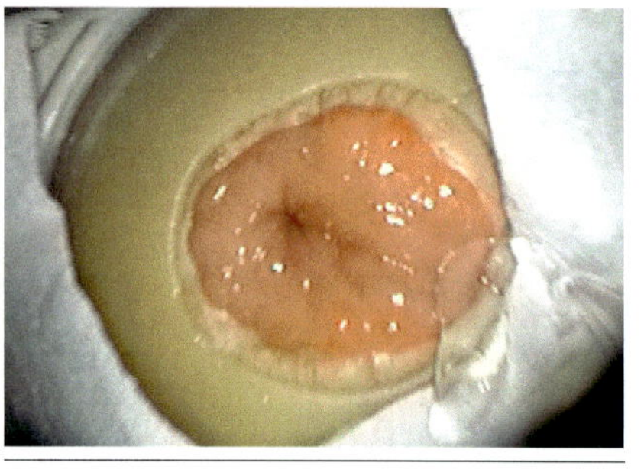

[2] Stoma

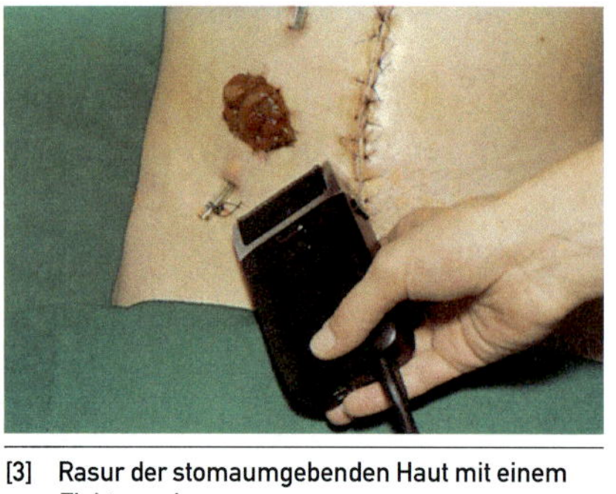

[3] Rasur der stomaumgebenden Haut mit einem Elektrorasierer

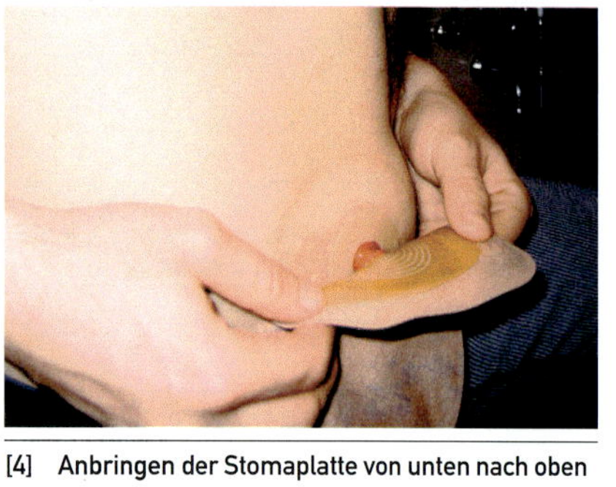

[4] Anbringen der Stomaplatte von unten nach oben

Darmirrigation 1.5.5

Das unkontrollierte Ausscheiden von Stuhl ist für den Stomaträger ein großes Problem. Bei Colostomaträgern kann man mit Hilfe einer Darmspülung für eine entleerungsfreie und blähungsreduzierte Zeit von 24–48 Stunden sorgen, wenn der Arzt mit dieser Maßnahme einverstanden ist. Eine Spülung des Dickdarms darf nicht bei Kreislaufinstabilität, bei Herz-Kreislauf-Erkrankungen, bei entzündlichen Darmerkrankungen, bei einem Prolaps oder bei einem Bruch im Stomabereich durchgeführt werden. Die Irrigation, d. h. die Spülung des Dickdarms, sollte wegen des Gewöhnungseffektes immer zur gleichen Zeit erfolgen (zum Beispiel morgens um 7 Uhr).

An Materialien werden benötigt (→ Abb. 1):

- ein Irrigator mit Wasserbehälter für 1,5 Liter, Abflussschlauch und -regler
- ein spezieller Stomakegel (anstelle eines Darmrohrs), der das Stoma vor Verletzungen schützen soll
- ein Irrigationsbeutel, der von oben und unten zu öffnen ist und eine Verschlussklemme sowie eine Gürtelbefestigung besitzt
- eine Flüssigkeitsmenge je nach ärztlicher Anordnung (ca. 0,5–1,5 Liter 0,9%ige Kochsalzlösung oder evtl. auch warmes Wasser von etwa 30 bis 34 °C)
- ein Gleitmittel für den Stomakegel (z. B. Vaseline)
- ein Paar unsterile Handschuhe

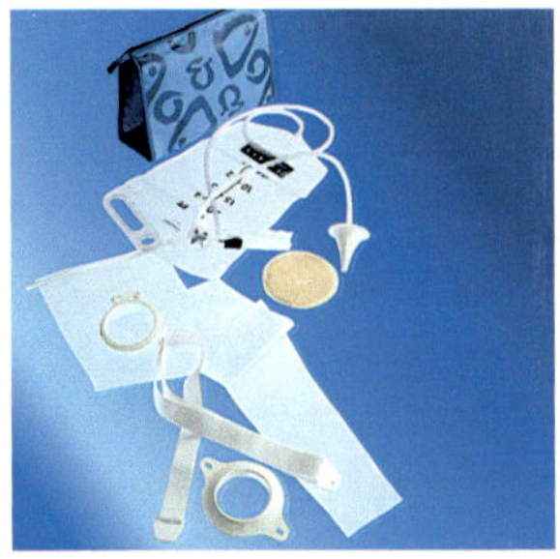

[1] Benötigte Materialien für die Irrigation

Durchführung der Irrigation:

Die Irrigation kann im Sitzen oder Stehen erfolgen.

Der Wasserbehälter wird mit ca. 1–1,5 Liter körperwarmem Wasser gefüllt und etwas oberhalb der Schulterhöhe aufgehängt. Die Stomaversorgung wird entfernt, der Irrigationsbeutel angelegt (→ Abb. 2). Der untere geöffnete Beutelauslass wird entweder mit einer Klammer verschlossen oder hängt offen in der Toilette (bzw. in einem Steckbecken).

Der mit Gleitmittel eingefettete Konus des Stomakegels wird vorsichtig mit leichtem Druck in das Stoma eingeführt (→ Abb. 3), sodass kein Wasser danebenlaufen kann. In einer „Vorspülung" fließen 100–200 ml der Spülflüssigkeit in den Darm ein, damit sich verhärteter Stuhl lösen kann. Nach kurzer Einwirkzeit, in der der Konus auf dem Stoma festgehalten wird, wird dieser entfernt und die erste Darmentleerung abgewartet.

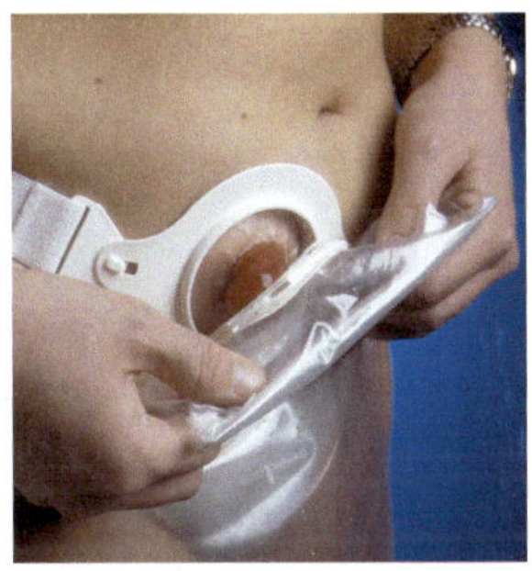

[2] Anlegen des Entleerungsbeutels

Nach erfolgreicher Entleerung wird mit der Spülung fortgefahren. Die Einlaufgeschwindigkeit wird über die Höhe des Wasserbehälters oder über das Ventil reguliert. Sie sollte je nach Verträglichkeit 5–15 Minuten betragen. Bei einer schnelleren Geschwindigkeit kann es zu Bauchkrämpfen kommen oder Wasser und Stuhl fließen in das Schlauchsystem zurück. Bei einer langsameren Einlaufzeit ist eine Wasserrückresorption über die Darmschleimhaut möglich.

Nachdem die gesamte Spülflüssigkeit eingelaufen ist, wird der Konus noch für 2–3 Minuten auf dem Stoma gehalten. Anschließend wird er vorsichtig entfernt, wobei es zur sofortigen Ausscheidung kommen kann. Die vollständige Entleerung des Darms findet in mehreren Schüben statt und dauert ungefähr 30–40 Minuten. Nach dem Reinigen des Stomas und der umgebenden Haut wird eine Stomakappe oder ein Stomabeutel angelegt. Zur Wiederverwendung wird der Spülbeutel mit klarem Wasser und Zellstoff gereinigt und getrocknet. Abschließend werden alle verwendeten Materialien entsorgt und eine hygienische Händedesinfektion wird durchgeführt.

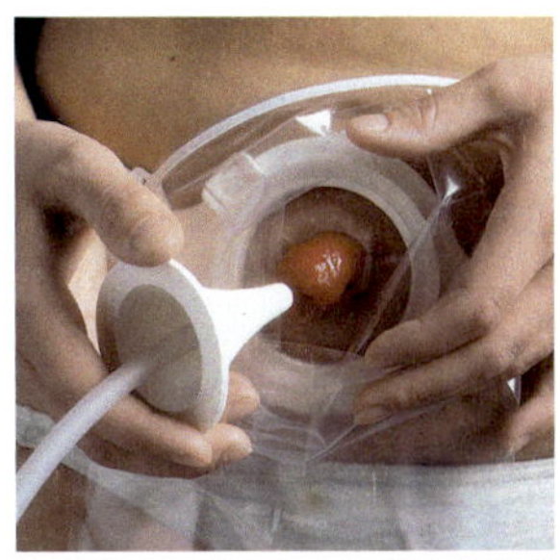

[3] Einführung des eingefetteten Konus

Elektrisch betriebene Irrigationspumpen erzeugen automatisch einen korrekten Spüldruck. Die Pumpen sind verschreibungspflichtig und im Hilfsmittelverzeichnis registriert, sodass die Kosten von der Krankenkasse erstattet werden.

1.5.6 Mögliche Komplikationen

Bei unzureichender Pflege der Stoma-Umgebung und bei Undichtigkeiten der Basisplatte kann es zu Hautirritationen (→ Abb. 1), zur Mazeration (Hautaufweichung), Folikulitis (Haarbalgentzündung), zu Allergien (→ Abb. 2) und Pilzinfektionen (→ Abb. 3) kommen.

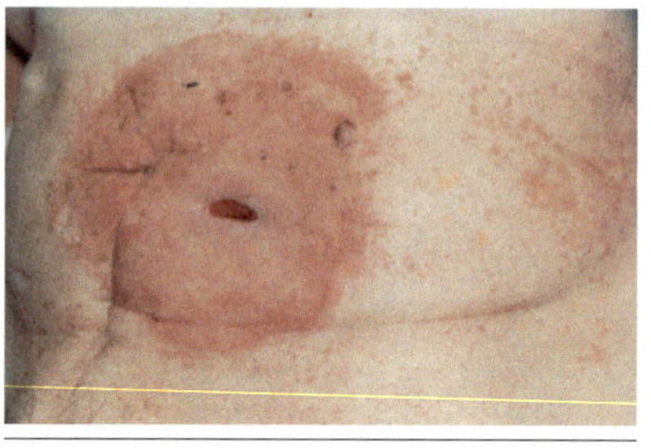

[1] Hautirritation

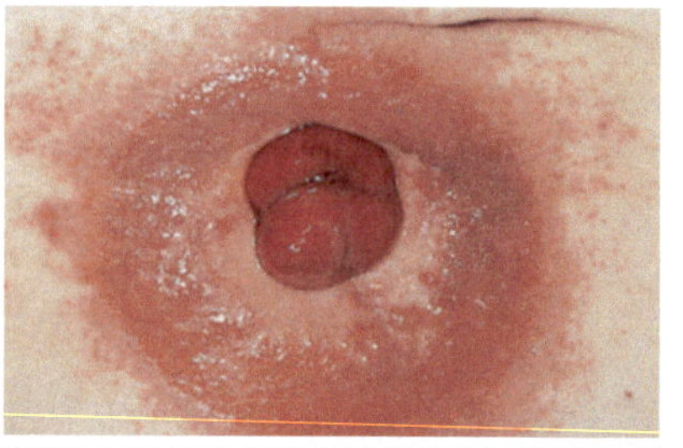

[2] Allergische Kontaktdermatitis

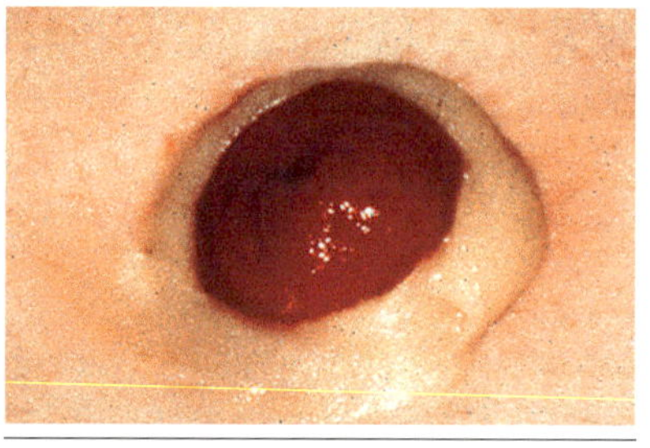

[3] Pilzinfektion

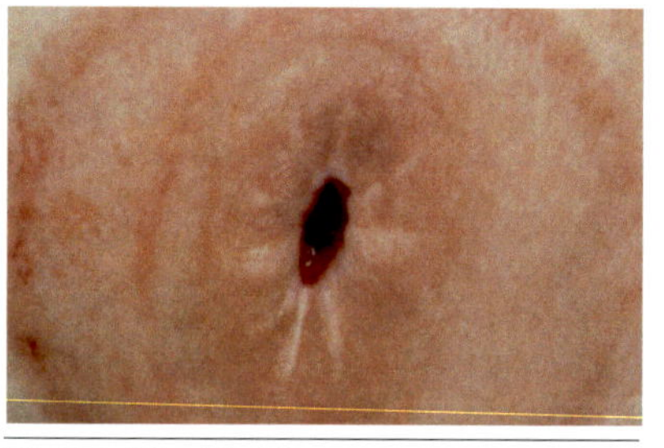

[4] Retraktion (Einziehung)

Sinkt das Stoma in die Bauchhöhle, spricht man von einer Retraktion (Einziehung → Abb. 4). Das Stoma wird nach innen eingezogen und verschwindet unter dem Hautniveau. Dadurch wird die Funktionsweise des Darmausgangs nicht eingeschränkt, aber die Versorgung erschwert, weil die Haut leicht mit den Ausscheidungen in Kontakt kommen kann. So können chronische Hautentzündungen auftreten.

Außerdem kann sich das Stoma auf Grund von Narbenbildungen und Verwachsungen verkleinern, sodass der Stuhlabgang erschwert ist (Stenose → Abb. 5, 6). Eine Stenose tritt vorwiegend bei Ileostomien auf, seltener bei Kolostomien. Schwerverdauliche, besonders faserhaltige Lebensmittel (z. B. Pilze, Nüsse, Paprika- und Tomatenschalen) können sich in der engen Darmstelle festsetzen und Schmerzen, Krämpfe sowie Erbrechen verursachen. Wenn ein Stoma über mehrere Stunden keinen Stuhl entleert, wird von einer Stomablockade gesprochen.

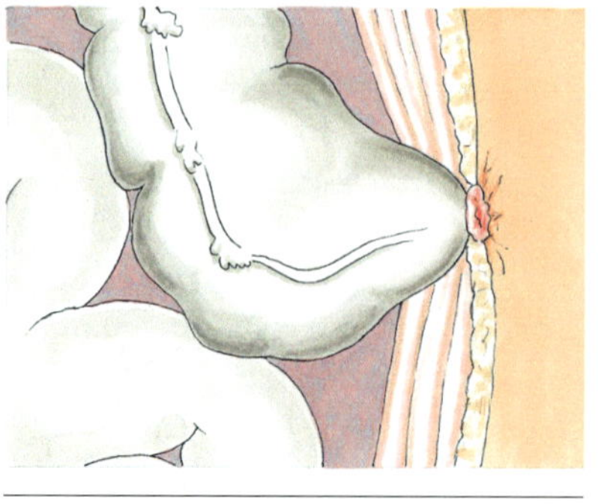

[5] Schematische Darstellung einer Stenose (Stomaverengung)

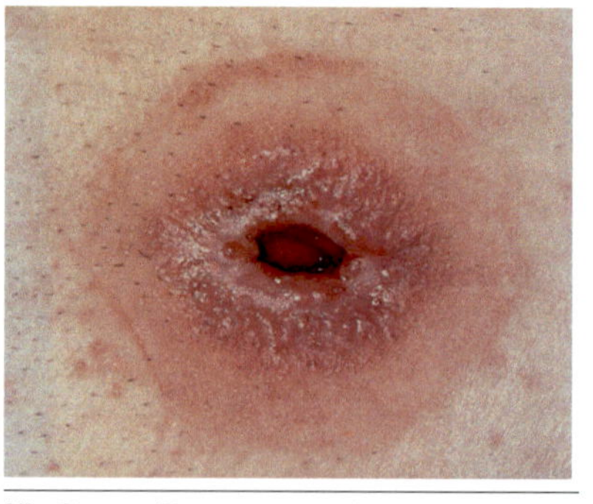

[6] Stenose (Stomaverengung)

Die häufigste Spätkomplikation bei Stomaträgern ist ein Bruch (Hernie) infolge einer operationsbedingten Schwachstelle. Darmschlingen sind in die Bauchwandschichten eingetreten. Erkennbar ist eine deutliche Wölbung der Bauchdecke in Stomanähe. Die Hernie (→ Abb. 1, 2) kann Schmerzen und eine Einklemmung des Darms verursachen, die eine Operation erfordern. Wird das Heben schwerer Lasten vermieden und eine angepasste Leibbinde (zur Unterstützung der Bauchdecke in Belastungssituationen) getragen, kann einem Bruch vorgebeugt werden.

Durch zu starkes Pressen beim Stuhlgang kann der Darm nach vorn fallen (Prolaps → Abb. 3, 4). Die grundsätzliche Funktionsfähigkeit ist dabei nicht eingeschränkt. Der vorgefallene Darm kann mit der flachen Hand zurückgeschoben und danach mit einer Prolapskappe zurückgehalten werden. Ist der Vorfall besonders groß, muss er operiert werden.

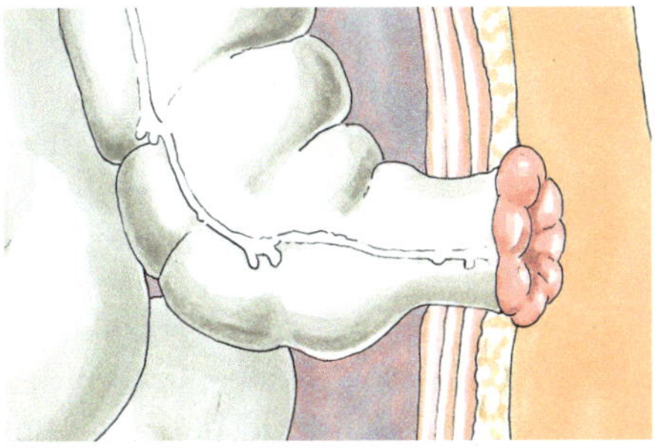
[1] Schematische Darstellung eine Hernie (Bruch)

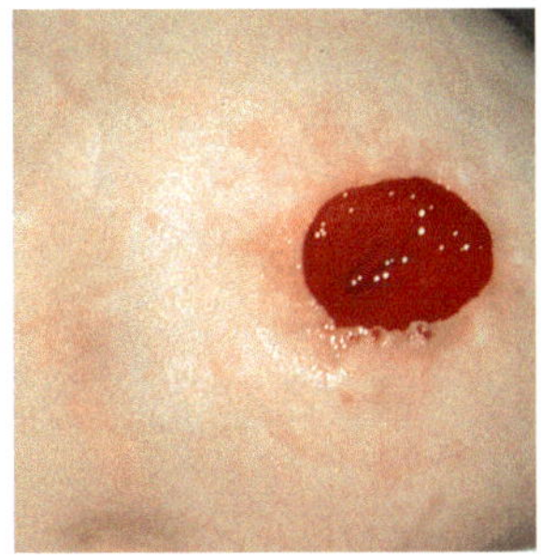
[2] Hernie (Bruch)

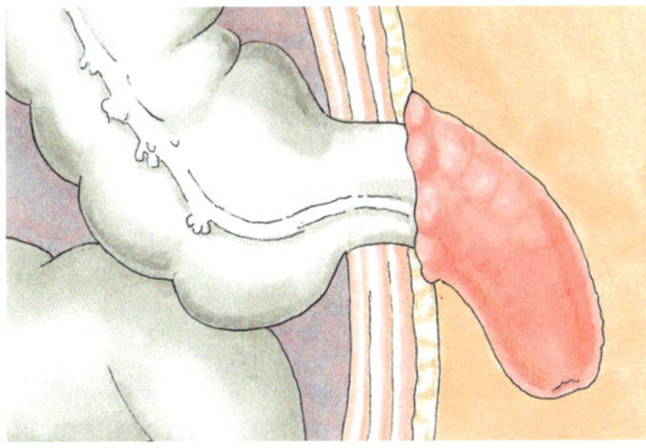
[3] Schematische Darstellung eines Prolaps (Darmvorfall)

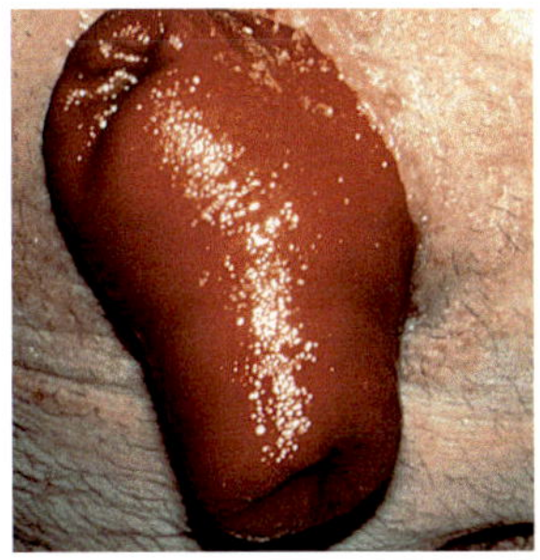
[4] Prolaps

Wenn die Durchblutung der Schleimhaut am Darmausgang gestört ist und sich das Stoma nekrotisch schwarz verfärbt, ist eine Neuanlage des Stomas erforderlich.

Alle diese Veränderungen sind dem Arzt oder der betreuenden Stomatherapeutin zu melden.

Die Stomatherapeutin (Pflegefachkraft mit spezieller Weiterbildung, die Patienten mit künstlichem Darmausgang oder Blasenausgang vor und nach der Operation betreut) ist für die Wundpflege verantwortlich, führt Hautempfindlichkeitstests bei Hautreaktionen durch und unterweist Stomapatienten sowie ihre Angehörigen in Gebrauch und Pflege von Stoma und Stomaausrüstung, in Hautpflege und Diät.

Aufgaben → **Ziele**

Aufgaben
- psychosoziale Betreuung und Begleitung vor und nach der Operation
- Beratung
  - Hautpflege
  - Versorgungsart
  - Ernährung
  - Wundversorgung
  - Hauspflege
- Anleitung
  - zum Versorgungswechsel
  - zur Irrigation
- Fortbildungen
- Öffentlichkeitsarbeit

Ziele
Förderung der körperlichen, seelischen und gesellschaftlichen Rehabilitation von Betroffenen

Stomatherapeutin → Aufgaben, Ziele

1.5.7 Hinweise für die Ernährung

Es gibt keine spezielle Diät für Stomaträger. Bei der Nahrungszusammenstellung müssen neben der individuellen Verträglichkeit der Kost Folgendes beachtet werden:

- Die Mahlzeiten sollen in Ruhe eingenommen werden. Wichtig ist, dass der Betroffene die Nahrung gut kaut und die Essenszeiten gleichmäßig über den Tag verteilt.
- Blähende Speisen sollten vermieden werden. Hierzu zählen alle Kohlsorten, Zwiebeln, Hülsenfrüchte, stark kohlensäurehaltige Getränke sowie gesüßte Vollkornprodukte. Blähungshemmend und stopfend wirken schwarzer Tee, Bananen, Kakao und Preiselbeersaft.
- Nahrungsmittel, die sehr viele Darmgerüche erzeugen, sind Zwiebeln, Bohnen, Kohl, Käse, Fleisch, Fisch, Eier. Speisen, die Gerüche dagegen vermeiden, sind zum Beispiel Jogurt, Petersilie und Spinat.
- Bei sehr dünnflüssigem Durchfall kann ein geriebener Apfel (ohne Schale) unterstützend wirken, weil das Pektin des Apfels Darmflüssigkeit etwas eindickt. Stopfende Speisen sind Weißbrot, Kartoffeln, Schokolade, Kekse, Kakao, Kalium- und Vitamin-B_{12}-reiche Speisen (z. B. Bananen, Tomaten, Aprikosen).
- Insbesondere leiden viele Patienten kurz nach Anlage des Stomas unter Verstopfung. Hier ist vor allem die ausreichende Flüssigkeitszufuhr von etwa 2 Litern zu beachten (besonders bei Ileostomaträgern!).
  Gegen die hartnäckige Obstipation wirkt ein Glas lauwarmes Wasser am Morgen (→ Obstipationsprophylaxe 1 S. 350).
- Um eine mechanische Verstopfung (Stomablockade) zu vermeiden, sollten faserhaltige Nahrungsmittel nicht übermäßig verzehrt und gut gekaut werden. Hierzu zählen zum Beispiel Nüsse, Ananas, Zitrusfrüchte und Pilze.
- Damit Nahrungsunverträglichkeiten frühzeitig erkannt werden, ist es sinnvoll, die Zeiten der Nahrungsaufnahme und die Beschaffenheit der Ausscheidung zu protokollieren.

Auswirkungen verschiedener Lebensmittel auf die Darmtätigkeit

Stopfende Lebensmittel
Banane, getrocknete Früchte
kakaohaltige Produkte
schwarzer Tee
gekochte Möhren
Reis, Mais
Quark
Weißbrot

Geruchserzeugende Lebensmittel
Eier, Fleisch, Fisch
Spargel
Pilze
Zwiebeln, Knoblauch
Käse
Gewürze

Geruchshemmende Lebensmittel
grünes Gemüse wie Spinat
grüner Salat, Petersilie
Preiselbeeren, Preiselbeersaft
Jogurt

Abführende Lebensmittel
Alkohol (z. B. Bier)
Kaffee, Cola-Getränke
sehr fette Speisen
Gebratenes
scharfe Gewürze
Zucker
Fruchtsäfte
frisches Obst
Sauerkrautsaft, Pflaumensaft

Blähende Lebensmittel
Kohl
Hülsenfrüchte
Lauch, Zwiebeln
frisches Brot
kohlensäurehaltige Getränke
Eier

Blähungshemmende Lebensmittel
Jogurt
Preiselbeeren

Hilfe zur Selbsthilfe 1.5.8

Jeder Stomaträger sollte alle noch möglichen Versorgungsabläufe selbst übernehmen bzw. sich lediglich dabei unterstützen lassen. Dadurch gewinnt er Selbstvertrauen und lernt, mit der Situation umzugehen. Hemmungen und Schamgefühle können im gemeinsamen Gespräch geklärt und überwunden werden. Selbsthilfegruppen haben sich in diesem Zusammenhang auch für Partner und Angehörige von Stomaträgern als sehr hilfreich erwiesen. Die Adressen der Deutschen ILCO (Bundesverband, Landesverbände, Regionalverbände und Ortsgruppen) können über www.ilco.de abgerufen werden.

ILCO
Abkürzung für **I**leostomie und **Co**lostomie

Kontaktadressen:
Selbsthilfegruppe: Deutsche ILCO e.V.
Landshuter Str. 30
85356 Freising
DVET Fachverband Stoma und Inkontinenz e.V.
Virchowstr. 14
38642 Goslar

Freizeitaktivitäten und Sport

Eine Stomaanlage ist kein Hindernisgrund, auf gewohnte Freizeitaktivitäten zu verzichten. Die Bauchdecke sollte beim Sport allerdings nicht überbeansprucht werden. Gymnastik, aufbauendes Konditionstraining und Wanderungen unterstützen vielmehr den Rehabilitationsprozess und sind zur Erhaltung der Mobilität (Gesundheitserhaltung) sehr zu empfehlen. Schwimmen und Baden ist mit Hilfe von Stomakappen ebenfalls problemlos möglich.

Soziale Absicherung

Unter bestimmten Voraussetzungen haben Stomapatienten einen Anspruch auf einen Schwerbehindertenausweis. Dieser ist bei dem zuständigen Versorgungsamt zu beantragen und bietet u. a. folgende Vorteile:

- Ermäßigung der Telefongebühren
- Befreiung von Rundfunkgebüren
- ermäßigter Beförderungstarif der Deutschen Bahn und anderer öffentlicher Verkehrsträger
- Senkung der Kfz-Steuer

online

www.ilco.de
www.dvet.de
www.stoma-welt.de
www.hollister.com
www.coloplast.de

Leistungen der Krankenkasse

Stomaversorgungsartikel sind im Hilfsmittelverzeichnis aufgeführt und werden daher von der Krankenkasse erstattet. Allerdings sind sie zu 10 % je Packung zuzahlungspflichtig, höchstens jedoch 10 € für den Monatsbedarf.

Weiterführende Informationen

Verschiedene Verbände und Organisationen bieten zahlreiche kostenlose Informationsbroschüren rund um das Thema Stoma an und können unter den nebenstehenden Internet-Adressen bestellt werden.

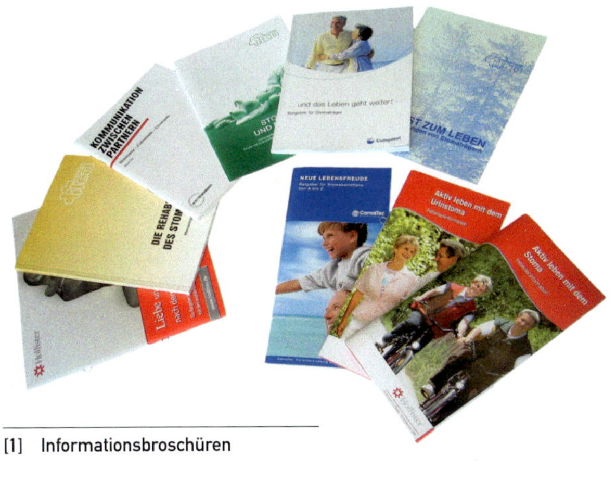

[1] Informationsbroschüren

1.5.9 Versorgung eines Patienten mit Enterostoma

Problem	Ziel	Maßnahmen
Stomaträger leiden psychisch unter ihrem Stoma, weil es Körperfunktionen betrifft, über die man nicht spricht.	Patient lernt mit neuer Situation umzugehen	▪ Unterstützung beim natürlichen Umgang mit der neuen Situation durch das Pflegepersonal ▪ Kontakt zur Selbsthilfegruppe „ILCO" vermitteln, falls erwünscht
Hautirritationen	intakte Haut	▪ Reinigung nur mit Wasser und milder, unparfümierter Seife oder mit fettfreier medizinischer Reinigung ▪ keine hautbelastenden Reinigungsmittel wie Äther oder Benzin verwenden ▪ Ringgröße der Öffnung des Beutels bzw. der Hautschutzplatte genau abmessen, sodass sie mit dem Stoma abschließt ▪ keine fetthaltigen Pflegesubstanzen verwenden ▪ zur Reinigung nur weiches Einmalmaterial verwenden (z. B. Kompressen, Mull oder Einmalhandschuhe) ▪ Reinigung von der stomaumgebenden Haut zum Stoma hin beachten ▪ Elektrorasierer verwenden, lange Haare zuvor mit einer Schere abschneiden; keine Enthaarungscreme verwenden ▪ tägliche Beobachtung und Dokumentation des Stomas
Allergien	Vermeidung einer Allergie mit Juckreiz, Rötung und Entzündung, intakte Haut	▪ Beutel mit Vliesüberzug verwenden ▪ Produktwechsel ▪ Rücksprache mit dem Arzt
Pilzinfektion	Vermeidung einer Pilzinfektion, intakte Haut	▪ Reinigungshinweise beachten ▪ Vermeidung von zu großen Ringgrößen ▪ lokales Antimykotikum nach Rücksprache mit dem Arzt anwenden
Gefahr des erhöhten Flüssigkeitsverlusts, besonders beim Ileostoma	ausgeglichener Flüssigkeitshaushalt	▪ ausreichende Flüssigkeitszufuhr, sodass die tägliche Urinmenge etwa 1 Liter beträgt
ernährungsbedingte Blähungen, Geruchsbelästigung und Diarrhoe	Wirkung bestimmter Nahrungsmittel sind bekannt	▪ Information über Wirkungsweise verschiedener Nahrungsmittel
Stomastenose	Stomafunktion bleibt erhalten Stuhlentleerungsstörungen werden vermieden	▪ Übergewicht vermeiden ▪ nach Rücksprache mit dem Arzt vorsichtiges Weiten (*Bougieren*) des Stomas
Stomahernie	Stomafunktion bleibt erhalten, Hernie vermeiden	▪ Anlegen einer Leibbinde
Stomaprolaps	Stomafunktion bleibt erhalten	▪ Beutelversorgung nur im Liegen ohne Anspannung der Bauchdecke ▪ nach Rücksprache mit dem Arzt Tragen einer Prolapsplatte
Retraktion	Stomafunktion bleibt erhalten Stuhlentleerungsstörungen werden vermieden	▪ Verwendung von konvexen, flexiblen Stomaplatten

Künstliche enterale Ernährung 1.6

Ältere Menschen sind vermehrt gefährdet, eine Unter- und Mangelernährung zu entwickeln. Die Ursachen sind vielschichtig:

1. Passagehindernisse im Verdauungstrakt
   a) Tumore, Entzündungen
   b) eingeschränkte Beweglichkeit des Verdauungstraktes, z. B. bei Diabetes mellitus
2. Kompetenzverlust der Nahrungsaufnahme durch
   a) psychiatrische Erkrankungen wie z. B. Demenz, Depression
   b) neurologische Erkrankungen wie z. B. Schlaganfall, Multiple Sklerose
3. medikamentös bedingte Einschränkung des Appetits

Mangelernährung
1 S. 430

Um eine Mangelernährung zu verhindern bzw. zu therapieren, stehen verschiedene Möglichkeiten der künstlichen enteralen Ernährung zur Verfügung. Unter einer künstlichen enteralen Ernährung versteht man die Zufuhr von flüssigen Nährsubstraten als Trink- und/oder Sondennahrung über den Magen-Darm-Trakt. Ihr Vorteil gegenüber der parenteralen Ernährung ist die Nutzung der natürlichen Organfunktionen. Die enterale Zufuhr von Nährstoffen ist physiologischer und sollte daher der parenteralen Ernährung nach Möglichkeit immer vorgezogen werden.

Eine künstliche enterale Ernährung erfolgt über eine Sonde. Man unterscheidet:

- transnasale Sonden (→ Abb. 1)
- perkutane Sonden (→ Abb. 3)

enteral
Nutzung des Magen-Darm-Traktes

parenteral
Umgehung des Magen-Darm-Traktes, z. B. durch eine Infusionstherapie

Eine kurzfristige künstliche Ernährung von 2–6 Wochen ist bei Funktionserhalt des Magen-Darm-Traktes über eine transnasale (nasogastrale oder eine nasoduodenale bzw. nasojejunale) Sonde möglich. Für eine länger dauernde künstliche Ernährung ist eine perkutane Sonde in Betracht zu ziehen. Diese werden unterschieden in:

- perkutane-endoskopische Gastrostomie (PEG),
- die perkutane-endoskopische Jejunostomie (PEJ),
- der so genannte Button (→ Abb. 2) oder
- die Feinnadelkatheterjejunostomie (FNKJ).

transnasal
über die Nasenöffnung

perkutan
durch die Haut

online
www.dgem.de/Leitlinien

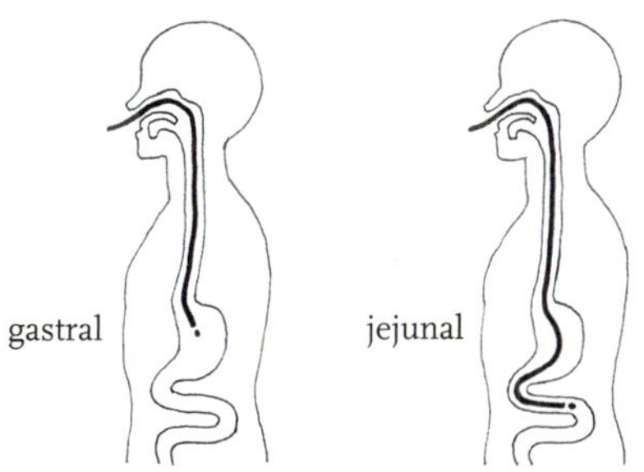

[1] Transnasale Sonden

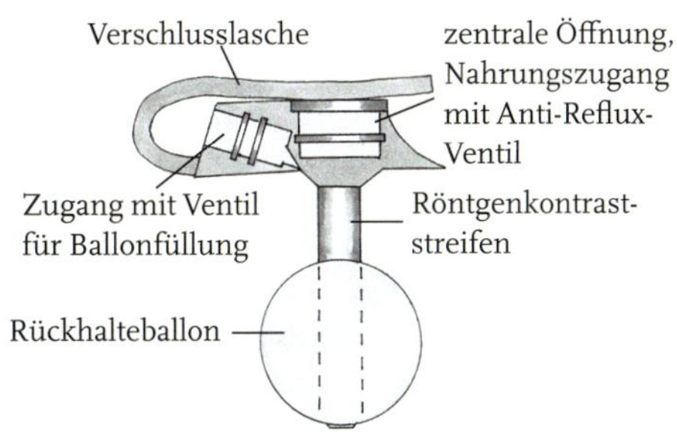

[2] Stoma-Button

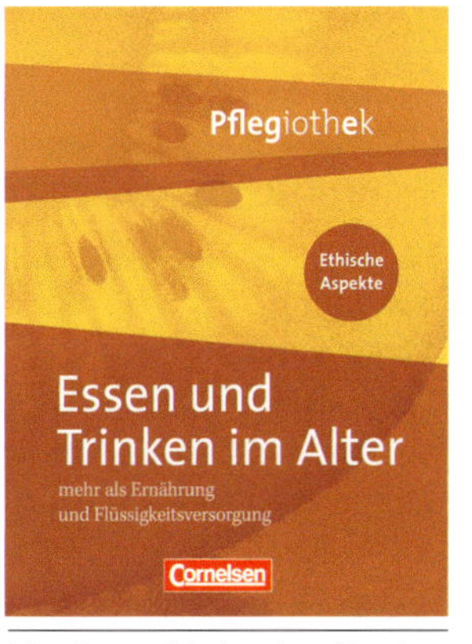

Literatur zu ethischen Aspekten des Themas

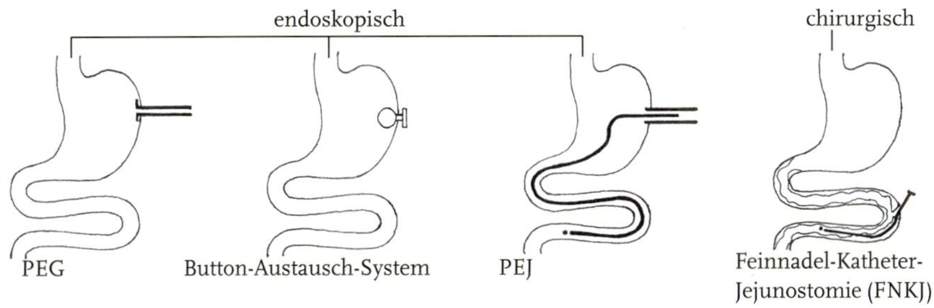

[3] Perkutane Sonden

nasal: die Nase betreffend

gastral: den Magen betreffend

duodenal: den Zwölffingerdarm betreffend

jejunal: den Leerdarm betreffend

endoskopisch: mit Hilfe eines Endoskops (→ S. 205)

Ziel jeglicher Sondenanlage:
- eine ausreichende Flüssigkeits- und Nährstoffzufuhr zur Verhinderung von Mangel- und Fehlernährung sowie von Austrocknung
- Erhalt von Körpersubstanz und Muskelmasse, Erhaltung des Normalgewichts
- Vermeidung von Folgeerkrankungen, Infektionen, Wundheilungsstörungen
- Vermeidung von körperlicher Schwäche und zunehmender Pflegebedürftigkeit
- Medikamentengabe

Welche Sonde gelegt wird, entscheidet der Arzt je nach Zustand des Patienten.

Enterale Zugangswege

Zugangsweg	Indikation	Beispiel
Transnasale Sonden		
Nasogastrale Sonde	▪ nur bei stabilen Patienten mit regelrechter Magenentleerung und vorhandenen Schutzreflexen (Husten- und Würgereflex) ▪ voraussichtlich kurze Dauer der künstlichen Ernährung ▪ Es besteht keine erhöhte Aspirationsgefahr.	appetitlose und kachektische Patienten, z. B. nach Operationen oder nach Chemo- oder Strahlentherapie, nach Schlaganfall
Nasoduodenale und nasojejunale Sonde	▪ voraussichtlich kurze Dauer der künstlichen Ernährung, bei erhöhter Aspirationsgefahr	Patienten mit Schluckstörungen, z. B. nach Schlaganfall
Perkutane Sonden		
Perkutan-endoskopische Gastrostomie (PEG)	▪ länger dauernde künstliche enterale Ernährung ▪ Es besteht keine erhöhte Aspirationsgefahr.	Schluckstörungen, z. B. bei neurologischen Erkrankungen
Perkutan-endoskopische Jejunostomie (PEJ)	▪ länger dauernde künstliche enterale Ernährung ▪ Es besteht eine erhöhte Aspirationsgefahr.	Schluckstörungen, z. B. bei neurologischen Erkrankungen, bei gleichzeitiger Bewusstseinstrübung oder verminderten Schutzreflexen
Feinnadel-Katheter-Jejunostomie (FNKJ)	▪ länger dauernde künstliche enterale Ernährung ▪ Katheter wird operativ gelegt	Tumorerkrankungen

Compliance
Bereitschaft zur Mitarbeit bei diagnostischen und therapeutischen Maßnahmen

Unabhängig von der Indikation muss die Entscheidung für oder gegen die Ernährung durch Sondennahrung immer individuell unter Berücksichtigung des (mutmaßlichen) Willens, der Compliance, der Schwere und Prognose der Erkrankung getroffen werden. Eine gastrale oder perkutane Sonde (PEG / PEJ / FNKJ) darf nicht gelegt werden
- zur reinen Pflegeerleichterung,
- als Zeitersparnis,
- bei fehlendem Einverständnis,
- bei schweren Psychosen,
- bei Darmverschluss.

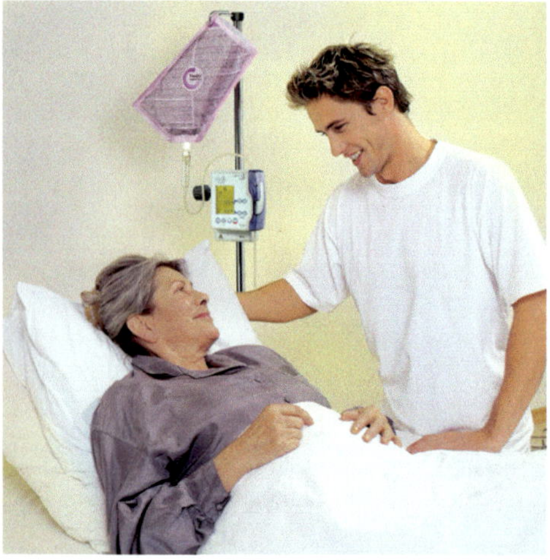

Eine endoskopisch gelegte Sonde wird meistens ambulant oder mit kurzer stationärer Überwachung durchgeführt. Hierzu erhält der Patient eine Beruhigungs- und Schmerzmedikation (*Sedierung und Analgesie*). In Ausnahmefällen, z. B. bei starker Unruhe oder Desorientierung, erfolgt der Eingriff in Vollnarkose.

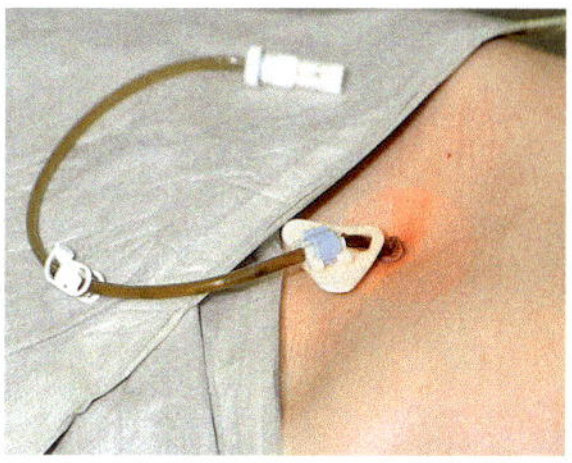

[1] Lokale Wundinfektion

Die Komplikationsrate ist sehr unterschiedlich. Leichte Komplikationen wie eine lokale Wundinfektion (→ Abb. 1) treten öfters auf. Ernährungsbedingte Komplikationen, vor allem in der Frühphase (unmittelbar nach Sondenanlage), sind Erbrechen, Durchfälle, Verstopfung, Übelkeit, Blähungen und Völlegefühl. Vereinzelt kommt es zu schweren Komplikationen wie Bauchfellentzündung, Aspiration, Sepsis, Abszess, Blutung oder Magenperforation.

Komplikationen bei PEG

Ernährungsbedingte Komplikationen
- Erbrechen
- Durchfall
- Übelkeit
- Blähungen oder Völlegefühl
- Verstopfung

Leichte Komplikationen
- lokale Wundinfektion (→ Abb. 1)

Schwere Komplikationen
- Bauchfellentzündung
- Aspiration (Mageninhalt oder Speichel gelangt in die Atemwege)
- Sepsis (Blutvergiftung)
- Abszess
- Blutung
- Magenperforation

Ernährungsbedingte Komplikationen lassen sich durch einen langsamen Kostaufbau, durch die Verabreichung zimmerwarmer Kost und durch Vermeidung von Kontamination der Sondennahrung, des Sondenbeutels und des Überleitsystems verhindern.

Beispiel für einen langsamen Kostaufbau über PEG
Tag 1–2: 500 ml SK (25–35 ml/h) + 500 ml Flüssigkeit (Wasser bzw. Tee)
Tag 3–4: 1000 ml SK (50–60 ml/h) + 1000 ml Flüssigkeit (Wasser bzw. Tee)
ab 5. Tag: 1500 ml SK (75–80 ml/h) + 1000 ml Flüssigkeit (Wasser bzw. Tee)

SK (Sondenkost)
1 S. 207

Bei einer Gesamtflüssigkeitszufuhr von 1,5–2 Litern (30–40 ml/kg KG/Tag) und einem Bedarf von 1800 kcal (60 kg schwerer, mobiler Bewohner [30 kcal/kg KG/Tag]) ergibt sich folgende zusätzliche Flüssigkeitsmenge in Form von Tee oder Wasser:

1. **normokalorisches Produkt (1 kcal/ml; 80 ml Wasser/100 ml Sondenkost)**

   1800 ml Sondenkost, darin enthalten sind 1800 kcal und 1440 ml freies Wasser
   + 200 ml zusätzliche Flüssigkeit
   = 2000 ml Flüssigkeit, davon 1640 ml reines Wasser

2. **hochkalorisches Produkt (1,5 kcal/ml; 70 ml Wasser/100 ml Sondenkost)**

   1200 ml Sondenkost, darin enthalten sind 1800 kcal und 840 ml freies Wasser
   + 800 ml zusätzliche Flüssigkeit
   = 2000 ml Flüssigkeit, davon 1640 ml reines Wasser

Abhängig vom Dokumentationssystem wird entweder die Gesamtflüssigkeitsmenge oder die reine Wassermenge angegeben.

1.6.1 Legen einer nasogastralen Sonde (Magensonde)

Das Legen einer Magensonde sollte gut überlegt werden und die Risiken und Nachteile gegenüber den Vorteilen sind mit dem Patienten, den Angehörigen oder dem Betreuer abzuwägen. Ist der Patient nicht mehr in der Lage, sein Einverständnis zu geben, muss dieses von den Angehörigen oder dem Betreuer im Sinne des (mutmaßlichen) Patientenwillens und hinsichtlich der zu erhaltenden Lebensqualität erfolgen.

Bei der Auswahl der Sonden ist neben dem Material besonders auf den Durchmesser zu achten, um Drucknekrosen zu vermeiden. Über eine zu dünne Sonde können allerdings bestimmte Medikamente nicht verabreicht werden. Sechs Stunden vor Anlage der Sonde sollte auf Grund der Aspirationsgefahr keine feste oder flüssige Nahrung mehr aufgenommen werden.

Aspirationsgefahr
1 S. 348

Benötigte Materialien:
- **Ernährungssonde**
- **Luer- oder Blasenspritze**
- **pH-Papier**
- **Filzstift zur Sondenmarkierung**
- **Stethoskop zur Lagekontrolle**
- **Taschentücher, Zellstoff**
- **Pflaster zur Sondenfixierung**
- **evtl. lokalanästhesierendes Gel oder Spray**
- **ein Glas Wasser oder Tee**

Um die Sondenlänge zu ermitteln, wird die Länge vom Ohrläppchen bis zur Nase und von hier bis zur Magengrube abgemessen (→ Abb. 1) und mit einem Filzstift markiert.

Danach wird die Zahnprothese entfernt und eine Oberkörperhochlagerung, falls möglich sitzende Position, eingenommen. Beim sitzenden Patienten wird die Sonde zügig in die Nase bis vor den Kehldopfdeckel (ca. 10 cm) eingeführt.

Dann soll der Patient zum Schlucken (Trinken) aufgefordert werden, damit der Kehlkopfdeckel die Luftröhre verschließt. Während des Trinkens wird die Sonde weitergeschoben. Beim liegenden Patienten wird die Sonde senkrecht von oben in den unteren Naseneingang eingeführt (→ Abb. 2), nach ca. 10 cm wird der Kopf nach vorn gebeugt (→ Abb. 3). Sowohl starkes Husten als auch das Stoßen auf einen Widerstand erfordert ein sofortiges Zurückziehen der Sonde. Im Anschluss führt man sie durch leichtes Drehen erneut ein.

Die Lage der Sonde wird röntgenologisch oder durch Aspiration von Magensekret und Bestimmung des pH-Wertes (Lackmus-Test) überprüft. Die Auskultation eines Magengeräusches mit einem Stethoskop nach Einführung von Luft ist ebenfalls möglich, allerdings nur geübten Personen vorbehalten.

Die Sondenlänge wird in Höhe des Nasenloches markiert und die cm-Markierung abgelesen und protokolliert (→ Abb. 4). Zur Fixierung der Sonde mit einem Pflaster wird die Nasen- und Wangenpartie bei Bedarf mit Alkohol entfettet und fixiert (→ Abb. 5). Ein täglicher Pflasterwechsel ist notwendig, um Hautreizungen oder einen Dekubitus zu vermeiden.

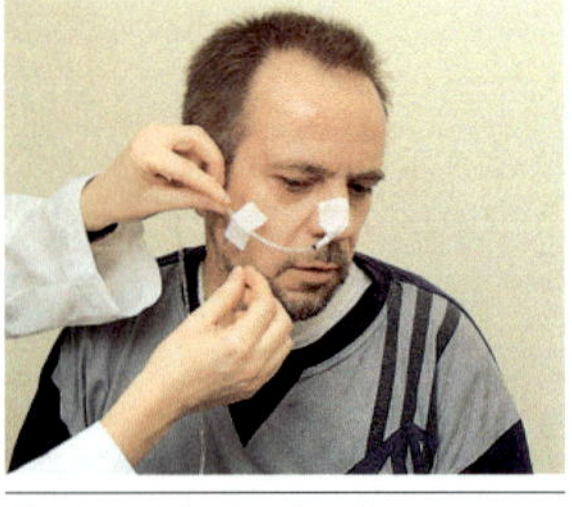

[5] Spezielle Sondenpflaster erleichtern die Fixierung.

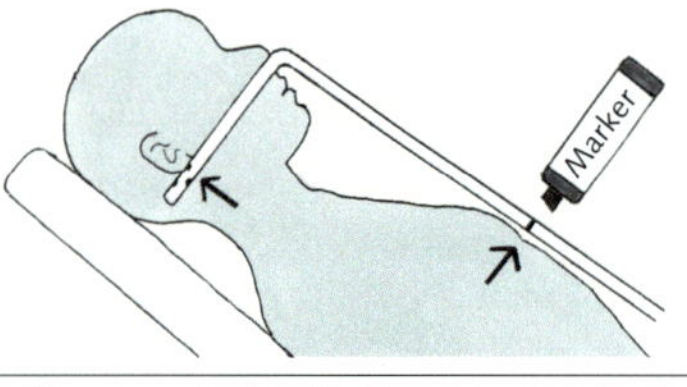

[1] Abmessen der Sondenlänge

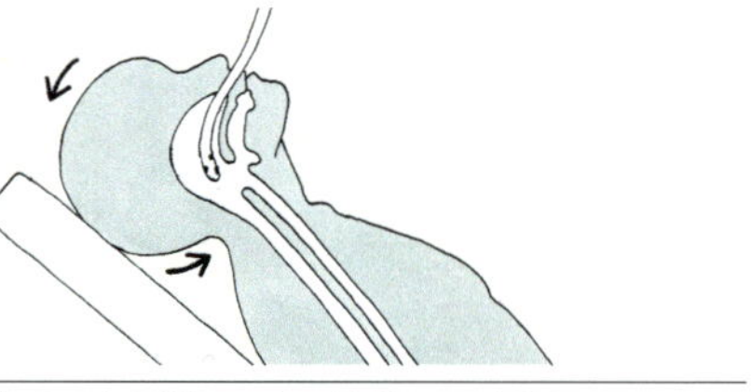

[2] Sonde bei liegendem Patienten einführen

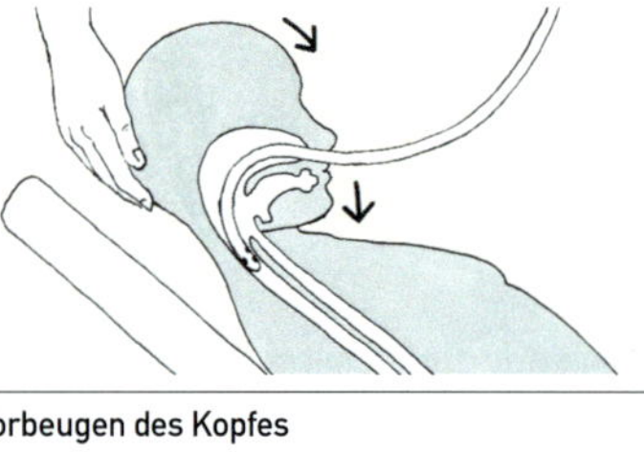

[3] Vorbeugen des Kopfes

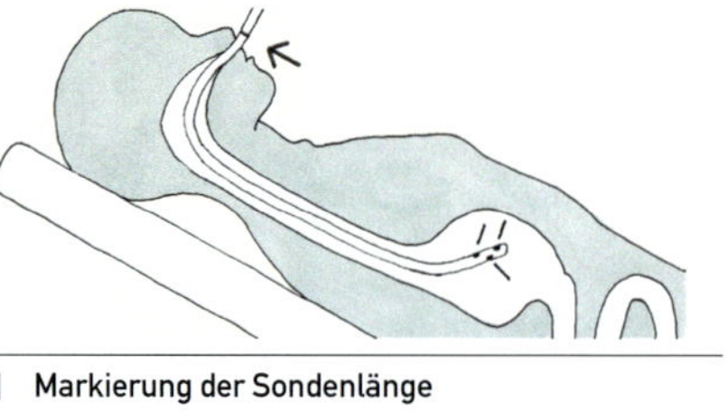

[4] Markierung der Sondenlänge

Verabreichung der Sondennahrung 1.6.2

Die Sondennahrung kann kontinuierlich oder portionsweise (intermittierend) verabreicht werden.

Bei der **kontinuierlichen Ernährung** wird die Nahrung ohne Unterbrechung zugeführt. Meist geschieht dies mit Hilfe einer Ernährungspumpe, die eine bestimmte Fließgeschwindigkeit gewährleistet. Eine kontinuierliche Ernährung kann auch als Dauertropf mit Hilfe der Schwerkraft durchgeführt werden. Allerdings ist hierbei eine gleichbleibende Fließgeschwindigkeit nicht immer gewährleistet. Da die kontinuierliche Nahrungsverabreichung bei einer Dünndarmsonde grundsätzlich angezeigt ist, sollte aus Sicherheitsgründen immer eine Ernährungspumpe verwendet werden. Auch bei Patienten mit einem schwer einstellbaren Diabetes mellitus kann es vorteilhaft sein, eine kontinuierliche Nährstoffzufuhr zu gewährleisten, um eine ausgeglichene Stoffwechsellage, d. h. keine erhöhten Blutzuckerschwankungen, zu erzielen.

Die **intermittierende Ernährung** wird häufig auch als Bolusapplikation bezeichnet, da einzelne Portionen (*Boli*), ca. 200 ml, in bestimmten Abständen verabreicht werden. Die Zeit der normalen oralen Nahrungsaufnahme, das sind ca. 20 Minuten, sollte auch bei der Bolusgabe eingehalten werden.

Verabreichungsmöglichkeiten

Nahrung
Zufuhrmöglichkeit

Blasenspritze

Schwerkraftüberleitsysteme
- Flaschensystem
- Beutelsystem
- EasyBag-System
- VarioLine

Pumpenüberleitsysteme
- Flaschensystem
- Beutelsystem
- EasyBag-System
- VarioLine

Applikationsart	Vorteile	Nachteile	Risiken für den Patienten
Blasenspritze	▪ geringer Materialaufwand, d. h. kostengünstig ▪ portionierte Nahrungszufuhr	▪ zu rasche Nahrungszufuhr ▪ ungenaue Dosierung, somit unsichere Energie- und Flüssigkeitszufuhr ▪ nur für die gastrale Ernährung geeignet ▪ hohes Kontaminationsrisiko ▪ personal- und zeitintensiv ▪ zeitaufwändige und strenge Hygienemaßnahmen	▪ Blutzuckerschwankungen ▪ gastrointestinale Unverträglichkeit wie Übelkeit, Erbrechen, Diarrhoe, Dumping-syndrom ▪ Aspirationsgefahr ▪ erhöhtes Infektionsrisiko
Schwerkraft	▪ kostengünstig (geringer Mehraufwand)	▪ nur für die gastrale Ernährung geeignet ▪ Tropfgeschwindigkeit kann über die Rollklemme nicht exakt eingestellt werden ▪ unkontrolliertes, rasches Einlaufen möglich, somit unsichere Energie- und Flüssigkeitszufuhr ▪ abnehmende Fließgeschwindigkeit bis zum Stillstand, somit Gefahr der Sondenverstopfung ▪ nicht bei verwirrten und bewusstseinsveränderten Menschen anwenden, da diese die Rollklemme verstellen könnten	▪ Gefahr der Blutzuckerentgleisung ▪ Übelkeit, Erbrechen, Diarrhoe ▪ Aspirationsgefahr
Ernährungspumpe	▪ präzise, konstante, sichere Nahrungszufuhr und somit auch Nährstoff- und Flüssigkeitszufuhr ▪ wahlweise intermittierende und kontinuierliche Ernährung möglich ▪ umfassende Alarmfunktion	▪ Wartungs- und Reparaturaufwand ▪ spezielles Zubehör notwendig, z. B. Pumpenüberleitsysteme	▪ Bei mangelnder Einweisung in den Gerätetyp ist die Sicherheit des Patienten trotz zahlreicher Alarmfunktionen nicht gewährleistet.

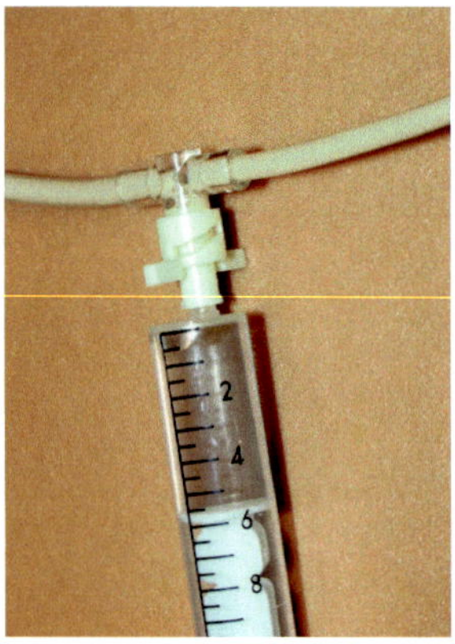

[1] T-Stück

Aus hygienischen Gründen sollte die Schwerkraftapplikation immer mit einem Überlaufsystem und einem T-Stück (→ Abb. 1) erfolgen. Über das T-Stück kann die Sonde ohne Trennung der Systeme gespült werden.

Die Handhabung der Schwerkraft-Flaschen-Überleitsysteme zeigt die dargestellte Abfolge:

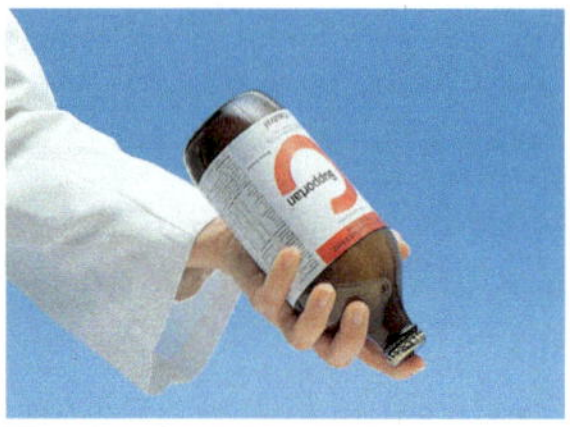

[2] Flasche schütteln

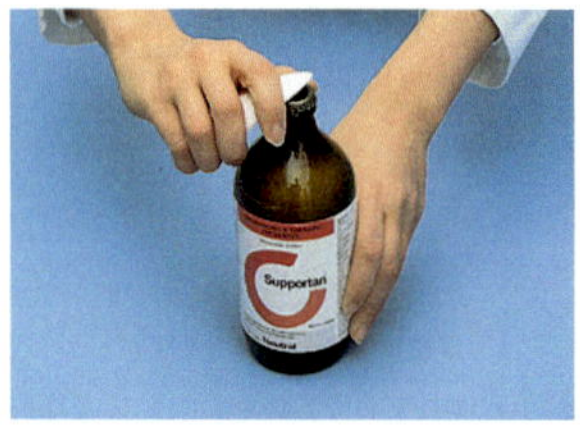

[3] Flasche öffnen

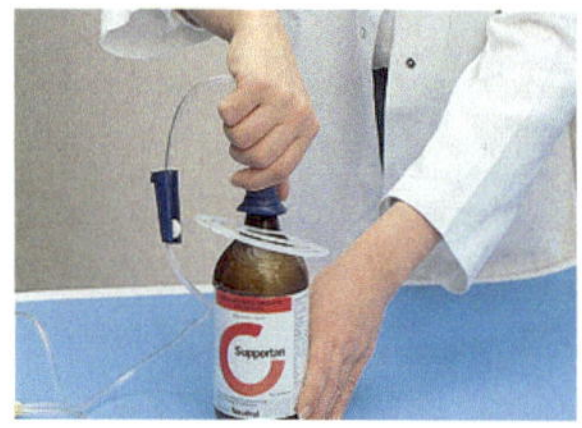

[4] Flaschensystem mit der Flasche verbinden und die Rollklemme schließen

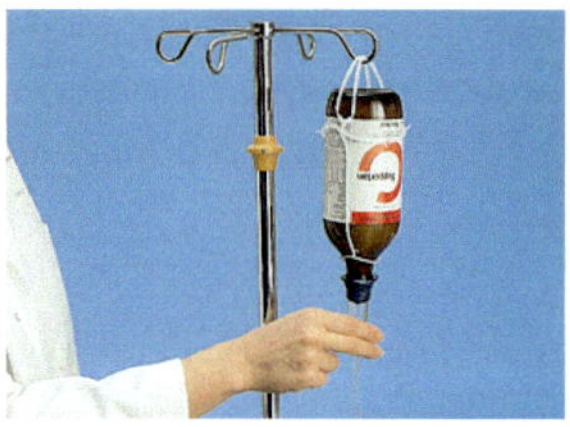

[5] Nach dem Aufhängen der Flasche die Tropfenkammer durch mehrmaliges Zusammendrücken bis zur Hälfte mit Nahrung füllen

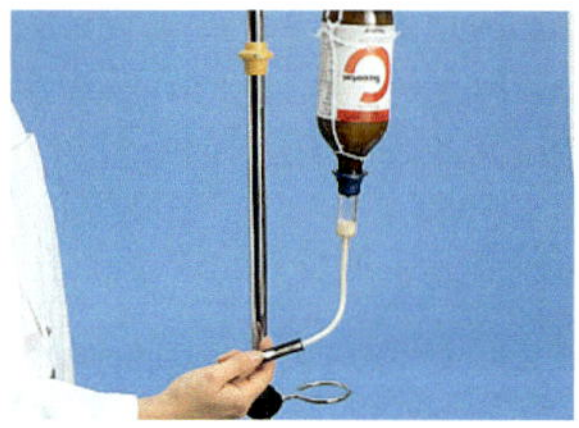

[6] Rollklemme öffnen und das Überleitsystem mit Nahrung füllen; Rollklemme schließen

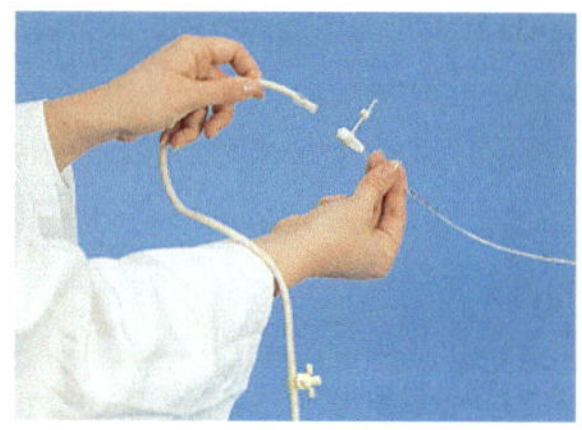

[7] Sonde mit dem Überleitsystem verbinden und gewünschte Fließgeschwindigkeit über die Rollklemme einstellen

Beutelsysteme ermöglichen das Einfüllen größerer Mengen für einen längeren Zeitraum.

Die Handhabung mit einem Schwerkraft-Beutel-Überleitsystem zeigt die dargestellte Abfolge:

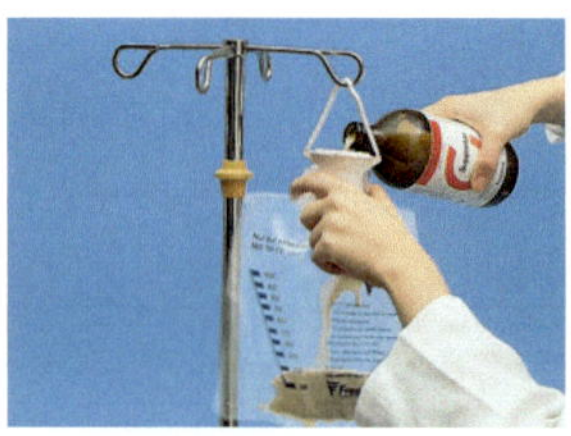

[8] Beutel aufhängen

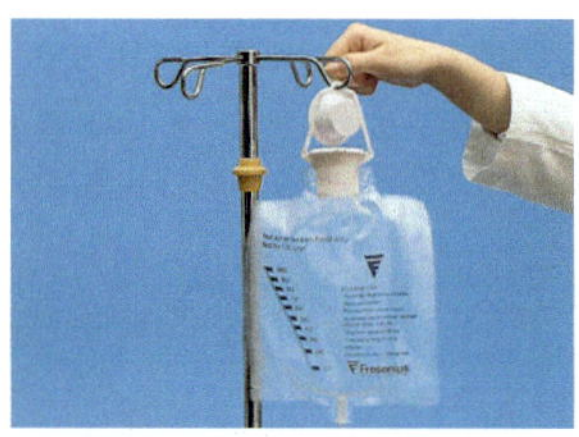

[9] Rollklemme schließen und Einfüllstutzen am Beutel öffnen

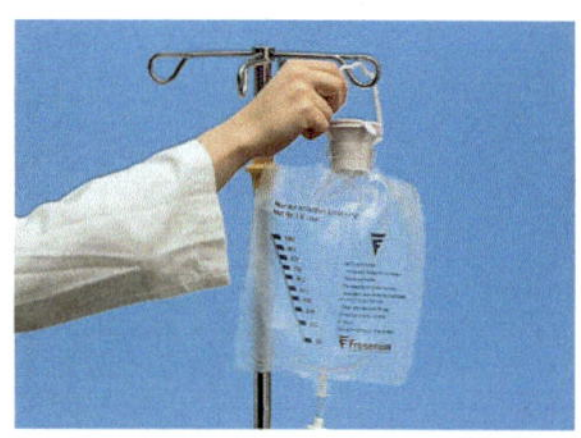

[10] Nahrung für bis zu 8 Stunden einfüllen

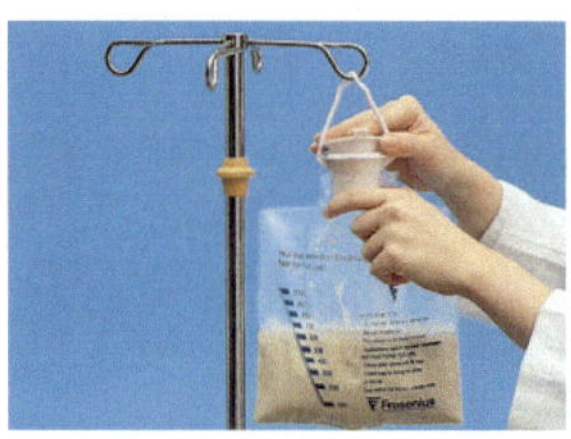

[11] Einfüllstutzen schließen

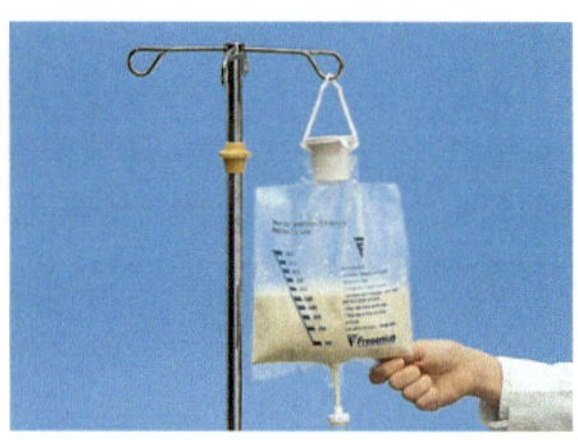

[12] Rollklemme öffnen und das Überleitsystem mit Nahrung füllen; Rollklemme schließen

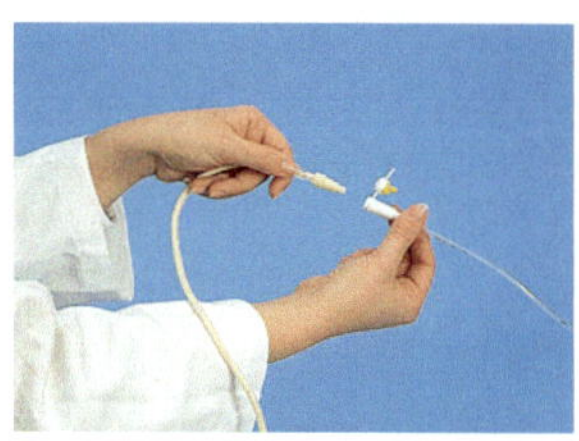

[13] Sonde mit dem Überleitsystem verbinden und gewünschte Fließgeschwindigkeit über die Rollklemme einstellen

Häufige Fehler bei der Verabreichung von Sondenkost:
- zu schneller Kostaufbau, zu hohe Zufuhrrate
- Nahrung ist zu kalt oder zu warm (möglichst Zimmertemperatur)
- keine zusätzliche Flüssigkeit
- bakterielle Verunreinigung der Sondenkost und der Überleitsysteme durch mangelnde Hygiene
- mangelhaftes Spülen der Sonde
- mangelhaftes Spülen zwischen den einzelnen Medikamentengaben
- ungenügende Oberkörperhochlagerung

Ursachen für Diarrhoen können sein:
- Grunderkrankung (schlecht eingestellter Diabetes mellitus, Natriummangel, entzündliche Erkrankungen im Magen-Darm-Trakt, Magen- bzw. Darmresektionen)
- virale oder bakterielle Infektionen
- Medikamente (Antibiotika, Zytostatika und magnesiumhaltige Antazida)
- Kontamination der Nahrung, des Beutels oder der Überleitsysteme
- falsche Sondennahrung (z. B. zu hohe Osmolarität, hoher Lactosegehalt)
- Sondennahrung ist zu kalt
- zu schnelle Zufuhr der Sondennahrung

Osmose
1 S. 105

Exkurs *Diabetes mellitus*
Beim Diabetes mellitus kommt es auf Grund eines absoluten oder relativen Insulinmangels zu einer Beeinträchtigung des Kohlenhydrat-, Fett- und Proteinstoffwechsels. Über den Tag verteilt sollten sechs bis acht Mahlzeiten gegeben werden. Der Kohlenhydratbedarf muss mit der Insulingabe bzw. den oralen Antidiabetika abgestimmt werden. Blutzuckerschwankungen können vor allem durch eine kontinuierliche Verabreichung der Sondenkost über einen längeren Zeitraum, ca. 12 Stunden, vermieden werden. Bei Diabetikern besteht auf Grund einer diabetischen Gastroparese (verminderte Beweglichkeit des Magens) eine verzögerte Magenentleerungsstörung. Dadurch besteht eine erhöhte Aspirationsgefahr.

Diabetes mellitus
1 S. 435

Exkurs *Demenz*
Ernährungsschwierigkeiten werden bei einer Demenzerkrankung häufig beobachtet. Auf Grund der erheblichen Störung der Gedächtnisleistungen können weder Speisen noch die gesamte Essenssituation erkannt werden. Gleichzeitig verspüren die demenziell Erkrankten weder Hunger noch Durst. Die wiederholte und fortwährende unzureichende Nahrungsaufnahme belastet die Pflegenden. Wenn alle Bemühungen, eine ausreichende Ernährung für den Erkrankten sicherzustellen, erfolglos bleiben, Dauermedikamente auf ihre Nebenwirkungen überprüft wurden und körperliche und psychische Erkrankungen als Ursache für die gestörte Nahrungsaufnahme ausgeschlossen wurden, kann die Anlage einer PEG-Sonde diskutiert werden.
Viele Angehörige und Pflegekräfte sehen sich zuweilen in einem Entscheidungsdilemma. Bei einer Patientenverfügung, die lebensverlängernde Maßnahmen ausschließt, kollidiert dies mit dem Wunsch der Angehörigen, den Betroffenen nicht verhungern und verdursten zu lassen. Die Frage, ob Leiden verlängert oder Leben erhalten wird, ist zu klären.
Die Entscheidung für oder gegen eine PEG-Sonde sollte mit allen am Pflege- und Betreuungsprozess Beteiligten sehr behutsam und gewissenhaft abgewogen und im Konsens gefällt werden.

online

Die Broschüre „Ernährung in der häuslichen Pflege Demenzkranker“ kann über die deutsche Alzheimer Gesellschaft e.V. unter **www.deutsche-alzheimer.de** bestellt werden.

1.6.3 Allgemeine Richtlinien zur Verabreichung (Applikation) von Medikamenten über die Sonde

Umgang mit Arzneimitteln
2 S. 143

Ernährungssonden münden in den Magen, den Zwölffingerdarm (*Duodenum*) oder den Leerdarm (*Jejunum*). Der Zeitpunkt der Medikamentengabe, z. B. nüchtern, eine halbe Stunde vor der Mahlzeit, während des Essens oder nach dem Essen, muss wie bei der oralen Einnahme stets beachtet werden, um den angestrebten Medikamentenspiegel zu erreichen. Parenterale (z. B. transdermale Pflaster, Zäpfchen) und **flüssige Arzneiformen** (Saft, Tropfen, Brausetabletten) sind festen Arzneimitteln vorzuziehen (→ Abb. 1).

Feste Arzneimittel können in Abhängigkeit von Herstellerhinweisen und ärztlicher Anordnung sondengängig gemacht werden. **Filmtabletten** und **Dragees** sind in der Regel nach Zerkleinerung problemlos über die Sonde zu verabreichen. **Hartgelatinekapseln** werden geöffnet und der Inhalt in 10–15 ml Wasser aufgelöst. **Weichgelatinekapseln** können in warmem Wasser aufgelöst werden, wobei die verbliebenen Reste der Kapselhülle vor der Gabe entfernt werden sollten. Eine zweite Möglichkeit besteht, indem der Inhalt mit einer Spritze aufgezogen und mit ausreichend Flüssigkeit über die Sonde verabreicht wird. **Retard-Präparate** sind in der Regel nicht über eine Sonde verabreichbar, da sie durch die Zerkleinerung zu einer überhöhten Initialdosis und später zu niedrigen therapeutischen Spiegeln führen. Die Gabe von **Buccal-** und **Sublingualtabletten** ist unabhängig von der Sonde weiterhin in die Wangentaschen bzw. unter die Zunge zu verabreichen.

Medikamente müssen stets getrennt voneinander zerkleinert, aufgelöst bzw. verdünnt verabreicht werden. Zwischen der einzelnen Medikamentengabe ist die Sonde mit mindestens 5 ml Wasser zu spülen, um Medikamenteninteraktionen (ungewollte Wechselwirkung) zu verhindern.

Medikamente sollten immer ausreichend mit Wasser oder Tee verdünnt werden, um Schädigungen der Schleimhaut durch starke Konzentrationen zu verhindern. Bei der Medikamentengabe über Sonde müssen die unterschiedlichen Resorptionsverhältnisse und die pH-Werte in den verschiedenen Magen-Darm-Abschnitten berücksichtigt werden.

online

www.enterale-ernaehrung.de
www.nutricia.de

Säureempfindliche Arzneistoffe (wie z. B. Retard-Präparate), die durch einen magensaftresistenten Überzug geschützt sind, um erst im Dünndarm resorbiert zu werden, dürfen deshalb für die gastrale Verabreichung nicht geteilt oder zerkleinert werden. Im Dünndarm liegt mit einem pH-Wert von 7–8 ein neutrales bis leicht alkalisches Milieu vor, sodass die Gabe zerkleinerter, säureempfindlicher Arzneistoffe über eine jejunale Sonde möglich ist.

Falls die Medikamentengabe über die Sonde nicht möglich ist, muss der Arzt eine Alternative vorschlagen.

1.6.4 Sondenpflege

Es ist empfehlenswert, die Sonde regelmäßig mit körperwarmer Flüssigkeit zu spülen. Als Spülflüssigkeit eignen sich

- abgekochtes, abgekühltes Wasser,
- Mineralwasser und Kamillen-/Fencheltee.

Schwarzer Tee und Früchtetee eignen sich nicht, da ihre Stoffe die Sonde verfärben. Ebenso sollten keine Fruchtsäfte oder fruchtsäurehaltige Flüssigkeiten verwendet werden, da sie zu Ausflockungen und somit Verstopfung der Sonde führen können.

Sonden sollten ausreichend, d. h. mit ca. 30–50 ml Flüssigkeit, gespült werden:
- vor der ersten Nahrungsgabe
- nach der letzten Nahrungsgabe
- vor und nach Ernährungspausen
- vor, zwischen und nach jeder Medikamentengabe

Die Spülung sollte immer mit einer Spritze durchgeführt werden, da das Einlaufen von Spülflüssigkeit über Pumpe oder Schwerkraft für eine sorgfältige Spülung nicht ausreicht.

Der Sondenkonnektor (Verbindungsstück zwischen Sonde und Überleitsystem) kann mit warmem Wasser von Nahrungsresten gereinigt werden.

Im Laufe der Zeit werden die äußeren Anschlüsse einer transkutanen Sonde unansehnlich oder defekt und sollten von daher regelmäßig ersetzt werden. Die verschiedenen Zubehörteile können einzeln oder komplett bestellt werden (→ Abb. 1).

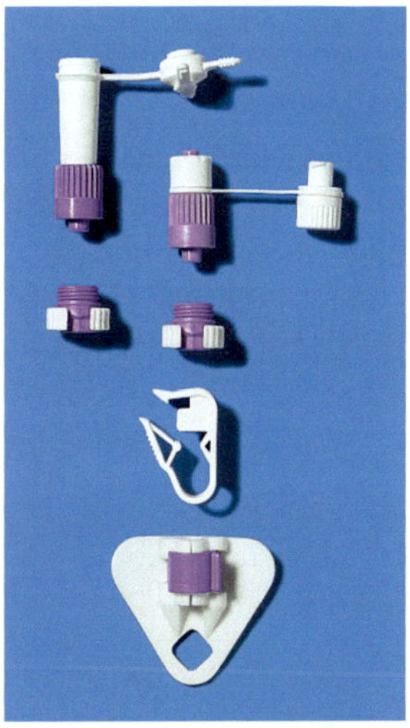

[1] Freka Reparaturset

Sondenverstopfung

Trotz regelmäßiger Spülung kann es zu einer Sondenverstopfung kommen. Eine Sondenverstopfung in keinem Fall mit spitzen oder scharfen Gegenständen versuchen zu lösen! Mit einer kleineren Spritze unter vorsichtigem Druck und Zug gelingt es in den meisten Fällen, die Sonde gängig zu machen.

Allgemeine Hygienemaßnahme bei der enteralen Sondenernährung

Um eine bakterielle Verunreinigung der Sondenkost zu vermeiden, die Ursache für Diarrhoen sein kann, sind folgende Hygienemaßnahmen stets einzuhalten:
- Vor der Zubereitung und Gabe von Sondenkost bzw. Medikamenten und vor dem Verbandswechsel werden die Hände gründlich gewaschen und desinfiziert.
- Es sind stets saubere Materialien zu benutzen (Sondenbesteck nach jeder Gabe mit heißem Wasser ausspülen und täglich erneuern).
- Überleitsysteme müssen täglich gewechselt und nach Gebrauch weggeworfen werden (Einmalartikel).
- regelmäßiges Spülen der Sonde
- bei gastraler Sonde mindestens vierstündige Ernährungspausen einhalten, damit die bakterienabtötende Wirkung der Magensäure möglich wird
- Sondennahrung aus Flaschen sollte innerhalb von acht Stunden verbraucht werden; Sondennahrung aus geöffneten EasyBags ist innerhalb von 24 Stunden zu verwenden.
- Offene Flaschen können verschlossen im Kühlschrank 24 Stunden aufbewahrt werden.
- Pumpe regelmäßig mit einer Wischdesinfektion reinigen; Reinigungshinweise der Hersteller beachten

Diarrhoen
1 S. 105

online

www.rki.de
Infektionsprävention in Heimen, Empfehlung der Kommission für Krankenhaushygiene und Infektionsprävention beim Robert-Koch-Institut(RKI) 2005.

„Nach vollständiger Abheilung und Granulation des Stomakanals (etwa 2–4 Wochen nach Neuanlage) ist ein Verband nicht zwingend erforderlich, wenn sorgsame Pflege und kritischer Umgang mit dem Sondensystem gewährleistet ist."

Zur Vermeidung von Keimwachstum werden Überleitsystem und Beutel nach jeder Nahrungszufuhr gespült und nach max. 24 Stunden gewechselt.

1.6.5 Verbandswechsel bei einer perkutanen Sonde

Ein Button muss einmal täglich gedreht werden. Alle 4–6 Wochen wird der Flüssigkeitsgehalt des Halteballons im Magen geprüft.

Der Verbandswechsel wird je nach Befund täglich oder mehrmals wöchentlich durchgeführt und dokumentiert.

1. Bereitstellen aller benötigten Materialien
   - Desinfektionsmittel
   - Einmalhandschuhe
   - Kompressen zum Reinigen
   - Schlitzkompressen, Mullkompresse zum Auflegen
   - Verbandsmaterial
   - evtl. Benzin oder alkoholische Lösung zur Entfernung von Pflasterresten
   - Pflaster zum Fixieren der Sonde
2. Händedesinfektion, Einmalhandschuhe anziehen (→ Abb. 1)
3. alten Verband entfernen (→ Abb. 2)
4. Fixierung der Halteplatte öffnen und Halteplatte zurückziehen (→ Abb. 3), sodass der Einstichkanal (Wundbereich, Stoma) sorgfältig gereinigt werden kann
5. Einstichstelle, Sonde und Halteplatte mit Desinfektionsspray einsprühen (→ Abb. 4) und Hände desinfizieren, ggf. Handschuhe wechseln, mit sterilen Kompressen von innen nach außen reinigen (→ Abb. 5); Halteplatte und Sonde ebenfalls reinigen und Pflasterreste entfernen
6. Einstichstelle mit Desinfektionsmittel einsprühen, einwirken und trocknen lassen; Beweglichkeit der Sonde durch leichtes Vor- und Zurückschieben prüfen und bis zum spürbaren Widerstand erneut anziehen (→ Abb. 6)
7. sterile Schlitzkompresse oder mit einer sterilen Schere eingeschnittene Kompresse zwischen Haut und Halteplatte um die Sonde legen (→ Abb. 7)
8. Halteplatte fixieren und mit einer Mullkompresse abdecken (→ Abb. 8)
9. Fixierung der Sonde mit einem Stretchpflaster (→ Abb. 9)
10. Sonde mit Pflaster auf der Bauchdecke fixieren (→ Abb. 10)

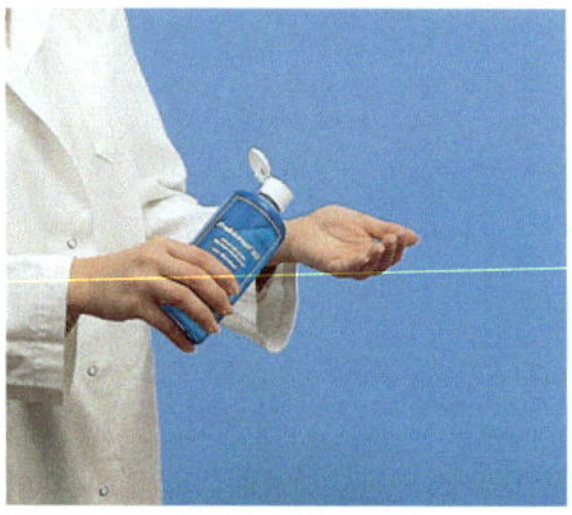

[1] Händedesinfektion

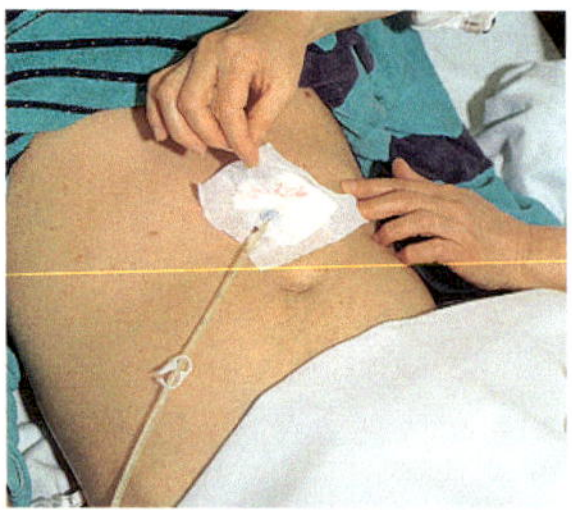

[2] Entfernung des alten Verbandes

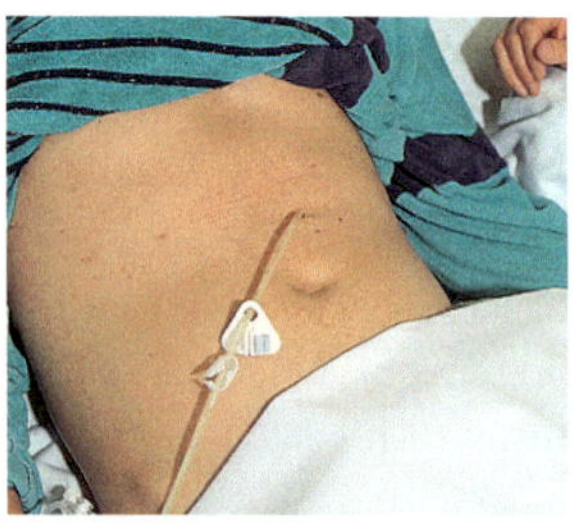

[3] Fixierung an der Halteplatte öffnen

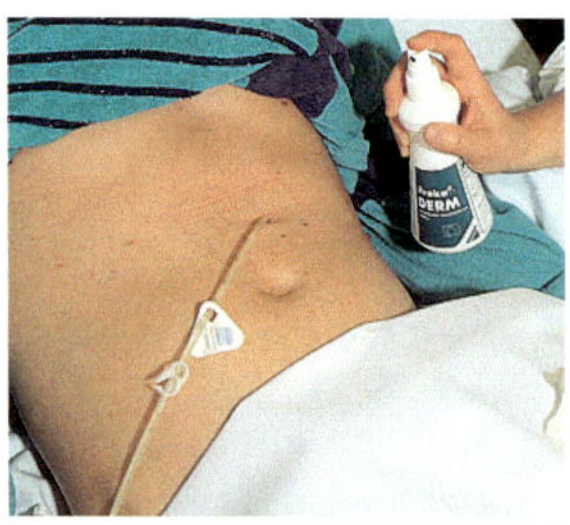

[4] Einstichstelle, Sonde und Halteplatte desinfizieren

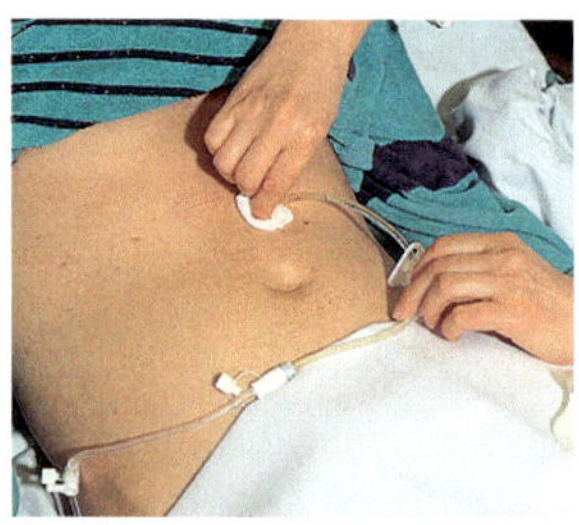

[5] Einstichstelle von innen nach außen mit steriler Mullkompresse reinigen

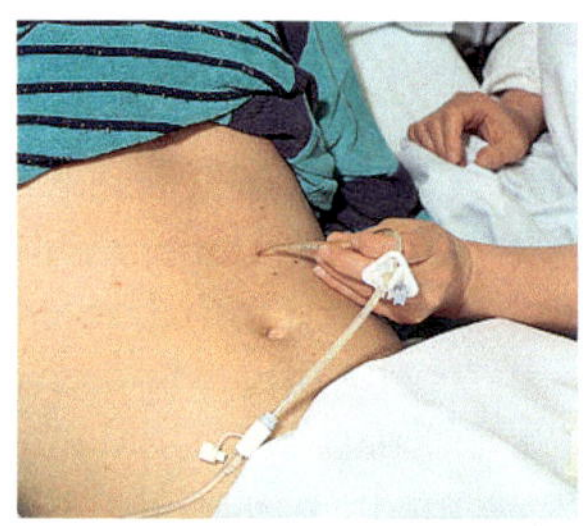

[6] Beweglichkeit der Sonde überprüfen

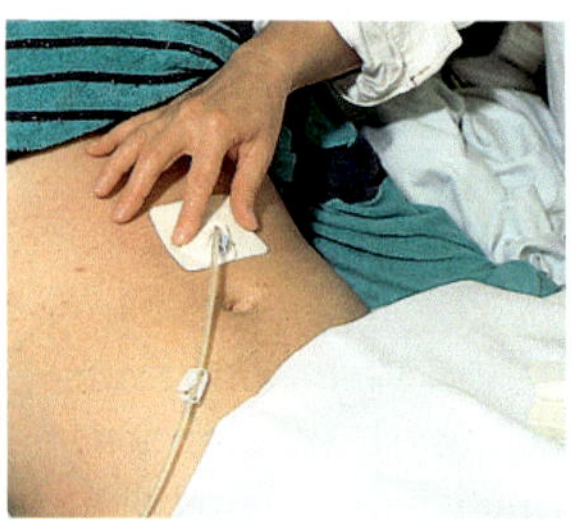

[7] Schlitzkompresse anlegen

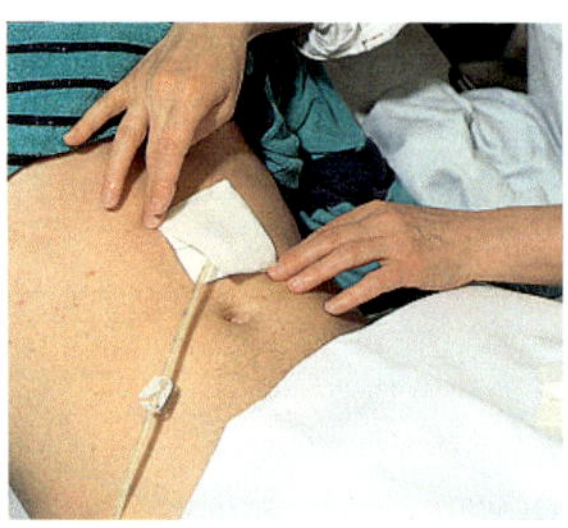

[8] Halteplatte mit einer Kompresse abdecken

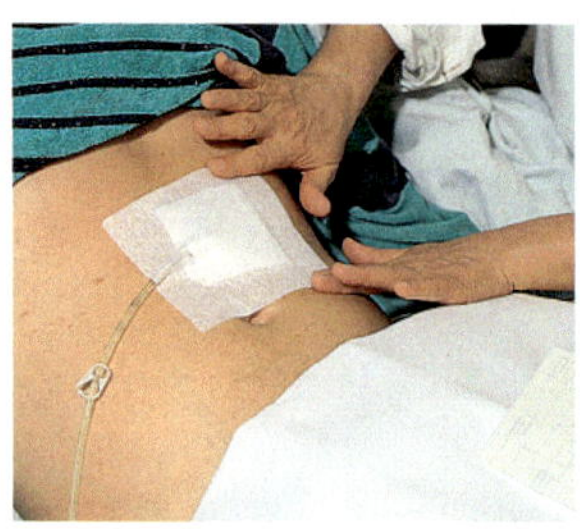

[9] Fixieren mit Stretchpflaster

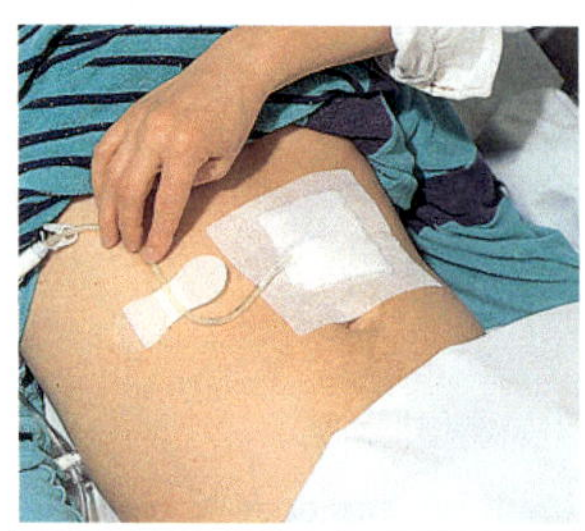

[10] Sonde fixieren

Tracheotomie

1.7

Ein Tracheostoma ist eine künstliche Luftröhrenöffnung, die operativ oder durch eine Punktion angelegt wird. In der Regel wird ein Tracheostoma zwischen der 2. und 3. oder der 3. und 4. Luftröhrenspange angelegt. Diese Operation wird als Tracheotomie (Luftröhrenschnitt) bezeichnet. Nach einer Tracheotomie werden Trachealkanülen als Platzhalter in die neu entstandene Öffnung eingeführt, um eine ausreichende Öffnung für die Atemluft zu gewährleisten.

Tracheotomie
griechisch
Tomie = zerschneiden,
Trachea = Luftröhre,
Stoma = Öffnung

Ein Tracheostoma wird meist angelegt, wenn man von einer längeren Beatmungsdauer eines Erkrankten ausgeht. Ein durch Mund oder Nase in die Trachea eingeführter Tubus kann nicht dauerhaft belassen werden, weil sonst eine Druckschädigung des Kehlkopfes und der oberen Trachea droht. Durch Einsetzen einer Sprechkanüle in das Tracheostoma kann den Erkrankten das Sprechen wieder ermöglicht werden. Außerdem lässt nach Anlage eines Tracheostomas der Hustenreiz nach einer gewissen Gewöhnungszeit nach, so dass keine medikamentöse Sedierung mehr erforderlich ist.

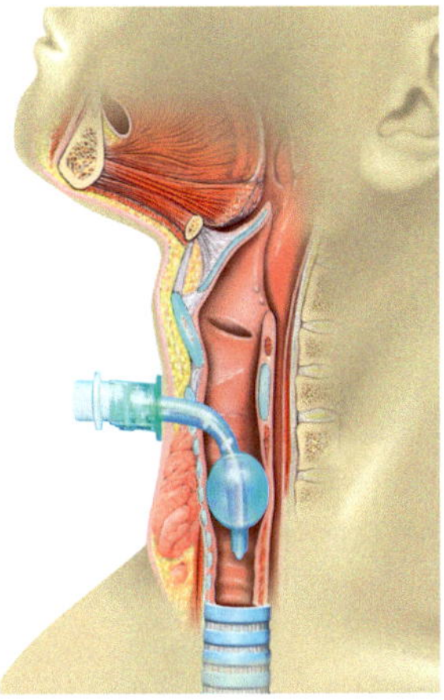

[1] Anatomie des Tracheostomas

Nachteile eines Tracheostomas:

- Die Atemluft strömt nicht mehr durch den Kehlkopf, so dass Tracheostomaträger keine Kehlkopfstimme mehr haben. Sprechkanülen mit einem Sprechventil oder Sprechaufsätze können den Betroffenen jedoch immer wieder zu einer Sprechstimme verhelfen.
- Der Betroffene leidet unter vermehrter Schleimbildung in der Trachea durch den Fremdkörperreiz.
- Die Atemluft passiert Mund und Nase nicht mehr, so dass die Geschmacks- und Geruchssensoren nur eingeschränkt stimuliert werden.
- Husten und Pressen sind nur noch eingeschränkt möglich. Dadurch werden Abhusten und Pressen beim Stuhlgang erschwert. Tracheostomaträger brauchen daher eine gute Obstipationsprophylaxe.
- Die Nase kann nicht mehr geschnäuzt werden. Bei Schnupfen muss die Nase daher zusätzlich abgesaugt werden.
- Psychische Belastung und soziale Isolation sind mögliche Folgen.
- Die Atemluft wird nicht mehr durch die Nase oder den Mund angewärmt und angefeuchtet. Daher treten bei tracheotomierten Manschen häufiger Infektionen der oberen Atemwege auf.

online

www.bvmed.de/stepone/data/downloads/6c/ce/00/Leitlinie-TracheoInternetdownload091209.pdf
Leitlinie zum Umgang mit Tracheotomie-Hilfsmitteln

Ein Tracheostoma ist ein tiefgreifender Eingriff in den komplexen Atemvorgang und kann zu unterschiedlichen Komplikationen führen. Die häufigsten Komplikationen sind Infektionen (Bronchitis/Pneumonie), Verlegung des Tracheostomas durch Schleim oder Fremdkörper sowie Druckgeschwüre der Trachealwand mit Perforationsgefahr in die Speiseröhre.

Perforation
unbeabsichtigte Durchstoßung der Wand eines Organs

Indikationen für ein Tracheostoma

Ein Tracheostoma wird angelegt

- bei längerer Beatmungsdauer: Bei einer Intubationsbeatmung, die auf Grund des Krankheitsbildes (z. B. Bewusstseinstrübung, schwere Hirnschädigung, neuromuskuläre Erkrankungen) länger als drei Wochen erforderlich ist, wird in der Regel ein Tracheostoma angelegt, da ansonsten Druckschädigungen im Larynx und andere Beatmungskomplikationen zu befürchten sind,
- bei Verletzungen und Tumoren der oberen Atemwege (z. B. Kehlkopfkrebs).

Intubation
Einführung eines Tubus in die Luftröhre zur Beatmung

Larynx
Kehlkopf

Endoskopie
2 S. 205

Durchführung der Tracheotomie

Man unterscheidet die **operativ** durchgeführte Tracheotomie von der **Punktionstracheotomie**. Die **operativ** durchgeführte Tracheotomie wird über einen langen Hautschnitt von außen angelegt. Je nach Operationstechnik unterscheidet man das konventionelle und das plastische Tracheostoma. Das konventionelle Tracheostoma hinterlässt einen offenen Wundkanal, sodass sich die Öffnung nach längerem Entfernen der Trachealkanüle meist spontan wieder verschließt. Beim plastischen Tracheostoma wird die Haut mit der nach vorn gestülpten Trachealwand vernäht. Die Öffnung ist hierdurch stabiler, muss aber nach endgültigem Entfernen der Trachealkanüle meist operativ wieder verschlossen werden. Bei der **Punktionstracheotomie** wird die Luftröhre unter bronchoskopischer Kontrolle punktiert.

Bronchoskopie
Spiegelung der Atemwege

Arten von Tracheakanülen

Prinzipiell werden **ungeblockte** und **geblockte** Trachealkanülen (→ Abb. 1) unterschieden. Geblockte Trachealkanülen werden eingesetzt, um eine Aspiration von Speichel, Magensaft oder Nahrungsbestandteilen in das Bronchialsystem zu verhindern. Hierfür ist der untere Teil der Trachealkanüle mit einem aufblasbaren Ballon, **Cuff** genannt, umgeben, der auf einen definierten Druck aufgeblasen wird (meist 15–20 mmHg, Angaben des Herstellers beachten) und dann die Kanüle zur Trachealwand hin abdichtet. Flüssigkeiten aus dem Mund-Rachen-Raum können so nicht mehr an der Trachealkanüle vorbei in das tiefer gelegene Bronchialsystem gelangen. Außerdem kann keine Luft aus der Luftröhre nach außen entweichen. Bei geblockten Kanülen muss der Cuffdruck mit Hilfe eines Cuff-Druck-Messgerätes mehrmals täglich überprüft werden, da zu hohe Drücke zu schweren Druckschäden der Trachea führen können. Geblockte Kanülen haben oft eine Vorrichtung zum Absaugen von Sekret, das sich oberhalb des Cuffs ansammelt. Das Absaugen vor einem Kanülenwechsel ist ein wichtiger Aspirationsschutz, da das Sekret beim Ablassen des Cuffdruckes ansonsten in die Bronchien fließen würde. Für die meisten Kanülen stehen **Innenseelen** (Innenkanülen) zur Verfügung, die zur Kanülenreinigung entfernt und gesäubert werden können, ohne dass gleich die gesamte Trachealkanüle entfernt werden muss.

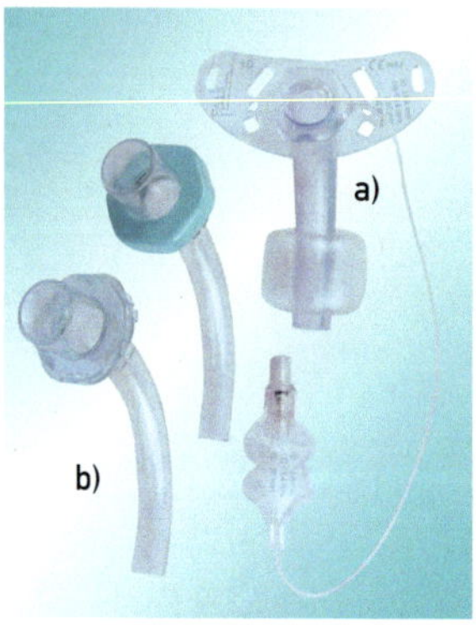

[1a] Geblockte Kanüle mit Cuff
[1b] Ungeblockte Kanülen

Kanülenart		Vorteil	Nachteil
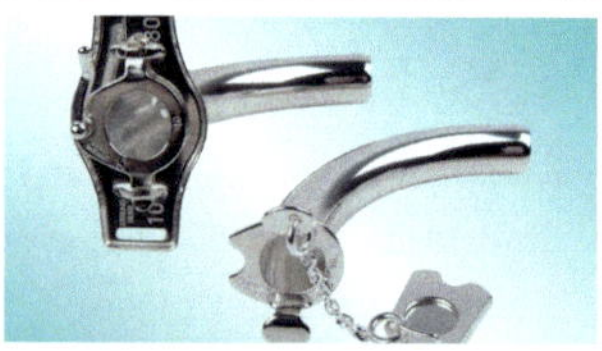	**Silberkanüle**	gut sterilisierbar	relativ teuer, Blockung ist nicht möglich
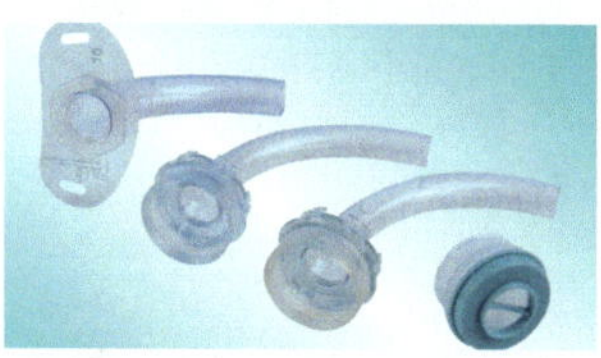	**Kunststoffkanüle**	passt sich leicht an die anatomischen Verhältnisse an; kann prinzipiell mit Cuff geblockt werden	nur bedingt sterilisierbar
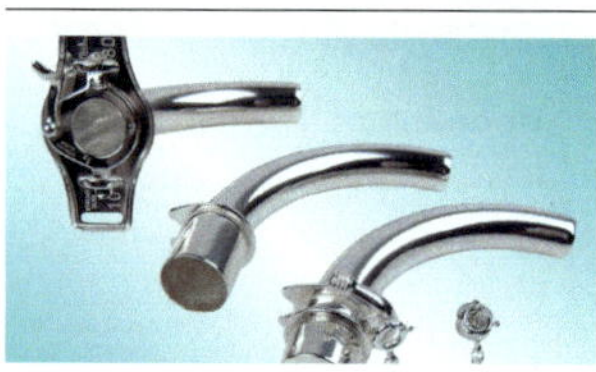	**Sprechkanüle**	besitzt ein Ventil, welches die Einatmung ermöglicht, beim Ausatmen jedoch den Luftstrom durch die Trachealkanüle verschließt und daher die Luft nach oben durch die Stimmritze leitet; Sprechen ist möglich	

Weiteres Zubehör:

- **„Künstliche Nase"**: Da bei tracheotomierten Patienten die Anfeuchtung der Atemluft durch den Nasen-Rachen-Raum entfällt, muss die Luft zuvor angewärmt und angefeuchtet werden. Hierfür werden Aufsätze, so genannte künstliche Nasen verwendet (→ Abb. 1), die auf die Trachealkanüle aufgesteckt werden.
- **Verschluss:** Bei Patienten, die nur noch zur Stabilisierung des Tracheostomas eine Trachealkanüle tragen müssen, wird die Öffnung von außen mit einem Verschluss, z. B. **Stom-Button®** (→ Abb. 2) verschlossen. Er besteht meist aus flexiblem Silikon und dient zur Stabilisierung des Stomas.
- Je nach Sekretfluss aus dem Tracheostoma werden unterschiedliche **Trachealkompressen** (→ Abb. 3) eingesetzt. Ältere, nicht mehr stark sezernierende Tracheostomata werden meist mit Metallin-Schlitz-Kompressen versorgt, die auf der aufliegenden Seite silberbeschichtet sind. Die metalline Beschichtung ist verklebungsarm, antibakteriell und entzündungshemmend. Die Kompresse wird zwischen die Flügel des Trachealkanülenschildes und das Tracheostoma eingelegt (→ Abb. 4).
- Stark sezernierende Tracheostomata werden besser mit „Allevyn-Kompressen" versorgt, die eine hohe Saugfähigkeit haben und eine weiche Polsterung bieten.
- Das **Halteband** (→ Abb. 5) dient der Befestigung der Trachealkanüle.
- **Kanülenreinigungsbürste** (→ Abb. 6) in verschiedenen Größen: Die Borsten sind an einem Edelstahldraht befestigt, der so in sich gedreht wurde, dass keine scharfen Kanten im Bürstenbereich liegen und das Kanülenmaterial nicht verkratzt wird. Sie dürfen auf keinen Fall bei einer liegenden Kanüle angewendet werden.
- **Stomaöl** (→ Abb. 7) wird tropfenweise vorsichtig auf das Außenrohr der Trachealkanüle gegeben, damit es sich leichter in das Stoma einführen lässt. Stomaöl darf nicht in das Tracheostoma hineingeraten!
- **Stomasilikonspray** kann als Gleitfilm auf die trockene innere Kanüle gesprüht werden, um das Zusammen- bzw. Auseinanderstecken von Innen- und Außenkanüle zu erleichtern.
- Ein **Tracheospreizer** (→ Abb. 1, S. 112) aus Edelstahl besitzt drei spreizbare Flügel mit abgerundeten Spitzen und ermöglicht die Spreizung des Tracheostomas bei Tracheotomierten und Laryngektomierten, um das Einführen einer Trachealkanüle zu erleichtern. Mit dem Tracheospreizer kann ein kollabiertes Tracheostoma in Notfällen schnell wieder erweitert werden.
- kniegebogene und unten abgerundete **Borkenpinzette** (→ Abb. 2, S. 112) zur Reinigung des Tracheostomas
- dicht abschließender **Duschschutz** nach Blom-Singer
- **Stoma-Schutztuch**, **Stoma-Schutzschal** und/oder **Stoma-Schutzrolli** verhindern die freie Sicht auf das Stoma, können Schleim, der ausgehustet wird, etwas aufsaugen, eingeatmete Staubpartikel filtern und die Einatmungsluft etwas anwärmen (je nach Jahreszeit wird dazu mehrlagiger Diolentüll angeboten).

sezernieren
ein Sekret absondern

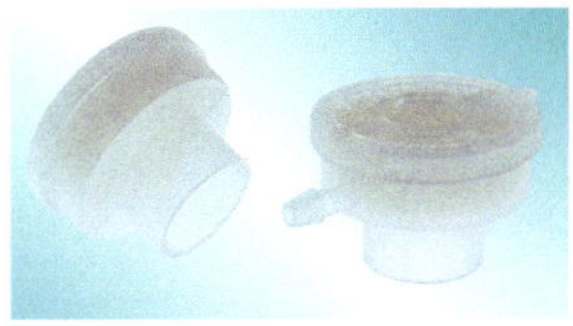
[1] Künstliche Nase

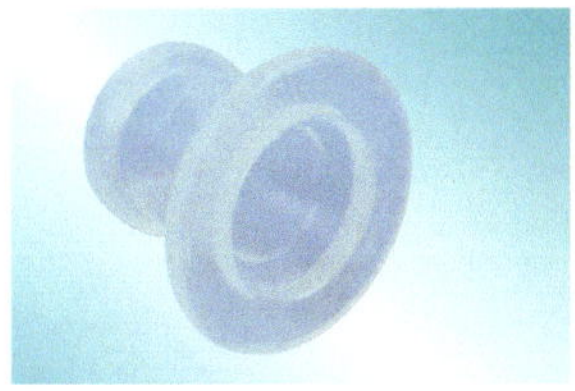
[2] Stomaverschluss

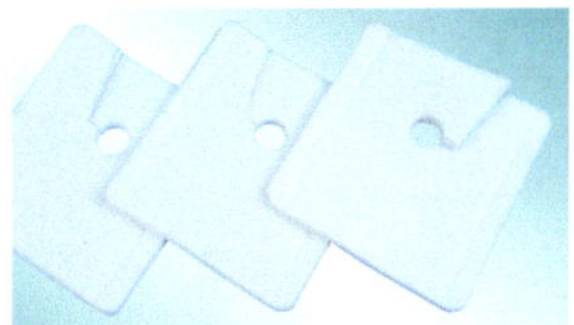
[3] Trachealkompressen

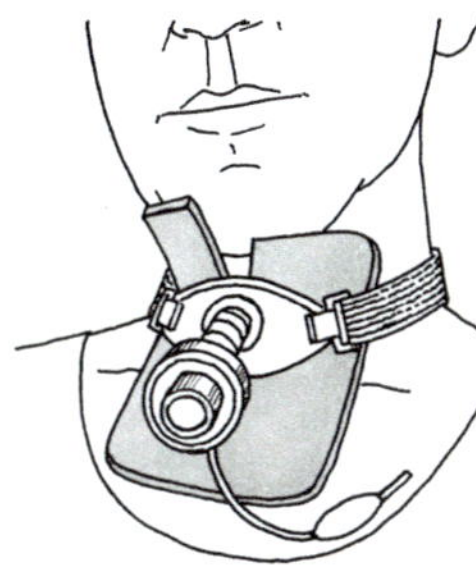
[4] Anlegen der Trachealkompresse

Zum Abpolstern keine Gazetupfer verwenden, da sich kleine Fäden lösen können, die das Tracheostoma verunreinigen.

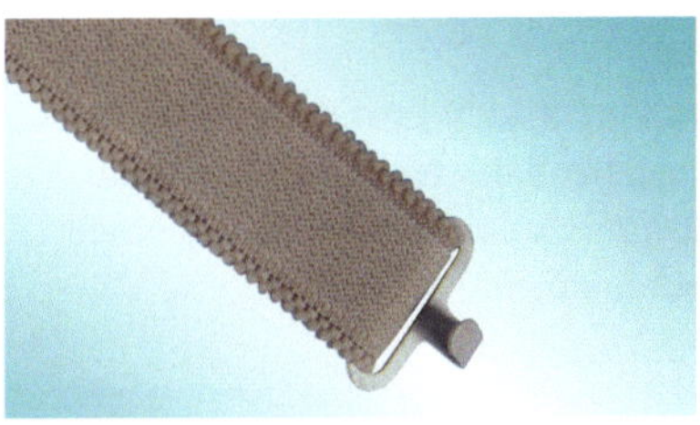
[5] Halteband

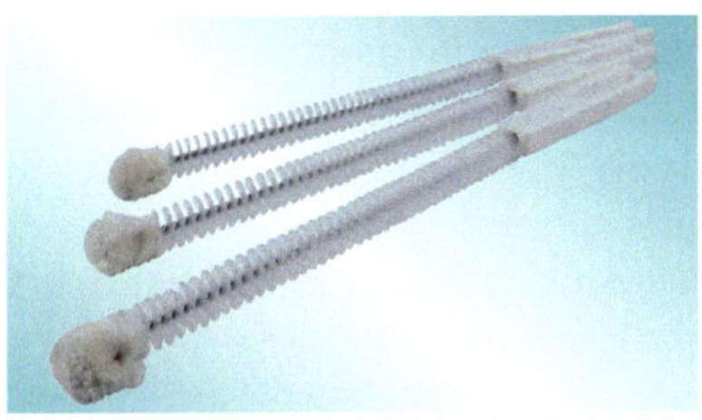
[6] Kanülenreinigungsbürste

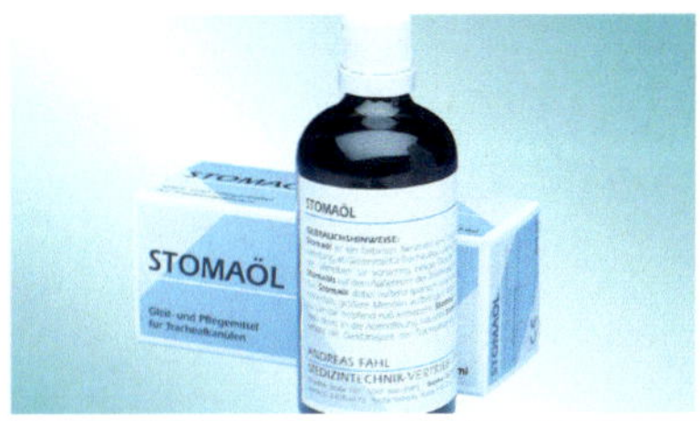

[7] Stomaöl

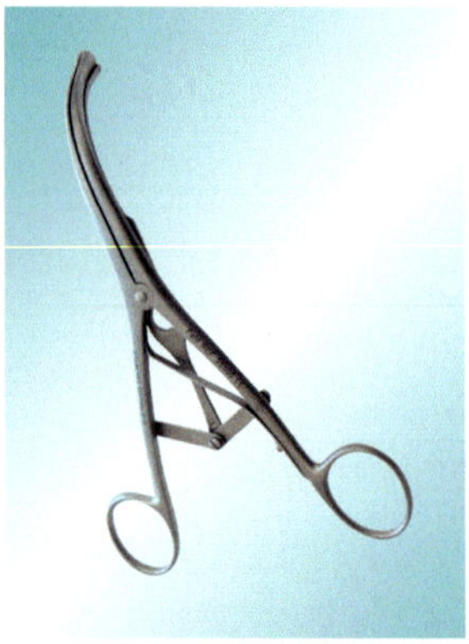

[1] Tracheospreizer

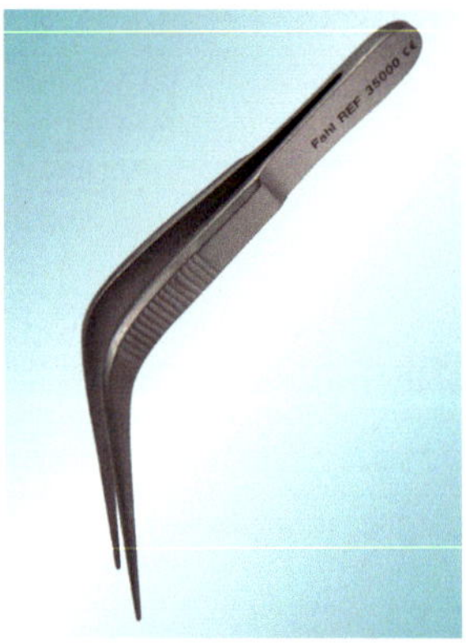

[2] Borkenpinzette

Pflegerische Besonderheiten:

- Bei tracheotomierten Patienten muss das Bronchialsekret auf Grund der vermehrten Schleimbildung z. T. mehrmals täglich endotracheal abgesaugt werden. Dieses Absaugen wird von den Patienten oft als sehr unangenehm empfunden und sollte daher möglichst schonend und nur bei entsprechender Sekretansammlung durchgeführt werden.
- Der Absaugvorgang muss immer steril durchgeführt werden und sollte nicht länger als 15 Sekunden dauern.
- Beschädigte Kanülen (auf Grund von Verschleiß) sind durch neue zu ersetzen, weil sie die Schleimhaut irritieren und zur vermehrten Schleimproduktion sowie zu Atemproblemen führen.
- Für den Notfall ist immer eine (kleinere) Ersatzkanüle bereitzuhalten, die bei einer akuten Aspiration schnell eingesetzt werden kann.
- Die schonende Reinigung der Haut von Sekret, Schmutzpartikeln, überschüssigem Hautfett usw. ist unerlässlich. Im Halsbereich darf keine Seife verwendet werden (Hautirritationen im Stomagebiet). Es dürfen keine Watte oder Gazestoffe eingesetzt werden, weil Flusen zur Aspiration führen können.
- Die Betroffenen dürfen nur im Sitzen gebadet werden, damit kein Wasser ins Stoma läuft (Hustenreiz, Aspirationsgefahr).
- Bei der Rasur ist besonders behutsam vorzugehen (keine Verletzung des Stomas). Die Nassrasur ist der Trockenrasur vorzuziehen, da sonst kleine Haarstoppeln in das Tracheostoma geraten könnten.
- Um Verkrustungen (Borken) und Infektionen am Stoma zu vermeiden, soll die Atemluft befeuchtet werden (→ Inhalation, S. 123). Schleim (insbesondere angetrocknetes Sekret, z. B. auf Grund von trockener Luft) kann das Tracheostoma verstopfen und zur Verlegung des Atemtraktes führen. Die Luftfeuchtigkeit soll nicht unter 50 % betragen.
- Angesichts von Erstickungsängsten und auf Grund der stark eingeschränkten Kommunikation ist eine besondere psychosoziale Betreuung der Betroffenen erforderlich.

1.7.1 Kanülenwechsel

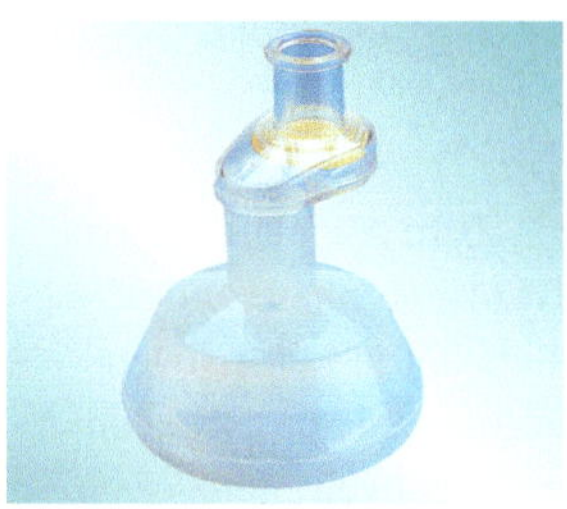

[3] Notfall-Beatmungsmaske

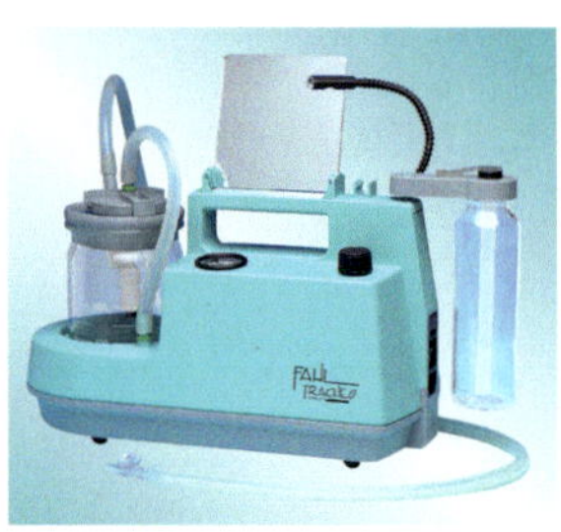

Der Trachealkanülenwechsel ist prinzipiell ärztliche Aufgabe, kann aber nach Stabilisierung der Trachealwand an entsprechend geschultes Personal delegiert werden. Die Frequenz des Kanülenwechsels wird ärztlich festgelegt. Die Innenseele dagegen sollte mehrmals täglich entfernt und gereinigt werden. Vor dem Kanülenwechsel sollte man sich vergewissern, dass ein **Notfallset** in erreichbarer Nähe liegt.

Inhalt des Notfallsets:

- Tracheospreizer (→ Abb. 1)
- Borkenpinzette (→ Abb. 2)
- Trachealkanülen in unterschiedlichen Größen
  (zusätzlich zu der vorgesehenen Kanüle immer eine kleinere Größe bereithalten, da das Tracheostoma während des Wechsels kollabieren kann und akute Atemnot entsteht, wenn die Öffnung nicht umgehend durch Einsetzen einer ggf. kleineren Kanüle wieder hergestellt werden kann)
- Notfall-Beatmungsmaske (→ Abb. 3)
- Absauggerät (→ Abb. 4)

[4] Absauggerät

Ablauf des Kanülenwechsels

Erfahrene, selbstständige Patienten können den Kanülenwechsel auch selbst durchführen.
Die Bilder zeigen einen geschulten Patienten, der den Kanülenwechsel durchführt:

1. hygienische Händedesinfektion, Einmalhandschuhe für Pflegepersonal (→ Abb. 1)
2. Vorbereitung der neuen Kanüle: Wenn geblockte Kanülen verwendet werden, muss zuvor der Cuff auf Dichtigkeit überprüft werden. Innen- und Außenseele werden überprüft, ob sie glatt ineinanderpassen (→ Abb. 2).

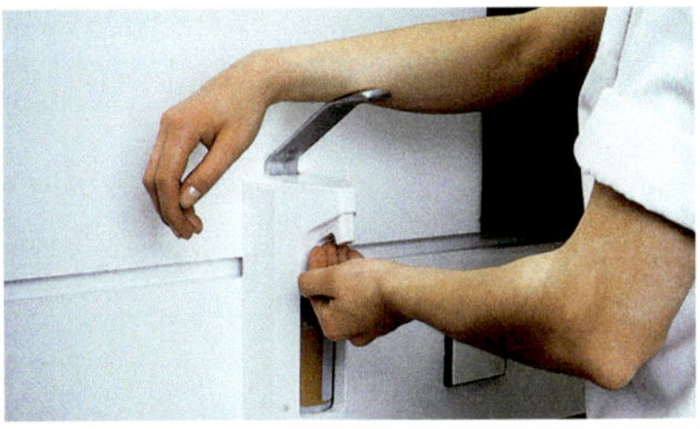

[1] Hygienische Händedesinfektion

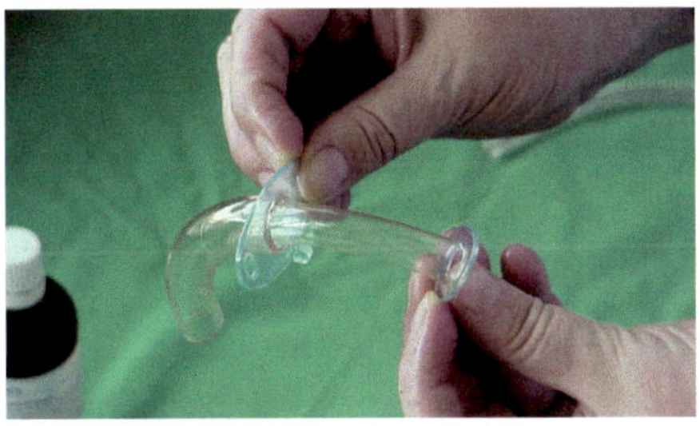

[2] Überprüfen der Innen- und Außenseele

3. Das Halteband wird an einer Seite des Kanülenschildes befestigt (→ Abb. 3).
4. Bei starker Sekretbildung wird vor dem Kanülenwechsel noch einmal abgesaugt (→ Abb. 4).

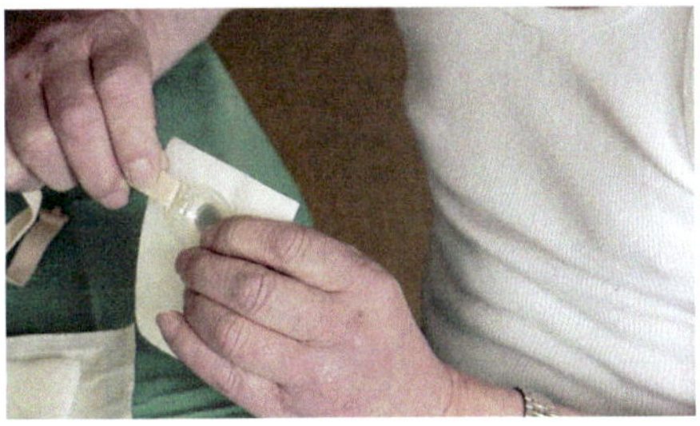

[3] Befestigung des Haltebandes

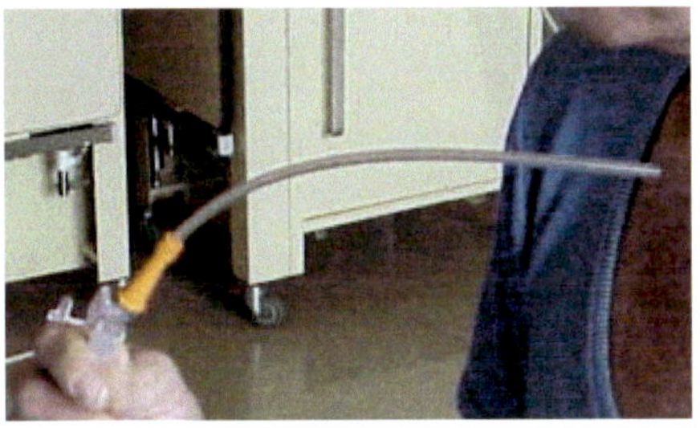

[4] Absaugen bei vermehrter Sekretproduktion mit sterilem Absaugkatheter

5. Bei geblockten Kanülen wird der Druck aus dem Cuff abgelassen.
6. Das Halteband wird von der Kanüle entfernt (→ Abb. 5, 6).

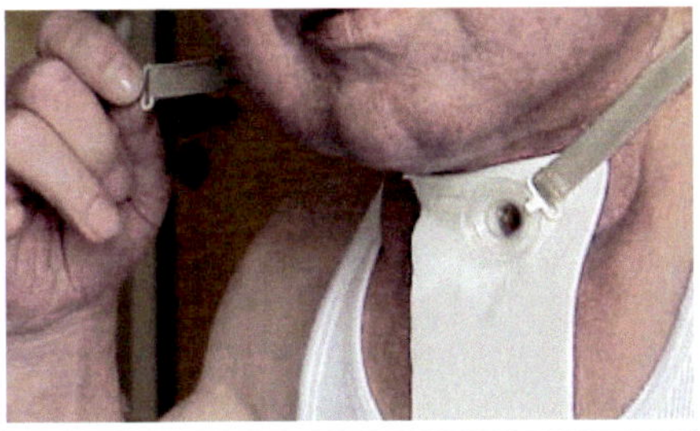

[5] Entfernen des Haltebandes

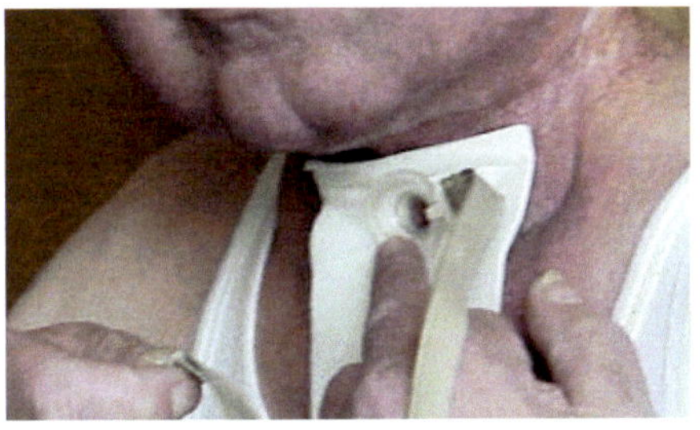

[6] Festhalten der Kanüle

7. Die Kanüle wird nach Möglichkeit in sitzender Position des Patienten entfernt. Bei bettlägerigen Patienten sollte der Kopf in Oberkörperhochlagerung nach hinten leicht überstreckt werden. Dann wird die Kanüle am Außenrand gefasst und komplett herausgezogen. Die Kanüle wird am besten in der Exspirationsphase entfernt (→ S. 114, Abb. 7).

8. Bei Bedarf erneutes Absaugen (→ Abb. 8). Reinigen des Wundrandes mit einer fusselfreien Kompresse. Der Stomarand muss von innen nach außen gereinigt werden (→ Abb. 9).

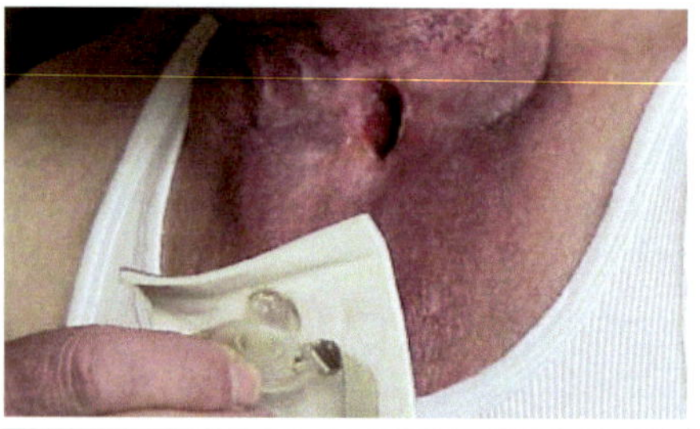

[7] Entfernen der Kanüle

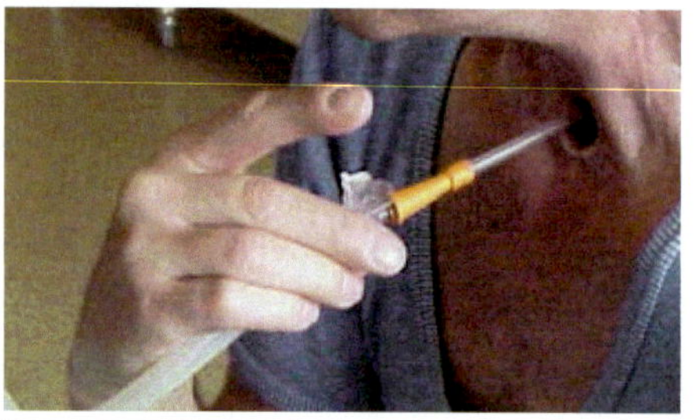

[8] Absaugen des Tracheostomas

9. Der Tracheostomarand wird genau auf Veränderungen der Haut und Schleimhaut hin inspiziert. Wenn der Patient den Kanülenwechsel selbst durchführt, ist hierfür ein Spiegel erforderlich.
10. Wundrandabdeckung (mit Zinkpaste) oder leichtes Einfetten mit etwas Panthenolsalbe (→ Abb. 10)

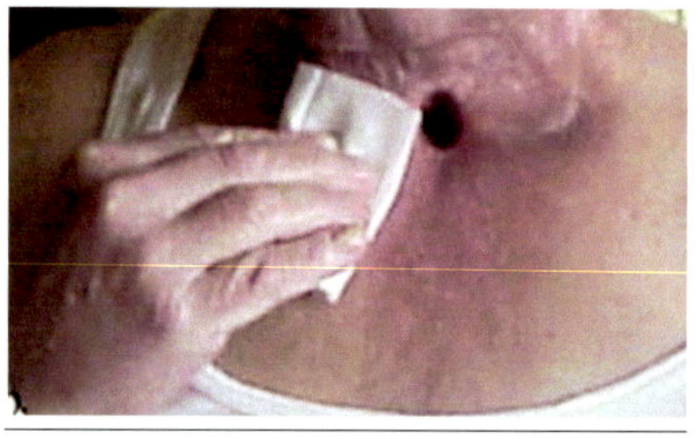

[9] Reinigung des Wundrandes

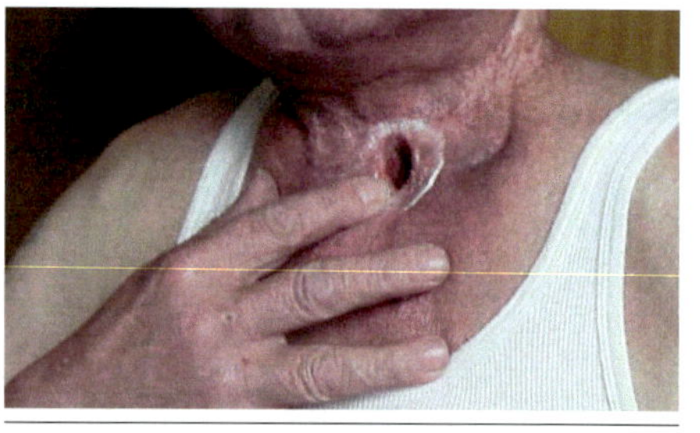

[10] Leichtes Einfetten der stomaumgebenden Haut

11. Die Kanüle kann zuvor mit einem Gleitmittel eingerieben werden. Die Trachealkompresse wird um die neue Kanüle gelegt, dann wird die Kanüle nach hinten und unten in leichten Drehbewegungen eingesetzt. Dabei sollte der Patient zum Ausatmen aufgefordert werden. Die Kanüle wird so weit eingeführt, bis das Kanülenschild der Haut direkt anliegt (→ Abb. 11).
12. Bei stark gereizten Wundrändern kann eine vorgestanzte Hydrokolloidplatte verwendet werden, die mehrere Tage belassen werden kann (→ Hydrokolloide **1** S. 481).
13. Das Halteband wird an der anderen Seite des Kanülenschildes befestigt. Es sollte anschließend auf seinen Sitz hin überprüft werden: Bei zu lockerem Sitz kann die Trachealkanüle nach außen wandern, bei zu festem Sitz können Druckstellen der Haut entstehen (→ Abb. 12).

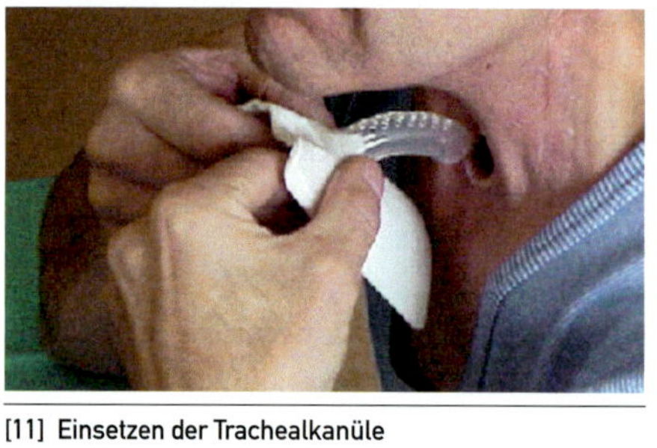

[11] Einsetzen der Trachealkanüle

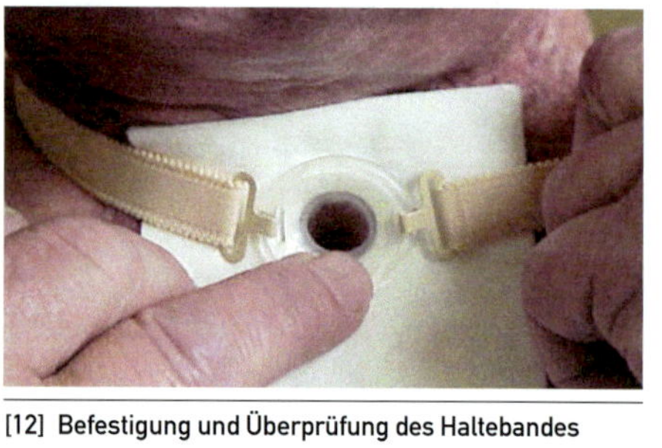

[12] Befestigung und Überprüfung des Haltebandes

Wenn der Patient nach dem Kanülenwechsel plötzliche Luftnot entwickelt, kommen mehrere Ursachen und daraus abgeleitete Maßnahmen in Betracht:

- **Fehllage der Kanüle:** Kanüle entfernen, ggf. kollabiertes Tracheostoma mit einem Tracheospreizer geöffnet halten, neue Kanüle einsetzen oder Arzt informieren
- **Verlegung durch Schleim:** absaugen
- **Verlegung durch Borken:** Kanüle entfernen, absaugen, gereinigte Kanüle wieder einsetzen, evtl. Borkenpinzette verwenden
- **Verlegung durch Schleimhautschwellung:** Öffnung des Tracheostomas sicherstellen, Arzt informieren

Reinigung der Trachealkanüle:

- Die Kanüle wird in Innen- und Außenseele zerlegt und unter Leitungswasser abgespült (→ Abb. 1).
- Die zerlegte Kanüle wird in eine spezielle Reinigungslösung (Angaben des Herstellers beachten) eingelegt (→ Abb. 2).
- Anschließend wird die Kanüle erneut abgespült.
- Die Kanülenreinigungsbürste wird in die Form der Kanüle gebogen (→ Abb. 3).
- Die Bürste wird über die Kanülenspitze in das Innere der Kanüle eingeführt, um Verkrustungen und anhaftenden Schmutz zu beseitigen (→ Abb. 4).

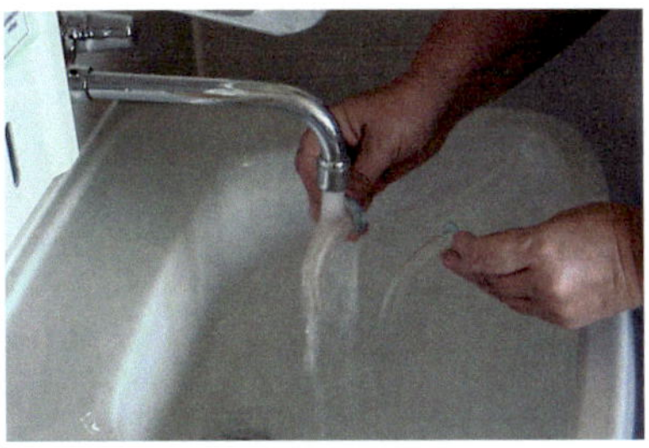

[1] Abspülen der zerlegten Kanüle

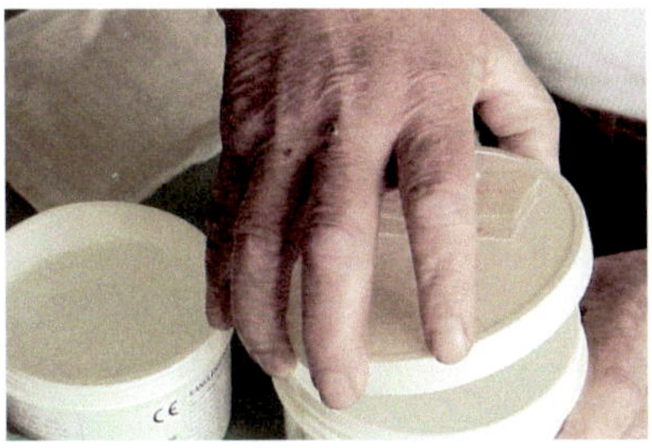

[2] Einlegen der Kanüle

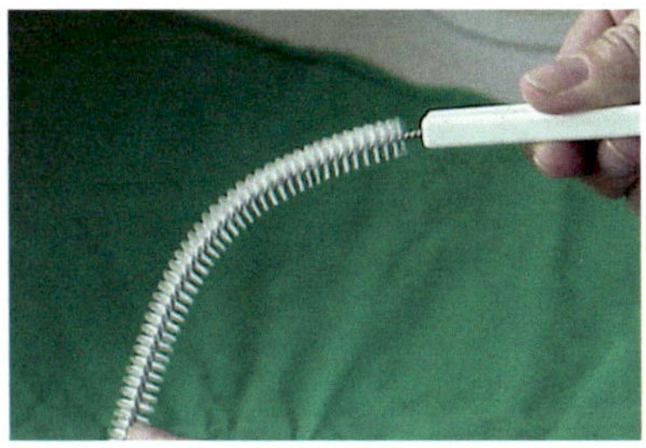

[3] Vorbiegen der Reinigungsbürste

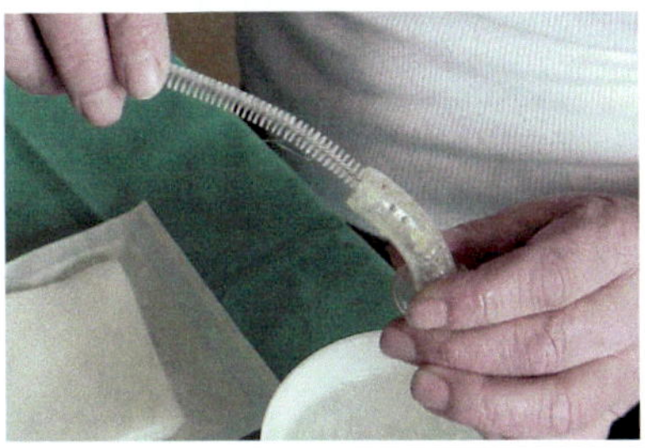

[4] Reinigung der Kanüle

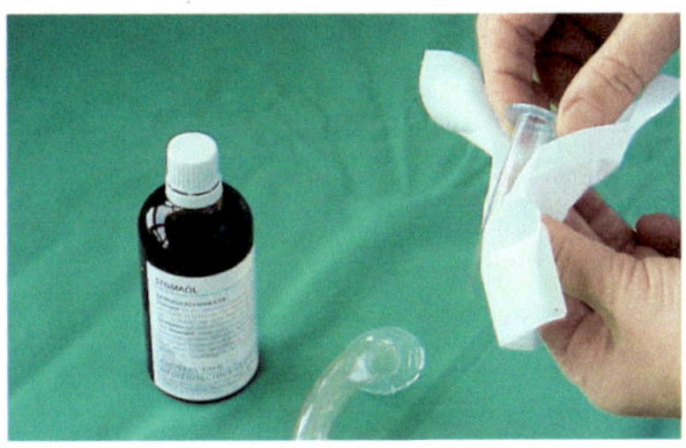

[5] Ölen der Innenkanüle

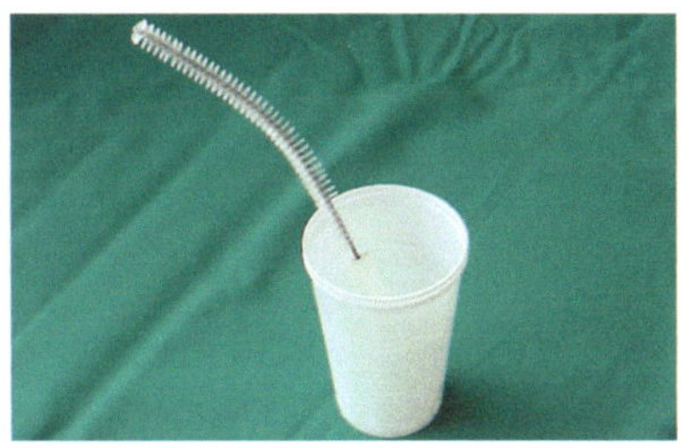

[6] Luftrocknung

- Nach dem Trocknen kann die Innenseele mit einem Stomaöl geölt werden, um ein besseres Gleiten der Innen- in der Außenseele zu gewährleisten (→ Abb. 5).
- Anschließend wird die Kanüle zusammengesetzt und auf Intaktheit überprüft. Schadhafte und rissige Kanülen müssen ausgewechselt werden.
- Die Bürste wird anschließend unter Leitungswasser gereinigt und danach an der Luft getrocknet (→ Abb. 6). Die Bürsten sollten einmal wöchentlich ausgewechselt werden.

1.7.2 Tracheostoma nach Laryngektomie

Stimmbänder
1 S. 149

Bei manchen schweren Erkrankungen des Kehlkopfes, z. B. Kehlkopfkrebs, ist eine operative Entfernung des gesamten Kehlkopfes (*Laryngektomie* → Abb. 2, 3) unumgänglich. Meist werden bei dieser Operation die Stimmbänder mit entfernt. Die Patienten können daher nicht mehr durch Mund/Nase atmen, sich nicht mehr räuspern oder die Nase putzen. Am schwersten wiegt jedoch die Beeinträchtigung durch die dauerhafte Stimmlosigkeit.

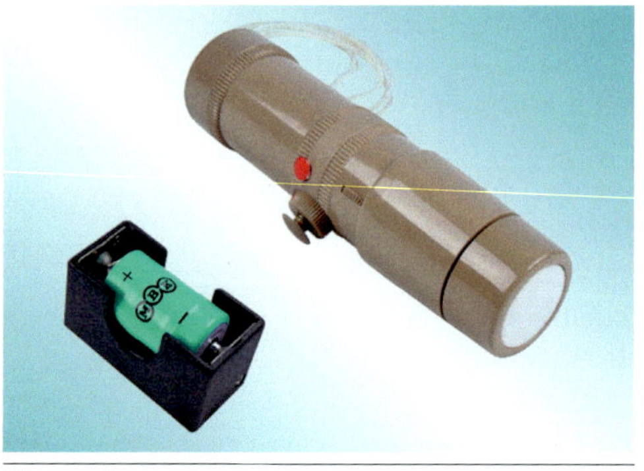

[1] Sprachverstärker

online

www.kehlkopfoperiert-bv.de

Laryngektomierte Patienten haben jedoch mehrere Möglichkeiten, das Sprechen wieder zu erlernen:

- Die Ösophagusstimme (Ruktusstimme): Dabei wird Luft in die Speiseröhre eingezogen und beim Wiederausstoßen durch Speiseröhrenmuskeln zum Schwingen gebracht. Sie klingt jedoch sehr unnatürlich und tief.
- Elektronische Sprechhilfen: Sprachverstärker (→ Abb. 1) werden zur Verstärkung der Speiseröhrenstimme eingesetzt, um den anstrengenden Versuch, laut zu sprechen, zu unterstützen. Ein **Sprachverstärker** besitzt eine Membran, die auf den Hals aufgesetzt wird und Schwingungen von außen in den Rachen bringt. Die Stimme klingt allerdings unnatürlich und „roboterhaft“. Eine Hand muss das Gerät festhalten.
- Shunt-Ventil: Bereits während der Laryngektomie wird hierbei ein Ventil zwischen Speiseröhre und Luftröhre eingesetzt. Das Shunt-Ventil ist eine Sprechprothese für Patienten, denen der Kehlkopf entfernt wurde. Sie wird in eine operativ geschaffene Verbindung zwischen Speise- und Luftröhre eingebracht. Sie verfügt über eine Klappe, die zwar Luft von der Luftröhre in die Speiseröhre, nicht aber umgekehrt (z. B. Speise oder Speichel) von der Speiseröhre in die Luftröhre durchlässt. Wenn man mit einem Finger das Tracheostoma verschließt, kann die durchgelassene Luft mittels Muskeln am oberen Speiseröhrenende zum Sprechen verwendet werden.

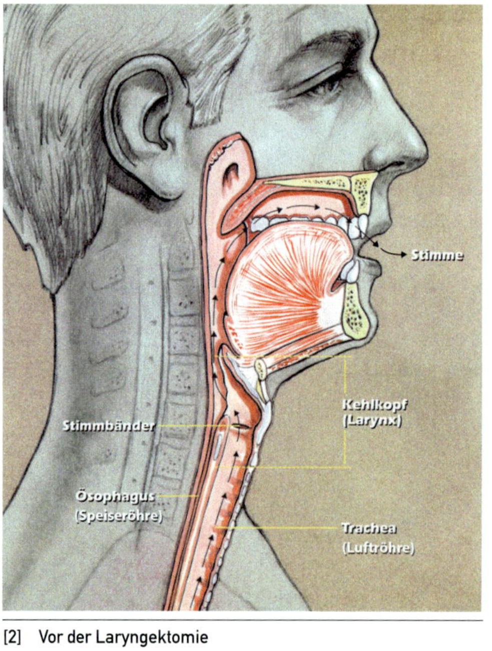

[2] Vor der Laryngektomie

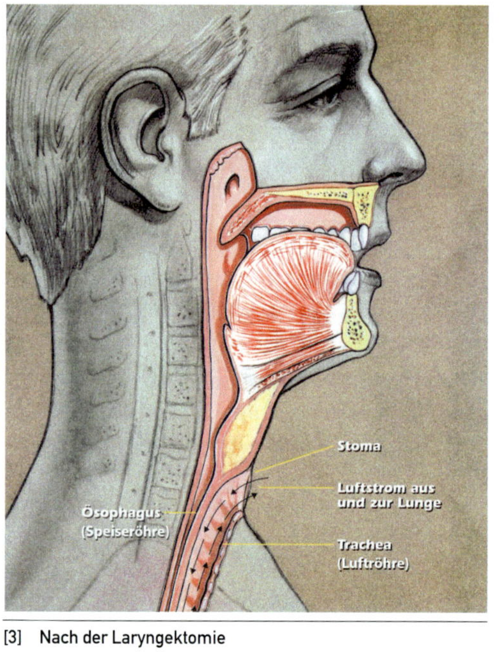

[3] Nach der Laryngektomie

Sauerstofftherapie und nicht-invasive Beatmung 1.8

Grundlage einer ärztlich verordneten Sauerstofftherapie ist eine vorhandene oder drohende Unterversorgung des Körpers mit Sauerstoff. Ursache hierfür können Störungen des Gasaustausches in der Lunge sein (→ respiratorische Insuffizienz 1 S. 535 f.), aber auch ein geschwächter Atemantrieb (ventilatorische Insuffizienz) bei neuromuskulären Krankheiten oder chronischen Lungenerkrankungen. Sauerstoff ist die Grundlage des in den Körperzellen stattfindenden Stoffwechsels, der der Energiegewinnung durch Verbrennung dient. Die normale Atemluft enthält 21 % Sauerstoff. Bei manchen Erkrankungen muss die Sauerstoffkonzentration in der Atemluft jedoch angereichert werden, um eine ausreichende Sauerstoffversorgung der Organe zu gewährleisten.

Pflege bei Erkrankungen der Atmungsorgane 1 S. 533

Stoffwechsel 1 S. 105

	Einatmungsluft	Ausatmungsluft
Sauerstoff	ca. 21 %	ca. 15,8 %
Stickstoff	ca. 78 %	ca. 73,5 %
Kohlendioxid	ca. 0,03 %	ca. 3,9 %
Wasserstoff	ca. 0,01 %	ca. 5,9 %
Restgase	ca. 0,93 %	ca. 0,9 %

Sauerstoff ist ein Medikament, das außer im Notfall nur auf ärztliche Anordnung in der verordneten Dosierung verabreicht werden darf. Sauerstoff kann in hoher Konzentration und bei entsprechend gefährdeten Menschen zu einer Atemlähmung führen. Bei Gesunden wird der Atemantrieb durch einen Anstieg der Kohlenstoffdioxidkonzentration und einen Abfall der Sauerstoffkonzentration erhöht (→ Atemregulation 1 S. 152). Bei Personen mit chronisch obstruktiven Lungenerkrankungen, z. B. chronischer Bronchitis, herrschen dauerhaft erhöhte Kohlenstoffdioxidkonzentrationen im Blut vor, sodass eine niedrige Sauerstoffkonzentration den einzigen Atemantrieb darstellt. Wenn diesen Menschen zusätzlich Sauerstoff gegeben wird, steigt die Kohlenstoffdioxidkonzentration im Blut weiter an und führt zu einem Versagen der zentralen Atemregulation („**CO_2-Narkose**") und damit unbehandelt zum Tod.

chronische Bronchitis und chronisch obstruktive Bronchitis 1 S. 536

Sauerstoffgeräte in der Akutversorgung 1.8.1

Zusätzliche Sauerstoffgabe ist bei vielen akuten Erkrankungen erforderlich, die mit akuter Luftnot und einer Sauerstoffunterversorgung einhergehen. Die Sauerstoffbehandlung akuter Krankheiten beschränkt sich im ambulanten Bereich auf Notfallsituationen oder auf eine ärztlich verordnete Verabreichung des Sauerstoffs über einen definierten Zeitraum. Hierfür werden meist Sauerstoffgeräte in Form von Stahlflaschen eingesetzt. Sie enthalten je nach Größe 10 – 50 l komprimierten Sauerstoff und stehen unter einem Druck von 150 – 200 bar.

Geräte, Armaturen und Ventile für Sauerstoff stets öl- und fettfrei halten, da dies zu erhöhter Explosionsgefahr führt. Anschlüsse nur per Hand öffnen und schließen. Flowmeter bzw. Druckminderer stets schließen und einen Restdruck in der Flasche lassen.

Die Sauerstoffstahlflaschen werden vom Anbieter geliefert und mit Hilfe von Fahrgestellen transportiert, da sie nicht fallen dürfen. Am oberen Ende sind technische Hinweise (Füllungsdruck und Rauminhalt) abzulesen. Im Aufbewahrungsraum für Sauerstoffflaschen müssen leere Flaschen als solche gekennzeichnet und separat von den vollen Flaschen aufbewahrt werden. Der Raum selbst sollte kühl sein. Die Lagerung der Flaschen in der Nähe einer Heizung ist auf Grund der Explosionsgefahr verboten, ebenso offenes Feuer oder Funkenschlag.

1.8.2 Nicht-invasive Beatmung

COPD
1 S. 536
Schlaf-Apnoe-Syndrom
1 S. 541
respiratorische Insuffizienz
1 S. 535

Viele chronische Erkrankungen können auch unter Ausschöpfen aller medikamentösen Behandlungsmöglichkeiten zu einer Unterversorgung des Körpers mit Sauerstoff führen. Im Alter sind obstruktive Lungenerkrankungen (COPD) und zentrale Atemregulationsstörungen wie das Schlaf-Apnoe-Syndrom besonders häufige Ursachen einer kombinierten respiratorischen Insuffizienz, die mit einer verminderten Sauerstoffsättigung und einem Anstieg der Kohlenstoffdioxidkonzentration im Blut einhergehen. Die kombinierte respiratorische Insuffizienz tritt meist zuerst im Schlaf auf, später dann auch bei körperlicher Belastung.

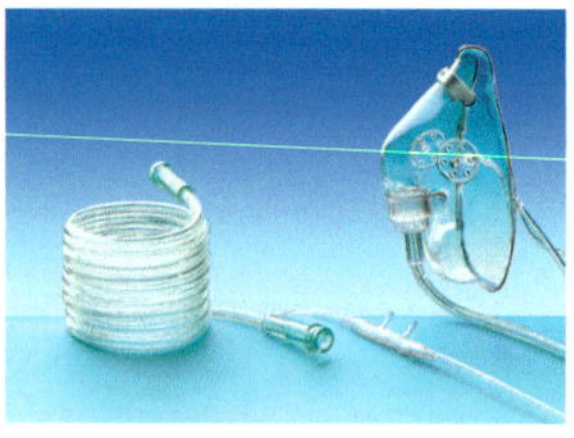

[1] Sauerstoffmaske

Subjektive Symptome der kombinierten respiratorischen Insuffizienz sind:
- morgendliche Müdigkeit oder Kopfschmerz
- schnelle Erschöpfbarkeit, ständige Müdigkeit
- Gedächtnis- und Konzentrationsstörungen
- Unruhe oder Angst bei Luftnot

Objektivierbare Symptome sind:
- Tachykardie bei Belastung (1 S. 494)
- Tachypnoe (1 S. 152)
- Zyanose der Lippen oder Akren (1 S. 271)
- Orthopnoe bei Belastung oder in Ruhe (1 S. 492)

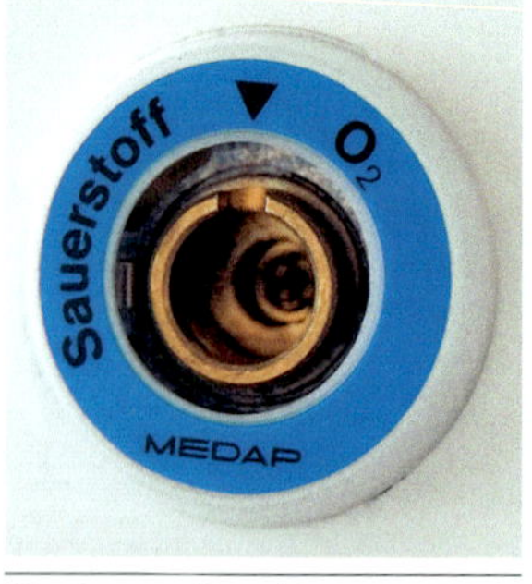

[2] Sauerstoffanschluss

In vielen Fällen einer kombinierten respiratorischen Insuffizienz verbietet sich die reine Sauerstofftherapie, weil diese zu einem weiteren Anstieg des Kohlenstoffdioxid und damit zur Gefahr einer Atemlähmung führen würde (→ CO_2-Narkose 1 S. 538). Für diese Patienten, die zwar behandlungsbedürftig sind, aber ambulant versorgt werden können, wird seit Jahren die nicht-invasive Beatmung eingesetzt. Im Gegensatz zu der invasiven Beatmung, die eine Intubation des Patienten erfordert, wird die nicht-invasive Heimbeatmung über eine angepasste Nase-Mund-Maske (→ Abb. 1) durchgeführt. Hierfür ist zunächst eine sorgfältige Untersuchung der Indikation und der Kontraindikationen erforderlich, die häufig im Krankenhaus durchgeführt wird.

Ziel der nicht-invasiven Beatmung, die meist nicht durchgehend, sondern in definierten Stundenintervallen erfolgt (**intermittierende Selbstbeatmung**), ist die Verbesserung der Sauerstoffsättigung und Verminderung der Kohlenstoffdioxidsättigung im Blut sowie eine Reduktion der Atemarbeit.

Heimbeatmungsgeräte arbeiten mit dem System der **Positivdruckbeatmung**, bei der mit Sauerstoff angereicherte Luft über eine Maske mit vorher festgelegten Drücken und Frequenzvorgaben rhythmisch in die Atemwege des Patienten gepumpt wird. Unterschieden wird der **getriggerte Modus**, der die Spontanatmung des Patienten unterstützt, von dem **kontrollierten Modus**, in dem das Gerät die Atemfrequenz und die Atemdauer festlegt.

Triggern
= etwas auslösen; in diesem Fall: auch leichte Atembewegungen des Patienten lösen eine Beatmungsaktion des Gerätes aus. Die Spontanatmung wird also nur unterstützt, nicht ersetzt.

Bei chronisch-obstruktiven Lungenerkrankungen erfolgt häufig eine **CPAP-Beatmung**, bei der das Gerät ständig einen erhöhten Druck in den Atemwegen erzeugt und hiermit der Gasaustausch in den Alveolen verbessert wird. Oft ist die Beatmung auf die Nachtstunden beschränkt, damit sich die Atemmuskulatur über Nacht erholt.

CPAP-Beatmung
continuous positive airway pressure

In manchen Einrichtungen existieren Sauerstoffanschlüsse in der Wand (→ Abb. 2). Hier entfallen die Lagerung und der Umgang mit Sauerstoffflaschen.

Für die Sauerstoffbehandlung muss an die Sauerstoffflasche bzw. den Sauerstoffanschluss in der Wand eine Sauerstoffarmatur angeschlossen werden (→ 1 S. 119, Abb. 2). Die Armatur besteht aus dem **Durchflussströmungsmesser**, dem **Druckminderer** und einem **Druckmesser** (Manometer).

Da für eine längere Sauerstoffbehandlung zusätzlich eine Befeuchtung der Luft erfolgen muss, gehört meist auch der Anschluss eines **Befeuchtungsgefäßes** dazu (→ Abb. 1), das zwischen dem Zuleitungsschlauch und dem Durchflussströmungsmesser eingeschaltet wird (→ Abb. 2).

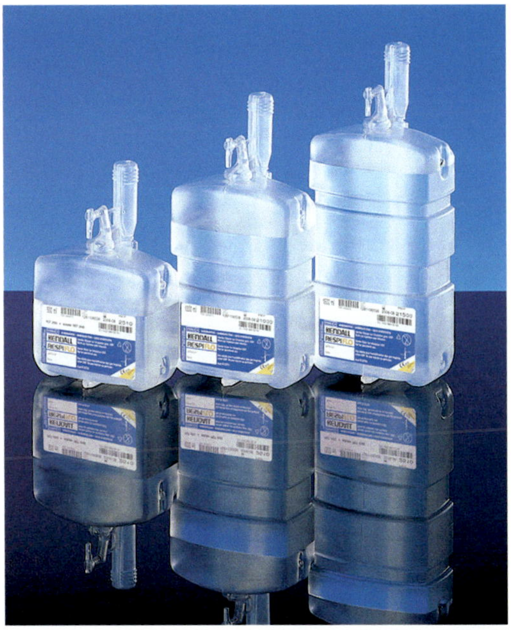

[1] Steril-Wasser-Behälter zur Anfeuchtung des Sauerstoffs

Anschluss eines Sauerstoffgerätes

- Sauerstoffarmaturen dürfen nur von entsprechend eingewiesenen und geschulten Pflegefachkräften angeschlossen werden.
- Vor Beginn erfolgt eine hygienische Händedesinfektion.
- Die Schutzkappe über dem Hauptventil wird entfernt. Eventuell äußerlich vorhandene Verschmutzungen müssen beseitigt werden.
- Das sterilisierte Befeuchtungsgefäß wird mit sterilem, destilliertem Wasser bis zum angegebenen maximalen Wasserstand aufgefüllt. Dieses Wasser und das Befeuchtungsgefäß müssen alle 48 Stunden gewechselt werden.
- Die Sauerstoffarmatur wird senkrecht am Flaschenanschluss angebracht (→ Abb. 2).
- Das Hauptventil an der Sauerstoffflasche wird geöffnet.

Beim Anbringen der Armatur und beim Öffnen der Ventile dürfen weder grobe Gewalt noch Werkzeuge angewendet werden: Explosionsgefahr! Ebenso dürfen die Ventile nicht gefettet oder geölt werden. Vorsicht bei Verwendung fettender Hautcreme!

- Die Armatur wird mit dem Zuleitungsschlauch und der Applikationsvorrichtung (z. B. Sauerstoffmaske) verbunden.
- An der Feinregulation wird die gewünschte Sauerstoffmenge eingestellt.
  Am Manometer kann der jeweilige Füllungsdruck der Sauerstoffflasche abgelesen werden, aus dem sich der Restinhalt berechnen kann:
  Hierfür multipliziert man den auf dem Manometer angezeigten Füllungsdruck (in bar) mit dem Füllungsvolumen (in Litern), das sich auf der Sauerstoffflasche ablesen lässt.
  Füllungsvolumen (l) × Füllungsdruck (in bar) = Sauerstoffvorrat (in Litern)
  Aus dem Sauerstoffvorat lässt sich berechnen, wie lange der Sauerstoffvorrat noch für die Sauerstofftherapie ausreicht. Man teilt den Sauerstoffvorrat durch die Sauerstoffmenge, die pro Minute ausströmt.
  Sauerstoffvorrat (l) : Sauerstoff (l/min) = Vorratsdauer (min)

Feinregulierung der Sauerstoffmenge = Durchflussströmungsmesser

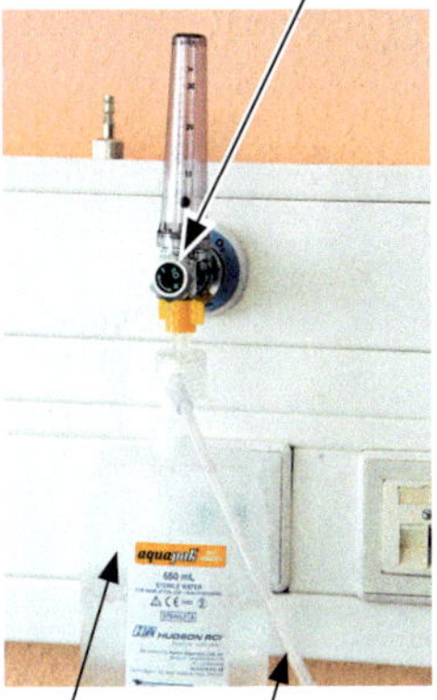

Befeuchtungsgefäß

Zuleitungsschlauch

[2] Sauerstoffarmatur, Zuleitungsschlauch und Befeuchtungsgefäß

Beispiel

An einer 50-l-Flasche lässt sich am Manometer ein Druck von 150 bar ablesen
→ 50 Liter × 150 bar = **7500 Liter Sauerstoffvorrat**
Wenn aus dieser Flasche 2 l Sauerstoff/min entnommen werden, reicht der Sauerstoff → 7500 l : 2 l/min = 3750 min = **62,5 Stunden**

Beendigung der Sauerstoffgabe

- Zunächst wird das Hauptventil geschlossen.
- Anschließend wird die Sauerstoffarmatur entfernt.
- Die Schutzkappe über dem Hauptventil wird wieder aufgesetzt.
- Die Sauerstoffflasche wird aus dem Behandlungsraum entfernt und sicher gelagert.
- Die Applikationsvorrichtung wird nach Gebrauch entsorgt.

Applikationsvorrichtungen und Sauerstoffgabe

Generell muss bei allen Systemen beachtet werden, dass die Sauerstoffmenge mit großer Sorgfalt an der Feinregulation eingestellt und regelmäßig kontrolliert werden muss. Während der Sauerstoffbehandlung muss ein **Überwachungsprotokoll** mit Angabe der verabreichten Sauerstoffmenge, Angaben zur Verträglichkeit des Sauerstoffs und Kreislaufparametern erstellt werden. Verwirrte oder unruhige Pflegepersonen dürfen unter einer Sauerstoffbehandlung nicht alleine gelassen werden.

In Pflegeeinrichtungen werden als Applikationsvorrichtungen meist Sauerstoff-Nasensonden mit Schaumstoffpolsterung, Sauerstoffbrillen oder Sauerstoffmasken eingesetzt.

- **Sauerstoff-Nasensonden:** Das Sondenende mit der Schaumstoffpolsterung wird ca. 1 cm tief in ein Nasenloch eingeführt und von außen mit einem Pflastersteg am Nasenflügel oder der Wange fixiert. Über die Sonde können maximal 5 l Sauerstoff/Minute verabreicht werden. Bei Verwendung von Sauerstoff-Nasensonden muss auf den korrekten Sitz der Schaumstoff-Polsterung geachtet werden, um Verletzungen und Reizungen der Nasenschleimhaut zu vermeiden.

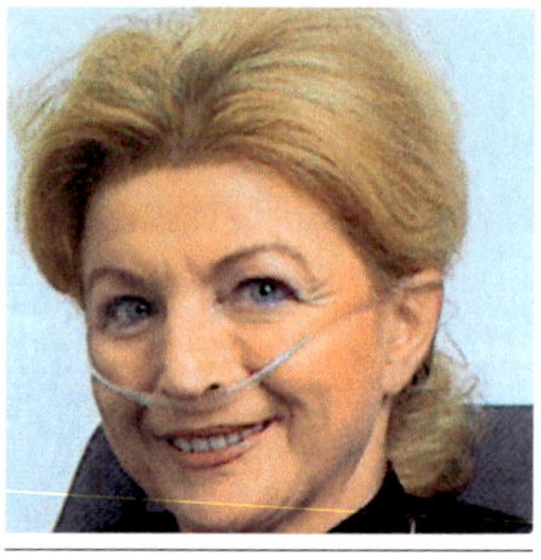

[1] Sauerstoffbrille

- **Sauerstoffbrillen:** Die Brille (→ Abb. 1) weist zwei Einflussstutzen auf, die jeweils ca. 1–2 cm tief in die Nasenlöcher eingeführt werden. Die beiden zuführenden Schläuche bilden eine Schlinge, die aufgezogen und nach hinten um den Kopf und über die Ohren geführt wird. Anschließend werden die Schlaufenenden unter dem Kinn zusammengeführt und dort mit dem Verschiebestück fixiert.

  Bei Verwendung von Sauerstoffbrillen muss auf Druckstellen an der Nase und hinter den Ohren geachtet werden. Wenn die Schlaufen bei Bewegung auf der Haut reiben, sollten sie an der Kleidung fixiert werden.

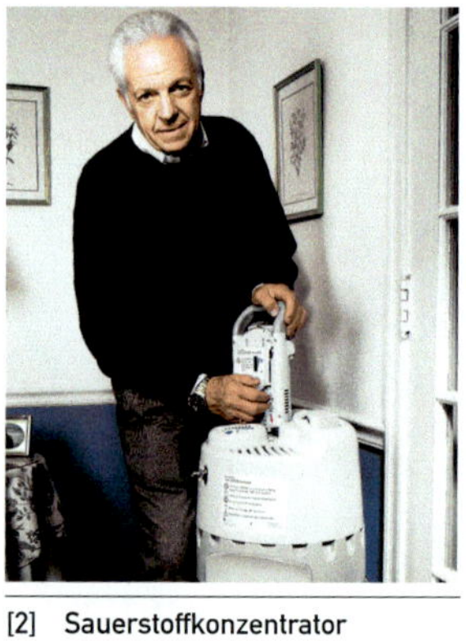

[2] Sauerstoffkonzentrator

- **Sauerstoffmaske:** Über die Sauerstoffmaske können hohe Sauerstoffkonzentrationen (bis zu 10 l/min) verabreicht werden. Für den Alltagsgebrauch sind sie ungeeignet, weil mit ihnen das Sprechen nicht möglich ist. Sie werden daher meist nur in Notfallsituationen eingesetzt. Für geringere Sauerstoffkonzentrationen sind sie dagegen nicht geeignet, da bei einem Sauerstofffluss unter 6 l/min das in der Ausatemluft enthaltene Kohlenstoffdioxid in zu hoher Konzentration vorliegt. Die Maske wird über Nase und Mund aufgesetzt und das befestigte Gummiband über den Hinterkopf gezogen.

1.8.3 Sauerstoffkonzentratoren

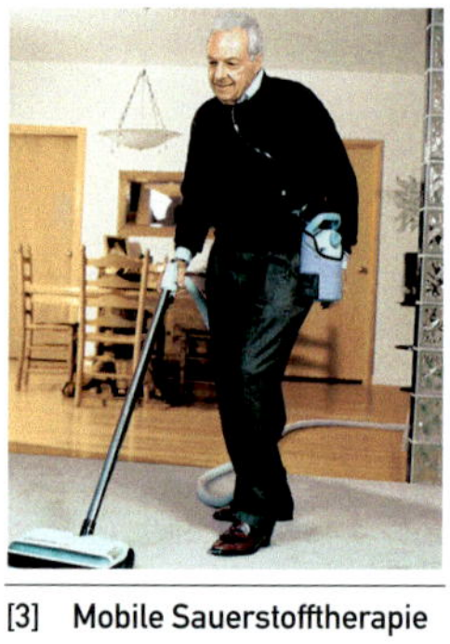

[3] Mobile Sauerstofftherapie

Im Alter treten Erkrankungen gehäuft auf, die eine dauerhafte oder zeitweise (intermittierende) Sauerstoffgabe erforderlich machen. Wenn absehbar ist, dass es sich um einen längeren Behandlungszeitraum handelt, werden in der Regel **Sauerstoffkonzentratoren** verordnet (→ Abb. 2). Sie konzentrieren den in der Raumluft enthaltenen Sauerstoff und werden über einen Schlauch mit der Applikationsvorrichtung verbunden. Diese Geräte arbeiten auf Dauer sehr zuverlässig und kostengünstig, der Patient ist hiermit jedoch an seine Wohnung gebunden. Meist wird daher als Ergänzung eine mobile Sauerstofftherapie mit komprimiertem Sauerstoff in 1- bis 2-Liter-Flaschen angeboten, die der Patient unterwegs mit sich führen kann (→ Abb. 3).

Absaugen von Atemsekret 1.9

Zum Freihalten der Atemwege stehen verschiedene Absauggeräte zur Verfügung (→ Abb. 1, 2 und 3).

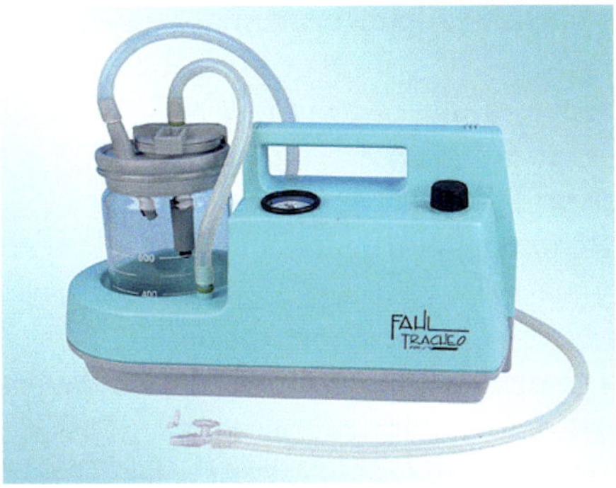

[1] Absauggerät

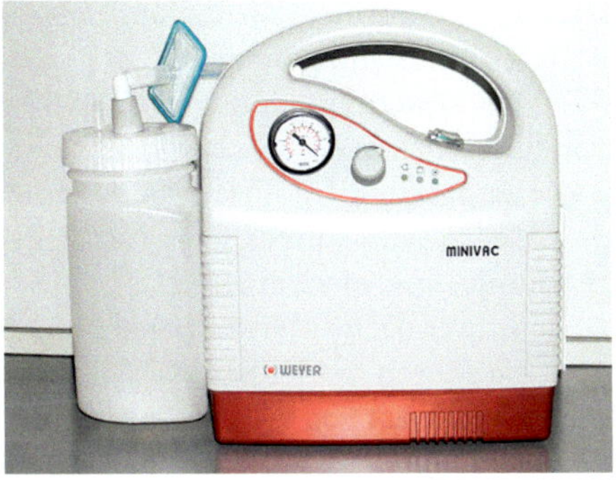

[2] Absauggerät

Sie unterscheiden sich im Wesentlichen durch ihre Absaugleistung (Liter pro Minute), die Aufnahmekapazität des Sekretbehälters, die Größe und Gewicht des Gerätes sowie die Stromversorgung über Netz oder Akku. Absaugpumpen werden zur Vorbeugung und zur Behandlung einer Aspiration eingesetzt, um Sekrete oder Fremdkörper aus den Atemwegen zu entfernen. Meist handelt es sich um Blut- und Schleimansammlungen im Rachenraum und im Bereich des Kehlkopfes. Auch bei Verlegung von Trachealkanülen durch Sekret kommen Absauggeräte zur Anwendung.

Absauggeräte dürfen nur nach Einweisung in die Handhabung des Gerätes durch Fachkräfte verwendet werden. Eine weitere wichtige Voraussetzung vor Nutzung des Gerätes ist die Beachtung spezieller Anwendungshinweise des Herstellers, die jede Pflegefachkraft in der Gebrauchsanleitung zum jeweiligen Absauggerät nachlesen kann.

Medizinproduktegesetz
1 S. 224

Vor jedem Absaugvorgang sind folgende Sicherheitsüberprüfungen durchzuführen:

- Ist das Absauggerät beschädigt? (Gehäuse, Verbindungen, Kabel intakt?)
- Ist der Sekretbehälter in der vorgesehenen Halterung und schließt der Behälterdeckel den Behälter dicht ab?
- Sind die Absaugschläuche sauber und vollständig und in korrekter Weise angebracht?
- Ist der Ansaugdruck richtig eingestellt? (Überprüfung durch Verschließen des Schlauchverbinders/Fingertipp mit dem Finger)
- Steht ein Wasserbehälter zum Durchspülen des Absaugschlauches zur Verfügung?

Der Patient darf nicht gefährdet werden (z. B. durch Schleimhautverletzungen auf Grund des Absaugens). Das Absaugen aus der Luftröhre (*endotracheales Absaugen*) sollte dem Arzt obliegen. Er kann es jedoch auf das Altenpflegepersonal übertragen. In der häuslichen Pflege übernehmen zum Teil auch Angehörige nach Einweisung das Absaugen.

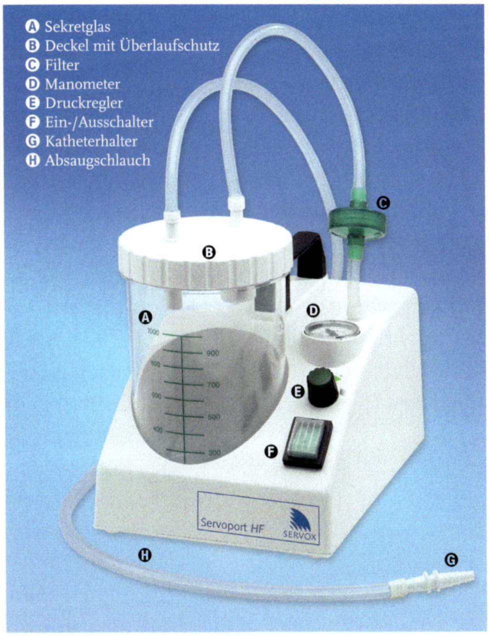

[3] Geräteübersicht Servoport

Durchführung des Absaugens

Der Betroffene wird leicht erhöht gelagert oder in Sitzposition gebracht, umfassend betreut, über die Maßnahme informiert und beruhigt, um ihm die Angst zu nehmen. Der Arbeitsplatz, das Absauggerät und das erforderliche Material werden vorbereitet. Bei der Durchführung ist Folgendes zu beachten:

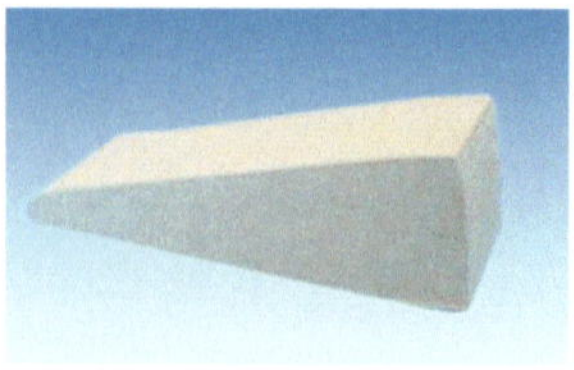

[1] Mundkeil

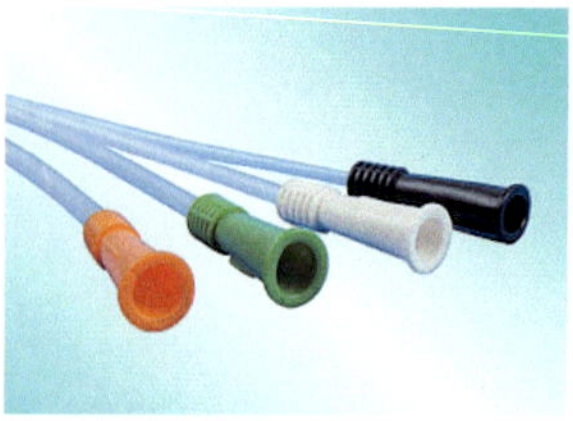

[2] Verschiedene Absaugkatheter

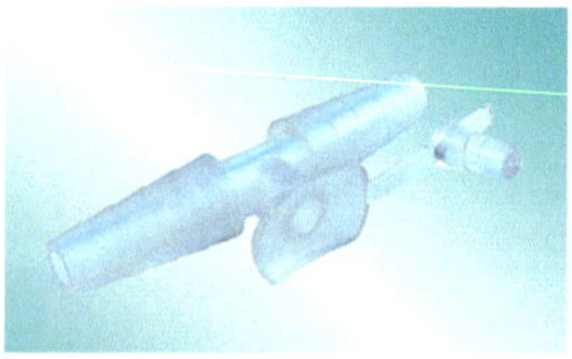

[3] Luftventil

1. Händedesinfektion, unsterile Handschuhe (bei endotrachealem Absaugen sterile Handschuhe) tragen
2. Bei Abwehrreaktion (Beißen) wird ggf. ein Mundkeil eingesetzt (→ Abb. 1).
3. Einschalten des Absauggerätes und Überprüfung des Ansaugdrucks
4. Verpackung des Absaugkatheters öffnen und Katheter mit dem Absaugschlauch des Gerätes konnektieren (verbinden). Achtung: Beim endotrachealen Absaugen unbedingt steril arbeiten!
   Verwendet werden Katheter der Größe 12 – 14 Charrière (→ Abb. 2).
5. Einführen des Katheters in die Atemwege ohne Sog; Einführung des Absaugkatheters mit Sog bei starker endotrachealer Sekretbildung.
6. Herstellen des Vakuums durch Schließen des Luftventils (so genannter „Fingertipp“ oder „Absaugunterbrecher“) am Schlauch des Absaugkatheters (→ Abb. 3)
7. Schleim ansaugen und den Katheter dabei leicht zurückziehen (Achtung: den Katheter beim Absaugen niemals vorschieben, sonst kommt es zu Schleimhautverletzungen!)
8. Die Absaugdauer beträgt beim oralen Absaugen (Absaugen des Mund-Rachen-Raums) max. 3 Minuten, endotracheal (über die Luftröhre) nur max. 15 Sekunden!
9. Während des Absaugvorgangs ist eine intensive Beobachtung des Patienten (hinsichtlich Abwehrreaktionen wie Würgen oder Husten, Veränderung der Hautfarbe) erforderlich.
10. Absaugkatheter unter Sog entfernen
11. Absaugschlauch mit Desinfektionslösung oder Wasser durchspülen
12. Versorgung des Patienten (Lagerung, Mundpflege, Beruhigung, Beobachtung und Betreuung)
13. Dokumentation: Beurteilung des abgesaugten Sekrets nach Menge, Geruch, Aussehen
14. Materialentsorgung, Aufbereiten des Gerätes

Achtung: Das Vor- und Zurückziehen des Absaugkatheters („Stochern“) im Atemtrakt, v. a. unter Sog, ist zu unterlassen! Endotracheales und nasales Absaugen (über die Nase) ist ohne Delegation und Einweisung wegen der erhöhten Infektions- und Aspirationsgefahr dem Arzt zu überlassen.

Exkurs *Todesrasseln („Death Rattle“)*

Im Sterbeprozess kommt es bei der Mehrzahl der Sterbenden zum so genannten Todesrasseln („Death Rattle“). Unter einem „Death Rattle“ wird eine geräuschvolle sekretbedingte Atmung verstanden. Dieses wird durch eine erhöhte Speichelsekretion oder eine zunehmende bronchiale Sekretion verursacht. Auf Grund von zunehmender Schwäche kann das Sekret nicht mehr abgehustet oder geschluckt werden und sammelt sich im Rachenraum an.

Vor allem für Angehörige, Mitbewohner und das betreuende Pflegeteam ist diese geräuschvolle Atmung sehr belastend. Sterbende selbst scheinen dieses Geräusch nicht mehr wahrzunehmen. Oft wird versucht, durch Absaugen das Sekret aus dem Rachenraum zu entfernen. Doch dieses blinde Absaugen im Mund- und Rachen-Raum belastet den Sterbenden sehr, führt zu vermehrter Schleimproduktion und verletzt möglicherweise noch die Schleimhäute. Information und Aufklärung hilft, die Zusammenhänge zu verstehen und pflegerische Maßnahmen zu überdenken.

Vermehrte Schleimproduktion kann durch die Gabe von Anticholinergika (Atropin; Scopolamin) verringert werden, muss jedoch im Einzelfall mit dem behandelnden Arzt abgesprochen werden.

Inhalation

1.10

Inhalation bedeutet Einatmen von zerstäubten Flüssigkeiten, Dämpfen, Aerosolen, Stäuben und Gasen. Dabei sind die ärztlichen Anordnungen genau zu beachten.

Indikationen

- Anfeuchtung der Raumluft, um zähen Schleim zu befeuchten und damit die Selbstreinigung der Atemwege zu fördern, z. B. bei Patienten, die durch den Mund atmen
- Applikation von Arzneimitteln (schleimlösende, entzündungshemmende und krampflösende Medikamente) zur lokalen Therapie einzelner Atemwegsabschnitte, z. B. bei Atemwegsinfekten (*Bronchitis*) und Asthma bronchiale

Inhalationsformen sind Dampfinhalation, Ultraschallvernebelung und Aerosolapplikationen.

Die Eindringtiefe der Tröpfchen ist abhängig von:

a) ihrer Größe (je feiner die Tröpfchen, desto tiefer dringen sie ein);
b) der Atemtiefe und Atemfrequenz: Je flacher und schneller geatmet wird, umso geringer ist die Eindringtiefe und der Kontakt mit der Schleimhaut. Bei ca. 16 normalen Atemzügen pro Minute werden nur ca. 10 % des eingeatmeten Nebels genutzt, bei tieferer Atmung etwa 50 %.
c) dem Durchmesser des Bronchialsystems: Irreversible Erweiterungen der Bronchien (*Bronchiektasen*) oder Verengungen (durch Sekrete oder Tumoren) können die Eindringtiefe beeinflussen.

Tröpfchendurchmesser	maximale Eindringtiefe
über 30 µm (bei Dampfinhalation)	bis zum Rachenraum
10 bis 30 µm (bei Aerosolapparaten)	bis zu den Bronchiolen (kleine Bronchien)
unter 10 µm (bei Ultraschallverneblern)	bis zu den Lungenbläschen (Alveolen)

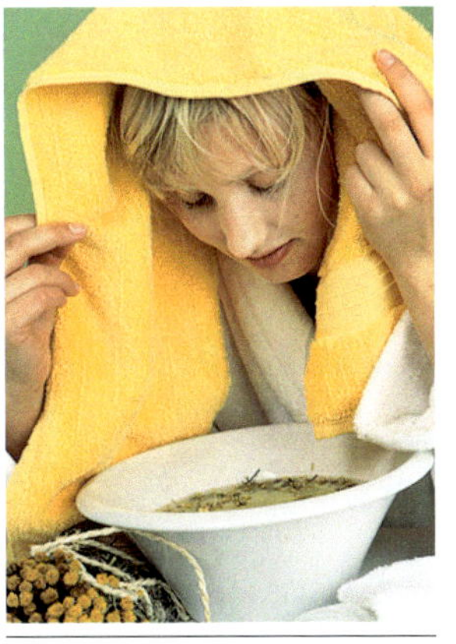

[1] Dampfinhalation

Dampfinhalation fördert die Schleimlösung bei Entzündungen der oberen Atemwege. An Material werden eine große Schüssel, ein bis zwei Liter ca. 90 Grad heißes Wasser, ein Badetuch und ein Waschlappen mit kaltem Wasser benötigt. Als Zusätze können z. B. Kamillentee, Salbeitee oder ein kleiner Strang Mentholsalbe verwendet werden. Unter dem Tuch atmet der Patient die Dämpfe ein (→ Abb. 1). Um die Hautgefäße anschließend wieder zu verengen, wird das Gesicht mit kaltem Wasser abgewaschen.

Anstelle einer Schüssel kann auch ein speziell für die Nase- und/oder Mundinhalation gefertigter Kunststoffinhalator (→ Abb. 2) verwendet werden. Dabei ist die Handtuchabdeckung nicht mehr erforderlich.

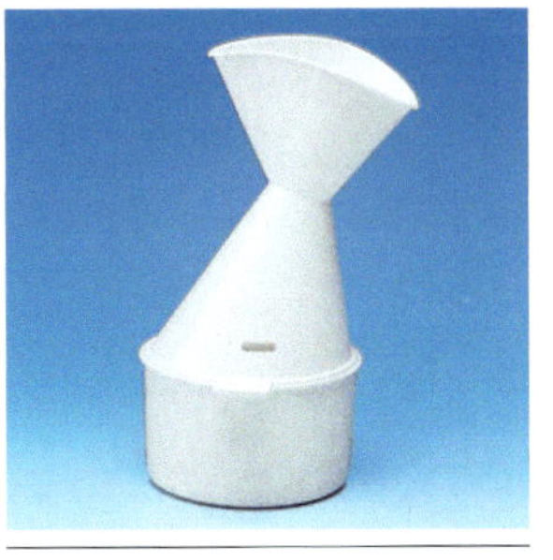

[2] Kleininhalator

Elektrische Dampfinhalatoren (Düsenvernebler → Abb. 3) heizen das Wasser auf über 100 Grad, sodass eine Verkeimung verhindert wird. Mit einem leichten Überdruck im Kessel wird der Dampf durch einen Dampfzerstäuber geleitet und in einer Düse auf Umgebungsdruck entspannt. Bei der Entspannung kühlt der Dampf leicht ab. Es besteht Verbrühungsgefahr, besonders wenn der Wasserbehälter überfüllt wurde.

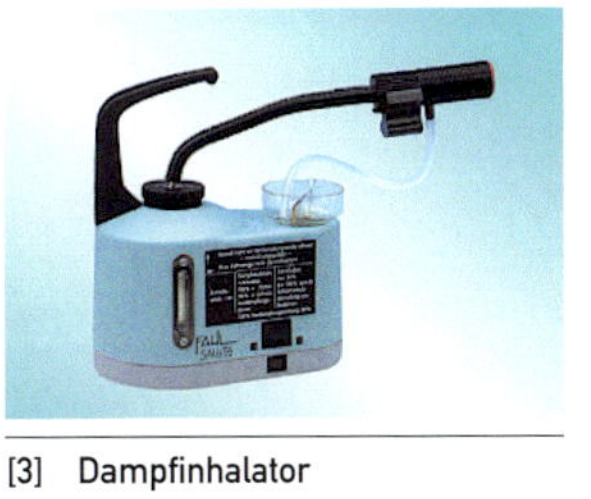

[3] Dampfinhalator

Zu schnelles Inhalieren kann Schwindelgefühle und Übelkeit verursachen. Direkt nach der Inhalation sollte frische Luft zunächst vermieden werden. Während und nach der Inhalation ist der Patient gut zu beobachten. Vitalzeichen sind zu überprüfen und auf Allergien, Verbrühungsgefahr und Überreaktionen ist zu achten.

Ultraschallvernebler (→ Abb. 1) verwandeln Wasser mittels Ultraschallwellen in Nebel. Die Schwingungszahl der Schallwellen liegt bei über 18 000 Schwingungen pro Sekunde (18 000 Hertz). Der Nebel schwebt im Raum und bildet keinen Niederschlag. Die Tröpfchengröße ist kleiner als 1 μm, d. h., der Nebel kann bis in die Alveolen eindringen. Vorzugsweise wird NaCl 0,9 % (physiologische Kochsalzlösung) verwendet, um das physiologische Gleichgewicht der Schleimhaut zu erhalten. Spezielle Geräte dienen auch zur Vernebelung von Medikamenten. Ultraschallvernebler treiben kalten Nebel über ein Gebläse aus einem Schlauch. Bei diesen so genannten Kaltluftverneblern ist die Gefahr des Eindringens von Krankheitserregern (Verkeimung) erhöht. Einige Geräte haben einen Bakterien- und Virenfilter und ein geschlossenes Sterilwassersystem, um die Infektionsgefahr zu senken. Mit einem Heizschlauch kann der Nebel zur besseren Verträglichkeit auf Körpertemperatur erwärmt werden. Mit dem Reglerknopf des Gerätes kann der Durchfluss des Nebels eingestellt werden. Zur Inhalation ist das Schlauchende so zu platzieren, dass sich der Nebel nahe vor dem Gesicht des Pflegebedürftigen verflüchtigt, d. h. in ca. 50 cm Entfernung.

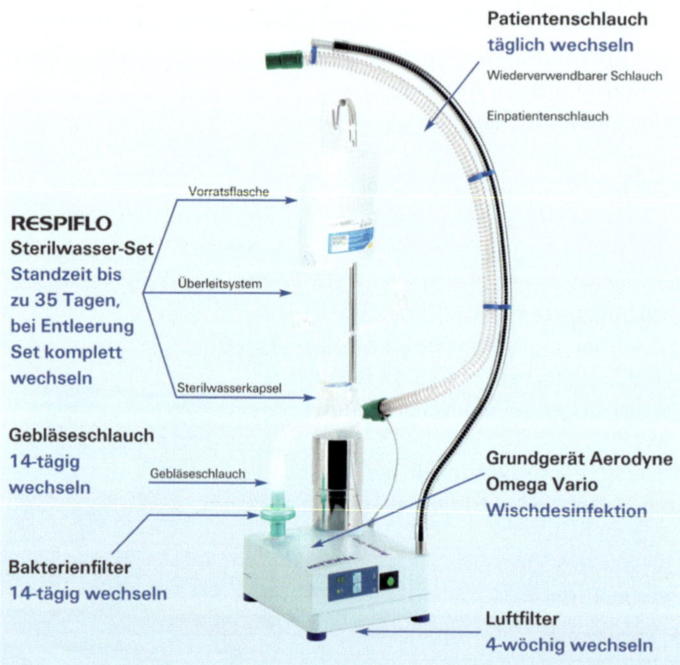

[1] Ultraschallvernebler: regelmäßiges Auswechseln des Zubehörs und des Sterilwassers

Grundsätzlich müssen alle Inhalationsgeräte entsprechend der Bedienungsanleitung sorgfältig hygienisch aufbereitet und gereinigt werden. Dazu zählen Auswechseln, Desinfektion und Sterilisation von Inhalationsschläuchen (→ Abb. 1). Um Munderkrankungen (z. B. Pilzerkrankungen, Schleimhautdefekte) vorzubeugen, soll der Patient nach der Inhalation die Mundpflege durchführen.

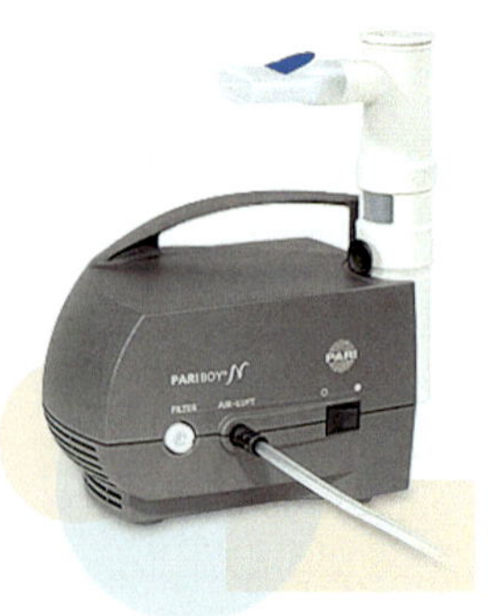

[2] Aerosolapparat

Aerosolapparate (→ Abb. 2) sind kompressorbetriebene (drucklufterzeugende) Inhalationsgeräte. Sie wirbeln Wasser mit Luft auf und können Arzneistoffe zu feinsten Tröpfchen vernebeln, die über ein Mundstück oder über eine Maske atemsynchron eingeatmet werden. Dazu wird das Ventil am Aerosolapparat bei der Einatmung geöffnet. Empfehlenswert sind Geräte mit Bakterienfilter, um die Verkeimungsgefahr zu reduzieren.

Spezielle Geräte verfügen über ein automatisches Ventil. Dieser Trigger (Auslöser) ist auf das individuelle Atemverhalten (auf Atemfrequenz, Atemrhythmus und Atemtiefe) des Patienten eingestellt. Um einen Flow (Luftstrom) auszulösen, muss beim Einatmen ein Mindestsog erzeugt werden. Das Ausatmen wird durch einen Widerstand gestärkt und erleichtert somit das Abhusten. Zu hoch eingestellte Trigger können den Patieten erschöpfen und/oder zum Lungenemphysem führen. Dagegen könnte der Patient bei einem zu niedrig einstellten Auslöser Luftnot (Dyspnoe) bekommen.

Lungenemphysem
1 S. 540

Pulverinhalatoren ermöglichen die Applikation eines Medikaments in fester Form über die Einatmungsluft. Pulverinhalatoren ähneln den Dosieraerosolen (→ S. 149).

Entsprechend des Medizinproduktegesetzes müssen die Anwender von Inhalationsgeräten eingewiesen werden.

Wundmanagement 1.11

Das Wundmanagement umfasst verschiedene Maßnahmen. Die Wunde wird nach sorgfältiger Reinigung einer genauen Analyse und Inspektion unterzogen, um zu beurteilen, in welcher |Phase der Wundheilung sie sich befindet. Je nach Zustand der Wunde ist eine Therapie mit unterschiedlichen Wundauflagen nötig, um eine optimale Förderung der Wundheilung zu erreichen. Die Dokumentation des Heilungsverlaufes evaluiert dabei den Erfolg der Therapie und zeigt auf, wenn die ergriffenen Maßnahmen nicht zum Ziel führen.

Pflege bei Erkrankungen der Haut
1 S. 477 ff.

Die Pflegefachkraft hat im Prozess des Wundmanagements folgende Aufgaben:

- fachgerechte Durchführung des Verbandswechsels nach ärztlicher Anordnung
- genaue Beobachtung des Heilungsprozesses und die Informationsweitergabe von relevanten Veränderungen der Wunde an den Arzt
- eine sorgfältige Dokumentation des Zustandes der Wunde sowie der durchgeführten Verbandswechsel
- besonders bei chronischen Wunden die Anleitung und Beratung von Patienten und Angehörigen sowie die Durchführung von Maßnahmen, die die Wundheilung unterstützen
- Koordination der an der Wundbehandlung beteiligten Berufsgruppen

online

www.dnqp.de
➥ Expertenstandards und Bestellmöglichkeiten
Hier können Sie den Expertenstandard Pflege von Menschen mit chronischen Wunden in Auszügen einsehen und bestellen.

Es gibt verschiedene Arten von Wunden:

- **Traumatische Wunden** sind durch mechanische, thermische oder chemische Verletzungen sowie Strahleneinwirkungen entstanden.
- Bei **iatrogenen Wunden** handelt es sich um Wunden, die durch einen medizinischen Eingriff entstanden sind (z. B. eine Punktionsstelle, einen Schnitt bei einer Operation oder eine Amputation).
- Wenn die Heilung einer Wunde über einen längeren Zeitraum nicht voranschreitet, spricht man von einer **chronischen Wunde**. Häufig wird eine |Wundheilungsstörung durch eine Grunderkrankung wie Diabetes mellitus verursacht oder es liegt eine Venenerkrankung zugrunde.

Phasen der Wundheilung
1 S. 477
Wundheilungsstörung
1 S. 479

Zur Förderung und Optimierung der Wundheilung sind die drei Phasen der Wundheilung bedeutsam.

Die erste Phase der Wundheilung, die etwa vom ersten bis zum vierten Tag dauert, wird **Reinigungsphase** genannt. Während dieser Phase sondert die Wunde Lymphe und Blut (Exsudat) ab. Es sind eine Schwellung und Rötung sowie Ödeme und Wärme zu beobachten. Außerdem bilden sich Schorf und Fibrinbeläge. Daran schließt sich die **Granulationsphase** an. Die Wunde sieht hellrot, glasig und feucht glänzend aus. Diese Phase beginnt ungefähr ab dem 2. Tag und dauert bis zum 14. Tag. Parallel dazu beginnt etwa zwischen dem dritten und zehnten Tag die **Epithelisierungsphase**. Die neu entstehende feine rosa Haut wandelt sich in weißes, reißfestes Narbengewebe um. Die verschiedenen Phasen der Wundheilung können praktisch alle gleichzeitig (d. h. jeweils an bestimmten Stellen der Wunde) auftreten. Wird eine Wunde feucht gehalten, können Zellen besser wandern. Dies verhindert ein Austrocknen und Absterben der Zellen. Feucht gehalten nehmen die Schmerzen an der Wunde rasch ab und die Heilung, besonders die Epithelwanderung, ist beschleunigt (**feuchte Wundbehandlung**).

Bei chronischen Wunden schreitet der Heilungsprozess nicht voran und die Wunde bleibt in einer der Wundheilungsphasen stecken. Außerdem bilden sich bei chronischen Wunden häufig Nekrosen, die erst entweder chirurgisch mit dem Skalpell (chirurgisches Débridement) oder durch entsprechende Präparate (enzymatisches Débridement) entfernt werden müssen.

1.11.1 Verbandswechsel

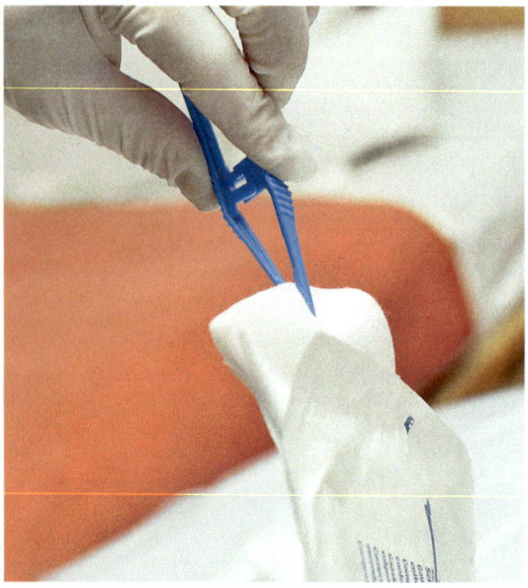

[1] Sterile Entnahme der Verbandsstoffe

Die Wundversorgung und der Verbandswechsel sind so „keimfrei" wie möglich durchzuführen und erfordern eine **sterile Arbeitsweise (Asepsis)**. Bei einem Verbandswechsel wird wie folgt vorgegangen:

Vorbereitung:

- Individualhygiene (→ persönliche Hygiene 1 S. 266 ff.) beachten
- saubere bzw. nicht kontaminierte Berufsbekleidung tragen (ggf. Schutzkleidung wie Einmalschürze, Mund-Nasen-Schutz, Haarschutz bei großen Wunden)
- benötigte Utensilien auf einem Tablett keimarm zusammenstellen (falls ein Verbandswagen vorhanden ist, sollte dieser nicht mit in das Patientenzimmer genommen werden)
- Unversehrtheit und Ablaufdatum des Sterilguts überprüfen
- den Raum vorbereiten, für ausreichende Beleuchtung sorgen, Fenster schließen
- sich einen optimalen Zugang zur Wunde verschaffen und dafür den Patienten lagern
- evtl. als Schutz vor Verschmutzung eine Einwegunterlage benutzen
- einen mit dem Fuß zu öffnenden Abwurfbehälter verwenden
- vor jedem Verbandswechsel die hygienische Händedesinfektion durchführen
- Arbeitsfläche per Wischdesinfektion reinigen und zwischen „sauberer" und „unsauberer" (für unsterile Utensilien) Arbeitsfläche trennen. Wenn allein gearbeitet wird, werden die benötigten sterilen Materialien steril auf der „sauberen Arbeitsfläche" abgeworfen. Dazu wird die Schutztüte des Sterilguts geöffnet und das Sterilgut auf die sterile Arbeitsfläche geschüttet, ohne es zu berühren (→ Abb. 1).

hygienische Händedesinfektion 1 S. 228 ff.

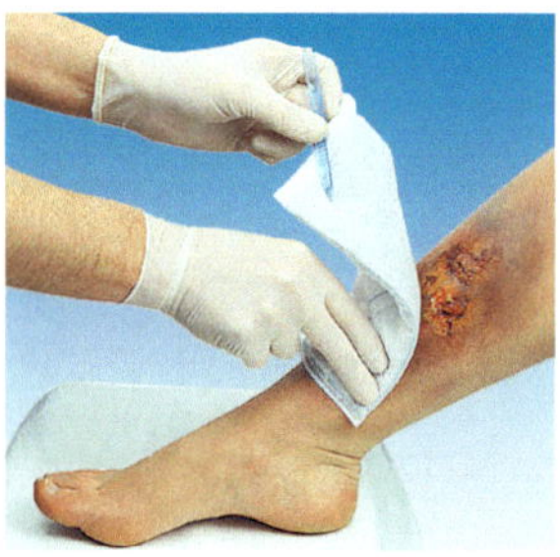

[2] Vorsichtiges Ablösen des alten Verbandes

Durchführung:

- beim Verbandswechsel immer Handschuhe tragen
- den bestehenden Verband mit unsterilen Handschuhen vorsichtig entfernen; zur atraumatischen Entfernung des Verbandes diesen gegebenenfalls mit geeigneter Lösung (z. B. NaCl 0,9 %) anfeuchten (→ Abb. 2)
- eine Diskonnektion (Lösen einer Verbindung) von Kathetern, Drainagen und Sonden vermeiden
- den Verband auf Durchfeuchtung, Blut oder Eiterablagerung hin untersuchen
- die Wunde hinsichtlich Entzündungszeichen und Wundheilungsstörungen inspizieren
- die Handschuhe möglichst über das Material stülpen und im Abwurf entsorgen
- für weiteres Arbeiten möglichst sterile Handschuhe oder sterile Instrumente verwenden
- die Wunde mit geeigneter, möglichst körperwarmer Lösung (z. B. Ringer-Lösung) und sterilen Kompressen oder Tupfern säubern; dabei für jeden Reinigungsgang einen neuen Tupfer benutzen: Hygiene beachten!
- benutzte Instrumente in einem Entsorgungsbehälter entsorgen
- die Wunde sorgfältig inspizieren und beurteilen
- bei Bedarf die Haut in der Wundumgebung mit geeigneter Lösung reinigen und zum Schutz eine Salbe (nach ärztlicher Anordnung) auftragen
- die vom Arzt angeordnete Wundauflage auf die Wunde aufbringen und evtl. fixieren

Entzündungszeichen 1 S. 268
Wundheilungsstörungen 1 S. 479
Entsorgungsbehälter 1 S. 234

Hygienische Prinzipien

- Aseptische Wunden sind vor (infizierten) septischen Wunden zu versorgen.
- Die Wundreinigung bei aseptischen Wunden wird von innen nach außen und bei septischen Wunden von außen nach innen durchgeführt (→ Abb. 1).
- Zu zweit lässt sich ein Verbandswechsel besser durchführen, weil der Assistent dabei die Materialien steril anreichen kann.
- Die Wunden nicht mit unsterilen Utensilien berühren, sondern sterile Instrumente oder sterile Handschuhe benutzen und dabei in der Non-Touch-Technik arbeiten.
- Die Pflegefachkraft darf sich nicht zu nah über die Wunde beugen und direkt über ihr sprechen (Gefahr der Tröpfcheninfektion).
- Sterile Reinigungstupfer werden nach Berührung der Wunde nicht noch mal verwendet, sondern nach einmaliger Nutzung weggeworfen.

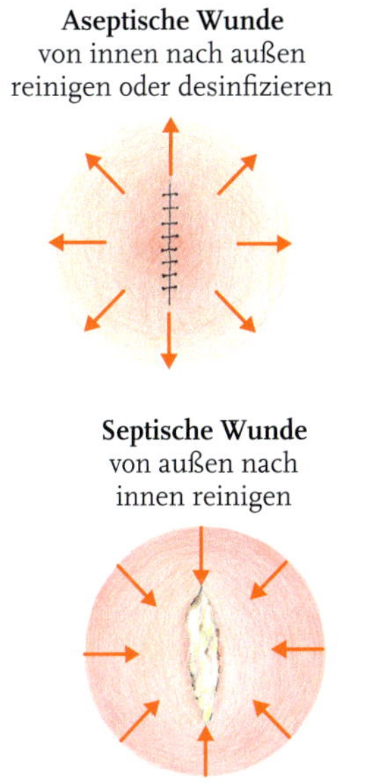

[1] Reinigung von aseptischen und septischen Wunden

Nachbereitung:

- Wundabdeckung mit Datum und Namenskürzel beschriften
- zum Abschluss der Wundversorgung die hygienische Händedesinfektion durchführen
- Wunddokumentation ausfüllen (Beschreibung der Wunde)

Die Häufigkeit des Verbandswechsels hängt vom Zustand der Wunde (Wundheilungsphase) und von der ärztlichen Anordnung ab. Bei den Entzündungszeichen „Schmerzen" und „Überwärmung/Fieber" führt die Pflegefachkraft sofort einen Verbandswechsel durch. Zu häufige Verbandswechsel manipulieren und traumatisieren die Wunde (z. B. beim Entfernen der Wundauflage) und führen damit zu einer Verzögerung der Wundheilung.

Non-Touch-Technik
1 S. 238
Beschreibung der Wunde
1 S. 482

Wundauflagen 1.11.2

Zur Versorgung von Wunden gibt es eine Vielfalt an Materialien (→ Abb. 2). Je nach Art der Wunde gilt es, das geeignete Verbandsmaterial bzw. Wundtherapeutikum zu verwenden. Zu berücksichtigende Gesichtspunkte sind dabei die Wirksamkeit, die Verträglichkeit und die Wirtschaftlichkeit des Materials.

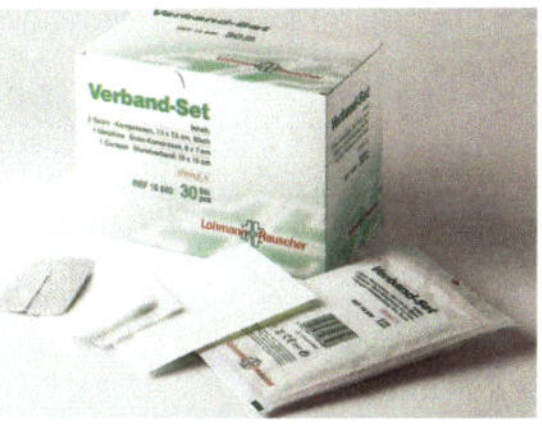

[2] Verbandset

Inaktive Wundauflagen

Verbandsmull oder Mullkompressen bestehen aus Baumwolle oder Leinen. Bedingt durch ihre grobe Gitterstruktur eignen sie sich gut zum Reinigen von Wunden. Sie besitzen eine hohe Saugkraft und sind in der Anschaffung kostengünstig. Der Nachteil bei stark exsudierenden Wunden ist darin zu sehen, dass die Haut in der Wundumgebung aufweichen kann. Um dieses zu verhindern, sind häufige Verbandswechsel erforderlich. In der Granulationsphase besteht die Gefahr, dass die Kompresse mit dem neu gebildeten Gewebe verklebt und es dann beim Entfernen zerstört wird.

Dieser Nachteil ist bei der Verwendung von **Vlieskompressen** nicht zu erwarten. Vlieskompressen bestehen aus Baumwolle, Viskose oder synthetischen Fasern. Sie sind weich und anschmiegsam. Mullkompressen und Vlieskompressen eignen sich gut zur Versorgung von Blutungen und traumatischen Wunden, trocken oder mit einer Spüllösung getränkt zur Reinigung von Wunden. Sie können auch als Sekundärverband bei stark exsudierenden Wunden eingesetzt werden.

Als Wundabdeckung kommen bei kleineren Verletzungen **synthetische Sprühverbände** in Betracht. Hierbei muss beachtet werden, dass auch ein getrockneter Sprühverband an anderen Materialien festkleben (z. B. Wäsche, Bettlaken) und es dadurch zu weiteren Verletzungen kommen kann.

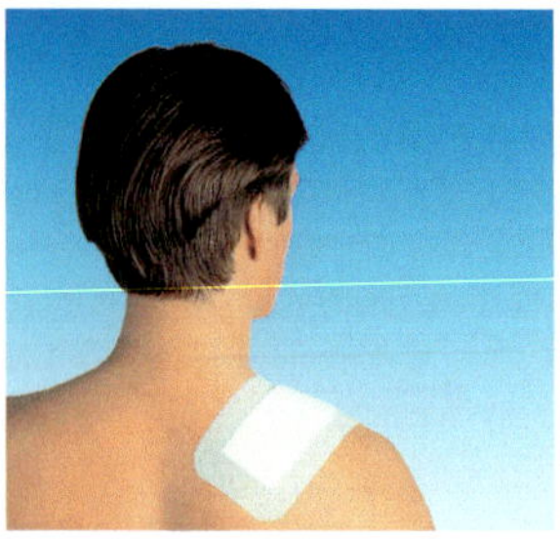

[1] Wundschnellverband

Wundschnellverbände (→ Abb. 1) sind Pflasterstreifen mit Vlieseinlage in unterschiedlicher Größe und Form. Sie werden entweder einzeln steril verpackt oder unsteril als Meterware angeboten. Sie dienen zur Versorgung kleinerer Verletzungen oder operativ entstandener Wunden und werden u. a. im Rahmen der Erstversorgung auf den Wundbereich aufgebracht.

Imprägnierte Wundgaze, auch Salbenkompress (→ Abb. 2) genannt, ist ein salbengetränktes Gitternetz, z. B. mit Parafin, das ein Verkleben der Wunde mit dem Verbandsstoff verhindern soll. Es stellt bei oberflächlichen Schürfwunden eine kostengünstige Möglichkeit der Wundversorgung dar. Bei schwach sezernierenden Wunden besteht die Gefahr, dass die Gaze mit der Wunde verklebt und nur schwer zu entfernen ist.

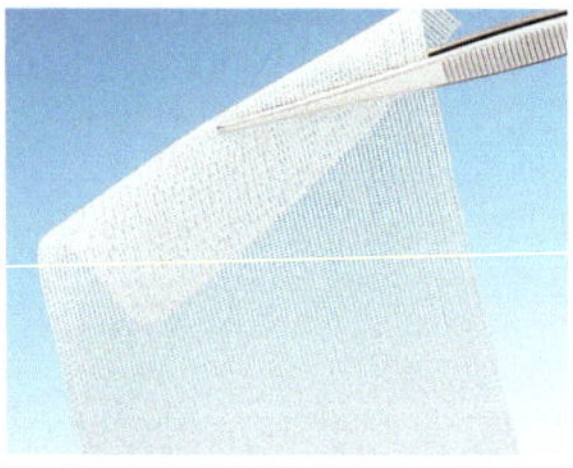

[2] Salbenkompresse

Aktivkohlekompressen sind Wundauflagen, die bei Wunden mit starker Geruchsbildung angewandt werden. Sie sind geeignet, diese unangenehmen Geruchsmoleküle in ihrem Inneren einzuschließen. Häufig sind sie mit mehreren Schichten von stark saugendem Material kombiniert, sodass sie auch eine große Menge an Flüssigkeit aufnehmen können.

Sind Wunden mit Keimen infiziert oder besteht eine Gefahr der Infektion, können **Silber-Aktivkohlekompressen** (→ Abb. 3) zum Einsatz kommen. Durch das Silber werden die Keime abgetötet. Bei einer Silberallergie dürfen diese Produkte nicht angewandt werden.

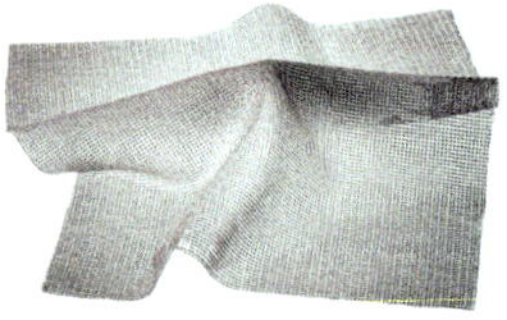

[3] Silber-Aktivkohlekompresse

Interaktive Wundauflagen

Alginate sind fliesartige Kompressen oder Faserstränge. Sie können große Mengen an Wundexsudat aufnehmen, deswegen sollten sie auch nur auf oder in Wunden gegeben werden, die genügend Exsudatmengen produzieren. Andernfalls besteht die Gefahr, dass die Wunde austrocknet. Alginate können bei infizierten Wunden benutzt werden, denn sie nehmen Bakterien und Zelltrümmer in ihrem Inneren auf und schließen sie ein. Sie sollten immer der Größe der Wunde angepasst sein, da durch das entstehende Gel und die daraus resultierende Feuchtigkeit die umgebende Haut aufweichen kann (*Mazeration*). Zur Fixierung der Alginat-Wundauflagen ist ein Sekundärverband notwendig. Je nach Menge des Wundexsudates kann der Verband bis zu sieben Tagen auf der Wunde verbleiben.

Den Alginaten in ihrer Wirkungsweise und ihren Eigenschaften sehr ähnlich sind die **Hydrofaser-Wundauflagen**. Ein Unterschied besteht darin, dass nur im Bereich der feuchten Wunde das Gel entsteht und somit die Gefahr der Mazeration der umliegenden Haut nicht gegeben ist.

Hydrogele Kompressen (→ Abb. 4) haben einen hohen Wassergehalt. Sie werden sowohl zum Aufweichen von Nekrosen als auch zum Feuchthalten der Wunde eingesetzt. Fixiert wird das Gel oder die Gelkompresse mit einem Sekundärverband, der bis zu sieben Tagen auf der Wunde verbleiben kann. Durch die Wahl eines transparenten Verbandes (z. B. Fixierung mit einer Folie) ist eine genaue Beobachtung der Wunde gut möglich.

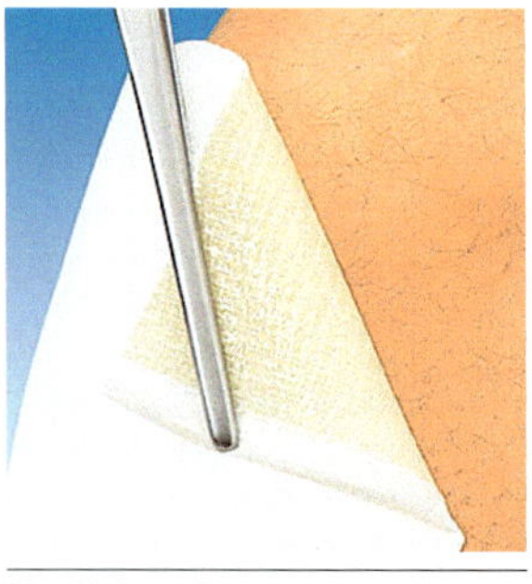

[4] Hydrogelkompresse

Hydrokolloide binden das Wundsekret an eine Quellsubstanz, das als Gelblase unter der Hydrokolloid-Platte sichtbar wird. Hydrokolloide sind ideal dazu geeignet, ein feuchtes Wundmilieu aufrechtzuerhalten. Da sie in verschiedenen Dicken erhältlich sind, kann die Auflage entsprechend der Exsudatmenge gewählt werden und dann bis zu sieben Tagen auf der Wunde verbleiben. Da Hydrokolloide selbsthaftend sind, ist ein Sekundärverband nicht notwendig. Bei klinisch infizierten Wunden sollten sie jedoch nicht eingesetzt werden.

Schaumstoffe können überschüssiges Wundsekret aufnehmen, ohne die Wunde auszutrocknen. Dadurch entstehen keine Rückstände. In der Handhabung sind sie sehr einfach. Weil sie nicht am Wundgrund anhaften, ist ein atraumatischer Verbandwechsel möglich. Wenn das Exsudat zu zähflüssig ist, kann es passieren, dass die feinen Poren des Schaumstoffes verstopfen und das Sekret nicht aufsaugen. Offenporige Schaumstoffe werden eingesetzt, um Wunden zu konditionieren. Damit ist gemeint, dass in den Schaumstoff feine Kapillaren einwachsen, die beim Verbandswechsel jedes Mal mitgerissen werden. Dadurch fängt die Wunde an zu bluten. Dieses Vorgehen wird zur Vorbereitung einer Hauttransplantation gewählt.

Semipermeable Wundfolien (→ Abb. 1) ermöglichen durch ihre Transparenz eine gute Wundbeobachtung ohne Verbandswechsel. Sie schützen die Wunde vor eindringenden Keimen und sind wasserdicht. Sie können jedoch kein Wundsekret aufnehmen, deshalb werden sie zur Fixierung anderer Wundauflagen (Sekundärverband) oder als Primärverband bei oberflächlichen Wunden angewandt. Bei Altershaut besteht die Gefahr, dass beim Verbandswechsel die Haut beschädigt wird.

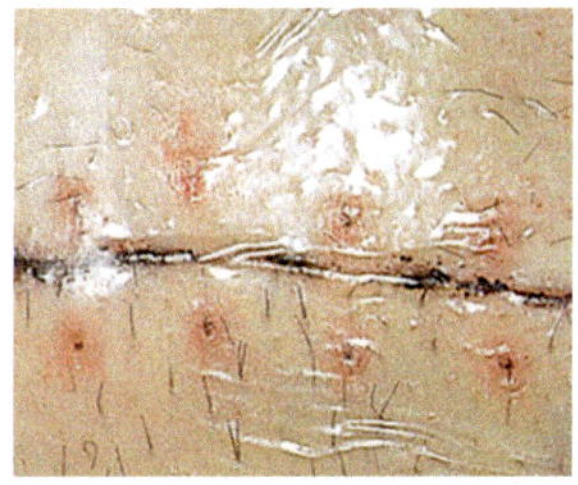

[1] Semipermeable Wundfolie

Verschiedene Wundtherapeutika

Chronische Wunde	Behandlungsvorschlag mit Produktbeispiel	
[1] Ulcus cruris venosum mit Nekrose und schmierigen Belägen 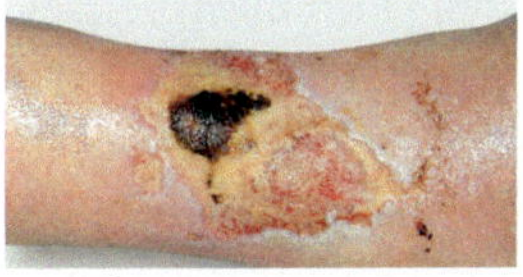	**Behandlungsphase 1** Wundreinigung	TenderWet® active Atrauman® Ag 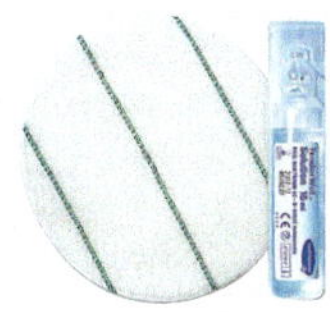
[2] Ulcus cruris venosum; stark sezernierend, nicht infiziert 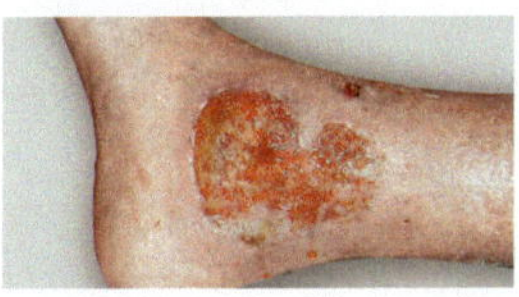	**Behandlungsphase 2** Ende Wundreinigung und Gewebeaufbau	PermaFoam™ 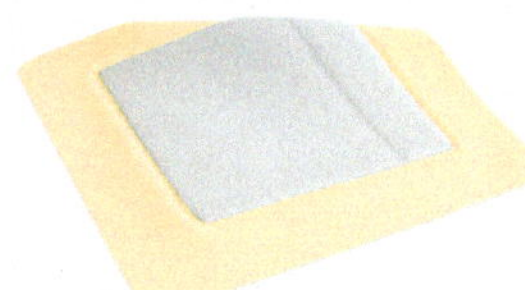
[3] Ulcus cruris venosum; vollständig granuliert 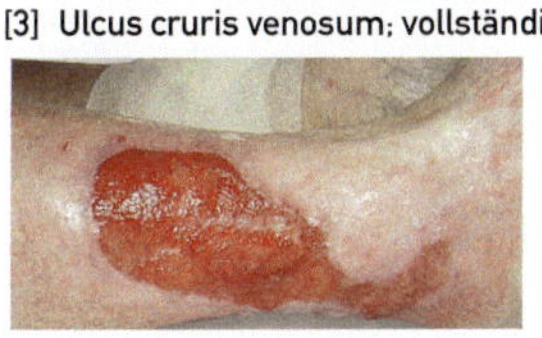	**Behandlungsphase 2** Der Gewebeaufbau	Hydrocoll®
[4] Ulcus cruris venosum in der Epithelisierungsphase 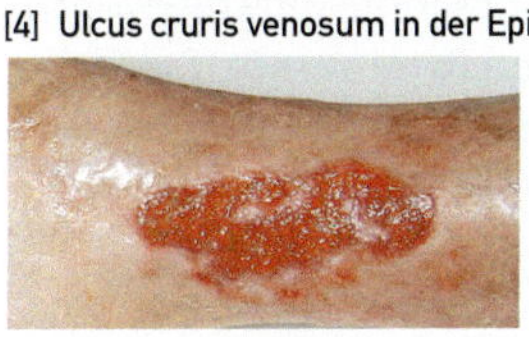	**Behandlungsphase 3** Die Abheilung	Hydrosorb® 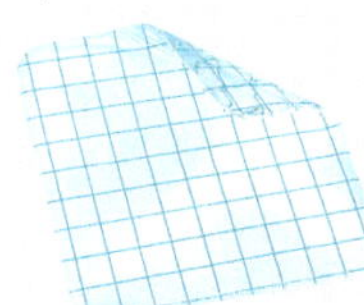
[5] Dekubital-Ulcus mit tiefer, zerklüfteter Wundtasche 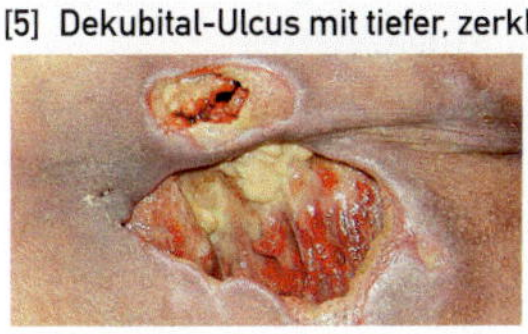	Behandlung tiefer und zerklüfteter Wunden	Sorbalgon® 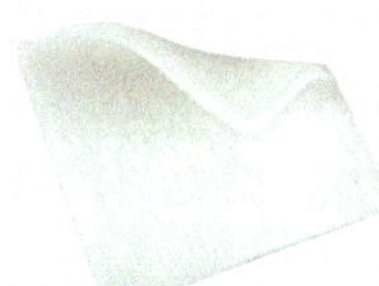

(Bio)aktive Wundauflagen

Transplantation von Eigenhaut stellt eine Möglichkeit dar, schlecht heilende Wunden abzudecken. Dafür werden unterschiedliche Verfahren zur Gewinnung und Anzüchtung von Gewebe eingesetzt. Eine Möglichkeit besteht darin, an einer Körperstelle Haut zu entnehmen und nach spezieller Aufbereitung auf die Wunde aufzubringen. Bei einem anderen Verfahren werden Zellen, z. B. aus den Haarwurzeln, angezüchtet und auf die Wunde aufgebracht.

Durch **Kollagen-Wundauflagen**, die aus tierischem Kollagen gewonnen werden, soll die körpereigene Produktion dieses Stoffes, der wichtig für den Aufbau der Haut ist, angeregt werden. Somit wird die Wundheilung stimuliert.

Es gibt verschiedene **Wachstums- und Wundheilfaktoren**, die industriell hergestellt werden (z. B. Epidermal Growth Factor). Sie sollen die unterschiedlichen Prozesse der Wundheilung fördern. Ihr Nutzen ist bisher noch nicht ausreichend beforscht.

Exkurs *Biochirurgische Wundreinigung mit Fliegenlarven:*
Bei nekrotischen und infizierten Wunden besteht die Möglichkeit, sterile Fliegenmaden zur Wundbehandlung einzusetzen (→ Abb. 1 und 2). Diese Therapie ist in Deutschland jedoch noch kein etabliertes Verfahren, sondern wird nur in ausgewählten Einzelfällen angewandt. Die Maden lösen die Nekrosen auf, ohne dabei das gesunde Gewebe zu schädigen. Außerdem regen sie die Wundheilung an. Ihr Speichel hat eine antimikrobielle Wirkung, was eine Reinigung der Wunde bewirkt. Wichtig zu beachten ist, dass die Larven nur vom Tag 2 bis Tag 6 des Larvenstadiums in der Wunde verbleiben.

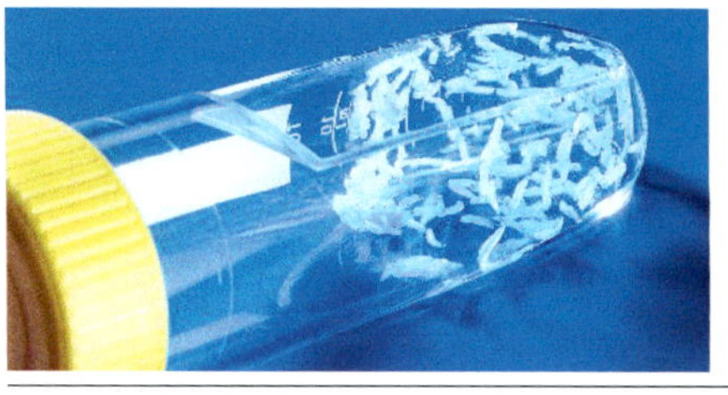

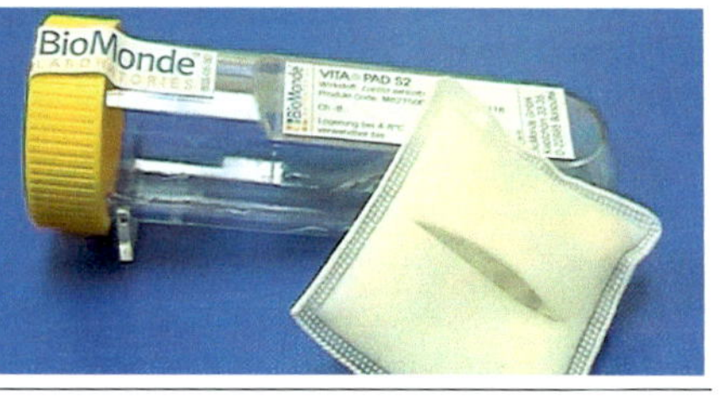

[1 und 2] sterile Fliegenlarven

Redondrainagesystem
2 S. 138

Vakuumversiegelung

Eine **Vakuumversiegelung** (→ Abb. 4) ist eine okklusive (verdeckte) Wundbehandlung mittels einer flächigen Saugung über einen offenporigen Polyvinylalkohol- oder Polyurethanschaum mit integriertem Redondrainagesystem. Das vermindert die Wundsekretion, sorgt für ein feuchtes Wundmilieu und regt die Granulation an. Angewendet wird das Verfahren bei schlecht heilenden infizierten Wunden (weil aerobe Bakterien Luft brauchen und im Vakuum verenden) und bei tiefen Wunden sowie insbesondere bei Verbrennungswunden.

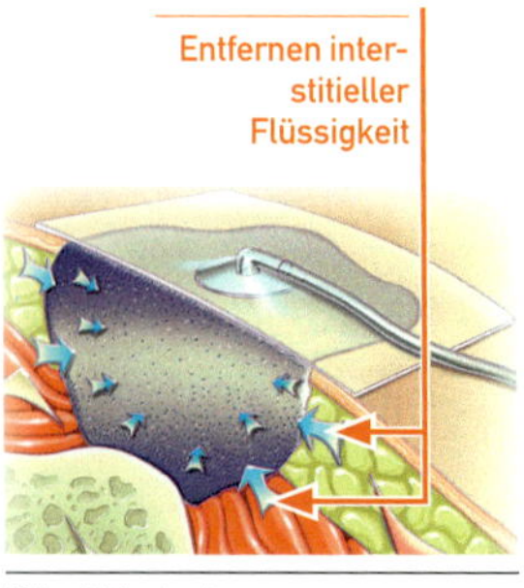

[3] Prinzip der Vakuumversiegelung

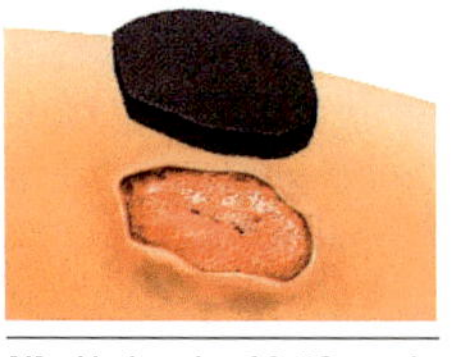

[4] Verband auf Größe und Form der Wunde zuschneiden.

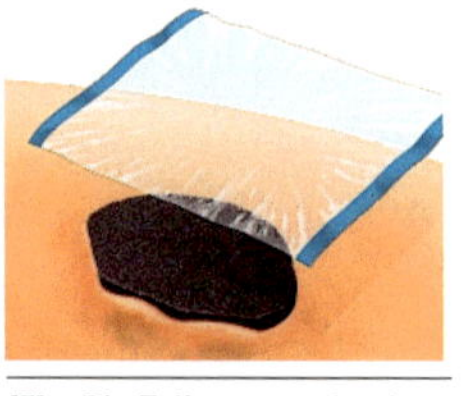

[5] Die Folie so zuschneiden, dass der Verband und 3–5 cm gesunde Haut im Umfeld bedeckt werden.

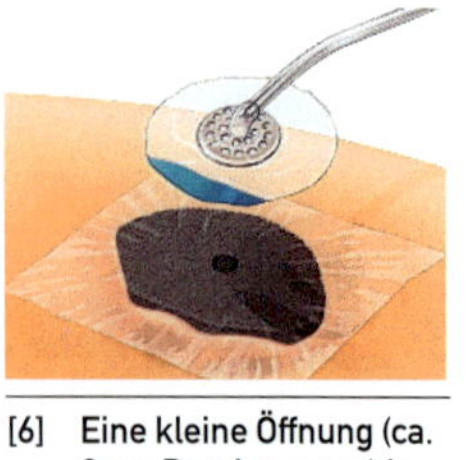

[6] Eine kleine Öffnung (ca. 2 cm Durchmesser) in die Folie schneiden und Redondrainagesystem auflegen.

Phasengerechter Einsatz von Wundauflagen

Art der Wundauflage	Phasen der Wundheilung		
	Reinigungsphase	**Granulationsphase**	**Epithelisierungsphase**
Inaktive			
Mullverbandstoffe	++[1]		
Vliesstoffe	++[1]		
Salbenkompressen	+[2]	++[2]	+[2]
Aktivhohlekompressen	++	+	
Silber-Aktivkohlekompressen	+++	+	
Interaktive			
Wundfolien			+++
Schaumstoffe, offenporig	+++	+++	
Schaumstoffe, feingeschäumt	++	++	++
Hydrokolloide	++	+++	+++
Hydrogele	++	+++	+++
Alginate	+++	++	
Hydrofasern	+++	++	
(Bio-)aktive			
Transplantate		+++	+++
Kollagen-Wundauflagen	++	+++	
Wachstumsfaktoren		++	++

+++ besonders geeignet; ++ geeignet; + bedingt geeignet
1 bevorzugt als Sekundärverband; 2 zusätzlich Sekundärverband erforderlich

QUELLE: Hartmann WundForum 3–4/2004, S. 23

Fixieren von Verbänden

Verschiedene Produkte können zum Fixieren von Verbänden und Kompressen benutzt werden. Fixiermittel mit Klebeschicht wie z. B. Pflaster werden hierbei von Fixiermitteln ohne Klebeschicht wie z. B. Binden oder Schlauchverbänden unterschieden.

Pflaster (→ Abb. 2) bestehen aus Leinen-, Zell- oder Baumwollgewebe mit Zinkoxydkautschukkleber oder Azetatkleber. Zellwolle (Viskose) ist wasserabweisend und reißfest. Mikroporen im Material sorgen für Luft- und Wasserdampfdurchlässigkeit und erleichtern das Entfernen des Pflasters von der Haut. Besonders hautfreundliche Pflaster bestehen aus Vliesgewebe.

Binden (→ Abb. 3) werden zur Herstellung von Verbänden, zur Kompression und Ruhigstellung von Körperteilen und zum Anwickeln von Wundauflagen benötigt. Man unterscheidet Mullbinden von elastischen, halbelastischen und starren Binden (z. B. für Gipsverbände). Mit elastischen Binden können im Rahmen der Ersten Hilfe Abbindungen vorgenommen und Druckverbände angelegt werden. Unterschieden werden Kurzzug- und Langzugbinden.

Schlauchverbände (→ Abb. 1) sind rund gestrickte, elastische Mullschläuche unterschiedlicher Weite, mit denen sich in verschiedenen Körperarealen verschiedene Verbände anlegen lassen. Sie dienen darüber hinaus zur Fixierung von Wundauflagen.

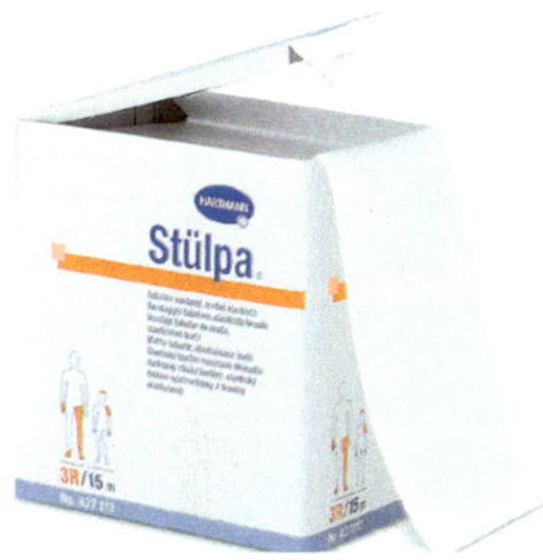

[1] Schlauchverband in unterschiedlichen Größen

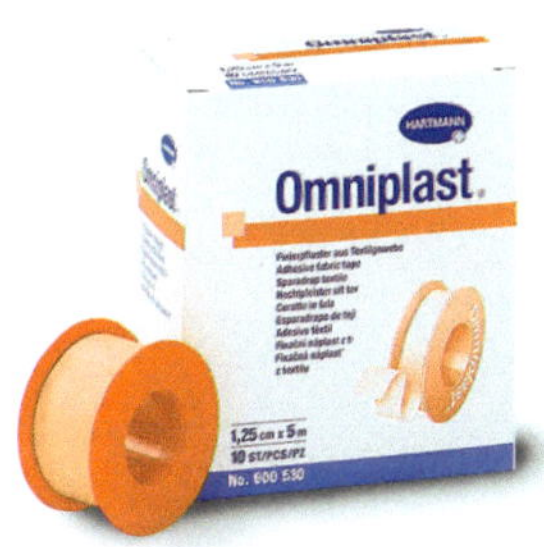

[2] Pflasterrollen (hell/dunkel)

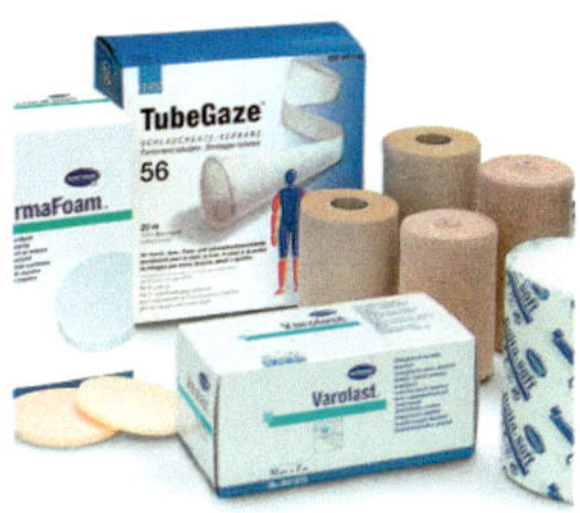

[3] Mullbinden/Elastische Binden

Kompressionsverband
1 S. 325
Erste Hilfe
1 S. 661 ff.

Für eine effektive Wundheilung ist es notwendig, den Wundbelag, eine Mischung aus Zelltrümmern, verdickten Fibrinbelägen, Keimen, nekrotischem Gewebe und Wundsekretresten, durch lokale Wundspülung sorgfältig zu entfernen. Die Wunde kann z. B. mit NaCl 0,9 % oder mit Ringer-Lösung gereinigt werden. Die Ringer-Lösung hat den Vorteil gegenüber der NaCl-Lösung, dass sie alle im Körper vorkommenden Elektrolyte beinhaltet. Außerdem fördert sie das Zellwachstum und ist nicht allergen. Erst nach sorgfältiger Reinigung kann ein phasengerechter Wundverband seine Funktion erfüllen und die Wunde schnell heilen.

Zur lokalen Keimreduktion im Bereich der Wunde können folgende **Antiseptika** verwendet werden:

Wirkstoff/ Präparatebeispiele	Wirkspektrum	Vorteile	Nachteile
Alkohole Propanole, Ethanol	Bakterien, Pilze, Viren, Sporen	gute und breite Wirksamkeit; keine Resistenzen bekannt	brennt in der Wunde, daher nur unter Anästhesie!
Chlorhexidin Hansamed® Spray	Bakterien (bakteriostatisch)	farblos	Wundheilungsstörung; wird inaktiviert durch Blut, Eiter; schwache Wirksamkeit; Anwendung sehr eingeschränkt
Octenidin Octenisept®	Bakterien, Pilze, Viren	breites Wirkungsspektrum incl. MRSA, farblos	etwas teurer, unterschiedliche Bewertung der Verträglichkeit
Polyhexanid Lavasept®	Bakterien, Pilze	sehr gut gewebeverträglich; breites Wirkungsspektrum incl. MRSA; farblos, kein Eiweißfehler	in Deutschland noch nicht als Fertigarzneimittel zugelassen; etwas teurer; begrenzte Haltbarkeit
PVP-Iod Betaisodona®, Braunol®, Traumasept®, usw.	Bakterien, Pilze, Viren	breites Wirkungsspektrum; vielfältige Applikationsformen; preiswert; zugelassen zur Wundbehandlung, viel Erfahrung	perkutane Resorption (cave: großflächige Anwendung); nicht bei Säuglingen < 6 Monate; nicht bei Schwangeren; nicht bei Schilddrüsenerkrankungen; Inaktivierung durch Blut, Eiter; vorübergehende Färbung der Haut, kann bei Iod-Allergie zu schweren allergischen Reaktionen führen

Nur nach strenger Indikationsstellung zu verwendende Wundtherapeutika:

- Salben und Pasten schaffen kein feuchtes Wundmilieu und können nur schwer wieder entfernt werden (erschwerte Wundreinigung, wobei die starke Wundmanipulation die Zellneubildung stört).
- Enzymhaltige Salben (z. B. Iruxol) greifen die Wundränder an und können zu Allergien führen.
- Farbstoffhaltige Lösungen wie Rivanol, Kristallviolett, Brilliantgrün verfärben die Wunde (verhindern die Wundanalyse auf Grund der Verfärbung und stören zum Teil die Wundheilung infolge von Austrocknung und Allergisierung).
- Honig wurde früher zur Wundbehandlung eingesetzt, weil er eine leicht bakteriostatische (das Bakterienwachstum hemmende) Eigenschaft hat. Honig kann jedoch mit Sporen gefährlicher Bakterien verunreinigt sein, die Gifte (Toxine) produzieren. Rechtlich betrachtet ist Honig kein zugelassenes Wundtherapeutikum.

online

Weitere Informationen zur Initiative chronische Wunden finden Sie unter **www.icwunden.de**

Angesichts der großen Vielfalt der auf dem Markt befindlichen Wundheilungsmittel kann in der Praxis der fehlende Überblick eine Schwachstelle in der Wundversorgung sein. Über Neuentwicklungen im Bereich Wundmanagement bietet z. B. die Initiative chronische Wunden (ICW) eine zertifizierte Zusatzqualifikation zum „Wundexperten ICW".

Verbandstechniken 1.11.3

Je nach Lokalisation einer Wunde kommen verschiedene Verbandstechniken zur Anwendung. Generell gilt, dass bei herkömmlichen Pflasterverbänden die Wundauflage mit Pflasterstreifen fixiert wird. Im Bereich der Extremitäten dürfen die Streifen nicht zirkulär geklebt werden, um Abschnürungen zu vermeiden.

Bei Wundschnellverbänden ist darauf zu achten, dass die Haut beim Aufkleben des Pflasters nicht gespannt wird, um Spannungsblasen zu vermeiden.

Bei Bindenverbänden wird die Binde so gehalten, dass die Pflegefachkraft hineinsehen kann (→ Abb. 1). Dies ist der optimale Griff zum raschen Abwickeln der Binde. Die Binde wird mit geringem Zug angelegt. Sie darf nicht zu fest gewickelt werden, um Abschnürungen zu vermeiden (Gefahr der Mangeldurchblutung). Zu straff angelegte Verbände sind an kalter und bläulich gefärbter Haut (*Zyanose*) zu erkennen. In solchen Fällen ist der Verband sofort zu entfernen.

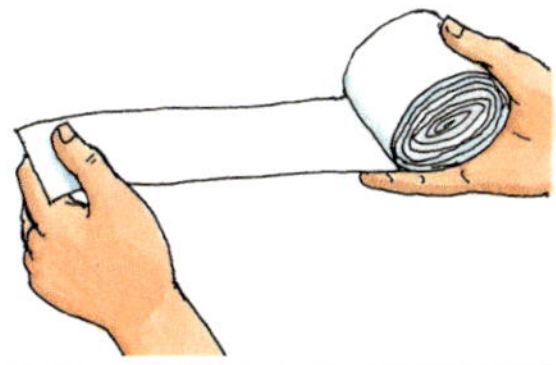

[1] Der Bindenkopf, in der rechten Hand gehalten, zeigt nach oben, Daumen und Zeigefinger halten das Bindenende.

Pflasterverbände

Der **Fingerkuppenverband** ist ein speziell zugeschnittener Wundschnellverband (mit Wundvlies versehener Pflasterstreifen). Zunächst wird ein etwa 10 cm langer Pflasterstreifen abgeschnitten und zur Hälfte gefaltet. Im Bereich der Falte wird zu beiden Seiten ein ca. 2 cm langes, keilförmiges Stück ausgeschnitten (→ Abb. 2a). Nachdem die Schutzfolien entfernt wurden, wird eine Hälfte des eingeschnittenen Pflasters so auf den Finger geklebt, dass die Verletzung mit dem Wundvlies abgedeckt ist (→ Abb. 2b). Die überstehende Pflasterhälfte wird über die Fingerkuppe geklappt und mit den Pflasterflügeln am Finger angebracht (→ Abb. 2c).

Im Bereich von Gelenken, z. B. Knie-, Ellenbogen-, Fersengelenk, müssen Wundschnellverbände auf besondere Weise angelegt werden. Damit das Pflaster keine Falten bildet, werden die Klebeflächen des Pflasterstreifens an den Seiten eingeschnitten (→ Abb. 3).

Kompressen können mit dem Streifen- oder Rahmenverband fixiert werden. Für den **Streifenverband** werden zwei Pflasterstreifen benötigt, die länger als die Wundauflage sind. Die Kompresse wird mit den zwei parallel aufgeklebten Pflasterstreifen auf der Haut befestigt.

Für den **Rahmenverband** werden vier Pflasterstreifen, die länger als die Kompresse sind, rahmenförmig fixiert (→ Abb. 4).

[2] Anlegen eines Fingerkuppenverbands

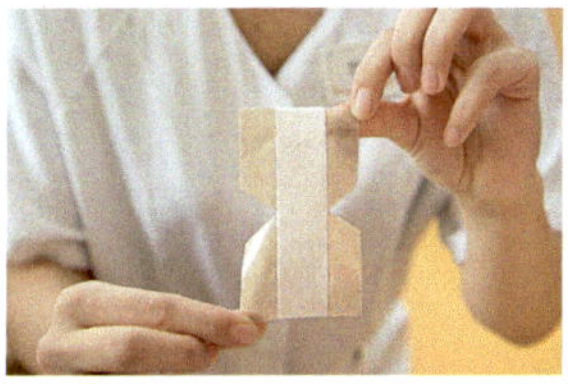

[2a]

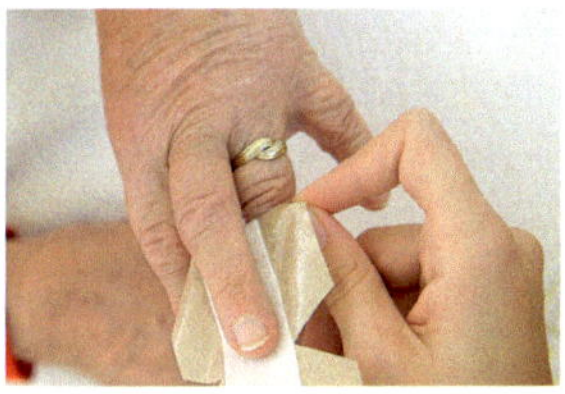

[2b]

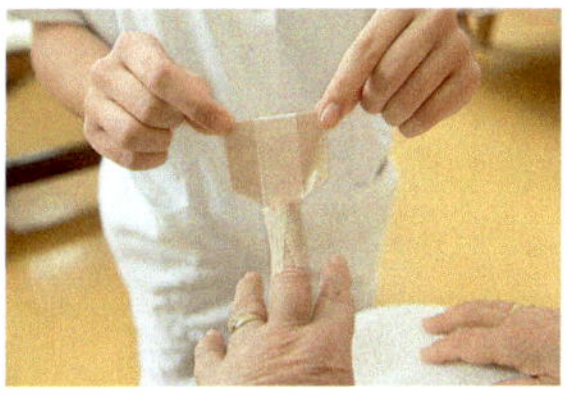

[2c]

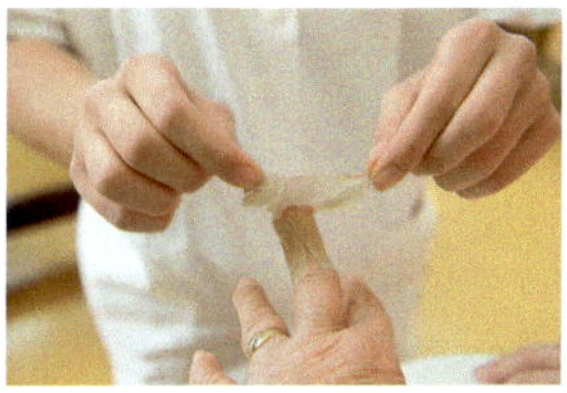

[2d]

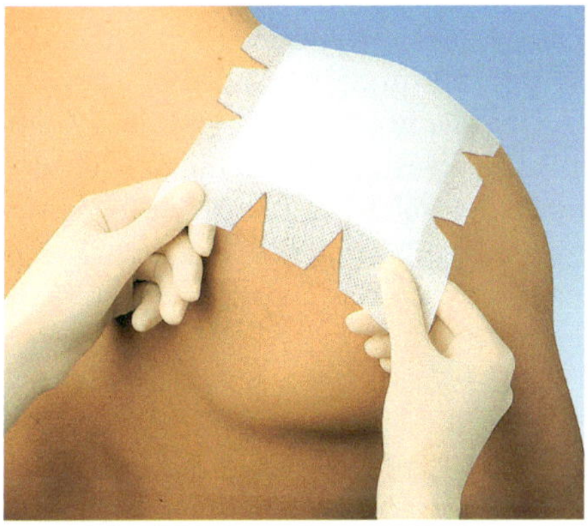

[3] An den Seiten eingeschnittener Wundschnellverband

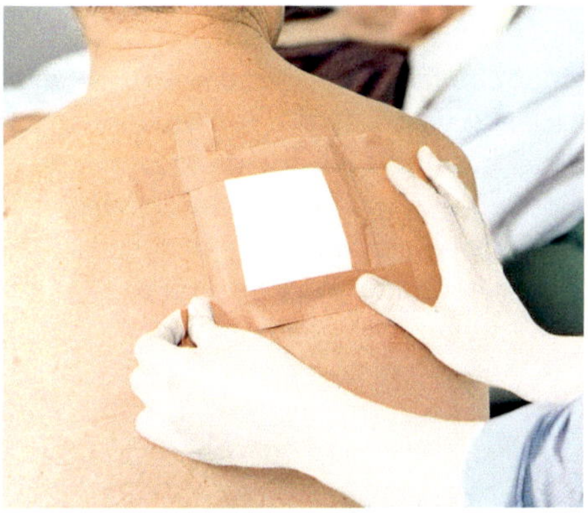

[4] Rahmenverband

Bindenverbände (Wickeltechniken)

Es gibt grundsätzlich vier Methoden, einen Bindenverband anzulegen, die miteinander kombiniert werden können:

- **zirkuläres Wickeln** zum Verankern des Verbandes, z. B. im Vorfußbereich
- **Spiralgang** (spiralförmiges Wickeln), wobei sich die Bindentouren jeweils um etwa ein Drittel überlappen, z. B. im Bereich des Unter- und Oberarmes sowie des Unter-/Oberschenkels
- **Achtertour**, so genannter Kornährenverband, z. B. im Bereich der oberen und unteren Extremitäten. Die Bindentouren kreuzen sich, was dem Verband mehr Stabilität verleiht.
- Im Bereich der Gelenke (Sprung-, Ellenbogen-, Kniegelenk) wird die Binde in einwärts- bzw. auswärtsgerichteten Achtertouren abgewickelt. Wegen seines Aussehens wird der Verband auch **Schildkrötenverband** genannt.

Handverband

Die Verletzung wird mit einer keimfreien Kompresse abgedeckt (z. B. einer Mullkompresse) und durch zweimaliges zirkuläres Umwickeln der Hand fixiert. Anschließend wird die Binde zum Handgelenk geführt, das ebenfalls zweimal umwickelt wird. Vom Handgelenk wird in Achtertouren zurück (Richtung Wundauflage) gewickelt. Das Bindenende wird mit Pflasterstreifen, durch Verknoten oder Einstecken befestigt. Je nach Lokalisation der Verletzung kann in ab- oder aufsteigender Art ein Handverband angelegt werden (→ Abb. 1 und 2).

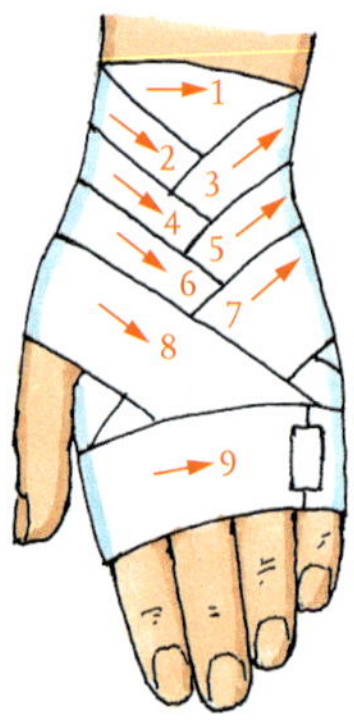

[1] Absteigender Verband

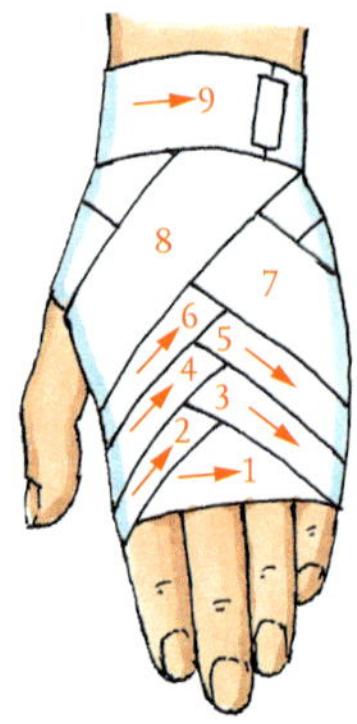

[2] Aufsteigender Verband

Verband im Bereich der oberen und unteren Extremitäten

Zunächst wird durch zirkuläres Wickeln die Binde am Gelenk fixiert (→ Abb. 3). Bei einem einfachen Verband wird nun mit Kreistouren im Spiralgang nach oben gewickelt (→ Abb. 4). Die Touren überlappen sich jeweils zu ca. zwei Drittel. Wichtig ist dabei, dass die Wickelrichtung immer von der Peripherie zum Herzen hin führt. Wenn eine größere Stabilität des Verbandes erreicht werden soll wie z. B. beim Kompressionsverband zur venösen Entstauung des Beines, kann auch ein Kornährenverband angelegt werden. Zum Schluss wird das Bindenende mit Pflasterstreifen fixiert.

Kompressionsverband
1 S. 325

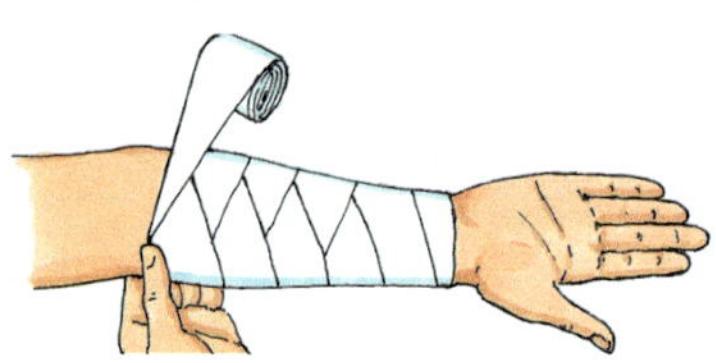

[3] Fixieren der Binde mit zweimaligem zirkulären Umwickeln

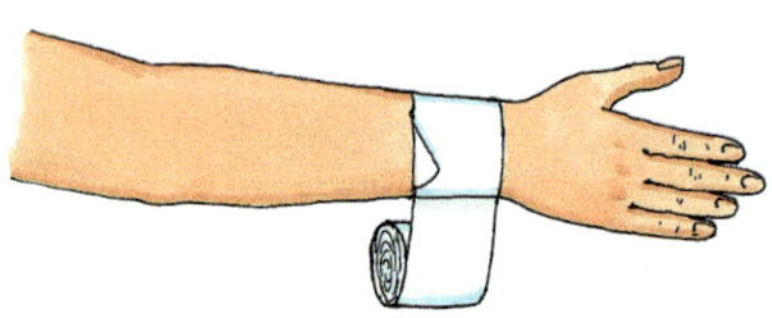

[4] Kornährenverband am Unterarm

Anlegen eines Schildkrötenverbandes am Gelenk

Beim Anlegen des Verbandes ist es wichtig, das Gelenk in Funktionsstellung, d.h. leicht angewinkelt (etwa 30° Beugestellung), zu bringen.

Ellenbogenverband (→ Abb. 1): Die Binde wird unterhalb der Ellenbeuge angelegt und mit einer zirkulären Bindentour um den Unterarm fixiert. Sie wird unterhalb der Ellenbeuge zum Oberarm geführt. Anschließend wird die Binde in einer Achtertour wieder zum Unterarm geführt. Weitere Achtertouren Richtung Gelenkmitte umschließen das Ellenbogengelenk. Das Bindenende wird mit Pflasterstreifen, durch Verknoten oder Einstecken befestigt. Die Bindentouren können auf dieselbe Weise auswärts (von der Ellenbeuge ausgehend Richtung Ober- und Unterarm) gewickelt werden.

Das Gelenk sollte – wenn es die Verletzung zulässt – nach Anlegen des Verbandes noch etwas bewegt werden können. Der Verletzte wird gefragt, ob der Verband nicht zu straff gewickelt wurde. Zeigt sich im Bereich des Unterarmes eine Schwellung, sind Abschnürungszeichen wie Kältegefühl oder Zyanose zu beobachten oder äußert der Verletzte ein Kribbelgefühl in den Fingern, muss der Verband gelockert werden.

Der Kniegelenkverband (→ Abb. 2) wird in derselben Technik wie der Ellenbogenverband angelegt. Nach dem gleichen Prinzip wird der Verband am Sprunggelenk durchgeführt.

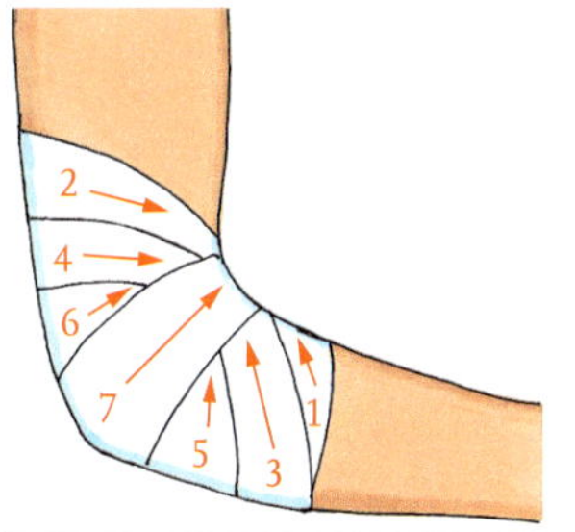

[1] Schildkrötenverband am Ellenbogengelenk

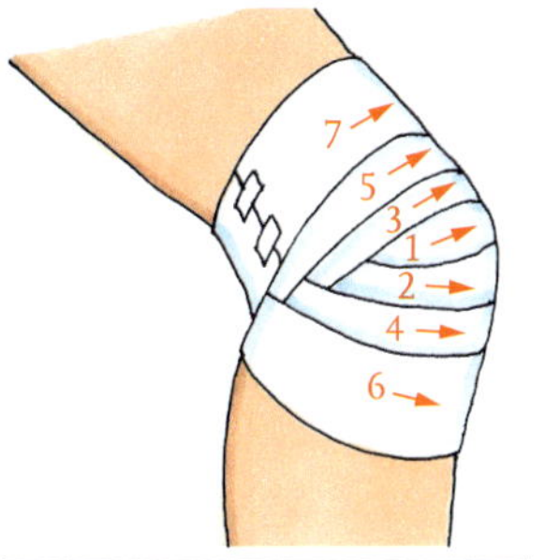

[2] Kniegelenkverband

Kopfverband

Zum Anlegen des Verbandes wird die Kopfverletzung mit der Wundauflage abgedeckt und mit der Binde möglichst zweimal zirkulär umwickelt. Die Binde wird um die Stirn und den oberen Hinterkopfbereich geführt und verläuft nach einigen Touren schräg über das Ohr nach unten Richtung Kinn. Von dort wird weiter über das andere Ohr und um die Stirn gewickelt. Die Bindentouren verlaufen über das Ohr und um den Nacken bzw. im oberen Bereich (je nach Lokalisation der Verletzung) um die Stirn und den oberen Hinterkopf.

Schlauch- und Netzverbände (Stülpverbände)

Eine hilfreiches Mittel zum Anlegen von Verbände sind Schlauch- oder Netzverbände (so genannte Stülpverbände). Sie finden z. B. als Fingerverband (→ Abb. 3), Gelenkverband, thorakaler Verband (→ Abb. 4), Kopfverband (→ Abb. 5), Fußverband (→ Abb. 6), Knieverband (→ Abb. 7) oder Handverband (→ Abb. 8) Anwendung.

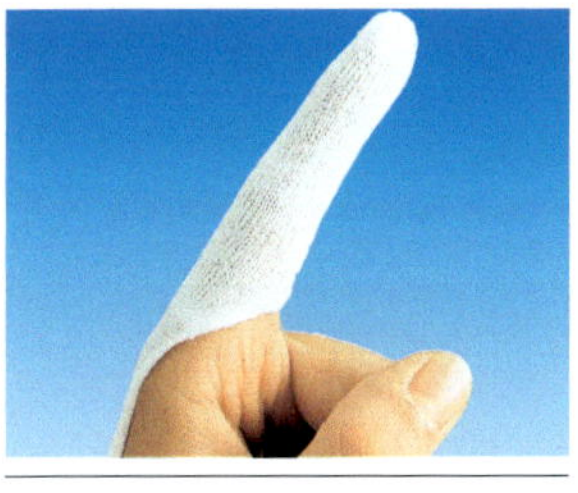
[3] Fingerverband

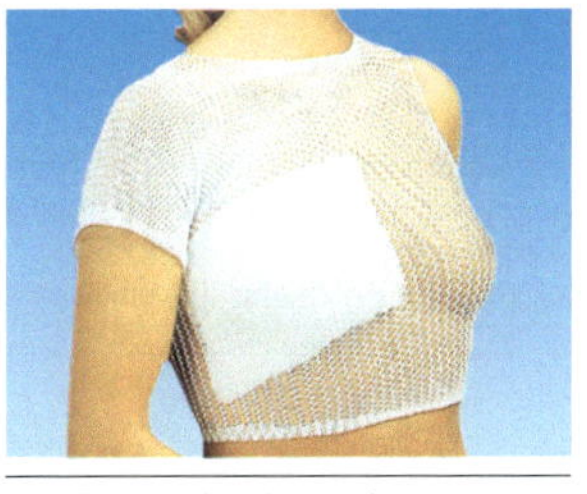
[4] Thorakaler Verband

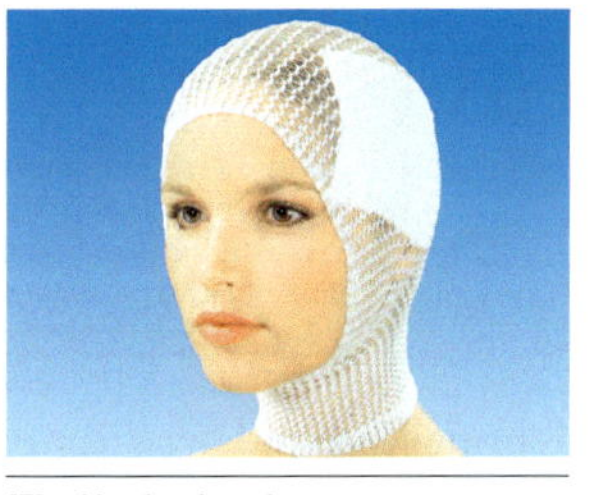
[5] Kopfverband

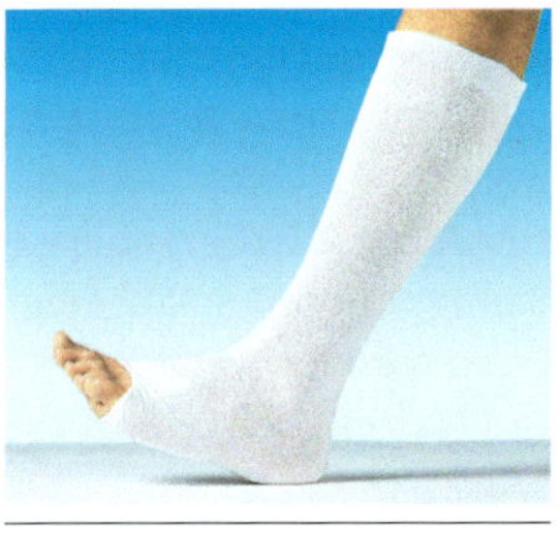
[6] Fußverband

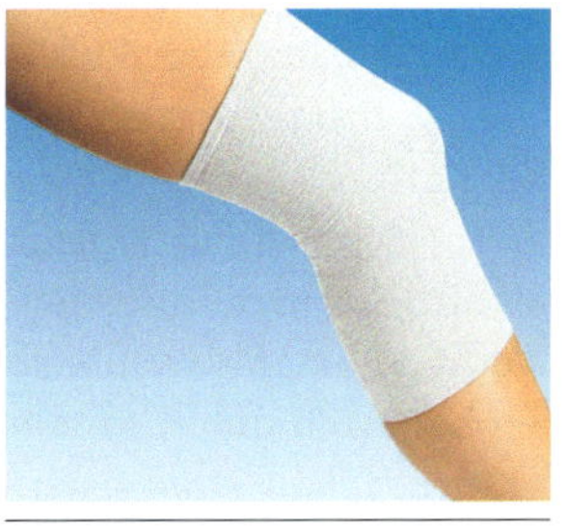
[7] Knieverband

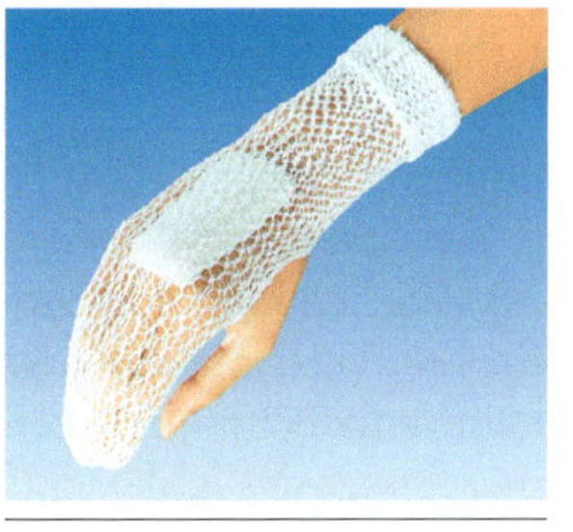
[8] Handverband

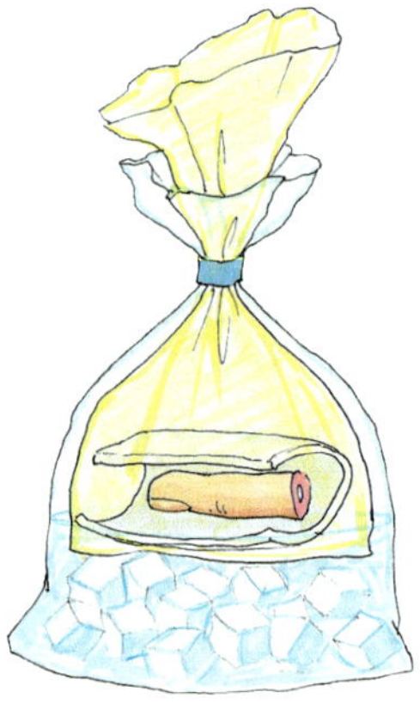

[1] Versorgung eines Amputats

Exkurs *Amputation*

Amputation bedeutet die vollständige Abtrennung eines Körperteils. Dies kann verletzungs- (traumatische Amputation) oder krankheitsbedingt (therapeutische Amputation) sein.

Körperteile, die infolge einer Unfallverletzung abgetrennt wurden (Amputate), sollten nach Möglichkeit nicht manipuliert werden, damit sie chirurgisch replantiert (wiederangenäht) werden können. Sie dürfen nicht mit Wasser in Berührung kommen, sondern werden mit einer sterilen Kompresse umhüllt und zum Schutz gegen Feuchtigkeit und Umweltkeime in einen Kunststoffbeutel gegeben. Um das Amputat gekühlt zu transportieren, wird dieser Beutel in einen weiteren Plastikbeutel, der mit Wasser und Eiswürfeln gefüllt ist (→ Abb. 1).

Therapeutische Gründe für eine Amputation:

- Diabetes mellitus, diabetischer Fuß
- Durchblutungsstörungen
- Nikotinabusus (Raucherbein)

Komplikationen nach Amputationen:

- Wundheilungsstörungen
- Schmerzen im Stumpf und |Phantomschmerz
- Phantomgefühl (der Betroffene empfindet das verlorene Körperteil als noch vorhanden)

Phantomschmerz
1 S. 363
Prothesenversorgung
1 S. 406

Zur Vorbereitung auf eine |Prothesenversorgung muss die Amputationswunde verbunden werden. Das erfolgt durch einen Verband (→ Abb. 2) oder mit einem Stumpfstrumpf.

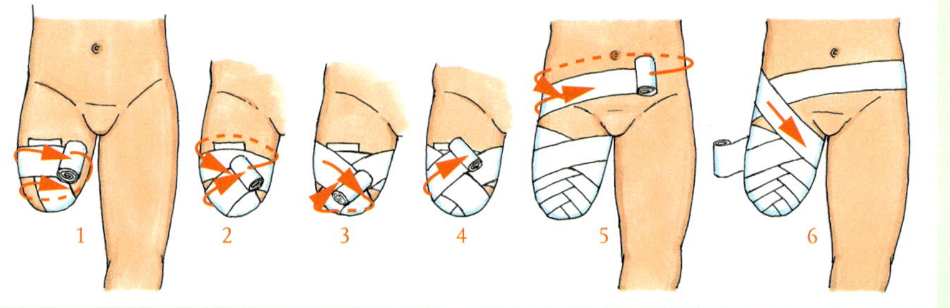

[2] Stumpfwickel am Oberschenkelstumpf
1: Binde auf Wundkompresse ansetzen und oberhalb des Stumpfes zirkulär wickeln.
2–4: Wundkompresse weiter überbinden und oberhalb des Stumpfes in Achtertouren konisch wickeln.
5: in Leistenhöhe die Binde zirkulär um den Unterleib wickeln.
6: Binde über die Leiste zurück zum Unterschenkel führen und zirkulär am Verband befestigen.

Auf Grund des verlagerten Körperschwerpunktes ist bei beinamputierten Menschen, die einen Rollstuhl zur Fortbewegung benötigen, ein Kippschutz erforderlich.

periphere Facialisparese
Lähmung der durch den N. facialis (1 S. 186) versorgten Gesichtsmuskulatur, die mit einem fehlenden Lidschluss auf der betroffenen Seite einhergeht.

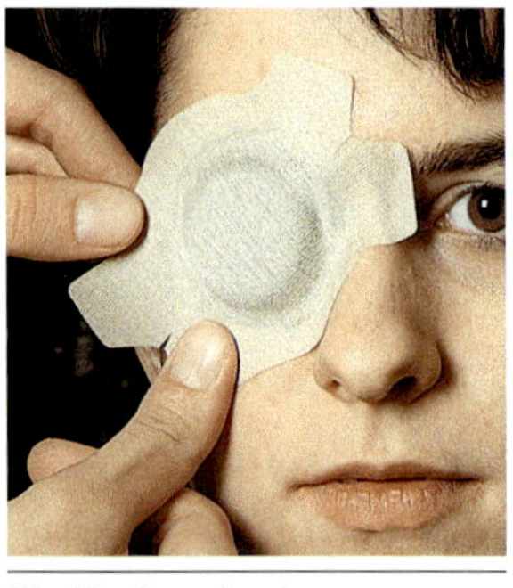

[3] Uhrglasverband

Uhrglasverband

Bei unvollständigem oder fehlendem Lidschluss (z. B. bei |peripherer Facialisparese) muss die Hornhaut vor dem Austrocknen geschützt werden. Dazu wird ein gebrauchsfertiger Uhrglasverband eingesetzt, der aus einer Plexiglasscheibe und einem breiten Pflasterverband besteht (→ Abb. 3). Durch Körperfeuchtigkeit und -wärme entsteht unter dem Verband eine feuchte Kammer.

Geschlossener Augenverband: Nach Netzhautoperationen schützt ein geschlossener Augenverband das Auge vor Infektionen und stellt es ruhig. Er wird so angelegt, dass die Lidspalte unter dem Verband geschlossen bleibt. Dazu wird der Verband mit hautfreundlichem Pflaster von oben nach unten parallel zum Nasenflügel oder A-förmig (Spitze des A klebt auf der Stirn) relativ straff fixiert.

Einmal benutzte Verbandsmaterialien (z. B. Kompressen, spezielle Augenverbände) dürfen aus hygienischen Gründen nicht mehr verwendet werden.
Die Augenkompressen sollen stündlich erneuert werden. Kompressen und andere saugende Mullmaterialien werden grundsätzlich nur zum Anfeuchten des Auges angewandt und müssen gut durchnässt (mit NaCl 0,9 %) sein, da trockene Kompressen Feuchtigkeit aus dem Auge heraussaugen.
Augenverbände müssen ärztlich angeordnet werden. Sie erhöhen die Infektionsgefahr und bedürfen daher der engmaschigen Kontrolle und Erneuerung. Die empfindliche Gesichtshaut erfordert hautfreundliche Pflaster, sonst kann es zu Allergien kommen.

Applikation von Augentropfen, Augenspülung
2 S. 148
Kontaktlinsen, Brille, Augenprothese
1 S. 409

Wunddokumentation 1.11.4

Die gezielte Beobachtung (Evaluation der Wundversorgung) durch Wunddokumentation ist die Voraussetzung für ein gutes Wundmanagement. In der nachfolgenden Dokumentation für Wundmanagement werden die beeinflussenden Faktoren der Wundheilung wie Alter, Ernährungszustand, Grunderkrankung sowie eventuelle weitere Faktoren erhoben. Nur wenn die Therapie auch auf diese Aspekte eingeht und entsprechende Maßnahmen ergriffen werden, ist es möglich, dass die Heilung der Wunde optimal gefördert wird. In diesem Zusammenhang gilt es, den Patienten z. B. in Bezug auf Ernährung oder Lagerung zu beraten und anzuleiten.

online
IGAP Institut für Innovationen im Gesundheitswesen und angewandte Pflegeforschung e. V.
www.igap.de

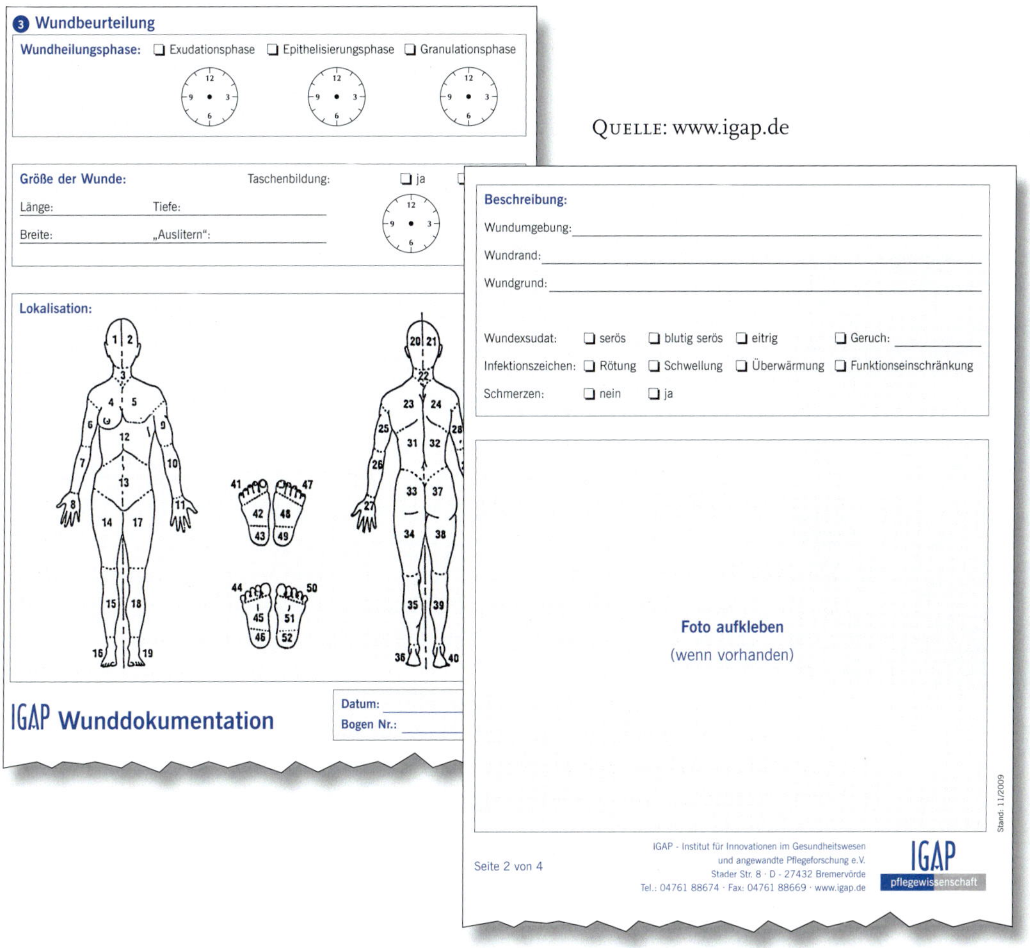
❸ Wundbeurteilung
Wundheilungsphase: ❑ Exudationsphase ❑ Epithelisierungsphase ❑ Granulationsphase
Größe der Wunde: Taschenbildung: ❑ ja
Länge: Tiefe:
Breite: „Auslitern":
Lokalisation:
IGAP Wunddokumentation
Datum:
Bogen Nr.:

Beschreibung:
Wundumgebung:
Wundrand:
Wundgrund:
Wundexsudat: ❑ serös ❑ blutig serös ❑ eitrig ❑ Geruch:
Infektionszeichen: ❑ Rötung ❑ Schwellung ❑ Überwärmung ❑ Funktionseinschränkung
Schmerzen: ❑ nein ❑ ja
Foto aufkleben
(wenn vorhanden)
Stand: 11/2009
Seite 2 von 4
IGAP · Institut für Innovationen im Gesundheitswesen und angewandte Pflegeforschung e.V.
Stader Str. 8 · D · 27432 Bremervörde
Tel.: 04761 88674 · Fax: 04761 88669 · www.igap.de
IGAP pflegewissenschaft

QUELLE: www.igap.de

1.11.5 Drainagen

Drainagen (engl. „to drain“ = ableiten) werden zur Ableitung von Wundsekret (Wundflüssigkeit, Blut) eingesetzt, um Nachblutungen zu überwachen und bei Flüssigkeitsansammlungen für Druckentlastung zu sorgen. Sie beugen Wundinfektionen vor und bleiben je nach ärztlicher Anordnung und nach Art der Drainage einige Tage liegen. Die Entfernung ist Aufgabe des Arztes. Es werden drei unterschiedliche Arten der Wundsekretableitung unterschieden:

1. **offene Wundsekretableitung**
   Die Funktionsweise der offenen Wundsekretableitung mittels **Penrose-Drain** (kunststoffummantelter Mulldocht) ähnelt dem Dochtprinzip in einer Öllampe. Sie wird bei oberflächlichen Wunden angewandt. Damit die Drainagen nicht verrutschen, können sie mit der letzten Hautnaht vernäht werden.

2. **halboffene Wundsekretableitung**
   Eine **Gummilasche**, ein **Silikon-Kurzdrain** oder ein so genannter **Easy-flow-Drain** (weicher geriffelter Kunststoffschlauch) wird zur halboffenen Wundableitung verwendet.
   Die so genannte **Saug-Spül-Drainage** zählt ebenfalls zu den halboffenen Drainagen und dient zur mechanischen Wundreinigung und Keimreduzierung. Eine (zuführende) Drainage spült die Wunde mit einer Lösung und eine weitere Drainage leitet die Spülflüssigkeit wieder ab.

3. **geschlossene Wundsekretableitung**
   Robinson- und Redondrainagen sind geschlossene Wundableitungen.
   Bei **Robinsondrainagen** wird die Ableitung in das Wundgebiet gelegt und das Wundsekret ohne Sog nach dem Schwerkraftprinzip in einen Beutel abgeleitet. Diese kann ggf. über einen Ablaufstutzen entleert werden. Der Drainageschlauch wird an der Haut angenäht.

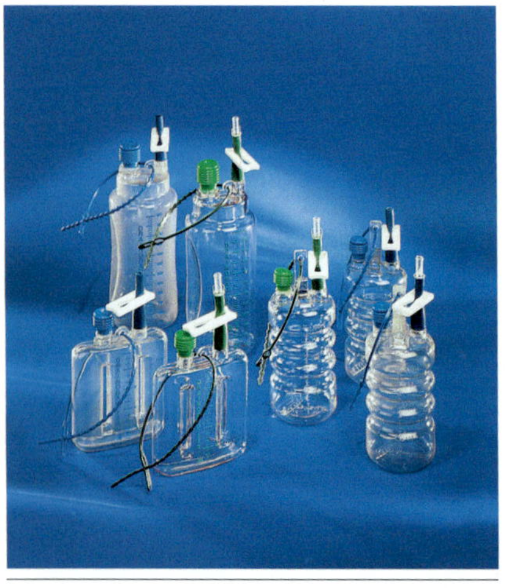

[1] Redonflaschen in verschiedenen Größen

Redon-Saugdrainagen (nach dem franz. Chirurgen Redon) bestehen aus einem Drainageschlauch- und aus einer Vakuumflasche in verschiedenen Größen (→ Abb. 1). Während einer Operation wird ein Schlauch durch die Haut nach außen geführt und an eine Vakuumflasche angeschlossen. Die Drainage kann angenäht werden oder mit Pflaster fixiert sein. Die Vakuumflasche ist mit einer Klemme versehen, die erst geöffnet wird, wenn die Wundnaht erfolgt ist. Die Menge, die Farbe, die Konsistenz des abgeleiteten Sekrets sowie der Sog werden beobachtet und dokumentiert. Bei starken Blutungen oder wenn die Sogwirkung des Redons zu gering ist, muss die Vakuumflasche steril gewechselt werden:
Zuerst überprüft die Pflegefachkraft die neue Vakuumflasche auf Schadstellen. Dann klemmt sie alle Drainagen ab und löst den Ableitungsschlauch von der Vakuumflasche. Dazu genügen unsterile Handschuhe. Nach Desinfektion der Konnektionsstelle (Verbindungsstelle) wird die neue Vakuumflasche mit dem Schlauch verbunden. Abschließend öffnet die Pflegefachkraft die Klemmen der neuen Redonflasche, um den Sog herzustellen. Dadurch ziehen sich die Wundränder zusammen, was ein Verkleben bzw. Zusammenwachsen der Hautschichten fördert.

Wundsekret ist als infektiöses Material zu behandeln. Die Vakuumflaschen dürfen nicht auf dem Boden abgestellt werden, sondern werden unterhalb des Patientenniveaus (am Bett) fixiert.

Exemplarische Pflegeplanung

Fallbeispiel:

Frau M., eine 80-jährige Dame, ist gestern in das Altenheim „Am Rosengarten" eingezogen. Bisher hat sie allein in ihrer 2-Zimmer-Wohnung gelebt. Ihre Nachbarin hat täglich nach ihr gesehen und sie mit Einkäufen und Essen versorgt, denn die einzige Tochter von Frau M. konnte sie nur einmal in der Woche besuchen, da sie 50 km entfernt von ihr wohnt.

Frau M. ist ins Altenheim gekommen, weil sie zu Hause nicht mehr zurechtkam. Die treibende Kraft für den Umzug ist zwar die Tochter gewesen, Frau M. hat aber selbst eingesehen, dass es so nicht mehr weitergehen kann. Sie hat eine beginnende Altersdemenz, weswegen sie antriebsarm und zeitweise örtlich, zeitlich und zur Person desorientiert ist. Ihre Beweglichkeit ist eingeschränkt, sie kann nur kleine Strecken mit dem Rollator zurücklegen, wirkt dabei aber unsicher. Sie liegt am liebsten still auf ihrem Bett und starrt an die Decke.

Frau M. wirkt sehr in sich zurückgezogen, reagiert nur auf Ansprache, zeigt sich aber dann kooperativ. Von sich aus fordert sie keine Hilfe ein. Zu Hause hat sie nur noch wenig gegessen und getrunken. Frau M. ist dehydriert und wiegt bei einer Körpergröße von 160 cm 42 kg. Unter Anleitung und nach Zubereitung der Nahrung und Bereitstellung der Getränke isst und trinkt sie aber selbstständig.

Frau M. kann sich nach Aufforderung und mit Hilfe selbstständig waschen und alleine anziehen, sie geht auch alleine zur Toilette. Da sie an einer Dranginkontinenz leidet, trägt sie kleine Vorlagen, die sie aber nicht regelmäßig wechselt.

Frau M. hat einen Dekubitus von 7 cm Durchmesser und einer Tiefe von 1 cm am Gesäß. Der Dekubitus ist mit schmierigen Belägen belegt und riecht faulig. Frau M. kann keine Angaben dazu machen, wie lange sie den Dekubitus schon hat. Sie äußert auch keine Schmerzen.

Jede Pflegeplanung muss individuell und möglichst im Einvernehmen mit dem Pflegebedürftigen erstellt werden (→ Planung, Durchführung und Evaluation der Pflege 1 S. 76). Die vorliegende Pflegeplanung basiert auf dem Fallbeispiel und berücksichtigt auch nur die hierin erwähnten Phänomene.

Pflegeplanung (nach dem Pflegemodell von Krohwinkel)

Probleme (P)/Ressourcen (R)	Ziele (Z)	Maßnahmen (M)
Kommunikation **P 1:** Bewohnerin äußert sich nicht selbstständig, fordert keine Hilfe ein **R 1:** antwortet auf Ansprache, kann ohne Einschränkungen sprechen/kann gut hören	**Z 1:** Bewohnerin spricht ihre Wünsche aus	**M 1:** akzeptierendes Zuhören/offene Fragen/auffordern, ihre Wünsche zu äußern (Bezugspflege)
Bewegung **P 2a:** Bewohnerin ist in ihrer Beweglichkeit eingeschränkt und läuft sehr unsicher **R 2a:** Kleine Strecken läuft sie am Rollator. **P 2b:** Bewohnerin ist antriebsarm, liegt viel auf dem Bett und bewegt sich kaum → Dekubitus **R 2a:** Bewohnerin toleriert Lagerungswechsel	**Z 2a:** Bewohnerin kann am xx.xx.20xx vergleichsweise größere Strecken zurücklegen **Z 2b:** Dekubitus heilt ab, es entstehen keine weiteren Dekubiti, die Haut ist gut durchblutet	**M 2aI:** Anleitung und Aufforderung zur Bewegung und zum Bewegungstraining **M 2aII:** Krankengymnastik anfordern **M 2bI:** Lagerungs- und Mobilisationsplan **M 2bII:** Dekubitusprophylaxe nach Standard **M 2bIII:** Wundversorgung nach ärztlicher Anordnung, siehe Wunddokumentation
Sich pflegen **P 3:** Bewohnerin kann sich nicht alleine den Rücken, den hinteren Intimbereich und die Beine waschen **R 3:** Bewohnerin kann mit Anleitung den Oberkörper, Hände und Gesicht und den vorderen Intimbereich waschen, Bewohnerin nimmt Hilfe an	**Z 3I:** Bewohnerin wäscht seit dem xx.xx.20xx ihr Gesicht, Hände und Oberkörper selbstständig **Z 3II:** das Äußere ist gepflegt und die Körperhygiene gewährleistet. **Z 3III:** das Hautbild ist intakt.	**M 3:** Anleitung und Unterstützung der Morgen- und Abendtoilette am Waschbecken unter Berücksichtigung der Wünsche und Gewohnheiten der Bewohnerin unter Wahrung der Intimsphäre

Probleme/Ressourcen	Ziele	Maßnahmen
Essen und trinken		
P 4: Bewohnerin isst und trinkt von sich aus nicht ausreichend ⟶ Bewohnerin ist dehydriert und mangelernährt. **R 4:** Unter Anleitung nach Zubereitung der Nahrung und Getränke kann sie selbstständig essen und trinken.	**Z 4:** Bewohnerin trinkt mindestens 1,5 Liter am Tag und nimmt mindestens 1700 kcal mit einem hohen Eiweiß- und Vitaminanteil zu sich.	**M 4I:** Essens- und Trinkprotokoll **M 4II:** 4–6 mal pro Tag hochkalorische, abwechslungsreiche, appetitlich angerichtete Mahlzeiten mit hohem Eiweiß- und Vitaminanteil sowie reichlich Getränke anbieten **M 4III:** Vorlieben und Abneigungen berücksichtigen **M 4IV:** Mahlzeiten in Gemeinschaft einnehmen **M 4V:** Anleitung und Förderung der selbstständigen Nahrungszubereitung
Ausscheiden		
P 5a: Bewohnerin ist dranginkontinent **P 5b:** Bewohnerin wechselt die Vorlage von sich aus nicht regelmäßig **R 5:** Bewohnerin kann zur Toilette laufen	**Z 5a + bI:** Die Vorlage der Bewohnerin ist trocken. **Z 5a + bII:** Die Haut am Gesäß und im Intimbereich ist trocken. **Z 5a + bIII:** Es treten keine Folgeerkrankungen auf, z. B. Harnwegsinfekt.	**M 5aI:** ein bis zwei Stunden nach den Mahlzeiten Bewohnerin auffordern, zur Toilette zu gehen **M 5a + bI:** nach Toilettengang neue Vorlage anbieten und bei Bedarf auswechseln **M 5a + bII/III:** Intimhygiene anbieten **M 5a + bIII:** betroffene Hautgebiete regelmäßig kontrollieren und bei Bedarf pflegerisch versorgen
Sich beschäftigen, lernen und entwickeln können		
P 6: Bewohnerin ist antriebsarm und liegt viel auf dem Bett. **R 6:** Bewohnerin hat Kontakt zu ihrer ehemaligen Nachbarin und zu ihrer Tochter, auf Ansprache hin zeigt sie sich kooperativ.	**Z 6I:** Bewohnerin nimmt an tagesstrukturierenden Angeboten der Einrichtung und an den gemeinsamen Mahlzeiten teil. **Z 6II:** Bewohnerin hat Kontakt zu anderen Bewohnerinnen. **Z 6III:** Bewohnerin hat Kontakt zu ihrer Tochter aufgenommen.	**Z 6Ia:** Bewohnerin unter Berücksichtigung von Wünschen, Interessen und Fähigkeiten (biografisches Arbeiten) in die Arbeiten der Einrichtung einbinden. **Z 6Ib:** Ergotherapie auf ärztliche Anordnung **Z I+II+III:** zur Teilnahme an Angeboten sowie Festen und Feiern der Einrichtung auffordern und den Kontakt zu anderen Bewohnerinnen fördern und zur Tochter und ehemaligen Nachbarin erhalten
Mit existenziellen Erfahrungen des Lebens umgehen		
P 7: Bewohnerin ist neu in das Heim eingezogen. **R7:** Bewohnerin ist zeitweise orientiert und zeigt sich kooperativ, sie ist nicht gegen ihren Willen in das Heim eingezogen.	**Z 7:** Bewohnerin sieht das Heim als ihr neues Zuhause an.	**M 7I:** individuelle Einrichtung des Zimmers ermöglichen **M 7II:** durch Anbieten von Gesprächen und Nähe den Trauerprozess unterstützen
Für eine sichere Umgebung sorgen		
P 8a: Bewohnerin ist sturzgefährdet. **P 8b:** Bewohnerin hat eine beginnende Altersdemenz. **R 8:** Bewohnerin ist kooperativ.	**Z 8a:** Bewohnerin bewegt sich sicher, ohne zu stürzen. **Z 8b:** Bewohnerin findet sich in ihrer neuen Umgebung zurecht.	**M 8aI:** Rollator ist in erreichbarer Nähe. **M 8aII:** Auffordern, bei Bedarf Hilfe zum Laufen anzufordern (Klingel in erreichbarer Nähe) **M 8aIII:** Krankengymnastik auf ärztliche Anordnung: Kraft- und Balancetraining **M 8bI:** Markieren der Zimmertür/des Badezimmers mit Bild/bestimmter Farbe **M 8bII:** Bewohnerin zu tagesstrukturierenden Angeboten und den Mahlzeiten aus ihrem Zimmer abholen und im Anschluss wieder zurückbegleiten.

Verbrennungen und Verbrühungen

1.11.6

Verbrennung und Verbrühung sind durch Hitzeeinwirkung verursachte Schädigungen der Haut und des darunterliegenden Gewebes, die mit Gewebeverlust einhergehen können. Brandverletzungen werden grundsätzlich in drei Schweregrade unterteilt (→ Abb. 1):

- Brandverletzungen 1. Grades (→ Abb. 2) sind von Rötung, Schwellung und Schmerz gekennzeichnet (z. B. Sonnenbrand). Obwohl klinisch meist unbedeutend, sind sie sehr schmerzhaft. Die Nervenzellen und Blutgefäße sind durch die geringe Eindringtiefe der Hitze meist noch intakt.
- Brandverletzungen 2. Grades (→ Abb. 3) betreffen tiefere Hautschichten wie z. B. die Lederhaut. Zusätzlich zu starken Schmerzen und zur Rötung ist eine Blasenbildung zu erkennen. Auch Gefäße und Nerven können geschädigt sein.
- Bei Brandverletzungen 3. Grades liegt eine tiefe, vollständige Schädigung aller Hautschichten vor. Die zerstörte Haut ist grau oder schwarz und wirkt lederartig. Da die oberflächlichen Nervenenden zerstört sind, ist die Schmerzempfindung aufgehoben. Die Blutgefäße sind ebenfalls zerstört. Eine schwere Verbrennung dritten Grades kann auch Unterhaut, Muskulatur, Sehnen und Knochen betreffen. Man spricht dann auch von einer Brandverletzung 4. Grades.

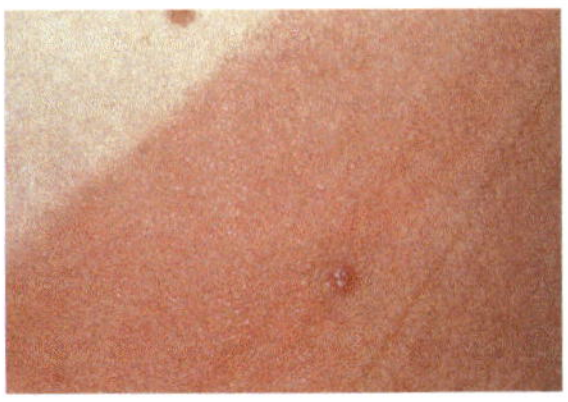

[2] Sonnenbrand

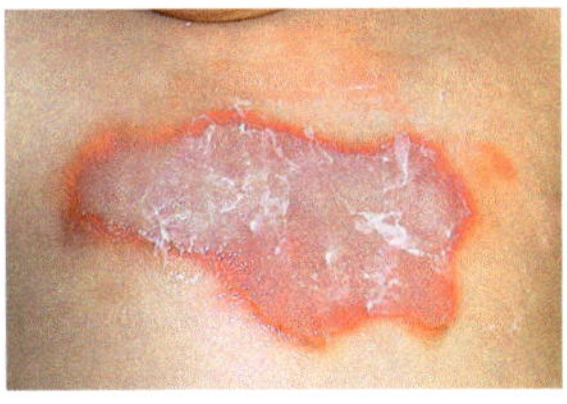

[3] Verbrennung zweiten Grades

Bei schweren Verbrennungen liegen oft mehrere Grade gleichzeitig vor, sodass eine absolute Gradeinteilung meist nicht möglich ist.

Das Ausmaß der Schädigung ist abhängig von der Art der Hitzequelle, der Temperatur und von der Einwirkzeit. Zur Beurteilung des Verbrennungsgrades sind die Verletzungsursache, die Tiefe der Verbrennung und der prozentuale Anteil der betroffenen Körperfläche von entscheidender Bedeutung. Zur Einschätzung der Größe der verbrannten Körperoberfläche wird nach der **Neunerregel** verfahren. Dabei wird jedem Körperteil ein prozentualer Anteil an der Gesamtkörperoberfläche zugeordnet (→ Abb. 4). Als Faustregel gilt, dass die Hand etwa 1 % der Körperoberfläche ausmacht.

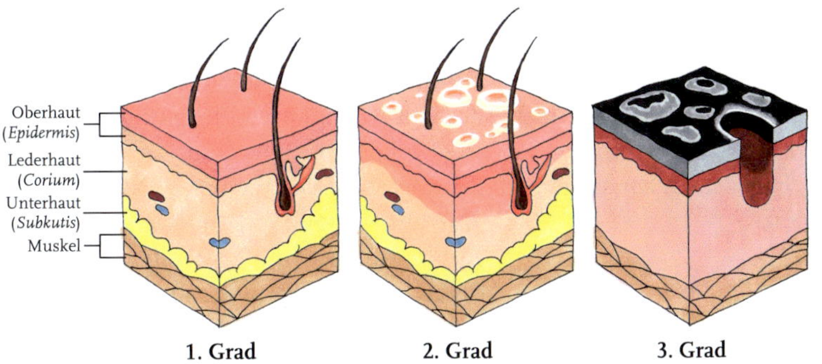

[1] Verbrennungsgrade

Bis zum Eintreffen des Notarztes ergreift der Ersthelfer folgende Sofortmaßnahmen. Wenn der Brand nicht gelöscht ist:

- Betroffenen mit Decke umhüllen, auf den Boden legen und Decke mit beiden Händen vom Hals her nach unten abstreifen, um die Flammen zu ersticken.
- Können die Flammen nicht erstickt oder mit Wasser gelöscht werden, Betroffenen auf dem Boden wälzen (lassen).
- Feuerlöscher nur zum Löschen der Umgebung einsetzen; niemals auf verletzte Körperareale oder auf das Gesicht des Verletzten richten. Dabei die Hinweise auf dem Feuerlöscher beachten.

Der Ersthelfer achtet auf seine eigene Sicherheit und ergreift Maßnahmen zum Selbstschutz. Ein Notruf sollte so schnell wie möglich ausgelöst werden!

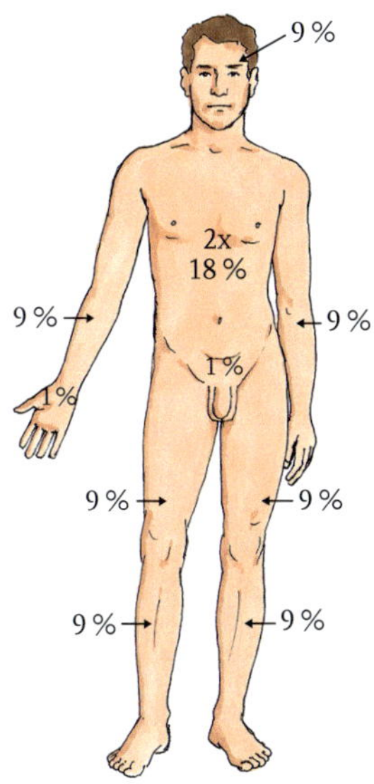

[4] Neunerregel beim Erwachsenen

Bitumen
aus organischen Stoffen natürlich entstandene teerartige Masse

Wenn der Brand gelöscht ist:

- Kleidung, die mit heißem Öl oder Fett, Teer, Bitumen, Asphalt oder anderen Brandstoffen behaftet ist, nach Möglichkeit entfernen
- brennende und heiße Stoffe, die an der Haut haften, nicht entfernen, da hierbei Haut und darunterliegendes Gewebe zerstört werden könnte
- Brandwunde weitestgehend von Kleidung, Schmutz und Verbrennungsrückständen z. B. mit Wasser befreien
- Ringe und Armbanduhren entfernen, bevor eine Schwellung entsteht
- Nur Wunden, die nicht mehr als 10% der Körperoberfläche betragen, sofort für nicht länger als 10 Minuten mit Wasser (ca. 10–20 °C) kühlen. Dies wirkt schmerzlindernd und verhindert tiefer gehende Hautschädigungen; Verletzte zur Kühlung niemals in eine mit kaltem Wasser gefüllte Badewanne legen, da erhöhte Schockgefahr besteht.
- Verletzten auf Schockzeichen beobachten und ggf. Maßnahmen zur Schockbekämpfung ergreifen
- Abdeckung der Brandwunden mit sekretaufnehmenden, sterilen und nicht mit der Wunde verklebenden Verbandtüchern (z. B. Metallinefolien, -kompressen)
- Betroffenen zudecken (z. B. mit der Rettungsdecke), dabei die Decke wie einen Tunnel über den Patienten legen, damit die Körperoberfläche im Bereich der Brandverletzungen nicht berührt wird
- Engmaschige Kontrolle der Vitalzeichen (Bewusstsein, Atmung, Puls, ggf. Blutdruck) ist erforderlich. Es droht ein Volumenmangelschock.

Schockbekämpfung
1 S. 670
Schocklagerung
1 S. 245

Wie bei allen Verletzungen ist auch bei Brandwunden die Anwendung von Hausmitteln wie Puder, Öl, Quark, Butter u. Ä. grundsätzlich kontraindiziert.

Gefahren und Komplikationen bei Verbrennungen:

Bei großflächigen Verbrennungen (> 15 % der Hautoberfläche beim Erwachsenen) besteht erhöhte Gefahr eines Volumenmangelschocks. Über die Brandwunden verliert der Körper große Mengen an Gewebeflüssigkeit und Elektrolyten, was (wie bei starkem Blutverlust) zu einem Volumenmangelschock führen kann. Hinzu kommt ein starker Verbrennungsschmerz, der die Schocksymptomatik verstärken kann. Atemstörungen treten bei Verbrennungen im Mund, Rachen und im Kehlkopfbereich auf, wenn der Verletzte heiße Dämpfe oder Flammen (z. B. bei einer Explosion) eingeatmet hat. Infizierte Brandwunden führen zu Eiterungen und zu einer verzögerten Wundheilung. Es besteht erhöhte Sepsisgefahr.

Sind über 50 % der Körperoberfläche verbrannt, sinkt die Überlebenschance des Verletzten erheblich. Die Sterblichkeitsrate beträgt dann 80 bis 100 %.

Bei der **Verbrennungskrankheit** handelt es sich um eine Regulations- und Funktionsstörung, die bei Verbrennungen mit einer Ausdehnung von mehr als 20 % der Körperoberfläche auftritt, meist erst Tage nach dem Unfall. Sie ist u. a. Folge des Volumenmangelschocks. Ursachen sind der extreme Verlust von Flüssigkeit und Eiweiß sowie das Freiwerden von Toxinen (Giftstoffen) auf Grund des Gewebeuntergangs. Mögliche Komplikationen sind akutes Nierenversagen, reflektorischer Darmverschluss (Ileus), Schocklunge (akute Atemstörung bzw. Lungenversagen) sowie Entzündungen der Bronchien und der Lunge. Die Verbrennungskrankheit erfordert die Behandlung auf einer Intensivstation. Der Verletzte bekommt eine Infusions- und Schmerztherapie nach einem speziellen Schema. Darüber hinaus erfolgen die Abtragung nekrotischer Hautareale und die Wundabdeckung mit Spezialfolien, um ein Verkleben der Wunden mit der Wundauflage zu vermeiden. Großflächige Verbrennungen werden durch plastische Deckung (Hauttransplantation) behandelt. Durch wiederholte Eingriffe zur Narbenkorrektur werden Kontrakturen verhindert. Die Behandlung aller Brandwunden wird durch eine Tetanusimpfung ergänzt.

Neben den genannten Komplikationen treten bei schwersten Verbrennungen in verstärktem Maße Sekundärinfektionen mit hohem Fieber bis zur Sepsis auf. Die Wundheilung ist verzögert. Tiefe Brandwunden heilen unter starker Vernarbung ab, die Keloidbildung (→ Abb. 1) genannt wird.

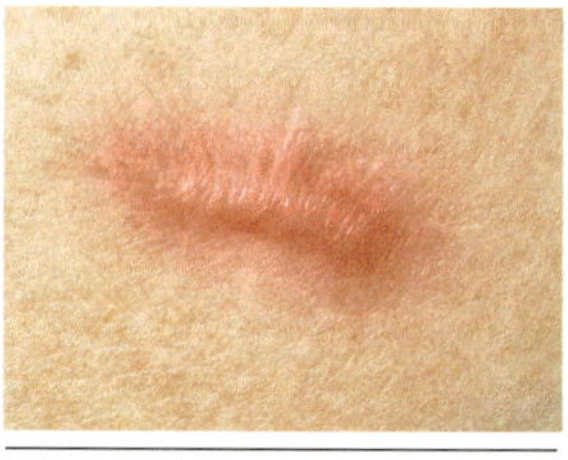

[1] Keloidbildung

Umgang mit Arzneimitteln 1.12

Die Unterstützung eines Pflegebedürftigen bei der Medikamenteneinnahme bzw. die Übernahme der Arzneimittelgabe gehört mit zum Aufgabenbereich von Pflegefachkräften. Dafür benötigen Pflegefachkräfte folgende Kenntnisse:
- was ein Arzneimittel ist
- welche rechtlichen Grundlagen zu beachten sind
- welche (Neben-)Wirkungen Medikamente haben
- was bei der Arzneimittelgabe zu beachten ist
- wie der fachlich korrekte Umgang mit Arzneimitteln aussieht

Arzneimittel sind Stoffe und Zubereitungen aus Stoffen, die äußerlich oder innerlich angewandt dazu dienen, Krankheiten, Körperschäden, Leiden oder krankhafte Beschwerden zu erkennen, zu heilen, zu lindern oder zu verhüten. Diese Definition erfasst auch die Vorbeugung, Diagnostik und Therapie.

Aufgabe von Arzneimitteln:
- **Verhüten** von Krankheiten: Das Arzneimittel wird prophylaktisch gegeben.
- **Erkennen** von Krankheiten: z. B. Kontrastmittelgabe bei röntgenologischen Untersuchungen
- **Heilen** von Krankheiten: Das Arzneimittel wird kurativ gegeben.
- **Substituieren** (ersetzen) körpereigener Stoffe: z. B. die Gabe von Insulin bei Diabetes mellitus
- **Beeinflussen** von wichtigen Lebensfunktionen: z. B. blutdrucksenkende Medikamente
- **Bekämpfen** von Krankheitssymptomen: Das Arzneimittel wird palliativ zur Milderung von Symptomen gegeben, wie z. B. Schmerzmittel.

Dosis-Kennzeichnung von Medikamenten
forte = stark, erhöhte Dosis gegenüber einer normalen
minor = kleiner, geringer
mite = schwach
retard bzw. depot = der Wirkstoff wird kontinuierlich freigesetzt und wirkt daher über einen längeren Zeitraum
sine = ohne

So genannte **Placebos** sind Medikamente ohne Wirkstoff. Sie bestehen in der Regel aus Milchzucker, Stärke sowie Geschmacks- und Farbstoffen. Sie können Scheinwirkungen hervorrufen.

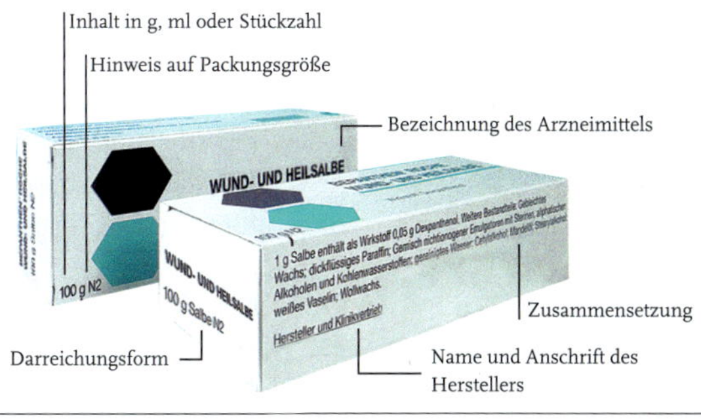

[1] **Muster einer Arzneimittelverpackung**

Jedes Arzneimittel hat eine genaue Bezeichnung (→ Abb. 1). Diese besteht in der Regel aus drei Namen:
- dem **Präparatenamen** (Handelsname), unter dem es von einem bestimmten Hersteller vertrieben wird. Er ist durch ein eingetragenes Warenzeichen® gekennzeichnet. Bringt eine Arzneimittelfirma ein neues Medikament auf den Markt, ist dieses von der Zusammensetzung her für 20 Jahre patentrechtlich geschützt. Danach kann jede andere Firma das Medikament nachahmen und als Generikum unter anderem Namen auf den Markt bringen.
- dem **internationalen Freinamen** (generic name = engl.), der häufig der chemischen Kurzbezeichnung der Substanz (dem Wirkstoff) entspricht.
- dem **chemischen Namen**, der die exakte chemische Bezeichnung der Arzneimittelsubstanz aufgreift und eher für Apotheker und Chemiker interessant ist.

Delegation
2 S. 211
Einführung in die Arzneimittellehre
1 S. 216

Häufig tragen Arzneimittel noch Namenszusätze, die zum einen auf eine veränderte Dosis – verglichen mit der Dosis des zuerst auf dem Markt erschienenen Medikamentes – hinweisen (z. B. mite, forte), zum anderen auf eine veränderte Wirkungsweise (z. B. depot). Zahlen im Medikamentennamen geben den Wirkstoffgehalt an.

Bei Arzneimitteln wird unterschieden zwischen freiverkäuflichem Arzneimittel, apothekenpflichtigem Arzneimittel, verschreibungspflichtigem Arzneimittel und Betäubungsmittel.

online

http://bundesrecht.juris.de/bundesrecht/amg_1976/index.html

Den Umgang mit Arzneimitteln regelt das **Arzneimittelgesetz** (AMG). Es enthält u. a. folgende Vorschriften:

§

§1 AMG: Das AMG hat im Interesse einer ordnungsgemäßen Arzneimittelversorgung von Mensch und Tier für die Sicherheit im Verkehr mit Arzneimitteln und besonders für deren Qualität, Wirksamkeit und Unbedenklichkeit Sorge zu tragen. Zur Erreichung dieses Zieles verlangt das AMG folgende **Zulassungsvoraussetzungen** für ein Arzneimittel:

- ausreichende klinische Prüfung
- staatliche Erlaubnis zur Herstellung
- ständige staatliche Kontrolle.

§2 AMG definiert **Arzneimittel** als Stoffe und Stoffgemische zur Diagnostik, Prophylaxe, Therapie und Linderung von Krankheiten. Keine Arzneimittel sind demnach: Lebensmittel, Tabakerzeugnisse, kosmetische Produkte und Körperpflegemittel.

§3 AMG erklärt **Wirkstoffe** als:

1. chemische Elemente und chemische Verbindungen sowie deren natürlich vorkommenden Gemische und Lösungen
2. Pflanzen, Pflanzenteile und Pflanzenbestandteile in bearbeitetem oder unbearbeitetem Zustand
3. Tierkörper, auch lebende Tiere, sowie Körperteile, -bestandteile und Stoffwechselprodukte von Mensch und Tier in bearbeitetem oder unbearbeitetem Zustand
4. Mikroorganismen einschließlich Viren sowie deren Bestandteile oder Stoffwechselprodukte

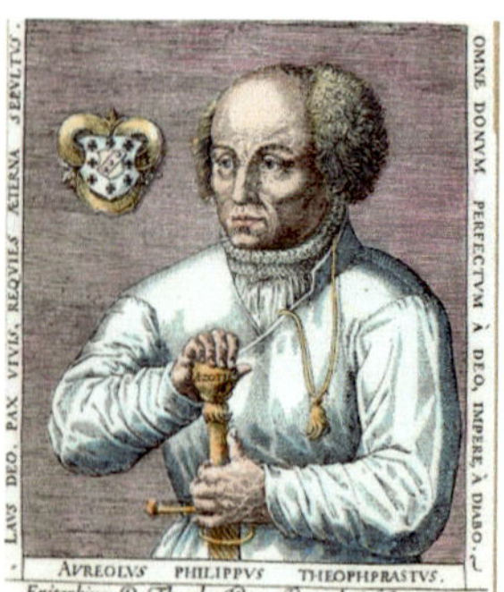

[1] Paracelsus

Jedes Arzneimittel besitzt eine heilende und eine schädigende Wirkung, deren Übergang fließend ist. Der Wanderarzt und Naturphilosoph Phillippus Aureolus Theophrastus Bombastus von Hohenheim Paracelsus (1495–1541) stellte diesbezüglich fest: „Sola dosis facit venenum“ („Nur die Dosis macht ein Ding zum Gift“).

Darum sind Wirkung sowie **Nebenwirkungen** von Arzneimitteln sorgfältig zu beobachten und zu dokumentieren.

Unerwünschte Begleiterscheinungen eines Arzneimittels sind:

a) **toxische Nebenwirkungen**, die für einen bestimmten Arzneistoff spezifisch und von der Dosis abhängig sind, z. B. Magen- und Darmbeschwerden, Schwindel, Kopfschmerzen, Nieren- und Leberschädigung, Anämien. Sie können u. a. karzinogen (krebserzeugend) oder teratogen (Missbildungen erzeugend, z. B. durch Zytostatika) sein.

b) **allergische Nebenwirkungen**, die durch Sensibilisierung des Organismus entstehen, z. B. Exantheme (juckender, roter Hautausschlag), Schwellungen, Anämie und Infektionsneigung.
Im Extremfall kann es zum anaphylaktischen Schock (akute, lebensbedrohliche Situation) kommen.

c) **allgemeine Nebenwirkungen** bei vielen Medikamenten, die nicht nur am gewünschten Ort wirken, sondern auch andere Organfunktionen beeinflussen (z. B. Mundtrockenheit, Herzfrequenzstörungen, Verdauungsstörungen, Hirnfunktionsstörungen, Schwindel, Müdigkeit, Schlaflosigkeit).

Als **Nocebo-Effekt** wird die verstärkte Angst vor Nebenwirkungen eines Arzneimittels bezeichnet. Skepsis vor einem Medikament sowie Befürchtungen von unerwünschten Wirkungen können diese Nebenwirkungen psychisch auslösen, ohne dass ein entsprechender Wirkstoff verabreicht wurde.
Beeinflussen sich zwei oder mehrere Arzneien gegenseitig, handelt es sich um **Wechselwirkungen**. Mögliche Folgen sind Verstärkung, Abschwächung oder Aufhebung der jeweiligen Wirkung des einzelnen Arzneimittels.

Die **Pharmakologie** ist die Lehre von den Arzneimitteln. Sie wird in folgende Bereiche unterteilt:

- Die **Pharmakokinetik** beschreibt die Wechselwirkungen zwischen Arzneimittel und Körper und gibt Antworten auf die Frage: „Was macht der Körper mit der aufgenommenen Substanz?“. Nimmt ein Mensch Arzneimittel ein, laufen folgende Vorgänge ab: Aufnahme des Arzneimittels über die Zellmembran (Resorption), Verteilung der Substanzen mit dem Blutstrom, Verstoffwechselung der Substanz in der Leber, Ausscheidung der Substanz über Leber, Nieren, Darmschleimhaut, Schweiß, Lunge, Haut, Muttermilch, Speichel oder sogar Tränenflüssigkeit.
- Die **Pharmakodynamik** beschäftigt sich dagegen mit der Wirkung des Arzneistoffes auf den Körper und gibt Antworten auf die Frage: „Was macht die aufgenommene Substanz mit dem Körper?“.

Diese Vorgänge laufen nicht bei jedem Menschen gleich ab. Sie werden beeinflusst durch Erkrankungen, Wechselwirkung mit anderen Medikamenten, aber auch durch das Alter des Pflegebedürftigen.

Altersbedingte Veränderungen von Pharmakokinetik und Pharmakodynamik

- **Medikamente werden im Alter auf Grund der *eingeschränkten Magen-Darm-Motilität (Peristaltik)* oft langsamer oder auch schlechter aufgenommen.**
- **Da viele Medikamente im Körper an Eiweißmoleküle gebunden werden, alte Menschen jedoch häufig unter Eiweißmangel leiden, kann es im Alter zu einer *zunehmenden Zahl freier Arzneimittelmoleküle* und damit zu einer Wirkungsverstärkung der Medikamente kommen.**
- **Im Alter lässt die *Funktion der Leber* nach. Dadurch werden die Medikamente weniger verstoffwechselt und damit nicht ausgeschieden. Die Wirkung des Medikamentes wird verstärkt.**
- **Im Alter kann die *Durchblutung der Leber* zurückgehen. Durch die Minderdurchblutung gelangt nicht mehr so viel von dem Arzneistoff in die Leber. Dadurch nimmt die Verstoffwechselung des Arzneistoffes durch entsprechende Enzyme und damit seine Ausscheidung ab. Die Wirkung hält dann länger als erwünscht an.**
- **Nierengängige Arzneimittel werden durch altersbedingte Veränderungen an der Niere evtl. *langsamer ausgeschieden*. Dies birgt die Gefahr einer Anreicherung (Kumulation) des Medikamentes mit entsprechenden Nebenwirkungen bis hin zur Arzneimittelintoxikation (Medikamentenvergiftung).**
- **Bei manchen Medikamentengaben kann es zu *paradoxen Wirkungen* kommen (z. B. Schlafmittel führt nicht zum Einschlafen, sondern zu Erregungszuständen).**

Verdauungssystem
1 S. 153
Eiweißmangel
1 S. 200

Bei der Bereitstellung von Arzneimitteln ist Folgendes zu beachten:

- Hände waschen
- Material bereitstellen: Medikamententablett, Dosierbehälter, Tropfentöpfchen und Wasser zum Verdünnen
- flüssige Substanzen (Tropfen) erst kurz vor der Verabreichung bereitstellen (Verdunstung und Keimbesiedlung!)
- Medikamente nach Verordnungsplan verteilen
- Bei unerwarteter Unterbrechung der Medikamentenbereitstellung das Medikamententablett wieder in den Schrank einschließen. Danach bei dem Pflegebedürftigen, bei dem zuletzt die Medikamente gestellt wurden, fortfahren.

5-„R"-Regel
1. Richtige Person
2. Richtiges Medikament
3. Richtige Dosis
4. Richtige Darreichungsform
5. Richtiger Zeitpunkt

Beim Umgang mit Arzneimitteln muss die Pflegefachkraft insbesondere die 5-„R"-Regel beachten.

1. Regel: **Ist es die richtige Person?** = Name des Pflegebedürftigen
Der Name des Pflegebedürftigen, für den die Medikamente gestellt werden, muss mit demjenigen auf dem Verordnungsblatt und dem Dispenser/Medikamententablett übereinstimmen, notfalls vergewissert sich die Pflegefachkraft durch Rückfragen bei Kollegen.

Rechtfertigungsgrund
2 S. 602

Wie vor jeder Pflegemaßnahme muss der Pflegebedürftige vor der Applikation von Medikamenten (z. B. auch vor Injektionen) sein Einverständnis geben. Tut er dies nicht, wäre die Applikation eine strafbare „Körperverletzung" (§ 239 StGB). Lediglich im Notfall kann als Rechtfertigungsgrund die so genannte „mutmaßliche Einwilligung" (§ 34 StGB „Notstand" zur Abwendung einer Gefahr für Leib und Leben zugelassen") gelten. Der Pflegebedürftige hat grundsätzlich das Recht, eine Medikamenteneinnahme zu verweigern. In diesem Fall darf kein Zwang erfolgen. Wichtig ist, dass dieses von der Pflegefachkraft im Pflegebericht dokumentiert wird.

Viele Medikamente haben einen ähnlich klingenden Namen, deshalb ist die dreimalige Kontrolle unerlässlich. Die vollständige Bezeichnung eines Medikamentes besteht aus dem ungekürzten Namen, der Verabreichungsform und der Dosierungseinheit, z. B. Valium® Suppositorium 10 mg.

2. Regel: **Ist es das richtige Medikament?** = unabgekürzte Bezeichnung
Die Pflegefachkraft führt eine **dreimalige Kontrolle** durch, um sicherzugehen, dass sie das richtige Arzneimittel stellt:
a) beim Griff nach dem Medikament (→ Abb. 1)
b) bei der Entnahme des Medikamentes (→ Abb. 2)
c) beim Zurückstellen des Medikamentes (→ Abb. 3)

Dazu ist Folgendes zu beachten:

- Stimmt der Präparatename mit der Anordnung überein?
- Ist das Verfallsdatum noch nicht abgelaufen?
- Sind Verfärbungen oder Ausflockungen zu beobachten?
- Handelt es sich um die korrekte Dosis (siehe dritte R-Regel)?

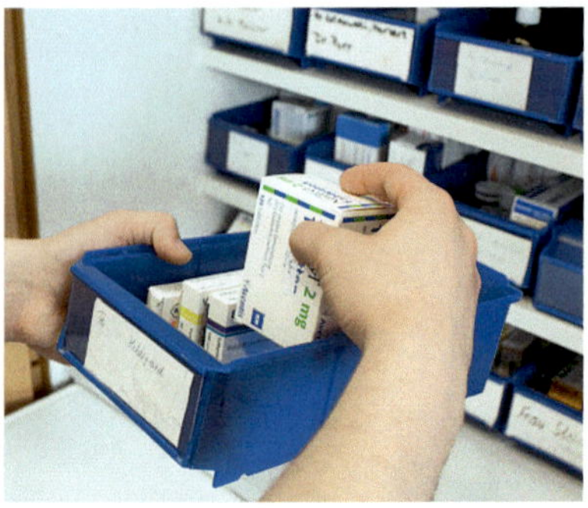
[1] Kontrolle beim Griff nach dem Medikament

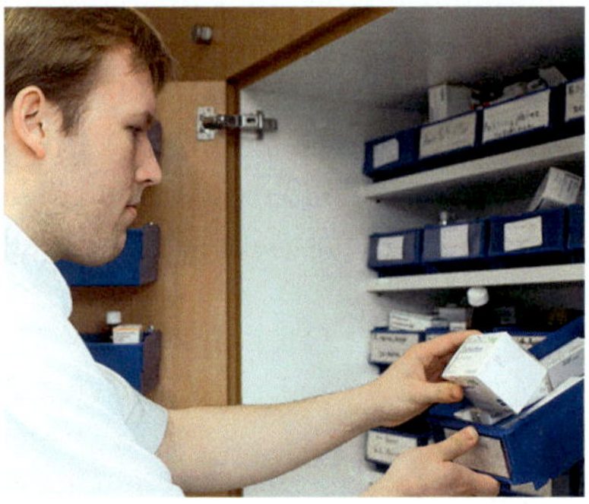
[2] Kontrolle bei der Entnahme

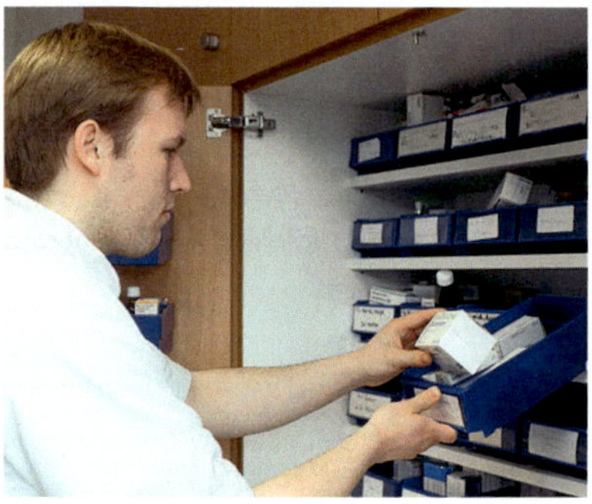
[3] Kontrolle beim Zurückstellen

Herstellerinformation

Zu jeder Arzneimittelpackung gehört ein Beipackzettel. Dieser so genannte Waschzettel (→ Abb. 1) liefert dem Verbraucher nützliche Informationen über:

- Zusammensetzung des Arzneimittels
- Anwendungsgebiete
- Dosierung
- Nebenwirkungen
- Gegenanzeigen
- Wechselwirkungen (mit anderen Medikamenten)
- Lagerungsbedingungen
- Darreichungsformen, Packungsgrößen
- Warnhinweise, z. B. hinsichtlich der Teilnahme am Straßenverkehr.

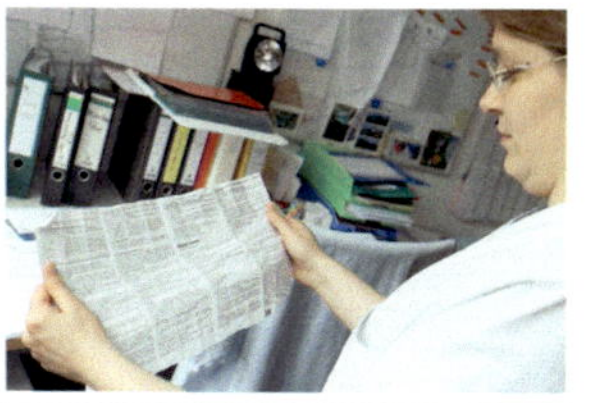

[1] Wichtige Arzneimittelinformationen können dem Beipackzettel entnommen werden.

Ein Verzeichnis aller Fertigarzneimittel mit Angaben aus deren Waschzettel ist die jährlich neu aufgelegte **Rote Liste®**. Darin werden alle chemischen Kurzbezeichnungen (Wirkstoffe) mit Angabe der jeweiligen Neben- und Wechselwirkungen sowie mit Angabe der pharmazeutischen Hersteller aufgeführt.

3. Regel: **Ist es die richtige Konzentration oder die richtige Dosis?**

Die Dosis ist abhängig von:

- dem Alter des Pflegebedürftigen
- der Art der Erkrankung und der gewünschten Wirkung
- dem Allgemeinzustand des Pflegebedürftigen
- dem Körpergewicht des Pflegebedürftigen

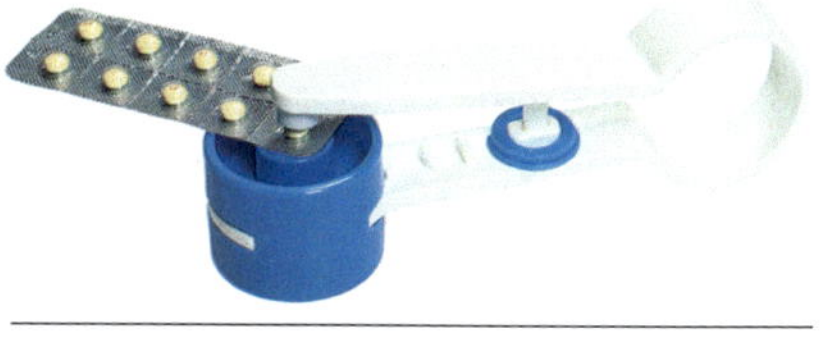

[2] Tablettenteiler

Besonders zu beachten sind:

- die richtige Verdünnung bei Lösungen
- das korrekte Handhaben von Messglas, Tropfenzähler und Tablettenteiler (→ Abb. 2, 3)
- die Angabe der Konzentration: g, mg, ml
- Welche Dosis-Kennzeichnungen hat das Medikament? Ist es das angegebene Einfach, Retard- oder Depotpräparat?

Bezeichnungen hinsichtlich der Dosierung:

- Normaldosis = die Menge, die ein Bewohner normalerweise gut verträgt
- Initialdosis = einmalige Dosis, die zu Beginn einer Behandlung verabreicht wird
- Einzeldosis = auf einmal verabreichte Menge
- Sättigungsdosis = Menge, die ein Patient so lange erhält, bis ein bestimmter Medikamentenspiegel im Blut erreicht ist (z. B. bei medikamentöser Behandlung bei Herz-Kreislauf-Krankheiten)
- Erhaltungsdosis = Menge, die verabreicht werden muss, um den durch die Sättigungsdosis erreichten Medikamentenspiegel im Blut zu erhalten. Sie ist abhängig von der Geschwindigkeit des Abbaus und der Ausscheidung des Medikamentes
- Maximaldosis = höchstmögliche, noch tolerierbare Dosierung
- Letaldosis = Menge einer Arznei, die in der Regel den Tod eines Menschen herbeiführen würde

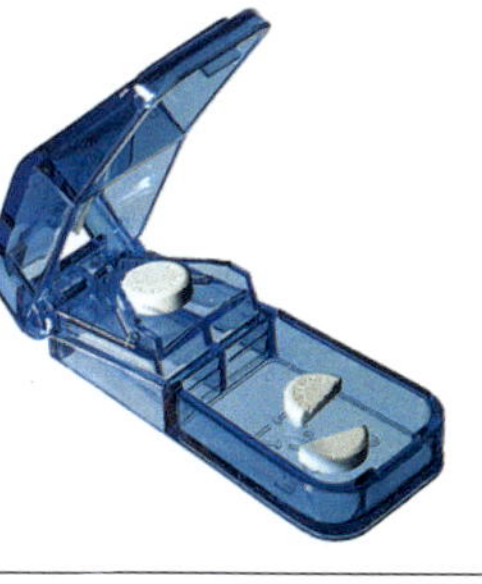

[3] Tablettenteiler

Unter **therapeutische Breite** wird der Unterschied in der Dosierung eines Arzneimittels verstanden zwischen derjenigen Dosis, die gerade eben die erwünschten Wirkungen erzielt und einer Überdosis, die lebensgefährliche Nebenwirkungen herbeiführt.

4. Regel: **Ist es die richtige Darreichungsform?**
Die Entscheidung des Arztes für die Applikationsform und den Applikationsort hängt davon ab, wie schnell eine Wirkung erfolgen soll, wie verträglich ein Arzneistoff ist und welches Organ behandelt werden soll. Es gibt folgende Darreichungsformen:

1. **Örtliche** oder **topische** Verabreichung von Arzneimitteln: Die Substanz wirkt lokal an einer bestimmten Stelle des Körpers, z. B. durch Auftragen einer Salbe auf die erkrankten Hautpartien. Die Wirkung ist örtlich begrenzt. Weitere Beispiele für topisch wirksame Arzneimittel: Lutschtabletten bei Halsschmerzen, Ohrentropfen, Inhalate bei Schnupfen, Augentropfen oder säureneutralisierende Magentabletten.

Verabreichung von Ohrentropfen

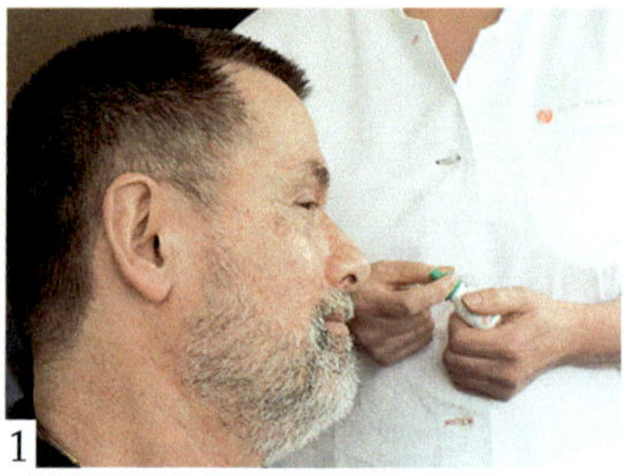
1

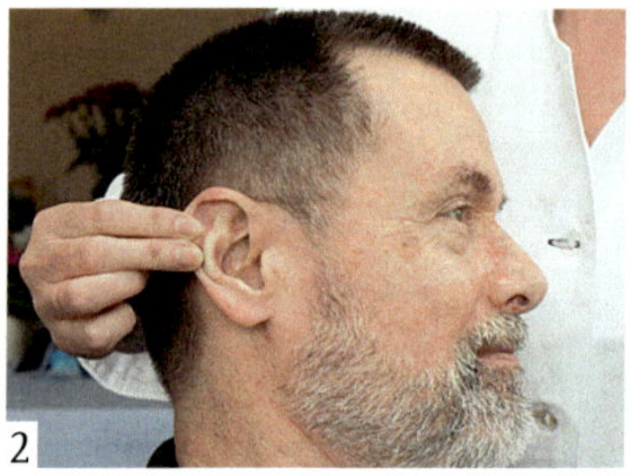
2

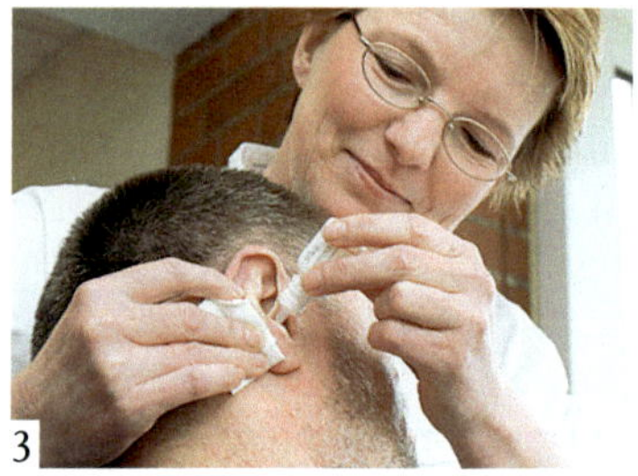
3

1. Nach der hygienischen Händedesinfektion bittet die Pflegefachkraft den Pflegebedürftigen, sich in Seitenlage zu legen oder (im Sitzen) den Kopf zur Seite zu neigen, damit die Tropfen in den Gehörgang eingebracht werden können.
2. Die Ohrmuschel wird leicht nach hinten gezogen.
3. Die verordneten Ohrentropfen mit Pipette ins Ohr einträufeln. Die Tropfen sollten Zimmertemperatur haben. Kalte Tropfen empfindet der Pflegebedürftige als sehr unangenehm. Anschließend den Pflegebedürftigen noch ca. 10 min in Seitenlage oder Seitenneigung lassen, um das Herauslaufen der Tropfen zu verhindern (keine Watte verwenden). Ohrensalben werden i. d. R. vom Hals-Nasen-Ohren-Arzt verabreicht.

Verabreichung von Augentropfen

1. Nach der hygienischen Händedesinfektion bittet die Pflegefachkraft den Pflegebedürftigen, den Kopf nach hinten in den Nacken zu legen, nach oben zu blicken und starr einen Punkt zu fixieren. Der Augapfel soll möglichst bewegungslos bleiben und der Lidschlag unterdrückt werden. Bei Kontaktlinsenträgern werden die Linsen entfernt und erst nach 30 min wieder eingesetzt.
2. Die Altenpflegerin zieht mit einem Tupfer und mit dem Zeigefinger der linken Hand das Unterlid nach unten, vom Auge weg.
3. Die Augentropfen bzw. -salben werden möglichst nahe an das Auge herangebracht, aber ohne das Auge mit dem Flaschenkonus zu berühren. Die verordnete Menge wird in den Bindehautsack des Auges (nicht auf die Hornhaut!) eingetröpfelt bzw. (als ca. 5 mm langer Salbenstrang) eingebracht.
4. Der Pflegebedürftige schließt das Auge; ausfließende Flüssigkeit wird mit einem Tupfer entfernt.

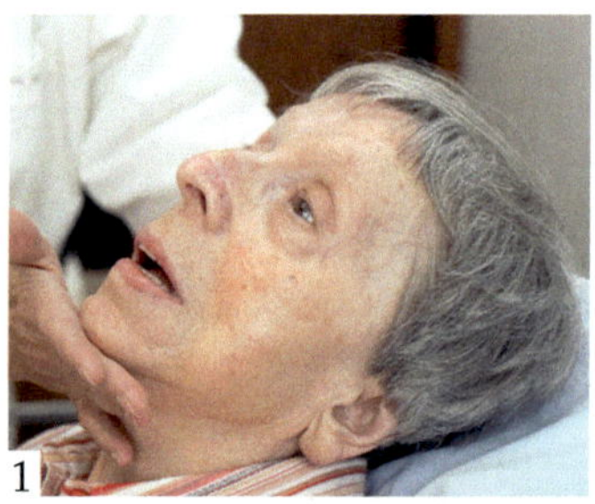
1

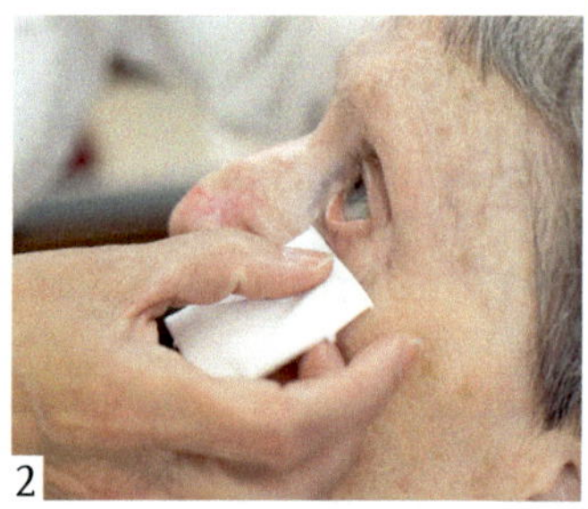
2

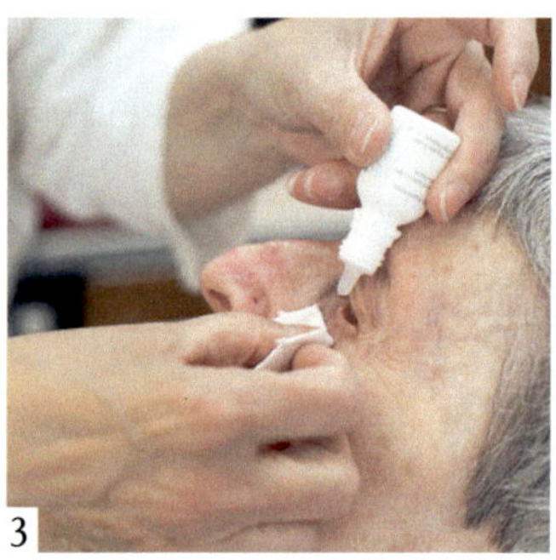
3

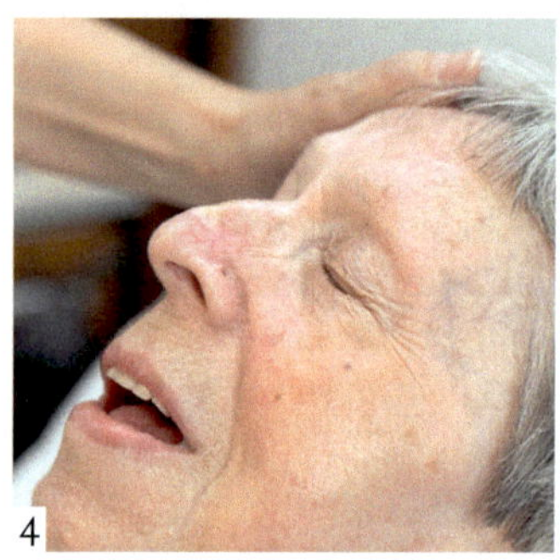
4

2. Über den **Mund/über eine Magensonde** *(oral)* erfolgende Verabreichung von Arzneimitteln (→ Abb. 1): Der Wirkstoff löst sich im Magen oder Dünndarm auf. Von dort wird er über die Magen- und Darmschleimhaut aufgenommen und der Blutbahn zugeführt. Diese Verabreichungsart eines Arzneistoffes wird am häufigsten eingesetzt.

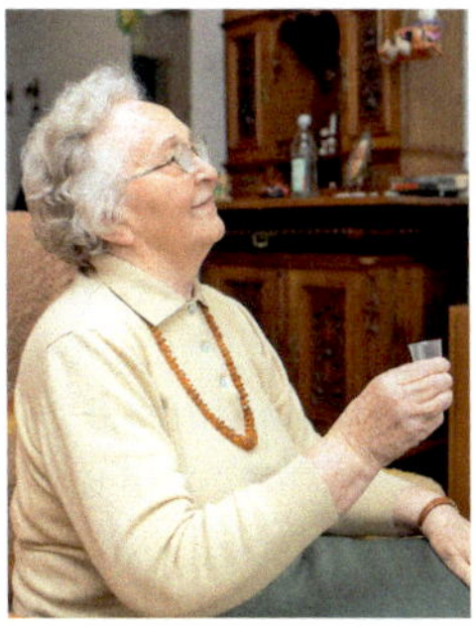

[1a] Aufrechtes Sitzen erleichtert das Schlucken von Medikamenten

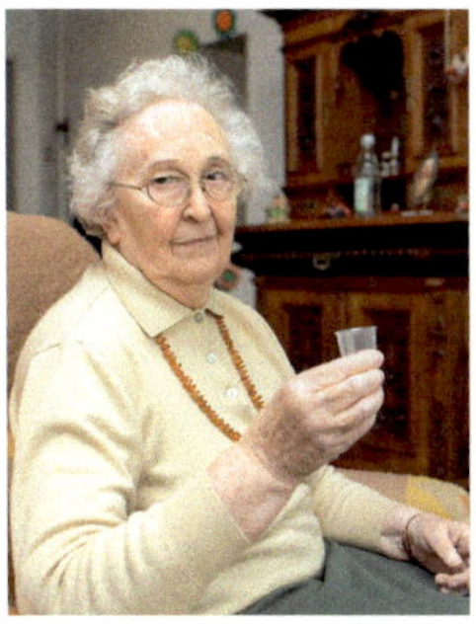

[1b] Arzneimittel mit reichlich Flüssigkeit verabreichen

3. Über den Mastdarm führende/**rektale** oder **vaginale** Verabreichung von Arzneimitteln: Das Medikament (in der Regel Zäpfchen) wird in den Darm bzw. die Vagina eingeführt und schmilzt dort bei Körpertemperatur. Die Wirkung kann sowohl systemisch (Fieberzäpfchen) als auch lokal (Vaginalzäpfchen bei Pilzinfektion) sein.
4. Über die Lunge führende oder **inhalative** Verabreichung von Arzneimitteln: Bei der Inhalation wird der Wirkstoff eingeatmet, der meistens lokal wirkt (z. B. Anwendung von Dosieraerosol → Abb. 2–5).

Medikamentenverabreichung über PEG-Sonde
2 S. 106

Bei Schluckbeschwerden können manche Tabletten auch zermörsert und zur Nahrung gemischt werden. Dies muss aber immer in Rücksprache mit dem Arzt passieren, da bestimmte Arzneimittel nicht zerkleinert werden dürfen, z. B. Medikamente, deren Wirkstoff von der Magensäure zerstört wird.

Anwendung eines Dosieraerosols mit Hilfe eines Spacers

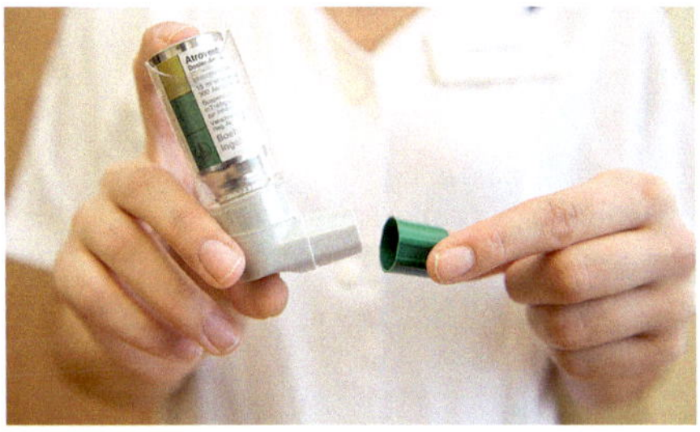

[2] Die Schutzkappe des Dosieraerosols abziehen. Dose zwischen Daumen und Zeigefinger halten und kurz schütteln.

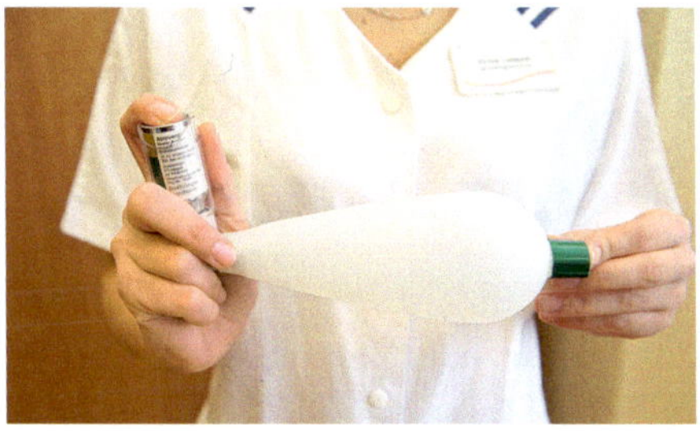

[3] Die Inhalationshilfe, so genannter Spacer, auf die Dosenöffnung stecken und mit der Schutzkappe verschließen.

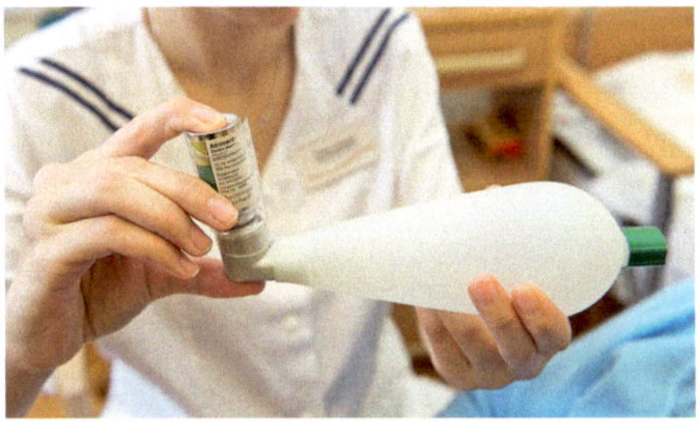

[4] Durch Druck mit dem Zeigefinger auf den Boden des Medikamentenbehälters wird ein Aerosolstoß in den Spacer ausgelöst.

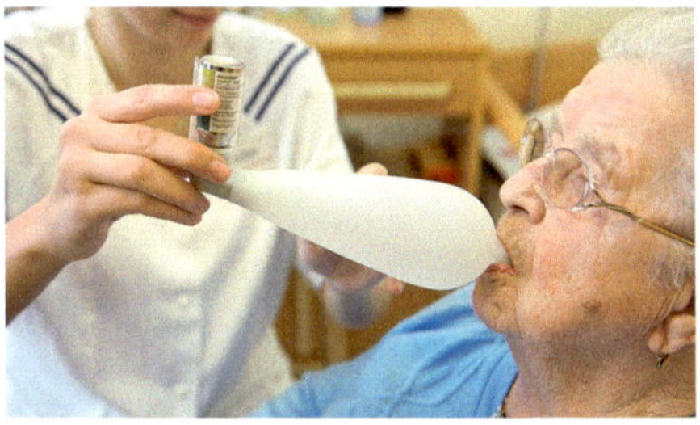

[5] Der Pflegebedürftige soll ausatmen und für ca. 5 Sekunden den Atem anhalten. Dann die Schutzkappe abnehmen, den Aerosolnebel sofort inhalieren und den Atem einige Sekunden anhalten.

Die Inhalation aus dem Spacer muss unmittelbar nach dem Auslösen des Aerosolstoßes erfolgen, da sich sonst bereits nach kurzer Zeit die freischwebenden Wirkstoffteilchen an der Innenwand des Gerätes niederschlagen und damit nicht mehr wirksam werden können.
Nach wie vor werden auch Inhalationshilfen ohne Schutzkappen verwendet. Vor dem Auslösen des Aerosolstoßes muss der Spacer dann in den Mund genommen werden.

5. Über die äußere Haut (**transdermal**) oder Schleimhaut führende Verabreichung von Arzneimitteln: die Wirkung ist systemisch, der Wirkstoff wird langsam aus einem Reservoir abgegeben (z. B. transdermale Pflaster, sublinguale Schmerztablette = Zergehenlassen der Tablette unter der Zunge).
6. **Intravenöse** oder **intraarterielle** Verabreichung von Arzneimitteln: Das Arzneimittel wird direkt in den Blutkreislauf injiziert. Die Wirkung setzt sehr schnell ein.
7. **Subkutane**, **intrakutane** oder **intramuskuläre** Verabreichung von Arzneimitteln: Das Arzneimittel wird in oder unter die Haut oder in den Muskel gespritzt.

Die gebräuchlichsten Applikationsformen:

Applikationsform	Definition
bukkal	Auflösung des Medikamentes in der Wangentasche
intraarteriell	Verabreichung eines Medikamentes mittels einer Injektion direkt in eine Arterie
intrakutan	Verabreichung eines Medikamentes mittels einer Injektion in die Haut
intramuskulär	Verabreichung eines Medikamentes mittels einer Injektion direkt in einen Muskel
intravenös	Verabreichung eines Medikamentes mittels einer Injektion direkt in eine Vene (auch mittels Infusion)
(per-)kutan	Medikament wird auf die Haut aufgetragen (z. B. Salbe)
(per-)oral	Medikament wird über den Mund bzw. eine Magensonde gegeben (z. B. Tabletten, Kapseln, Tropfen)
pulmonal/inhalativ	Medikament wird durch einen tiefen Atemzug in die tieferen Atemwege transportiert
rektal	Medikament wird in den Mastdarm eingeführt
subkutan	Verabreichung eines Medikamentes mittels einer Injektion in das Unterhautfettgewebe
sublingual	Auflösung des Medikamentes unter der Zunge
vaginal	Medikament wird in die Vagina eingeführt

Sind Arneimittel angebrochen, müssen sie innerhalb eines bestimmten Zeitraums verbraucht sein, denn sie sind dann nur noch begrenzt haltbar. Die nachfolgende Tabelle gibt einen Überblick, wie lange ein Arzneimittel nach Anbruch noch haltbar ist, wenn in der Packungsbeilage keine andere Aufbrauchfrist benannt ist.

Arzneimittel	Aufbrauchfristen
feste orale Formen (z. B. Tabletten, Kapseln)	bis zum angegebenen Verfalldatum
flüssige orale Formen (z. B. Tropfen)	falls nicht anders angegeben 6 Monate
Inhalationslösungen	Konserviert einen Monat, unkonservierte als Einzeldosis sofort
Salben	bis zum angegebenen Verfalldatum
Zäpfchen	bis zum angegebenen Verfalldatum
Augentropfen und Augensalben, Nasentropfen und Nasenspray, Ohrentropfen	als Einzeldosis sofort
Stechampullen	maximal 24 Stunden im Kühlschrank
Insuline	maximal 4 Wochen bei Raumtemperatur (vor Sonne und Hitze schützen)
Brechampullen	sofort
Infusionslösungen	nach Anstechen und Zuspritzen von Lösungen sofort und innerhalb von 24 Stunden

Arzneimittel und ihre Formen der Verabreichung

Feste Formen von Arzneimitteln

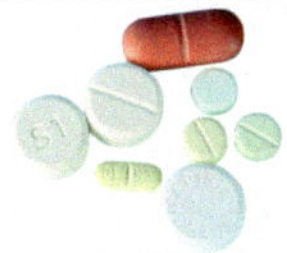

Eine **Tablette** besteht aus dem Wirkstoff und verschiedenen Hilfsstoffen (z. B. Milchzucker). Die Substanzen werden zu einer festen Form gepresst. Tabletten sind gut dosierbar und meist problemlos teilbar. Nachteilig ist, dass sie häufig schlecht schmecken bzw. schwer zu schlucken sind.
Applikation: oral

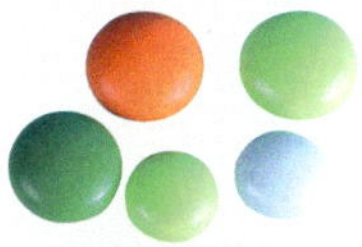

Ein **Dragee** ist eine Tablette mit einem Überzug aus Wachs oder Zucker. Dieser Überzug hat die Funktion, dass das Schlucken erleichtert, der Wirkstoff vor dem Zerfall geschützt oder ein schlechter Geschmack überdeckt wird. Eine Teilung des Dragees ist schwer möglich.
Applikation: oral

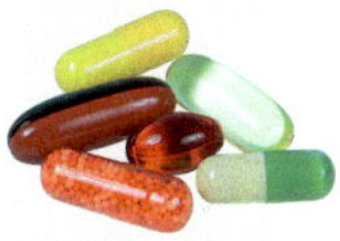

Für eine **Kapsel** wird ein flüssiger oder pulverförmiger Arzneistoff von einer Gelatinehülle ummantelt, die sich erst im Magen oder Darm auflöst. Kapseln können nicht geteilt, aber dafür geöffnet werden (Pulverinhalat, Flüssigkeit der Kapsel sublingual).
Applikation: in den meisten Fällen oral, selten inhalativ

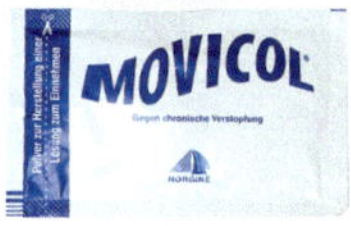

Bei **Pulver** handelt es sich um feste Substanzen, die sehr fein zerkleinert wurden. Eine genaue Dosierung ist oft schwierig und die Haltbarkeit begrenzt.
Applikation: am häufigsten zur lokalen Anwendung als Puder auf der Haut, manchmal auch zur oralen Anwendung aufgelöst in einer Flüssigkeit

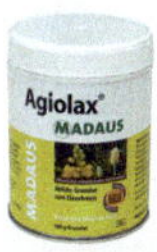

Für ein **Granulat** werden feste Substanzen zerkleinert. Der Nachteil ist, dass eine exakte Dosierung schwer möglich ist.
Applikation: oral in Flüssigkeit aufgelöst

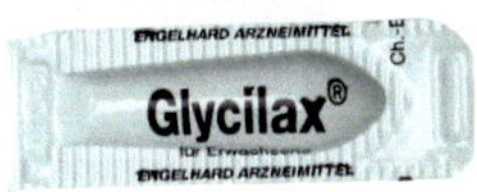

Zäpfchen werden aus Fett hergestellt, in das der Wirkstoff eingebettet ist. Sie schmelzen bei Körpertemperatur. Der Nachteil ist, dass die tatsächlich wirksame Menge des Wirkstoffes pro Zäpfchen variiert.
Applikation: rektal (Mastdarm); vaginal

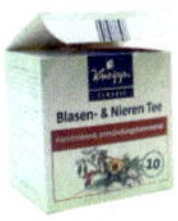

Für **Tees** werden Teile (Blüten, Blätter, Wurzeln, Samen) von Heilpflanzen getrocknet und häufig auch zerkleinert.
Applikation: oral als Kräutertee (→ S. 157) oder als Wirksubstanz für eine Auflage (→ S. 187)

Halbfeste Formen von Arzneimitteln

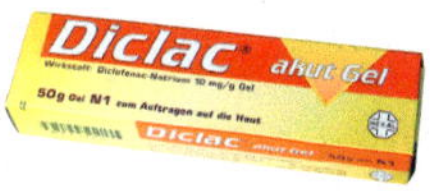

Bei einem **Gel** ist die Wirksubstanz in eine hydrophile (wasserlösliche) Grundlage eingebettet. Wenn es auf die Haut aufgetragen wird, hat es einen kühlenden Effekt. Der Wirkstoff wird über die Haut resorbiert.
Applikation: kutan

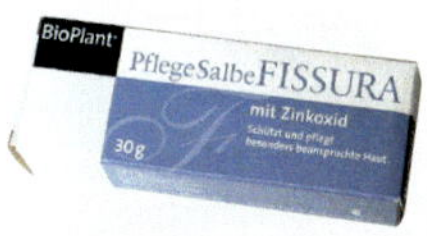

Bei einer **Salbe** ist die Wirksubstanz in eine lipophile (fettlösliche) Grundlage eingebettet. Das Fett in der Salbe legt sich wie ein Schutzfilm über die Haut und sie erwärmt sich. Dadurch können die Wirkstoffe leichter resorbiert werden.
Applikation: kutan

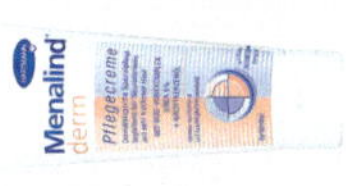

Im Vergleich zu einer Salbe hat die **Creme** einen höheren Anteil an Wasser in der Grundlage.
Applikation: sehr häufig kutan, manchmal auch vaginal oder konjunktival (Augensalbe)

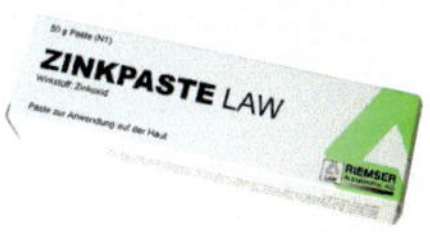

Im Vergleich zu einer Salbe hat eine **Paste** einen höheren Anteil an Pulver und ist dadurch ausgesprochen fest.
Applikation: kutan

Flüssige Formen von Arzneimitteln

Bei einer **Emulsion** handelt es sich entweder um ein Öl-in-Wasser-Gemisch oder ein Wasser-in-Öl-Gemisch. Beide müssen vor Gebrauch geschüttelt werden, da Öl und Wasser nicht ineinander lösbar sind.
Applikation: kutan

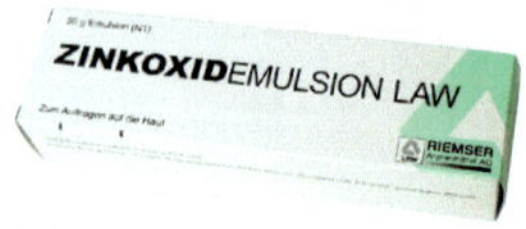

Bei einer **Suspension** wurden kleinste, nichtlösliche Substanzen in eine Flüssigkeit eingebracht. Da sich die festen Stoffe bei der Lagerung absetzen, muss eine Suspension vor Gebrauch geschüttelt werden.
Applikation: meistens kutan, aber auch oral

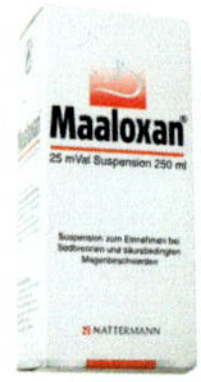

Die Grundlage einer **Tinktur** besteht aus Alkohol. Darin gelöst befindet sich ein Auszug von Substanzen pflanzlicher oder tierischer Herkunft.
Applikation: oral, kutan

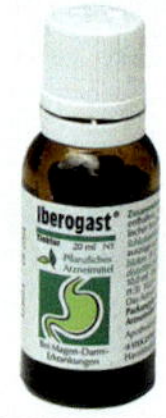

Bei einer **Lösung** wurde eine normalerweise feste Substanz vollständig in einem Lösungsmittel, wie z. B. Alkohol oder Wasser, aufgelöst.
Applikation: oral, intrakutan, subkutan, intramuskulär, intravenös, intraarteriell, kutan

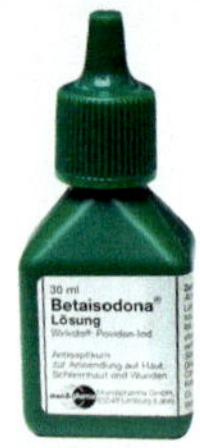

Therapeutische Systeme

Bei einem **transdermalen therapeutischen System** (z. B. ein Schmerzpflaster) befindet sich der Wirkstoff in einem Depot. Das Arzneimittel wird kontinuierlich an die Haut abgegeben und von dort resorbiert.
Applikation: kutan

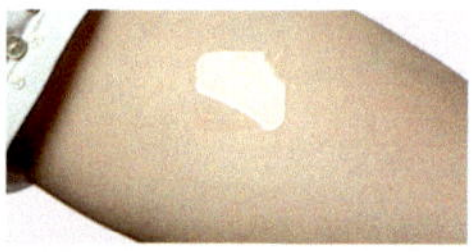

Bei einer **Spirale** mit einem Hormondepot wird der Wirkstoff kontinuierlich abgegeben und somit der Hormonspiegel verändert. Es gibt auch Spiralen aus Kupfer. Beide Formen werden in die Gebärmutterhöhle eingebracht.
Applikation: intrauterin

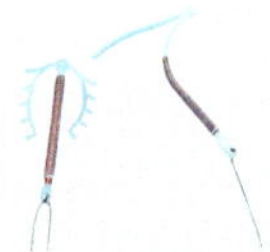

Ein **orales osmotisches therapeutisches System** sieht aus wie eine normale Tablette. Die äußere Schicht ist mit kleinen Poren durchsetzt, durch die nach der Einnahme Wasser eindringen kann. Durch das Wasser wird der Wirkstoff im Inneren der Tablette aufgelöst. Der Innendruck steigt dadurch und die Lösung dringt nach außen.
Applikation: oral

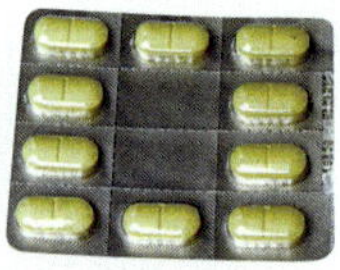

Ein Implantat wird operativ in den Körper eingebracht (in ein Organ oder eine Körperhöhle), wie z. B. ein Herzschrittmacher.
Applikation: operativ

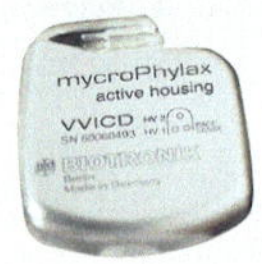

5. Regel: **Geschieht die Medikamentengabe zum richtigen Zeitpunkt?**
Der richtige Zeitpunkt betrifft:

- die festgesetzte Zeit einhalten (z. B. bei Schmerzmittel- oder Antibiotikagabe um 8.00 Uhr; 16.00 Uhr; 24.00 Uhr)
- die verordneten Intervalle berücksichtigen (z. B. Vitamin-Injektion jeden 2. Tag)
- die Abstände zu oder zwischen den Mahlzeiten einhalten (vor, nach, während des Essens, wird im Waschzettel aufgeführt). Bei Depotinsulin (milchig-trüb) erfolgt die Gabe ca. 30 Minuten vor dem Essen.
- bei Schlafmitteln ca. 0,5–1 h vor dem Schlafen. Nicht mehr nach 22 Uhr (Gefahr eines Hangover-Effektes)

Hangover-Effekt
1 S. 650

Falls der Pflegebedürftige die Medikamente selbstständig einnehmen kann, sollte überprüft werden, ob er sie tatsächlich eingenommen hat. Manche alten Menschen können die Medikamenteneinnahme nicht mehr ausreichend eigenverantwortlich übernehmen. Vergesslichkeit und Verwirrtheitszustände erschweren eine zuverlässige Mitarbeit (→ Compliance 1 S. 221) bei sehr vielen Präparaten mit unterschiedlichen Einnahmezeiten. Die eigenverantwortliche, richtig durchgeführte Medikamenteneinnahme fällt besonders alten Menschen schwer, die allein in ihrer Wohnung leben.

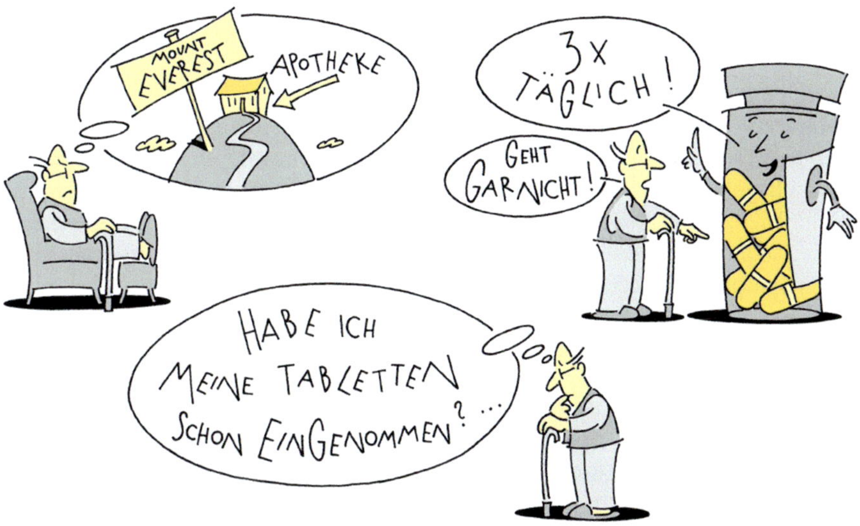
MOUNT EVEREST
APOTHEKE
3X TÄGLICH!
GEHT GARNICHT!
HABE ICH MEINE TABLETTEN SCHON EINGENOMMEN? ...

Medikamente werden in der Regel bis zu viermal pro Tag gegeben, und zwar zum Frühstück, zum Mittagessen, zum Abendessen und zur Nacht. Dazu sind Medikamenten-Dispenser (Dosierbehälter → Abb. 1 und 2) für eine Tages- bzw. Wochenration mit unterschiedlichen Farben und Markierungen gekennzeichnet.

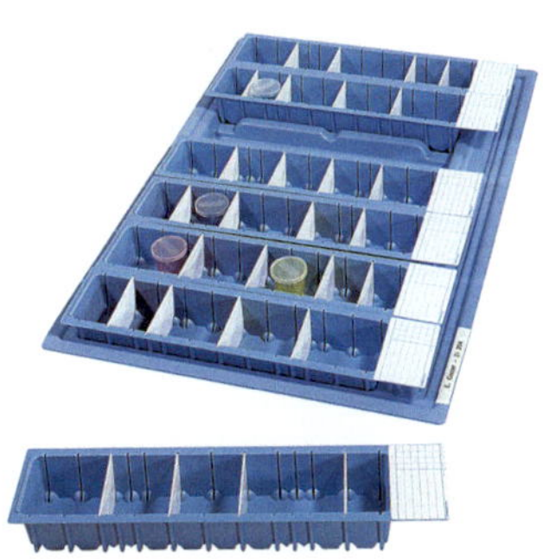

[1] Medikamenten-Dispenser

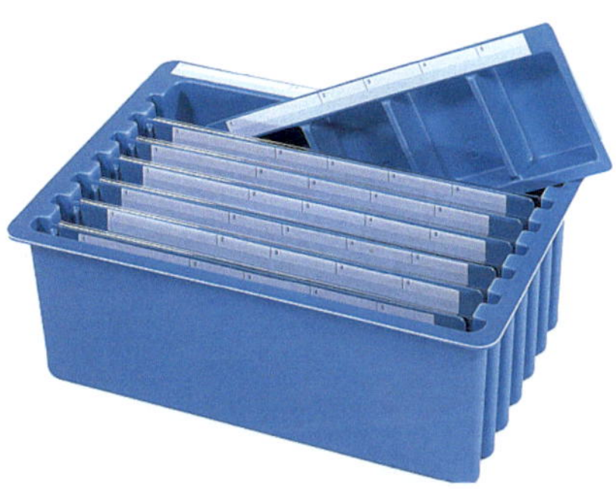

[2] Wochendosierer

Im Gegensatz zu festen Arzneimitteln wie Tabletten, Zäpfchen usw. dürfen flüssige Medikamente erst unmittelbar vor der Verabreichung gerichtet werden. Flüssige Medikamente können verdunsten, außerdem besteht die Gefahr der Besiedlung mit Krankheitskeimen. Orale Arzneiformen werden in aufrechter Körperhaltung mit einem Glas Wasser (mind. 100 ml) eingenommen. So wird das Schlucken erleichtert, insbesondere bei alten Menschen, die nicht selten unter Mundtrockenheit und Schluckstörungen leiden. Vor allem Kapseln können an den Schleimhäuten des oberen Verdauungstraktes hängen bleiben, sich dort auflösen und das Gewebe lokal schädigen.

Schluckstörungen
1 S. 281

Durch die Flüssigkeitszufuhr werden außerdem Transport und Ausscheidung der Arzneimittel über die Nieren unterstützt. Für viele oral einzunehmende Medikamente gibt es im Beipackzettel Einnahmeempfehlungen, wonach bestimmte Präparate vor dem Essen, während des Essens oder nach dem Essen genommen werden sollen. Zum Beispiel soll ein alter Mensch die Insulinspritze mit Depot-Wirkung eine halbe Stunde vor dem Essen, das Kreislaufmittel jedoch unmittelbar vor dem Essen einnehmen. Das Enzympräparat gegen Verdauungsstörungen soll dagegen während des Essens eingenommen werden und das Schmerzmittel gegen rheumatische Beschwerden nach dem Essen. Lebensmittel (z. B. Grapefruitsaft, Milchprodukte) können die Arzneimittelwirkung beeinflussen.

Anwendungsdauer von Arzneimitteln

Je nach ärztlicher Anordnung wird bei vielen Arzneimitteln die Einhaltung einer korrekten Anwendungsdauer vorgeschrieben. Nach Eintritt erster Besserungsanzeichen neigen Pflegebedürftige dazu, die Dosis, z. B. bei Einnahme von Antidepressiva und Antibiotika, eigenmächtig zu reduzieren oder das Medikament gänzlich abzusetzen. Andere Medikamente (z. B. Schmerzmittel) können jedoch lediglich bis zum Abklingen der Symptome verschrieben werden.

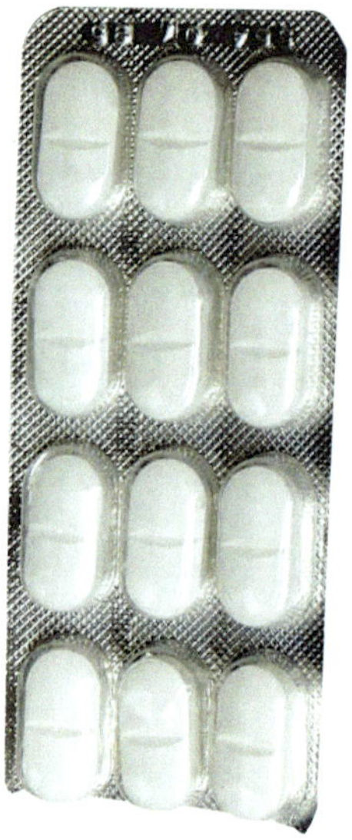

[2] Medikamenten-Blister

Aufbewahrung von Arzneimitteln

Die Aufbewahrung von Arzneimitteln in der stationären Altenpflege erfolgt im abschließbaren Medikamentenschrank (→ Abb. 1). Die Mittel werden bewohnerbezogen aufbewahrt. Medikamenten-Blister (Sichtverpackungen → Abb. 2) sind nach Entnahme der Tablette stets in der Originalverpackung zurückzulegen. Wenn in der ambulanten Altenpflege die Medikamente bei dem Pflegebedürftigen verbleiben, ist es wichtig, die Medikamente an einem sauberen und trockenen Ort oder entsprechend der Packungsbeilage zu deponieren.

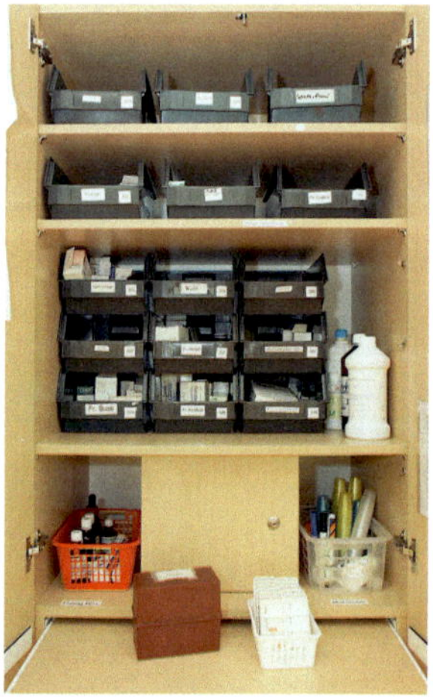

[1] Medikamentenschrank

Vermerke auf dem Medikament geben Hinweise zur Aufbewahrung:
- Kühllagerung: bei ca. 2–8 °C, z. B. Impfstoffe, weiche Suppositorien, Eiweißpräparate wie Human-Albumine, Zytostatika
- lichtgeschützt: z. B. Wasserstoffsuperoxid (braune Flaschen)
- feuergefährlich: z. B. Alkohol, Benzin

Ist das Verfallsdatum überschritten, erlischt die Herstellergarantie und das Medikament darf nicht mehr verabreicht werden (vgl. AMG § 10).
- Angebrochene Arzneimittel entsprechend der Packungsbeilage verwenden, danach verwerfen (→ Aufbrauchfristen, S. 150)

Hausapotheke

1. Verbandsmittel und Instrumente
- Mullbinden, Verbandspäckchen
- Wundschnellverband, Dreiecktücher
- Mullkompressen, Brandwundenverband
- Pflaster, Sicherheitsnadeln, Verbandklammern
- Verbandsschere, Splitterpinzette

2. Arzneimittel
- Schmerztabletten
- Mittel gegen Durchfallerkrankungen
- Mittel gegen Erkältungskrankheiten
- Mittel gegen Insektenstiche
- Wunddesinfektionsmittel
- Brandgel

3. Individuelle Arzneimittel
- Arzneimittel, die zum therapeutischen Dauergebrauch vom Arzt verordnet wurden

4. Krankenpflegeartikel
- Fieberthermometer
- Handschuhe
- Desinfektionsmittel
- Augenklappe
- Lederfingerling

5. Erste Hilfe beim Unfall
- Erste-Hilfe-Kasten
- Anleitung zur Ersten Hilfe

Entsorgung von Arzneimitteln

Einzelne Tabletten werden in einem verschließbaren Gefäß gesammelt und zur Apotheke zurückgegeben (werden i. d. R. verbrannt). Ebenso wird mit abgelaufenen Medikamenten verfahren. Tabletten sollten nicht im normalen Abfall entsorgt werden (auch zur Sicherheit vor Medikamentenmissbrauch).

Dokumentation

Jede ärztliche Verordnung von Arzneimitteln (Präparatname, Dosierung, Zeitpunkt und Applikationsort) und Verabreichung von Medikamenten durch Pflegefachkräfte (Namenszeichen der Pflegefachkraft) wird in der Dokumentationsmappe des Pflegebedürftigen festgehalten. Die Pflegefachkraft dokumentiert außerdem Beobachtungen von Nebenwirkungen und Wechselwirkungen im Pflegebericht. Jede neue Verordnung und jede Veränderung der Medikation bestätigt der Arzt durch sein Handzeichen (Namenskürzel). Bei Telefonanordnungen ist die ärztliche Anordnung nachträglich durch den Arzt zu bestätigen.

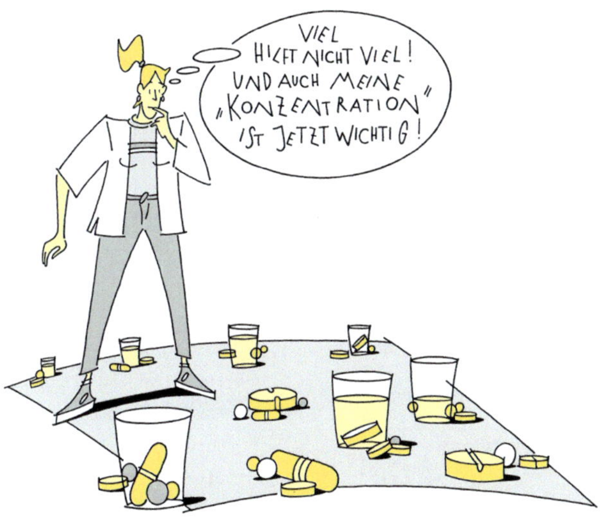
VIEL HILFT NICHT VIEL! UND AUCH MEINE „KONZENTRATION" IST JETZT WICHTIG!

Es ist wichtig, dass bei der Bereitstellung und Applikation von Arzneimitteln keine **Medikamentenfehler** vorkommen. Stress, Personalknappheit, mangelnde Organisation oder persönliche Probleme der Pflegefachkraft können dazu führen, dass z. B. Medikamente verwechselt werden. Um den Pflegebedürftigen vor Schaden zu bewahren, wird der Fehler sofort offengelegt. Je nach Situation ist mit dem behandelnden Arzt zu klären, wie weiter vorzugehen ist. Die Pflegefachkraft, der der Fehler unterlaufen ist, sollte Gelegenheit bekommen, konstruktiv mit dem Vorfall umzugehen. Nach einer fehlerhaften Injektion ist es z. B. keine gute Lösung, fortan nie wieder zu spritzen.

Telefonanordnungen
2 S. 214

Wird mit **Medikationskarten** gearbeitet, bei denen Informationen aus der Dokumentationsmappe übernommen werden müssen, besteht ein hohes Risiko für Übertragungsfehler. Insbesondere bei Veränderungen der Medikation zeigen sich die Nachteile einer solchen doppelten Erfassung.

Betäubungsmittel (BtM)

Schmerzbehandlung
2 S. 177
Opioidanalgetika
1 S. 466

Betäubungsmittel sind Wirkstoffe aus verschiedenen Substanzgruppen, die suchterzeugende Eigenschaften haben. Neben illegalen Drogen wie Heroin oder Marihuana zählen hierzu viele Medikamentengruppen, vor allem die zentralwirksamen, oft euphorisierend wirkenden |Opioidanalgetika. Diese sind durch chemische Veränderungen des Morphinmoleküls entstanden. Auch manche Psychopharmaka zählen zu den Betäubungsmitteln.

Betäubungsmittel sind z. B. Morphin, Polamidon, Buprenorphin, Piritramid oder Pentazocin. Manche niederpotenten Opioide (z. B. Kodein, Dihydrokodein, Tramadol, Tilidin/Naloxon) fallen nicht unter das Betäubungsmittelgesetz, werden aber auf Grund ihrer strukturellen Ähnlichkeit mit anderen Opioiden in vielen Einrichtungen trotzdem wie Betäubungsmittel behandelt.

Pflege alter Menschen mit Suchterkrankungen
1 S. 651 ff.

Betäubungsmittel müssen laut Betäubungsmittelgesetz (BtMG) unter dauerndem Verschluss gehalten werden. In krankenhausähnlichen Einrichtungen, die die Medikamente einrichtungsbezogen verwalten, ist ihr Zugang oder Ausgang im BtM-Buch (oder in einer BtM-Karteikarte → Abb. 1) zu erfassen. Den Schlüssel hat eine examinierte Pflegefachkraft in Gewahrsam. Wenn in einem Altenpflegeheim Betäubungsmittel als Stationsbedarf bezogen und verwaltet werden, ist die Einrichtung zur Anschaffung eines BtM-Schrankes und eines BtM-Buches verpflichtet.

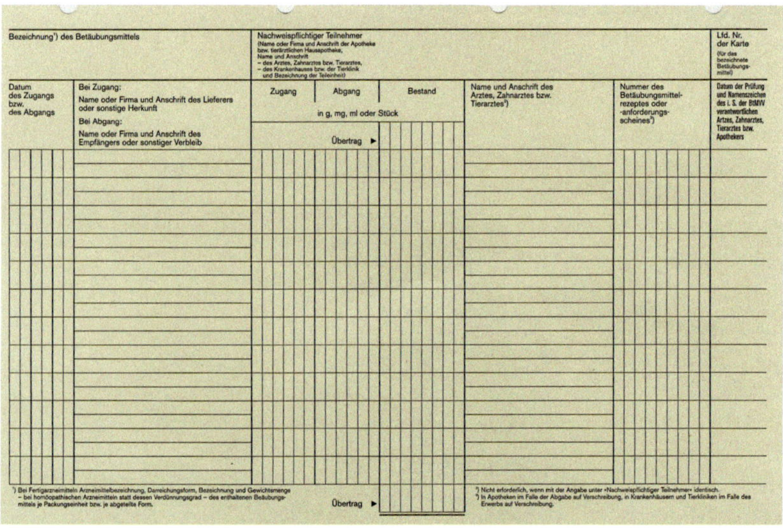

[1] BtM-Karteikarte

Jedes BtM muss vom Arzt auf einem speziellen Rezept (BtM-Rezept) verordnet werden. Im BtM-Buch bzw. in den BtM-Karteikarten wird jedes BtM mit der kompletten Bezeichnung sowie der Rezeptnummer eingetragen. In der Praxis ist es sinnvoll, für jedes Präparat eine eigene Seite bzw. eine eigene Karteikarte anzulegen. Zusätzlich wird das Datum des Medikamenteneingangs mit den jeweiligen Wirkstärken sowie das Datum der Medikamentenentnahme mit dem Namen des Patienten, der das Medikament erhalten hat, vermerkt. Die Differenz zwischen Zugang und Entnahme, also der aktuelle Bestand, wird nach jeder Entnahme in einer separaten Spalte vermerkt.

Das BtM-Buch bzw. BtM-Karteikarten müssen vom Bundesanzeiger-Verlag bezogen werden, dürfen also nicht selbst improvisiert oder kopiert werden!
Bezugsadresse:
Bundesanzeiger Verlagsgesellschaft
Amsterdamer Str. 192
50735 Köln
Telefonische Bestellung:
0221/97 668-200

Bei jeder Entnahme muss der im Buch vermerkte Bestand mit dem tatsächlichen Bestand im BtM-Schrank verglichen werden. Die zuständige Pflegefachkraft zeichnet jede Entnahme persönlich ab. Es wird nur die tatsächlich verabreichte Dosis eingetragen (z. B. auch → Ampullen). Der verworfene Rest oder auch zerbrochene Ampullen werden in der rechten Spalte separat eingetragen und müssen vom Arzt gegengezeichnet werden. Insbesondere in Fällen, in denen BtM auf Grund zerbrochener Ampullen oder Ablauf des Verfallsdatums verworfen werden, ist es sinnvoll, den Verlust durch Zeugen gegenzeichnen zu lassen.

In einer separaten Spalte wird der Name des verordnenden Arztes eingetragen. Die letzte Spalte ist für die Unterschrift des verantwortlichen Arztes, der zu regelmäßigen Prüfungen des BtM-Buches und des Bestandes verpflichtet ist, vorgesehen.

Das BtM-Buch bzw. die BtM-Karten müssen 3 Jahre aufbewahrt werden.

Kräutertees

Kräutertee besteht aus Heilpflanzenteilen. Eine kaum verwendete Bezeichnung dafür ist Teedroge. Er wird auch als Heiltee oder Arzneitee bezeichnet, wenn er als Arzneimittel wirkt und in der Apotheke angeboten wird. Dann unterliegt er den Richtlinien des Deutschen Arzneibuches (DAB). Viele Heiltees sind aber auch in Drogerien, Kräuterläden, Reformhäusern und Supermärkten erhältlich. Manche Kräutertees schmecken bitter. Verantwortlich dafür sind die so genannten Bitterstoffe, denen aber auch die heilende Wirkung zugeschrieben wird.

Kräutertee wird lose oder einfacher dosierbar in Teebeuteln angeboten. Zum Aromaschutz dienen lichtgeschützte (dunkle) verschließbare Dosen oder Gläser (mit Namen der Teedroge, Zubereitungsangabe, Kauf- und Verfallsdatum). Tee ist in der Regel bis zu etwa einem Jahr haltbar. Entscheidend für den Geschmack und die Wirkung ist vorwiegend die Qualität des Tees.

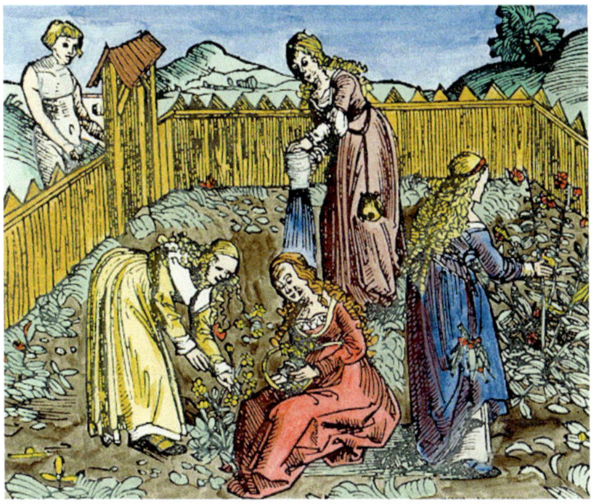

[1] Bereits im frühen Mittelalter kurierten Mönche die Leiden der Bevölkerung mit Heilpflanzen, die sie in ihren Klostergärten züchteten.

Je nach Teesorte und beabsichtigter Wirkung werden Kräutertees unterschiedlich zubereitet:

a) **heiß aufgießen:** Blätter und Blüten mit kochendem Wasser übergießen, ca. 5–10 Minuten ziehen lassen und dann abseihen.
b) **abkochen:** Samen, Wurzeln, Hölzer, Rinden zerkleinern, mit Wasser entweder nur kurz oder max. bis zu 20 min abkochen, ca. 5 Minuten ziehen lassen und abseihen.
c) **kalt abseihen:** hitzesensible Stoffe (z. B. Baldrianwurzel) mit kaltem Wasser übergießen, 5–10 Stunden stehen lassen und dann abseihen.

Kräutertees sollten nicht ohne Absprache mit dem Arzt oder Apotheker eingenommen werden.

Die drei Zubereitungsarten können auch kombiniert werden.

Dosierung:
Für ca. 0,25 Liter Wasser wird ca. 1 Teelöffel Tee benötigt, 2–3 Gläser täglich werden schluckweise bis zum Abklingen der Symptomatik getrunken (in der Regel jedoch nicht länger als 2–3 Wochen).

Gesüßt werden dürfen Husten- und Erkältungstees (am besten mit Honig). Das Süßen von Tees bei Magen-, Darm-, Leber- und Gallenbeschwerden kann Schmerzen und Blähungen verstärken.

schlaffördernde Tees
1 S. 301

Beispiele für häufig verwendete Kräutertees und deren Wirkungen:

Zubereitung: Ein Teelöffel Pfefferminzblätter wird mit ca. 0,25 Liter kochendem Wasser aufgebrüht.
Zugeschriebene Wirkungen: appetitanregend, den Gallenfluss anregend, gegen Magen- und Darmbeschwerden, zur Verstärkung des Verdunstungseffektes (z. B. bei fiebersenkendem Wadenwickel und bei alternativen Waschungen → 1 S. 257)

Pfefferminz

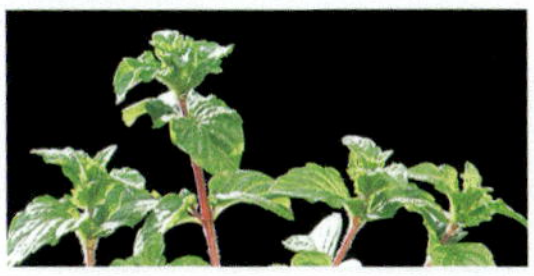

Zubereitung: Ein Esslöffel Kamillenblüten mit ca. 0,25 Liter kochendem Wasser aufbrühen, 10 Minuten ziehen lassen und abseihen.
Zugeschriebene Wirkungen: entzündungshemmend, gegen Magen- und Darmbeschwerden und krampflösend (gegen Koliken). Auch äußerlich wirkt Kamille gegen Haut- und Schleimhautentzündungen (z. B. zur Mundpflege).
Achtung: Kamille kann jedoch auch eine Allergie auslösen.

Kamille

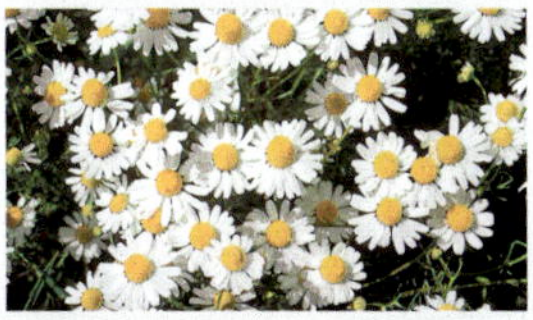

Zubereitung: Die Fenchelsamen frisch im Mörser anstoßen und ein Teelöffel Samen mit ca. 0,25 Liter kochendem Wasser aufbrühen und evtl. mit Honig süßen.
Zugeschriebene Wirkungen: krampflösend bei Magen- und Darmerkrankungen (nur ungesüßt!), schleimlösend als mildes Hustenmittel

Fenchel

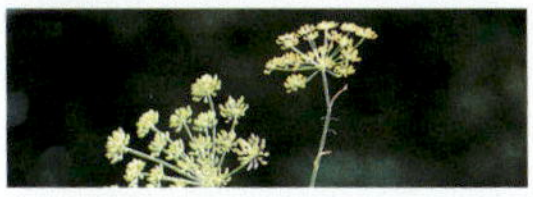

Beispiele für häufig verwendete Kräutertees und deren Wirkungen:

Zubereitung: Ein Teelöffel Lindenblüten mit ca. 0,25 Liter kochendem Wasser aufbrühen, 10 Minuten ziehen lassen und abseihen.
Zugeschriebene Wirkungen: regt den Stoffwechsel an und unterstützt das Schwitzen (bei Fieber → 1 S. 615)

Lindenblüten

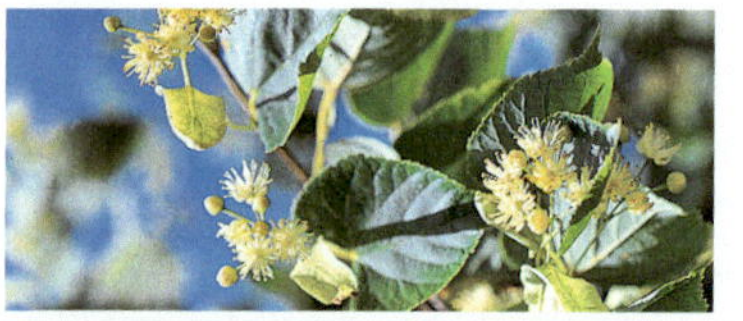

Zubereitung: Ein halber Teelöffel frische oder getrocknete Salbeiblätter mit ca. 0,25 Liter kochendem Wasser aufbrühen, 10 Minuten ziehen lassen und abseihen.
Zugeschriebene Wirkungen: schweißreduzierend (bei Fieber), entzündungshemmend gegen Halsschmerzen und Zahnfleischentzündungen (betroffene Stelle mehrmals täglich betupfen). Mit Salbeitee wird häufig vorbeugend gegen Munderkrankungen gegurgelt.

Salbei

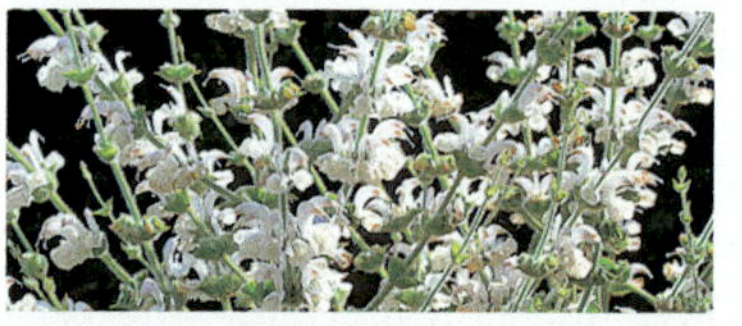

Zubereitung: Ein Esslöffel Brennnesseltriebe mit ca. 0,25 Liter kochendem Wasser aufbrühen, 10 Minuten ziehen lassen und abseihen.
Zugeschriebene Wirkungen: blutreinigend, blutbildend und harntreibend, bei Erkrankungen der Atmungsorgane, Magen-Darmerkrankungen mit Kolikschmerzen

Brennnessel

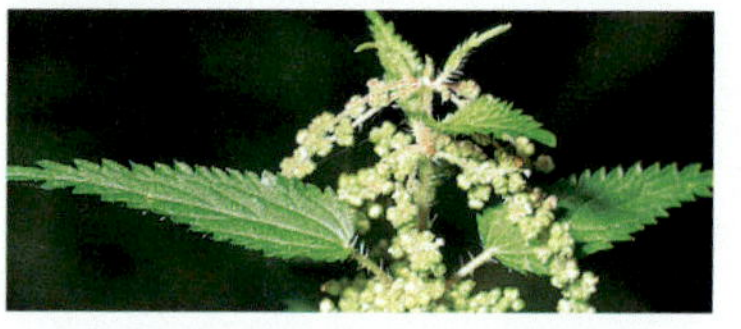

Zubereitung: Ein Teelöffel Weidenrinde in ca. 0,25 Liter kaltem Wasser einweichen lassen und langsam bis zum Sieden erhitzen, 5 Minuten ziehen lassen und abseihen.
Zugeschriebene Wirkung: fieberregulierend (bei sehr hohem Fieber)

Weidenrinde

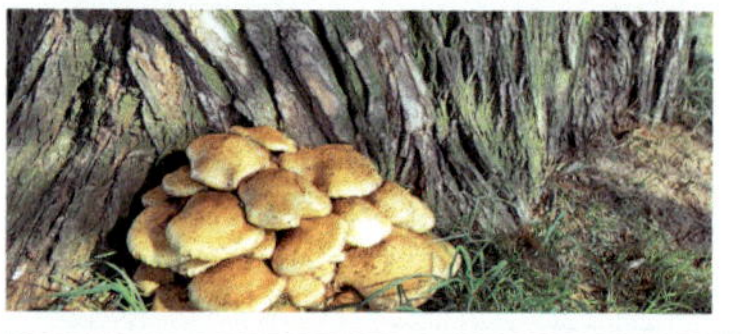

Zubereitung: Ein viertel Teelöffel Anisfrüchte mit dem Löffel etwas zerquetschen und mit ca. 0,125 Liter kochendem Wasser aufbrühen, 10 Minuten ziehen lassen und abseihen.
Zugeschriebene Wirkungen: hustenstillend und schleimlösend, gegen Blähungen und Bauchkrämpfe

Anisfrüchte

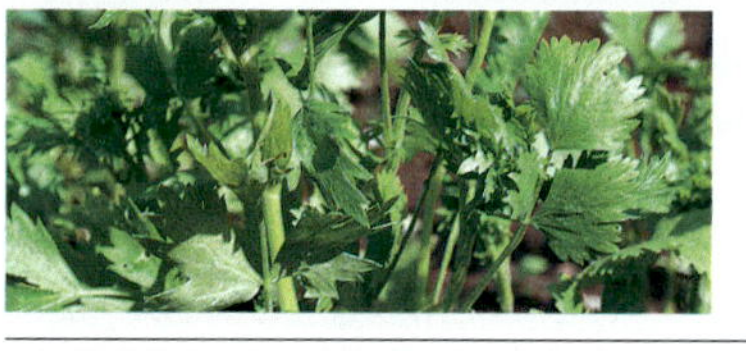

Zubereitung: Ein Esslöffel Brombeerblätter mit 0,25 Liter kochendem Wasser aufbrühen, 10 Minuten ziehen lassen und abseihen.
Zugeschriebene Wirkung: Die Gerbstoffe der Brombeerblätter wirken stopfend (gegen Durchfall).

Brombeerblätter

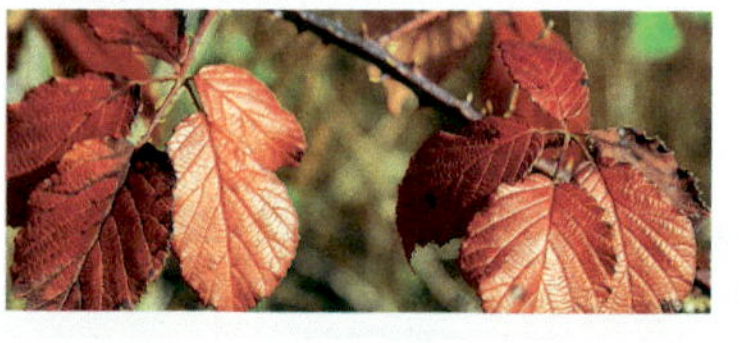

Zubereitung: Ein Esslöffel Blätter des Heilkrautes mit ca. 0,25 Liter kochendem Wasser aufbrühen, 10 Minuten ziehen lassen und abseihen.
Zugeschriebene Wirkung: Förderung des Konzentrations- und Denkvermögens

Zitronengras

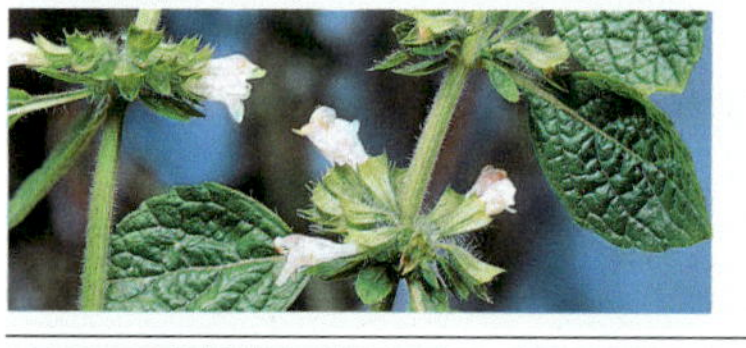

Zubereitung: Zwei Teelöffel Augentrostkraut mit ca. 0,25 Liter kochendem Wasser aufbrühen, 10 Minuten ziehen lassen und abseihen.
Zugeschriebene Wirkungen: Äußerlich angewandt wirkt Augentrost bei Augenentzündungen und innerlich als sekretlösendes Mittel gegen Halsentzündungen.

Augentrost

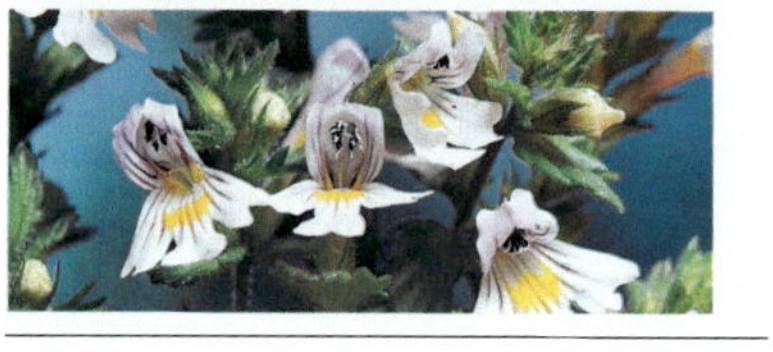

Injektionen

1.13

Eine Injektion ist die parenterale Applikation gelöster Arzneimittel mit einer Hohlnadel (Kanüle) direkt in den Organismus. Jede Injektion bedarf der Zustimmung des Patienten. Zuvor muss ein ausführliches Aufklärungsgespräch über Wirkung und Nebenwirkung des Medikamentes sowie Risiken der Injektion stattfinden.

parenterale Applikation
Verabreichung unter Umgehung des Magen-Darm-Traktes

Arzneimittellehre
1 S. 217

Vorteile von Injektionen	Nachteile von Injektionen
▪ schneller und sicherer Wirkungseintritt ▪ präzise steuerbare Dosierbarkeit ▪ Anwendung auch bei Schluckstörungen und Bewusstseinsstörungen möglich ▪ keine Veränderung von Arzneistoffen durch die Magen-Darm-Passage ▪ lokale Behandlung möglich (z. B. Lokalanästhetikum)	▪ starke/schnelle Reaktion (Allergie) ▪ lokale Reaktionen: Blutungen nach außen oder ins Gewebe (Hämatome); aseptische Nekrose; Abszesse (besonders bei abwehrgeschwächten Patienten), Einbringen von infiziertem Material in die Blutbahn (Bakteriämie) ▪ psychogene Synkope (Ohnmacht) ▪ falsche Applikationsart (z. B. intravenös statt intramuskulär) ▪ Kanülenbruch ▪ Angst vor Schmerzen beim Einstich

Injektionen sind dem Arzt vorbehalten. Bestimmte Injektionen können ggf. an das Pflegepersonal delegiert werden. Voraussetzungen sind:

- ein ausreichendes Wissen um das Medikament
- Beherrschung der Injektionstechnik
- Kenntnis der möglichen Komplikationen

Die Übernahme muss abgelehnt werden, wenn Zweifel an der sicheren Ausführung bestehen (z. B. wenig Erfahrung, Unsicherheit oder wenn die Tätigkeit verlernt wurde).

In der Ausbildung darf die Injektion, selbst wenn sie theoretisch und praktisch gelehrt/vermittelt wurde, nur unter Anleitung erfolgen. Remonstrationspflicht! Um Haftungsfolgen zu vermeiden, ist eine gefahrengeneigte Versorgung (voraussichtliche Behandlungs-/Pflegefehler) dem Vorgesetzten zu melden!

Injektionsarten

s. c. subkutan, in das Unterhautfettgewebe
i. c. intrakutan, in die Haut
i. m. intramuskulär, in ein Muskelgewebe
v. g. ventroglutäal, in den mittleren Gesäßmuskel

Injektionen, die ausschließlich dem Arzt vorbehalten sind:

i. v. intravenös, in eine Vene
i. a. intraarteriell, in eine Arterie
i. a. intraartikulär, in ein Gelenk

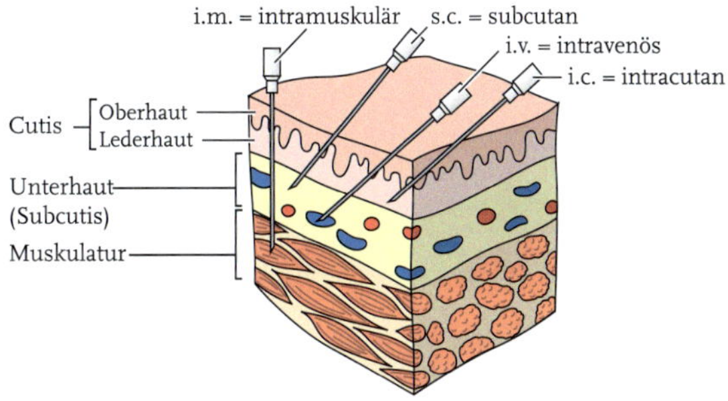

[1] Injektionsorte

Kontraindikationen

- Entzündungen, Hämatome, Ödeme und Mangeldurchblutungen im Injektionsgebiet
- Gerinnungsstörungen oder Antikoagulantiengabe (z. B. Marcumar® nach Herzinfarkt)
- Ausnahme: Unter einer low-dose Heparinmedikation (Dosierung bei Thromboseprophylaxe) darf dennoch i. m. injiziert werden.
- keine i. m.-Injektion während eines Schocks, denn auf Grund der Blutzirkulation ist das Gewebe in der Peripherie minderdurchblutet und die Resorptionszeit entsprechend verlängert.

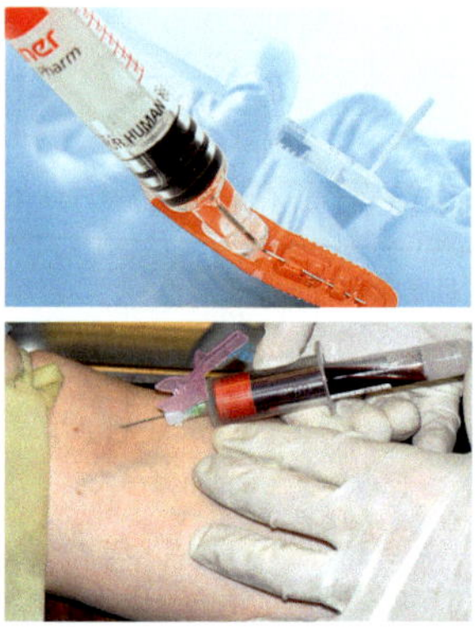

[1] Klappbare Schilde (oben) und Entschärfungsmechanismen (unten) können vor Nadelstichverletzungen schützen.

Gefahren

- Nervenschädigung (z. B. Nervus ischiadicus bei Injektion in die Glutealmuskulatur) durch falsche Stichrichtung und/oder Einstichstelle
- Spritzenabszess (Eiteransammlung im Gewebe), z. B.
  - wenn die Hygienevorschriften missachtet wurden, z. B. unsteriles Material
  - wenn in ein vorhandenes Hämatom/gereizte Gewebestelle gespritzt wird
- aseptische Nekrose (bei Unverträglichkeit des Medikamentes)
- Gefäßpunktion statt vorgeschriebener i. m. Injektion
- |anaphylaktischer Schock bei Überempfindlichkeit auf ein Medikament

Anaphylaktischer Schock
1 S. 670

Resorptionsgeschwindigkeit

Die durchschnittliche Resorptionsgeschwindigkeit beträgt bei einer i. m. Injektion ca. 30–60 min (bei einer s. c. Injektion länger). Intramuskulär werden auch schwer resorbierbare Lösungen wie Emulsionen, Depotpräparate, ölige Stoffe und Suspensionen injiziert. Bei drohender |Hyperglykämie injizieren manche Diabetiker Insulin intramuskulär. Grund für die schnelle Resorption bei intramuskulären Injektionen ist die stärkere Durchblutung der Muskulatur im Vergleich zum Unterhautfettgewebe. So wird z. B. Insulin nach Reiben der Injektionsstelle ebenfalls schneller resorbiert. Auch nach Wärme (Muskelarbeit, Sauna, Bad) ist die Resorption beschleunigt.

Hyperglykämie
1 S. 439

1.13.1 Materialien

Kanülen

Für den Einstich werden steril und einzeln verpackte **Einmalkanülen** (Hohlnadeln) mit unterschiedlichen Stärken und Längen (je nach Art der Injektion) verwendet. Die Farbe des Kanülenansatzes zeigt die Stärke und Länge der Kanüle an (→ Tab.).

Häufig verwendete Kanülenlängen und -stärken*	Geeignet für folgende Injektionsart(en)
1 (gelb; ca. 40–70 mm lang; ø 0,9 mm) 2 (grün; ca. 40–60 mm lang; ø 0,8 mm)	i. m., i. v. und Blutentnahmen
12 (schwarz; ca. 30 mm lang; ø 0,7 mm) 14 (lila, ca. 30 mm lang; ø 0,6 mm) 16 (blau, ca. 25 mm lang; ø 0,6 mm)	s. c. (bei großen Mengen und bei derber Haut)
17 (rot/lila, ca. 25 mm lang; ø 0,5 mm) 18 (braun, 12–25 mm lang; ø 0,45 mm) 20 (grau, 12–20 mm lang; 0,4 mm)	s. c. (bei geringen Mengen wie Insulin, Heparin), i. c.

*Je nach Hersteller der Kanülen variieren diese Farben und Größenangaben

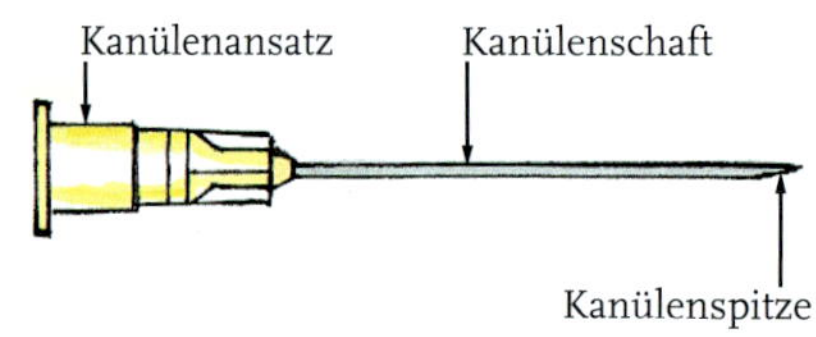

[3] Kanüle (Hohlnadel)

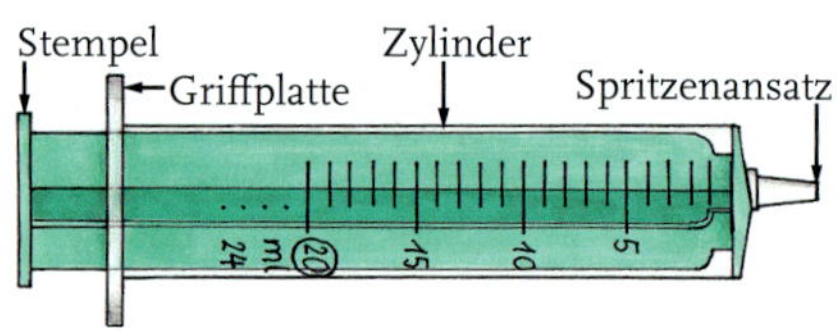

[4] Spritze

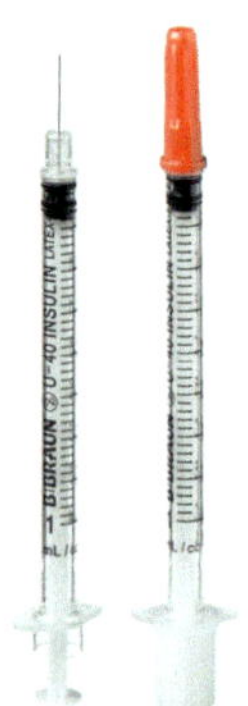

[2] Einmalspritzen

Kunststoffeinmalspritzen

- einzeln steril verpackt (mit oder ohne Kanüle)
- bieten Sicherheit vor Übertragung von Infektionen (z. B. Hepatitis, Aids)
- spezielle Einmalspritzen (→ Abb. 2), z. B. für Insulin

Aufbewahrungsformen von Injektionslösungen 1.13.2

- **Glasampullen** werden am Ampullenhals angesägt und aufgebrochen. Zum Aufbrechen der Glasampulle (mit einem Tupfer) muss der Markierungspunkt auf die Pflegeperson zeigen (→ Abb. 1).
- **Brech-/Knickampullen** können mit einer Ampullensäge angesägt werden (bei einer Markierung am Ampullenhals entfällt das Ansägen). Zum Schutz vor Glassplitterverletzungen werden sie aufgebrochen (→ Abb. 5).
- **Stechampullen** (→ Abb. 2) sind zur mehrmaligen Entnahme geeignet, weil sich der elastische Gummistopfen am Ampullendeckel nach dem Einstechen mit einer Kanüle wieder verschließt. Für die Mehrfachentnahme gibt es Entnahmekanülen mit Bakterienfilter (→ Abb. 3, 7).
- **Trockenampullen** (für instabile Stoffe) werden erst kurz vor Gebrauch mit Hilfe von Lösungsmitteln fertiggestellt, indem die Trockensubstanz z. B. mit Hilfe einer Überleitungskanüle mit Kochsalz verflüssigt wird.
- **Fertigspritzen** (z. B. Antibiotika, Heparine) sind bereits vorgefertigte Spritzen mit Kanüle und Injektionslösung. Sie enthalten eine kleine Luftblase, die nach der Injektion im Kanülenschaft bleibt und so die volle Abgabe der Injektionslösung gewährleistet. Darum darf die Luftblase vor der Applikation nicht herausgedrückt werden.
- **Kunststoffampullen** (→ Abb. 4) können ohne Verletzungsgefahr und ohne Kanüle aufgezogen werden.

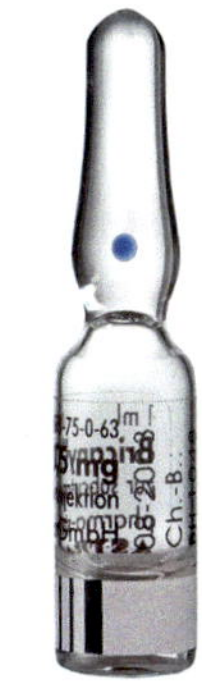

[1] Glasampullen mit Markierung

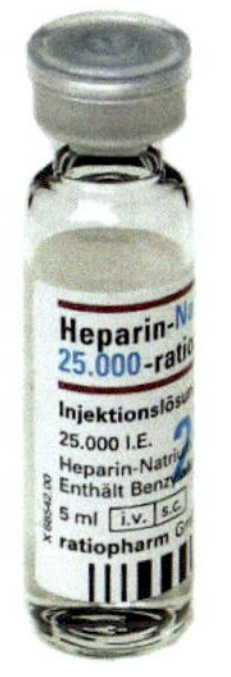

[2] Stechampullen

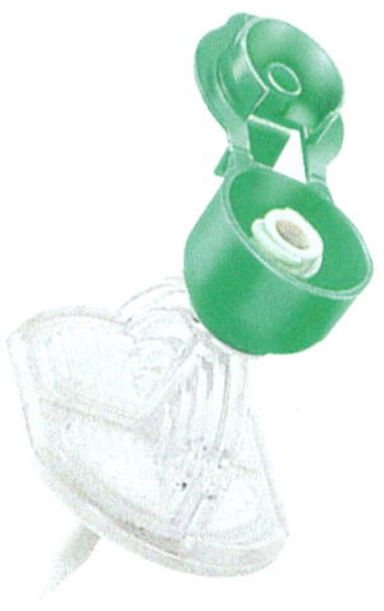

[3] Entnahmekanüle

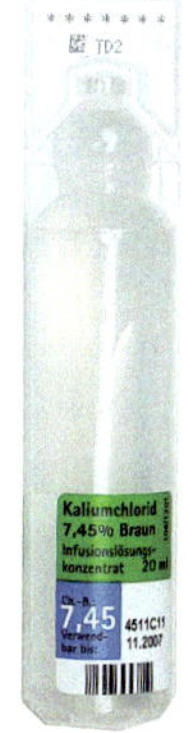

[4] Kunststoffampulle

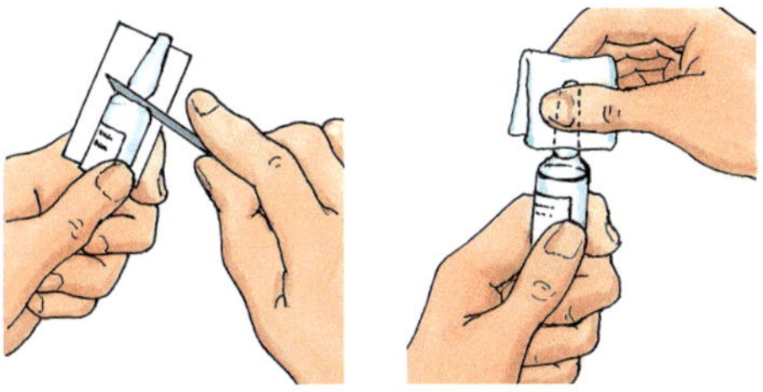

[5] Ansägen der Glasampulle immer mit Tupfer bzw. beim Abrechen den Ampullenhals ganz mit dem Tupfer umfassen (hier gestrichelt gezeichnet)

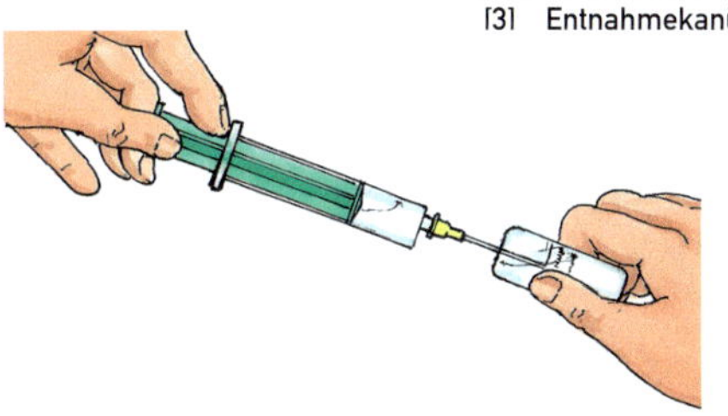

[6] Aufziehen aus der Glasampulle

Beim **Aufziehen aus der Stechampulle** wird zunächst der Metall-/Plastikverschluss der Ampulle entfernt und der Gummistopfen desinfiziert. Um bei der Entnahme von Injektionslösungen einen Unterdruck in der Stechampulle zu vermeiden, wird Luft, die mengenmäßig der zu verabreichenden Injektionsmenge entspricht, in die Stechampulle zugespritzt. Nachdem die Luft in die Stechampulle eingespritzt wurde, herrscht dort ein Überdruck, sodass sich der Spritzkolben bereits aus der Spritze bewegt und sich die Spritze mit Injektionslösung füllt. Dadurch kann die gewünschte Injektionsmenge mit geringem Krafteinsatz leicht aufgezogen werden (→ Abb. 7).

Nach dem Aufziehen der Injektionslösung wird die Aufziehkanüle in einen durchstichsicheren | Kanülenabwurfbehälter entsorgt und die Injektionskanüle auf die Spritze gesteckt. Bei Stechampullen wird das Datum der ersten Entnahme auf der Ampulle vermerkt. Die Angaben des Herstellers sind zu beachten. Angebrochene Stechampullen dürfen maximal 24 Stunden bei Kühlschranklagerung verwendet werden, Insuline maximal 4 Wochen bei Raumtemperatur und 3 Monate bei Kühlschranklagerung.

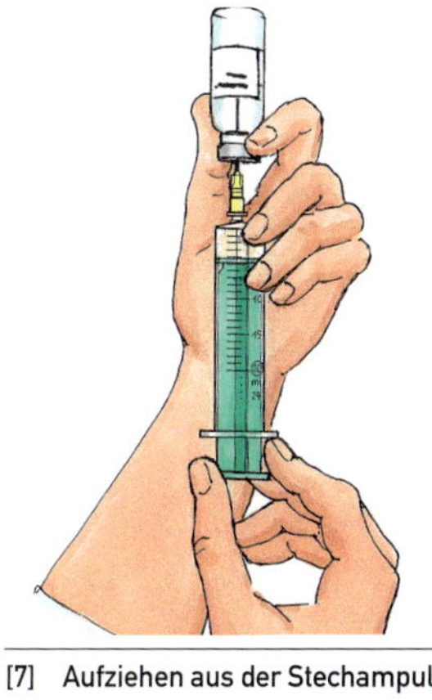

[7] Aufziehen aus der Stechampulle

Injektionslösungen nie schütteln, weil sie nach Schaumbildung nicht mehr korrekt aufgezogen werden können.

Kanülenabwurfbehälter
1 S. 224

Um Verwechslungen aufgezogener Spritzen zu vermeiden, wird die aufgezogene Originalampulle zur Sicherheitskontrolle jeweils mit der Spritze, sterilen Tupfern, Hände- und Hautdesinfektionsmittel sowie einem Kanülenabwurfbehälter auf ein Tablett gelegt.

Aufziehen aus der Trockenampulle:
Nach Entfernung vom Metall-/Plastikverschluss wird der Gummistopfen desinfiziert und das Lösungsmittel steril in die Trockensubstanz gespritzt. Bei Stechampullen wird hierbei zum Ausgleich des Überdrucks zuvor Luft in die Spritze angesaugt. Die Trockensubstanz muss möglichst ohne Schaumbildung (Dosisverfälschung) aufgelöst werden. Dazu darf sie nicht geschüttelt, sondern nur gekippt werden. Sie wird erst kurz vor Applikation und nach vollständiger Auflösung aufgezogen.

Wichtige Hinweise:
- Luftblasen, die sich in der Spritze befinden, müssen herausgespritzt werden. Dazu wird der Konus nach oben gehalten und der Spritzenzylinder leicht mit einem Finger beklopft (Ausnahme: Fertigspritzen).
- Um Kontaminationen zu verhindern, muss die Schutzkappe bis unmittelbar vor der Injektion auf der Kanüle bleiben.
- Die Kanüle darf nicht verbogen oder abgeknickt und nicht wieder in die abgenommene Plastikschutzhülle zurückgesteckt werden.
- Die Kanüle, die zum Aufziehen des Medikaments genutzt wurde, muss immer durch eine neue Kanüle zur Injektion ersetzt werden.

1.13.3 Subkutane Injektion

Beim Mischen von zwei Insulinen stets zuerst klares Insulin aufziehen!

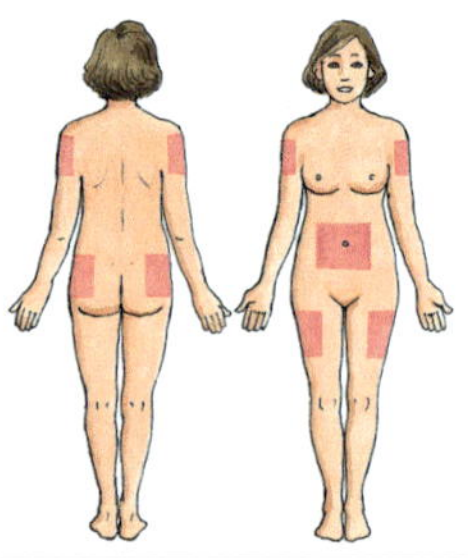

[1] Einstichstellen für die subkutane Injektion

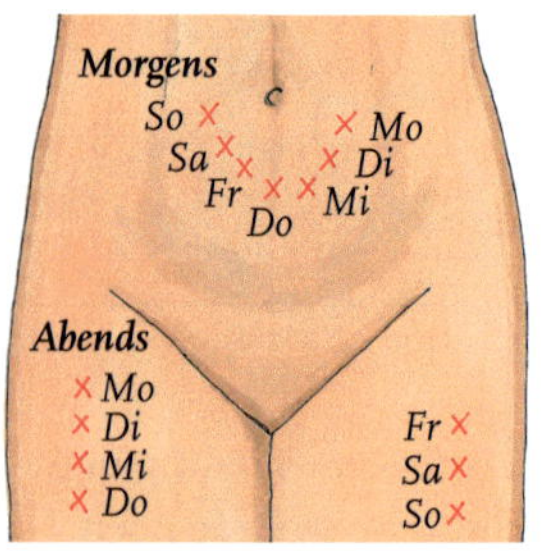

[2] Beispiel eines Injektionskalenders

Bei einer subkutanen Injektion handelt es sich um das Einspritzen einer Injektionslösung in die Unterhaut. Unter die Haut werden nur wässrige Lösungen (z. B. Insulin) injiziert. Sie werden über die Kapillaren relativ langsam in das Blut aufgenommen.

Aufziehen von Insulin mit der Spritze

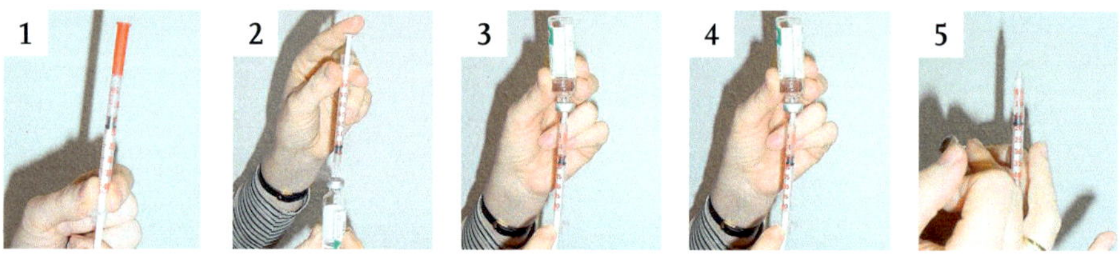

1. Spritze mit Luft füllen, bis der Kolben die gewünschte Einheitenmenge anzeigt, rote Schutzkappe entfernen.
2. Den Gummipfropfen des Insulinfläschchens senkrecht durchstechen und Luft in die Ampulle spritzen.
3. Die Spritze mit der Ampulle auf den Kopf stellen und gewünschte Insulinmenge aufziehen.
4. Die Spritzennadel aus dem Fläschchen herausziehen.
5. Die Luftblasen mit der Nadel nach oben aus der Spritze herausdrücken.

Einstichstellen:
1. Vorder- und Außenseite des Oberschenkels (mindestens eine Handbreit vom Knie entfernt)
2. mittlere äußere Oberarmregion (Injektionsort 2. Wahl)
3. Bauchdecke links und rechts sowie unterhalb und oberhalb des Bauchnabels, jedoch mindestens 1–2 cm um den Bauchnabel freilassen (→ Abb. 1)

Bei wiederholter Injektion ist der Injektionsort regelmäßig zu wechseln. Das erfordert einen **Injektionskalender** nach Wochentagen (→ Abb. 2). Wiederholte Insulin-Injektionen immer an derselben Stelle können zu Verhärtungen (Lipodystrophien) des Unterhautfettgewebes und damit zu Resorptionsstörungen führen. Abends wird wegen der zur Nacht in der Regel erwünschten langsameren Resorption in den Oberschenkel injiziert. Bei Hauterkrankungen oder bereits bestehenden Verhärtungen wird der Injektionsort mit dem Arzt abgesprochen.

Bei der subkutanen Injektion ist es wichtig, die Haut so abzuheben und zu falten, dass die Injektion einfach und gefahrlos durchgeführt werden kann. Mit Daumen und Zeigefinger wird die Haut von der darunterliegenden Muskelschicht abgehoben (→ Abb. 1), um eine Fehlinjektion in die Muskelschicht zu vermeiden. In Ausnahmefällen kann bei kachektischen Patienten die Haut (statt angehoben) gespannt werden. In die gespannte Haut wird, wenn eine Hautfalte zu dünn ist, nur wenige Millimeter tief senkrecht eingestochen.

Lipodystrophie
Gewebeveränderungen und Funktionsstörungen des Unterhautfettgewebes, die sich als geschwulstartige Verdickungen des Unterhautfettgewebes zeigen.
Lipodystrophien können Ursache sein für:
- unklare Blutzuckerschwankungen
- Steigerung der Insulindosis in kurzer Zeit
- schmerzlose Hautareale
- tastbare oder sichtbare Verdickung der Haut
- hoher Hautwiderstand beim Einstich

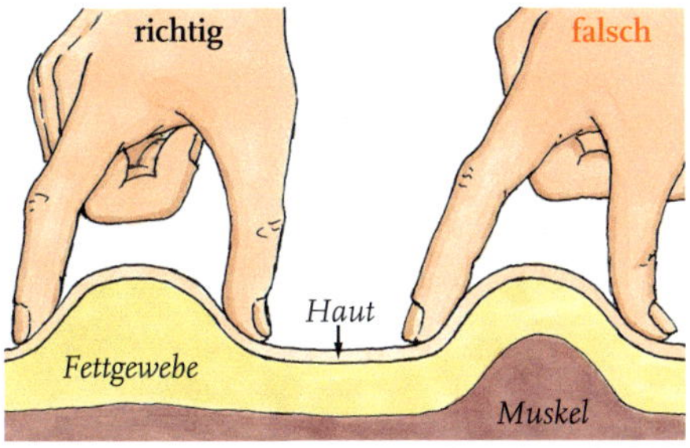

[1] Faltenbildung

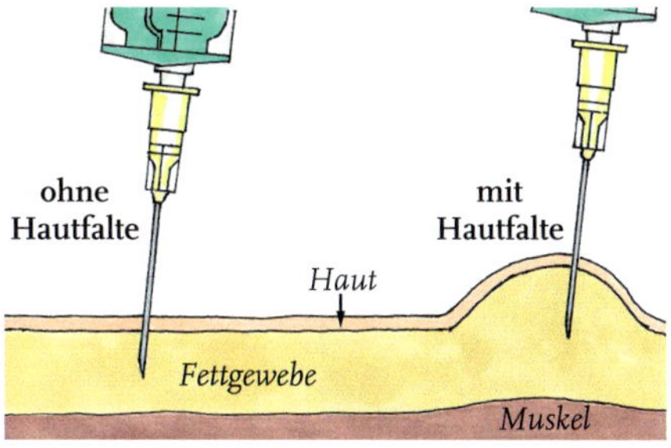

[2] Injektionsort bei der subkutanen Injektion mit und ohne Hautfaltenbildung

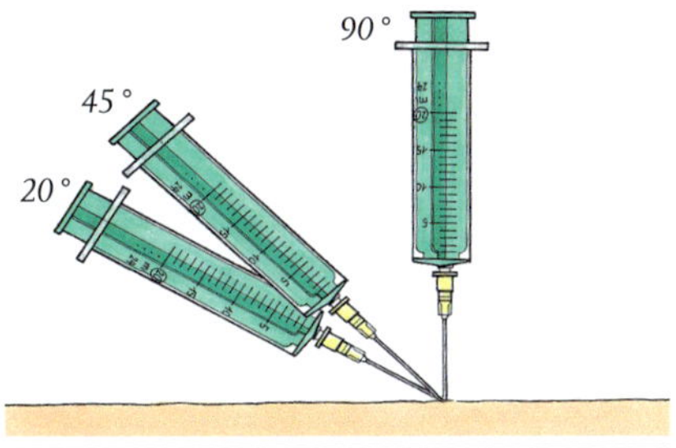

[3] Verschiedene Einstichwinkel, je nach Stärke des Unterhautfettgewebes

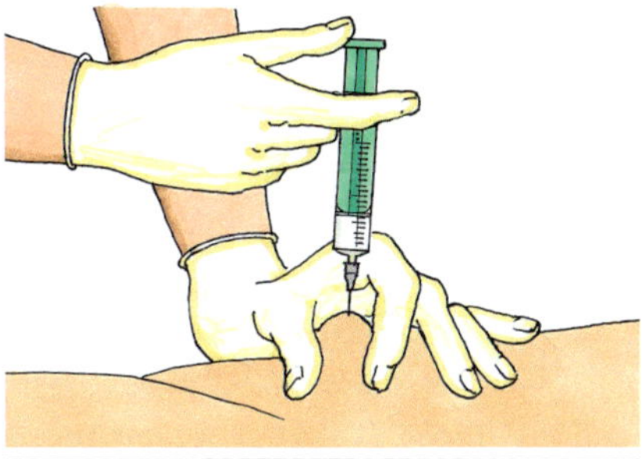

[4] Abheben einer Hautfalte

Ausschlaggebend für den Einstichwinkel sind die Stärke des Unterhautfettgewebes und die Kanülenlänge. Die Kanülen für die Insulin- und Heparin-Injektion sind besonders kurz (ca. 12 mm), sodass hier der Einstichwinkel im 90-Grad-Winkel erfolgen kann.

Ablauf einer subkutanen Injektion:

1. Patienteninformation, Händedesinfektion
2. Einstichstelle desinfizieren und Einwirkzeit beachten
3. Bildung einer Hautfalte und Beibehaltung der Falte bis zum Ende der Injektion
4. Mit der anderen Hand wird die Injektionskanüle in subkutanes Gewebe etwa 1–2 cm eingestochen.
5. Das Medikament wird langsam injiziert.
6. Die Kanüle wird zügig entfernt, die Einstichstelle mit einem trockenen sterilen Tupfer komprimiert und das Medikament durch kreisende Bewegungen im Gewebe verteilt. Bei einer Antikoagulantientherapie wird die Injektionslösung (z. B. Heparin) nach dem Injizieren nicht verteilt, weil sich dadurch oft Hämatome bilden.
7. Wirkungen und Nebenwirkungen werden beobachtet und die Einstichstelle auf Entzündungszeichen kontrolliert. Bei Blutungen aus dem Stichkanal wird ein Pflaster auf die Einstichstelle angebracht.
8. Die Spritze wird in den Abwurfbehälter entsorgt, die durchgeführten Maßnahmen und Beobachtungen werden dokumentiert.

online

www.rki.de
Infektionsprävention in Heimen – Empfehlung der Kommission für Krankenhaushygiene und Infektionsprävention beim Robert Koch-Institut (2005)
www.dgkh.de
Deutsche Gesellschaft für Krankenhaushygiene (DGKH): Hygiene in der ambulanten und stationären Kranken- und Altenpflege/ Rehabilitation 2010

Die früher empfohlene Aspirationsprobe darf heute nicht mehr bei einer subkutanen Injektion angewendet werden, da hierdurch Gewebsschädigungen auftreten. Bei i. v. und i. m. Injektionen dient die Aspirationsprobe der Überprüfung der Injektionsstelle (wird Blut aspiriert, befindet sich die Spritze in einem Blutgefäß). Bei i. m. Injektionen darf kein Blut, bei i. v. Injektionen muss Blut im Spritzenkonus erscheinen.

Subkutane Insulininjektion mit Pen

Anstelle von Insulinspritzen wird heute vermehrt ein Insulinpen (→ Abb. 1) verwendet. Darin befindet sich eine Insulinpatrone, die einem Kugelschreiber ähnelt und jederzeit injektionsbereit ist. Die gewünschte Insulinmenge wird per Knopfdruck in Einheiten eingestellt. Für jede Injektion ist eine neue Kanüle zu verwenden. Eine Mehrfachverwendung der Penkanüle ist nicht mehr steril und kann zu Dosierungsungenauigkeiten sowie zu schmerzhafteren Einstichen führen.

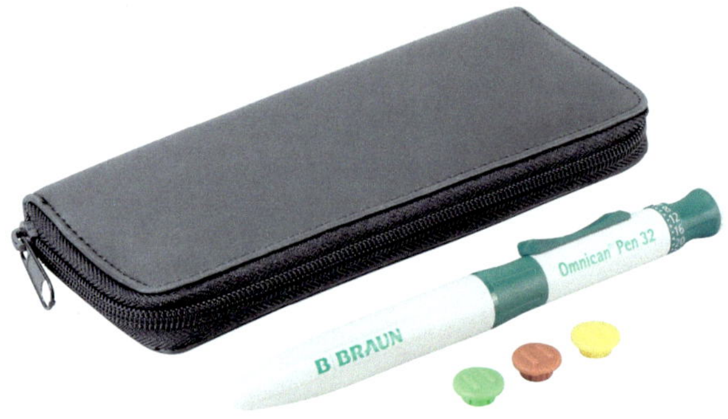

[1] Insulinpen

Insulin-Injektion mit dem Pen (→ Abb. 2):

1. Den Pen mehrfach vorsichtig kippen bzw. rollen.
2. Setzen Sie eine neue Nadel auf und kontrollieren Sie die Funktion des Pens, indem Sie 1–2 Einheiten senkrecht nach oben herausspritzen. Damit werden Luftbläschen entfernt und die Hohlnadel mit Insulin gefüllt.
3. Stellen Sie die gewünschte Dosis ein.
4. Stechen Sie die Nadel ein und Injizieren Sie die eingestellte Dosis, indem Sie den Injektionsknopf langsam vollständig eindrücken. Die im Dosierfenster angezeigte Zahl geht dabei auf „0" zurück.
5. Halten Sie den Injektionsknopf vollständig eingedrückt. Zählen Sie langsam bis 10, bevor Sie die Nadel herausziehen.
6. Setzen Sie die äußere Nadelschutzkappe wieder auf die Nadel und drehen Sie mit ihrer Hilfe die Nadel vom Pen ab. Um sich nicht versehentlich an der Kappe zu verletzen, versuchen Sie nicht, die innere Nadelschutzkappe wieder aufzustecken. Entsorgen Sie die Nadel sicher (z. B. in einem durchstichsicheren Behälter). Setzen Sie stets die Penkappe wieder auf den Pen und bewahren Sie ihn sicher auf.

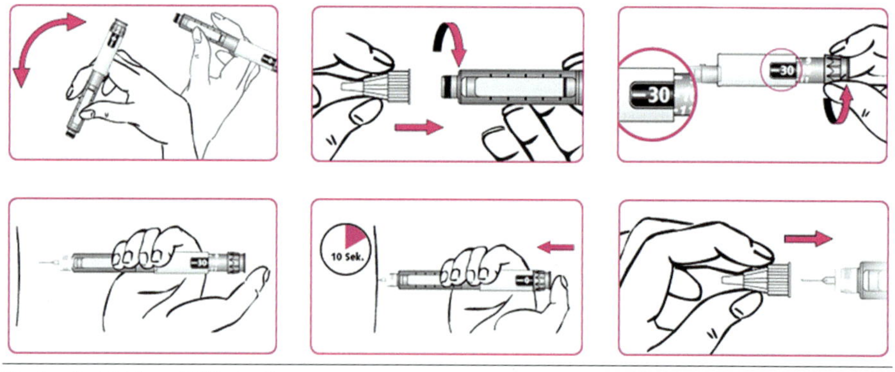

[2] Insulin-Injektion mit Hilfe des Pens

Der Insulin-Pen wird bei Raumtemperatur im Etui aufbewahrt. Vorrätige Insulinpatronen werden im unteren Teil des Kühlschrankes bei ca. 2 bis 8 Grad Celsius gelagert. Gefrorenes Insulin darf nicht mehr injiziert werden.

Verletzungsgefahr im Umgang mit Kanülen

Ein manuelles Wiederaufsetzen einer Kanülenkappe kann zu gefährlichen Stichverletzungen mit erhöhter Infektionsgefahr (z. B. Hepatitis B) führen. Deswegen müssen aus arbeitsmedizinischen Gründen (s. TRBA 250, 4.2.4 vom 14.02.2008) solche Kanülen oder Geräte benutzt werden, die die Bedienung mit einer Hand erlauben. Das können Sicherheitskanülen sein oder Halterungen für die Kanülenkappen wie z. B. in Abb. 1.

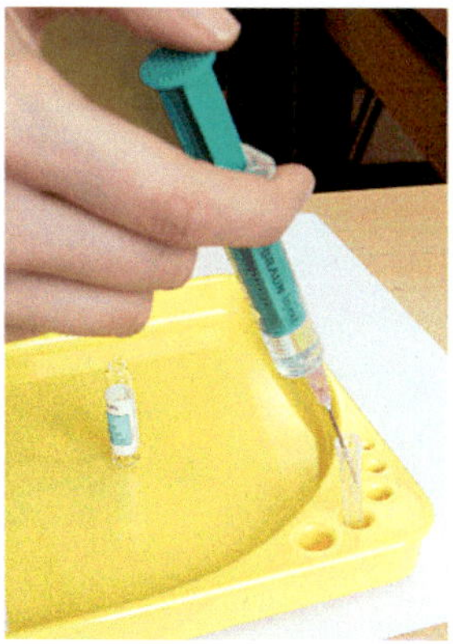

[1] Halterung für Kanülenkappen

Unfallverhütungsvorschrift

1 S. 224

Wechseln der Patrone am Beispiel von TactiPen® (→ Abb. 2)

1. Ziehen Sie die Pen-Kappe ab und schrauben sie die Patronenhülse vom Pen-Gehäuse ab. Entnehmen Sie gegebenenfalls die leere Insulinpatrone.
2. Drehen sie die Gewindestange vollständig in die Ausgangsposition zurück. Halten Sie dabei den Gewindestangenring fest. Setzen Sie dann eine neue Patrone ein. Prüfen Sie die Beschriftung Ihrer Patrone, um sicherzustellen, dass Sie das richtige Insulin verwenden. Legen Sie dann die neue Patrone in die Patronenhülse.
3. Schrauben Sie die Patronenhülse wieder in das Gehäuse.

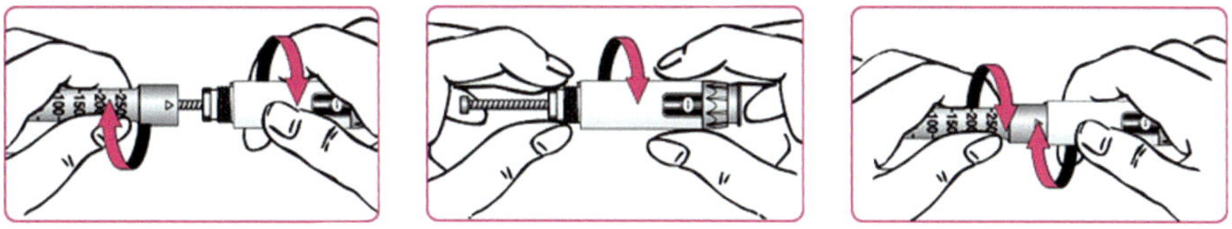

[2] Patronenwechsel beim TactiPen®

Intrakutane Injektion (i. c.) 1.13.4

Eine Injektion in die Haut *(Epidermis)* wird zur Verabreichung von wässrigen Impf- und Teststoffen und Lokalanästhetika durchgeführt. Punktionsorte sind:

- Unterarminnenseiten
- Oberarmaußenseiten
- Rücken- und Schulterblattbereich

Die Kanülenlänge beträgt ca. 12 mm und wird im flachen Winkel (ca. 20-Grad-Winkel) zur Haut eingestochen. Die Injektionslösung wird langsam in die Lederhaut injiziert. Bei richtiger Durchführung der intrakutanen Injektion bildet sich eine Quaddel, d. h., die oberste Hautschicht (Epidermis) hebt sich ab.

Intramuskuläre Injektion (i. m.) 1.13.5

Mit Hilfe einer Injektion in das Muskelgewebe kann eine gute Resorption selbst von stark konzentrierten Medikamenten und Suspensionen erreicht werden. Die Wirkung tritt nach ca. 20–40 Minuten ein. Die Injektion muss an einer Stelle geschehen, die fern von größeren Blutgefäßen und Nerven liegt. Zur Sicherheit erfolgen eine gründliche Bestimmung der Einstichstelle sowie eine Aspirationsprobe.

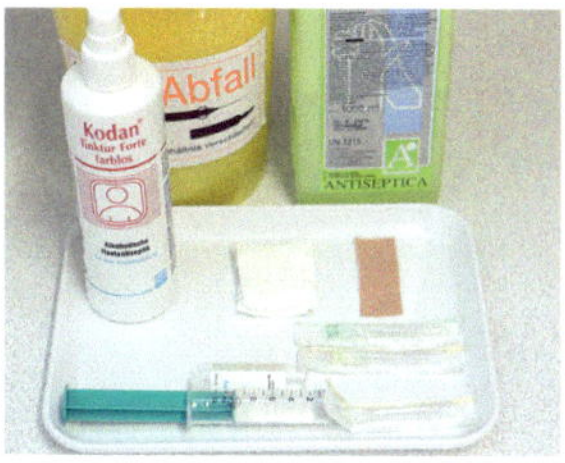

[3] Spritzentablett

Folgende Materialien werden auf einem Spritzentablett bereitgestellt:

- Haut- und Händedesinfektionsmittel
- lange Kanülen (Aufziehkanüle und eine besonders lange Injektionskanüle)
- sterile Spritze mit aufgezogenem Medikament
- Tupfer
- Kanülen-Abwurfbehälter
- Pflaster

Intramuskuläre Injektionsmöglichkeiten

a) Die **ventroglutäale Injektion nach Hochstetter** (Injektion in den Gesäßmuskel) ist beim Erwachsenen die sicherste Methode. Der Bereich zwischen dem gedachten Dreieck, welches der Darmbeinkamm *(Crista iliaca)*, der vordere obere Darmbeinstachel *(Spina iliaca anterior superior)* und der große Rollhügel *(Trochanter major)* bilden, ist ein sehr blutgefäß- und nervenarmer Bereich und daher besonders komplikationsarm. Um dieses Dreieck zu ertasten wird die Injektionsstelle zunächst freigemacht. Der Bewohner soll mit angewinkelten (entspannten) Beinen bequem in Seitenlage liegen. Die Pflegefachkraft bereitet das Material vor und desinfiziert ihre Hände.

Der Rechtshänder ertastet mit dem Zeigefinger der linken Hand (beim Linkshänder ist es der Mittelfinger) den vorderen oberen Darmbeinstachel *(Spina iliaca)*. Dann wird der Mittelfinger/bzw. der Zeigefinger am Darmbeinkamm *(Crista iliaca)* entlanggeführt und maximal gespreizt (ca. 7 cm). Der Handteller liegt auf dem Gesäßmuskel und wird ca. 2 cm nach unten (zum Rollhügel) gedreht, bis er auf dem Rollhügel des Oberschenkelknochens zu liegen kommt. Die beiden gespreizten Finger bilden ein Dreieck (zwischen dem Zeige- und dem Mittelfinger). In dem unteren Drittel dieses Dreiecks ist das nach Hochstetter ermittelte (sichere) Gebiet für die Einstichstelle. Die Stelle kann nun mit dem Daumennagel oder Tupferreibungen (Rötung) markiert werden. Die lange Injektionskanüle wird senkrecht, im 90-Grad-Winkel in Richtung Bauch *(ventroglutäal)* eingestochen.

Außer der Frage, ob die Pflegefachkraft Rechts- oder Linkshänder ist, ist bei dem Aufsuchen der Injektionsstelle nach Hochstetter auch die Seitenlage des Patienten entscheidend (→ Tab.).

	Patient liegt auf der linken Seite	Patient liegt auf der rechten Seite
Rechtshänder (tastet mit der linken Hand)	Der Zeigefinger der linken Hand ertastet den Darmbeinstachel und der Mittelfinger gleitet etwa 7 cm auf den Darmbeinkamm.	Der Mittelfinger der linken Hand ertastet den Darmbeinstachel und der Zeigefinger gleitet etwa 7 cm auf den Darmbeinkamm.
Linkshänder (tastet mit der rechten Hand)	Der Mittelfinger der rechten Hand ertastet den Darmbeinstachel und der Zeigefinger gleitet etwa 7 cm auf den Darmbeinkamm.	Der Zeigefinger der rechten Hand ertastet den Darmbeinstachel und gleitet etwa 7 cm auf den Darmbeinkamm.

Orientierungspunkte beim Aufsuchen:

- vorderer oberer Darmbeinstachel (*Spina iliaca anterior superior*)
- Vorsprung des Darmbeinkamms, Darmbeinhügel (*Eminentia cristae iliacae*)
- großer Rollhügel (*Trochanter major*)

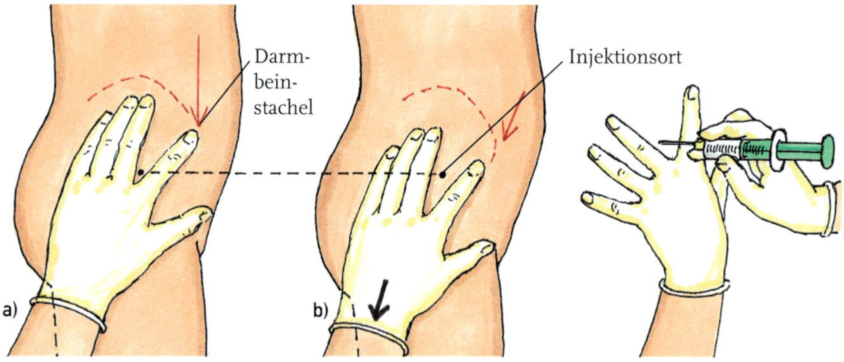

[1] Injektion in den Gesäßmuskel (Methode nach Hochstetter)
a) Aufsuchen des Injektionsortes
b) Die palpierende Hand wird zu ihrem Schutz vor der Injektion etwas nach caudal verlagert.

b) Injektion mit Hilfe der Crista-Methode (nach Sachtleben)
Bei dieser Methode ist die Einstichstelle die Mitte der gedachten Linie zwischen Trochanter major und Crista iliaca. Orientierungspunkt ist der Vorsprung des Darmbeinkamms (Darmbeinhügel). Dieser wird mit dem Zeigefinger ertastet. Man stellt sich nun von der Mitte des Darmbeinkamms aus eine Linie zum großen Rollhügel vor (wie eine gedachte „seitliche Hosennaht"). Die Einstichstelle zur intramuskulären Injektion mittels Crista-Methode liegt beim Erwachsenen drei Querfinger unterhalb des Darmbeinkamms auf der gedachten Linie.

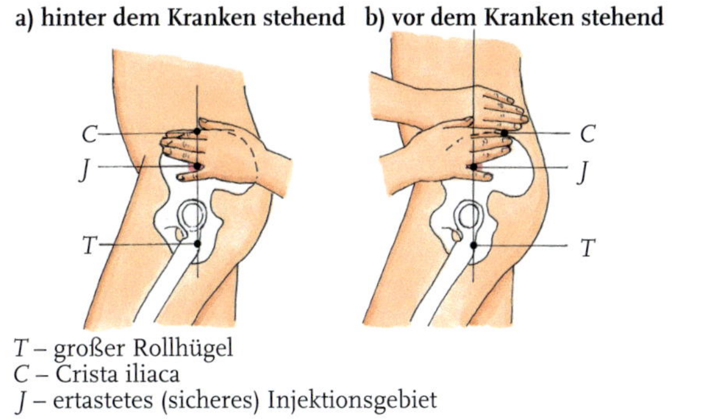

[1] Abmessen der Injektionsstelle zur intramuskulären Injektion in den ventroglutäalen Gesäßmuskel

c) Injektion in das mittlere Drittel der Außenseite des Oberschenkels
Selten erfolgt die intramuskuläre Injektion in den Oberschenkel. Dazu wird senkrecht (in Richtung Oberschenkelknochen) in die Oberschenkelmuskulatur (in den Übergang vom Musculus rectus femoris zum Musculus vastus lateralis) injiziert. Zur Bestimmung der sicheren Einstichstelle wird eine Hand unterhalb des großen Rollhügels und die zweite Hand oberhalb des Knies platziert, sodass der kleine Finger die Patella berührt. Zwischen den beiden Händen stellt sich die Pflegefachkraft eine vordere Bügelfalte und eine seitliche Hosennaht vor. Die Einstichstelle befindet sich an der Außenseite des Oberschenkels in der Mitte der beiden Hände.

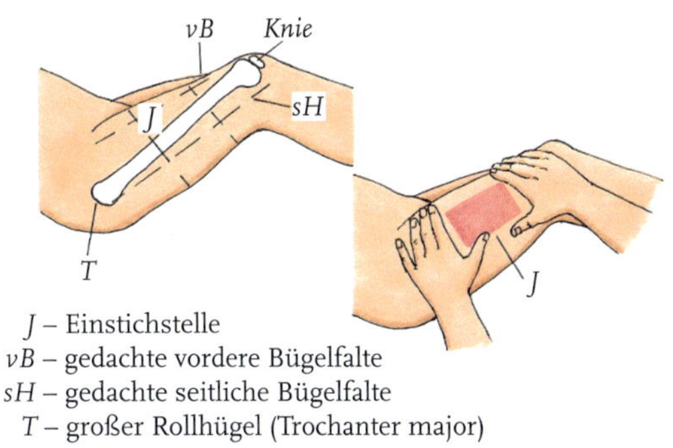

[2] Abmessen der Injektionsstelle zur intramuskulären Injektion in den Oberschenkel

d) Injektion in das mittlere Drittel der Oberarmaußenseite
Die intramuskuläre Injektion in den Oberarm (→ Abb. 3) erfolgt etwa 5 cm (etwa drei Querfinger) unterhalb der Schulterhöhe an der höchsten Stelle der Muskelwölbung senkrecht in Richtung Oberarmknochen in den Deltamuskel *(Musculus deltoidus)*. Wegen der geringen Muskelmasse dürfen maximal 2 ml und keine öligen Lösungen injiziert werden. Wegen der Gefahr von Gefäß- und Nervenverletzungen am Oberarm sollte die Injektion möglichst nur vom Arzt durchgeführt werden.

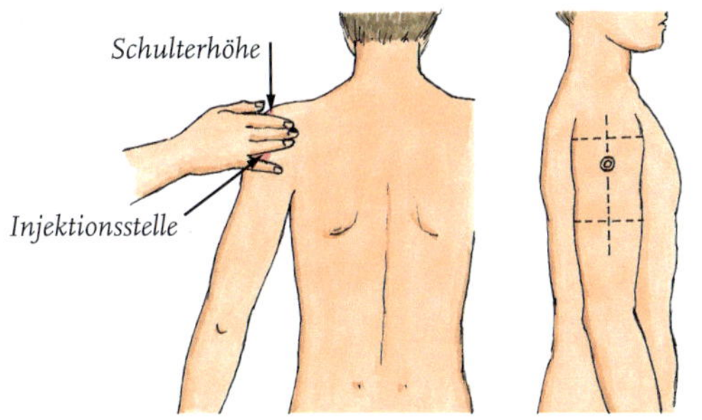

[3] Abmessen der Injektionsstelle zur intramuskulären Injektion in den Oberarm

Durchführung der intramuskulären Injektion

Die ertastete sichere Einstichstelle wird mit Daumen und Zeigefinger gespannt (bei Injektion in den Oberschenkel wird die Haut leicht abgehoben). Nach der Hautdesinfektion wird die Injektionskanüle senkrecht, im 90-Grad-Winkel eingestochen. Zwischen dem Konus der Kanüle und der Haut wird ein Sicherheitsabstand von ca. 1 cm gelassen. Erst nach negativer Aspirationsprobe kann die Injektionslösung langsam, d. h. ca. 2 ml pro Minute injiziert werden. Die Kanüle wird in Einstichrichtung rasch wieder herausgezogen, die Einstichstelle mit einem Tupfer komprimiert und mit einem Pflaster versorgt. Der Patient wird nach seinem Befinden befragt und, soweit erforderlich, beim Ankleiden und bei der Lagerung unterstützt. Das Material wird fachgerecht entsorgt und der Patient auf Wirkungen und Nebenwirkungen beobachtet. Dokumentiert werden mit Unterschrift und Uhrzeit Medikament, Menge, Injektionsart sowie aufgetretene Komplikationen. Diese sind dem Arzt mitzuteilen.

Die veraltete Technik der Injektion in den oberen äußeren Quadranten einer Gesäßhälfte darf nicht mehr durchgeführt werden und gilt als Behandlungsfehler.

online

Delegation von Injektionen, Infusionen und Blutentnahmen auf nichtärztliches Personal
www.wernerschell.de/Rechtsalmanach/Diagnostik%20und%20Therapie/delegation.php

- **Wenn es beim Einstich zu starkem, ausstrahlendem Schmerz kommt, ist die Kanüle sofort herauszuziehen und der Arzt zu informieren.**
- **Trifft die Kanülenspitze auf die Knochenhaut, ist sie ca. 1 cm zurückzuziehen und erst danach zu injizieren.**
- **Tritt während der Aspiration Blut in die Spritze, ist die Injektion abzubrechen und mit einem neuen Medikament, neuer Spritze und Kanüle an anderer Stelle zu injiziieren.**

anaphylaktischer Schock
1 S. 670

Bei der Zufuhr körperfremder, allergen wirkender Substanzen, wie z. B. Antibiotika, Acetylsalicylsäure oder Kontrastmittel, kann es zu einer Antigen-Antikörper-Reaktion und in der Folge bis zum anaphylaktischen Schock kommen. Die Symptome treten in der Regel bereits einige Sekunden bis Minuten nach Verabreichung des Medikamentes auf.

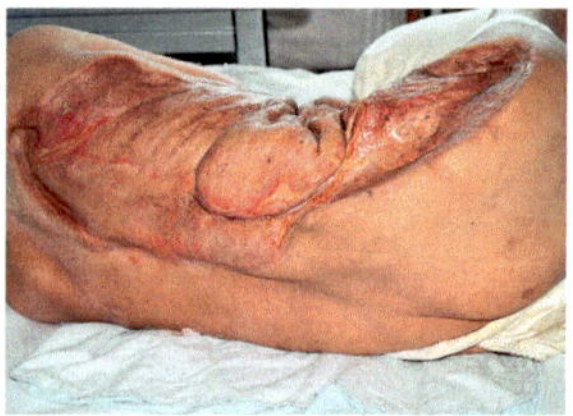

[1] Fasciitis als Komplikation nach einer intramuskulären Injektion

Folgende Symptome weisen auf eine Antigen-Antikörper-Reaktion hin:
- Frösteln, Zittern
- lokale Hautreaktion mit schneller Ausbreitung (Spitzenabszess)
- Beklemmungsgefühl
- Juckreiz
- Augentränen, Niesen
- Fremdkörpergefühl im Rachen, Lippen- und Zungenschwellung
- Atemnot
- Übelkeit und Erbrechen
- Quaddelbildung und fleckige Rötung der Haut
- Durchfall
- Schocksymptomatik mit Blutdruckabfall und TachykardieBewusstseinstrübung

Ein schwerer anaphylaktischer Schock kann zum Herz-Kreislauf-Stillstand führen. Treten die genannten Symptome auf, ist der Arzt umgehend zu informieren. Um rechtzeitig die notwendigen Maßnahmen einzuleiten, sollte jedes bekannte allergenwirksame Medikament bei der erstmaligen Gabe vom Arzt verabreicht werden.

Schocklagerung
1 S. 245

Bei Verdacht auf einen anaphylaktischen Schock wird eine Schocklagerung vorgenommen. Blutdruck und Puls werden engmaschig überwacht. Wenn vorhanden, können 1–2 Liter Sauerstoff pro Minute über eine Nasensonde verabreicht werden, bis der Arzt erscheint. Durch eine zweite Pflegefachkraft wird eine Infusion mit Ringer-Lactat, besser noch Hydroxyäthylstärke (HES) vorbereitet.

Die medikamentöse Therapie des anaphylaktischen Schocks erfolgt mit Adrenalin, Betamimetika und Kortison. Die Verabreichung dieser Medikamente ist dem Arzt vorbehalten. Jede Einrichtung sollte diese Medikamente zusammen mit einigen Infusionslösungen, z. B. NaCl 0,9 %, Ringer-Lactat und Hydroxyäthylstärke (HES), in einem Notfallkoffer bereithalten.

Infusion 1.14

Das dosierte, meist tropfenweise Einfließenlassen einer sterilen Flüssigkeit in den Organismus wird infundieren genannt. Mögliche Indikationen für eine Infusion sind

- Regulation von Wasser und Elektrolyten sowie des Säure-Basen-Gleichgewichts
- Applikation von Medikamenten (Infusion als Trägersubstanz)
- parenterale Ernährung (Ernährung unter Umgehung des Magen-Darm-Traktes)
- Volumenauffüllung
- Ersatz (*Substitution*) fehlender Körperstoffe (z. B. Elektrolyte)
- therapeutische Gründe (z. B. Antibiotikatherapie)

infundieren
infundere,
lat. = einfließen

Kurzinfusionen laufen ca. 15–30 min und enthalten ca. 50–100 ml Infusionslösung. Als Kurzinfusion werden z. B. Antibiotika, Zytostatika oder Schmerzmittel verabreicht.
Langzeitinfusionen laufen meist mehrere Stunden.
Isotone Lösungen (z. B. NaCl-0,9 %-Lösung) entsprechen der Osmolarität des Blutplasmas (ca. 300 mosm/l).
Hypotone Lösungen haben eine niedrigere (< 270 mosmol/l) und hypertone Lösungen eine höhere Osmolarität (> 310 mosmol/l). **Hypertone Lösungen** können in dünnlumigen Gefäßen die Erythrozyten schädigen und die Venenwände reizen. Sie werden daher nur zentralvenös verabreicht, weil es sonst zu Thrombophlebitiden und Thrombosen kommen kann.
Kristalloide Lösungen (→ Tab.) bestehen aus Mikromolekülen, die zu 80 % ungehindert aus dem Gefäßsystem in das Gewebe diffundieren können.
Kolloidale Lösungen (→ Tab.) werden auch als Plasmaexpander bezeichnet, weil sie im Gefäßsystem Wasser an sich binden und so die Blutzirkulation verbessern. Dabei ist die Volumenzunahme im Gefäßsystem größer als das infundierte Volumen.

Osmolarität
Konzentration der gelösten Stoffe im Blut
Diffusion/Osmose
1 S. 105

Kristalloide Infusionslösungen	Einsatzgebiete
▪ Vollelektrolytlösungen: Ringer-Lösung®, Jonosteril®, Sterofundin®; NaCl-0,9 %-Lösung ▪ Elektrolytkonzentrate (z. B. Kalium-Lösung)	Regulation des Wasser- und Elektrolythaushaltes; Trägerlösung zur Arzneimittelapplikation
▪ Teilelektrolytlösungen mit 25–75 % der Natriumkonzentration des Blutplasmas	Zufuhr von Wasser und Natrium
▪ saure Lösungen (Kaliumchlorid) und basische Lösungen (Natriumhydrogenkarbonat)	Korrektur des Säure-Basen-Haushaltes
▪ Kohlenhydratlösungen (z. B. 5 %ige Glukoselösung, Dextrose, Fruktose, Xylit und Sorbit) ▪ Fettlösungen (10–20 %iges Lipofundin®; Intralipid®)	energieliefernde Infusion
▪ Aminosäurelösungen (Aminofusin®)	Substitution von Eiweiß in der parenteralen Ernährung
Kolloidale Infusionslösungen	**Einsatzgebiete**
▪ Gelantinelösung (z. B. Haemaccel®)	Vorbeugung oder Therapie eines Volumenmangels
▪ Dextranelösung (z. B. Rheomacrodex®, Longasteril®)	Volumenersatztherapie beim Volumenmangelschock
▪ Hydroxyethylstärke (z. B. Haessteril 3 %, Haemofusin®; Plasmasteril®)	Volumenersatztherapie beim Volumenmangelschock; Blutvolumenerhöhung bei mangelhafter Blutversorgung (Ischämien)
▪ Erythrozyten-, Thrombozyten- und Leukozytenkonzentrate, ▪ Vollblutkonserven, ▪ Albumin-Lösung, ▪ Immunglobulin	Transfusion von Blut und Blutbestandteilen

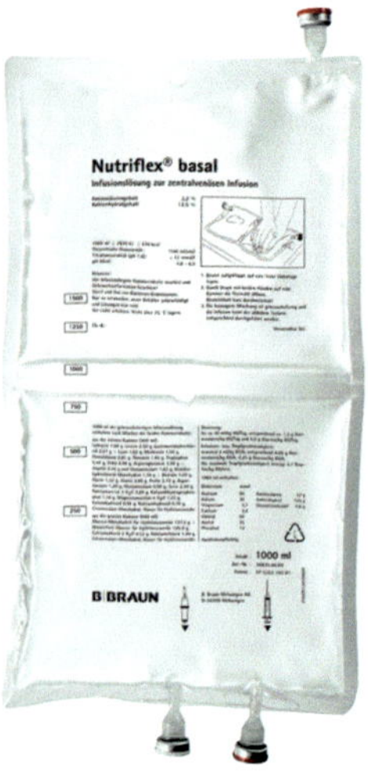

[1] Zweikammerbeutel

Spezielle **Zwei- oder Dreikammerbeutel** (→ Abb. 1) mit verschiedenen Konzentrationen von Glukose, Aminosäuren und Fett dienen bei der vollständigen parenteralen Ernährung (Total Parenteral Nutrition/TNP) zur Verlängerung der Haltbarkeit der Lösung. Erst unmittelbar vor der Verabreichung werden diese Beutel eingerollt und somit die Trennnähte zum Platzen gebracht (Durchmischung der Nährstoffe). Danach werden Sie an einem Infusionsständer oder zur Ermöglichung der Mobilität in einem Rucksack oder in einer Bauchtasche befestigt. Entsprechend des individuellen Bedarfs können Vitamine und Spurenelemente am Zuspritzport des Beutels zugeführt werden. Der Nährbeutel und das Infusionssystem sind alle 24 Stunden zu wechseln. Zwischen den einzelnen Beutelgaben ist das Infusionssystem mit 20 ml NaCL 0,9 % zu spülen.

Der Patient wird vor jeder Infusion umfassend über die Infusionslösung, Dosierung, Infusionsdauer und Infusionsart informiert und gibt nach umfänglicher Aufklärung sein Einverständnis.

Die ärztliche Anordnung muss schriftlich erfolgen, übersichtlich sein und folgende Angaben enthalten:

- Name des anordnenden Arztes und Uhrzeit
- Einlaufzeitraum oder Tropfengeschwindigkeit bzw. Angabe in ml/h
- Menge der Infusionslösung und evtl. Zusätze

Mini-Spike
Entnahmekanüle mit bakteriendichtem Belüftungsfilter

Die Zusätze werden mit einer sterilen Kanüle und Einmalspritze aufgezogen und über einen Mini-Spike in die auf der Arbeitsfläche stehende Infusionsflasche kontaminationsfrei zugespritzt. Bei größeren Mengen muss zuvor etwas Infusionslösung aus der Infusionsflasche steril abgezogen werden.

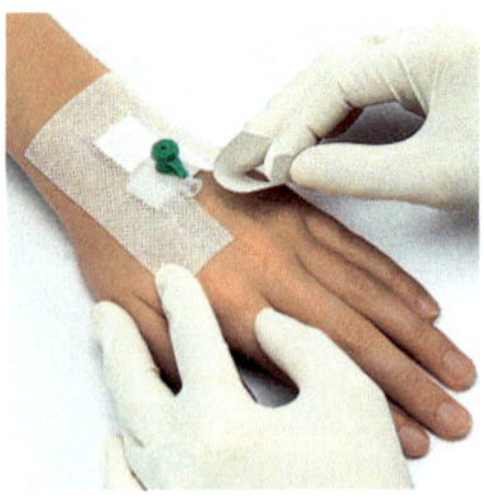

[2] Venenverweilkanüle

Das Legen des intravenösen Zugangs sowie das erstmalige Anlegen der Infusion, sofern es sich um die Gabe eines Antibiotikums handelt, ist ärztliche Aufgabe und darf nicht delegiert werden. Auf das Pflegefachpersonal können jedoch die Vorbereitung, die Überwachung und das Beenden der Infusion sowie das Wechseln von Infusionsflaschen übertragen werden. Zur venösen Infusion legt der Arzt dem Patienten eine Venenverweilkanüle (→ Abb. 2), z. B. in eine Handrücken- oder Unterarmvene.

1.14.1 Vorbereitung einer Infusion

5-R-Kontrolle
2 S. 146

Die Infusion wird unmittelbar vor Gebrauch, max. 60 Minuten vor der Verwendung, zubereitet. Dazu stellt die Pflegefachkraft nach der hygienischen Händedesinfektion die folgenden Materialien bereit:

- Haut- und Händedesinfektionsmittel
- steriles Infusionssystem (genormtes Überleitsystem → Abb. 3, 4 und 5)
- ärztlich angeordnete Infusionsflasche und ggf. Zusätze
- sterile Einmalspritze, Kanüle und Tupfer
- evtl. Dreiwegehahn oder Hahnbank
- Infusionsständer oder -halterung

Kontrolle der Infusion auf:

- Trübung, Flockung
- Verfallsdatum
- 5-R-Kontrolle

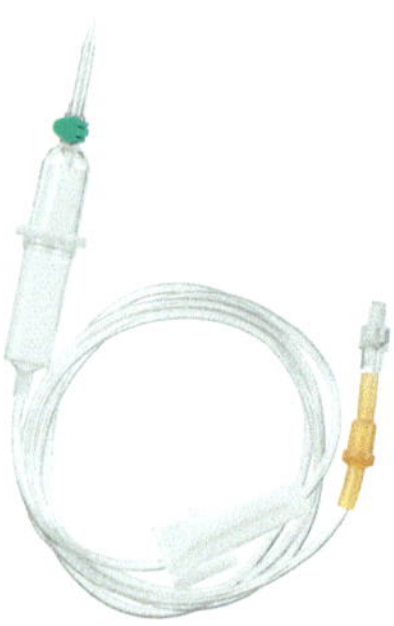

[3] Infusionssystem

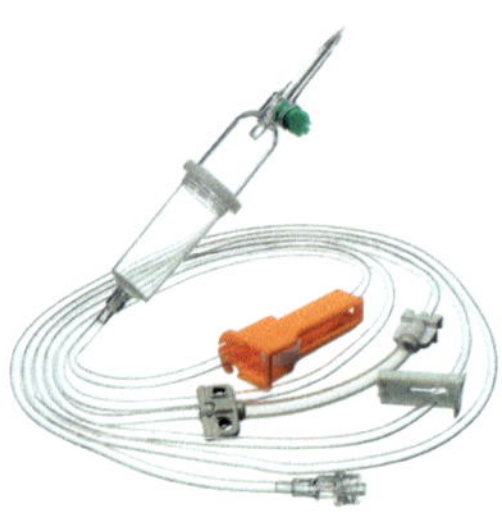

[4] Spezielles Infusionssystem für Infusionspumpen

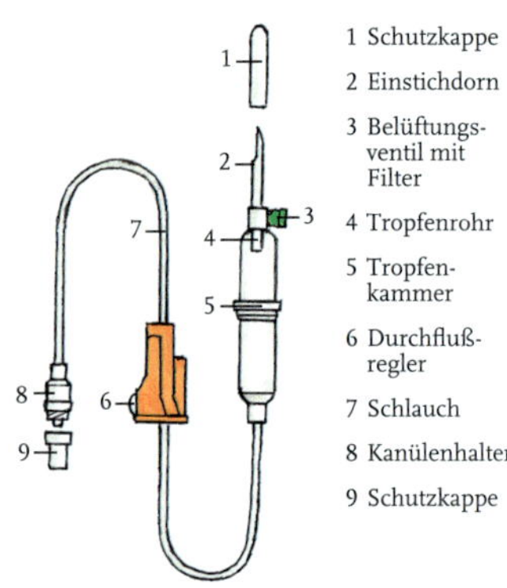

[5] Schematische Darstellung eines einfachen Infusionssystems

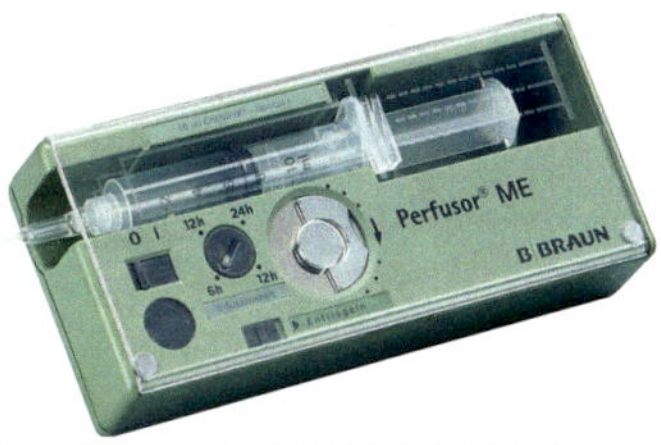

[1] Perfusor

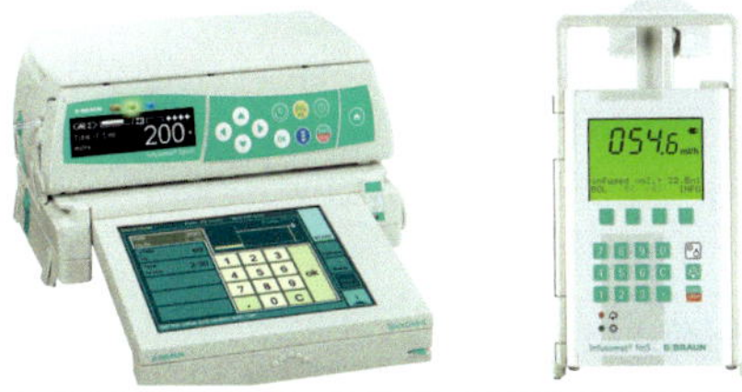

[2] Infusionspumpen

Zur genauen Dosierung können Infusionspumpen (→ Abb. 1 und 2) verwendet werden, die neben der programmierbaren Applikation der Infusionsgeschwindigkeit über optische und akustische Alarmfunktionen verfügen (z. B. wenn sich Luft im System befindet oder eine Blockade der Leitung vorliegt).

Zubereitung einer Infusionslösung 1.14.2

1. Hygienische Händedesinfektion; Bereitstellung aller Materialien, die benötigt werden
2. Verschluss der Infusionsflasche entfernen und Gummistopfen desinfizieren
3. Falls erforderlich, werden die steril aufgezogenen Zusatzmedikamente kontaminationsfrei in die Infusionsflasche hineingespritzt und der dabei entstandene Unterdruck beseitigt, d. h., aus der Infusionsflasche wird wieder so viel Milliliter Luft entnommen (aspiriert), wie an Zusatz hinzugefügt wurde. Infusionslösung vorsichtig kippen, nicht schütteln.
4. Einstichdorn des Infusionssystems in die Flasche einstechen
5. Durchflussregler (Rollklemme) schließen
6. Tropfenkammer bis zur Markierung (bis zu ca. ⅔) füllen
7. Belüftungsventil öffnen (bei Plastikbehältern geschlossen lassen)
8. Durchflussregler langsam öffnen und die Infusionsleitung blasenfrei füllen (über einer Nierenschale, nicht über dem Waschbecken!)
9. Infusionsflasche nach Hausstandard beschriften (Name des Patienten, Menge und Art der Infusionslösung, Zusätze, Datum, Uhrzeit und Einlaufgeschwindigkeit sowie Beginn, Halbzeit und Ende der Laufzeit)
10. Infusion am Ständer aufhängen

1

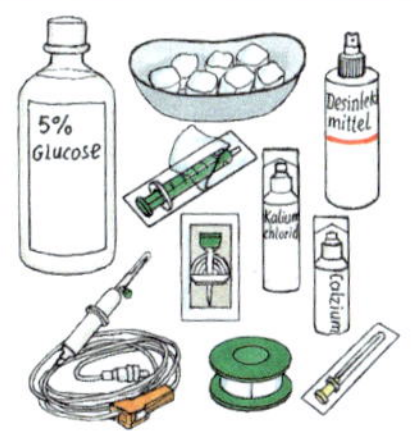

2

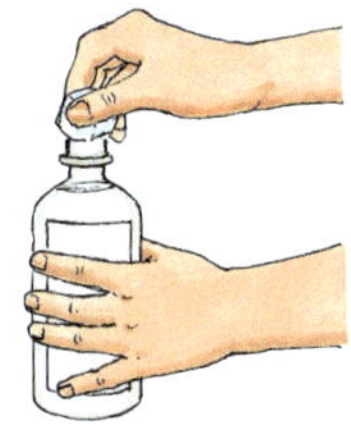

3

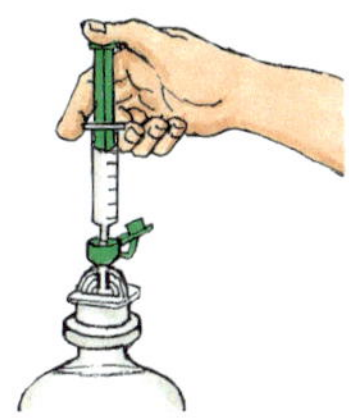

4

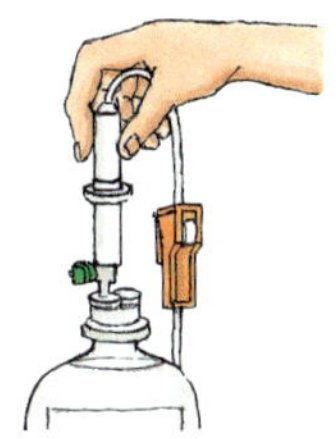

5

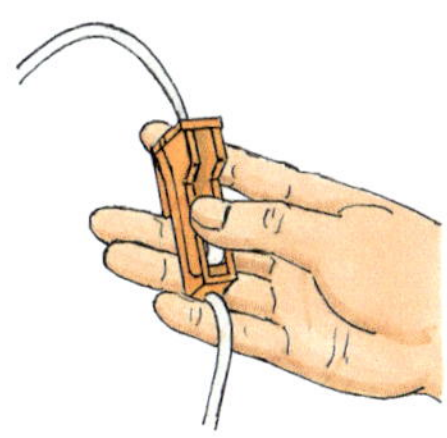

6

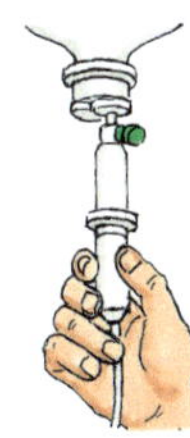

7

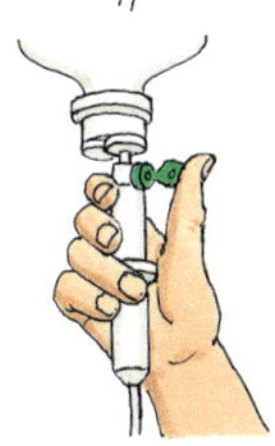

8

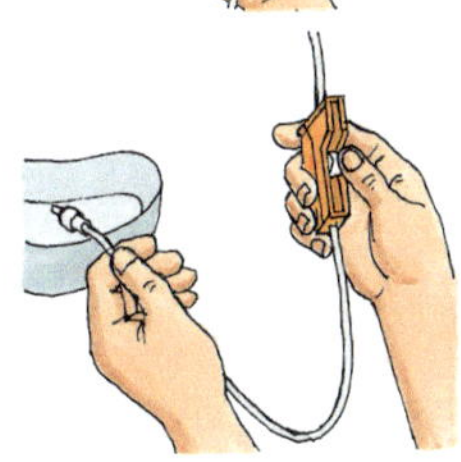

9

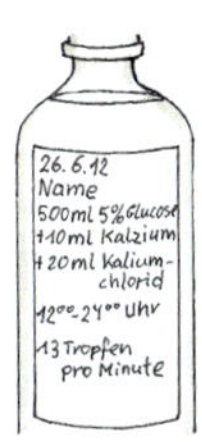

10

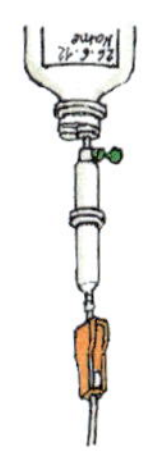

1 ml = 20 Tropfen
500 ml =10 000 Tropfen
5 h = 300 Minuten
10 000 Tropfen in 300 Minuten
≙33 Tropfen in 1 Minute

Tropfgeschwindigkeit errechnen:

a) Infusionsmenge und -dauer sind angeordnet.

Beispiel: Laut Anordnung sollen 500 ml Infusion in 5 Stunden einlaufen. Die entsprechende Tropfenzahl pro Minute soll errechnet werden.

Formel:

$$\textbf{Tropfen/min} = \frac{\textbf{Infusionsmenge in Tropfen}}{\textbf{Infusionsdauer in min}}$$

Rechnung: $\frac{500\,\text{ml x } 20\,\text{Tropfen/ml}}{300\,\text{min}}$ = ca. 33 Tropfen pro Minute

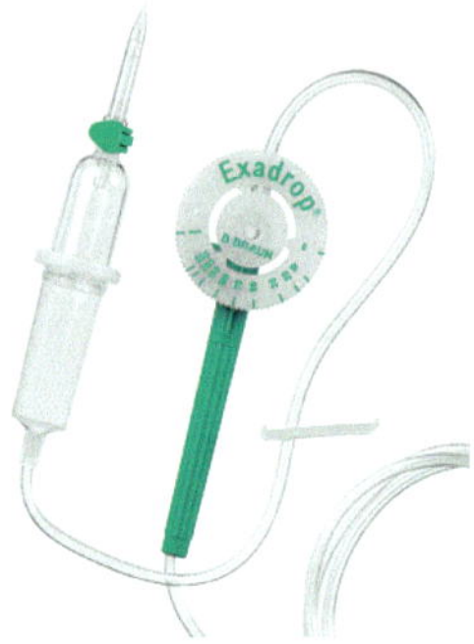

[1] Präzisions-Tropfenzähler

Dauer der Infusion berechnen:

b) Infusionsmenge und Tropfenzahl sind angeordnet.

Beispiel: Laut Anordnung soll eine 500 ml Infusion mit einer Geschwindigkeit von 33 Tropfen pro Minute einlaufen. Die Dauer der Infusion soll errechnet werden.

Formel:

$$\textbf{Infusionsdauer in Stunden} = \frac{\textbf{Infusionsmenge (in ml) x 20 Tropfen/ml}}{\textbf{Tropfenzahl pro min x 60 min/Std}}$$

Rechnung: $\frac{500\,\text{ml x } 20\,\text{Tropfen/ml}}{33\,\text{Tropfen/min x } 60\,\text{min/Std}}$ = ca. 5 Stunden

Dokumentation
Die Kontrolle der Einstichstelle, der Wechsel des Infusionssystems, der Infusionsflasche und des Verbandes sowie die exakte Einlaufzeit und die Entfernung des Zugangs werden mit Unterschrift dokumentiert.

Für die genaue Einstellung der Durchflussrate haben sich Präzisions-Tropfenzähler (→ Abb. 1) für die Schwerkraftinfusion bewährt. Wenn die Infusionsflasche leergelaufen ist, kann die Pflegefachkraft nach ärztlicher Anordnung und Delegation die Infusionsflasche auswechseln. Zum Wechsel der Flasche muss in der Tropfkammer noch der Flüssigkeitsspiegel vorhanden sein. Das Infusionssystem kann je nach infundierter Lösung maximal 12 bis 24 Stunden verwendet werden.

Bei Beuteln und flexiblen Flaschen aus Polyethylen ist kein Belüften erforderlich, da diese kollabieren (sich zusammenziehen) und somit selbst für einen Druckausgleich sorgen. Das Schließen der Rollklemme vor dem Einstechen des Dornes in die Infusionsflasche ist bei flexiblen Infusionsbehältnissen ebenfalls nicht erforderlich.

1.14.3 Überwachung und Entfernung einer Infusion

Thrombophlebitis
1 S. 508
Lungenödem
1 S. 543
Entzündungszeichen
1 S. 268

Zu Beginn einer Infusion ist besonders auf eine allergische Reaktion zu achten und die Infusion bei den ersten Anzeichen, wie z. B. Rötung, Juckreiz, Schwindel, Schwellungen und Atemnot, abzustellen. Danach wird der Arzt informiert und die Vitalzeichen werden engmaschig kontrolliert. Im Verlauf der Infusion können Komplikationen wie z. B. Venenentzündung (|Thrombophlebitis) und ein |Lungenödem auftreten. Bei schlechtlaufender Infusion sind der Zugang und die Einstichstelle zu überprüfen (→ Abb. 2). Weiterhin ist auf abgeknickte Infusionsschläuche zu achten sowie eine neben die Vene laufende (paravenöse) Infusion zu vermeiden bzw. frühzeitig zu erkennen.

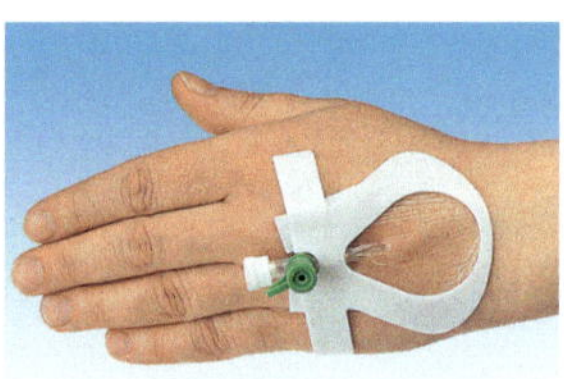

[2] Spezielle Kanülenpflaster ermöglichen eine gute Beobachtung der Einstichstelle

Die **Entfernung der Venenverweilkanüle** kann nach ärztlicher Anordnung und Delegation durch die Pflegefachkraft erfolgen. Nach Entfernung des Verbandes wird auf die zuvor desinfizierte Einstichstelle ein steriler Tupfer gedrückt und die Venenverweilkanüle komplett herausgezogen. Die Einstichstelle sollte komprimiert werden, bis kein Blut mehr austritt. Anschließend wird ein Wundschnellverband, falls erforderlich ein leichter Druckverband, angelegt.

Subkutane Flüssigkeitszufuhr 1.14.4

Nachlassendes Durstgefühl, zunehmende Vergesslichkeit und eingeschränkte Mobilität begünstigen beim älteren Menschen die Entstehung eines Flüssigkeitsmangels (|Exsikkose). Fieber, vermehrtes Schwitzen und Durchfall beschleunigen den Mangel und führen zu einer Verschlechterung des Allgemeinzustandes mit Verwirrtheit, Schwäche bis hin zur Bewusstseinstrübung (|Somnolenz). Subkutane Infusionen können oftmals auf unkomplizierte Weise den Flüssigkeitsverlust ausgleichen und eine Einweisung ins Krankenhaus verhindern. Die subkutane Infusion von Flüssigkeiten ist jedoch nur in den Fällen angezeigt, in denen trotz optimaler pflegerischer Zuwendung keine ausreichende orale Flüssigkeitszufuhr möglich ist und auf die Anlage einer |PEG oder |PEJ verzichtet werden soll, z. B. weil man von einem vorübergehenden Zustand ausgeht. Die subkutane Infusion zur Exsikkosevermeidung stellt einen schweren Pflegefehler dar, wenn zuvor nicht alle Möglichkeiten der oralen Flüssigkeitsaufnahme, z. B. durch vermehrte pflegerische Zuwendung, ausgeschöpft wurden.

Exsikkose
1 S. 452
Somnolenz
1 S. 566
PEG oder PEJ
2 S. 99

Indikationen zur subkutanen Infusion

- Eine bedarfsgerechte orale Flüssigkeitsaufnahme ist nicht möglich.
- leichte bis mäßiggradige Dehydratation
- Bisher liegt keine Indikation zur Anlage einer PEG-Sonde vor. Innerhalb kurzer Zeit tritt wahrscheinlich eine Verbesserung der Flüssigkeitsaufnahme ein; oder der Betroffene ist schwerkrank und soll die Flüssigkeitssubstitution in der vertrauten Umgebung erhalten.
- Eine notwendige PEG-Anlage ist zeitnah nicht möglich.
- intravenöse Flüssigkeitszufuhr nicht möglich, z. B. zu Hause/im Pflegeheim.

Kontraindikationen zur subkutanen Infusion

- schwere bis schwerste Dehydratation
- Schock bzw. Notfallsituation
- Gerinnungsstörungen oder therapeutische Antikoagulation (Marcumar®, Falithrom)
- fehlende Zeit zur Unterstützung beim Trinken

Wenn subkutane Infusionen kontinuierlich über mehrere Tage erforderlich sind, liegt ein länger anhaltendes Defizit in der enteralen Flüssigkeits- und Nahrungsaufnahme vor. In diesem Fall muss sichergestellt werden, dass der Betroffene nicht unbemerkt eine Mangelernährung entwickelt und die Indikation für eine Sonden- bzw. PEG-Anlage diskutiert wird, da hierüber auch Nährstoffe zugeführt werden können.

Anlegen einer subkutanen Infusion

Die bevorstehende subkutane Infusion wird gegenüber dem Pflegebedürftigen und den Angehörigen ausführlich erläutert und ihr Einverständnis erbeten.

Nach Bereitstellung aller benötigten Materialien und der Verbindung eines luftfreien Infusionssystems an die Infusion wird der Infusionsort ausgewählt. Je nach Wunsch und Lagerung des Pflegebedürftigen eignen sich folgende Körperregionen:

- Oberschenkel
- Bauch
- Flanke
- Rücken zwischen den Schulterblättern (Seitenlage)

Die Nadel wird unter aseptischen Bedingungen nach dem Desinfizieren in einem (ca.) 45-Grad-Winkel in das Unterhautfettgewebe eingeführt. Die Nadel wird mit einem sterilen, transparenten Pflaster fixiert und das luftleere Infusionssystem angeschlossen.

Eine Infusionsmenge von 1000 ml in 4 Stunden ist möglich, meist wird allerdings eine langsamere Geschwindigkeit (ca. 40–100 ml/h) bevorzugt, um evtl. Kreislaufbelastungen zu vermeiden.

Bei exsikkosegefährdeten alten Menschen, die eine subkutane Infusion erhalten, muss sichergestellt werden, dass sie auf Grund der langen Infusionsdauer nicht dauerhaft immobilisiert werden.

Nächtliche Infusionen sind vor allem bei mobilen Pflegebedürftigen von Vorteil.

Vereinzelt können lokale Druck- oder Spannungsgefühle auftreten, die nach Reduzierung der Geschwindigkeit verschwinden.

Mögliche Schwierigkeiten/Probleme bei der subkutanen Infusion

Problem	Maßnahme
Infusion läuft nicht oder nur sehr langsam	Einstichort wechseln, Kanülenspitze verkehrt herum, d. h. mit der angeschliffenen Seite nach unten, einführen
Blut im Infusionssystem	Einstichort wechseln
Schmerzen nach ca. 5–20 Minuten	Kanüle liegt im Muskel, Wechsel desEinstichortes bei flacherem Einstichwinkel
Schmerzen nach ca. 30–120 Minuten	Infusionsgeschwindigkeit vermindern, Einstichort wechseln
Rötung am Einstichort	harmlose Reaktion, Ruhe bewahren, Kühlung
verzögerte Aufnahme (Resorption) der Flüssigkeit, d. h. Schwellung besteht länger als 4 Stunden nach Infusionsende	harmlos, Infusionsort häufiger wechseln
Infektion an der Einstichstelle	Beobachtung unter transparentem Pflaster, Kühlung, ggf. lokale Antibiotikatherapie

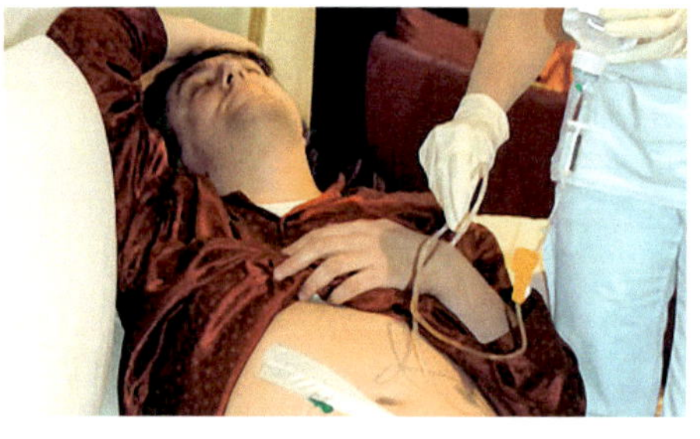

[1] Subkutane Infusion

Subkutane Infusionen können helfen, eine Krankenhauseinweisung abzuwenden und einen exsikkierten alten Menschen in seinem gewohnten Umfeld zu belassen. Die Indikation sollte jedoch mit der gebotenen Sorgfalt gestellt werden.

Zentralvenöse Katheter 1.14.5

Bei langfristiger Infusionstherapie sowie bei schlecht zu punktierenden peripheren Venen und/oder bei hypertonen (venenreizenden) Lösungen kann in der Klinik ein **zentraler Venenkatheter** (ZVK) in die Schlüsselbeinvene (*vena subclavia* ⟶ Abb. 1), die Halsvene (*vena jugularis*) oder die obere Armvene gelegt werden. Ein zentraler Venenkatheter mündet unmittelbar vor dem rechten Vorhof, sodass die Bestimmung des zentralen Venendrucks (ZVD-Messung) möglich ist. Gemessen wird der **zentrale Venendruck** in der oberen Hohlvene mit Hilfe einer Flüssigkeitssäule, die mit dem Innenraum der oberen Hohlvene verbunden ist („Prinzip der kommunizierenden Röhren"). Der ZVD gibt Auskunft über das zirkulierende Blutvolumen und über die Leistungsfähigkeit des rechten Herzens. Der zentralvenöse Zugang muss wegen der Thromboembolie- und Luftemboliegefahr ständig durchlässig gehalten werden. Der aseptische Verbandswechsel des ZVK erfolgt täglich.
Folgende zentralvenösen Zugänge werden unterschieden:

- nicht implantierte, zentralvenöse Katheter
- implantierte, zentralvenöse Katheter, so genannte Portkatheter (⟶ Abb. 2)
- Ein- oder Mehrlumenkatheter

Normwert des zentralen Venendrucks:
4–12 cm H_2O (Zentimeter Wassersäule)

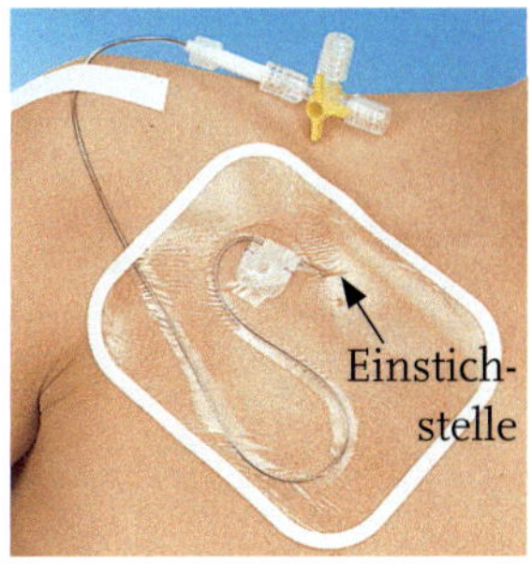

[1] zentral-venöser Zugang

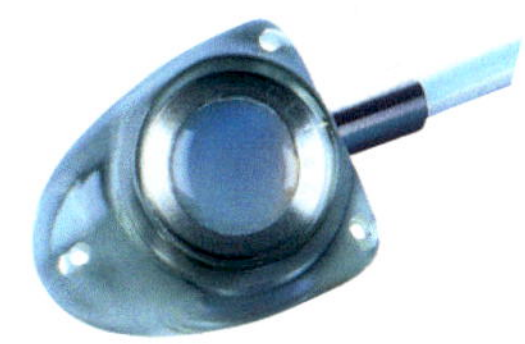

[2] Portkatheter

Da nicht implantierte Katheter nur eine begrenzte Liegezeit haben, werden vor allem für die längere Ernährungsdauer, zur Medikamentengabe und besonders für den häuslichen Bereich zentralvenöse Katheter durch einen kleinen operativen Eingriff in örtlicher Betäubung implantiert.

Ein implantiertes Portkatheter-System wird an einer unauffälligen, leicht zugänglichen Stelle, meist im Brustkorbbereich, unter die Haut gelegt und dort mit einer Knopfnaht befestigt. Dieses Portkatheter-System besteht im Wesentlichen aus zwei Teilen, dem Portkatheter und der Portkammer. Über eine Membran kann mit speziellen Portkanülen, so genannten Huberkanülen (⟶ S. 176, Abb. 1), der Zugang zum Portsystem hergestellt werden. Von der Portkammer führt der Katheter direkt in den Blutkreislauf (⟶ Abb. 3).

Ein Port wird oft in der ambulanten Onkologie eingesetzt. Neben Nährstoffen können mit einer extern computerunterstützten Infusionspumpe kontinuierlich Schmerzmittel verabreicht werden, um einen gleichmäßigen Wirkstoffspiegel im Blut zu erreichen. So genannte Boli sind zusätzliche Ergänzungsdosen, die sich die Patienten bei Bedarf selbst verabreichen können, ohne dass eine Überdosierung zu befürchten ist, weil die mögliche Höchstdosis im Infusionsprogramm vom Arzt festgelegt wird. Infusionssysteme werden über den Luer-Lock-Ansatz angeschlossen.

Luer-Lock
Das Luer-Lock-System dient als Verbindungssystem für Kanülen, Spritzen und Infusionsschläuche. Es ist einheitlich genormt, sodass es mit allen auf dem Markt verfügbaren Infusions- und Injektionsmaterialien kompatibel ist. Die Infusionsschläuche oder Spritzen können über ein einfaches Gewinde mittels einer halben Drehung an die (Verweil-) Kanülen angeschlossen werden.

Die **Punktion** in den Port, die Verabreichung von Infusionen und der Verbandswechsel des Portkatheters obliegen dem Arzt. Sie können nur in Ausnahmefällen (nach vorheriger Unterweisung) an Pflegefachkräfte delegiert werden. Der Umgang mit dem Portkatheter erfordert hygienisches und steriles Arbeiten. Bei jedem Zugriff ist der Zuspritzport zu desinfizieren, sterile Handschuhe und ggf. Mundschutz sind zu tragen.

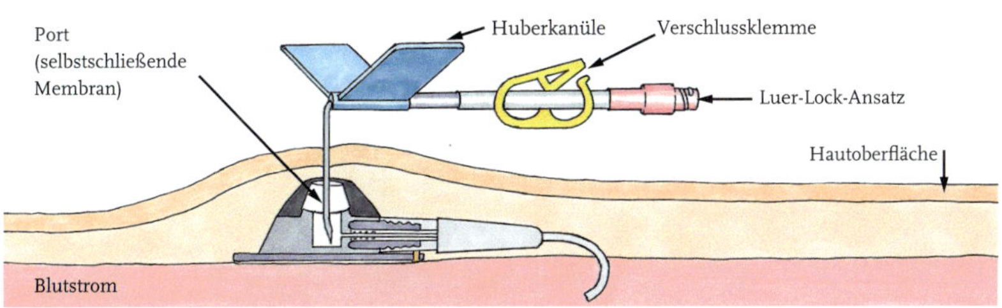

[3] Implantierter Portkatheter mit Huberkanüle, Verlängerung und Klemme

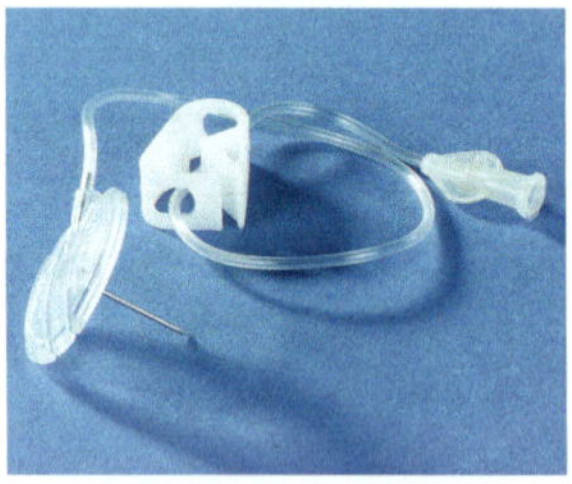

[1] Portkanüle (Huberkanüle)

Es darf nur steriles Einwegmaterial verwendet werden. Während der Punktion darf nicht in Richtung Katheter gesprochen oder gehustet werden. Die Verlängerung der Huberkanüle wird geschlossen und die Kanüle langsam bis auf die Portbasisplatte eingestochen. Bei positiver Blutaspirationsprobe wird das Infusionsbesteck steril angeschlossen und die Klemme geöffnet.

Nach jeder einzelnen Medikamentenverabreichung, nach jeder Infusion, nach Bluttransfusion sowie vor und nach jeder Aspiration von Blut über das Portsystem muss mit mindestens 10–20 ml NaCl 0,9 % gespült werden. Die Spritzenkanülen dürfen nie offen in der Injektionskammer liegen (Gefahr der Luftembolie). Kleinere Spritzen (z. B. 10 ml, 5 ml oder 2 ml Spritzen) sollen auf Grund der Perforationsgefahr des Katheters nicht verwendet werden. Bei Verwendung einer Infusionspumpe darf die Infusionsgeschwindigkeit nur maximal 400 ml/h betragen.

Pflege des Portkathetersystems

Die allgemeine Krankenbeobachtung beinhaltet zusätzlich eine genaue Begutachtung der Umgebung des Portkathetersystems auf Rötungen, Schwellungen und Schmerzen. Zusätzlich sollte auf ein Anschwellen der Lymphknoten unter den Achseln geachtet werden (Hinweis auf eine Infektion). Um eine Katheterverstopfung und Infektion über den Portkatheter zu verhindern, sind folgende Punkte zu beachten:

- Blutentnahmen über den Port sollten die Ausnahme sein.
- Häufiges Punktieren und wiederholtes Manipulieren an der Portnadel sollte vermieden werden.
- Die Punktion erfolgt unter sterilen Bedingungen mit sterilen Handschuhen.
- Portkatheter nur mit speziellen Kanülen (Huberkanülen) punktieren.
- Bei Nichtbenutzung sollte das Portkathetersystem innerhalb von 4–6 Wochen gespült werden und mit einer Heparinlösung (nach ärztlicher Anordnung hergestellt) „geblockt" werden. Dadurch wird ein Verschluss des Portschlauchs durch Blut- oder Infusionsbestandteile (z. B. Glucose) vermieden.

Die folgende Tabelle nennt die häufigsten Komplikationen:

Komplikation	Mögliche Ursache	ärztliche Maßnahme (evtl. delegationsfähig)
Infusion läuft nicht	■ Kanüle steckte nicht tief genug in der Portmembran	■ Portkanülenwechsel
	■ Infusionsschlauch ist abgeknickt	■ Knick beseitigen
	■ Klemme an der Portkanüle ist noch verschlossen	■ Klemme öffnen
	■ Dreiwegehahn ist noch verschlossen	■ Dreiwegehahn öffnen
Port lässt sich nicht mit leichtem Druck spülen	■ Katheterspitze liegt an der Venenwand an	■ Spülung des Systems mit ca. 30 ml 0,9 %iger Kochsalzlösung
	■ Fibrinablagerung an der Katheterspitze	■ Entfernung der Fibrinablagerung durch den Arzt
	■ Portkanüle sitzt nicht richtig	■ Portkanülenwechsel
	■ Katheterverstopfung	■ Auswechseln des Katheters
körperliches Unbehagen, Schmerzen, Fieber	■ Venenthrombose	■ Arzt ist zu informieren, weitere Maßnahmen sind abzusprechen
	■ Infektion	■ Arzt ist zu informieren, weitere Maßnahmen sind abzusprechen
brennender Schmerz nach Verabreichung von Medikamenten	■ Portsystem ist undicht	■ Arzt ist zu informieren, weitere Maßnahmen sind abzusprechen

Erkennung und Mitwirkung bei der Behandlung von Schmerzsyndromen 1.15

Entstehung, Weiterleitung und Beeinflussung der Schmerzwahrnehmung 1.15.1

Nervensystem
1 S. 174

Schmerzwahrnehmung und Schmerzverarbeitung sind sehr komplexe Vorgänge mit biologischen, psychischen und psychosozialen Komponenten. Unterschiedliche **Schmerztheorien** beschäftigen sich mit den Zusammenhängen und Möglichkeiten, therapeutisch auf die Schmerzempfindung einzuwirken. Grundlage der meisten Theorien ist die Unterscheidung zwischen dem nozizeptiven und dem neuropathischen Schmerz.

Der **nozizeptive Schmerz** entsteht, wenn äußere schädigende Einflüsse auf ein Gewebe einwirken, das sensorische Nervenendigungen (Schmerzrezeptoren) enthält. Die Gewebsschädigung führt entweder auf mechanischem (z. B. bei Nadelstichverletzung), thermischem (bei Hitze, Kälte) oder chemischem Wege über die Ausschüttung biologischer Substanzen (→ Hormone 1 S. 119 ff.) zu einer Aktivierung der Schmerzrezeptoren. Diese werden als Nozirezeptoren bezeichnet und befinden sich vor allem in Haut, Muskulatur, Sehnen, Gelenken und Eingeweideorganen (→ Abb. 1). Voraussetzung für den nozizeptiven Schmerz sind also intakte Nervenstrukturen.

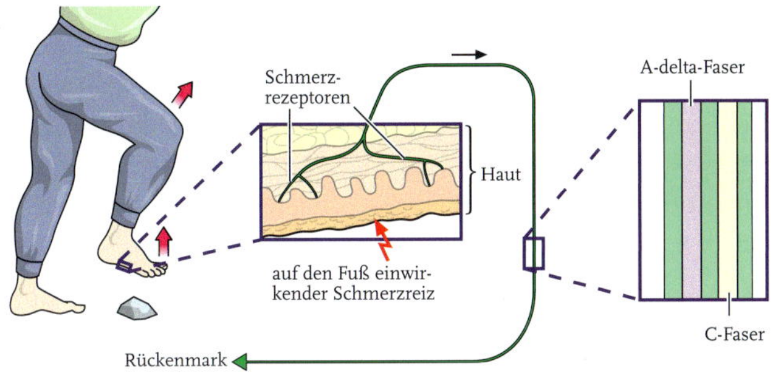

[1] Nozirezeptoren in der Haut

Der **neuropathische Schmerz** dagegen beruht auf einer Schädigung oder Zerstörung von Nerven im peripheren oder zentralen Nervensystem und tritt z. B. nach Amputationen als so genannter „Phantomschmerz“, aber auch nach jeder größeren Gewebsschädigung oder nach Operationen auf.

Neuere Untersuchungen gehen davon aus, dass insbesondere chronische Schmerzen häufig Mischformen beider Schmerztypen darstellen. Diese Kombination wird auch als **„Mixed-pain-Konzept“** bezeichnet.

Rückenmark
1 S. 182

Nach Stimulation eines Schmerzrezeptors wird der Schmerzreiz über die schnell leitenden **A-delta-Fasern**, die zu einer lokalisierbaren, scharfen Schmerzwahrnehmung führen, und die langsamer leitenden **C-Fasern**, die einen dumpfen, schlecht lokalisierbaren Schmerzcharakter vermitteln, zum Rückenmark weitergeleitet (→ Abb. 1). Dies führt dazu, dass akute Schmerzen einen zweizeitigen Charakter haben: Der erste, meist als hell und blitzartig beschriebene Akutschmerz wird nahezu sofort nach der Schädigung wahrgenommen, während nach einer kurzen schmerzfreien Phase der zweite Schmerz mit einem eher brennenden, bohrenden oder drückenden Schmerzcharakter folgt.

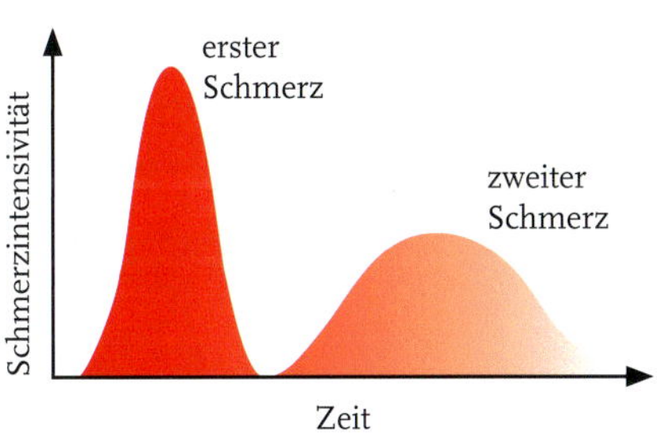

Neurotransmitter
1 S. 109
Thalamus
1 S. 180

Gate-control-Theorie

Im Hinterhorn des Rückenmarks wird der Schmerzimpuls durch Ausschüttung des Neurotransmitters Glutamat auf eine 2. Nervenzelle umgeschaltet, die die Erregung über den Vorderseitenstrang im Rückenmark zum Thalamus und von dort in unterschiedliche Gehirnregionen (limbisches System, Hippocampus, Hypothalamus, Hirnrinde → Abb. 1) weiterleitet.

Erst im Gehirn entsteht der Sinneseindruck „Schmerz". Während der Umschaltung im Rückenmark wird der Schmerzimpuls jedoch durch vielfältige Einflüsse moduliert. Zu diesen Einflüssen gehören andere sensible Wahrnehmungen aus dem Körper, absteigende Bahnen aus dem zentralen Nervensystem und Verschaltungen innerhalb des Rückenmarks. Diese unterschiedlichen Impulse können das Erleben sowohl der Schmerzstärke als auch der Schmerzqualität erheblich beeinflussen und die Schmerzwahrnehmung hemmen. Die bereits 1965 formulierte **Gate-control-Theorie** geht davon aus, dass der Schmerzimpuls im Hinterhorn des Rückenmarks nur dann weitergeschaltet wird, wenn als Summe der positiven und negativen Stimulationen aus unterschiedlichen Nervenverbindungen eine „Schmerzschwelle" überschritten wird (→ Abb. 1). Wenn hemmende Erregungen, z. B. auf Grund eines anderen sensiblen Reizes, auf die Synapse zwischen der 1. und der 2. Nervenzelle einwirken, schließt sich symbolisch betrachtet ein Tor („gate") und die Weiterleitung des Schmerzimpulses wird verhindert („control"). Dies bedeutet, dass z. B. mechanische Reizung eines schmerzenden Körperteils die Schmerzempfindung vermindern kann (man reibt sich das Bein, wenn man sich gestoßen hat).

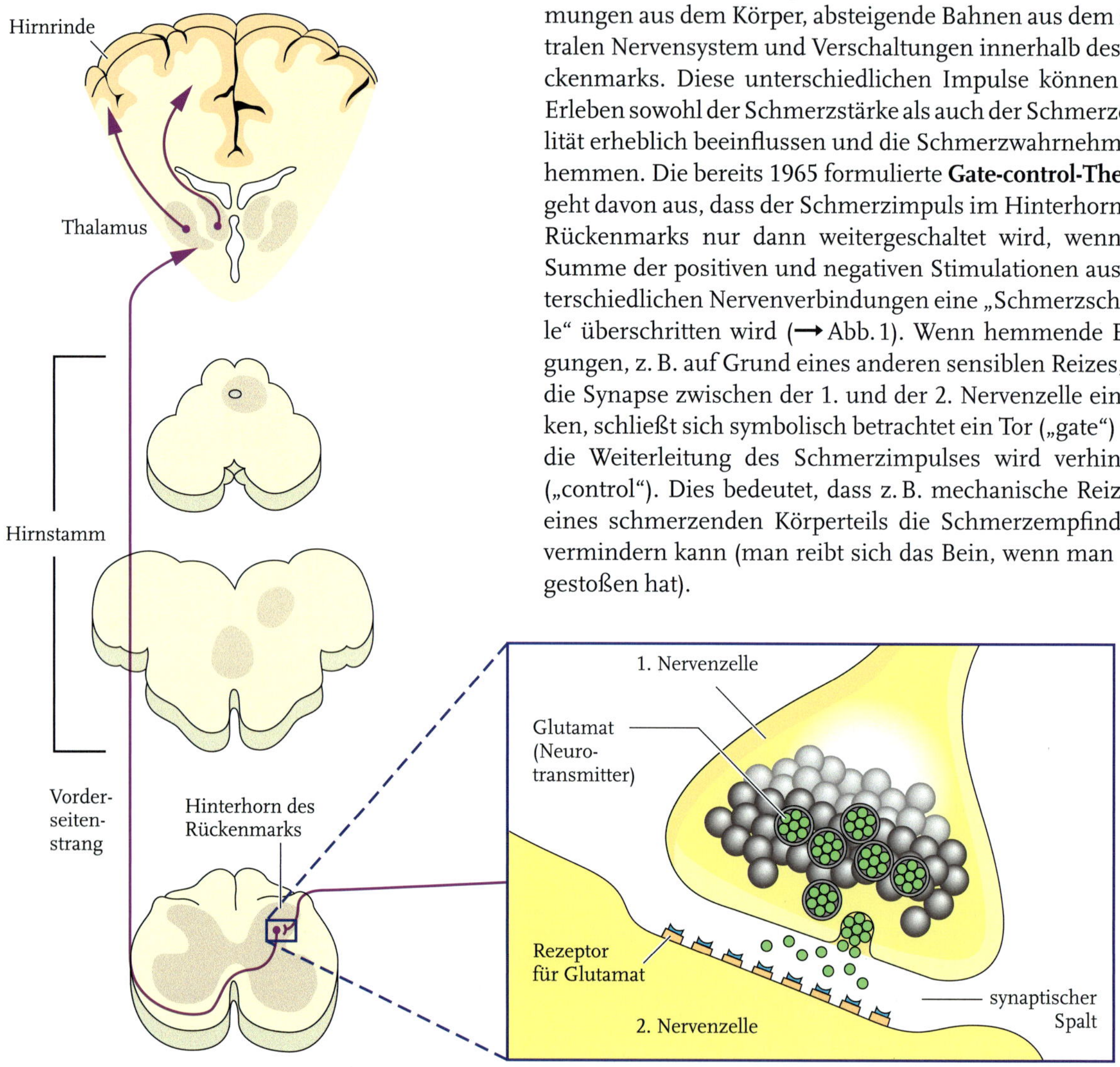

[1] Schmerzbahn vom Schmerzrezeptor bis zur Hirnrinde

Die Gate-control-Theorie wurde mittlerweile mehrfach modifiziert und teilweise auch infrage gestellt; unbestritten bleibt jedoch, dass der Impulsübertragung im Rückenmark an der Synapse zwischen 1. und 2. Nervenzelle hinsichtlich der Schmerzwahrnehmung eine große Bedeutung zukommt.

Endorphinsystem

Ein anderes körpereigenes System, Schmerzwahrnehmungen zu dämpfen, wurde 1975 entdeckt. Man wusste bereits zuvor, dass in manchen Hirnarealen Rezeptoren existieren, an denen Opiate binden können. Diese Rezeptoren werden als Opioidrezeptoren bezeichnet und ermöglichen, dass Opiate im Gehirn u. a. eine schmerzhemmende Wirkung entfalten (→ Abb. 1).

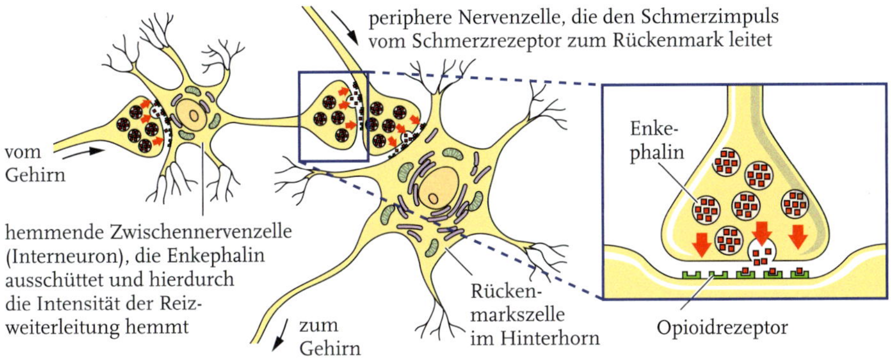

[1] **Schmerzhemmende Wirkung der Enkephaline durch Hemmung der Schmerzimpulsübertragung im Rückenmark**

Im Gehirn des Menschen wurde eine **körpereigene Substanz**, so genannte **Endorphine**, gefunden, die ebenfalls an Opioidrezeptoren binden kann und hier eine stark schmerzstillende Wirkung entfaltet.

Diese **Endorphine** („endogene = körpereigene Morphine") werden ebenso wie ähnliche Eiweißsubstanzen, die **Enkephaline**, auf Schmerzreize hin ausgeschüttet und blockieren die Schmerzübertragung im Rückenmark in gleicher Weise wie die Schmerzwahrnehmung im Gehirn. Sie können also die Schmerzintensität zumindest für einen begrenzten Zeitraum herabsetzen. Das Endorphinsystem wird für die Beobachtung, dass Menschen mit plötzlichen schweren Verwundungen häufig zunächst keine Schmerzen verspüren, verantwortlich gemacht. Biologisch ist dieses System sinnvoll, weil verletzte Menschen in Extremsituationen handlungsfähig bleiben und z. B. vor einer Gefahr fliehen können.

Exkurs *Chronische Schmerzerkrankungen*

Anders als beim akuten Schmerz sind viele Zusammenhänge beim chronischen Schmerzerleben noch unbekannt. Chronische Schmerzen begleiten in Deutschland ca. 5 Millionen Menschen und haben enorme Auswirkungen auf die Psyche und das soziale Umfeld der Betroffenen. Man spricht daher beim chronischen Schmerz auch von einer „biopsychosozialen Erkrankung" (IASP = *International Association for the Study of Pain*), die als **chronische Schmerzerkrankung** bezeichnet wird.

Anders als der akute Schmerz erfüllt der chronische Schmerz keine Schutzfunktion für den Körper und kann sich unabhängig von der Grunderkrankung verselbstständigen. Das bedeutet, dass auch nach Abheilen des ursprünglichen Schmerzauslösers (z. B. Verletzung, Entzündung) die Schmerzwahrnehmung anhalten kann.

chronischer Schmerz
1 S. 622

1.15.2 Schmerzerkrankungen

Bandscheibenvorfall
1 S. 471
Arthrose
1 S. 464
Spinalstenose
1 S. 473
Osteoporose
1 S. 461
M. Parkinson
1 S. 585

Im Alter besonders häufig auftretende Schmerzerkrankungen sind chronische Rückenschmerzen, chronische Gelenkschmerzen, Tumorschmerzen und auch Kopfschmerzen.

Chronische Rückenschmerzen

Anders als in jüngeren Lebensjahren sind im Alter nicht in erster Linie |Bandscheibenvorfälle, sondern andere degenerative (verschleißbedingte) Erkrankungen wie die |Arthrose, |Spinalstenose oder |Osteoporose für Rückenschmerzen verantwortlich. Rückenschmerzen sind außerdem ein häufiges Frühsymptom des |M. Parkinson.

Pflegerische Mitwirkung bei chronischen Rückenschmerzen

Die Behandlung der Grunderkrankung steht nach Möglichkeit im Vordergrund. Symptomatisch werden bei chronischen Schmerzen Bewegungstherapie, Reflextherapie, ggf. invasive Anästhesieverfahren und medikamentöse Schmerzhemmung mit Antiphlogistika und Analgetika nach dem WHO-Stufenschema durchgeführt.

Unter Berücksichtigung der Grunderkrankung und der ärztlichen Anordnungen müssen alte Menschen mit chronischen Rückenschmerzen pflegerisch in ihrer Mobilisation unterstützt werden. Immobilität führt zu einer Verstärkung der meisten chronischen Rückenschmerzen (→ Abb. 1). Im pflegerischen Alltag lässt sich die Mobilisation am besten mit täglichen Spaziergängen unterstützen. Schwimmen und Wassergymnastik lindern Rückenschmerzen und entlasten die Gelenke.

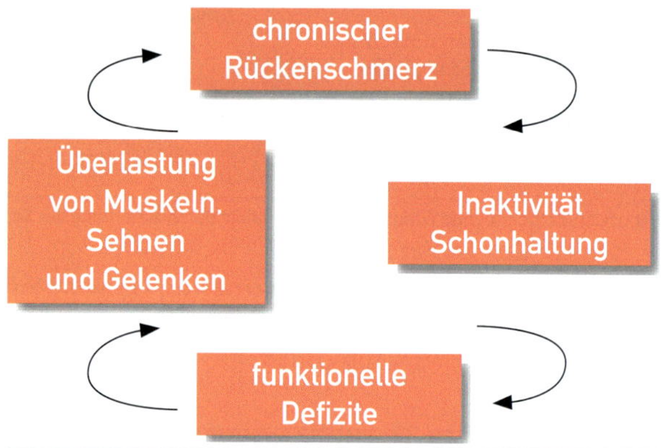

[1] Circulus vitiosus chronischer Rückenschmerzen

Chronische Gelenkschmerzen

Ursächlich liegen chronischen Gelenkschmerzen meist degenerative Gelenkerkrankungen wie die Coxarthrose oder die Gonarthrose zugrunde und führen zu erheblichen Einschränkungen der Mobilität und Teilhabe am gesellschaftlichen Leben.

Pflegerische Mitwirkung bei chronischen Gelenkschmerzen

Ebenso wie beim chronischen Rückenschmerz steht pflegerisch die Unterstützung bei der Mobilisation im Vordergrund.

Behandlung und Pflege bei Krebserkrankungen
1 S. 459

Tumorschmerzen

Bis zu 80 % aller Tumorpatienten leiden im Endstadium ihrer Krankheit an chronischen Schmerzen. Denoch konnten mehrere Untersuchungen beweisen, dass selbst im Endstadium einer Tumorkrankheit eine ausreichende Schmerzstillung möglich ist, wenn eine sinnvolle und ausreichende Schmerzbehandlung durchgeführt wird. Insbesondere im ambulanten Bereich werden die Möglichkeiten zur Schmerzdämpfung oft nur unzureichend ausgeschöpft. Neben der Grunderkrankung treten bei Tumorpatienten oft Vereinsamung, Angst und Hoffnungslosigkeit hinzu, die die Schmerzwahrnehmung verstärken und eine Chronifizierung des Schmerzes begünstigen.

nozizeptiv
2 S. 177
neuropathisch
2 S. 177
Polyneuropathie
1 S. 466

Tumorbedingte Schmerzen haben häufig sowohl |nozizeptiven als auch |neuropathischen Charakter und entstehen infolge von Knochenmetastasen, durch Reizung oder Verdrängung innerer Organe, Hautläsionen oder auch als Folge vorausgegangener Operationen, Bestrahlungen bzw. durch eine vorausgegangene Chemotherapie, die eine schmerzhafte |Polyneuropathie hinterlassen kann.

Kopfschmerzen (Cephalgien)

Die Ursachen von Kopfschmerzen im Alter sind vielgestaltig. Unterschieden werden:

- **primäre Kopfschmerzen** wie Migräne oder der Spannungskopfschmerz, bei denen der Kopfschmerz selbst eine eigenständige Krankheit darstellt, und
- **sekundäre Kopfschmerzen**, bei denen der Kopfschmerz nur Symptom einer anderen Grunderkrankung ist.
  Bei jungen Menschen, die unter Kopfschmerzen leiden, liegt in der überwiegenden Mehrzahl aller Fälle ein primärer Kopfschmerz vor, während über 60-jährige Kopfschmerzpatienten deutlich seltener unter primären Kopfschmerzen leiden und dementsprechend häufig eine andere Ursache den Schmerzen zugrunde liegt. Insbesondere Migräneanfälle lassen im Alter nach.

Folgende sekundäre Kopfschmerzen sind in der Altenpflege von besonderer Bedeutung:

- **medikamenteninduzierter (auch analgetikainduzierter) Kopfschmerz:** Die regelmäßige Einnahme von Schmerzmitteln, kann zu chronischen, meist dumpf-drückend beschriebenen Kopfschmerzen führen, die den Betroffenen dazu veranlassen, die Medikamentendosis noch zu erhöhen. Der Teufelskreis einer Suchterkrankung entsteht. Man nimmt an, dass über 30 % aller chronisch anhaltenden Kopfschmerzen im Alter auf eine dauerhafte Schmerzmitteleinnahme zurückzuführen sind. Die einzig sinnvolle Behandlungsmöglichkeit besteht in dem Medikamentenentzug, unterstützt durch physikalische Maßnahmen und psychotherapeutische Ansätze.
- **Arteriitis temporalis:** Diese Autoimmunerkrankung befällt nahezu ausschließlich alte Menschen. Sie ist eine Entzündung der großen und mittelgroßen Arterien des Kopfes, die unbehandelt innerhalb weniger Tage durch Beteiligung der Augenarterie zur Erblindung führen kann. Zu Beginn treten meist einseitige Kopfschmerzen auf, die von der Schläfe, der Stirn oder auch dem Ohr ausgehend beschrieben werden. Typisch ist die Schmerzverstärkung durch Kauen. Die Schläfenarterien sind oft druckschmerzhaft.

primäre Kopfschmerzen:	sekundäre Kopfschmerzen:
Kopfschmerz ist eine eigenständige Erkrankung.	Kopfschmerz ist ein Symptom einer anderen Grunderkrankung.
Beispiele: Migräne, Spannungskopfschmerzen	**Beispiele:** analgetikainduzierter Kopfschmerz, Ateriitis temporalis, hypertensiver Kopfschmerz, Glaukom, Erkrankungen des Gehirns und seiner Hüllen

Suchterkrankung 1 S. 651
Autoimmunerkrankung 1 S. 429

Die Arteriitis temporalis ist ein Notfall, der umgehend medizinisch behandelt werden muss. Nach Sicherung der Diagnose wird therapeutisch eine hoch dosierte Kortisonbehandlung durchgeführt.

Kortisonbehandlung 1 S. 469

- **hypertensiver Kopfschmerz:** Erhöhte Blutdruckwerte können Kopfschmerzen verursachen. Blutdruckwerte über 220/120 mm Hg in Verbindung mit Kopfschmerzen und eventuell neurologischen Symptomen werden als hypertensive Krise bezeichnet.
- **Glaukom** (→ 1 S. 412)
- **Erkrankungen des Gehirns und seiner Hüllen:** Akuten Kopfschmerzereignissen kann auch eine Hirnblutung zugrunde liegen. Chronische Subduralhämatome verursachen manchmal wochen- oder monatelang anhaltende Kopfschmerzen, oft in Verbindung mit neurologischen Ausfällen, ehe sie erkannt werden. Seltene Ursachen sind Entzündungen der Hirnhäute oder des Gehirns (→ Meningitis oder Encephalitis 1 S. 223) sowie Gehirntumore.

hypertensive Krise 1 S. 499
Hirnblutung 1 S. 579
Chronische Subduralhämatome 1 S. 590
Gehirntumore 1 S. 591

1.15.3 Pflegerische Mitwirkung bei der nichtmedikamentösen Schmerzbehandlung

degenerative Gelenkerkrankungen
1 S. 464

Schmerzschwelle
2 S. 178

Bewegungstherapie

Insbesondere bei Schmerzen auf Grund degenerativer Gelenkerkrankungen hat die Bewegungstherapie einen hohen Stellenwert. Durch Bewegungstherapie werden die muskulären Kräfte gestärkt, Fehlhaltungen abgebaut und, insbesondere bei ausdauernder Bewegung, die Schmerzschwelle positiv beeinflusst. Die pflegerische Unterstützung bei der speziellen Bewegungstherapie einzelner Schmerzkrankheiten sollte möglichst nach Anleitung durch Physiotherapeuten durchgeführt werden.

Allgemeine Grundsätze pflegerischer Unterstützung bei der Mobilisation schmerzkranker alter Menschen sind, wenn nicht anders verordnet:

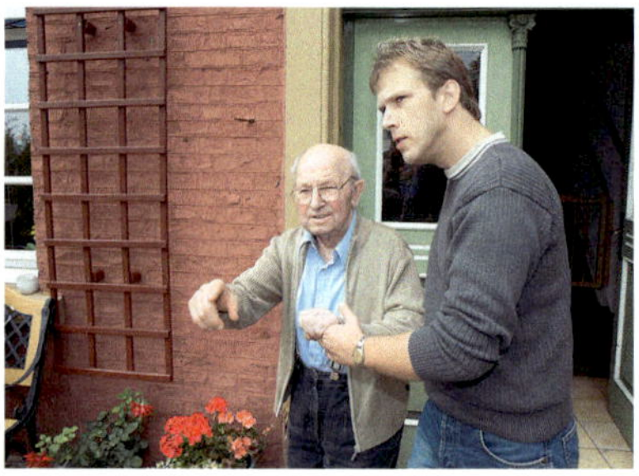

- **Unterstützung beim Gang zur Toilette:** Auch wenn Anlaufschmerzen angegeben werden, lassen sich chronische Schmerzsyndrome langfristig auch durch kurze Gehstrecken positiv beeinflussen. Daher nicht generell Toilettenstuhl oder Urinflasche/Steckbecken bereitstellen, sondern die alten Menschen zum Toilettengang motivieren.
- **Unterstützung bei regelmäßigen Gehwegen**, z. B. zum Essenssaal: Nicht aus Zeitersparnisgründen auf einen Rollstuhl zurückgreifen.
- **regelmäßige Spaziergänge in Begleitung**
- **Bewegungsübungen im Bett demonstrieren**, z. B. isometrische Bewegungen oder Radfahren im Bett

isometrische Bewegungen
1 S. 332

Physikalische Therapie

Thermobehandlung: Kälte- und Wärmeanwendungen können viele Schmerzzustände verbessern und wirken wohltuend.
Wichtige Grundsätze sind:

Durchführung von Wärmetherapie
2 S. 186
Durchführung von Kältetherapie
2 S. 186

- **Wärmebehandlung:** Wärme wirkt schmerzlindernd durch eine Entspannung der Muskulatur, Förderung der Durchblutung und die schlaffördernde Wirkung. Sie wird vor allem bei chronischen Gelenkerkrankungen eingesetzt.
- **Kältebehandlung:** Kälte senkt die Durchblutung und die Schwellneigung im behandelten Gewebe und entfaltet hierüber einen schmerzlindernden Effekt. Kälteanwendungen werden oft nach Verletzungen und entzündlichen Prozessen, aber auch bei anderen Schmerzsyndromen eingesetzt.
- hydroelektrische Anwendungen (z. B. Stangerbäder, Zellenbäder): Diese Anwendungen sind auf Grund der erforderlichen Ausstattung meist nur in entsprechend eingerichteten Praxen oder stationären Einrichtungen durchführbar.

hydroelektrisch
Wassertherapie mit gleichzeitiger Anwendung eines Gleichstroms

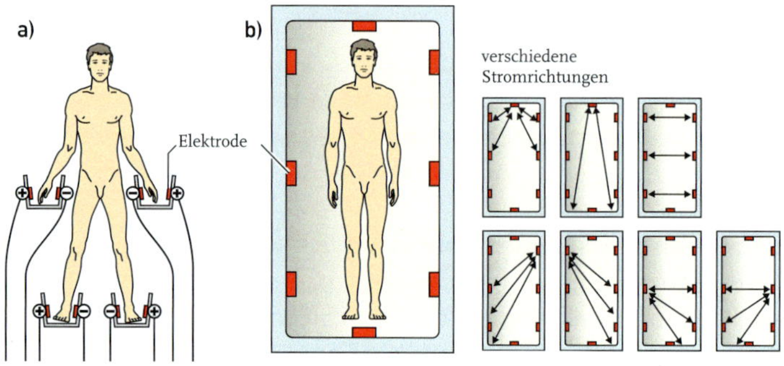

[1] hydroelektrische Bäder
a) Vierzellenbad, b) Stangerbad

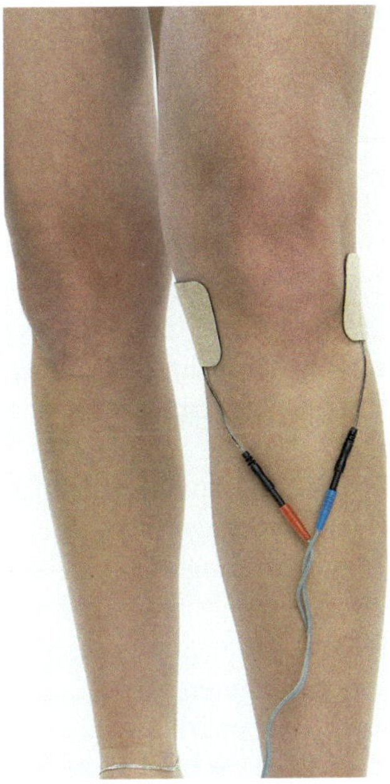

[1] Platzierung der TENS-Klebeelektroden bei Knieschmerzen

Elektrotherapie

Im ambulanten Bereich erfolgt Elektrotherapie meist in Form der **transkutanen elektrischen Nervenstimulation (TENS).** TENS ist indiziert u.a. bei chronischen Schmerzen auf Grund degenerativer Gelenkerkrankungen, Tumorschmerzen oder Neuralgien. Die Wirkung dieser Behandlung basiert auf dem Gate-control-Mechanismus. Über ein batteriebetriebenes Taschen-Reizstromgerät, an das Klebeelektroden angeschlossen sind, werden schmerzlose Stromimpulse abgegeben, die sensible Rezeptoren in der Haut stimulieren (→ Abb. 1). Dieser Impuls wird an das Rückenmark weitergeleitet, wo die langsamer fortgeleiteten Schmerzimpulse unterdrückt werden. Die Stromstärke wird individuell eingestellt, bis der Behandelte ein leichtes Schwirren oder Vibrieren in der Haut verspürt. Die Behandlung dauert in der Regel mindestens 20 Minuten, kann aber bei guter Verträglichkeit auch über Stunden durchgeführt werden. Über Nacht allerdings sollte die Behandlung beendet werden, da Hautreizungen auftreten können.

Neuralgien
1 S. 485
Gate-control-Mechanismus
2 S. 178

Pflegerische Mitwirkung bei der TENS-Behandlung

Die Pflegefachkraft sollte zusammen mit dem Betroffenen intensiv durch den behandelnden Therapeuten in die Benutzung des Gerätes eingewiesen werden. Die Pflegefachkraft kann dann Hilfestellung bei der Platzierung der Klebeelektroden und bei der Einstellung der richtigen Stromstärke geben.

Akupunktur

Die Akupunktur entstammt der traditionellen chinesischen Medizin. Ihr liegt ein sehr komplexes Erklärungsmodell für Schmerzentstehung und –wahrnehmung zugrunde, das sich in vielen Punkten von dem westlichen Verständnis unterscheidet. Zusammengefasst geht die chinesische Medizin von einer körpereigenen Lebensenergie aus, die entlang von Längslinien, so genannten Meridianen (→ Abb. 2b), verläuft. Diese stehen in Verbindung mit den inneren Organen sowie bestimmten Körperfunktionen. Eine Reizung definierter Hautpunkte entlang der Meridiane kann Störungen des Energieflusses wieder aufheben.

In der **Akupunktur** erfolgt dies durch Nadelstiche (→ Abb. 2a), bei der **Akupressur** durch Druck. Für die Akupunktur existieren vielfältige Indikationen, sie wird jedoch besonders häufig bei akuten und chronischen Schmerzen eingesetzt.

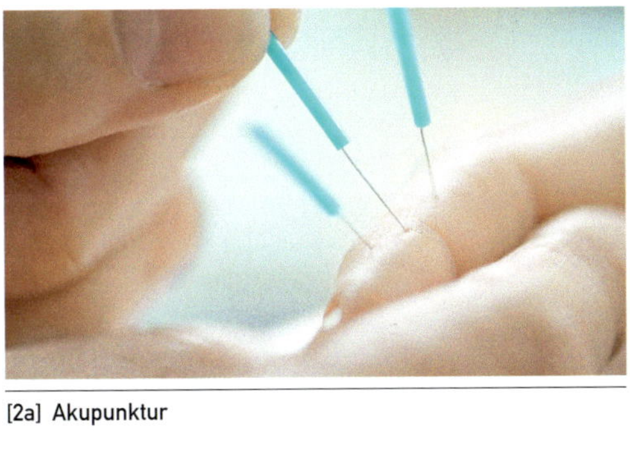

[2a] Akupunktur

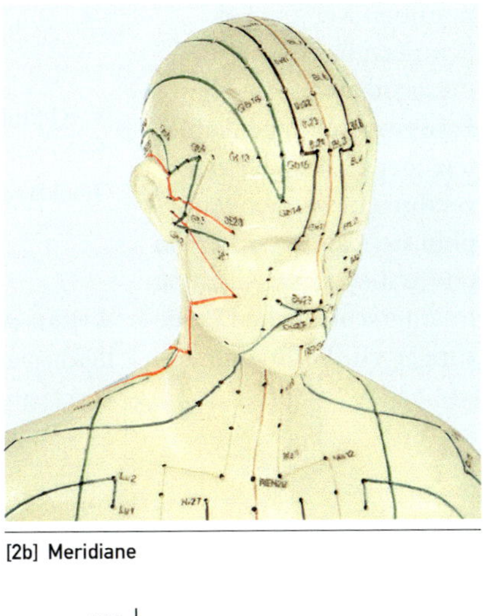

[2b] Meridiane

1.15.4 Pflegerische Mitwirkung bei der medikamentösen Schmerzbehandlung

WHO
1 S.45

Stufenschema der WHO

Im Jahr 1986 wurde von der WHO ein Stufenschema der Schmerzbehandlung bei Tumorerkrankungen veröffentlicht, das sich als standardisierte Empfehlung zum sinnvollen Einsatz und zur Kombination von Schmerzmitteln durchgesetzt hat. Darin werden Medikamente für die Behandlung leichter, mittelschwerer und schwerer Schmerzen nach einem abgestuften Schema empfohlen. Viele dieser Empfehlungen sind auch für die medikamentöse Behandlung anderer chronischer Schmerzen gültig.

transdermal
über die Haut wirkende Applikation, z. B. als Pflaster

Generell gilt, dass nichtinvasive Anwendungsformen, also die orale, sublinguale, rektale oder transdermale Gabe von Schmerzmedikamenten zu bevorzugen sind. Medikamente unterschiedlicher Substanzklassen mit einer möglichst langen Wirkungsdauer (⟶ Retard-Präparate 1 S. 218) werden nach einem festen Zeitplan verordnet. Dies bedeutet, dass der Schmerzpatient auch dann die fällige Dosis an Schmerzmedikamenten erhält, wenn (noch) keine erneuten Schmerzen aufgetreten sind. Ziel ist also die konstante Schmerzfreiheit unter möglichst geringen Nebenwirkungen.

Bedarfsmedikation
2 S.214

Häufig wird eine zusätzliche Bedarfsmedikation verordnet, die Schmerzattacken schnell und wirkungsvoll unterdrücken kann. Dies ist erforderlich z. B. bei einer unzureichenden Wirkung der Dauermedikation, wenn die Wirkung einer Dosis vor der nächsten regulären Gabe nachlässt, aber auch vor körperlichen Aktivitäten oder vor dem Essen. Die Bedarfsmedikation wird ebenfalls vom behandelnden Arzt verordnet, indem er ein bestimmtes Medikament als Bedarf bis zu einer Maximaldosis verschreibt.

nichtsteroidale Antiphlogistika
1 S.469
Antirheumatika
1 S.466

Buprenorphin und Fentanyl können transdermal in Form von Pflastern aufgeklebt werden, die den Wirkstoff über einen längeren Zeitraum konstant an die Haut abgeben und dort vom Körper aufgenommen werden. Für Schmerzattacken können diese Substanzen auch in Form von Sublingualtabletten oder Lutschtabletten verabreicht werden. Morphin steht als Retard-Präparat für die Basismedikation in unterschiedlichen Dosierungen zur Verfügung.

Das WHO-Stufenschema unterscheidet drei Substanzklassen:

WHO-Stufe I (Nicht-Opioidanalgetika)	Nicht-Opioidanalgetika fassen alle Schmerzmittel zusammen, die nicht zur Substanzklasse der Opioide (⟶ 1 S. 466) gehören. Dies sind: ▪ nichtsteroidale Antirheumatika bzw. Antiphlogistika (**NSAR** = Antirheumatika bzw. Antiphlogistika ausschließlich Cortison) Hierzu gehören: Acetysalicylsäure, Diclofenac, Ibuprofen , Celecoxib (⟶ Hinweis 1 S. 469) ▪ Metamizol ▪ Paracetamol und ähnliche Substanzen
WHO-Stufe II (niederpotente Opioidanalgetika)	Hierzu gehören: Tramadol, Tilidin, Naloxon, Dihydrocodein
WHO-Stufe III (hochpotente Opioidanalgetika)	Hierzu gehören: Morphin Buprenorphin, Fentanyl Hydromorphon

Die Medikamente der WHO-Stufe II und III sollten mit Nicht-Opioidanalgetika aus der Stufe I kombiniert werden.

Opioide sind auch als Langzeitmedikation in der Regel nicht gefährlicher als Analgetika anderer Substanzklassen. Insbesondere bei Einsatz retardierter Opioide treten nur sehr selten psychische oder körperliche Abhängigkeit und Toleranzentwicklung auf, die als typische Bestandteile der Suchterkrankung gelten. Daher plädieren mittlerweile viele Schmerzzentren vor allem bei der Behandlung alter Patienten für einen frühzeitigen Einsatz von Opioiden, ggf. noch vor einer Medikation mit nichtsteroidalen Analgetika.

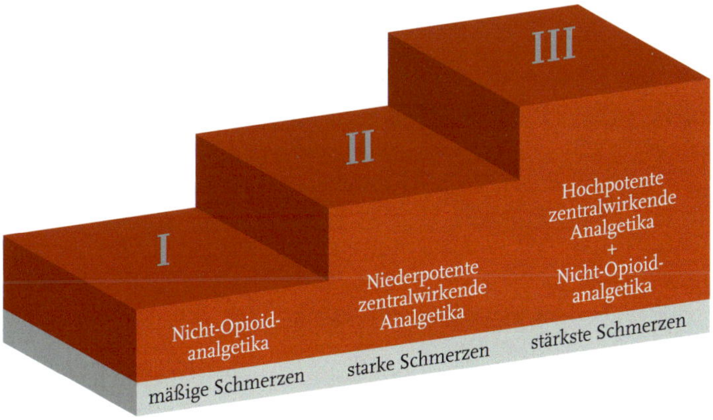

[1] Stufentherapie bei chronischen Schmerzen, medikamentöse Therapie

Die im Stufenschema der WHO genannten Analgetika können je nach Schmerztyp und Grunderkrankung durch Begleitmedikamente, so genannte **Koanalgetika**, ergänzt werden. Diese Medikamente wirken nicht direkt analgetisch, können jedoch in Kombination mit Analgetika unterschiedliche Schmerzsyndrome positiv beeinflussen. Wichtige Koanalgetika sind:

- **Antidepressiva:** Antidepressiva (→ 1 S. 641) werden häufig zur Behandlung neuropathischer Schmerzen (→ S. 177) eingesetzt. Die Dosierung erfolgt wesentlich niedriger als bei der Behandlung depressiver Erkrankungen.
- **Antikonvulsiva:** Antikonvulsiva (→ 1 S. 594) werden bei einschießenden neuropathischen Schmerzen eingesetzt.

Pflegerische Mitwirkung bei der Schmerzbehandlung

Pflegerische Aufgabe ist es, beim Erkrankten auf Schmerzäußerungen zu achten und ggf. nachzufragen. Bei der Beschreibung der Schmerzstärke können Schmerzskalen (→ 1 S. 362) hilfreich sein. Antriebsgeminderte oder demenziell erkrankte alte Menschen können oft nicht mehr über den Schmerz klagen, sondern äußern Schmerzen in Form von Stöhnen, motorischer Unruhe oder Veränderungen der Gesichtszüge. Es kann viel Einfühlungsvermögen und persönliche Anteilnahme erfordern, die Schmerzstärke zu erahnen und entsprechend zu reagieren.

Die Pflegefachkraft dokumentiert Schmerzäußerungen sowie Art und Menge der verabreichten Medikamente gewissenhaft. Wenn ein Schmerzkranker regelmäßig vor der nächsten Schmerzmitteldosis über Schmerzen klagt, ist die Dauermedikation wahrscheinlich nicht ausreichend. In diesem Fall muss der behandelnde Arzt informiert werden, damit er die Grundmedikation erhöht oder verändert. Die Pflegefachkraft muss sich ebenfalls an den behandelnden Arzt wenden, wenn der Schmerzpatient trotz ausgeschöpfter Bedarfsmedikation weiterhin über Schmerzen klagt. Schmerzäußerungen müssen immer ernst genommen werden. Reaktionen wie: „Sie haben schon genug Medikamente bekommen, mehr dürfen wir Ihnen nicht geben" oder auch „Reißen Sie sich bis heute Abend zusammen, dann gibt es wieder etwas gegen die Schmerzen" sind oft Ausdruck der Überforderung durch die Situation, dürfen jedoch auch in Stresssituationen nicht entstehen.

Bei nichtabklingenden Schmerzen muss immer, auch nachts und am Wochenende, ein Arzt hinzugezogen werden, um kein unnötiges Leiden entstehen zu lassen. Schmerzen bei Tumorkranken sind kein Schicksal, sondern können in der Regel vermieden werden. Leider entspricht das in manchen Fällen (noch) nicht der Realität in der ambulanten und stationären Betreuung von Tumorpatienten.

1.16 Wärme- und Kälteanwendungen

1.16.1 Wärmeanwendung

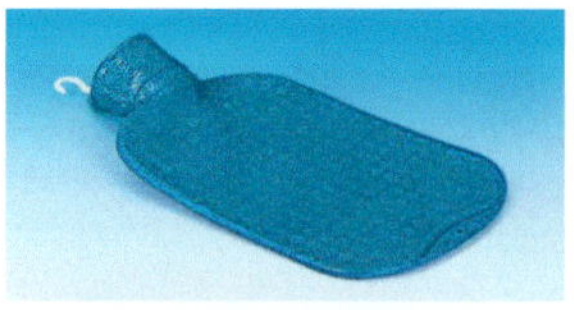

[1] Wärmflasche

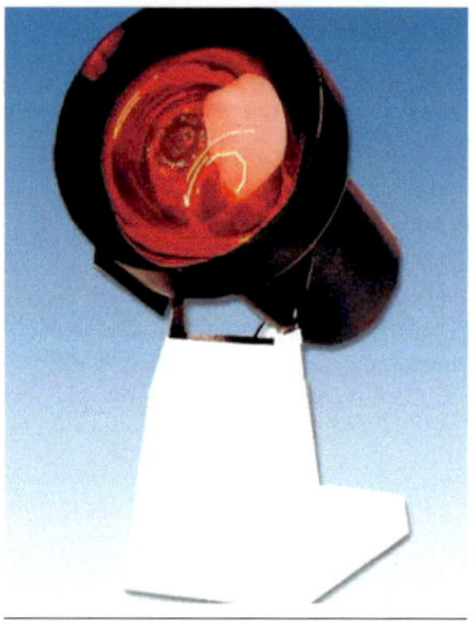

[2] Rotlicht

Wärmeanwendung bewirkt eine direkte Gefäßerweiterung (*Vasodilatation*). Die verbesserte Durchblutung fördert die Nährstoffversorgung im Anwendungsgebiet und den Abtransport von Stoffwechselschlacken. Wärmeanwendung, z. B. mit einer Wärmflasche (→ Abb. 1) oder mit Rotlicht (→ Abb. 2), kann eine Schmerzlinderung herbeiführen. Dies erfolgt auf Grund der muskelentspannenden Wirkung von Wärme. Daher wird Wärme vor allem bei Magen-Darm-Krämpfen, Koliken und Verspannungen der Muskulatur (z. B. Dampfwickel bei Schulter- und Nackenschmerzen) verwandt.

Bei einer entzündlichen Baucherkrankung wie z. B. einer Appendizitis kann die Linderung kolikartiger Schmerzen jedoch fatale Folgen haben! Der Kranke hat ein reduziertes Krankheitsgefühl, da die Schmerzen weitgehend behoben wurden. Es besteht jedoch die Gefahr von lebensbedrohlichen Komplikationen.

Eine mögliche Gefahr bei Wärmeanwendungen besteht durch Verbrennung bzw. Verbrühung. Wärmflaschen dürfen nicht mit kochendem Wasser gefüllt werden und sind immer mit einem trockenen Tuch zu umhüllen. Die Pflegedienstleitung kann die Verwendung von Wärmflaschen aus Sicherheitsgründen untersagen. Alternativ können dann beispielsweise Kirschkern- oder Dinkelkissen benutzt werden.

1.16.2 Kälteanwendung

fiebersenkender Wadenwickel
1 S. 616 f.

Kälteanwendung führt zunächst zur Verengung der Blutgefäße (*Vasokonstriktion*). Dies zeigt sich in der auftretenden Blässe des behandelten Hautareals. Im betreffenden Gebiet wird die Stoffwechseltätigkeit herabgesetzt. Die Entwicklung entzündlicher Prozesse wird dadurch erst einmal verzögert. Nach der anfänglichen Verringerung der Durchblutung kommt es dann zu einer reflektorischen Verstärkung der Durchblutung (*reaktive Hyperämie*). Dies bewirkt eine Steigerung der Wärmeabgabe. So verdampft z. B. das kühlende Wasser eines fiebersenkenden Wadenwickels auf der wärmeren Hautoberfläche. Dabei entsteht Verdunstungskälte, sodass die Körpertemperatur sinkt.

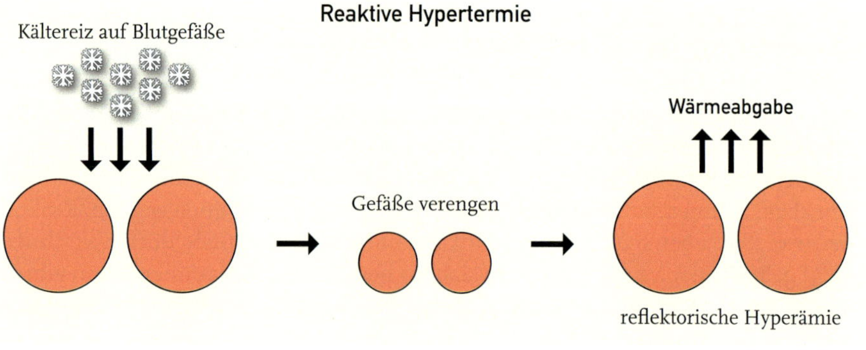

Kälteanwendungen haben neben einer fiebersenkenden auch eine antiödematöse, entzündungs- und schmerzhemmende Wirkung. Eine Kältetherapie kann mit einer Eismanschette (Kryopack, Coldpack), einem Eisbeutel, einer Eiseinreibung oder einem -tauchbad, aber auch mit Eisspray durchgeführt werden.

Wickel und Auflagen

1.16.3

Wickel und Auflagen sind in der Pflege schon sehr lange bekannt. Sie kommen gerade in den letzten Jahren wieder vermehrt zum Einsatz.

Häufig wird der Begriff Wickel für verschiedene Anwendungsformen als Sammelbegriff verwendet. Es gibt folgende Unterscheidungen: Wickel, Auflage (Kompresse, Umschlag), Peloid und Kataplasma.

Bei einem **Wickel** (→ Abb. 1) werden ein Tuch oder mehrere Tücher um den ganzen Körper oder ein Körperteil gewickelt. Das innerste Tuch ist meist mit einer Flüssigkeit (z. B. Wasser) getränkt.

Bei einer **Auflage (Kompresse, Umschlag)** wird das getränkte oder mit einer Substanz gefüllte Innentuch (z. B. Kamillenaufguss, Essigwasser, Quark) nur auf eine bestimmte Körperstelle aufgelegt. Das Außentuch wird um das Innentuch gewickelt.

Bei einem **Peloid** handelt es sich um Brei- oder Pastenumschläge aus Lehm oder Schlamm. Die Wirkung wird durch mineralische Stoffe (z. B. Heilerde, Fango, Moor) erzielt.

Ein **Kataplasma** ist ein Breiumschlag aus Pflanzenpulver oder Pflanzensamen. Aus der Wirksubstanz (z. B. Leinsamen, Senf etc.) wird ein Brei angerührt, der lokal aufgetragen und mit einem Außentuch abgedeckt und befestigt wird.

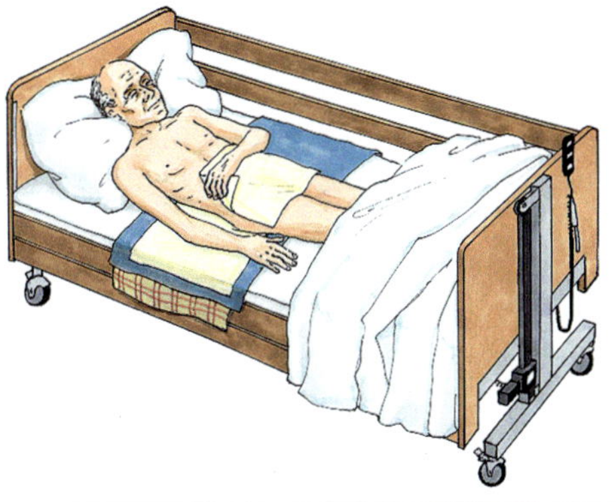

[1] Ein Wickel wird mit mehreren Tüchern angelegt.

Wickel und Auflagen wirken auf unterschiedliche Weise. Zum einen beeinflussen sie die Durchblutung sowohl der Haut als auch der Muskeln und inneren Organe. Bei heißen und kalten Wickeln mit anregendem Effekt steigt die Durchblutung an und versorgt die entsprechenden Areale besser mit Sauerstoff und Nährstoffen. Zum anderen haben Wickel und Auflagen eine ausleitende Wirkung, indem sie die Ausscheidungsfunktion der Haut anregen. Stoffwechselabbauprodukte wie Harnstoff oder Harnsäure werden dann besser zusammen mit dem Schweiß über die Haut abgegeben. Des Weiteren haben Wickel und Auflagen eine allgemein stärkende Wirkung und beeinflussen das Immunsystem positiv. Sie wirken beruhigend und entspannend. Deswegen ist es bei der Anwendung wichtig, dass die Pflegefachkraft für eine ungestörte Atmosphäre sorgt. Falls erforderlich empfiehlt es sich, ein Schild mit dem Hinweis „Bitte nicht stören!“ an der Zimmertür anzubringen.

Neben Wasser, welches durch seine Temperaturdifferenz zum Körper wirkt, können für Wickel und Auflagen unterschiedliche Zusätze verwendet werden. Dabei unterstützen die verschiedenen Substanzen die Wirkung der Wickel und Auflagen. Eine Ölkompresse mit Lavendel wirkt z. B. beruhigend und eine Ganzkörperwaschung mit dem Zusatz von Pfefferminztee verstärkt die kühlende Wirkung von reinem Wasser.

Grundsätzlich ist zu berücksichtigen, dass manche Menschen allergisch auf Zusätze reagieren.

Wickel und Auflagen werden in Absprache mit dem Arzt und nach vorheriger Information des Pflegebedürftigen durchgeführt. Wenn es bei dem Pflegebedürftigen zu Kreislaufproblemen, Schmerzen, Unwohlsein, Juckreiz oder ähnlichen Symptomen kommt, muss er wissen, dass er sich sofort bei der Pflegefachkraft melden sollte. Jede Durchführung eines Wickels wird in die Dokumentation eingetragen, ebenso seine Wirkung und eventuelle Besonderheiten.

Nicht bei jedem Pflegebedürftigen dürfen Wickel oder Auflagen angewendet werden. Es ist wichtig zu wissen, bei welchen Personengruppen, Symptomen oder Krankheiten ein Wickel kontraindiziert ist. So sollten Wickel und Auflagen u. a. bei Sensibilitätsstörungen (z. B. vorwiegend bei Diabetikern und bei betagten Menschen mit arteriellen Durchblutungsstörungen) nicht angewendet werden. Es besteht neben einer Verbrennungsgefahr eine erhöhte Thrombosegefahr.

Beispiele für Wickel und Auflagen

Quarkwickel z. B. bei Halsentzündungen: Quark hat eine ganze Reihe an wertvollen Eigenschaften. Wenn er mit der Haut in Berührung kommt, wird ein Milchsäureprozess in Gang gesetzt, der Entzündungsstoffe anzieht. Kühl angewendet wirkt er entzündungshemmend, durchblutungsfördernd, schmerzlindernd, kühlend und ableitend. Er ist sehr hautverträglich und kann auch – im Gegensatz zu Alkohol – bei empfindlicher Haut angewendet werden.

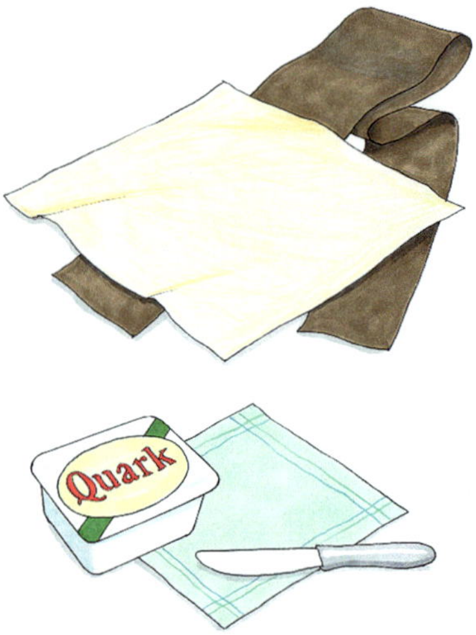

[1] Benötigte Materialien für einen Quarkwickel

Material (→ Abb. 1):

- 150 Gramm gekühlter Speisequark (die Fettstufe ist unerheblich)
- ein Messer
- ein Stofftaschentuch
- ein Zwischentuch, das größer ist als das Stofftaschentuch und etwa 2-mal um den Hals gewickelt werden kann
- ein Woll- oder Seidenschal

Durchführung:

- Das Taschentuch wird ausgebreitet und der Quark etwa einen halben Zentimeter dick im mittleren Drittel des Tuches halsbreit auf das Tuch gestrichen (→ Abb. 2).
- Das Tuch wird zu einem Päckchen gefaltet.
- Das Quarkpäckchen wird so von vorn am Hals angelegt, dass es von einem Ohr bis zum anderen reicht. Die Halswirbel müssen von jeder Seite zwei fingerbreit frei bleiben, denn in diesem Bereich verlaufen Nerven und Muskeln, die auf Kühle und Feuchtigkeit empfindlich reagieren können (→ Abb. 3).
- Die Auflage wird mit dem Zwischentuch abgedeckt und mit dem Schal fixiert. Das Zwischentuch kann dabei überlappen, damit der Wollschal nicht kratzt (→ Abb. 4).

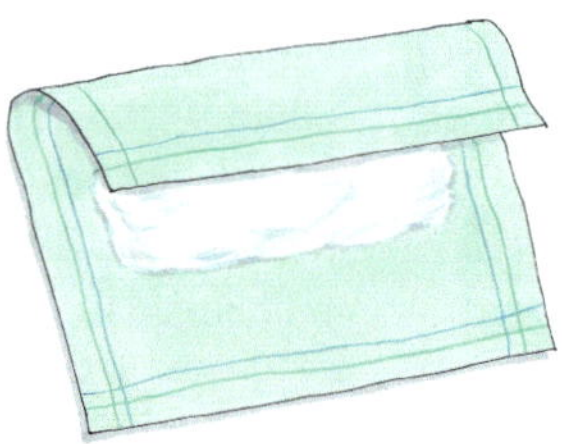

[2] Auflage mit Quark bestreichen

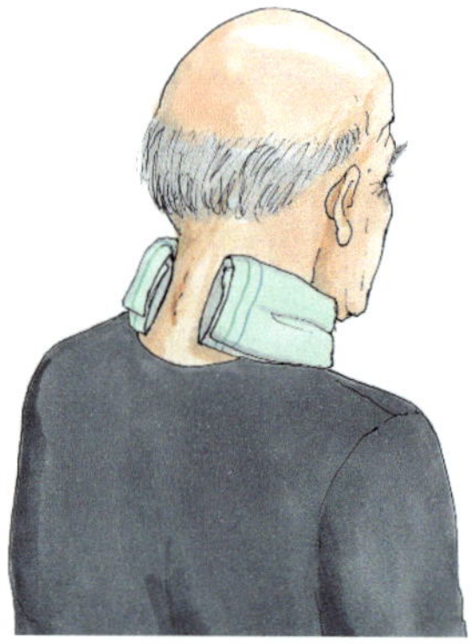

[3] Anlegen einer Quarkauflage

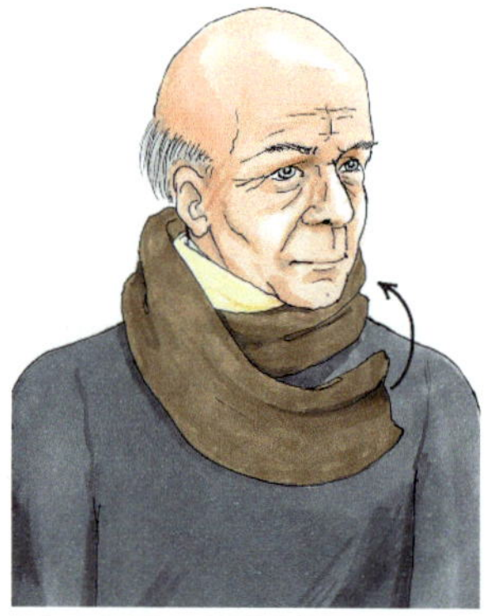

[4] Umwicklung der Quarkauflage mit einem Schal

Die Auflage bleibt mindestens 30 Minuten liegen, auf Wunsch des Pflegebedürftigen auch mehrere Stunden.

Nachbereitung:

- Nach dem Abnehmen der Auflage ist der Hals zu reinigen und mit einem Schal warm zu halten.
- Die Durchführung und die Wirkung der Auflage wird dokumentiert.

Thrombophlebitis = Venenentzündung

1 S. 508

Eine Quarkauflage kann auch bei anderen entzündlichen Prozessen (z. B. bei einer Thrombophlebitis), aufgelegt auf die betroffene Stelle, schmerzlindernd sein.

Zwiebelauflagen können z. B. bei akuten Ohrenschmerzen nach Absprache mit dem behandelnden Arzt angewendet werden. Der langsam austretende Saft einer angewärmten Zwiebel wird vom Pflegebedürftigen als wohlige Wärme empfunden. Gleichzeitig wirkt er entzündungshemmend.

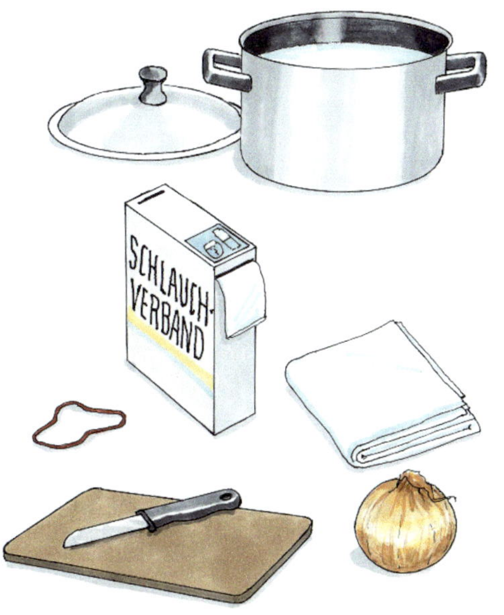

[1 Benötigte Materialien für eine Zwiebelauflage

Material:
- eine mittelgroße Zwiebel
- ein dünnes Tuch oder eine Mullkompresse
- ein Band/Gummi zum Verschließen der Mullkompresse
- ein Schal, ein Schlauchverband, ein Tuch oder eine Mütze zum Befestigen der Zwiebelauflage
- ein Messer und ein Schneidebrettchen
- ein Topf mit heißem Wasser und ein Deckel (→ Abb. 1)

Durchführung:
- Die Zwiebel wird geschält und kleingeschnitten.
- Die Zwiebelstückchen werden auf das Tuch/die Mullkompresse gelegt und evtl. mit dem Messerrücken angequetscht, damit der Saft austritt (→ Abb. 2).
- Die Kompresse wird zu einem Säckchen gefaltet und mit dem Band/Gummi verschlossen.
- Wasser wird in einem Topf erhitzt und die Zwiebelauflage auf dem Deckel, der verkehrt herum auf dem Topf liegt, angewärmt (→ Abb. 3).
- Die Zwiebelauflage wird auf die Ohrmuschel gelegt (→ Abb. 4).
- Die Zwiebelauflage wird mit einer Mütze o. Ä. fixiert (→ Abb. 5).

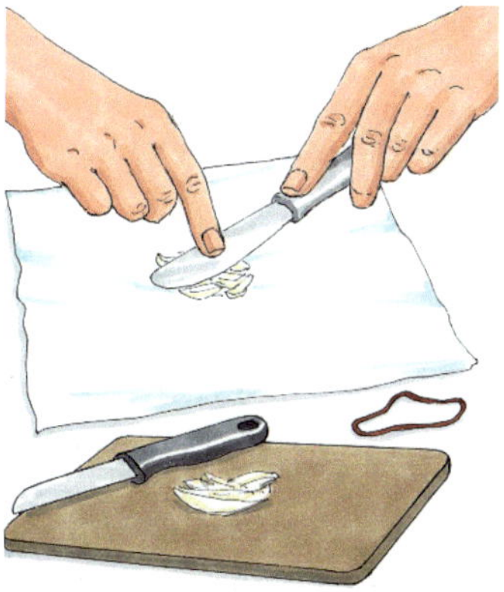
[2] Zwiebel zerkleinern

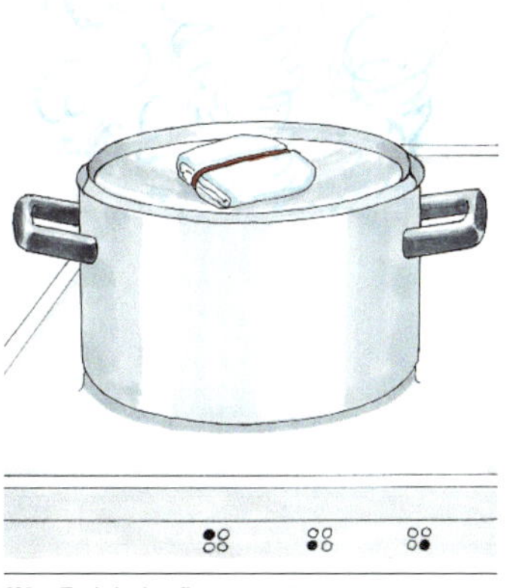
[3] Zwiebelauflage erwärmen

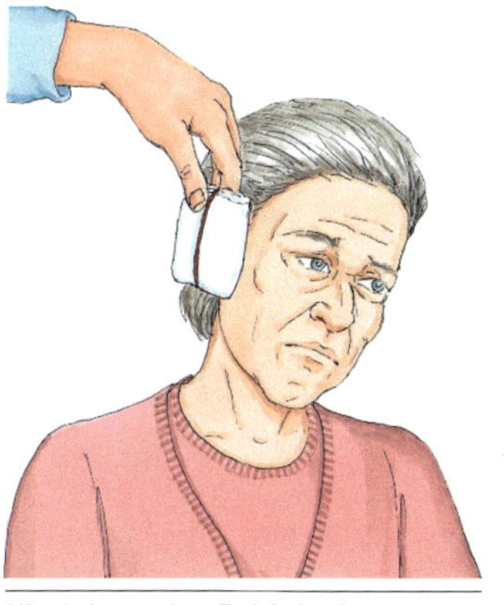
[4] Anlegen einer Zwiebelauflage

Die Auflage soll mindestens 30 Minuten auf dem Ohr liegen bleiben, kann aber auch mehrere Stunden liegen bleiben, wenn es der Patient verträgt.

Nachbereitung:
- Nach Abnahme der Zwiebelauflage müssen die Ohren warm gehalten werden. Dazu kann der Pflegebedürftige eine Mütze tragen.
- Bei Ohrenschmerzen ist es wichtig, mit Nasentropfen (nach Anordnung des Arztes) einem Anschwellen der Nasenschleimhaut vorzubeugen bzw. die Nasenschleimhaut abschwellen zu lassen, damit die Ohren gut belüftet werden.
- Eine gute Schmerzbeobachtung und -erfassung ist wichtig. Wenn keine Besserung eintritt, sollte der Arzt erneut informiert werden.

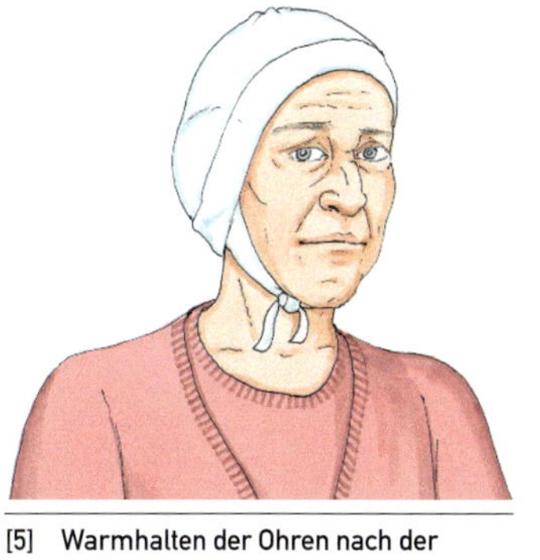
[5] Warmhalten der Ohren nach der Auflage

Kamilleauflagen können z. B. bei Bauchbeschwerden angewandt werden. Auszüge aus der Kamillenblüte werden wegen ihrer entzündungshemmenden Wirkung geschätzt. Dies ist dem Inhaltsstoff des Kamillenöls, dem Bisabol, zu verdanken. Indikationen für eine Kamillebauchauflage sind eine träge Verdauung, Völlegefühl, Menstruationsbeschwerden, Schlafstörungen und Unruhezustände. Nicht angewandt werden sollten sie dagegen bei starken Menstruationsblutungen, bei Verdacht auf eine Magen- oder Darmblutung und bei unklaren Bauchbeschwerden. In diesen Fällen besteht die Gefahr, dass sich die Blutung verstärkt und die Diagnostik erschwert wird.

Material:
- ein Esslöffel Kamillenblüten (getrocknet)
- 500 ml Wasser
- ein Waschlappen
- ein kleines Baumwoll- oder Leinentuch
- ein Frottierhandtuch

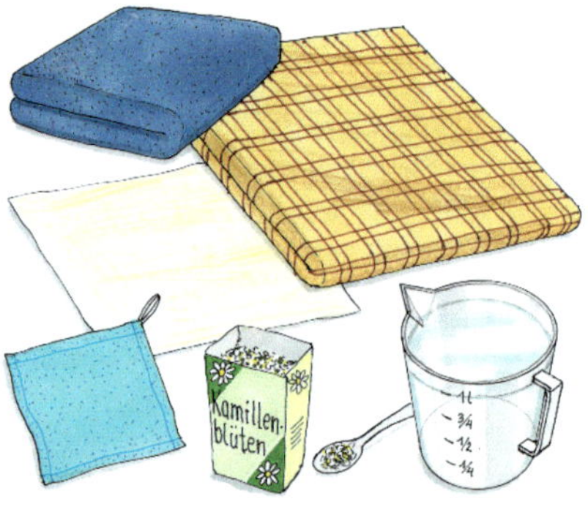

[1] Benötigte Materialien für eine Kamilleauflage

Durchführung:
- Zunächst wird das Wasser zum Kochen gebracht und über die Kamillenblüten gegossen, danach 1 bis 3 Minuten abgedeckt ziehen lassen.
- Mit diesem Aufguss wird ein Waschlappen getränkt. Darüber wird ein Baumwoll-/ Leinentuch gehüllt und das Ganze leicht ausgewrungen.
- Wenn die Auflage nicht mehr zu heiß ist, wird sie auf den Bauch aufgelegt. Wenn der Pflegebedürftige es möchte, können auch gleichzeitig zwei Auflagen verwendet werden.
- Über die Auflage wird als Bettschutz ein Frottiertuch gelegt, das ein zu schnelles Erkalten der Auflage verhindern soll (→ Abb. 2).
- Die Auflage kann dann etwa 30 Minuten liegen bleiben.

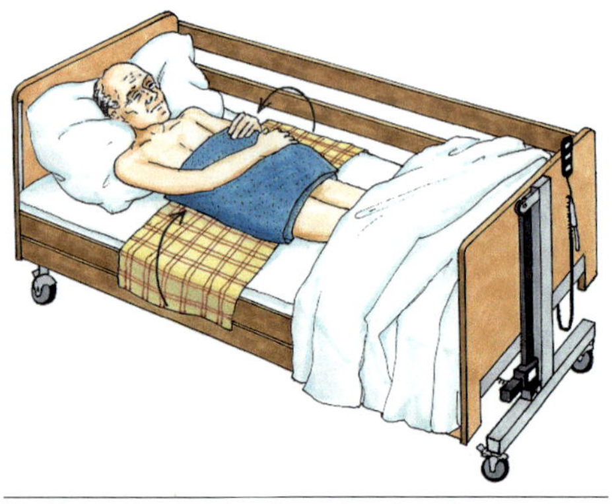

[2] Frühzeitiges Erkalten der Auflage durch Frottiertuch verhindern

Mit **Essig** wird z. B. eine Stirnauflage gegen Kopfschmerzen getränkt oder auch ein feuchtes Leinentuch bei fiebersenkenden Wadenwickeln. Essig verstärkt die kühlende Wirkung. Dazu werden etwa 10 Esslöffel auf 1 l Wasser gegeben. Die Auflage wird immer locker aufgelegt, um den gewünschten Verdunstungseffekt nicht zu behindern. **Zitronenwickel** wirken z. B. lindernd bei Halsentzündungen. Zitronensaft hat eine adstringierende (zusammenziehende) Wirkung. Viele Menschen reagieren jedoch bei der äußeren Anwendung mit Zitronensaft mit Juckreiz. **Heublumen** sind als Gemisch aus Blüten, Blättern und Samen verschiedener getrockneter Wiesenblumen in der Apotheke erhältlich. Die Heublumenauflage ist u. a. sowohl hilfreich bei Gastritis, Darmkoliken, Blähbauch, Verstopfung als auch bei Muskelverspannungen aller Art oder degenerativen Erkrankungen der Wirbelsäule und der Gelenke, sofern diese nicht entzündlich sind. Heublumenkissen (mindestens 10 x 20 cm Größe) werden erwärmt und auf die entsprechende Körperpartie aufgelegt und fixiert.

Zitronenbrustwickel
1 S. 346

Bei herzinsuffizienten Patienten und bei Entzündungen der Haut im Behandlungsgebiet sowie bei Anfälligkeit für Heuschnupfen oder bei einer nachgewiesenen Allergie gegen Heublumen sollte man von der Anwendung absehen. Ebenso ist die Anwendung bei auftretender Übelkeit, Benommenheit, Kreislaufschwäche sowie bei allergischen Reaktionen sofort abzubrechen.

Pflegerische Mitwirkung in lebensbedrohlichen Situationen 1.17

Aspiration 1.17.1

Bei der Aspiration handelt es sich um einen Notfall, wenn feste oder flüssige Substanzen die oberen Luftwege so verlegen, dass sie nicht herausgehustet werden können und der Betroffene zu ersticken droht. Die Aspiration bei alten Menschen entsteht meist durch flüssige oder feste Nahrungsbestandteile bei Schluckstörungen. Häufig ist der Hustenreflex beeinträchtigt. Somit kann es auch zu einer Aspiration ohne einen Hustenstoß kommen (so genannte *„silent aspiration“*, stille Aspiration). In selteneren Fällen werden Fremdkörper aspiriert, z. B. Teile von Zahnprothesen. Größere Fremdkörper hängen oft im Kehlkopf fest, kleinere können in die Luftröhre gelangen.

Handeln in Notfällen, erste Hilfe
1 S. 661

Aspiration
1 S. 348
Schluckstörungen
1 S. 582

Äußere Anzeichen der Aspiration können sein:
- während oder nach der Nahrungs-/Flüssigkeitsaufnahme auftretende Atemnot, beschleunigte Atemfrequenz (→ Tachypnoe 1 S. 152), Gesichtsblässe, Lippenzyanose (→ 1 S. 271), motorische Unruhe
- pfeifendes Geräusch beim Einatmen (*Stridor*), gurgelnde oder brodelnde Geräusche
- bei schwerer Aspiration Unfähigkeit zu atmen, Blutdruckabfall und Tachykardie (→ Schocksymptomatik 1 S. 670) oder auch Bradykardie (→ 1 S. 494). Bei einer vollständigen Verlegung der Atemwege tritt innerhalb weniger Minuten der Tod ein.

Sofortmaßnahmen bei schwerer Aspiration:
- Oberkörper im Stehen oder Sitzen nach vorne beugen und tief lagern bzw. nach unten hängen lassen, z. B. mit zwei Hilfspersonen über einen Stuhl hängen, dabei mit der flachen Hand auf den Rücken klopfen (→ Abb. 1)
- bei Verdacht auf Aspiration von Fremdkörpern: Mund öffnen, Unterkiefer vorziehen und versuchen, den Fremdkörper zu entfernen
- bei Verdacht auf Aspiration von flüssigen/breiigen Konsistenzen: Mundhöhle manuell ausräumen, möglichst schnell Absaugevorrichtung herbeischaffen und tief absaugen (→ endotracheate Absaugung, S. 121)
- Notruf tätigen (Telefon i. d. R. 112)
- Der **Heimlich-Handgriff** ist entsprechend ausgebildeten Hilfspersonen vorbehalten und auch umstritten, weil er zu Verletzungen führen kann: Dabei wird der Betroffene von hinten mit beiden Armen umfasst und der obere Bauchbereich ruckartig mit beiden Händen eingedrückt. Hierdurch entsteht ein Überdruck in den Atemwegen, der das Aspirierte nach oben herauspressen soll.
- bei Atemstillstand: Reanimation mit Mund-zu-Mund- oder Mund-zu-Nase-Beatmung (→ Atemspende 1 S. 666)
- Da sich bei Bewusstlosigkeit die Kehlkopfmuskulatur entspannt und dadurch die Stimmritze weiter wird, kann die Beatmung erfolgreich sein, auch wenn die Atemwege zuvor vollständig blockiert waren.

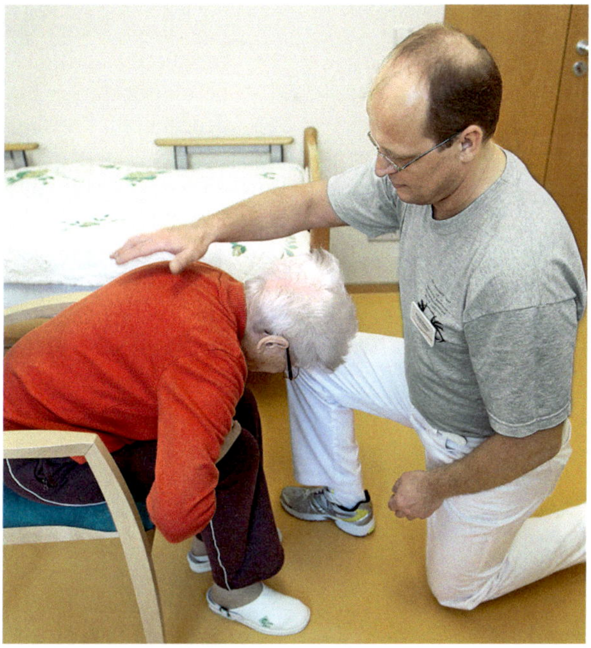

[1] Sofortmaßnahmen bei Aspiration

Stimmritze
1 S. 149

1.17.2 Obere oder untere Gastrointestinalblutung („GI-Blutung")

Verdauungssystem
1 S. 153
Gastrointestinalblutung
1 S. 521

Als **obere Gastrointestinalblutung** wird eine Blutung im Magen-Darm-Trakt bezeichnet, die oberhalb des Übergangs vom Zwölffingerdarm (*Duodenum*) in den Leerdarm (*Jejunum*) lokalisiert ist. Unterhalb dieser Grenze spricht man von der **unteren Gastrointestinalblutung**. Etwa 90 % aller Gastrointestinalblutungen entstammen dem oberen Verdauungstrakt; von ihnen enden bis zu 10 % tödlich. Die obere Gastrointestinalblutung verläuft meist bedrohlicher als die untere Gastrointestinalblutung.

Obere Gastrointestinalblutung

Die obere Gastrointestinalblutung entsteht häufig durch **Magengeschwüre** (→ 1 S. 521) oder **Magenschleimhautentzündungen** (→ 1 S. 519) und **Ösophagusvarizen** (→ 1 S. 530).

Schwarzer Stuhl kann auch unter Einnahme von eisenhaltigen Medikamenten, Kohletabletten sowie nach Genuss mancher Lebensmittel (z. B. Blaubeeren, Spinat) auftreten.

Mögliche Anzeichen sind:
- **Teerstuhl** (→ Melaena 1 S. 297): Etwa 5–10 Stunden nach Beginn der oberen Gastrointestinalblutung kommt es zur Entleerung von schwarzem, glänzendem und klebrigem Stuhl, der bei einer starken Blutung zusätzlich auch frische Blutanteile enthalten kann. Die schwarze Färbung beruht auf einer Zersetzung wichtiger Blutbestandteile durch die im Darm vorkommenden Bakterien.
- **Bluterbrechen** (→ Hämatemesis 1 S. 296): Bluterbrechen sieht meist „kaffeesatzartig" aus, kann bei einer starken oder mundnahen Blutung jedoch auch hellrote Blutanteile enthalten. Die kaffeesatzartige Verfärbung entsteht durch die Umwandlung von Hämoglobin zu schwarzem Hämatin im sauren Milieu, z. B. durch Magensäure. Das Bluterbrechen bei Ösophagusvarizenblutung ist meist schwallartig.
- bei akuter starker Blutung: Kaltschweißigkeit, Hautblässe, zunehmender Blutdruckabfall, **Kreislaufschock** (→ 1 S. 669)

Untere Gastrointestinalblutung

Die untere Gastrointestinalblutung entsteht häufig durch **Hämorrhoiden** (→ 1 S. 527), **Darmdivertikel** (→ 1 S. 526) oder auch **Colonkarzinome** (→ 1 S. 524).

Mögliche Anzeichen sind:
- Abgang von dunkel- oder hellrotem Blut aus dem Analkanal
- bei akuter starker Blutung: Kaltschweißigkeit, Hautblässe, zunehmender Blutdruckabfall, Kreislaufschock

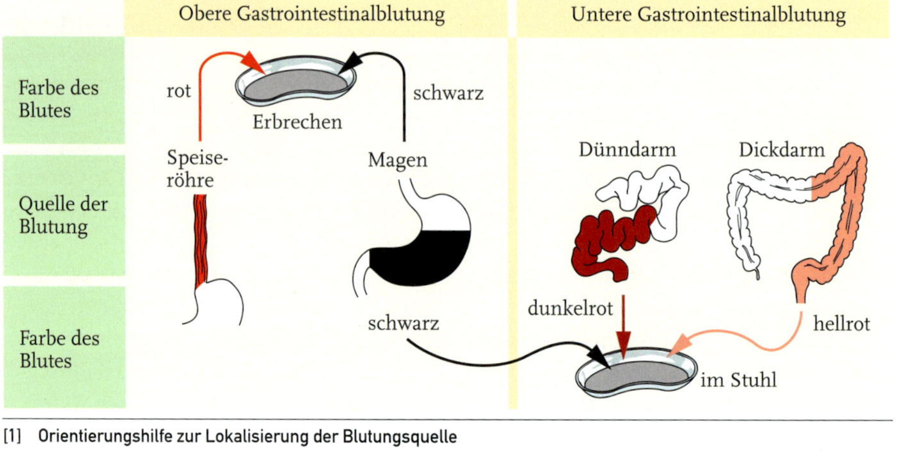

[1] Orientierungshilfe zur Lokalisierung der Blutungsquelle

Sofortmaßnahmen bei Gastrointestinalblutung:
- bei oberer Gastrointestinalblutung: Oberkörperhochlagerung (→ 1 S. 342)
- engmaschige Blutdruck- und Pulskontrollen (→ 1 S. 148, S. 142)

Bei zunehmender Kreislaufschwäche und Schockzeichen (→ 1 S. 670): Schocklagerung (→ 1 S. 245); wenn vorhanden: Sauerstoffgabe (→ S. 120)

- bei Bluterbrechen und/ oder zunehmender Kreislaufschwäche: Notruf absetzen (Telefon 112), sonst zuständigen Arzt informieren und den Betroffenen für eine Krankenhauseinweisung vorbereiten
- Nimmt der Betroffene blutverdünnende Medikamente (z. B. Marcumar®) ein? Wenn ja, den Arzt umgehend hierüber informieren.
- bei Bluterbrechen oder kaffeesatzartigem Erbrechen: vor Aspiration schützen (→ Aspirationsprophylaxe 1 S. 348), Atemwege freihalten
- den Betroffenen unbedingt nüchtern lassen
- bei kaffeesatzartigem Erbrechen oder Teerstuhl: Proben aufbewahren und in das Krankenhaus mitgeben

Bei Erbrechen auf Grund der Aspirationsgefahr keinen Sauerstoff über eine Mundmaske geben, sondern über eine Sauerstoffbrille (→ S. 120).

Akutes Abdomen 1.17.3

Das „akute Abdomen" ist ein Sammelbegriff für unterschiedliche Erkrankungen im Bauchraum, die einen lebensbedrohlichen Verlauf nehmen können und daher schnell behandelt werden müssen.

Erkrankungen des Magens 1 S. 519
Erkrankungen des Darms 1 S. 523

Typisches **Leitsymptom** des akuten Abdomens ist der allmählich oder plötzlich einsetzende Bauchschmerz, der entweder diffus im gesamten Bauchraum oder auch in einem bestimmten Bauchbereich lokalisiert angegeben wird. Die Bauchdecken sind meist gebläht und aufgetrieben. Mögliche Begleitsymptome sind Fieber, Erbrechen und Stuhlverhalt. Sehr häufig geht das akute Abdomen mit brettharten Bauchdecken einher. Auch beim vorsichtigen Betasten zeigt der Betroffene eine **Abwehrspannung** der Bauchdecken. Die Abwehrspannung ist immer ein Hinweis auf eine Reizung des Bauchfells (→ Peritonitis 1 S. 526). Wenn die Hand langsam in den Bauch gedrückt und schnell wieder losgelassen wird, tritt eine heftige Schmerzverstärkung ein („**Loslassschmerz**").

Lokalisation wichtiger Erkrankungen, die zu einem akuten Abdomen führen:

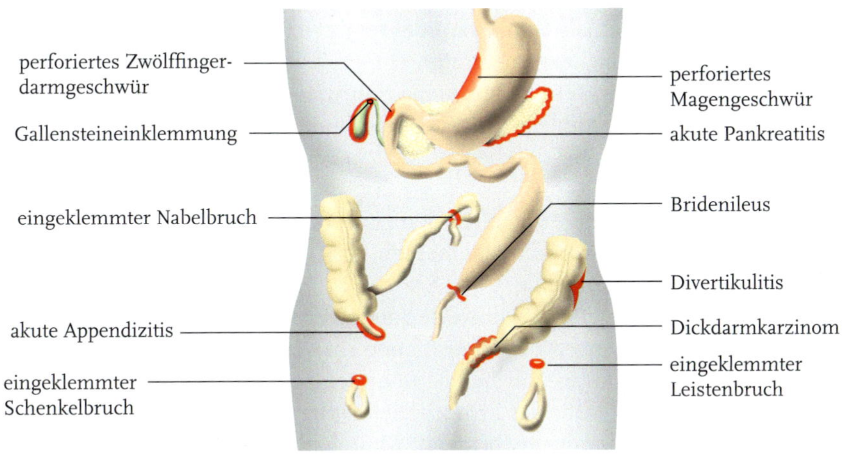

[1] Lokalisation wichtiger Erkrankungen, die zu einem akuten Abdomen führen können

Folgende Erkrankungen liegen dem akuten Abdomen besonders häufig zugrunde:

- **Entzündungen** der inneren Organe, z. B. bei Cholecystitis, Pankreatitis, Appendicitis oder Divertikulitis
- **Perforation** eines Hohlraumorgans, z. B. perforiertes Magen- oder Dünndarmgeschwür (→ Ulcus ventriculi oder Ulcus duodeni 1 S. 521), (seltener) Perforation der Gallenblase, z. B. auf Grund von Gallenblasensteinen
- eingeklemmte **Steine** in den Gallen- oder Harnwegen bei Cholelithiasis oder Nephrolithiasis (→ Gallensteine 1 S. 531)
- **Darmverschluss** (*mechanischer Ileus*), z. B. bei Kolonkarzinom, Verwachsungen (*Briden*) oder eingeklemmten Hernien (→ Brucherkrankungen 1 S. 132)

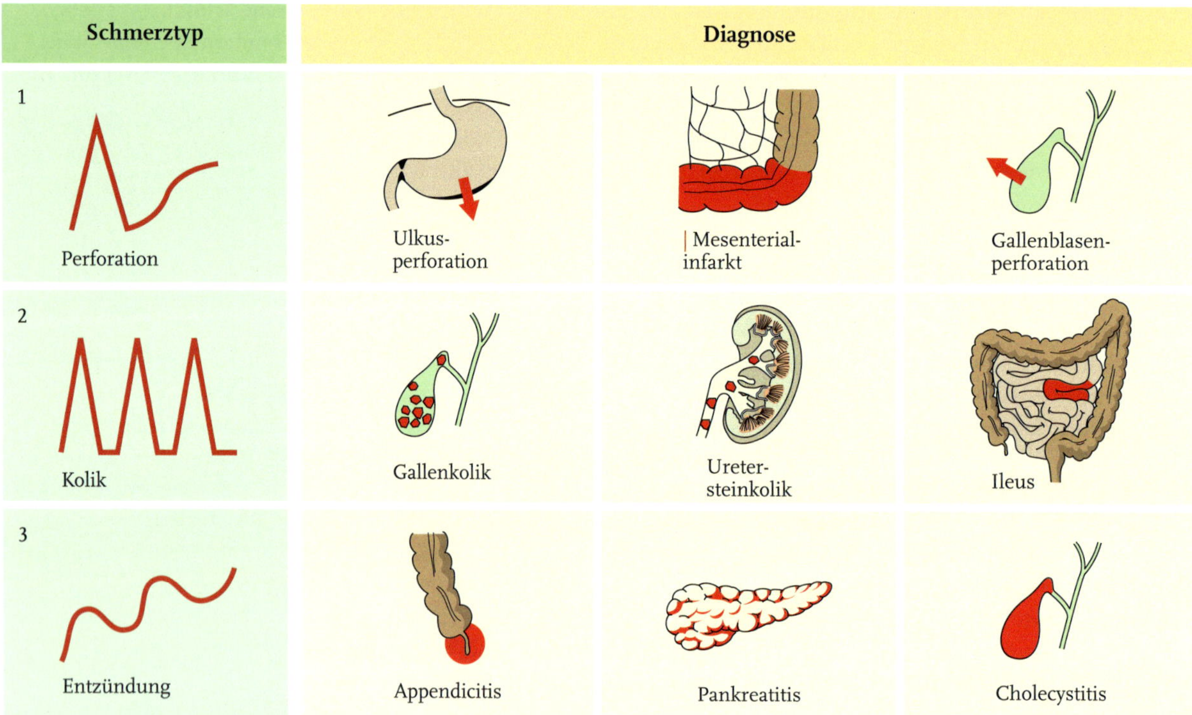

[1] Schmerztypen beim akuten Abdomen (nach Siewert und Blum): Der Schmerzverlauf beim akuten Abdomen kann Hinweise auf die zugrunde liegende Erkrankung geben.

Mesenterialinfarkt
Verschluss der blutversorgenden Gefäße im Darmbereich

Sofortmaßnahmen bei Verdacht auf ein akutes Abdomen:

- vor Eintreffen des Arztes bei Verdacht auf einen akuten Krankheitsprozess in der Bauchhöhle **niemals Schmerzmittel** verabreichen, da diese die Symptome der Erkrankung verschleiern könnten
- den Betroffenen **nüchtern** lassen: keine Nahrung und keine Getränke anbieten
- nicht erst abwarten, sondern umgehend den zuständigen Arzt über den Verdacht auf einen akuten Krankheitsprozess in der Bauchhöhle informieren
- Bettruhe
- Stufenlagerung mit angewinkelten Beinen (→ 1 S. 224)
- Körpertemperatur oral und rektal messen, Arzt informieren (→ 1 S. 612)
- Blutdruck und Pulskontrolle
- bei starken Schmerzen und Hinweisen auf einen entzündlichen Prozess (lokale Überwärmung, Fieber) dem Betroffenen eine Eispackung auf die Bauchdecken anbieten; Rückfrage, ob dies als wohltuend empfunden wird
- bei Erbrechen eine Probe des Erbrochenen aufbewahren
- Stuhlanamnese in Erfahrung bringen: Wann hatte der Betroffene zuletzt Stuhlgang? Gab es Auffälligkeiten (schwarze Stuhlverfärbungen?) beim Stuhlgang?

Vergiftung

1.17.4

Giftstoffe können über den Verdauungstrakt, die Atemwege, die Haut oder über die Blutgefäße aufgenommen werden. Bei Unfällen mit Gefahrstoffen werden sie häufig zeitgleich auf verschiedenen Wegen aufgenommen. So kann ein Giftstoff z. B. gleichzeitig über die Lunge und über den Magen-Darm-Trakt in den Körper gelangen. Die Wirkung eines Giftes ist abhängig von der Giftart, der aufgenommenen Menge, dem Aufnahmeweg, der Dauer der Einwirkung und vom Gesundheitszustand des Betroffenen. Je nach Giftstoff kann es zur Beeinträchtigung der Vitalfunktionen (Bewusstsein, Atmung, Kreislauf und Temperatur) oder zur Schädigung des gesamten Organismus kommen. Bei demenziell erkrankten Menschen treten immer wieder Vergiftungen durch die Einnahme von Haushaltschemikalien auf, wenn diese nicht an einem sicheren Ort verwahrt werden. Weitere Ursachen einer Vergiftung sind

- Suizidversuche mit überdosierten Medikamenten, Schlaf- und Beruhigungsmitteln, Alkohol u. a.,
- Nahrungsmittelvergiftung durch verdorbene Speisen, Giftpilze u. a.,
- versehentlicher Kontakt mit Pflanzenschutzmitteln, Blausäure, Haushaltschemikalien, Autoabgasen u. a. Substanzen aus Unachtsamkeit, Neugier oder Unwissenheit sowie
- Unfälle mit anderen giftigen Substanzen (Rauchgas, Dämpfe).

Gefahrstoffe
2 S. 612

Vergiftungen durch Medikamente

Die häufigste Ursache für Vergiftungen alter Menschen ist die versehentliche oder absichtliche **Fehleinnahme von Medikamenten**. Mehrere Faktoren sind hierfür verantwortlich: Im Alter nimmt die Verträglichkeit vieler Medikamente ab. Viele Substanzen häufen sich trotz korrekter Einnahme im Körper an und führen zu vermehrten Nebenwirkungen im Sinne einer schleichenden Vergiftung. Außerdem können Gedächtnisstörungen, Sehprobleme oder Verwechslungen durch den Betroffenen oder durch das Pflegepersonal zu einer ungewollten Vergiftung durch Medikamente führen. Vergiftungen in suizidaler Absicht verlaufen meist bedrohlicher, weil größere Mengen von Medikamenten in kurzer Zeit eingenommen wurden. Häufig geschehen Vergiftungen mit Psychopharmaka in suizidaler Absicht.

Die Symptome einer Medikamentenvergiftung sind variabel und hängen in erster Linie von dem Nebenwirkungsspektrum des eingenommenen Präparates ab.

Typische Beispiele sind:

Besonderheiten der Behandlung mit Arzneimitteln bei alten Menschen
1 S. 219
Suizidalität
1 S. 643
Psychopharmaka
1 S. 220
Pflege bei Erkrankungen des Herzens
1 S. 499

Vergiftung	Symptome
Vergiftung mit **Psychopharmaka** (z. B. Benzodiazepinen, Antidepressiva, Neuroleptika)	Verwirrtheit, Bewusstseinstrübungen, Atemstörungen, bedrohliche Herzrhythmusstörungen (→ 1 S. 494) durch trizyklische Antidepressiva
Vergiftung mit **Herzmedikamenten**	Digitalispräparate verursachen Übelkeit, Arrhythmien, Bradykardien und visuelle Wahrnehmungsstörungen. Auch β-Blocker und andere Antiarrhythmika können bradykarde Herzrhythmusstörungen hervorrufen.
Vergiftung mit **Schmerzmitteln**	Können je nach Präparat zu Übelkeit, Erbrechen und ggf. Leberschäden führen; bei zentralem Wirkansatz (→ Morphin und Opioide 1 S. 466) kann es auch zu Bewusstseinstrübungen und Atemlähmung kommen.

Vergiftungen durch Lebensmittel

Staphylokokkus aureus
Escheria coli
Salmonellen
1 S. 600

„Lebensmittelvergiftungen" basieren meist auf Bakteriengiften (→ Toxine 1 S. 114), die von Bakterien abgesondert bzw. freigesetzt werden, wenn ein Bakterium abstirbt. Bakterien, die Toxine produzieren, sind z. B. |Staphylokokkus aureus, |Escheria coli und |Salmonellen. Die Toxine verursachen bereits kurze Zeit nach der Aufnahme in den Magen-Darm-Trakt heftigen Durchfall und Erbrechen, was besonders bei alten Menschen zur Exsikkose und zum Kreislaufversagen führen kann. Ein besonders gefährliches Beispiel für Lebensmittelvergiftung ist der **Botulismus**, der durch das Bakterium Clostridium botulinum ausgelöst wird.

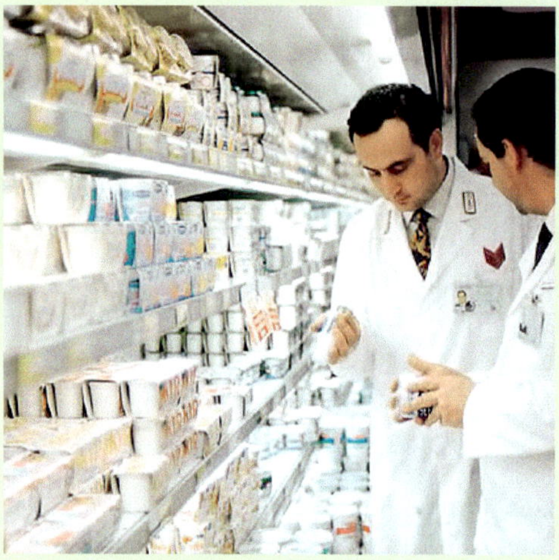

[1] Zwei Beamte der italienischen Gesundheitspolizei nehmen in einem Supermarkt in Rom Proben von Milchprodukten. Der Tod eines 15-jährigen Jungen in Neapel, der nach dem Verzehr der Süßspeise Tiramisu an der Lebensmittelvergiftung Botulismus gestorben ist, hat vor einigen Jahren in Italien und anderen Ländern Alarm ausgelöst.

Exkurs *Botulismus*

Clostridium botulinum lebt und vermehrt sich im anaeroben, also sauerstofffreien Milieu. Diese Bedingungen finden sich z. B. in hygienisch nicht einwandfreien, meist selbst eingemachten Konserven oder vakuumverpackten Lebensmitteln. Säuglinge können auch durch den Verzehr von befallenem Honig erkranken. In den Konserven vermehren sich die Bakterien und produzieren dabei das Botulinumgift (*Botulinustoxin*), das zu den stärksten bekannten Nervengiften gehört. Die Konserven fallen von außen oft durch aufgeblähte Deckel auf, die auf der inneren Druckerhöhung durch Gase, die von den Bakterien produziert werden, beruhen. Beim Öffnen der Konserven entweicht das Gas mit einem lauten Zischen. Bereits kleinste Mengen des Botulinumgiftes reichen aus, um einen Menschen zu töten. Nicht die Bakterien, sondern das Gift verursacht die Erkrankungssymptome. Die Krankheit selbst ist also nicht ansteckend. Die Wirkung des Botulinumgiftes beruht auf einer Störung der Impulsübertragung an der neuromuskulären Synapse (→ 1 S. 108, Abb. 2).
Typische Symptome sind nach einem Intervall von meist mehr als 10 Stunden auftretende Übelkeit und Erbrechen, Mundtrockenheit, später Lähmungserscheinungen mit Doppelbildern, Schluckstörungen und drohende Atemlähmung. Seitdem ein Gegengift gegen Botulinumtoxin verfügbar ist, ist die Sterblichkeit an dieser Krankheit zurückgegangen. Bei Verdacht auf Botulismus muss umgehend ein Arzt benachrichtigt werden. Wenn möglich, sollten verdächtige Lebensmittel oder leere Konservendosen sichergestellt werden, um die Erkrankung mikrobiologisch nachweisen zu können. Generell gilt, dass man Konserven, die gewölbte Deckel aufweisen oder beim Öffnen laut zischen, nicht verzehren sollte. Die Erkrankung selbst sowie Verdachtsfälle sind meldepflichtig.
Das Botulinumtoxin wird auf Grund seiner starken Blockade der neuromuskulären Signalübertragung in sehr geringen Dosierungen auch therapeutisch bei neurologischen Krankheiten und Syndromen, z. B. Spastik (→ 1 S. 567) und Dystonien (neurologische Krankheitsbilder, die mit unwillkürlichen Bewegungen einhergehen) sowie bei gestörter Schweißsekretion und zur kosmetischen Faltenbehandlung eingesetzt (so genannte „Botox®-Behandlung").

Andere häufiger beobachtete Vergiftungen entstehen durch die Einnahme von Reinigungsmitteln, giftigen Pflanzen (Achtung bei giftigen Pflanzen im Garten, z. B. Goldregen, Oleander) oder auch durch eine Überdosis des Genussgiftes Alkohol.

Mögliche Symptome einer Vergiftung können je nach Substanz sein:

- plötzlich auftretende Übelkeit, Erbrechen, Durchfall
- Bewusstseinstrübung, Schläfrigkeit, Verwirrtheit
- motorische Unruhe
- Atemstörungen
- Kreislaufschock
- Krampfanfälle

Vergiftungen durch Dampf oder Gase

Beim Einatmen von heißem Dampf oder heißen Gasen können Ödeme (Schwellungen) im Bereich der oberen Atemwege, aber auch im Lungengewebe auftreten. Bei ausgeprägten Ödemen ist eine Atmung nicht mehr möglich (thermisches Inhalationstrauma). Bei Kontakt der ungeschützten Atemwege mit Rauchgasen entsteht das so genannte toxische Inhalationstrauma, da Rauchgase häufig giftige Verbrennungsrückstände enthalten, welche die Atemwege bzw. die Lunge schädigen. Dabei kann es binnen 24 Stunden zu einem Lungenödem (Flüssigkeitsansammlung in der Lunge) kommen. Verletzte mit einem Inhalationstrauma werden daher meist für einen Tag zur Beobachtung ins Krankenhaus eingewiesen.

Mögliche Symptome einer Vergiftung können je nach Substanzen sein:

- Kopfschmerzen, Augenflimmern, Ohrensausen,
- Übelkeit und Erbrechen (Aspirationsgefahr),
- Diarrhoe (Durchfall),
- Hautveränderungen, evtl. Unterkühlung,
- psychische Veränderungen (z. B. Rausch),
- Tachykardie, Herzrasen, Blutdruckabfall bis zum Kreislaufschock,
- Bewusstseinseintrübung bis zum Koma,
- Atemstörungen (Gefahr der Atemlähmung),
- evtl. Krämpfe.

Neben Vergiftungen durch Erdgas, z. B. bei Unachtsamkeit im Haushalt oder in suizidaler Absicht, kommen Vergiftungen bei Austritt industrieller Gase (z. B. Reizgas bei Betriebsunfällen) oder durch andere Abgase vor. Relativ häufig sind Kohlenmonoxid- und Kohlendioxidvergiftungen.

Bei Gefahr des Kohlenmonoxidaustritts ist für Helfer der Selbstschutz in besonderem Maße zu beachten!

Bei Kohlenmonoxid (CO) handelt es sich um ein industrielles Abfallprodukt; es ist z. B. Bestandteil von Rauch, Motorabgasen, Leucht- und Explosionsgasen. Kohlenmonoxid ist geruchlos und hochexplosiv. Ist das Gas in einem Raum ausgetreten, kann es bereits durch das Betätigen eines Schalters explodieren. Kohlenmonoxid kommt oft an Stellen vor, an denen eine unvollständige Verbrennung stattgefunden hat, z. B. bei schlecht ziehenden Öfen, in Kellern oder Lagerräumen. Je schlechter die Durchlüftung, desto größer ist die Konzentration von Kohlenmonoxid. Die schädigende Wirkung von Kohlenmonoxid im Organismus erfolgt durch die Blockierung des Sauerstofftransports. Kohlenmonoxid verbindet sich mit dem Hämoglobin der roten Blutkörperchen. Diese sind nicht mehr in der Lage, Sauerstoff aufzunehmen und zu den Zellen zu transportieren. Kohlenmonoxid bindet sich etwa 300-mal schneller an die Zellen als Sauerstoff und führt zu ausgeprägtem Sauerstoffmangel. Häufig wird das Opfer in einem geschlossenen, unbelüfteten Raum oder in einer vermuteten Suizidsituation vorgefunden. Erkennbar sind Vergiftungen durch Kohlenmonoxid an typischen Zeichen: Der Betroffene neigt zu Krämpfen und hat (trotz des Sauerstoffmangels) keine Zyanose, sondern eine eher rosige Hautfarbe!

Hämoglobin
1 S. 111

Wegen der Explosionsgefahr ist offenes Feuer zu vermeiden, das Einschalten des Lichts und sonstiger elektrischer Geräte sowie das Benutzen des Telefons oder der Klingel ist zu unterlassen.

Kohlendioxid (CO_2) entsteht bei Bränden und bildet sich in Getreidesilos, Weinkellern, Obstlagerhallen, in Jauchegruben und unter Umständen in Höhlen. Es ist wesentlich schwerer als die sauerstoffhaltige Umgebungsluft, die durch CO_2 verdrängt wird. Das Kohlendioxid kann am Boden einen unsichtbaren „See" bilden. Kohlendioxidvergiftete klagen über Kopfschmerzen, Atemnot, Schwindel, Herzrasen und Übelkeit. Die Pupillen sind erweitert, die Haut ist zyanotisch. Meist liegt eine Bewusstseinsstörung mit Gefahr der Bewusstlosigkeit vor, die zu Atem- oder Herz-Kreislauf-Stillstand führen kann. Das Opfer ist vital gefährdet. Der Betroffene muss umgehend aus dem Gefahrenbereich geborgen werden. Die Frischluftzufuhr ist wichtig.

Weitere Notfälle

Asthmaanfall
1 S. 539

Lungenödem
1 S. 543

Herzinfarkt
1 S. 488

Epileptischer Anfall
1 S. 594

Pflegerische Maßnahmen bei Verdacht auf eine Vergiftung:

- bei schweren Vergiftungssymptomen: **Notruf** tätigen (Telefon i. d. R. 112), sonst den zuständigen Arzt informieren. In Zweifelsfällen lässt sich telefonisch bei einem der 24-h Dienste der Giftinformationszentren (→ S. 199) erfragen, ob die eingenommene Substanz gefährlich ist.
- Blutdruck- und Pulskontrolle, Beobachtung der Atmung
- Bei Säure- oder Laugenvergiftung Wasser, Tee oder Saft in kleinen Schlückchen anbieten; keine Milch!
- wenn der Betroffene bei Bewusstsein und kooperativ ist: Unterstützung beim Erbrechen
- Bei Bewusstseinstrübung sowie bei Verdacht auf eine Säure-/Laugenvergiftung darf kein Erbrechen herbeigeführt werden, da bei Bewusstseinstrübung die Aspirationsgefahr groß ist und aspirierter Mageninhalt, der Säuren, Laugen oder Schaummittel enthält, zu schweren Lungenschäden führen kann.
- eventuell vorhandene Giftreste und Körperausscheidungen (z. B. Erbrochenes) sichern und in die Klinik mitgeben
- bei Verdacht auf Gasvergiftung: Wenn sich der Betroffene in geschlossenen Räumen befindet: Höchste Vorsicht walten lassen, sich selbst nicht in Gefahr begeben! Umgehend **Notruf** tätigen und Feuerwehr alarmieren! Wenn möglich, für Belüftung sorgen; nur wenn keine Selbstgefährdung besteht, den Betroffenen an die frische Luft bringen. Auf Feuer und Elektrizität verzichten (Kohlenmonoxid kann sich durch kleine Funken entzünden).

Was tun, wenn es nach Gas riecht oder der Verdacht auf eine Gasvergiftung besteht?

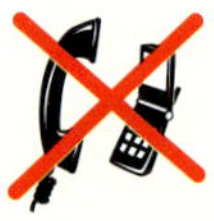

Nicht in der Wohnung telefonieren!

Keine elektrischen Schalter betätigen.
Weder Hausglocke noch Licht benutzen!
Keine Flammen, keine Funken!

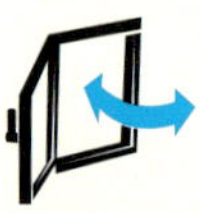

Fenster und Türen öffnen!

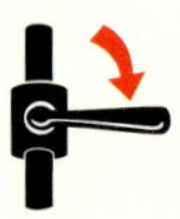

Gassperrhahn schließen!
Wohnungshahn und wenn möglich auch Haupthahn im Keller zudrehen.

Mitbewohner warnen.
An die Türe klopfen, keine Türklingeln betätigen (Explosionsgefahr)!

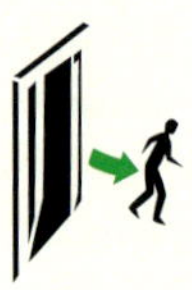

Haus verlassen!

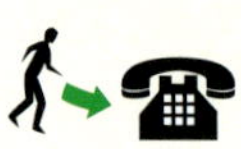

Außerhalb der Gefahrenzone Feuerwehr (i. d. R. 112) anrufen!

Beim Anruf in einer Informationszentrale für Vergiftungsunfälle sind folgende Fragen zu beantworten:

- **Wer** ist vergiftet (Alter und Gewicht des Betroffenen)?
- **Wo** befindet sich der Betroffene (Adresse, Telefonnummer)?
- **Welches** Gift wurde genommen (Bezeichnung, Hersteller, Dosisangabe, Verpackung)?
- **Wie** hoch war die Menge bzw. die Konzentration des eingenommenen Giftstoffes?
- **Welche** Vergiftungszeichen sind erkennbar? (z. B. Husten, Erbrechen, Hautveränderungen, Muskelzuckungen, Rauschzustand, Benommenheit, Atemstörungen u. a.)

Nehmen Sie bitte unbedingt die Verpackungen oder verdächtige Teile und Substanzen mit.

Erforderlich sind auch die eigene Telefonnummer (für den Rückruf) sowie Straße und das Warten auf Rückfragen.

Adressen der Informationszentralen
Berlin: Landesberatungsstelle für Vergiftungserscheinungen, Berlin **Tel.:** (030) 19240; **E-Mail:** berlintox@giftnotruf.de
Bonn: Informationszentrale gegen Vergiftungen, Bonn **Tel.:** (0228) 287–3211 und 287–3333; **E-Mail:** gizbn@mailer.meb.uni-bonn.de
Mecklenburg-Vorpommern, Sachsen, Sachsen-Anhalt, Thüringen: gemeinsames Giftinformationszentrum; Erfurt **Tel.:** (0361) 730730; **E-Mail:** shared.ggiz@t-online.de
Freiburg: Informationszentrale für Vergiftungen Tel.: (0761) 1924–0 und 2704361; **E-Mail:** giftinfo@kikli.ukl.uni-freiburg.de
Niedersachsen, Hamburg, Bremen, Schleswig-Holstein: Giftinformationszentrum im Zentrum für Pharmakologie und Toxikologie, Göttingen **Tel.:** (0551) 1924–0 und 383180; **E-Mail:** giznord@giz-nord.de
Homburg/Saar: Informationszentrum für Vergiftungen **Tel.:** (06841) 1924–0; **E-Mail:** kigift@med-rz.uni-sb.de
Mainz: Beratungsstelle bei Vergiftungen **Tel.:** (06131) 1924–0 und 232466 oder 0700-Giftinfo; **E-Mail:** giftinfo@giftinfo.uni-mainz.de
Bayern: Giftnotruf der toxikologischen Abteilung der II. Medizinischen Klinik, München **Tel.:** (089) 1924–0; **E-Mail:** tox@lrz.tum.de
Nürnberg: Toxikologische Intensivstation **Tel.:** (0911) 3982451; **E-Mail:** muehlberg@klinikum-nuernberg.de
Österreich: Vergiftungsinformationszentrale, Wien **Tel.:** (0043) (1) 4064343; **E-Mail:** k.hubry@akh-wien.ac.at
Schweiz: Schweizerisches Toxikologisches Informationszentrum, Zürich Tel.: (0041) (1) 2515151; **E-Mail:** info@toxi.ch

online

Merkblatt: Machen Sie Ihr Heim „giftsicher“
www.bbges.de/content/file-admin/res_gift/giftsicher.pdf

online

http://dgk.de/gesundheit
➥ Unfallprävention
➥ Unfallarten
➥ Vergiftungen/ Verätzungen

1.18 Elektrokardiogramm

1.18.1 Ruhe-EKG

Reizleitungssystem
1 S. 143

Mit dem Elektrokardiogramm (EKG) werden die elektrischen Aktivitäten des Herzmuskels aufgezeichnet. Die elektrische Erregung des Herzens geht von dem herzeigenen Reizleitungssystem aus. Diese Spannungsänderungen, die im Millivolt (mV)-Bereich liegen, können durch Elektroden an der Körperoberfläche aufgenommen, in dem EKG-Gerät verstärkt und in ein Signal umgewandelt werden, das auf einem fortlaufenden Papierstreifen (→ Abb. 2) oder Monitor aufgezeichnet wird. Das EKG gibt damit wertvolle Aufschlüsse über die elektrische Aktivität des Herzmuskels, jedoch keine direkten Hinweise auf seine Pumpstärke.

Das EKG wird in mehreren Ableitungen, z. B. Brustwandableitung (→ Abb. 2) aufgezeichnet, bei denen die Spannungsänderungen zwischen den Extremitäten (Arme und Beine) oder definierten Punkten auf der Brust zugrunde gelegt werden.

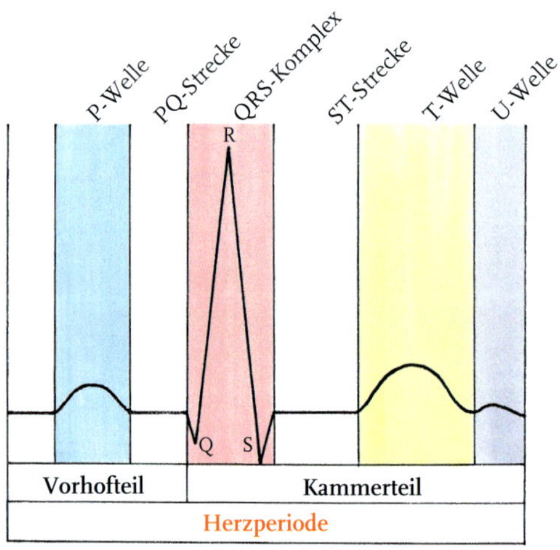

[1] EKG-Ableitung

Zusammenhang zwischen EKG und Herztätigkeit	
P-Welle	– Erregungsausbreitung in den Vorhöfen
PQ-Strecke	– Überleitungszeit von den Vorhöfen zu den Kammern
QRS-Komplex	– Kammerkomplex, Erregungsausbreitung in den Kammern
ST-Strecke	– Zeit zwischen dem Ende der Erregungsausbreitung und dem Beginn der Erregungsrückbildung
T-Welle	– Erregungsrückbildung in den Kammern
U-Welle	– Nachschwankung, letzter Ausdruck der Kammererregung

[Tab. 1] Grundform des Elektrokardiogramms

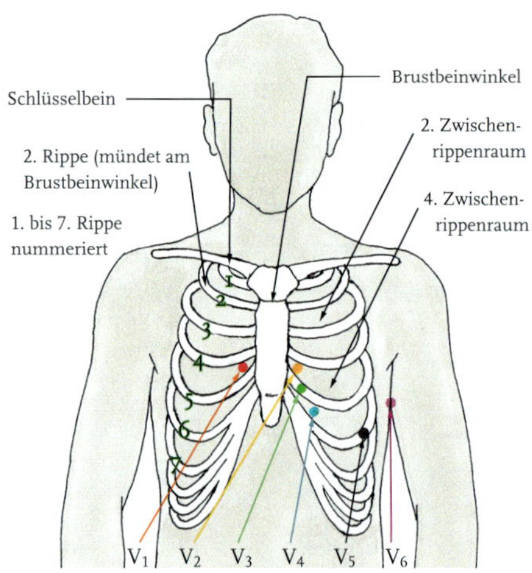

[2] Brustwandableitung

Pflegerische Mitwirkung beim Elektrokardiogramm

Das EKG wird in der Regel vom Arzt oder entsprechend qualifiziertem medizinischem Personal abgeleitet. Pflegerische Aufgabe ist es, den Patienten vorher über die Ungefährlichkeit der geplanten Untersuchung aufzuklären und insbesondere verwirrte Patienten zu beruhigen. Motorische Unruhe kann eine EKG-Ableitung unmöglich machen. Anspannung und Angst können eine beschleunigte Herzfrequenz (Tachykardie) verursachen, die im EKG aufgezeichnet wird und zu falschen Schlussfolgerungen führen kann.

Für die EKG-Ableitung muss der Oberkörper freigemacht werden. Hierin sollte der Patient bei Bedarf unterstützt werden. An den Extremitäten genügt es, einen ca. 10 cm breiten Spalt für die Ableiteelektroden durch Hochziehen der Kleidung vorzubereiten.

Langzeit-EKG 1.18.1

Während ein Ruhe-EKG nur eine Momentaufnahme der Herzaktionen darstellt, kann ein Langzeit-EKG, das über 24 Stunden abgeleitet wird, auch Herzrhythmusstörungen aufzeichnen, die nur sporadisch auftreten. Für das Langzeit-EKG werden in der Regel drei Klebe-Elektroden an der Brust angelegt und der Patient wird dann in die gewohnte Umgebung entlassen. Die Daten werden in einem kleinen EKG-Rekorder aufgezeichnet, der z. B. um den Hals oder am Gürtel getragen werden kann.

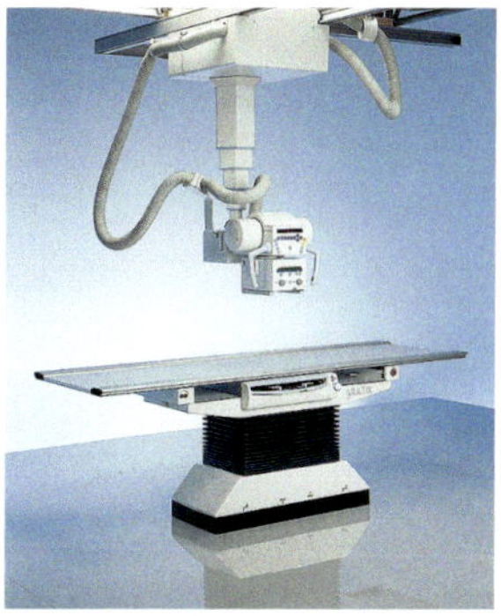

[1] Röntgengerät mit Aufnahmetisch

Herzrhythmusstörungen
1 S. 494

Pflegerische Mitwirkung beim Langzeit-EKG
Der Patient sollte sich unter der Langzeit-EKG-Ableitung so normal wie möglich belasten, um ein repräsentatives Ergebnis zu erhalten.

Wenn der Patient unter der Langzeit-EKG-Ableitung über Beschwerden wie Schwindel, kurzzeitige Übelkeit oder auch subjektives Herzklopfen klagt, sollte dies auf einem Protokoll genau dokumentiert werden, damit später eventuell auftretende Herzrhythmusstörungen diesen Symptomen zugeordnet werden können.

Röntgen 1.19

Die Röntgen-Untersuchung wurde nach dem Physiker Wilhelm Conrad Röntgen benannt. Sie beruht auf dem Einsatz von Röntgenstrahlen (Röntgengerät → Abb. 1). Röntgenstrahlen sind unsichtbar und können einen Körper in Abhängigkeit von seiner Dichte durchdringen. Röntgenuntersuchungen werden in der Medizin insbesondere bei Verdacht auf Knochenveränderungen (→ Abb. 2) sowie zur Untersuchung der Brustorgane (Röntgen-Thorax) durchgeführt.

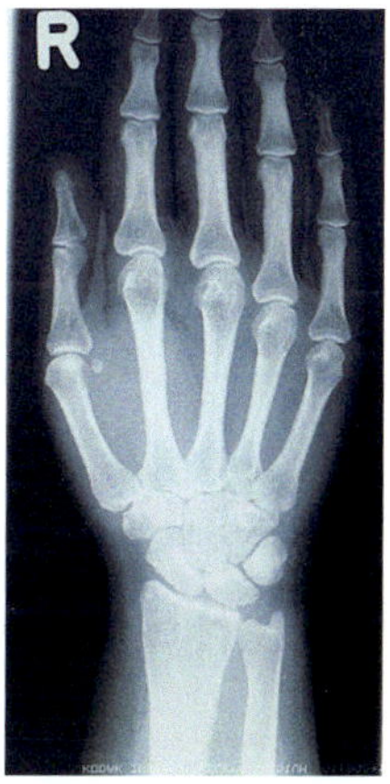

[2] Röntgenaufnahme der Hand

Röntgenstrahlen können dosisabhängig schädlich auf Körperzellen wirken. Sie hemmen die Zellteilung und können in hoher Dosis das Gewebe direkt schädigen. Wiederholte Röntgenuntersuchungen führen durch Anreicherung im Gewebe zu hohen Strahlendosen. Daher hat nach § 28 der deutschen Röntgenverordnung jeder Patient das Recht, sich bei einer Röntgenuntersuchung einen **Röntgenpass** ausstellen zu lassen, in dem die untersuchte Körperregion, die Art der Untersuchung, das Datum und der untersuchende Arzt vermerkt sind.

Auf der Basis von Röntgenstrahlen wurden aufwändigere Verfahren weiterentwickelt. Hierzu zählen:

- **Röntgen-Durchleuchtung:** In der Röntgen-Durchleuchtung wird nicht wie im herkömmlichen Röntgen ein einzelnes Bild angefertigt, sondern eine dynamische Aufnahme, die Bewegungen verschiedener Organe oder Gelenke festhält.
- **Kontrastmitteluntersuchungen:** Kontrastmittel verbessern die Beurteilbarkeit und Differenzierbarkeit unterschiedlicher Gewebe, z. B. der Gefäße. Am häufigsten wird das Kontrastmittel in eine Vene gespritzt, wonach es sich im gesamten Körpergewebe verteilt und unterschiedlich anreichert. Üblich ist die Kontrastmittelinjektion bei der Computertomografie (→ S. 202). Außerdem werden Kontrastmittel bei der Untersuchung des Verdauungstrakts verabreicht (orale Kontrastmittelaufnahme für den so genannten „Röntgen-Breischluck"), als rektaler Einlauf, z. B. bei der Kontrastuntersuchung des Dickdarms („Doppelkontrasteinlauf").

Kontrastmittel können ebenfalls in arterielle Gefäße gespritzt werden. Die als **Angiografie** bezeichnete Untersuchung hilft, Veränderungen der arteriellen Gefäße, z. B. durch Arteriosklerose, zu erkennen.

Barium
chemisches Element, Erdmetall

Verträglichkeit der Kontrastmittel

Bei der Kontrastmitteluntersuchung des Magen-Darm-Trakts werden in der Regel bariumhaltige Kontrastmittel eingesetzt, die meist gut vertragen werden. Bei Untersuchungen des Magen-Darm-Traktes dürfen sie jedoch nicht versehentlich in die Lunge geraten, wie es z. B. bei Aspirationsgefährdung der Fall ist, weil sie hier zu schweren Entzündungen führen können.

- Bei intravenös oder intraarteriell verabreichten Kontrastmitteln in der Röntgendiagnostik setzt man jodhaltige Kontrastmittel ein. Diese können in seltenen Fällen zu schweren Unverträglichkeitsreaktionen führen, sodass sie bei bekannter Überempfindlichkeit gegenüber Jod nicht eingesetzt werden dürfen.
- Wenn Patienten eine Schilddrüsenüberfunktion haben, kann die Kontrastmittelgabe auf Grund ihres Jodanteils den Schilddrüsenhormonhaushalt zum Entgleisen bringen.
- Jodhaltige Kontrastmittel belasten die Nieren und können bei bereits vorhandener oder latenter Niereninsuffizienz die Nierenfunktion weiter einschränken.

Schilddrüsenüberfunktion
1 S. 564
Niereninsuffizienz
1 S. 550

Computertomografie (CT)
Tome griech. = Schnitt, Tomografie = Querschnitt-Schichtuntersuchung

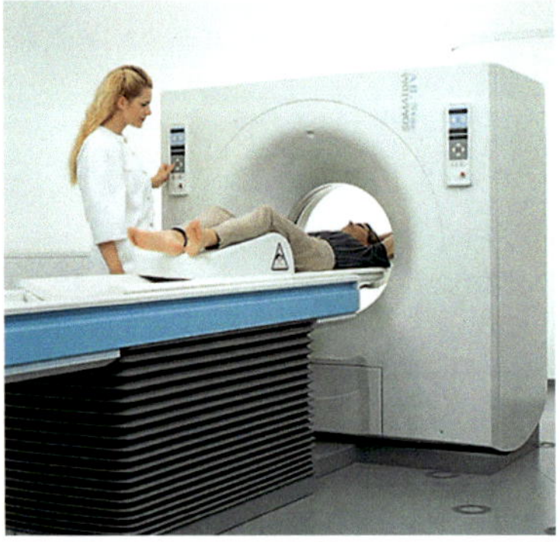

[1] Computertomograf

- **Mammografie:** Bei der Mammografie werden mit einer bestimmten Röntgentechnik die weiblichen Brüste (Mammae) untersucht. Der wichtigste Anwendungsbereich ist die Tumorvorsorge bzw. das Abklären verdächtiger Befunde.
- **Computertomografie (CT)**
  Bei der Computertomografie (→ Abb. 1, 2) handelt es sich um ein Verfahren, bei dem der Körper mit einem fächerförmigen Röntgenstrahl durchleuchtet wird.

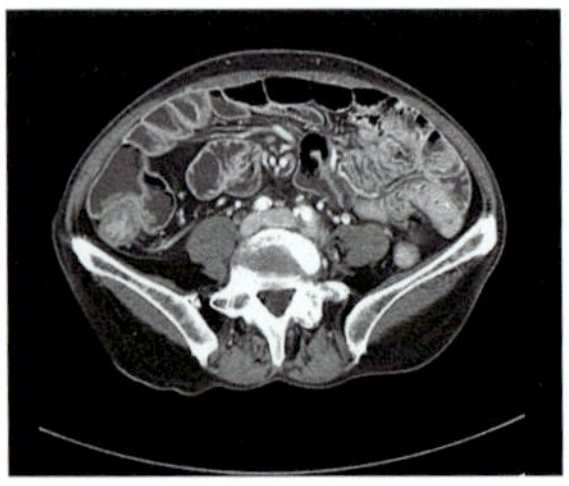

[2] Computertomogramm des Abdomens (Normalbefund)

Pflegerische Mitwirkung bei Röntgenuntersuchungen

- Die Pflegefachkraft informiert den Patienten bei geplanten Untersuchungen. Sie beruhigt unruhige und verwirrte Patienten, da Bewegungsartefakte die Beurteilbarkeit einer Röntgenaufnahme erschweren.
- Bei Krankenhauseinweisungen oder Arztbesuchen trägt sie dafür Sorge, dass der Röntgenpass in den Patientenunterlagen enthalten ist.
- Wenn eine Kontrastmitteluntersuchung geplant ist, muss der untersuchende Arzt zuvor sicherstellen, dass der Patient nicht unter einer Kontrastmittelunverträglichkeit, unter einer Schilddrüsenüberfunktion oder einer beeinträchtigten Nierenfunktion leidet. Die Pflegefachkraft überprüft vor der Untersuchung die Unterlagen auf der Station, ob dort Unverträglichkeiten, eine Schilddrüsenüberfunktion oder eine Niereninsuffizienz dokumentiert sind. Im Zweifelsfall kontaktiert sie zuvor den behandelnden Arzt.
- Für eine geplante Kontrastdarstellung des Dickdarms (Doppelkontrasteinlauf) muss der Patient abführende Maßnahmen zur Reinigung des Darms durchführen, die ihm zuvor vom behandelnden Arzt mitgeteilt werden. Die Pflegefachkraft unterstützt den Patienten dabei. Hierbei sollte sie berücksichtigen, dass abführende Maßnahmen geschwächte Menschen weiter beeinträchtigen können. Bei alten Menschen kann eine beginnende Exsikkose verstärkt werden. Die Pflegefachkraft kontrolliert die Kreislaufparameter und informiert den behandelnden Arzt, wenn in der Vorbereitungsphase Probleme auftreten.

Exsikkose
1 S. 452

Ultraschalluntersuchung (Sonografie) 1.20

Bei der Ultraschalluntersuchung werden unterschiedliche Körperregionen mit Hilfe von Ultraschallwellen untersucht, die durch das Körpergewebe aufgenommen (absorbiert) oder zurückgeworfen (reflektiert) werden. Ein Schallkopf produziert die Ultraschallwellen und ist gleichzeitig in der Lage, reflektierte Wellen wieder zu empfangen und die Gesamtheit aller Informationen in elektrische Impulse umzuwandeln, zu verstärken und auf einem Bildschirm darzustellen. Anders als bei der Röntgenuntersuchung werden mit der Sonografie schwerpunktmäßig Weichteile, also z. B. die inneren Organe oder Blutgefäße untersucht (→ Abb. 1).

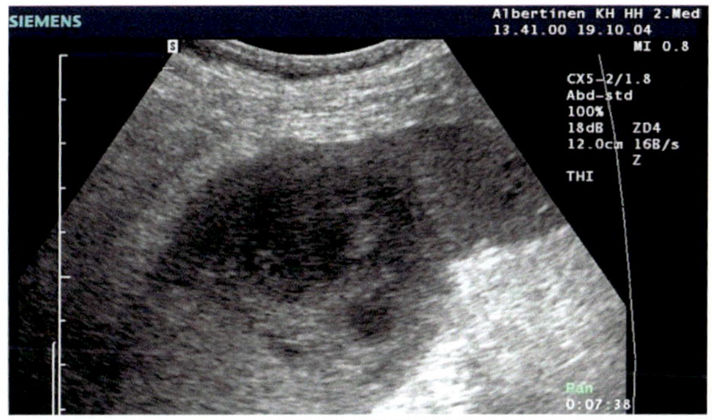

[1] Ultraschalldarstellung eines Milzhämatom

Schallwellen sind nach allen bislang zur Verfügung stehenden wissenschaftlichen Erkenntnissen vollständig ungefährlich für den Menschen, sodass sie sogar zur Untersuchung der ungeborenen Kinder im Mutterleib eingesetzt werden (→ Abb. 2, 3).

Für die Nutzung des Ultraschalls in der Medizin wurden unterschiedliche Verfahren entwickelt:

- **A-Bild-Verfahren:** Hiermit wird sinnbildlich eine Achse durch den Körper gelegt und alle Wellen, die von dieser Achse reflektiert werden, sichtbar gemacht. Das A-Bild erlaubt nur eine eindimensionale Darstellung der Körperstrukturen.
- **B-Bild-Verfahren:** Das B-Bild ist ein zweidimensionales Abbild der untersuchten Körperregion. Unterschiedliche Gewebedichten werden als abgestufte Grautöne wiedergegeben.
- **Doppler-Verfahren:** Das Dopplerverfahren wird zur Untersuchung der Blutgefäße und des Herzens eingesetzt. Es basiert auf dem so genannten „Dopplereffekt" – nach dem Physiker Christian Doppler benannt, der feststellte, dass Schallwellen ihre Frequenz ändern, wenn sie auf bewegte Körper stoßen.

Diese Frequenzänderung kann in ein hörbares Geräusch umgewandelt werden, das Aufschlüsse über Art und Geschwindigkeit der bewegten Körper gibt. Durch den Dopplereffekt können Aufschlüsse über die Geschwindigkeit und die Flussrichtung des Blutflusses innerhalb der Gefäße gewonnen werden. Auch Verengungen der Blutgefäße, z. B. durch |Arteriosklerose, verursachen Änderungen des Dopplersignals, weil der Blutstrom sich innerhalb der verengten Stelle beschleunigt.

Arteriosklerose
1 S. 505

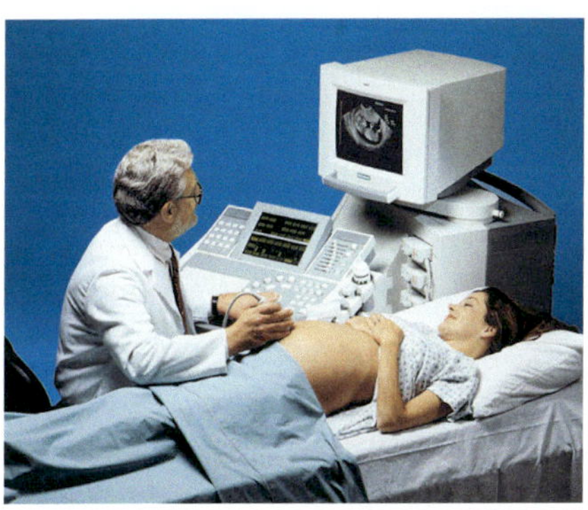

[2] Ultraschalluntersuchung bei der Mutterschaftsvorsorge

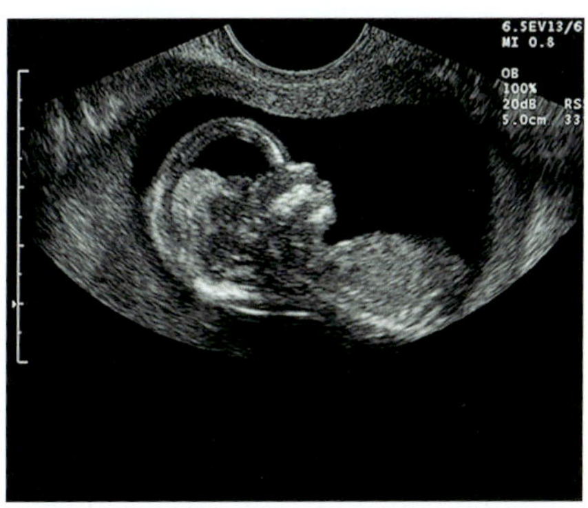

[3] Ultraschallbild des Kindes

Das Dopplerverfahren kann mit einem B-Bild des untersuchten Gefäßes kombiniert werden. Dieses Verfahren wird als **Doppler-/Duplex-Sonografie** bezeichnet.

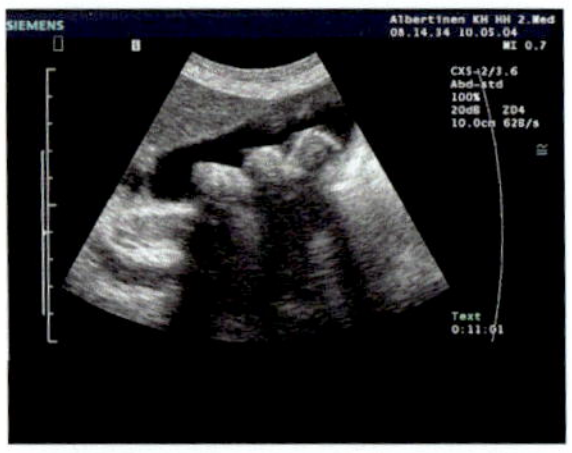

[1] Gallenblase mit Steinen

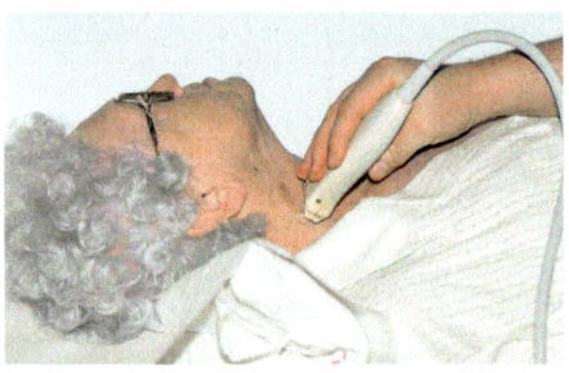

[2] Duplex-Sonografie

Häufige Anwendungsgebiete des Ultraschalls sind:

- Ultraschall-Bauchuntersuchung (**Abdomen-Sonografie**): Mit Ultraschall können die inneren Bauchorgane, insbesondere Leber, Gallenblase (→ Abb. 1), Bauchspeicheldrüse, Nieren, untersucht werden. Hierfür liegt der Patient auf dem Rücken der Untersuchungsliege und der untersuchende Arzt hält den Schallkopf über die interessierende Region. Da sich keine Luft zwischen Schallkopf und dem untersuchten Organ befinden darf, verwendet man für die Untersuchung ein farbloses Gel, das anschließend einfach abgewischt wird. Für die Ultraschalluntersuchung der Bauchorgane ist es wichtig, dass der Darm nicht zu viel Luft enthält, da hierdurch die Beurteilbarkeit der Untersuchung stark eingeschränkt wird. Daher sollte der Patient einige Stunden zuvor nichts essen oder trinken.
- Herz-Ultraschalluntersuchung (**Echokardiografie**): Diese Untersuchung wird entweder von außen durch den Brustkorb oder von innen durch die Speiseröhre, in die ein schmales Endoskop (→ S. 205, Abb. 1) mit einer Schallsonde vorgeschoben wird, durchgeführt. Mit der Echokardiografie lassen sich die Herzwände, Herzklappen und die Auswurfleistung des Herzens sehr genau bestimmen. Die Echokardiografie wird routinemäßig mit einer Doppleruntersuchung kombiniert, wodurch Aussagen zur Flussgeschwindigkeit des Blutes im Herzen gewonnen werden können.
- Gefäßuntersuchungen (**Doppler-/Duplex-Sonografie**): Die Ultraschalluntersuchung der Arterien (→ Abb. 2, 3 und 4) beschäftigt sich vor allem mit der Suche nach Gefäßwandablagerungen bei Arteriosklerose, wodurch sich Aufschlüsse über die Durchblutungssituation der Organe ergeben. Die Doppler-/Duplex-Sonografie von Arterien ist besonders wichtig bei der Untersuchung der Halsschlagadern und der Beinarterien.
- Venen können mit diesem Verfahren ebenfalls untersucht werden. Hiermit lassen sich z. B. venöse Verschlüsse (Phlebothrombosen) nachweisen.

Phlebothrombosen
1 S. 508

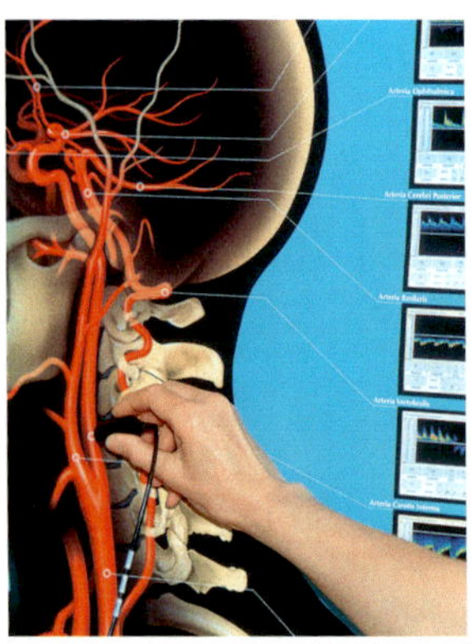

[3] Darstellung des Gefäßsystems bei der Dopplersonografie

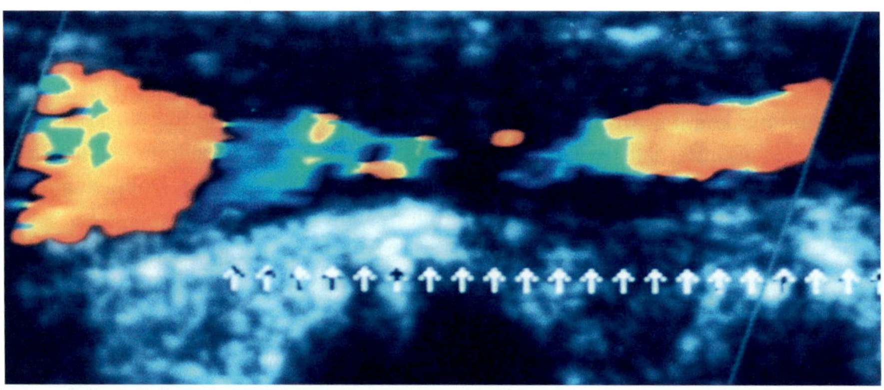

[4] Bild einer Dopplersonografie und Stenose

Pflegerische Mitwirkung bei der Ultraschalldiagnostik

Die Pflegefachkraft informiert den Patienten bei Bedarf über die Ungefährlichkeit und Schmerzlosigkeit der Ultraschalluntersuchung. Sie klärt ihn über die Notwendigkeit einer Nahrungskarenz vor einer geplanten Bauch-Ultraschalluntersuchung auf und unterstützt ihn in der Einhaltung der ärztlichen Vorgaben.

Endoskopie

1.21

Als Endoskopie (umgangssprachlich „Spiegelung") wird ein Verfahren bezeichnet, bei dem röhrenförmige Geräte (Endoskope → Abb. 1) in Hohlräume des Körpers eingeführt werden. Hierdurch können diese Hohlorgane oder Körperhöhlen gänzlich ohne oder mit nur sehr geringem operativem Aufwand betrachtet werden.

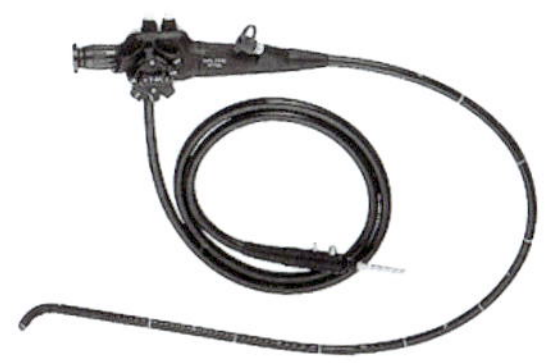

[1] Endoskop zur Untersuchung von Magen, Zwölffingerdarm und Speiseröhre

Übliche Querdurchmesser des Endoskops betragen 5 mm (für Kinderuntersuchungen) bis maximal 14 mm. Die Länge hängt von der Fragestellung und den zu untersuchenden Organen ab. Für Koloskopien werden beispielsweise Endoskoplängen bis zu 2 m benötigt. Endoskope enthalten in ihrem Inneren eine Beleuchtungseinrichtung sowie eine Kamera. Mit dem optischen System im Inneren des Endoskops (meist Glasfaserbündel) wird das Licht von der Lichtquelle bis zum Ende des Endoskops geleitet, wo der untersuchende Arzt den Bildausschnitt direkt oder auf einem Monitor betrachten kann. Als Lichtquelle dient Kaltlicht, das eine Überwärmung des Gerätes vermeiden hilft. Endoskope sind je nach Fragestellung starr (z. B. bei der Arthroskopie) oder flexibel (z. B. bei der **Gastroskopie** oder **Koloskopie**). Moderne Endoskope verfügen an ihrer Spitze über kleine Kameras, die das Bild direkt auf einem Monitor wiedergeben. Neben dem Kanal für das optische System beinhalten Endoskope schmale Schläuche zum Spülen oder Absaugen sowie zusätzliche Kanäle für Zusatzwerkzeuge, mit denen Gewebeproben entnommen werden können.

Bei der Methode der **minimal invasiven Chirurgie**, die zunehmende Verbreitung findet, werden Endoskope zusammen mit Operationswerkzeugen eingesetzt, die über kleine Hautschnitte eingeführt werden. Mit dieser Methode werden z. B. Gallenblasen oder Unterbauchorgane entfernt.

Häufig durchgeführte endoskopische Untersuchungen sind:

- Untersuchungen des Magen-Darm-Traktes: Der obere Teil des Verdauungstraktes kann durch den Mund endoskopisch untersucht werden. Zu diesen Untersuchungen zählen die Magenspiegelung (*Gastroskopie*), Zwölffingerdarmspiegelung (*Duodenoskopie*) und die Untersuchung der in den Zwölffingerdarm einmündenden Gallen- und Pankreasgänge, die *endoskopische retrograde Cholangiopankreatikografie,* kurz **ERCP**.
- Durch den After kann der Dickdarm bis in Höhe des Übergangs in den Dünndarm untersucht werden. Zu diesen Untersuchungen zählen die Enddarmspiegelung (*Rektoskopie*) und die Dickdarmspiegelung (*Koloskopie* → Abb. 2).
- Luftröhren- und Brochienspiegelung (*Bronchoskopie*)
- Die Harnwege werden mit der Harnröhrenspiegelung (Urethroskopie) oder der Blasenspiegelung (Zystoskopie) untersucht.
- Die Bauchhöhle und die gynäkologischen Organe werden mit einer Bauchhöhlenspiegelung (*Laparoskopie*) untersucht. Das Endoskop wird hierfür über einen Schnitt in der Bauchdecke, der meist im Nabelbereich erfolgt, eingeführt. Über einen zusätzlichen Schnitt wird ein zweites Rohr eingeführt, über das zur Verbesserung der Übersichtlichkeit Luft in die Bauchhöhle geleitet werden kann.
- Gelenkuntersuchungen werden ebenfalls endoskopisch durchgeführt (Arthroskopie). Das Knie ist das am häufigsten endoskopisch untersuchte Gelenk.

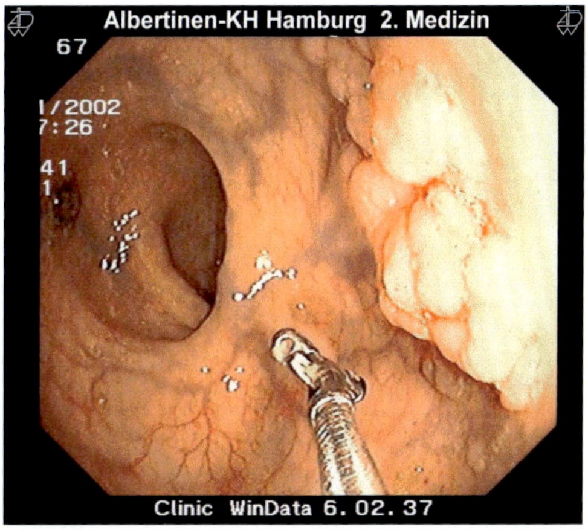

[2] Koloskopie mit Nachweis einer Dickdarmgeschwulst

Endoskopien sind relativ gefahrarme Eingriffe. Es können jedoch Verletzungen, Blutungen und Entzündungen in den untersuchten Organen auftreten. Je nach geplantem Eingriff erhält der Patient meist beruhigende oder auch narkotisierende Medikamente, sodass er die Untersuchung besser toleriert. Einige Endoskopien (z. B. *Laparoskopien*) werden generell in Vollnarkose durchgeführt.

Pflegerische Mitwirkung bei Endoskopien
Viele Pflegebedürftige sind bei einer geplanten endoskopischen Untersuchung beunruhigt. Pflegerische Aufgabe ist es, mit den Patienten über die geplante Untersuchung zu sprechen und sie zu beruhigen.

Vor einer geplanten Spiegelung des oberen Verdauungstraktes muss der Patient unter Berücksichtigung der ärztlichen Anordnungen nüchtern bleiben, d. h., er darf keine feste Nahrung und innerhalb des ärztlich angeordneten Zeitraumes auch nichts Flüssiges zu sich nehmen. Die Pflegefachkraft unterstützt die Patienten bei der Einhaltung dieser Vorschriften. Bei Mundtrockenheit können Zitronenstäbchen oder Mundsprays hilfreich sein.

Problematisch ist die Nahrungskarenz vor der geplanten Untersuchung bei Diabetikern. Hier sollte auf jeden Fall mit dem zuständigen Arzt besprochen werden, wie die medikamentöse Behandlung an die Nahrungskarenz angepasst wird. Die Pflegefachkraft führt während der Nahrungskarenz und nach der Untersuchung regelmäßige Blutzucker- sowie Kreislaufkontrollen durch.

1.22 Elektroencephalografie (EEG)

Das menschliche Gehirn weist an seiner Oberfläche elektrische Spannungsschwankungen auf. Diese Schwankungen entstehen durch Veränderungen der bioelektrischen Aktivität, die sich während der Reizweiterleitung an den einzelnen Nervenzellen abspielen.

Nervengewebe
1 S. 108

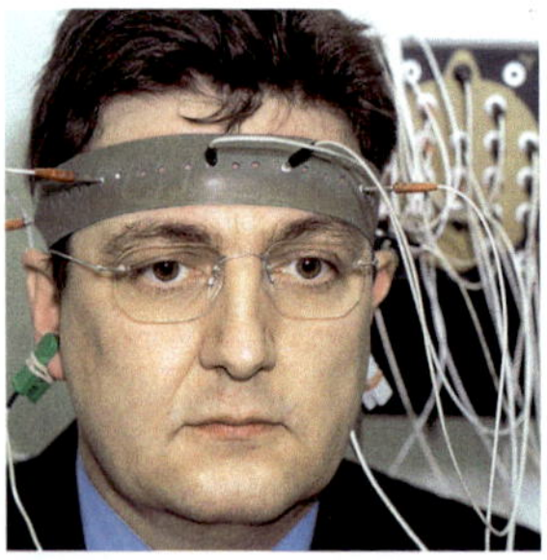

[1] EEG

Einzelne Spannungsveränderungen summieren sich bei Aktivierung größerer Nervenverbände zu wellenförmigen Schwankungen der elektrischen Aktivität, die sich mit Hilfe von Elektroden, die auf der Kopfhaut angebracht sind, ableiten lassen. Zwischen Elektroden und Kopfhaut wird ein Kontaktgel aufgetragen, das die Ableitung der elektrischen Aktivität erleichtert. Je nach Aktivierungszustand des Gehirns lassen sich unterschiedliche Wellenformen unterscheiden, die im Einzelfall Aufschluss über krankhafte Veränderungen des Gehirns geben können. Die wichtigste Indikation für die Ableitung eines EEGs besteht in der Diagnostik von Epilepsien, die mit sehr spezifischen Veränderungen der im EEG nachweisbaren Spannungsschwankungen einhergehen können.

Epilepsie
1 S. 592

Pflegerische Mitwirkung bei der Elektroencephalografie
Das EEG wird in der Regel von speziell ausgebildetem medizinischem Fachpersonal abgeleitet. Die Pflegefachkraft sollte den Patienten vorher über die Ungefährlichkeit der Untersuchung aufklären und zur Entspannung in der Untersuchungssituation beitragen, da bei unruhigen Patienten das EEG nicht ausreichend zu beurteilen ist. Haare und Kopfhaut sollten bei einer EEG-Ableitung nicht zu fettig sein, da sonst die Elektroden nicht ausreichend haften; ggf. sollten zuvor die Haare gewaschen werden. Nach der EEG-Ableitung kann man versuchen, die Reste des Kontaktgels vorsichtig herauszukämmen. Zu empfehlen ist allerdings eine möglichst baldige Haarwäsche, da das Kontaktgel die Haare verkleben kann.

Rechtliche Grundlagen 2

Im Grunde unterliegt unser gesamtes (gesellschaftliches) Leben Gesetzen, Verordnungen und Richtlinien.

Dies gilt natürlich auch für das Berufsleben. Je besser Pflegefachkräfte sich im Dschungel der Gesetze, Verordnungen und Richtlinien auskennen, desto professioneller können sie ihr berufliches Handeln gestalten.

Was ist eigentlich „Recht"? 2.1

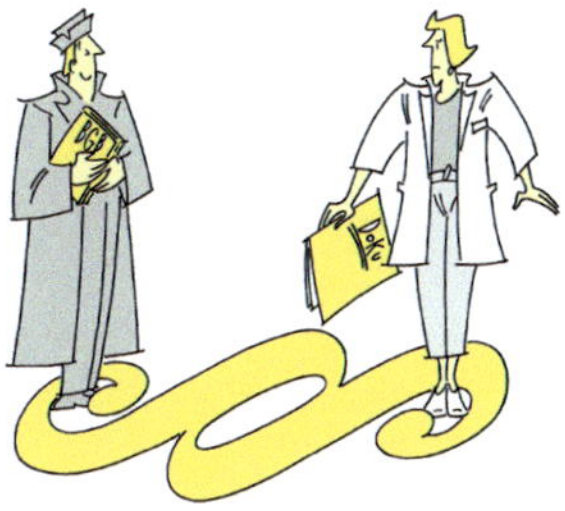

Im Wesentlichen besteht Recht aus Sprache. Gesetze, Urteile, juristische Gutachten und juristische Literatur sind nichts anderes als Sprache.

Die rechtliche Sprache hat sich in besonderer Weise entwickelt. Es ist eine Fachsprache, wie wir sie auch aus anderen Bereichen, z. B. aus der Natur- oder Geisteswissenschaft, der Technik oder Medizin, kennen.

Die Sprache der Juristen zeichnet sich durch hohe Abstraktion, eigene Begrifflichkeiten, lange und verschachtelte Sätzen sowie viele Substantive aus.

Für juristische Laien, also die Mehrzahl der Bürger in unserem Lande, ist sie nur schwer verständlich. Und doch sind alle von ihr betroffen, weil Rechtsvorschriften jeder Art nichts anderes sind als die Regeln unseres Zusammenlebens. Sie billigen jedem Einzelnen Rechte zu, erlegen ihm aber auch Pflichten auf.

Ein Grund für die manchmal seltsam anmutenden Formulierungen ist sicher auch das Alter vieler Gesetze. So entstand am Ende des 19. Jahrhunderts unser Bürgerliches Gesetzbuch (BGB). Der Entwurf rief aber schon 1888 einen Sturm der Entrüstung in der Bevölkerung hervor, weil er zu unverständlich abgefasst war. Daraufhin wurde er überarbeitet und 1898 vom Reichstag verabschiedet. Bei der Überarbeitung wurden jedoch leider nur die Fremdworte beseitigt und nicht der wenig alltagstaugliche Stil geändert. Die Sprache blieb abstrakt und für die Allgemeinheit wenig anschaulich. Dies ist darauf zurückzuführen, dass man die Gesetzestexte für das BGB in der Sprache der damaligen oberen Mittelklasse formulierte, aus deren Reihen auch die Autoren stammten. Und natürlich benutzten sie „ihre" Sprache. Eine Sprache, die weniger privilegierte Bürger nicht beherrschten und auch nicht verstanden.

Ein Beispiel aus dem Vertragsrecht (§ 145 BGB):

§ Wer einem anderen die Schließung eines Vertrags anträgt, ist an den Antrag gebunden, es sei denn, dass er die Gebundenheit ausgeschlossen hat.

Erläutert an einem Beispiel heißt das: Wenn Sie jemandem Ihr Fahrrad für 5 € zum Kauf anbieten, ist das ein „Antrag" im Sinne dieses Gesetzes gegenüber dem anderen. Wenn dieser Antrag dann vom anderen angenommen wird, Ihr Gegenüber also sagt: „Damit bin ich einverstanden", ist hiermit ein mündlicher Vertrag geschlossen worden, an den Sie auch gebunden sind. Sie müssen dem anderen also Ihr Fahrrad für 5 € überlassen. Es sei denn, Sie haben Ihrem potenziellen Vertragspartner die Unverbindlichkeit Ihres Angebots ausdrücklich mitgeteilt.

In dem Beispiel handelt es sich um einen Kauf**vertrag.** Ein Vertrag ist für die vertragsschließenden Parteien grundsätzlich verbindlich und zwar unabhängig davon, ob er schriftlich oder mündlich abgeschlossen wurde.

Recht ist die Grundlage unserer Demokratie, was in Artikel 20, Absatz 2 des Grundgesetzes (GG) nachgelesen werden kann:

> § Alle Staatsgewalt geht vom Volke aus. Sie wird vom Volke in Wahlen und Abstimmungen und durch besondere Organe der Gesetzgebung, der vollziehenden Gewalt und der Rechtsprechung ausgeübt.

Damit ist Recht die Gesamtheit der gesellschaftlichen und staatlichen Ordnung. Es wird von Staatsorganen, insbesondere der Regierung und dem vom Volk gewählten Parlament, entwickelt und festgelegt.

Das **deutsche Recht** wird im Allgemeinen in zwei Rechtsgebiete unterteilt:
- Privatrecht (Zivilrecht)
- öffentliches Recht

Grundsätzlich gilt:
- Das Privatrecht (Zivilrecht) regelt stets Rechtsbeziehungen der Bürger untereinander.
- Das öffentliche Recht umfasst dagegen alle Rechtsvorschriften, die auf einem Über-/Unterordnungsverhältnis der Beteiligten beruhen, also die Regeln zwischen Staat und Bürger.

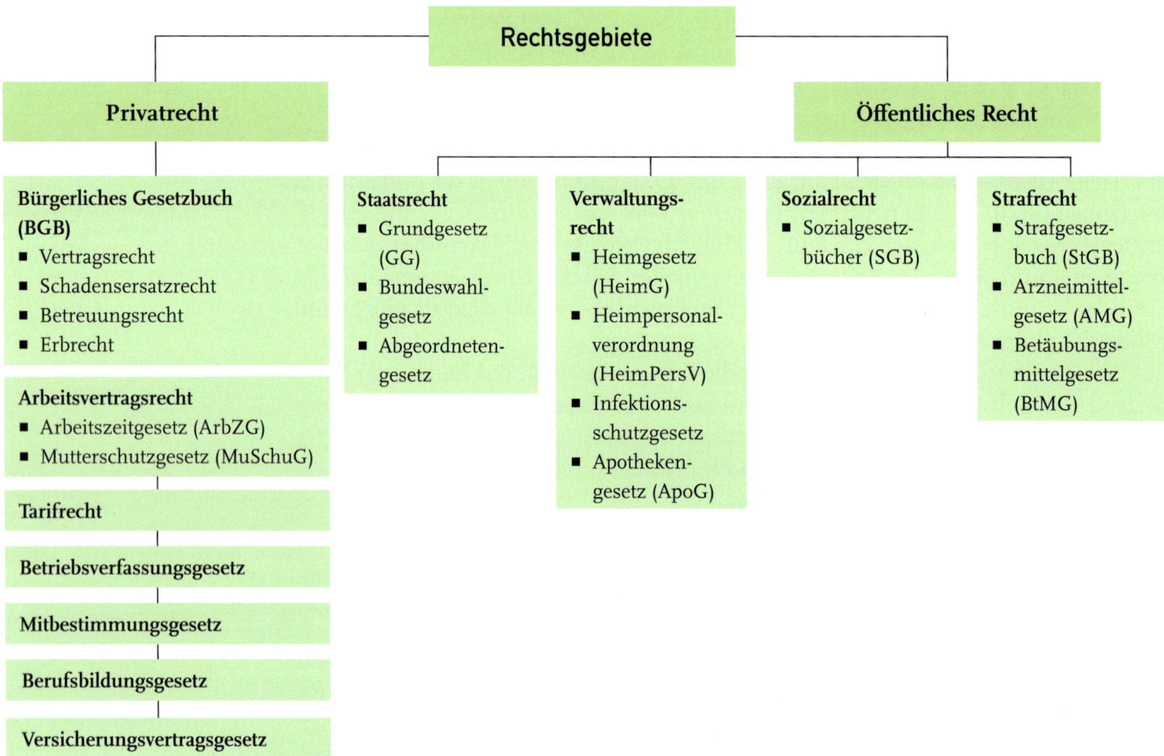

Wenn bei Bürgern auf Grund von Streitigkeiten bzw. Unstimmigkeiten ein Klärungsbedarf in der Anwendung des Rechts – also insbesondere der Gesetze – entsteht, erfolgt eine Klärung (Entscheidung) in diesen Streitfragen durch die Gerichte. Dabei entscheidet der Gegenstand der Streitigkeit darüber, welcher Rechtsweg eröffnet ist. Zu unterscheiden sind die ordentliche Gerichtsbarkeit, welche die Zivil- und Strafgerichte umfasst, die Verwaltungs-, Arbeits-, Sozial- und die Finanzgerichtsbarkeit.

Die Gerichte der einzelnen Gerichtsbarkeiten sind hierarchisch aufgebaut. Juristen sprechen hier von den einzelnen Instanzen. Das als erstes angesprochene Gericht, bei dem also die (An-)Klage eingereicht wird, ist immer die „erste Instanz“.

Instanzenfolge der Gerichte

Amtsgericht → Landgericht → Oberlandesgericht → Bundesgerichtshof
Zuständigkeit für streitige Zivilsachen, Strafsachen, Sachen der freiwilligen Gerichtsbarkeit

Verwaltungsgericht → Oberverwaltungsgericht → Bundesverwaltungsgericht
Zuständigkeit bei Streitigkeiten zwischen Bürgern und Behörden (z. B. Pflegeheim und Heimaufsicht)

Finanzgericht → Bundesfinanzhof
Zuständigkeit z. B. für Steuersachen, Kindergeld

Arbeitsgericht → Landesarbeitsgericht → Bundesarbeitsgericht
Zuständigkeit z. B. für Kündigungsschutz

Sozialgericht → Landessozialgericht → Bundessozialgericht
Zuständigkeit für gesetzliche Sozialversicherungen (z. B. gesetzliche Krankenversicherung, gesetzliche Rentenversicherung), seit 01. 01. 2005 ist das Sozialgericht auch für Streitigkeiten zwischen Bürgern und Sozialhilfeträgern zuständig.

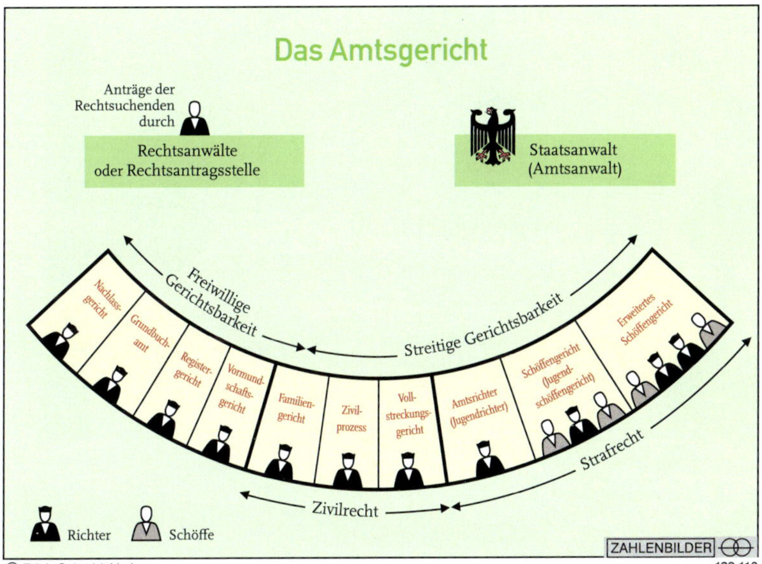

129 110

* regelt Ansprüche der Bürger untereinander
** regelt Ansprüche des Staates gegenüber Bürgern

Für die Altenpflege sind folgende Gesetze und Gesetzbücher besonders wichtig:
- **Bürgerliches Gesetzbuch** (BGB)
- **Sozialgesetzbuch I** (SGB I) – Allgemeiner Teil (Grundsätze des Sozialrechts)
- **Sozialgesetzbuch II** (SGB II) – Soziale Grundsicherung für Arbeitssuchende
- **Sozialgesetzbuch III** (SGB III) – Arbeitsförderung
- **Sozialgesetzbuch V** (SGB V) – gesetzliche Krankenversicherung
- **Sozialgesetzbuch VI** (SGB VI) – gesetzliche Rentenversicherung
- **Sozialgesetzbuch VII** (SGB VII) – gesetzliche Unfallversicherung
- **Sozialgesetzbuch IX** (SGB IX) – Rehabilitation, Teilhabe behinderter Menschen
- **Sozialgesetzbuch X** (SGB X) – Sozialverwaltungsverfahren und Sozialdatenschutz
- **Sozialgesetzbuch XI** (SGB XI) – soziale Pflegeversicherung
- **Sozialgesetzbuch XII** (SGB XII) – Sozialhilfe

- **Strafgesetzbuch** (StGB)
- **Heimgesetz** (HeimG), **Heimpersonalverordnung** (HeimPersVo)
- **Arzneimittelgesetz** (AMG)
- **Betäubungsmittelgesetz** (BtMG)
- **Apothekengesetz** (ApoG)
- **Infektionsschutzgesetz** (IfsG)
- **Mutterschutzgesetz** (MuSchuG)
- **Arbeitszeitgesetz** (ArbZG).

Die Kenntnisse dieser notwendigen Rechtsquellen und Rechte ist Teil der Altenpflegeausbildung und gehört zur **Strukturkompetenz** einer „Altenpflegerin".

Dabei geht es in der Hauptsache darum, ein Gesetz soweit zu kennen, dass man aus dieser Kenntnis heraus die entsprechenden Rechte und Pflichten ableiten kann. Wie wichtig dies ist und vor allem im Streitfall sein kann, verdeutlicht die nachfolgende Grafik. Sie stellt die verschiedenen „Rechtswirkungen" auf eine Pflegefachkraft dar.

Rechtswirkungen auf die Pflegefachkraft

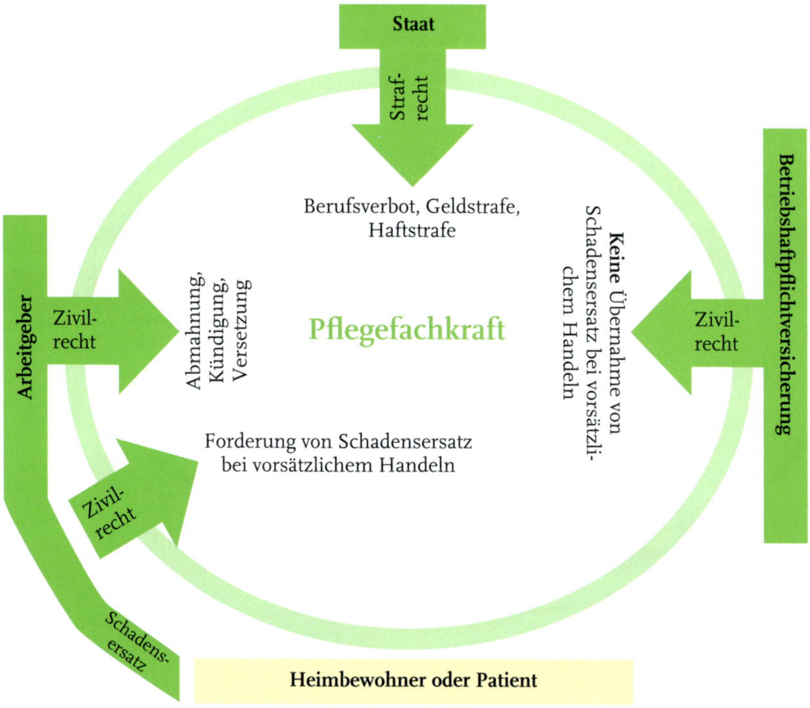

- Der **Arbeitgeber** macht Ansprüche aus dem Arbeitsvertrag geltend (→ Arbeitsrecht, S. 488).
- Der **Heimbewohner oder Patient** macht gegenüber der Pflegeeinrichtung Ansprüche aus dem mit ihr geschlossenen Vertrag geltend. Die Konsequenzen aus diesen Ansprüchen (z. B. Schadensersatz) kann der Arbeitgeber unter Umständen wieder an die Pflegefachkraft weitergeben (→ zivilrechtliche Haftung, S. 225).
- Der **Staat** wacht darüber, ob die Pflegefachkraft in Ausübung ihres Berufes eventuell gegen geltendes Recht verstößt (→ strafrechtliche Haftung, S. 217).
- Die **Versicherungen** prüfen vor der Übernahme von Schadensersatzleistungen, ob z. B. die Pflegefachkraft stets angemessene Sorgfalt walten lässt (→ Vorsatz, S. 218).

Pflegepersonen 2.2

Delegation 2.2.1

Beispiel
Sie führen im ambulanten Pflegedienst bei Frau Braun regelmäßig die morgendliche Grundpflege durch. Sie haben einen Schlüssel zur Wohnung der Patientin und es ist abgesprochen, dass Sie die Wohnung unaufgefordert betreten dürfen.

Als Sie an diesem Morgen hereinkommen und Ihr fröhliches „Guten Morgen!" flöten, bleibt die ansonsten gewohnte Antwort der Patientin aus. Nichts Gutes ahnend betreten Sie das Wohnzimmer. Ihre Patientin liegt scheinbar schlafend in ihrem Sessel. Als Sie an den Sessel herantreten, um Frau Braun zu wecken, stellen Sie fest, dass sie bewusstlos ist.
Da sie Ihnen als Diabetikerin bekannt ist, messen Sie sofort den Blutzuckerspiegel. Der Blutzuckerwert beträgt 39 mg/dl. Sie entnehmen aus der Pflegedokumentation, dass der Hausarzt für einen solchen Fall eine sofortige i. m. Injektion mit GlucaGen® angeordnet hat. Erst danach soll ein Arzt verständigt werden.

Im Grunde hat Sie der Hausarzt durch diese Anordnung mit einer Tätigkeit beauftragt, die eigentlich er selbst durchführen müsste. Dennoch ist seine Vorgehensweise völlig in Ordnung.

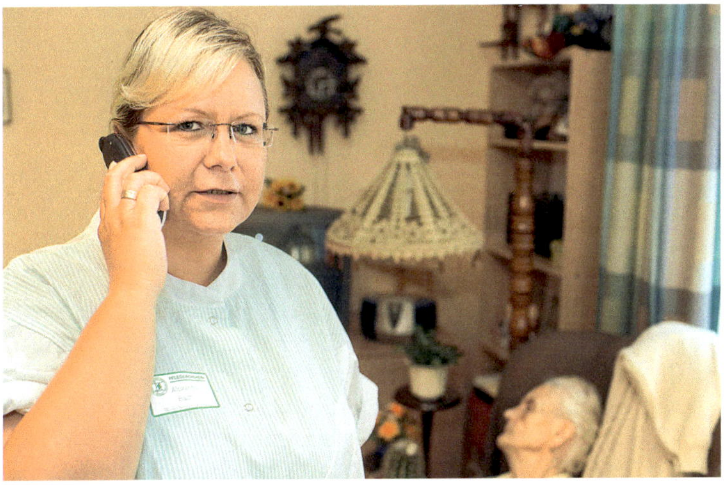

Im Rahmen seines **Direktions- bzw. Weisungsrechts** bestimmt der **Arbeitgeber** über die Art, den Umfang, die Zeit sowie den Ort der zu erbringenden Arbeitsleistung des Mitarbeiters. Dazu gehört auch die Übertragung ärztlicher Aufgaben auf das nicht ärztliche Pflegepersonal. Ein Arzt braucht nicht alle Leistungen persönlich zu erbringen, sondern kann nach § 28 Abs. 1 Sozialgesetzbuch V (SGB V) Aufgaben an ausreichend qualifizierte Mitarbeiter übertragen.

Bei der Übertragung von Aufgaben spricht man von **„Delegation"**. Es gibt keine eindeutigen gesetzlichen Regelungen bezüglich der ärztlichen Delegation auf Pflegefachkräfte. Vielmehr wird nach Grundsätzen verfahren, die sich durch Literatur und Rechtsprechung herausgebildet haben. Diese Grundsätze stammen überwiegend aus den Verfahrensweisen in Krankenhäusern und werden zunehmend auf Pflegeeinrichtungen übertragen.

Delegation von Aufgaben ist eine Form der Arbeitsteilung, bei der zwischen **horizontaler** und **vertikaler** Delegation unterschieden wird. „Horizontale Delegation" ist durch die Gleichordnung und Weisungsfreiheit der Beteiligten gekennzeichnet, wie sie zum Beispiel in der Zusammenarbeit von examinierten Pflegekräften besteht. Die „vertikale Delegation" wird dagegen durch die hierarchischen Prinzipien der Über- und Unterordnung bestimmt, wie sie zum Beispiel zwischen examinierten Pflegekräften und Pflegehilfskräften besteht.

Die ärztliche Delegation von Aufgaben an das Pflegepersonal unterliegt damit der vertikalen Delegation, denn der Arzt ist der Pflegefachkraft **im Rahmen der ärztlichen Anordnungen** hierarchisch übergeordnet. Doch die Delegation ärztlicher Aufgaben auf das Pflegepersonal ist nur in begrenztem Umfang zulässig. Es müssen bestimmte Voraussetzungen erfüllt sein.

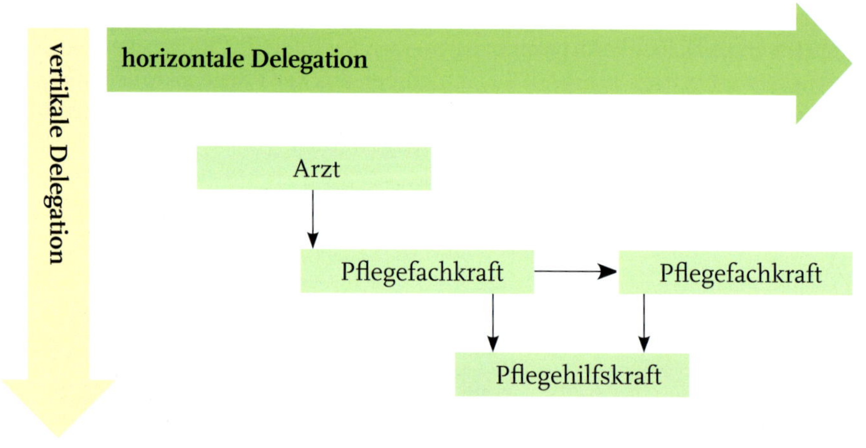

Eine rechtssichere Medikamentenverordnung wäre zum Beispiel: Welches Medikament muss auf Grund welcher Diagnose/welches Symptoms, in welcher Applikationsform (z. B. Tablette, Tropfen) und Menge/Dosis, zu welchem Zeitpunkt und wie oft verabreicht werden. Darüber hinaus muss angegeben werden, welche Höchstdosis in 24 Stunden erlaubt ist, welche Nebenwirkungen auftreten können und welche Komplikationen möglich sind.

Voraussetzungen, die erfüllt sein müssen, damit die Delegation ärztlicher Aufgaben auf das Pflegepersonal zulässig ist:

① Der Patient bzw. Bewohner muss eingewilligt haben.
② Der Arzt unterliegt einer **„Instruktionspflicht"** und muss deshalb die Maßnahme schriftlich anordnen und auch schriftlich präzise Angaben zur Verordnung gemacht haben. Die Verordnung muss Angaben darüber enthalten, welche Maßnahme wann, in welcher Art oder Dosis, wie oft und in welcher Form erfolgen soll. Es müssen auch Hinweise zu Gefahren der Maßnahme vorhanden sein.
③ Je höher die Gefährdung des Patienten theoretisch oder praktisch eingeschätzt werden muss, desto eher muss der Arzt die Behandlungsmaßnahme selbst vornehmen. Man spricht bei diesem Risiko von der **„Komplikationsdichte"**. Die Art des Eingriffes bzw. der Maßnahme darf nicht das persönliche Handeln des Arztes erfordern. Die Komplikationsdichte muss also niedrig sein.
④ Der Schwierigkeitsgrad der übertragenen Aufgabe muss in „technischer und handwerklicher" Hinsicht dem Ausbildungs-, Wissens- und Erfahrungsstand der Pflegefachkraft (Delegationsadressatin) entsprechen.
⑤ Der Arzt muss in der Lage sein, die Ausführung der Aufgabe bzw. Maßnahme effektiv zu überwachen und zu kontrollieren.
⑥ Der mit der Aufgabe bzw. Maßnahme betraute Mitarbeiter muss zur Ausführung der ärztlichen Tätigkeit bereit sein (sofern er hierzu nicht ausnahmsweise verpflichtet ist).

Da die Übernahme ärztlicher Aufgaben i. d. R. im Rahmen des Direktions- und Weisungsrechts des Arbeitgebers erfolgt, trägt der Arbeitgeber die so genannte **„Organisationsverantwortung“**. Das heißt: Der Arbeitgeber ist dazu verpflichtet, Fehler zu vermeiden, indem er für gute Kooperationsabläufe sorgt. Er muss mit seiner Organisation gewährleisten, dass Fehler durch Mängel in der Kommunikation, Koordination, Qualifikation und/oder Kompetenzabgrenzung vermieden werden. Die Organisationsverantwortung kommt vor allem bei Schadensersatzansprüchen im Zivilrecht zum Tragen.

Delegiert ein Arzt zum Beispiel die intramuskuläre Injektion eines Medikamentes an eine Pflegefachkraft, so trägt er die **„Anordnungsverantwortung“**. Er muss sich also davon überzeugt haben, dass die Pflegefachkraft zur Durchführung der Injektion überhaupt befähigt ist.

Die Pflegefachkraft hat im Rahmen der Delegation an sie eine so genannte *„Remonstrationspflicht“*. Das heißt, sie *muss* Bedenken gegen die Rechtmäßigkeit einer Anordnung unverzüglich gegenüber dem Arzt äußern. Sollte dieser die Anordnung trotzdem aufrechterhalten, so hat sich die Pflegefachkraft an ihren nächsthöheren Vorgesetzten zu wenden. Wird die Anordnung durch diesen ebenfalls bestätigt, muss sie ausgeführt werden, soweit keine Strafbarkeit (Rechtswidrigkeit) vorliegt. Die Bestätigung dieser Anordnung muss auf Verlangen der Pflegefachkraft schriftlich erfolgen.

Verweigerung der Durchführung einer Anordnung
2 S. 215

Die Pflegefachkraft trägt dann die **„Durchführungsverantwortung“**. Fühlt die Pflegefachkraft sich zum Beispiel auf Grund ihres Ausbildungsstandes oder mangelnder Erfahrung zur Durchführung nicht in der Lage, so darf sie die Durchführung ablehnen. Andernfalls könnte es ja zu einer Gefährdung des Patienten bzw. Pflegebedürftigen kommen.

Darüber hinaus gilt: Übernimmt die Pflegefachkraft die Durchführung einer Anordnung, obwohl sie weiß, dass sie dazu nicht geeignet ist, besteht im Schadensfall ein **„Übernahmeverschulden“**. Sie trägt also Schuld – und kann daher haftbar gemacht werden – weil sie trotz besseren Wissens die Aufgabe übernommen und ausgeführt hat.

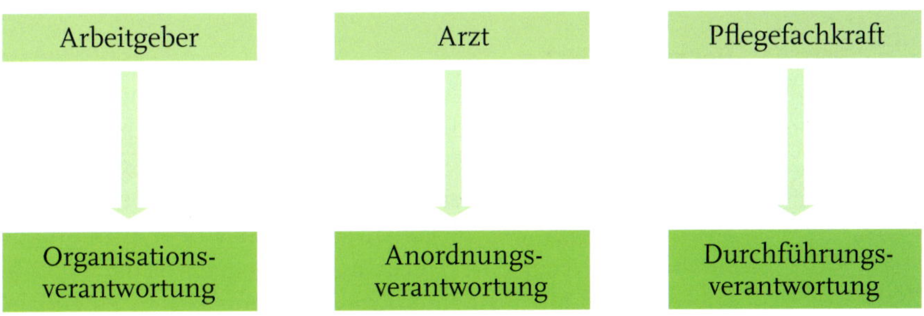

Um der Organisationsverantwortung der Einrichtung Rechnung tragen zu können, sollten deshalb für ärztlich delegierbare Aufgaben Durchführungsstandards vorhanden sein. Diese entsprechen auch den Qualitätsanforderungen des SGB XI. In einer zivil- oder strafrechtlichen Auseinandersetzung können solche Standards äußerst hilfreich sein. Lägen sie nicht vor, müsste ein Gericht zur Beurteilung des Sachverhaltes auf den aktuellen wissenschaftlichen Stand zurückgreifen, der dann aus entsprechenden, zu diesem Zeitpunkt allgemein anerkannten Veröffentlichungen abgeleitet würde.

Qualitätsanforderungen
2 S. 504
zivil- oder strafrechtliche Auseinandersetzung
2 S. 217, S. 225

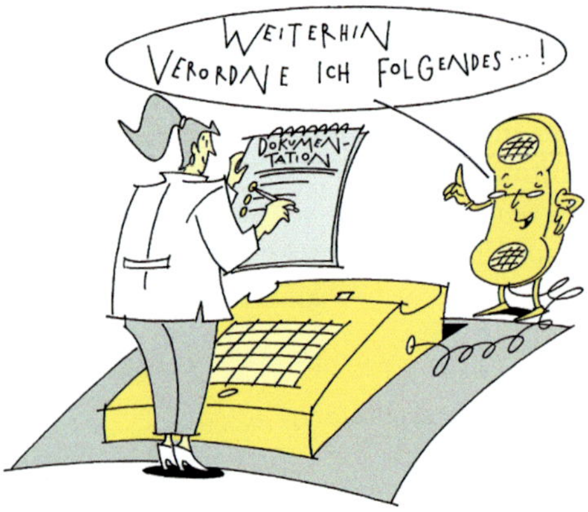
WEITERHIN VERORDNE ICH FOLGENDES ...!
DOKUMENTATION

Anordnungen per Telefon

Eine Besonderheit der ärztlichen Anordnungen ist die Anordnung von Maßnahmen per Telefon. Im ambulanten wie stationären Bereich gehört es zum Alltag der Pflegefachkräfte, dass sie auf Grund einer Veränderung des Allgemeinzustandes eines Pflegebedürftigen den behandelnden Arzt anrufen und ihm die Veränderung bzw. Symptome beschreiben. Nicht selten erfolgt daraufhin eine Anordnung des Arztes, der nicht immer sofort persönlich zu seinem Patienten eilen kann.

Bei telefonischen Anordnungen sollten Sie als Pflegefachkraft Folgendes beachten:

① Dokumentieren Sie die von Ihnen beschriebenen Veränderungen bzw. Symptome möglichst genau so, wie Sie sie dem Arzt mitgeteilt haben.
② Dokumentieren Sie die Anordnung des Arztes schriftlich und wiederholen Sie das Aufgeschriebene gegenüber dem Arzt.
③ Lassen Sie sich vom Arzt bestätigen, ob Sie die Anordnung richtig verstanden haben.
④ Sollten Sie Bedenken oder Einwände haben, teilen Sie dies dem Arzt mit. Dokumentieren Sie auch das.
⑤ Vermerken Sie, dass es sich um eine telefonische Anordnung handelt. Notieren Sie ebenfalls die Wiederholung der niedergeschriebenen Anordnung und die Bestätigung des Arztes (z. B.: „Anordnung dem Arzt wie dokumentiert vorgelesen, wurde von ihm so bestätigt.“).
⑥ Wenn ein Fax zur Verfügung steht, bitten Sie den Arzt, die Anordnung zu faxen.
⑦ Lassen Sie die Anordnung vom Arzt unbedingt bei nächster Gelegenheit abzeichnen.

Ärztliche Anordnungen müssen grundsätzlich schriftlich erfolgen.

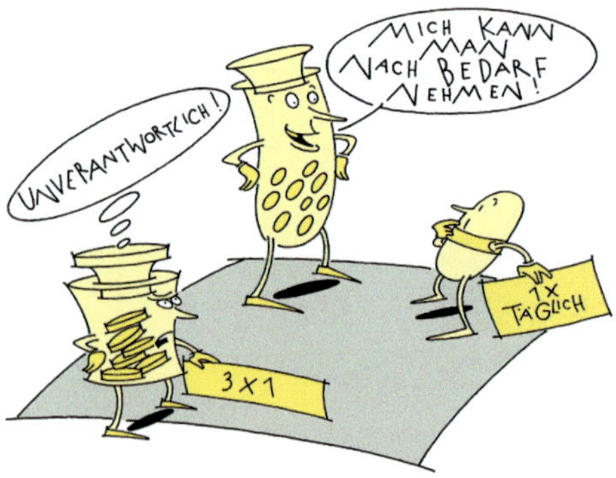
UNVERANTWORTLICH!
MICH KANN MAN NACH BEDARF NEHMEN!
1X TÄGLICH
3X1

Bedarfsmedikation

Weit verbreitet ist auch die Anordnung einer so genannten Bedarfsmedikation. Voraussetzung hierfür ist, dass der Arzt genau angibt, bei welchem konkreten Symptom wie viel eines Medikamentes verabreicht werden soll. Gleichzeitig muss von ihm unbedingt festgelegt worden sein, wie viel von diesem Medikament in 24 Stunden verabreicht werden darf (Höchstdosis). Ebenfalls ist darauf zu achten, ob nach Medikamentengabe Einnahmepausen einzuhalten sind. Eine allgemeine Anordnung von Bedarfsmedikation, wie zum Beispiel „bei Bedarf eine Tablette XY“, ist grundsätzlich unverantwortlich.

Behandlungspflegerische Maßnahmen unterliegen grundsätzlich der ärztlichen Delegation, da sie vom behandelden Arzt schriftlich delegiert bzw. angeordnet und eindeutig dokumentiert werden müssen.

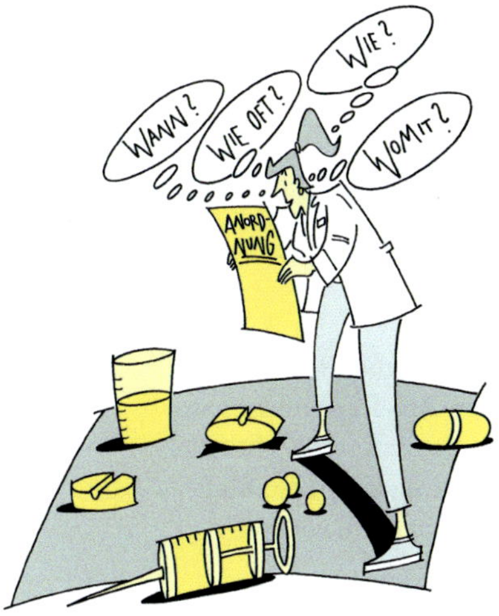

Eindeutig dokumentiert ist eine behandlungspflegerische Maßnahme dann, wenn schriftlich festgelegt wurde, welche Maßnahme wann, wie, wie oft und womit durchgeführt werden soll. Zum Beispiel muss vom Arzt schriftlich festgelegt werden, welches Medikament in welcher Konzentration zu welchen Zeiten, wie häufig und in welcher Applikationsform verabreicht werden soll.

Die Anordnung eines Arztes entbindet die Pflegefachkraft nicht davon, damit in Zusammenhang stehende gesetzliche Grundlagen und Vorgaben zu beachten. Jede Pflegefachkraft ist verpflichtet, im Rahmen ihrer Kenntnisse zu prüfen, ob die Handlung, die sie ausführen möchte oder soll, der betroffenen Person (eventuell auch unbeabsichtigten) Schaden zufügen könnte.

Im Rahmen der ärztlichen Delegation von Aufgaben trägt die Pflegefachkraft die **Durchführungsverantwortung** und unterliegt der **Remonstrationspflicht**. Die Nichtdurchführung einer Anordnung muss mitgeteilt werden.

Verweigerung der Durchführung einer Anordnung 2.2.2

Anordnungen eines Arztes oder einer fachlich übergeordneten Person auf der Grundlage des Direktions- und Weisungsrechts des Arbeitgebers müssen ausgeführt werden. Unter bestimmten Voraussetzungen kann die Durchführung aber verweigert werden, ohne dass dies arbeitsrechtliche Konsequenzen nach sich zieht.

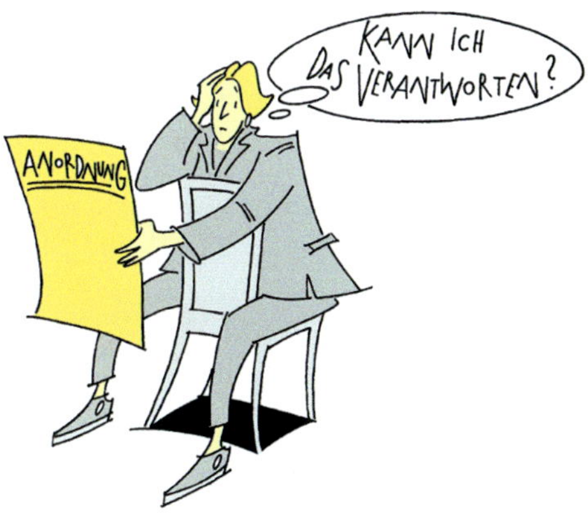

Grundsätzlich kann eine Pflegefachkraft eine ärztlich delegierte Aufgabe verweigern, wenn sie nicht über die erforderlichen Kenntnisse und/oder Fähigkeiten verfügt. Darüber hinaus ist die Verweigerung der Durchführung von ärztlichen Anordnungen gerechtfertigt, wenn die Anordnung offensichtlich falsch ist oder ohne Einwilligung des Patienten bzw. Bewohners erfolgt.

Legitimiert wird diese Weigerung durch den § 223 Strafgesetzbuch (StGB):

> § (1) Wer eine andere Person körperlich misshandelt oder an der Gesundheit schädigt, wird mit Freiheitsstrafe bis zu fünf Jahren oder mit Geldstrafe bestraft.
>
> (2) Der Versuch ist strafbar.
> Darüber hinaus gilt hier auch das Grundrecht des Bewohners/Patienten auf den Schutz der körperlichen Unversehrtheit (Art. 2 (1) GG) und die freie Entfaltung der Persönlichkeit (Art. 2 (1) GG).

Wenn Sie nicht bereit sind, eine Anordnung durchzuführen, **müssen** Sie dies unmittelbar – also sofort – **mitteilen.**

Die Verweigerung einer Tätigkeit mit der Begründung, dass es sich um eine **berufsfremde** Tätigkeit handelt, ist dagegen **nicht gerechtfertigt.**

2.3 Haftungsrecht

Zivilrecht
2 S. 225
Strafrecht
2 S. 217

Immer dann, wenn einem anderen ein Schaden zugefügt wurde, kann es zur haftungsrechtlichen Prüfung kommen. Man spricht dann vom Haftungsrecht.

Organisationsverantwortung
2 S. 213

Die Pflegefachkraft handelt im pflegerischen Bereich eigenständig und selbstverantwortlich. Sie ist deshalb für ihre Handlungen verantwortlich und kann für Fehler persönlich haftbar gemacht werden. **„Haftbar machen"** bedeutet, dass jemand für die Folgen seines Handelns einstehen muss.

Das Haftungsrecht ist die Anwendung und entsprechende Auslegung bestimmter Rechtsnormen (Gesetze) des Zivilrechts und des Strafrechts.

Verstöße gegen bestimmte Regelungen im Bürgerlichen Gesetzbuch (BGB) oder Strafgesetzbuch (StGB) lösen die Haftung aus.

Dabei wird „aktives Tun" schwerer bewertet als Unterlassen. Es wird bei der Haftung im Schadensfall zwischen der Einzelverantwortung eines Mitarbeiters und der Organisationsverantwortung des Trägers unterschieden.

Die Verantwortlichkeit des Mitarbeiters im Schadensfall wird in der Regel sowohl zivilrechtlich als auch strafrechtlich geprüft.

Beispiel
Wenn eine Pflegefachkraft beispielsweise einem Patienten ein falsches Medikament spritzt, kann dies als Körperverletzung (→ Haftungsgrund „Körperverletzung", S. 221) angesehen werden und die Pflegefachkraft kann für die Injektion eines falschen Medikamentes zur Verantwortung gezogen werden. Diesem Fehler können dann zivilrechtliche Konsequenzen oder gar strafrechtliche Konsequenzen folgen.

Strafverfahren und Zivilverfahren sind eigenständige Verfahren, die unabhängig voneinander verhandelt werden. Es kann sein, dass neben einer zivilrechtlichen Durchsetzung von Schadensersatzansprüchen durch einen Geschädigten, auch von der Staatsanwaltschaft ein Strafverfahren eingeleitet wird.

Strafrechtliche Haftung im Pflegebereich	Zivilrechtliche Haftung im Pflegebereich
Verstöße gegen das Strafgesetzbuch (StGB)	Verstöße gegen das Bürgerliche Gesetzbuch (BGB)
↓	↓
Staatsanwalt erhebt Anklage gegen die Pflegefachkraft	Geschädigter selbst reicht Klage gegen den/die Vertragspartner (Pflegeeinrichtung) und/oder die Pflegefachkraft ein.
↓ ggf.	↓ ggf.
Strafe (z.B. Geldstrafe, Freiheitsstrafe)	Schadensersatz, Schmerzensgeld
Hinweis: Die persönliche Verantwortlichkeit für einen Schaden wird dabei im Strafrecht exakter geprüft als im zivilrechtlichen Rahmen.	**Hinweis:** In der Regel tritt die Betriebs- oder Berufshaftpflicht für den entstandenen Schaden ein. (→Ausnahme: Vorsatz, S. 218).

Strafrechtliche Haftung 2.3.1

Das Strafrecht umfasst alle Rechtsnormen, die Inhalt und Umfang der staatlichen Strafbefugnis bestimmen. Dies sind insbesondere die im Strafgesetzbuch (StGB) enthaltenen Vorschriften. Da das Strafrecht die Rechtsbeziehungen zwischen Staat und Bürger betrifft, gehört es zum öffentlichen Recht.

Ein Strafverfahren wird durch die Staatsanwaltschaft eingeleitet, wenn der Verdacht besteht, dass eine Straftat begangen wurde. Dieser so genannte Anfangsverdacht kann sich z. B. daraus ergeben, dass jemand Strafanzeige erstattet.

Beispiel
Die Pflegefachkraft Frau Gerster erhält eine Vorladung der Staatsanwaltschaft mit der Bitte, im Ermittlungsverfahren gegen eine Kollegin eine Aussage als Zeugin zu machen.
Als Frau Gerster zur Vernehmung kommt, erfährt sie, dass ihre Kollegin wegen Körperverletzung angezeigt wurde. Sie soll einen Bewohner während der Pflege unnötig grob angefasst und ihn sogar geschüttelt haben. Weiterhin wird der Kollegin vorgeworfen, den Bewohner in einem Fall sogar geohrfeigt zu haben.
Während Frau Gerster der Bewohner wohl bekannt ist, kennt sie die Anzeigenerstatterin, die ihr genannt wird, nicht. Sie gehört auch nicht zu den Angehörigen des Bewohners, die sie kennt. Frau Gerster fragt sich, woher diese Frau ihre Informationen nimmt und warum ihr „einfach so“ geglaubt wird, schließlich wird gegen ihre Kollegin strafrechtlich ermittelt.

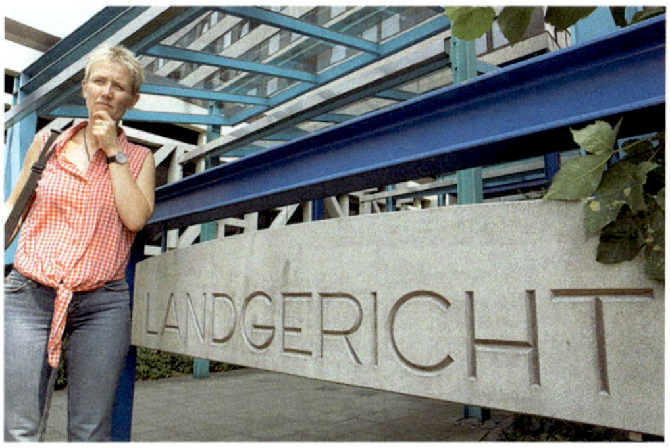

Während sich im zivilrechtlichen Verfahren zwei „gleichwertige Gegner“ streiten, die eine außergerichtliche oder gerichtliche Entscheidung herbeiführen wollen, ist das Strafrecht ein staatliches Instrument, um die gesellschaftliche Ordnung aufrechtzuerhalten und „Schwächere“ zu schützen. Deshalb muss die Polizei Anzeigen, deren Verfolgung im öffentlichen Interesse liegen könnte, an die Staatsanwaltschaft weiterleiten. Die Staatsanwaltschaft ermittelt dann, ob eine Verfolgung erforderlich ist oder das Verfahren z. B. wegen Geringfügigkeit oder mangelndem öffentlichen Interesse eingestellt wird.

Deshalb konnte die Anzeige einer dritten Person zu Ermittlungen gegenüber der oben genannten Kollegin führen.

Staatsanwaltschaft und Polizei können und müssen immer tätig werden, wenn sie von einer möglichen Straftat erfahren. Eine Strafanzeige oder ein Strafantrag sind nicht zwingend erforderlich.

Erhärtet sich der Verdacht einer Straftat während des Ermittlungsverfahrens, so erhebt die Staatsanwaltschaft ggf. Anklage beim Gericht. Dessen Aufgabe ist es dann, den Sachverhalt umfassend aufzuklären und die beweisbedürftigen Tatsachen zu ermitteln, um herauszufinden, ob der Angeklagte sich (wirklich) schuldig gemacht hat oder nicht. Die anderen Verfahrensbeteiligten können die Aufklärungspflicht des Gerichtes unterstützen, indem sie Beweisanträge stellen. Nur wenn das Gericht am Ende der Beweiserhebung von der Schuld des Angeklagten überzeugt ist, darf es eine Strafe verhängen; bleiben Zweifel, so gilt der Grundsatz *„in dubio pro reo“* – im Zweifelsfall für den Angeklagten.

Objektiver und subjektiver Tatbestand

In unserem demokratischen Rechtsstaat gilt der Grundsatz: **Keine Strafe ohne Gesetz.** Dieser Grundsatz ist im Art. 103 Abs. 2 Grundgesetz (GG) verankert und wird in **§ 1 des Strafgesetzbuches (StGB)** aufgegriffen:

> § Eine Tat kann nur bestraft werden, wenn die Strafbarkeit bestimmt war, bevor die Tat begangen wurde.

Einen gesetzlichen Straftatbestand verwirklicht, wer dessen objektive und subjektive Voraussetzungen erfüllt.

Der **„objektive Tatbestand“** beschreibt die äußeren Geschehnisse durch Tatbestandsmerkmale.

Körperverletzung
2 S. 221

Im Falle der Körperverletzung kann das zum Beispiel die Verletzung einer Person durch eine Injektion sein.

Der **„subjektive Tatbestand“** dagegen beschreibt die „inneren“ Geschehnisse, also die Gedanken, Motive, das Wissen und das Wollen des Täters.
Subjektive Tatbestände sind z. B. Vorsatz und Fahrlässigkeit.

Vorsatz und Fahrlässigkeit

Es wird danach unterschieden, ob der Täter den Tatbestand eines Gesetzes vorsätzlich oder fahrlässig begangen hat.

Vorsatz

Nur wenn der Täter weiß, dass er die Voraussetzungen des objektiven Tatbestandes erfüllt und dies auch will, handelt er vorsätzlich.

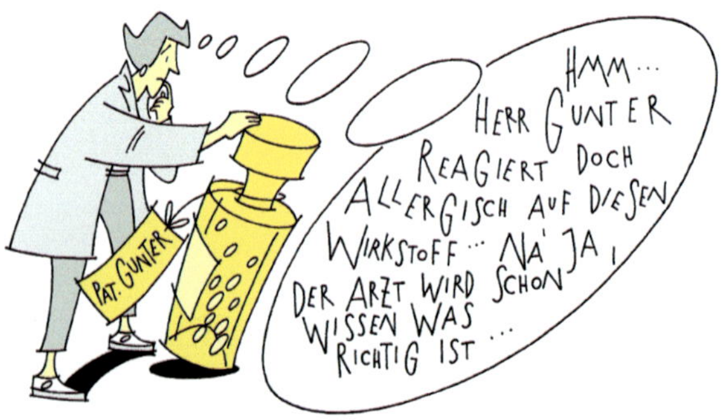

Vorsätzlich handelt somit, wer weiß oder als sicher voraussieht, dass er den gesetzlichen Tatbestand verwirklicht, oder wer die Verwirklichung für möglich hält oder sich mit ihr abfindet.

Vorsatz kann dann ausgeschlossen werden, wenn der Täter nicht alle objektiven Tatbestandsmerkmale kennt oder er diese nicht erfüllen will. Es kann also nur dann von Vorsatz ausgegangen werden, wenn der Täter im Falle der Körperverletzung weiß, dass die von ihm vorgenommene Handlung bei dem anderen eine körperliche Misshandlung oder eine Gesundheitsschädigung bewirkt (Wissen), und er dies auch will (Wollen). Dabei reicht es bereits aus, wenn der Täter die Verwirklichung einer körperlichen Misshandlung oder Gesundheitsschädigung für möglich hält und sich damit abfindet.

Wenn beispielsweise vom Arzt versehentlich kontraindizierte Medikamente verordnet wurden und dies der Pflegefachkraft beim Stellen der Tabletten auffällt, muss sie sicherstellen, dass die Patientin den fehlerhaften Medikamenten-Mix nicht bekommt. Verabreicht sie die Tabletten der Patientin trotzdem, weil ihr gleichgültig ist, dass es die falschen Medikamente sind, so macht sie sich wegen vorsätzlicher Körperverletzung strafbar.

Fahrlässigkeit

Vorsatz
2 S. 218

Der Sachverhalt der Fahrlässigkeit setzt eine Sorgfaltspflichtverletzung voraus. Man macht sich also z. B. schon dann strafbar, wenn man etwas hätte wissen müssen. Die Tatsache, dass man es nicht wusste, spielt keine Rolle. Mangelnde Kenntnisse bieten keine „mildernden Umstände", wenn etwas passiert.

Auch wenn man denkt, dass etwas passieren könnte, aber darauf vertraut, dass „schon nichts passieren wird", kann dies strafrechtlich als Fahrlässigkeit ausgelegt werden. Wenn eine Pflegefachkraft allerdings schon die einfachsten und naheliegendsten Überlegungen nicht anstellt und dadurch einen Schaden verursacht, wird bereits von **grober Fahrlässigkeit** gesprochen. Wer grob fahrlässig handelt, wird i. d. R. schwerer bestraft, als jemand der „nur" fahrlässig handelt.

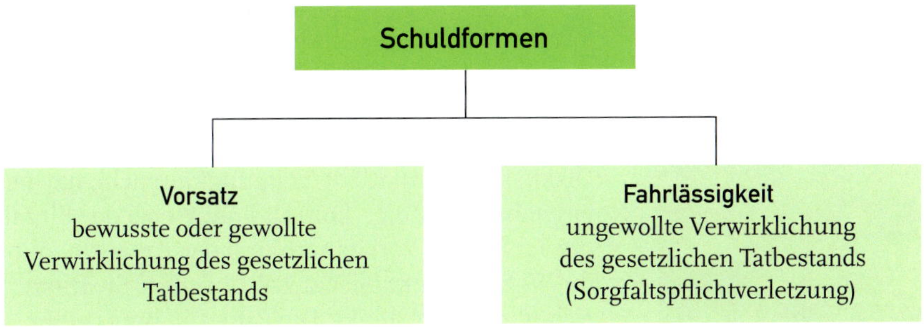

Die fahrlässige Begehung wiegt meist weniger schwer als die vorsätzliche, sodass die Strafe in der Regel auch geringer ausfällt.

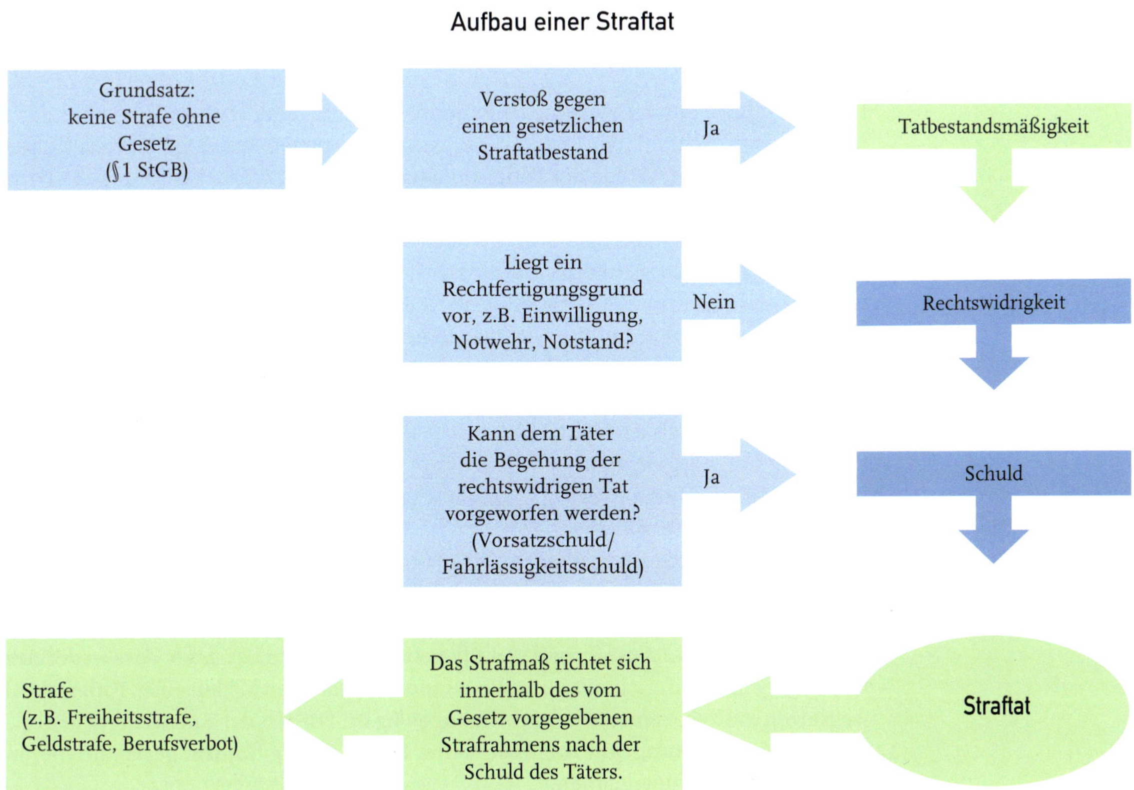

Haftungsgrund „Heileingriff ohne Einwilligung des Patienten"

Der wohl bekannteste Haftungsgrund im Gesundheitswesen ist der **Heileingriff ohne Einwilligung des Patienten.** Dabei kann schon die fehlerhafte Aufklärung eines Patienten als Heileingriff ohne Einwilligung des Patienten bewertet werden. Sich über den Willen eines Patienten hinwegzusetzen, stellt ebenfalls einen Haftungsgrund dar.

Beispiel

Die Pflegefachkraft Frau Hebel will einer Patientin im ambulanten Bereich ein Psychopharmakum – nach ärztlicher Anordnung – verabreichen. Die Patientin fragt, was das für eine Tablette ist. Frau Hebel erklärt ihr, welches Medikament sie ihr verabreichen möchte, wogegen es wirken soll, wie es wahrscheinlich wirken wird und welche Nebenwirkungen entstehen können. Die Patientin verweigert daraufhin die Einnahme des Medikamentes.

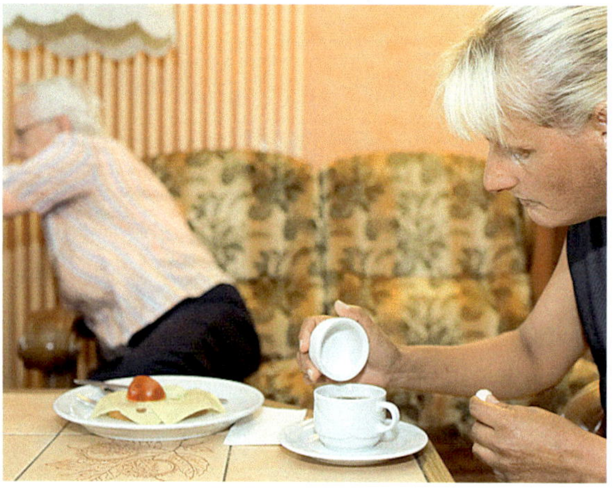

Jetzt hat Frau Hebel ein Problem!
Einerseits ist das Medikament ärztlich angeordnet, andererseits will die Patientin das Medikament auf keinen Fall einnehmen. In ihrer Not – für lange Diskussionen und Überzeugungsversuche hat sie einfach keine Zeit – kommt Frau Hebel der Einfall, die Tablette zu zerkleinern und der Patientin, ohne ihr Wissen, im Kaffee zu verabreichen. Sie meint es gut, denn sie denkt: Die Patientin braucht ihr Medikament, sonst hätte der Arzt es nicht verordnet. Außerdem befürchtet sie, dass sie Ärger bekommt, wenn sie der Patientin das Medikament nicht verabreicht. Auch weiß sie aus Erfahrung, dass es der Patientin nach Einnahme des Medikamentes wesentlich besser gehen wird.

Die Motivation, einer anvertrauten Patientin etwas „Gutes" zu tun, spielt bei der Bewertung des Verhaltens der Pflegefachkraft nur eine nachgeordnete Rolle. Da sie **gegen den ausdrücklichen Willen der Patientin** handelt und mit dieser Handlung die körperliche Unversehrtheit verletzt, macht sie sich wegen Körperverletzung strafbar. Weil ihr zudem bekannt ist, dass die Patientin das Medikament nicht nehmen wollte, handelt sie sogar vorsätzlich. Schließlich beabsichtigt die Pflegefachkraft ja mit ihrem Verhalten genau das zu erreichen, von dem sie weiß, dass die Patientin es nicht möchte. Die Pflegefachkraft wollte mit der Medikamentengabe körperliche Funktionen bzw. Prozesse beeinflussen.

In § 223 Strafgesetzbuch steht:

§ (1) Wer eine andere Person körperlich misshandelt oder an der Gesundheit schädigt, wird mit Freiheitsstrafe bis zu fünf Jahren oder mit Geldstrafe bestraft.
(2) Der Versuch ist strafbar.

Es ist also bei der Ausführung von Pflegehandlungen zu beachten, dass weder Arzt noch Pflegefachkraft sich mit ihrer (Be-)Handlung über den Willen eines Patienten hinwegsetzen dürfen, wenn dieser *einwilligungsfähig* ist. Dies ist der Fall, wenn er in der Lage ist, die Bedeutung und Tragweite seiner Entscheidung für bzw. gegen die vorgesehene Behandlung zu erkennen.

Die Rechtsprechung leitet die Erforderlichkeit einer Einwilligung der Patientin aus den Grundrechten der Menschenwürde (Art. 1 (1) GG), der freien Entfaltung der Persönlichkeit (Art. 2 (1) GG) und außerdem dem Schutz der körperlichen Unversehrtheit (Art. 2 (2) GG) ab.

Der Pflegebedürftige hat ein Selbstbestimmungsrecht und kann deshalb selbst entscheiden, ob er sich behandeln lassen möchte oder nicht.

Handelt eine Pflegefachkraft also gegen den Willen des Pflegebedürftigen, von dem sie weiß, dass seine Einwilligung nicht vorliegt, dann macht sie sich damit strafbar.

„Haftungsgrund Körperverletzung"

Ärztliches und pflegerisches Handeln, welches in die körperliche Unversehrtheit des Patienten eingreift, erfüllt nach der Rechtsprechung zunächst immer den Straftatbestand der Körperverletzung nach den §§ 223 ff. Strafgesetzbuch. Dass diese Eingriffe zu Heilzwecken erfolgen (z. B. Einstich mit Spritze, um eine Injektion zu verabreichen) und in der Regel fachgemäß durchgeführt werden, schließt die Verwirklichung des Straftatbestandes nicht aus. Allerdings ist der Heileingriff in der Regel nicht rechtswidrig, weil er mit Einwilligung des Patienten erfolgt. Die Einwilligung ist ein so genannter Rechtfertigungsgrund. Ein solcher Grund schließt aus, dass sich eine Person strafbar macht.

Rechtfertigungsgründe für eine Körperverletzung können sein:

- die **Einwilligung** des Betroffenen.
  Folgende Punkte sind Voraussetzungen einer wirksamen Einwilligung:
  - Verfügungsbefugnis über das Rechtsgut, in das eingegriffen wird
  - Einwilligungsfähigkeit (ggf. Vollmacht oder gesetzliche Vertretung, wenn die Person nicht selbst einwilligen kann)
  - Erkennbarkeit der Einwilligung
  - bewusste und freiwillige Erklärung nach Aufklärung

Dabei ist zu beachten, dass nur in kunstfehlerfreie Eingriffe eingewilligt werden kann. Die Einwilligung eines Betroffenen in eine Handlung rechtfertigt also nicht gleichzeitig eine fehlerhafte Durchführung.

- **Notwehr oder Nothilfe** gemäß § 32 StGB bei unmittelbarem, gegenwärtigem, persönlichem, rechtswidrigem Angriff.
- **rechtfertigender Notstand** gemäß § 34 StGB, wenn einem Rechtsgut (Freiheit, Ehre, Leben) Gefahr droht. Dabei muss dieses Rechtsgut das beeinträchtigte wesentlich überwiegen.

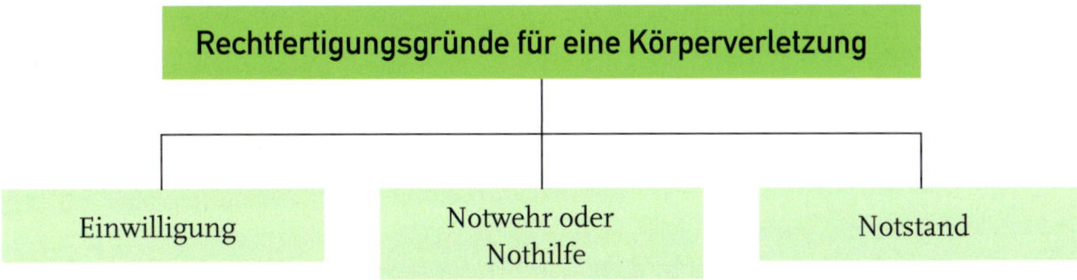

Haftungsgrund „Unterlassen"

Auch durch das Unterlassen einer Handlung können Sie eine Straftat begehen.

Dies ist in § 13 StGB geregelt. Hier heißt es in Absatz 1:

> § (1) Wer es unterlässt, einen Erfolg abzuwenden, der zum Tatbestand eines Strafgesetzes gehört, ist nach diesem Gesetz nur dann strafbar, wenn er rechtlich dafür einzustehen hat, dass der Erfolg nicht eintritt, und wenn das Unterlassen der Verwirklichung des gesetzlichen Tatbestandes durch ein Tun entspricht.

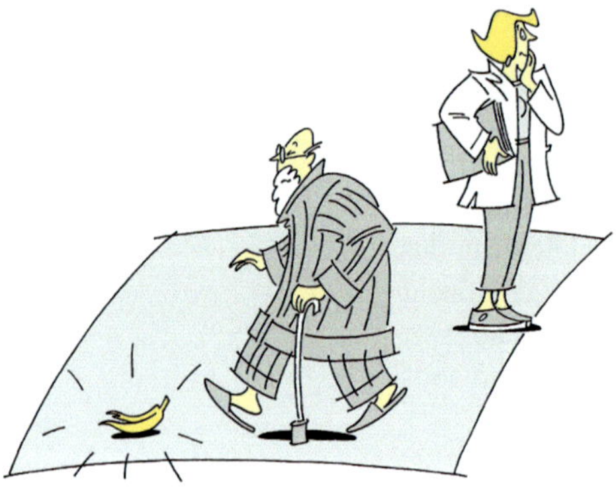

In unsere Alltagssprache übersetzt heißt das: Wer erkennt, dass eine Gefahr besteht, und nicht im Rahmen seiner Möglichkeiten dazu beiträgt, dass der aus dieser Gefahr drohende **Schaden nicht eintritt,** kann genauso bestraft werden, als wäre er der Verursacher dieser Gefahr. Das wohl gängigste Beispiel für dieses „Begehen durch Unterlassen" ist die unterlassene Hilfeleistung.

Alle Bürger unseres Landes sind dazu verpflichtet, Hilfe zu leisten, wenn sie sehen, dass ein Mensch in Not ist. Wenn jemand an einer offensichtlich verletzten Person einfach vorbeigeht, ohne zu prüfen, ob diese Person Hilfe benötigt bzw. schon erhält, macht er sich wegen unterlassener Hilfeleistung (§ 323c StGB) strafbar. Man kann also auch eine Straftat begehen, indem man gar nichts tut.

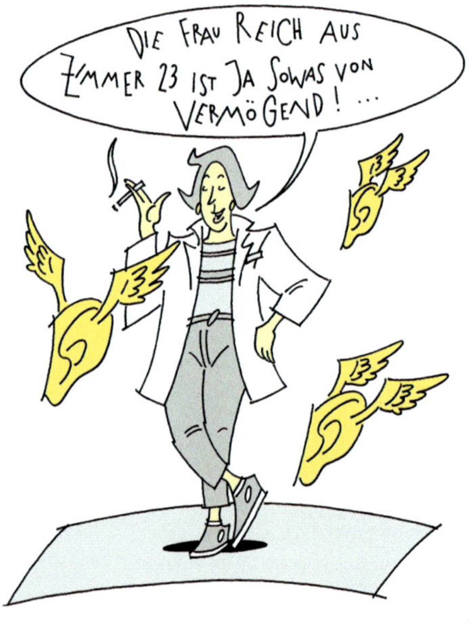
DIE FRAU REICH AUS ZIMMER 23 IST JA SOWAS VON VERMÖGEND! ...

Haftungsgrund „Verletzung der Schweigepflicht"

Pflegefachkräfte erfahren zwangsläufig sehr intime und private Angelegenheiten einer pflegebedürftigen Person. Sie kennen die Krankheiten und Gebrechen, erfahren auf Grund ihrer Tätigkeit viel über familiäre Situationen, finanzielle Verhältnisse und Gefühlslagen des Pflegebedürftigen.

Dies alles geschieht nur auf Grund ihrer Tätigkeit, da der Pflegebedürftige ansonsten gar kein Interesse hätte, sich den Pflegefachkräften in dieser Form anzuvertrauen. Manches erfahren sie, nicht weil der Pflegebedürftige es ihnen sagt, sondern weil sie es „mitbekommen".

Pflegefachkräfte unterliegen daher grundsätzlich der **Schweigepflicht.** Sie sind **Geheimnisträger.** Ein Geheimnis ist dabei jede Tatsache, die nur ein einzelner oder ein begrenzter Personenkreis kennt und an dessen Geheimhaltung der Patient bzw. Pflegebedürftige ein **schutzwürdiges Interesse** hat.

Die Bewahrung von Geheimnissen, die in der Funktion als Geheimnisträger (Arzt, Pflegepersonal, Therapeuten) erlangt werden, hat in unserer Gesellschaft einen hohen Stellenwert.

Dies wird auch dadurch deutlich, dass das Strafgesetzbuch durch die Formulierung des § 203 StGB die Schweigepflichtverletzung als eigenen Tatbestand ansieht. Erzählen Pflegefachkräfte also Kenntnisse weiter, die sie in Ausübung ihrer Tätigkeit als Pflegefachkraft erhalten haben (und nicht z. B. als Nachbarin oder Freundin), verstoßen sie gegen ein Strafgesetz und machen sich damit strafbar.

Warum diese Strafandrohung bei Missachtung der Schweigepflicht? Gerade in Heilberufen ist es wichtig, dass zwischen Patient bzw. Pflegebedürftigem und dem Pflegepersonal ein Vertrauensverhältnis entsteht, da sich der Patient bzw. Pflegebedürftige regelmäßig in einer Ausnahmesituation befindet. Er fühlt sich ausgeliefert und ist es in einem gewissen Sinne auch. Müsste ein Patient bzw. Pflegebedürftiger befürchten, dass Einzelheiten aus seinem persönlichen Umfeld bekannt gemacht werden, wäre er nicht in der Lage, sich gegenüber dem Pflegepersonal zu öffnen und wichtige Informationen, die für den Genesungsprozess von Bedeutung sind, mitzuteilen.

Allerdings hat auch die Schweigepflicht ihre Grenzen. Erlaubt ist die Weitergabe von Geheimnissen bei folgenden **Rechtfertigungsgründen:**

- Zustimmung, Einwilligung des Betroffenen,
- im geschlossenen Kreis, wenn es der Behandlung oder Therapie dienlich ist, können alle **Beteiligten** offen über relevante Fakten sprechen,
- rechtfertigender Notstand (zur Gefahrenabwehr).

Beispiel
Frau Kurz, Bewohnerin einer Pflegeeinrichtung, hat unbeobachtet die Einrichtung verlassen. Sie ist Diabetikerin und zeitlich desorientiert. Da sie auch nach Stunden nicht wieder zurückgekehrt ist und dringend Insulin benötigt, benachrichtigt eine Mitarbeiterin der Einrichtung die Polizei. Sie teilt der Polizei auch mit, dass Frau Kurz desorientiert und Diabetikerin ist und verletzt somit die Schweigepflicht. Das Verhalten der Mitarbeiterin ist aber durch Notstand gerechtfertigt, da sich Frau Kurz in Lebensgefahr befindet.

Zusammenfassend können Sie in der nachfolgenden Tab. Beispiele für berufsspezifische Straftatbestände und den jeweils dazugehörenden gesetzlichen Strafrahmen entnehmen:

Vorwurf	Straftatbestand	Strafrahmen
Behandlungsfehler, auch fehlerhafte Aufklärung	Körperverletzung, §§ 223, 229 StGB Fahrlässigkeit, Vorsatz	▪ Geldstrafe oder Freiheitsstrafe bis zu drei Jahren ▪ Geldstrafe oder Freiheitsstrafe bis zu fünf Jahren
Nichtausschöpfen der gebotenen zumutbaren Behandlungsmöglichkeiten	vorsätzliche oder fahrlässige Körperverletzung durch Unterlassen unterlassene Hilfeleistung, § 323c StGB fahrlässige Tötung, § 222 StGB vorsätzliche Körperverletzung mit Todesfolge § 227 StGB	▪ Geldstrafe oder Freiheitsstrafe bis zu drei Jahren bzw. bis zu fünf Jahren ▪ Geldstrafe oder Freiheitsstrafe bis zu einem Jahr ▪ Geldstrafe oder Freiheitsstrafe bis zu fünf Jahren ▪ Freiheitsstrafe nicht unter drei Jahren, maximal 15 Jahre
Abrechnung nicht erbrachter Leistungen	Betrug, § 263 StGB in besonders schwerem Fall	▪ Geldstrafe oder Freiheitsstrafe bis zu fünf Jahren ▪ Freiheitsstrafe von einem Jahr bis zu 10 Jahren
Abrechnung nicht persönlich erbrachter Leistungen	Betrug, § 263 StGB in besonders schwerem Fall	▪ Geldstrafe oder Freiheitsstrafe bis zu fünf Jahren ▪ Freiheitsstrafe von einem Jahr bis zu 10 Jahren
unbefugte Weitergabe z. B. von Patientendaten	Verletzung von Privatgeheimnissen, § 203 StGB	▪ Geldstrafe oder Freiheitsstrafe bis zu einem Jahr
unzulässige Abgabe von Arzneimitteln	Verstoß gegen § 95 Abs. 1 Nr. 8 AMG	▪ Geldstrafe oder Freiheitsstrafe bis zu drei Jahren
verbotene Verabreichung oder Überlassung von Betäubungsmitteln	Verstoß gegen § 29 Abs. 1 Nr. 6 BtMG	▪ Geldstrafe oder Freiheitsstrafe bis zu fünf Jahren

Verhaltensregeln bei Beschuldigung wegen einer Straftat

Wird eine Pflegefachkraft einer Straftat beschuldigt, so hat sie als Beschuldigte Rechte und Pflichten.

Die Pflegefachkraft hat folgende Rechte:

- Die Pflegefachkraft kann selbst entscheiden, ob sie eine Aussage macht oder zum Sachverhalt lieber schweigt. Sie braucht sich zum Sachverhalt nicht zu äußern. Sie kann jederzeit – vor allem vor jeder Aussage – ihren Anwalt befragen.
- Sie kann bei Vernehmungen durch die Staatsanwaltschaft oder das Gericht auf der Anwesenheit ihres Anwaltes bestehen. Sie muss nicht von sich aus Dokumentationsunterlagen o. Ä. herausgeben. Allerdings kann in diesem Fall eine Beschlagnahme durch die Staatsanwaltschaft erfolgen.
- Sie braucht einer Vorladung der Polizei nicht Folge zu leisten.
- Sie kann darauf bestehen, sich zum Tatvorwurf nur schriftlich zu äußern.
- Sie kann Beweisanträge zu ihrer Entlastung stellen.
- Als Beschuldigte muss die Pflegefachkraft nicht die Wahrheit sagen.

Was die beschuldigte Pflegefachkraft in keinem Fall darf:

- Sie darf nicht auf Zeugen einwirken. Tut sie es dennoch, kann sie in Untersuchungshaft genommen werden.
- Sie darf Beweismaterial nicht verändern oder unterdrücken; insbesondere nicht die Pflegedokumentation im Nachhinein ergänzen oder verändern.
- Sie darf nicht eigenmächtig, also ohne behördliche Anordnung oder Einwilligung der gesetzlichen Vertreter, eine Sektion bei verstorbenen Patienten bzw. Bewohnern vornehmen lassen.

Im Strafverfahren hat die beschuldigte Pflegefachkraft folgende Pflichten:

- Sie muss zur Person aussagen.
- Sie muss einer Vorladung von Staatsanwaltschaft oder Gericht Folge leisten.
- Sie muss die Tatsache, dass gegen sie ermittelt wird, ihrem Arbeitgeber melden.
- Wenn Schäden gegenüber Dritten entstanden sind, muss sie den Sachverhalt der Berufshaftpflichtversicherung und ggf. der Rechtsschutzversicherung (falls vorhanden) melden, um Ansprüche geltend machen zu können. Hier reicht eine objektive Verlaufsschilderung aus.

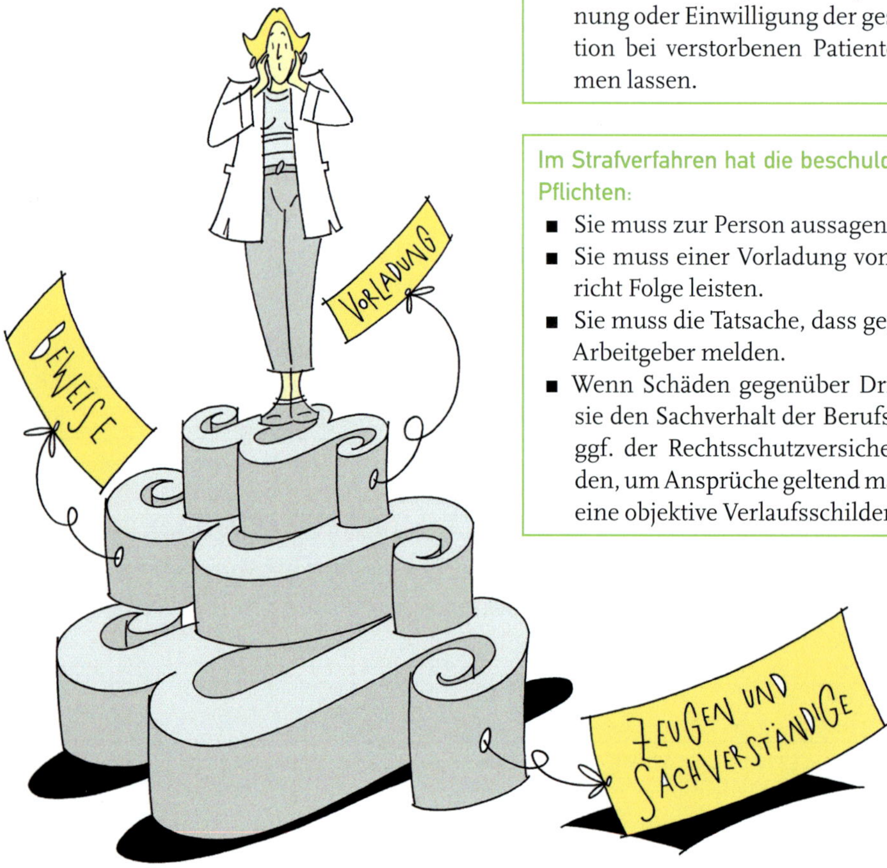

Zivilrechtliche Haftung 2.3.2

Überall, wo Menschen miteinander zu tun haben, und somit auch im Bereich der Altenpflege, lässt es sich nicht vermeiden, dass Fehler gemacht, Pflichten verletzt und Schäden verursacht werden. Regelmäßig stellt sich in diesen Fällen die Frage, wer für den eingetretenen Schaden verantwortlich ist und für ihn aufkommen muss. Das Bürgerliche Gesetzbuch (BGB) enthält hierzu wichtige Grundregeln. So unterscheidet es danach, ob der Schädiger in einer vertraglichen Beziehung zum Geschädigten stand (Haftung aus Vertrag) oder nicht (Haftung aus unerlaubter Handlung).

Zivilrecht
2 S. 208

Haftung aus dem Vertrag

Das Besondere im Gesundheitswesen ist das Dreiecksverhältnis zwischen Leistungsempfänger (Bewohner/Patient), rechtlichem Leistungserbringer (Pflegeeinrichtung) und dem tatsächlichen Leistungserbringer (Pflegefachkraft/Angestellter).

Die Pflegeeinrichtung ist durch den Heimvertrag bzw. Pflegevertrag verpflichtet, dem Pflegebedürftigen eine ordnungsgemäße Pflege und Betreuung (Dienstleistung) gemäß den gesetzlichen Vorgaben des SGB XI und SGB V zu erbringen.

Bei der Erfüllung seiner Pflichten aus dem Vertrag bedient sich der Einrichtungsträger der Pflegekräfte. Sie sind seine **Erfüllungsgehilfen.** Folge ist, dass er auch für ihr Verschulden haftet. Wer Erfüllungsgehilfen einsetzt, wird so behandelt, als hätte er selbst gehandelt:

> § Der Schuldner hat ein Verschulden seines gesetzlichen Vertreters und der Personen, deren er sich zur Erfüllung seiner Verbindlichkeit bedient, in gleichem Umfang zu vertreten wie eigenes Verschulden ... (§ 278 BGB)

Der Einrichtungsträger kann allerdings – zum Beispiel auf Grund mangelhafter Vertragserfüllung (Arbeitsvertrag) durch die Pflegefachkraft – arbeitsrechtliche Konsequenzen einleiten (z. B. Abmahnung).

Haftung aus unerlaubter Handlung (Deliktshaftung)

Neben der vertraglichen Haftung bestehen Haftungsansprüche aus Deliktsrecht. Ein Delikt ist eine unerlaubte Handlung, die zu einer Verletzung eines wichtigen Rechtsgutes (z. B. Leben, Gesundheit, Eigentum) führt. Wie im Strafrecht wird auch im Zivilrecht bei der Deliktshaftung nach Tatbestandsmäßigkeit, Rechtswidrigkeit und Schuld unterschieden. Liegt eine unerlaubte Handlung im Sinne des Gesetzes vor, so haftet der Schädiger dem Geschädigten auf Schadensersatz und ggf. auf Schmerzensgeld.

Unerlaubte Handlungen ziehen eine strafrechtliche Verfolgung (→ S. 217) nach sich.

> § (1) Wer vorsätzlich (→ Vorsatz, S. 218) oder fahrlässig das Leben, den Körper, die Gesundheit, die Freiheit, das Eigentum oder ein sonstiges Recht eines anderen widerrechtlich verletzt, ist dem anderen zum Ersatz des daraus entstehenden Schadens verpflichtet. (§ 823 Abs. 1 BGB)
>
> Es gibt seit 2002 einen allgemeinen Anspruch auf Schmerzensgeld bei der Verletzung von Körper, Gesundheit, Freiheit und sexueller Selbstbestimmung.

Fahrlässigkeit wird demjenigen vorgeworfen, der die Sorgfalt, zu der er nach den Umständen und seinen persönlichen (beruflichen) Kenntnissen verpflichtet und im Stande ist, außer Acht lässt. Dabei gilt ein objektiver Maßstab, d. h., das Maß für die anzuwendende Sorgfalt wird am allgemein erwarteten Verhalten der Angehörigen von Gesundheitsberufen gemessen. Deshalb muss eine Pflegefachkraft sich immer wieder die Frage stellen, welche Sorgfalt von ihr **erwartet werden kann und darf.**

Fahrlässigkeit wird im Zivilrecht wie folgt definiert: „Fahrlässig handelt, wer die im Verkehr erforderliche Sorgfalt außer Acht läßt." (§ 276 BGB)

In der Regel wird die Pflegefachkraft für den Schaden verantwortlich und somit schadensersatzpflichtig sein, weil sie unmittelbar mit den Patienten/Heimbewohnern zu tun hat.

Beispiel
Die Altenpflegerin Frau Burg beschädigt bei der Reinigung die Brille einer Bewohnerin im Wert von 800,00 Euro.

Zu berücksichtigen ist, dass die Schädigung in Ausübung einer abhängigen Beschäftigung eintritt. Die Pflegefachkraft wäre bei jedem „Missgeschick", das ihr passiert, hohen Schadensersatzforderungen ausgesetzt, die in keinem Verhältnis zu ihrem Arbeitsverdienst stehen. Dies wird als nicht sachgerecht angesehen. Zudem gehört die Altenpflege zu den Arbeitsbereichen, in denen sich nicht ausschließen lässt, dass selbst bei sorgfältiger Vorgehensweise Fehler unterlaufen, die für sich allein betrachtet jedes Mal vermeidbar gewesen sind, mit denen aber erfahrungsgemäß zu rechnen ist (gefahrgeneigte Arbeit). Das Haftungsrisiko muss bei solchen, durch eine abhängige Beschäftigung veranlassten Tätigkeiten angemessen zwischen Arbeitnehmer und Arbeitgeber verteilt werden. Es wird deshalb nach dem Grad der Vorwerfbarkeit des schädigenden Verhaltens differenziert. Die Pflegefachkraft muss den Schaden danach nur dann selbst tragen, wenn ihr Vorsatz oder grobe Fahrlässigkeit vorzuwerfen ist. In Fällen der leichten und mittleren Fahrlässigkeit ist sie dagegen durch ihren Arbeitgeber, den Träger der Einrichtung, (ggf. nur teilweise) von der Haftung freizustellen.

Unabhängig von diesem internen Schadensausgleich ist danach zu fragen, ob neben der Pflegefachkraft nicht auch den Träger ein Verschulden am Eintritt des Schadens trifft, weil er dafür verantwortlich ist, dass sein Personal ordentlich arbeitet. Die Pflegekräfte sind hier so genannte Erfüllungsgehilfen des Pflegeanbieters, weil sie bei der Ausübung ihrer Tätigkeit seinen Weisungen unterliegen.

Im Gegensatz zur vertraglichen Haftung für Erfüllungsgehilfen kann sich der Träger im Deliktsrecht von seiner Haftung befreien, wenn er nachweist, dass er bei der Auswahl, Anleitung und Überwachung des Personals die erforderliche Sorgfalt hat walten lassen oder der Schaden auch eingetreten wäre, wenn er diese Sorgfältigkeit hätte walten lassen, denn dann trifft ihn kein Verschulden. Gelingt dieser Nachweis nicht, haften Pflegeanbieter und Pflegekraft dem Geschädigten nebeneinander auf Schadensersatz und evtl. Schmerzensgeld. Das bedeutet, dass ein Geschädigter seine Ansprüche sowohl gegen die Pflegeeinrichtung als auch gegen den Mitarbeiter richten kann.

Eine Haftung aus Delikt kommt für den Träger der Einrichtung auch dann in Betracht, wenn ihn ein Organisationsverschulden trifft oder wenn er Verkehrssicherungspflichten verletzt hat.

Organisationsverschulden: Die Abläufe in der Einrichtung sind nicht so organisiert, dass eine ordnungsgemäße Betreuung der Patienten gewährleistet werden kann (und dann tatsächlich auch ein Schaden eintritt).

Verkehrssicherungspflichten: Wer eine Gefahrenquelle schafft, muss Vorkehrungen treffen, um die Schädigung dritter Personen zu verhindern.

Haften sowohl Pflegefachkraft als auch der Träger auf Schadensersatz, so ist es grundsätzlich dem geschädigten Bewohner/Patienten überlassen, ob er seine Forderung gegenüber einem von beiden oder gegenüber beiden gemeinsam geltend macht. Als sog. Gesamtschuldner haften beide ihm gegenüber (also im Außenverhältnis) jeweils in voller Höhe. Eine andere Frage ist, wer im Innenverhältnis zwischen Pflegefachkraft und Träger den Schaden zu tragen hat. Wegen eines evtl. Freistellungsanspruches der Pflegekraft wird jedoch häufig der Träger allein den Schaden zu ersetzen haben.

Zivilprozess

Können sich die Beteiligten nicht außergerichtlich auf den zu ersetzenden Schaden einigen, kann der Geschädigte seine Forderung vor einem Zivilgericht einklagen. Grundsätzlich gilt hier die Regel, dass derjenige, der einen Anspruch geltend macht, beweisen muss, dass dessen Voraussetzungen vorliegen. Der Bewohner/Patient müsste also beweisen, dass eine schuldhafte Verletzung des Pflegevertrages bzw. eine deliktische Schädigung vorliegt.

Beweislastumkehr

Da für den Geschädigten die Beweisführung schwierig sein kann, wird in bestimmten Fällen von der Rechtsprechung eine **Umkehrung der Beweislast** angenommen.

Zu einer Beweislastumkehr kommt es bei

- groben Fehlern des Pflegepersonals
- Lücken in der Dokumentation oder bei vollständigem Verlust der Patientenakte
- Verfälschung von Patientenakten
- einem Anscheinsbeweis (z. B. eine Gesundheitsschädigung hat ihre Ursache typischerweise in einem Behandlungsfehler)

Hier muss der Beklagte beweisen, dass die Haftungsvoraussetzungen nicht vorliegen.

Beispiel

Frau Pohl und eine neue Kollegin sind in einem Pflegeheim als Pflegefachkräfte für die Bewohner verantwortlich. Vor dem Abendessen besprechen sie die Verabreichung der Medikamente und Insulininjektionen. Um möglichst effektiv zu sein, verabreden sie, dass die neue Kollegin die Insulininjektionen übernehmen soll, während Frau Pohl die Tropfen und Tabletten verteilt.

Die meisten Bewohner befinden sich in verschiedenen Tagesräumen, wo sie auf das Abendessen warten. In jedem Tagesraum ist mindestens eine Pflegehilfskraft, die mit den Bewohnern vertraut ist. Die neue Kollegin kennt die Bewohner zwar noch nicht so gut, aber Frau Pohl verlässt sich darauf, dass sie bei Unsicherheiten *„schon fragen wird"*.

Die neue Kollegin bereitet die Insulininjektionen so vor, wie sie jeweils im Medikamentenblatt der Pflegedokumentation verordnet sind. Die aufgezogenen Spritzen werden von ihr auf ein – mit Namen versehenes – Spritzentablett gelegt. Sie muss insgesamt 12 Bewohnern Insulin verabreichen und beginnt bei den Bewohnern, die sich auf ihren Zimmern befinden. Vier Diabetiker befinden sich in einem Tagesraum. Die neue Kollegin kommt in den Tagesraum, was die anwesende Pflegehilfskraft nur am Rande wahrnimmt. Zielsicher geht die Pflegefachkraft von Bewohner zu Bewohner, fragt diese nach ihren Namen und verabreicht dann das Insulin.

Nachdem sie allen Bewohnern ihr Insulin injiziert hat, fragt plötzlich einer der Anwesenden, *„ob er denn heute keine Spritze bekomme..."*. Die Pflegehilfskraft blickt auf und sieht die neue Kollegin neben einem Bewohner stehen, der sonst gar kein Insulin bekommt. Die neue Kollegin hatte dem falschen Bewohner Insulin verabreicht.

Strafrechtliche Konsequenzen: Die Pflegefachkraft hat ihre Sorgfaltspflichten nicht erfüllt. Sie hätte sich bei der mit den Bewohnern vertrauten Pflegehilfskraft nach der Identität der Bewohner erkundigen müssen. Stattdessen hat sie einem Bewohner, der mangels entsprechender Indikation damit nicht einverstanden war, Insulin verabreicht. Sie hat sich deshalb wegen fahrlässiger Körperverletzung strafbar gemacht.

Zivilrechtliche Konsequenzen: Auf Grund der fahrlässigen Körperverletzung können grundsätzlich zivilrechtliche Schadensersatzansprüche gegen die Pflegefachkraft und den Träger des Pflegeheims geltend gemacht werden.

Arbeitsrechtliche Konsequenzen: Der Arbeitgeber wird sicher auf dieses fahrlässige Verhalten der Pflegefachkraft mit arbeitsrechtlichen Konsequenzen, reagieren.

Versicherungsschutz

Haftpflichtversicherung

Wir können uns heutzutage gegen nahezu jedes mögliche Risiko versichern. Versicherungen bieten mit ihrem Angebot die Übernahme von Leistungen im Schadensfall an. Bei der privaten Haftpflichtversicherung handelt es sich um eine Versicherung, die die Kosten übernimmt, wenn der Versicherungsnehmer aus fahrlässigem Verhalten heraus einen Schaden verursacht (z. B. aus Unachtsamkeit einen Wertgegenstand zerstört). Die private Haftpflichtversicherung kommt für den entstandenen Schaden bis zur Höhe der vereinbarten Schadenssumme auf. Insbesondere wenn Menschen zu Schaden kommen, können die Kosten, die dadurch entstehen, so hoch werden, dass man dies mit einem normalen Einkommen nicht mehr bezahlen kann. Deshalb ist es sinnvoll, eine Haftpflichtversicherung abzuschließen, die im Schadensfall „einspringt".

Im Kraftfahrzeugbereich ist die Haftpflichtversicherung sogar eine Pflichtversicherung, da mit Kraftfahrzeugen sehr große Schäden mit hohen Folgekosten angerichtet werden können (z. B. Grundwasserverunreinigung durch einen Unfall).

Haftpflichtversicherungen treten bei vorsätzlichem Handeln (⟶ Vorsatz, S. 218) nicht für den verursachten Schaden ein.

Betriebshaftpflichtversicherung

Organisationsverantwortung
2 S. 213

Der Träger einer Pflegeeinrichtung kann auf Grund des mit dem Pflegebedürftigen geschlossenen Vertrages und im Rahmen der Organisationsverantwortung für Fehlverhalten seiner Mitarbeiter haftbar gemacht werden.

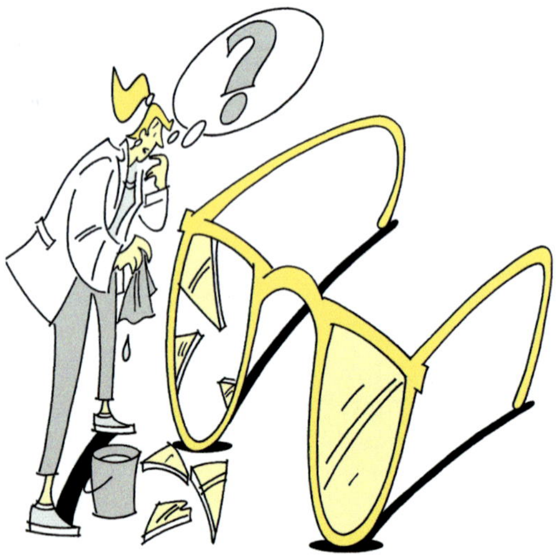

Dies kann Sachschäden betreffen, wie z. B. die von der Pflegefachkraft beim Reinigen zerbrochene Brille einer Bewohnerin. Aber auch Schäden, die auf Grund von unbeabsichtigter Nachlässigkeit entstehen können z. B. Sturz einer Bewohnerin oder Besucherin durch eine nicht erkannte oder versäumte Beseitigung einer Unfallquelle wie Fett auf dem Boden nach dem Austeilen von Essen oder zu nasses Putzen, zählen dazu.

In der Regel verfügen Pflegeeinrichtungen zur Abdeckung solcher – durch Fahrlässigkeit der Mitarbeiter verursachte – Schäden über eine Betriebshaftpflichtversicherung. Eine Betriebshaftpflichtversicherung kommt im Schadensfall für alle berechigten Ansprüche des Geschädigten auf.

Welche Schäden – also Risiken – genau von der Betriebshaftpflichtversicherung abgedeckt werden, ist vom jeweiligen Versicherungsvertrag, den die Einrichtung abgeschlossen hat, abhängig.

Fahrlässigkeit
2 S. 219

grobe Fahrlässigkeit
2 S. 219

Weil Versicherungen gerne Risiken ausschließen, sollte darauf geachtet werden, dass sowohl Schäden, die durch grobe Fahrlässigkeit verursacht wurden, abgedeckt sind, als auch Schäden, die durch das Abhandenkommen von Bewohnereigentum (z. B. Wäsche in der Waschküche) entstehen können.

Für Träger von Pflegeeinrichtungen besteht **keine gesetzliche Verpflichtung**, eine Betriebshaftpflichtversicherung abzuschließen.

Auf Grund des hohen Haftungsrisikos, dem ein Träger ausgesetzt ist, sollte aber jede Pflegeeinrichtung über eine angemessene Betriebshaftpflichtversicherung verfügen.

Bei der Betriebshaftpflichtversicherung gilt – wie bei fast allen Versicherungen –, dass besondere Risiken auch besonders versichert werden müssen (z. B. Schlüsselverlust bei Schließanlagen, „Generalschlüssel“).

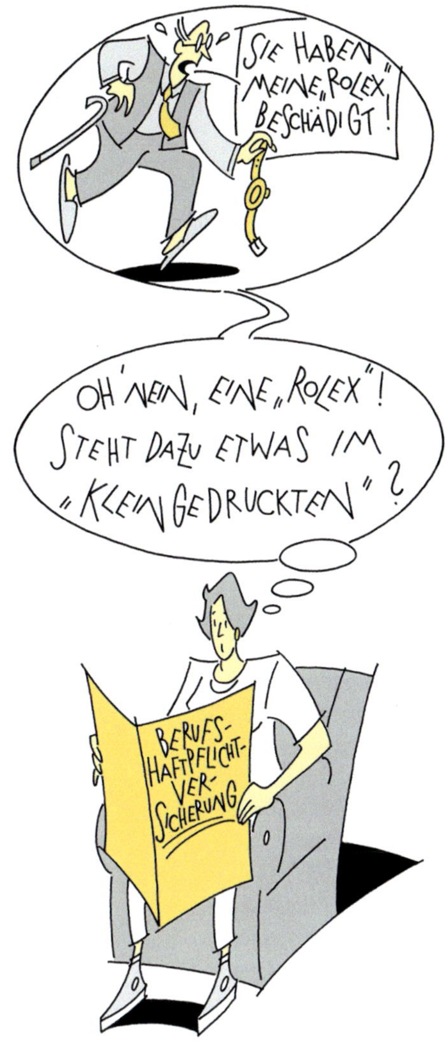
SIE HABEN MEINE „ROLEX“ BESCHÄDIGT!
OH NEIN, EINE „ROLEX“! STEHT DAZU ETWAS IM „KLEINGEDRUCKTEN“?
BERUFS-HAFTPFLICHT-VER-SICHERUNG

Private Berufshaftpflichtversicherung

Wenn der Betrieb über keine Betriebshaftpflichtversicherung verfügt, sollten die Pflegefachkräfte auf jeden Fall die Möglichkeit nutzen, sich privat mit einer Berufshaftpflichtversicherung gegen Schadensersatzansprüche auf Grund von fahrlässig verursachten Fehlern während ihrer Berufsausübung abzusichern. Schadensersatzansprüche können hoch ausfallen, wenn die Pflegefachkräfte z. B. auf Grund eines fahrlässigen Verhaltens für Krankenhauskosten, Schmerzensgeld oder gar Rentenzahlungen aufkommen müssen.

Die private Haftpflichtversicherung tritt in keinem Fall für Schäden ein, die während der Berufsausübung verursacht wurden.

Besteht bereits eine Betriebshaftpflichtversicherung bei dem Arbeitgeber, brauchen sich Pflegefachkräfte nicht unbedingt nochmals privat abzusichern, da bei Schadensfällen in aller Regel die Haftpflichtversicherung des Arbeitgebers für den Schaden aufkommt.

Wenn Pflegefachkräfte allerdings neben ihrer versicherungspflichtigen Beschäftigung z. B. auch freiberuflich als Pflegefachkraft tätig sind, sollten sie in jedem Fall auch eine private Berufshaftpflichtversicherung abschließen.

Beim Abschluss einer solchen Versicherung ist darauf zu achten, dass auch tatsächlich die Risiken, die durch die Berufsausübung bestehen, abgesichert sind. Ein besonderes Augenmerk sollten Pflegefachkräfte daher auf das „Kleingedruckte“, die so genannten „Ausschlüsse“ legen. Eine Versicherung, die die wesentlichen Schäden, die Pflegefachkräfte verursachen könnten, ausschließt, ist nutzlos.

Weder die Betriebshaftpflichtversicherung des Arbeitgebers noch eine private Berufshaftpflichtversicherung kann die Pflegefachkraft vor einem Strafverfahren schützen!

Verfahrenskosten

Die Kosten, die im Zuge des Schadensersatzverfahrens entstehen, werden i. d. R. ebenfalls von der Betriebs- oder privaten Berufshaftpflichtversicherung übernommen.

Für Verfahrenskosten in einem Strafverfahren müsste eine private Rechtsschutzversicherung, die auch die Vertretung in Strafverfahren einschließt, abgeschlossen sein. In einem Strafverfahren kann eine gute anwaltliche Vertretung äußerst wichtig – aber auch teuer – sein.

Typische Haftungssituationen im Bereich der Pflege

Kontrakturen
1 S. 328

Körperverletzung
2 S. 221

- **Mangelhafte oder fehlende Kontrakturenprophylaxe**
  Durch mangelnde pflegerische Versorgung kann es zu Kontrakturen der Gelenke kommen. Werden diese durch Pflegefehler verursacht, so wird durch das Verhalten (hier Unterlassen) der Pflegefachkraft die körperliche Unversehrtheit des Pflegebedürftigen verletzt. Damit erfüllt dieses Fehlverhalten den Tatbestand der Körperverletzung. Vom Pflegebedürftigen können zivilrechtliche Schadensersatzansprüche gegenüber der Pflegeeinrichtung und der Pflegefachkraft geltend gemacht werden.

  Die Rechtsprechung im Zivilrecht misst in diesen Fällen der Pflegedokumentation eine große Bedeutung zu. Es gilt der Grundsatz, dass alles, was nicht dokumentiert wurde, auch als nicht durchgeführt gilt. In einer fehlerhaften Dokumentation sehen die Gerichte auch ein Indiz für mangelhafte Pflege (BGH, NJW 1986, S. 2365 ff.). Die Pflegefachkraft müsste in einem Zivilprozess den Sachverhalt der mangelhaften Dokumentation entkräften (→Beweislastumkehr, S. 227).

Die für den Transfer erforderliche Sorgfalt der Pflegefachkraft ist Bestandteil des Pflegevertrages und damit Teil der Verpflichtung der Pflegeeinrichtung zu sachgerechter, pflegerischer Versorgung.

- **Sturz bei Durchführung einer Pflegemaßnahme**
  Ein Pflegefehler kann auch bei Transfers eines Pflegebedürftigen entstehen, wenn dieser durch ein falsches Handling der Pflegefachkraft stürzt. Grundsätzlich müssen die Transfermaßnahmen bei Pflegebedürftigen in einer Weise durchgeführt werden, die einen Sturz des Pflegebedürftigen ausschließen. Das heißt, ggf. müssen zwei Pflegekräfte oder Hilfsmittel eingesetzt werden.

Fällt einer Pflegefachkraft zum Beispiel eine Hautrötung, die zu einem Dekubitus führen könnte, nicht auf, wird sie es auch unterlassen, eine angemessene Prophylaxe einzuleiten und anzuwenden. Die Entstehung eines Dekubitus wäre dann wiederum eine Körperverletzung durch Unterlassen.

- **Mangelhafte Krankenbeobachtung**
  Die Krankenbeobachtung ist eine spezifische Aufgabe des Pflegepersonals. Die Pflegefachkraft hat einen intensiven Kontakt zum Pflegebedürftigen; in der Regel intensiver als der Arzt. Deshalb muss die Pflegefachkraft bei auftretenden Komplikationen den Arzt verständigen. **Sie darf keine eigene Entscheidung treffen,** wie zu verfahren ist, solange der Pflegebedürftige nicht akut gefährdet ist. Falls der Arzt verhindert ist, **muss** die Pflegefachkraft trotzdem weiter versuchen, einen Arzt herbeizuholen. Gegebenenfalls sollte sie einen Bereitschaftsarzt oder Notarzt verständigen, wenn sich der behandelnde Hausarzt nachhaltig weigert, eine Anordnung zu treffen oder zu kommen.

- **Durchführung ärztlicher Anordnungen (Behandlungspflege)**
  Maßnahmen, die Pflegefachkräfte auf Grund ärztlicher Anordnung durchführen, werden der Behandlungspflege zugeordnet. Der Pflegefachkraft können dabei z. B. folgende Sorgfaltspflichtverletzungen unterlaufen:
  - Die richtige Anordnung des Arztes wird falsch ausgeführt, zum Beispiel wird ein anderes Medikament als angeordnet verabreicht.
  - Obwohl beim Verbandswechsel ein steriles Vorgehen erforderlich wäre, arbeitet die Pflegefachkraft unsteril, weil der Arzt sich weigerte, steriles Verbandsmaterial zu verordnen (Durchführungsverantwortung).
  - Statt eines feuchten Verbandes wird ein trockener Verband angelegt. Beim nächsten Verbandswechsel reißt die Wunde auf.
  - Trotz eines – von der Pflegefachkraft wahrgenommenen – Hämatoms wird auf Anordnung des Arztes ein Medikament in das Hämatom gespritzt. Es kommt zu einem Spritzenabszess.
  - Wegen mangelhafter Beachtung von angeordneten Hygienemaßnahmen breitet sich eine Infektionskrankheit auf den gesamten Wohnbereich aus.

Sonstige Konsequenzen bei Haftungsfällen

Nicht nur der Pflegebedürftige selbst kann haftungsrechtliche Ansprüche nach dem Zivilrecht geltend machen, sondern auch geschädigte Dritte. Die Krankenkasse muss z. B. für die Behandlungskosten, die durch einen Sturz entstehen, aufkommen. Sie kann deshalb von der Einrichtung Schadensersatz für die durch die mangel- oder fehlerhafte Pflege verursachten Behandlungskosten fordern. Krankenkassen sind dazu übergegangen, bei sturzbedingten Behandlungen einen so genannten „Unfallfragebogen“ an ihre Versicherten zu schicken, um zu prüfen, ob eventuell jemand anderes für die entstandenen Kosten aufkommen muss. Nicht zuletzt sollten auch deshalb Stürze in Einrichtungen genauestens dokumentiert werden, um solche Fragebögen wahrheitsgemäß ausfüllen zu können.

Sturzdokumentation
1 S. 359

Neben der zivilrechtlichen und der strafrechtlichen Haftung kann die Pflegefachkraft auch **arbeitsrechtlichen Konsequenzen** ausgesetzt sein. Im günstigsten Fall wäre dies die mündliche Ermahnung oder eine Abmahnung. In schwerwiegenden Fällen kann auch eine (fristlose) Kündigung durch den Arbeitgeber gerechtfertigt sein.

Ein weiteres Aufsichtsorgan, das im Falle eines Fehlverhaltens aktiv werden kann, ist die Heimaufsicht, die nach § 18 Abs. 1 Heimgesetz (HeimG) ein Beschäftigungsverbot aussprechen kann:

> § (1) Dem Träger kann die weitere Beschäftigung der Leitung, eines Beschäftigten oder einer sonstigen Mitarbeiterin oder eines sonstigen Mitarbeiters ganz oder für bestimmte Funktionen oder Tätigkeiten untersagt werden, wenn Tatsachen die Annahme rechtfertigen, dass sie die für ihre Tätigkeit erforderliche Eignung nicht besitzen.

Überblick über die Konsequenzen bei Haftungsfällen

Strafrecht StGB	Zivilrecht BGB	Versicherungsrecht	Heimrecht Heimgesetz	Arbeitsrecht	Berufsrecht
Anzeige oder Ermittlungen durch Staatsanwaltschaft ohne Anzeige, Bsp.: gefährliche Körperverletzung	Klage auf Schadensersatz/ Schmerzensgeld	Erfüllung der Voraussetzungen zur Inanspruchnahme von Leistungen bspw. der Betriebshaft- Betriebshaft- rung	Bei schwerwiegendem oder wiederholtem Fehlverhalten kann die Heimaufsicht ein Beschäftigungsverbot erteilen	arbeitsrechtliche Maßnahmen durch den Arbeitgeber	Erhebliche Pflichtverstöße können zur Aberkennung der Berechtigung führen, den Titel staatlich anerkannte Altenpflegerin zu führen.
↓	↓	↓	↓	↓	↓
Gerichtsverhandlung und ggf. Verurteilung zu einer Strafe	Einigung oder Urteil bez. Schadensersatz oder Schmerzensgeld	Eintritt der Versicherung bspw. für den Schadensersatz und Verfahrenskosten	Beschäftigungsverbot gemäß §18 HeimG	Versetzung, Abmahnung, Kündigung; Ablehnung bestimmter Aufgaben	Aberkennung von Titel(n)

Hat die Pflegefachkraft **nicht** vorsätzlich gehandelt, tritt in der Regel die Betriebshaftpflichtversicherung bzw. die Berufshapflichtversicherung für den Schaden ein.

3 Rahmenbedingungen

Als Pflegefachkraft kommen verschiedene Arbeitsplätze – mit unterschiedlichen Rahmenbedingungen – in Betracht. Es haben sich in den letzten 10 Jahren zahlreiche Angebote entwickelt, die die Kompetenz als Pflege**fach**kraft nachfragen. Waren examinierte Altenpflegerinnen vor 15 Jahren im Krankenhaus als Pflegefachkräfte noch undenkbar, so werden sie heute vor allem auf Stationen für Innere Medizin und teilweise auch auf Stationen der Chirurgie eingesetzt. In den Psychiatrischen Krankenhäusern haben sich geriatrische Fachstationen entwickelt, auf denen Altenpflegerinnen auf Grund ihrer spezifischen Kenntnisse gerne als Fachkräfte angestellt werden.

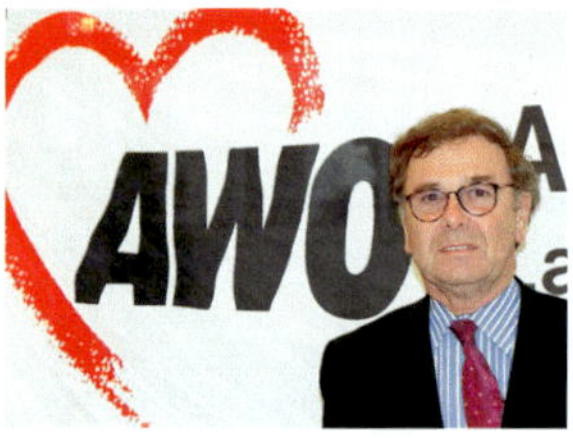

[1] Juristische Personen, z. B. Arbeiterwohlfahrt (AWO)

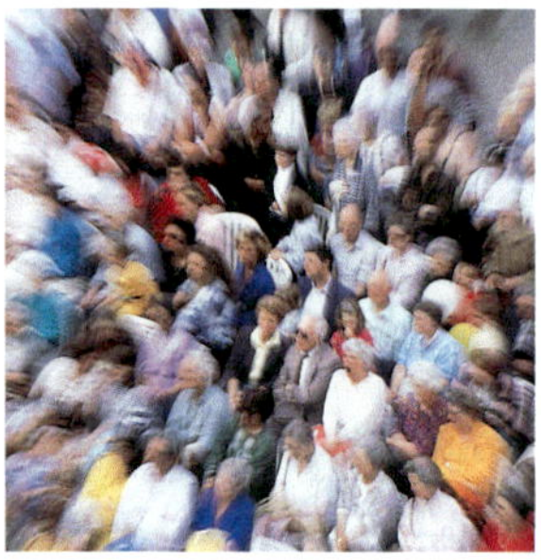
[2] Natürliche Personen

Neben der traditionellen ambulanten und stationären Pflege gibt es durch Einführung des Pflegeversicherungsgesetzes auch den Bereich der teilstationären Pflege, z. B. Tagespflegehäuser. Weniger verbreitet sind Nachtpflegeeinrichtungen.

Alle Pflegeeinrichtungen müssen mit den Pflegebedürftigen oder Patienten Verträge abschließen.

Für Einrichtungen, die einen **Versorgungsvertrag** nach SGB XI haben, sind die Pflegeleistungen in Rahmenverträgen mit den Landesverbänden der Pflegekassen, mit den Pflegeeinrichtungen und den Vereinigungen der Träger der Pflegeeinrichtungen gemeinsam und einheitlich geregelt. Das heißt, für alle Einrichtungen, die einen Versorgungsvertrag mit der Pflegekasse haben und deshalb mit ihr abrechnen können, gelten für die Leistungserbringung die länderspezifischen Regelungen.

Der Inhaber bzw. Betreiber einer Pflegeeinrichtung wird „Träger" genannt. Träger von Pflegeeinrichtungen können sowohl **juristische Personen** (z. B. Caritasverband, Kirchengemeinde, Arbeiterwohlfahrt, eingetragene Vereine, GmbH, gGmbH) als auch **natürliche Personen** sein.

Träger von Pflegeeinrichtungen sind zu einer sach- und fachgerechten Pflege und Betreuung nach aktuellem, pflegewissenschaftlichem Stand verpflichtet.

Medizinischer Dienst der Krankenversicherungen (MDK)
2 S. 357, S. 460, S. 515
Heimaufsicht
2 S. 517
online
www.verdi.de/gesundheitspolitik/pflege/Heimrecht/data/Übersicht-Heimgesetzgebung-der-Länder-Stand-12.Juli 2010.pdf

Die Träger der Pflegeeinrichtungen unterliegen verschiedenen Kontrollinstanzen. Im SGB XI sind sogar regelmäßige Kontrollen der Einrichtungen vorgeschrieben. Kontrollorgan der Pflegekassen ist der Medizinische Dienst der Krankenversicherungen (MDK). Er wird definiert als beratende Einrichtung, die ggf. auf Mängel hinweist und zur Verbesserung der Leistungserbringung im Pflegebereich beitragen will.

Werden Mängel in der Leistungserbringung einer Einrichtung festgestellt, sieht der Gesetzgeber Sanktionen, bis hin zur Schließung der Einrichtung, vor.

Darüber hinaus können durch die Pflegekassen auch anlassbezogene Kontrollen, d. h. auf eine Beschwerde hin, angeordnet werden.

Für Pflegeheime kommt als weiteres Kontrollorgan die Heimaufsicht der zuständigen Kommune hinzu. Die Heimaufsicht kontrolliert, ob die Heime ihre Aufgaben und Pflichten gegenüber den Heimbewohnern ordnungsgemäß wahrnehmen.

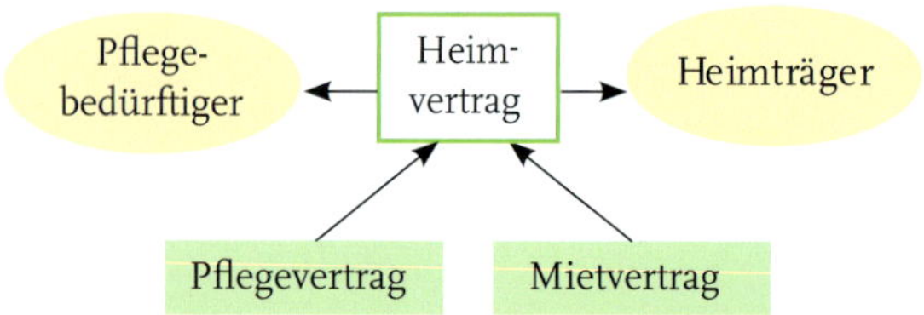

Pflegeheim

Ein Pflegebedürftiger, der in ein Pflegeheim einziehen möchte, muss mit dem Träger des Heimes einen schriftlichen **Heimvertrag** schließen. Dieser ist eine Kombination aus Miet- und Pflegevertrag. Selbstverständlich kann der Pflegebedürftige das Heim, in das er einziehen möchte, frei wählen.

Im Heimvertrag sind die von dem Heimträger zu erbringenden Leistungen und der dafür vom Pflegebedürftigen zu zahlende Preis geregelt. Wenn der Heimträger einen Versorgungsvertrag mit den Pflegekassen hat, muss auch der Anteil, den die Pflegekasse für die Heimpflege zahlt, im Heimvertrag vermerkt sein (⟶ Pflegestufen, S. 460). Den Preis, den ein Heimträger verlangt, nennt man **Heimentgelt**.

Betriebswirtschaftliche Rahmenbedingungen altenpflegerischer Arbeit
2 S. 495

Ein Heimvertrag muss nach § 5 Heimgesetz (HeimG) immer schriftlich erfolgen. Das SGB XI verweist bez. der Regelungen zum Heimvertrag mit dem § 11 Abs.3 auf die Vorgaben des HeimG.

Im Heimvertrag sind die Rechte und Pflichten des Heimträgers und des Bewohners geregelt. Ein besonderer Schwerpunkt liegt auf den Leistungen des Trägers und das von dem Bewohner dafür insgesamt zu entrichtende Heimentgelt.

Der Heimvertrag muss eine allgemeine Leistungsbeschreibung des Heims, insbesondere der Ausstattung, enthalten. Die Leistungen des Heimträgers, vor allem die Art, der Inhalt und der Umfang der Unterkunft, der Verpflegung sowie der Betreuung und Pflege müssen ebenfalls beschrieben sein. Die verschiedenen Kosten (Entgelte) für die Leistungen „Unterkunft", „Verpflegung" und „Pflege und Betreuung" müssen darüber hinaus jeweils gesondert angegeben werden.

Im Heimvertrag muss auch geregelt sein, wie Zeiten der Abwesenheit des Bewohners berechnet werden, d. h., ob und in welchem Umfang eine Erstattung ersparter Aufwendungen (Kosten) bei einer Abwesenheit des Bewohners erfolgt. In der Regel wird das Heimentgelt bei einer Abwesenheit des Bewohners von mehr als drei Tagen gekürzt.

Der Heimträger muss den künftigen Bewohner bei Abschluss des Heimvertrags schriftlich auf sein Recht hinweisen, dass und wo er sich beraten lassen kann und wo er sich bei Mängeln in der Erbringung der im Vertrag vereinbarten Leistungen beschweren kann.

Wenn ein Pflegebedürftiger in ein Pflegeheim ziehen und gleichzeitig Leistungen für vollstationäre Pflege von seiner Pflegekasse erhalten möchte, muss eine Pflegestufe vorliegen und durch den MDK die so genannte „Heimbedürftigkeit" festgestellt worden sein. Nur dann zahlt die Pflegekasse die für die Heimpflege gültigen (höheren) Pauschalen und nicht nur | Pflegegeld.

Pflegegeld
2 S. 458

Der Bewohner hat im Heim Anspruch auf den Schutz seiner Intimsphäre. Sein Zimmer unterliegt dem gleichen Schutz wie eine Wohnung (Unverletzlichkeit der Wohnung, Artikel 13 Grundgesetz). Ein Bewohner hat also das „Hausrecht" in seinem Zimmer. Der Heimträger kann daher einem Angehörigen oder Besucher eines Heimbewohners kein direktes Hausverbot erteilen, weil er damit das Hausrecht des Bewohners verletzen würde. Der Bewohner darf also seine Angehörigen, auch wenn ihnen ein Hausverbot erteilt wurde, weiterhin in seinem Zimmer empfangen, wenn er das möchte. Der Angehörige, dem ein Hausverbot erteilt wurde, muss lediglich einen **unverzüglichen Weg ohne jeden Aufenthalt** durch die Einrichtung gehen, um zum Zimmer des Bewohners zu gelangen. Ob der Bewohner seinerseits im Rahmen seines Hausrechts z. B. einer bestimmten Pflegekraft den Zutritt zu seinem Zimmer verweigern kann mit der Folge, dass die betroffene Person sich bei einer Zuwiderhandlung wegen Hausfriedensbruchs strafbar macht, lässt sich nicht generell beantworten. Grundsätzlich ist zwar auch in diesem Fall dem Hausrecht des Bewohners Rechnung zu tragen. Jedoch ist zu berücksichtigen, dass die Pflege in einem Heim nur dann sichergestellt werden kann, wenn dem Personal auch der Zutritt zu den Zimmern der Bewohner gewährt wird.

Ambulante und teilstationäre Pflege

Auch den Pflegedienst, den ein Pflegebedürftiger beauftragen möchte, kann er frei wählen. Allerdings muss er beachten, dass er, wenn er einen Pflegedienst außerhalb des örtlichen Einzugsbereiches seines Wohn- bzw. Aufenthaltsortes wählt, selbst für die evtl. entstehenden Mehrkosten aufkommen muss. Es ist Sache des Pflegebedürftigen, den Pflegedienst über seinen Leistungsanspruch (die Pflegestufe) gegenüber der Pflegekasse zu informieren. Er kann zwischen Pflegegeld, Pflegesachleistung und einer Kombination aus Pflegesachleistung und Pflegegeld (Kombinationsleistung) wählen.

Pflegegeld
2 S. 458
Pflegesachleistung
2 S. 459
Kombinationsleistung
2 S. 459

Pflegegeld zahlt die Pflegekasse an Pflegebedürftige, die selbst eine Pflegekraft „beschaffen". Damit meint der Gesetzgeber pflegende Angehörige oder Nachbarn. Als **Pflegesachleistung** werden die Leistungen eines Pflegedienstes bezeichnet. Die Pflegesachleistung wird vom Pflegedienst direkt mit der Pflegekasse abgerechnet.

Bei der **Kombinationsleistung** erhält der Pflegebedürftige einen Restbetrag zum Pflegegeld, falls die abgerechneten Leistungen des Pflegedienstes vergleichsweise niedriger ausfallen würden als der Höchstbetrag des Pflegegeldes.

Der Pflegedienst ist vor Vertragsabschluss verpflichtet, einen Erstbesuch durchzuführen. Beim **Erstbesuch** soll mit dem Pflegebedürftigen, seinen pflegenden Angehörigen und/oder sonstigen Pflegepersonen die konkrete Pflegeplanung abgestimmt werden. Es soll während dieses Besuches auch geprüft werden, ob Pflegehilfsmittel oder die Anpassung des Wohnraumes erforderlich sind. Ist dies der Fall, hat der Pflegedienst die Pflegekasse darüber zu informieren.

Auch der Pflegedienst und der Pflegebedürftige schließen einen schriftlichen **Pflegevertrag**. Darin sollten die Einzelheiten der Leistungserbringung aufgenommen werden. Im Pflegevertrag wird also genau festgelegt, welche Leistungen der Pflegedienst für den Pflegebedürftigen erbringen wird.

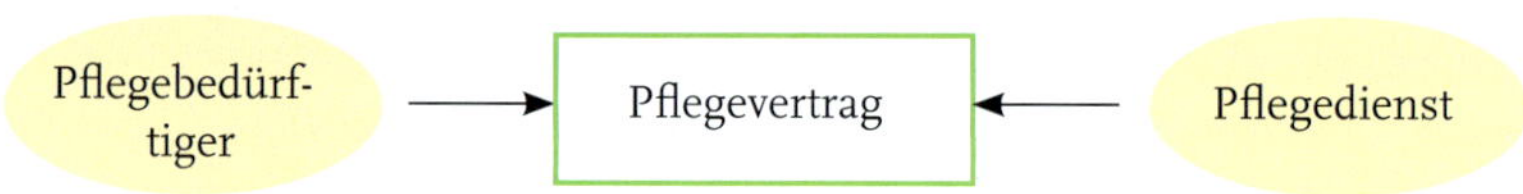

Leistungen von Pflegediensten werden in **Leistungskomplexen** oder **Leistungsmodulen** zusammengefasst, wie z. B. „Große Grundpflege", „Kleine Grundpflege", „Einkaufen" usw. Jeder Pflegedienst muss über ein Leistungsverzeichnis (Aufführung der Leistungskomplexe) und eine Preisliste verfügen, die dem Pflegebedürftigen ausgehändigt werden kann.

Krankenhaus

Im Krankenhaus wird ein **Krankenhausaufnahme- und Behandlungsvertrag** geschlossen. Das Krankenhaus verpflichtet sich darin, dem Patienten eine ordnungsgemäße stationäre Diagnostik, Behandlung und sonstige Betreuung als Dienstleistung zu erbringen. Ein Behandlungserfolg, also die Wiederherstellung der Gesundheit, ist nicht Inhalt dieses Vertrages.

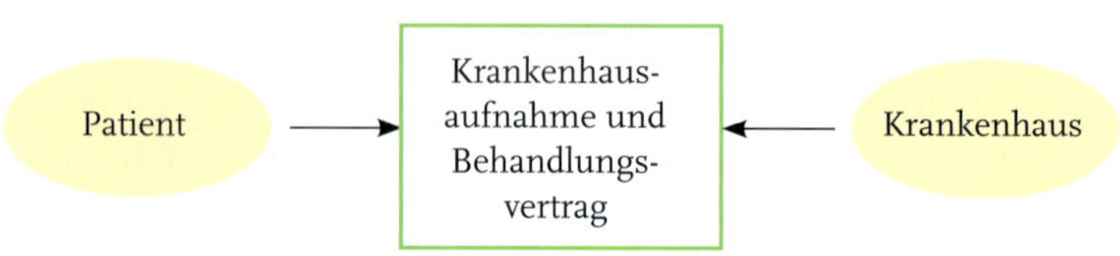

Interdisziplinäre Zusammenarbeit 4

Die Fortschritte in der Medizin, das Älterwerden der Menschen und ihre Multimorbidität konfrontieren Pflegekräfte mit einer immer größer werdenden Komplexität ihres Aufgabenbereiches. Pflegekräfte können sich deshalb nicht auf lineare Handlungsabläufe zurückziehen, sondern sie müssen zur bestmöglichen Versorgung der pflegebedürftigen Menschen mit anderen Berufsgruppen zusammenarbeiten. Auf Grund der ganzheitlichen Sicht des Menschen in der Pflege sind sie darauf angewiesen, auch Fachwissen anderer Berufsbereiche zu kennen, abrufen und einsetzen zu können.

Multimorbidität
1 S. 618

Beispiel

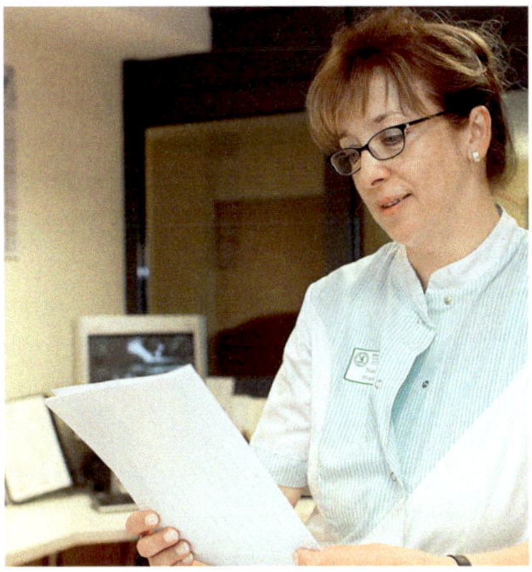

Sie bereiten die Aufnahme einer neuen Bewohnerin ins Pflegeheim vor. Ihre Pflegedienstleitung hat dafür gesorgt, dass Sie bereits **vor** Aufnahme der neuen Bewohnerin über notwendige Unterlagen und Informationen verfügen, um die Aufnahme vorbereiten zu können.
Die neue Bewohnerin wird direkt aus der stationären geriatrischen Rehabilitation kommen, in der sie die letzten drei Wochen auf Grund eines Schlaganfalles verbracht hat. Zuvor war sie für zwei Wochen in stationärer Behandlung im örtlichen Krankenhaus.
Dem Arztbericht des Krankenhauses können Sie entnehmen, dass die neue Bewohnerin wegen einer rechtsseitigen Halbseitenlähmung mit motorischer Aphasie nach der Akutbehandlung in die geriatrische Rehabilitation verlegt wurde. Laut diesem Arztbrief ist eine Verständigung mit der Patientin nur schwer möglich. Die Patientin war zum Zeitpunkt der Verlegung nicht in der Lage, alleine zu stehen und die Körperpflege durchzuführen. Das Essen musste ihr mundgerecht angereicht werden.
Der Arztbrief der Rehabilitationsklinik ist recht kurz geraten und enthält nur Angaben zur Diagnose, zu durchgeführten Therapien und die Verordnung der aktuellen Medikamente. Es wird auf den beigefügten Überleitungsbericht verwiesen.
Der pflegerische Überleitungsbogen aus der Rehabilitationsklinik gibt Ihnen Aufschluss über die derzeitige Situation der neuen Bewohnerin. Demnach ist eine Verständigung mittels Buchstabenbrett gut möglich. Die Körperpflege wird teilweise selbstständig durchgeführt, bei der Nahrungsaufnahme ist lediglich eine mundgerechte Zubereitung erforderlich. Dem Überleitungsbogen der Pflege ist zudem ein Bericht des Sozialdienstes beigefügt, der Ihnen einen Einblick in die vorherige und derzeitige Lebenssituation der zukünftigen Bewohnerin ermöglicht. Der Überleitungsbericht enthält weiterhin Informationen über die Art der durchgeführten ergotherapeutischen und krankengymnastischen Therapie mit Hinweisen zu den verwendeten Hilfsmitteln, die der Patientin die Bewältigung der Aktivitäten des täglichen Lebens während der Rehabilitation erleichterten. Die Logopädin, die die zukünftige Bewohnerin in der Rehaklinik behandelte, gibt zudem Hinweise, wie eine Verständigung mit der Patientin – trotz Aphasie – möglich ist.

Diese Angaben des therapeutischen Teams, das bisher für die neue Bewohnerin zuständig war, geben den Pflegekräften wichtige Hinweise und Hilfen für die Neuaufnahme. Noch bevor sie mit der neuen Bewohnerin Kontakt aufnehmen, haben sie sich ein Bild von ihr machen können und wissen sogar, dass und wie sie mit ihr – trotz Aphasie – kommunizieren können.

Dies ist nur möglich, weil zuvor alle beteiligten Berufsgruppen (Pflege, Ergotherapie, Krankengymnastik, Logopädie, ärztlicher Dienst, Sozialdienst) Hand in Hand gearbeitet haben.

Deshalb ist eine partnerschaftliche Zusammenarbeit mit anderen Berufsgruppen unumgänglich. Konkurrenz („*welche Berufsgruppe kann das Beste für die pflegebedürftige Person leisten*“) darf diese Zusammenarbeit nicht beeinträchtigen. Sie muss von dem Wissen geleitet sein, dass die einzelnen Berufsgruppen sich in einer gemeinsamen Aufgabenerfüllung ergänzen und befruchten. Ziel sollte eine übergreifende Zusammenarbeit sein, die die Entwicklungspotenziale der pflegebedürftigen Person ermittelt und fördert.

Eine große Rolle spielt bei der interdisziplinären Zusammenarbeit der Informations- und Erfahrungsaustausch. Durch die unterschiedlichen Bewertungskonzepte von Problemen gelangt man zu dynamischen Problemlösungs- und Unterstützungsstrategien. Dabei kann die notwendige Zusammenarbeit der vielfältigen Kompetenzen und Erfahrungen zwar durchaus problematisch, aber für alle auch eine Herausforderung sein. Die Entwicklung von Kooperationsbereitschaft und -fähigkeit ist also in besonderer Weise wichtig.

Kooperatives Arbeiten entwickelt sich vor allem durch folgende Kompetenzen und Haltungen:

- **Teamfähigkeit**, d. h. die Bereitschaft und Fähigkeit an wechselnden Aufgaben in wechselnden Rollen an Lösungen mitzuwirken,
- **Gemeinsinnorientierung** durch die Beteiligung an Gemeinschaftsaufgaben, die die Mitwirkung vieler Kompetenzen erfordern,
- **Lernen in Netzwerken**, d. h. die Fähigkeit, unterschiedliche Lernorte, Informations-, Beratungs- und Erfahrungsquellen heranzuziehen und ein Netz informeller und formeller Kontakte und Unterstützungsangebote zu entwickeln und zu nutzen,
- **Respekt** gegenüber allen am Pflege- und Betreuungsprozess beteiligten Berufsgruppen (Sie würden sich wundern, was manche Raumpflegerin über einzelne Bewohnerinnen zu erzählen hat …).

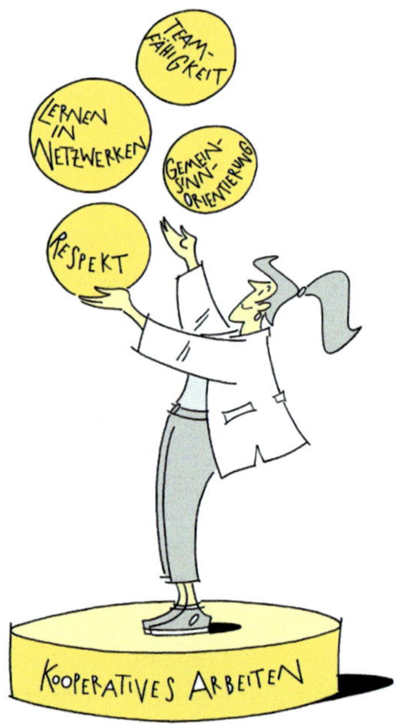

Interdisziplinäre Zusammenarbeit in einem therapeutischen Team hat die nachhaltige Entwicklung der jeweiligen Pflege- und Arbeitssituation zum Ziel. Dabei verfügt jede Berufsgruppe über relevante Fähigkeiten und Fertigkeiten. Die Mitwirkung in einem therapeutischen Team bedeutet zum einen verstehen lernen, zum anderen mitgestalten. Denn erst in der praktischen Umsetzung und Anwendung in verschiedenen Arbeitssituationen und Arbeitszusammenhängen erweisen Problemlösungsvorschläge ihre Tragfähigkeit.

Neben einer grundsätzlichen Orientierung am pflegebedürftigen Menschen hat interdisziplinäre Zusammenarbeit auch eine eher praxisbezogene Handlungsorientierung und beständiges voneinander Lernen zur Folge. Nachhaltige Entwicklung ist kein fertiges Programm, sondern ein nicht endender Optimierungsprozess.

Pflegerische Mitwirkung bei Rehabilitationskonzepten 5

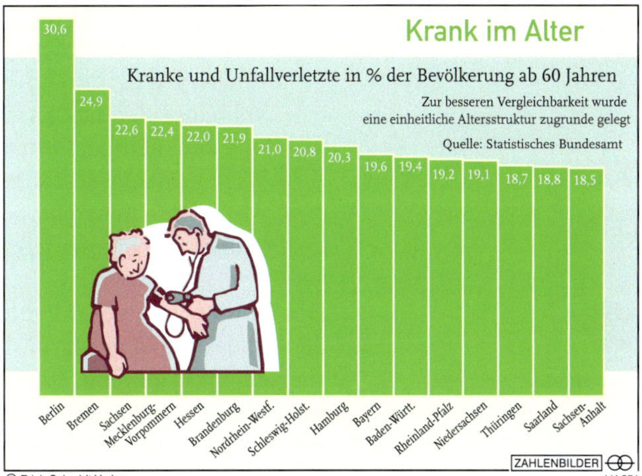

© Erich Schmidt Verlag 141 251

„Rehabilitation" kommt vom lateinischen Wortstamm „habilis" = tauglich, fähig, geeignet und bedeutet frei übersetzt „wieder fähig machen". Die Rehabilitation ist eine relativ junge Disziplin innerhalb der Medizin, der angesichts der veränderten Alterszusammensetzung der Bevölkerung und der Zunahme an chronischen Krankheiten im Alter bei gleichzeitig knapper werdenden ökonomischen Ressourcen eine zunehmende Bedeutung zukommt. Sie ist damit zu einer wichtigen Säule unseres mehrgliedrigen Gesundheitssystems geworden. Die Zunahme an chronischen und progredienten Erkrankungen (→ Abb. 1) kann im Alter zu einer vermehrten Einschränkung der Selbsthilfefähigkeit bis hin zur vollständigen Pflegebedürftigkeit führen. Anders als die Akutmedizin hat Rehabilitation einen gesellschaftlichen Versorgungsauftrag, der sich vor allem auf die medizinischen und sozialen Folgen chronischer Erkrankungen konzentriert. Rehabilitation hat das Ziel, die Auswirkungen von Krankheiten auf persönliche und soziale Lebensaspekte zu reduzieren und in Fällen, in denen keine Heilung möglich ist, Beeinträchtigungen zu minimieren oder auch das Fortschreiten einer bereits bestehenden Beeinträchtigung zu verhindern. Wichtige Ziele der Rehabilitation sind die Wiederherstellung verlorener Funktionen **(Restitution)**, die Übernahme ausgefallener Funktionen oder Fähigkeiten durch alternative Funktionen oder Mechanismen **(Kompensation)** und die Anpassung aller Lebensaspekte an die neue krankheitsbedingte Situation **(Adaption)**. Typisch für die Rehabilitationsbehandlung alter Menschen ist das Auftreten mehrerer Krankheiten *(Multimorbidität)*, die den Rehabilitationsverlauf erheblich beeinflussen kann. Wichtig ist daher ein Behandlungsansatz, der nicht nur Probleme benennt, sondern die verbliebenen Ressourcen und Kompetenzen betont. Pflegefachkräfte spielen im rehabilitativen Prozess eine wichtige Rolle. Sie sind als wichtiger Bestandteil des therapeutischen Teams neben direkten pflegerischen Maßnahmen an der Ermittlung bestehender Ressourcen, an der Verbesserung der Selbsthilfefähigkeit sowie tagesstrukturierenden Maßnahmen beteiligt. In der Rehabilitation kommt der aktivierenden Pflege eine große Bedeutung zu, die das Ziel hat, die Selbsthilfefähigkeit der Patienten zu verbessern und Hilfe zur Selbsthilfe anzubieten. Altenpflegefachkräfte arbeiten vor allem in der fachübergreifenden geriatrischen Rehabilitation sowie in neurologischen Rehabilitationseinrichtungen.

Progredienz
1 S. 210

progressiv
stufenweise fortschreitend, sich entwickelnd

Tagesstrukturierende Maßnahmen
2 S. 394

Aktivierende Pflege
1 S. 241

Die Zuständigkeit für die Rehabilitation verteilt sich auf mehrere Kostenträger:

- Rentenversicherung bei erwerbsfähigen Patienten
- Krankenkasse
- Unfallversicherung
- Sozialamt

Da alte Menschen in der Regel nicht mehr im Berufsleben stehen, ist in den meisten Fällen die Krankenkasse der zuständige Kostenträger für die geriatrische Rehabilitation. Eine Rehabilitationsbehandlung muss zuvor beim zuständigen Kostenträger entweder durch den Patienten selbst mit ärztlicher Unterstützung oder durch die Ärzte einer behandelnden Akutklinik beantragt werden.

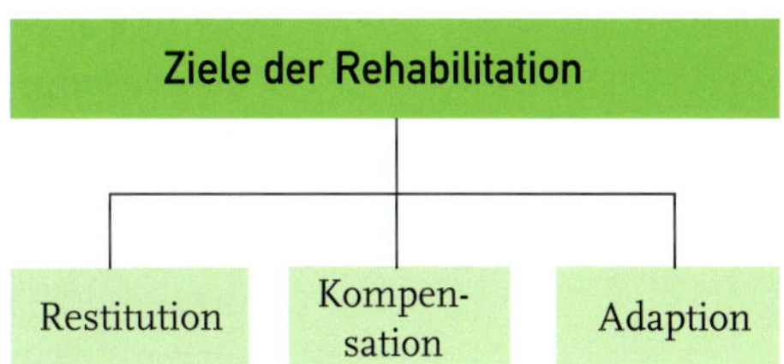

Je nach Krankheitsbild und regionalen Aspekten kommen unterschiedliche Rehabilitationsformen in Betracht:

- **Stationäre Rehabilitation** erfolgt indikationsbezogen in spezialisierten Einrichtungen, z. B. als neurologische Rehabilitation. Im Rahmen der stationären Rehabilitation werden für erwerbsfähige Patienten auch Anschlussheilbehandlungen (AHB) durchgeführt, die direkt an einen vorausgegangenen Akutkrankenhausaufenthalt anschließen. Eine in der geriatrischen Rehabilitation häufige Behandlungsform sind die Tageskliniken, die den Patienten im Wohnumfeld belassen und wohnortnahe ambulante Rehabilitation anbieten.
- **Ambulante Rehabilitation** kann auch in Form einzelner, z. B. vom Hausarzt verordneter Therapiemaßnahmen erfolgen.

online

www.deutsche-renten versicherung-bund.de

Der Verband Deutscher Rentenversicherungsträger (VDR), der 2005 gemeinsam mit der Bundesversicherungsanstalt für Angestellte (BfA) in den Deutschen Rentenversicherung Bund aufging, erstellte 1991 ein Rahmenkonzept für die medizinische Rehabilitation, das 1996 aktualisiert wurde. Darin werden krankheitsübergreifend Grundlage, Ziele und Inhalte der medizinischen Rehabilitation festgelegt. Hierzu gehört eine Zusammenfassung der rechtlichen Bestimmungen zur Beantragung und Durchführung des Rehabilitationsverfahrens sowie zur Nachsorge und Qualitätssicherung. Für unterschiedliche Krankheitsbilder wurden Rahmenempfehlungen formuliert.

neurologisch
Aufbau und Funktion des Nervensystems betreffend
orthopädisch
den Bewegungsapparat betreffend
kardiologisch
das Herz betreffend
onkologisch
Geschwulstkrankheiten betreffend
psychiatrisch
psychische Erkrankungen betreffend

Die geeignete Rehabilitationseinrichtung für alte Menschen hängt von der zugrunde liegenden Erkrankung sowie begleitenden psychosozialen Faktoren ab. Die Behandlung wird sowohl in geriatrischen Rehabilitationseinrichtungen, die Aspekte aller Fachbereiche aufgreift, als auch indikationsbezogen in |neurologischen, |orthopädischen, |kardiologischen und |onkologischen oder auch |psychiatrischen Rehabilitationseinrichtungen angeboten. Folgende Erkrankungen stehen bei der Rehabilitation alter Menschen im Vordergrund:

- gefäßbedingte Funktionsstörungen des Gehirns (z. B. Schlaganfall)
- andere neurologische Erkrankungen (z. B. Morbus Parkinson)
- gerontopsychiatrische Erkrankungen (z. B. Demenz)
- operativ versorgte Frakturen und Gelenkschäden
- Diabetes und seine Folgeschäden
- Herzerkrankungen, z. B. Herzinfarkt

Neurologische Rehabilitation

Eine Besonderheit in der Rehabilitation neurologischer Erkrankungen stellt das Stufenkonzept dar, das in Abhängigkeit von der zunehmenden Leistungsfähigkeit des Patienten während des Rehabilitationsprozesses unterschiedliche Phasen definiert, in denen entsprechende personelle und medizinische Voraussetzungen vorliegen. Grundlage für die Phaseneinteilung ist die Erfassung der Selbstständigkeit in den Aktivitäten des täglichen Lebens. Zur Erfassung der Fähigkeiten liegen unterschiedliche Skalen und Scores vor. Von den Kostenträgern werden aktuell eine erweiterte Form des Barthel-Index, der **Frühreha-Barthel-Index** (→ S. 239) sowie der **FIM** (Functional Independence Measure = funktionaler Selbstständigkeitsindex) als Instrumente herangezogen. Der Frühreha-Barthel-Index setzt sich aus dem Barthel-Index und dem Frühreha-Index zusammen, der zusätzliche Kriterien für beaufsichtigungspflichtige Orientierungs- und Verhaltensstörungen sowie Schluckstörungen, absaugpflichtiges Tracheostoma, intensiv überwachungspflichtige Zustände und schwere Verständigungsstörungen benennt. Der Frühreha-Barthel-Index hat sich auf Grund seiner einfachen Handhabung als Messinstrument in der Rehabilitationsmedizin weitestgehend durchgesetzt. Ebenfalls hilfreich ist der FIM, der zusätzlich die Kriterien Kommunikation und kognitive Fähigkeiten erfasst.

Frühreha-Barthel-Index (FRB)

Bitte Zutreffendes ankreuzen und Gesamtpunktzahl berechnen

A) FR-INDEX	Nein	Ja	Punkte
intensivmedizinisch überwachungspflichtiger Zustand (z. B. vegetative Krisen, ...)	0	–50	
absaugpflichtiges Tracheostoma	0	–50	
intermittierende Beatmung	0	–50	
beaufsichtigungspflichtige Orientierungsstörung (Verwirrtheit)	0	–50	
beaufsichtigungspflichtige Verhaltensstörung (mit Eigen- und/oder Fremdgefährdung)	0	–50	
schwere Verständigungsstörung	0	–25	
beaufsichtigungspflichtige Schluckstörung	0	–50	
Summe FR-Index			
B) BARTHEL-INDEX			
1. Essen und Trinken			
kann selbstständig eine feste Mahlzeit in üblicher Zeit zu sich nehmen; sollte i. d. Lage sein, erforderliche Hilfsmittel einzusetzen, Fleisch zu schneiden, Butter aufzustreichen u. s. w.		10	
Hilfe ist erforderlich (s. oben), Pat. isst selbst		5	
unmöglich		0	
2. Mobilität			
a) Gehen in der Ebene			
kann mind. 50 m gehen; Hilfsmittel wie Prothesen, Gehstützen können eingesetzt werden, jedoch kein Rollator; Gebrauch der Hilfsmittel selbstständig		15	
auf Hilfe oder Aufsicht angewiesen, mind. 50 m mit geringer Unterstützung		10	
b) Rollstuhlfahren			
selbstständiger Gebrauch des Rollstuhls; sollte um Ecken, an Tisch, Bett oder Toilette fahren u. auf der Stelle drehen können; Mindeststrecke 50 m		5	
immobil, auf Hilfe angewiesen		0	
3. Treppauf-/Treppabsteigen			
bewältigt ein Stockwerk ohne Hilfe, Gebrauch von Geländer, Gehhilfe möglich		10	
benötigt Hilfe oder Aufsicht		5	
nicht möglich		0	
4. Transfer			
a) benötigt keinen Rollstuhl		15	
b) Transfer Rollstuhl – Bett und zurück			
selbstständig in allen Bereichen, fährt sicher an das Bett, betätigt Bremsen, hebt die Fußstützen, wechselt in das Bett, legt sich nieder, kann allein aufrecht auf der Bettkante sitzen, die Position des Rollstuhls korrigieren; analog zurück		15	
geringe Hilfe o. Aufsicht durch 1 Person f. einen oder mehr. Teilschritte erforderlich		10	
kann an der Bettkante sitzen, muss aber von 1 oder 2 Personen aus dem Bett gehoben werden bzw. benötigt deutliche Hilfestellung		5	
unmöglich, keine Sitzbalance		0	
5. An-/Ausziehen			
selbstständig beim Auswählen der Kleidung, An- und Ausziehen einschl. Verschlüsse und Schnürsenkel; Hilfsmittel werden selbstständig angelegt		10	
benötigt Hilfe (z. B. bei Knöpfen, Reißverschluss); mind. die Hälfte des Aufwandes vom Pat. selbst geleistet in vernünftigem Zeitrahmen		5	
abhängig		0	
6. Persönliche Hygiene			
kann sich Hände und Gesicht waschen, kämmen, Zähne putzen, rasieren, Make-up gebrauchen; Toilettenartikel können bereitgestellt werden		5	
nicht möglich bzw. mit Unterstützung		0	
7. Waschen			
kann Voll- oder Duschbad nehmen; alle Handlungsschritte selbstständig		5	
nicht selbstständig möglich		0	
8. Toilettenbenutzung			
selbstständig einschl. An-/Ausziehen, Kleidung reinhalten, Anus säubern		10	
teilselbstständig, aber Hilfsperson nötig		5	
unselbstständig		0	
9. Harnkontrolle			
kontinent Tag und Nacht; evtl. Gebrauch einer Harnableitung selbstständig		10	
gelegentliches Einnässen/Missgeschick (max. 1/Tag)		5	
inkontinent oder unselbstständig		0	
10. Stuhlkontrolle			
kontinent, keine Missgeschicke		10	
gelegentliches Einkoten/Missgeschick (max. 1/Woche)		5	
inkontinent oder unselbstständig		0	

Untersucher:	**Barthel-Punktzahl (B):**	
	FR-Index (A):	
	FR-Barthel-Index-Gesamtzahl (A+B):	

Phaseneinteilung in der neurologischen Rehabilitation	
A	Akutbehandlungsphase
B	Behandlungs-/Rehabilitationsphase, in der noch intensivmedizinische Behandlungsmöglichkeiten vorgehalten werden müssen
C	Postprimäre Behandlungs-/Rehabilitationsphase, in der die Patienten bereits in der Thearpie mitarbeiten können, sie aber noch kurativmedizinisch und mit hohem pflegerischen Aufwand betreut werden müssen
D	Rehabilitationsphase nach Abschluss der Frühmobilisation (medizinische Rehabilitation im bisherigen Sinne)
E	Behandlungs-/Rehabilitationsphase nach Abschluss einer intensiven medizinischen Rehabilitation – nachgehende Rehabilitationsleistungen und berufliche Rehabilitation
F	Behandlungs-/Rehabilitationsphase, in der dauerhaft unterstützende, betreuende und/ oder zustandserhaltende Leistungen erforderlich sind

Diese Phaseneinteilung macht deutlich, dass Rehabilitationsmaßnahmen nicht erst in der Rehabilitationseinrichtung, sondern bereits während der Akutbehandlung **(Phase A)** beginnen müssen.

In der **Phase B** werden Patienten nach Abschluss der Akutbehandlungsphase behandelt, bei denen noch eine intensivmedizinische Behandlung erforderlich ist. Hierzu gehören Patienten mit akuten schweren Hirnschäden, z. B. durch Schlaganfall, Schädel-Hirn-Trauma oder nach Sauerstoffunterversorgung des Gehirns (beispielsweise bei einer Reanimation), die unter schweren Bewusstseinsstörungen und anderen schweren neurologischen Defiziten leiden. Diese Patienten sind in allen Bereichen des täglichen Lebens von pflegerischer Hilfe abhängig, müssen also häufig über Sonde ernährt werden, leiden unter kompletter Inkontinenz und sind zur Kooperation bei Körperpflege und Behandlung nicht in der Lage. Während der Behandlung in der Phase B wird das Rehabilitationspotenzial geklärt, mögliche Ressourcen des Patienten ermittelt und mit der Mobilisation sowie Verbesserung der Selbsthilfefähigkeit begonnen. Von pflegerischer Seite erfolgt Intensivpflege sowie aktivierende Rehabilitationspflege. Die Behandlung in der Phase B kann bis zu 6 Monaten dauern, in Einzelfällen auch länger. Je nach Rehabilitationsprognose und noch bestehenden Einschränkungen erfolgt entweder die rehabilitative Einzelbehandlung in der Phase C, die Entlassung nach Hause bzw. eine betreute Einrichtung oder die Vermittlung in eine Behandlung in der Phase F.

In der **Phase C** werden Patienten behandelt, die bereits mitarbeiten können, jedoch noch einen hohen medizinischen und pflegerischen Behandlungsaufwand brauchen. Die Patienten in der Phase C sind meist bewusstseinsklar und können in einfacher Form kommunizieren. Außerdem sollten sie teilmobilisiert sein, also ca. 2–4 Stunden im Rollstuhl verbringen können. Behandlungsziel in der Phase C ist die Verbesserung der Motorik, des Antriebs, der Kommunikationsfähigkeit, der Schluckfähigkeit, der Kontinenz und der Orientierung. Gleichzeitig wird das weitere Rehabilitationspotenzial geklärt und Maßnahmen zur weiteren Versorgung eingeleitet. Von der pflegerischen Seite erfolgt aktivierende Rehabilitationspflege, die zum Abbau motorischer Defizite beiträgt, Kommunikationsstrategien unterstützt, Selbstständigkeitstraining durchführt und zur Vermeidung von Sekundärschäden beiträgt. Die Behandlung in der Phase C kann bis zu sechs Monaten, in Einzelfällen auch länger dauern. Je nach Behandlungsergebnis werden die Patienten im Anschluss in der **Phase D** oder **E** weiter rehabilitiert, nach Hause bzw. in eine betreute Einrichtung entlassen oder auch bei fortbestehenden schweren Beeinträchtigungen in Einrichtungen der **Phase F** verlegt.

Für die Verlegung in die **Phase D** ist Voraussetzung, dass die Patienten frühmobilisiert sind. Hier tritt die pflegerische Betreuung in den Hintergrund. Ziel der Rehabilitationsbehandlung in der Phase D ist entweder die vollständige oder auch größtmögliche Wiederherstellung der ursprünglichen Funktionen, die Erarbeitung von Ersatzstrategien und die Verbesserung der Teilhabe am Leben in der Gesellschaft. Damit soll Pflegebedürftigkeit vermieden oder gemindert werden.

Mobile Patienten mit einem gesicherten häuslichen Umfeld können alternativ oder anschließend in **ambulanten** bzw. **teilstationären** Rehabilitationseinrichtungen weiterbehandelt werden.

online

Bundesarbeitsgemeinschaft für Rehabilitation
www.bar-frankfurt.de

Umfangreiche Rahmenempfehlungen der Bundesarbeitsgemeinschaft für Rehabilitation (BAR) liegen für die Langzeitbetreuung schwerst hirngeschädigter Menschen in der **Phase F** vor, die nach Abschluss der Rehabilitationsbehandlung in den Phasen B oder auch C verlegt werden. Die Rahmenempfehlungen beziehen sich auf Patienten, die als Folge neurologischer Erkrankungen unter schweren Bewusstseinseinschränkungen, schwersten Störungen der Wahrnehmung und des Verhaltens und anderen komplexen Ausfällen leiden. Voraussetzung für eine Behandlung in der Phase F sind dauerhaft erforderliche, intensive pflegerische und medizinische Maßnahmen. Die Patienten sollten dabei zumindest langfristig eine positive Prognose zur Verbesserung oder Stabilisierung einzelner Teilfunktionen haben, an denen eine erneute Rehabilitationsmaßnahme in der Phase B oder C ansetzen könnte. Ziel sollte die Verminderung an Beeinträchtigungen, der Abbau an Hilfsbedürftigkeit oder auch die Verhütung der weiteren Verschlimmerung sein.

Typische Schädigungen bei Patienten in der Phase F, die meist auch in Kombination auftreten, sind:

- schwere Bewusstseinsstörung bis hin zum „Wachkoma“ (apallisches Syndrom → Abb. 1)
- schwere Lähmungen
- schwere kognitive und psychische Schädigungen
- schwere vegetative Störungen mit Fehlfunktionen der Atmung, Herzfunktion und des Kreislaufs
- Inkontinenz
- schwere Schluckstörungen

Pflegeplan
1 S. 91
Pflegedokumentation
1 S. 89

Als Grundlage für die Behandlung in der Phase F wird ein Pflegeplan erarbeitet, der von den Pflegefachkräften in Zusammenarbeit mit den behandelnden Ärzten und Therapeuten erstellt wird. Hierin werden die Behandlung, der Verlauf sowie pflegerische und therapeutische Leistungen dokumentiert und Komplikationen erfasst. Alle Maßnahmen werden aufgeführt und ihre Häufigkeit, der Zeitpunkt sowie die ausführende Pflegekraft erfasst. Der Pflegeplan ist Bestandteil der Pflegedokumentation, zu der neben dem Pflegeplan außerdem die Pflegeanamnese, der Pflegebericht sowie eingesetzte Pflegehilfsmittel gehören.

Grundlegendes pflegerisches Prinzip in der Phase F ist die aktivierende Pflege. Die Aktivitäten des Lebens sollen verbessert und Ressourcen aktiviert werden. Einrichtungen der Phase F benötigen besonders qualifiziertes Pflegepersonal und einen dichteren Personalschlüssel als nicht spezialisierte Pflegeeinrichtungen.

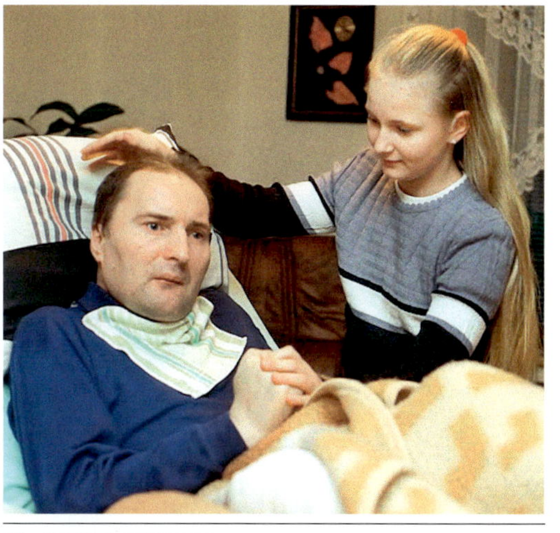

[1] Apallisches Syndrom

online

www.bar-frankfurt.de
→ Suche: Neurologische Rehabilitation

„Behandlungs- und Reha-Phasen in der Neurologie"*)

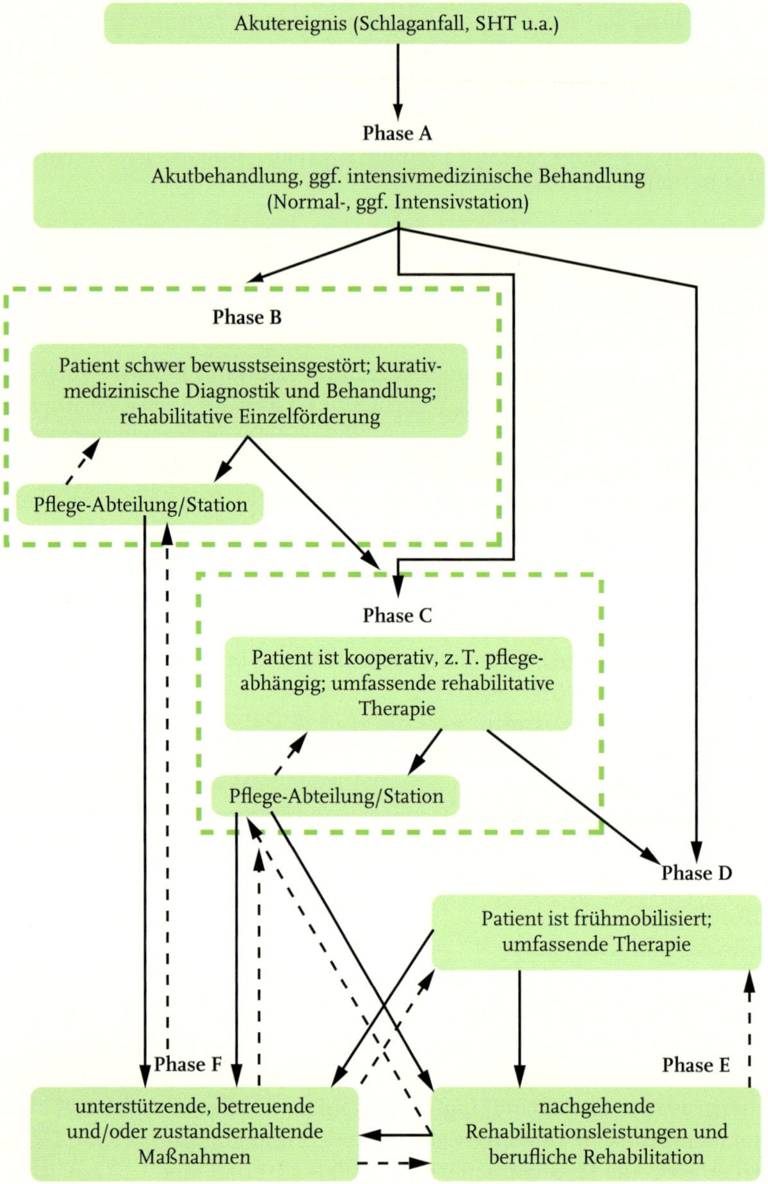

*) Vgl. Weiterentwicklung der neurologischen Rehabilitation, Deutsche Rentenversicherung 1994, S. 111.

Gerontopsychiatrische Rehabilitation
Das neue SGB IX hat die gesetzlichen Voraussetzungen geschaffen, um alten Menschen mit psychischen Erkrankungen eine rehabilitative Behandlung zukommen zu lassen. So behandelt beispielsweise der § 18 „Hilfen zur psychischen Stabilisierung und zur Förderung der sozialen Kompetenz, u. a. durch **Training sozialer und kommunikativer Fähigkeiten sowie Training lebenspraktischer Fähigkeiten**", was insbesondere auf demenzkranke alte Menschen zutrifft. Kostenträger der gerontopsychiatrischen

Rehabilitation ist in der Regel die Krankenkasse. Bislang gibt es noch nicht viele Einrichtungen, die sich auf die gerontopsychiatrische Rehabilitation spezialisiert haben. Alte Menschen mit psychischen Erkrankungen werden häufig in allgemeinpsychiatrische Behandlungskonzepte für alle Altersstufen integriert. Dabei müssen jedoch die Besonderheiten psychischer Erkrankungen im Alter berücksichtigt werden. Alte Menschen haben oft eingeschränkte Möglichkeiten zur Adaption an Veränderungen im sozialen Umfeld und neigen zur Chronifizierung psychischer Erkrankungen. Eine gerontopsychiatrische Rehabilitation sollte daher auf jeden Fall das Lebensumfeld des Betroffenen einbeziehen und vorzugsweise wohnortnah oder auch ambulant erfolgen. Wichtig ist auch die **Einbeziehung naher Bezugs- und Pflegepersonen** sowie Hilfe und Entlastung für Angehörige.

Chronifizierung
1 S. 210

Folgende psychische Beeinträchtigungen treten bei alten Menschen besonders häufig auf:

- demenzielle Syndrome mit Nachlassen der Gedächtnisfunktionen, der Konzentrationsfähigkeit, der Realitätswahrnehmung und der Orientierung
- depressive Syndrome
- Schmerzerkrankungen mit psychosomatischen Anteilen
- Schlafstörungen
- Suchterkrankungen
- psychische Erkrankungen, die sich im Alter verstärken oder verändern

Zum multiprofessionellen Behandlungsteam in der gerontopsychiatrischen Rehabilitation gehören Ärzte, Altenpflege- und Krankenpflegepersonal, Psychologen, Ergotherapeuten, Musiktherapeuten, Physiotherapeuten, Sozialarbeiter und auf Wunsch Seelsorger. Zu Beginn der gerontopsychiatrischen Rehabilitation erfolgt eine sorgfältige Diagnostik, die sowohl psychiatrische als auch körperbezogene (somatische) Aspekte mit einbezieht. Die psychologische Diagnostik beinhaltet die Testung kognitiver und emotionaler Aspekte. Für jeden Patienten wird zu Beginn der Behandlung eine oder mehrere Rehabilitationsdiagnosen benannt, ein Rehabilitationsziel sowie eine Prognose formuliert und ein **individuelles Behandlungskonzept** erstellt. Neben der medizinischen Behandlung erfolgt während der Rehabilitation umfassende aktivierende Pflege, die tagesstrukturierende Maßnahmen und individuelle Hilfskonzepte zur Verbesserung der Selbsthilfefähigkeit umfasst. Dabei werden die bestehenden Ressourcen berücksichtig und in das individuelle Rehabilitationskonzept mit einbezogen. Psychotherapeutisch werden in erster Linie stützende Verfahren eingesetzt und Strategien zur Bewältigung von Krisensymptomen erarbeitet. Bei progredienten Erkrankungen, z. B. der Demenz, besteht das Therapieziel in der Stabilisierung bestehender Fähigkeiten, aber auch in der behutsamen Vorbereitung auf Veränderungen in der Zukunft, für die eine rechtzeitige Weichenstellung z. B. hinsichtlich der Versorgungssituation erfolgen sollte. Beim Gedächtnistraining und der kreativen Therapie sind meist mehrere Berufsgruppen beteiligt, die sich im Team austauschen. Wichtig ist auch die Unterstützung durch Sozialarbeiter bei der Bewältigung sozialer Probleme, z. B. rechtlicher Aspekte bei Betreuungsverfahren, Pflegeversicherung oder der Organisation der Nachsorge. Die Angehörigenberatung ist ebenfalls wichtiger Bestandteil der gerontopsychiatrischen Rehabilitation und bezieht alle Berufsgruppen mit ein.

Eine immer größere Bedeutung kommt der ambulanten gerontopsychiatrischen Rehabilitation zu, die wohnortnah gelegen ist und den Patienten abends und am Wochenende in seiner gewohnten Umgebung belässt. Diese Behandlungsform bietet die Möglichkeit, Angehörige und das Wohnumfeld frühzeitig mit einzubeziehen, die konkreten Defizite problemorientiert anzugehen und wohnortnah umsetzbare Strategien zu entwickeln.

Orthopädische Rehabilitation

In der orthopädischen Rehabilitation bezieht sich die Behandlung alter Menschen meist auf die Rehabilitation nach Frakturen oder Gelenkersatzoperationen (z. B. |Hüft-TEP) sowie die Behandlung von Schmerzsyndromen bei |Arthrose. Im Vordergrund der Therapie stehen neben der medizinischen Behandlung physiotherapeutische (→ Abb. 1) und physikalische Maßnahmen, ggf. die Gewöhnung an Hilfsmittel (z. B. Gehhilfen), die Vermittlung von Kenntnissen über das Krankheitsbild und dessen Risikofaktoren.

Hüft-TEP
1 S. 465
Arthrose
1 S. 464
Hilfsmittel
1 S. 404

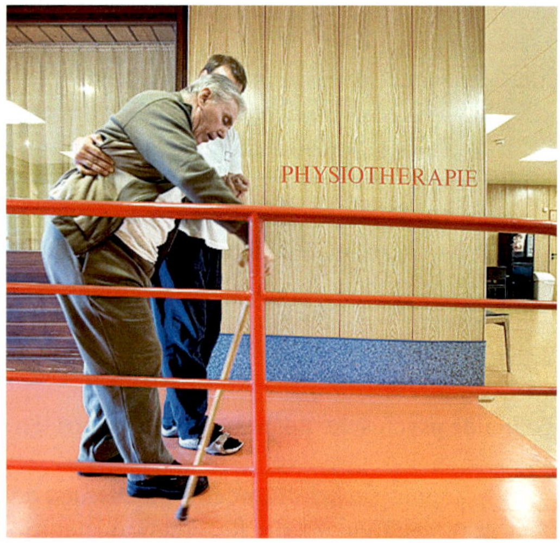

[1] Physiotherapie zur Verbesserung der Mobilität

Kardiologische Rehabilitation

Die häufigste Erkrankung, die in der kardiologischen Rehabilitation behandelt wird, ist der abgelaufene Herzinfarkt. Hier wird das verbliebene Leistungsvermögen der Patienten bestimmt (→ Abb. 2) und mit Hilfe geeigneter Therapieverfahren schrittweise verbessert. Ziel ist die Vorbereitung auf die Belastungen im häuslichen Alltag, mit denen der Patient nach Entlassung wieder konfrontiert wird. Parallel werden die Risikofaktoren für das Wiederauftreten einer Herz-Kreislauf-Erkrankung untersucht und Strategien zum Abbau dieser Faktoren eingeübt. Hierzu gehört beispielsweise die Schulung von Diabetikern.

online

Bundesarbeitsgemeinschaft für Rehabilitation
www.bar-frankfurt.de
Bundesarbeitsgemeinschaft der Klinisch-Geriatrischen Einrichtungen
www.bag-geriatrie.de

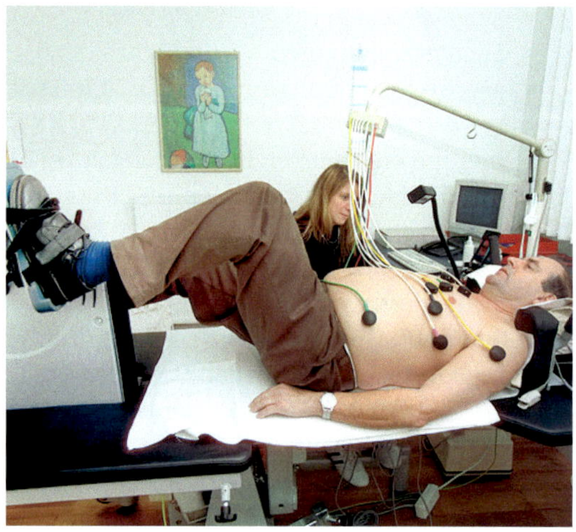

[2] Messung der Herzleistung

Onkologische Rehabilitation

In der onkologischen Rehabilitation werden die Folgestörungen der Krebserkrankung behandelt. So werden beispielsweise Patienten nach Anlage eines |Anus praeter in der Stomaversorgung geschult (→ Abb. 3) oder bei Patienten mit |Bronchialkarzinom die Belastbarkeit des Atmungssystems verbessert. Zusätzlich wird die körperliche Leistungsfähigkeit gesteigert und Unterstützung bei der psychischen Bewältigung der Krankheit gegeben.

Anus praeter
1 S. 88
Bronchialkarzinom
1 S. 544

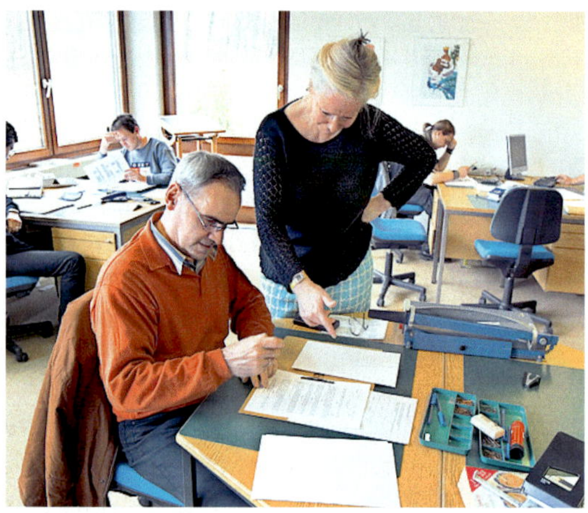

[3] Schulungen sind Bestandteil der Rehabilitation

Lebenswelten und soziale Netzwerke alter Menschen beim altenpflegerischen Handeln berücksichtigen 2.1

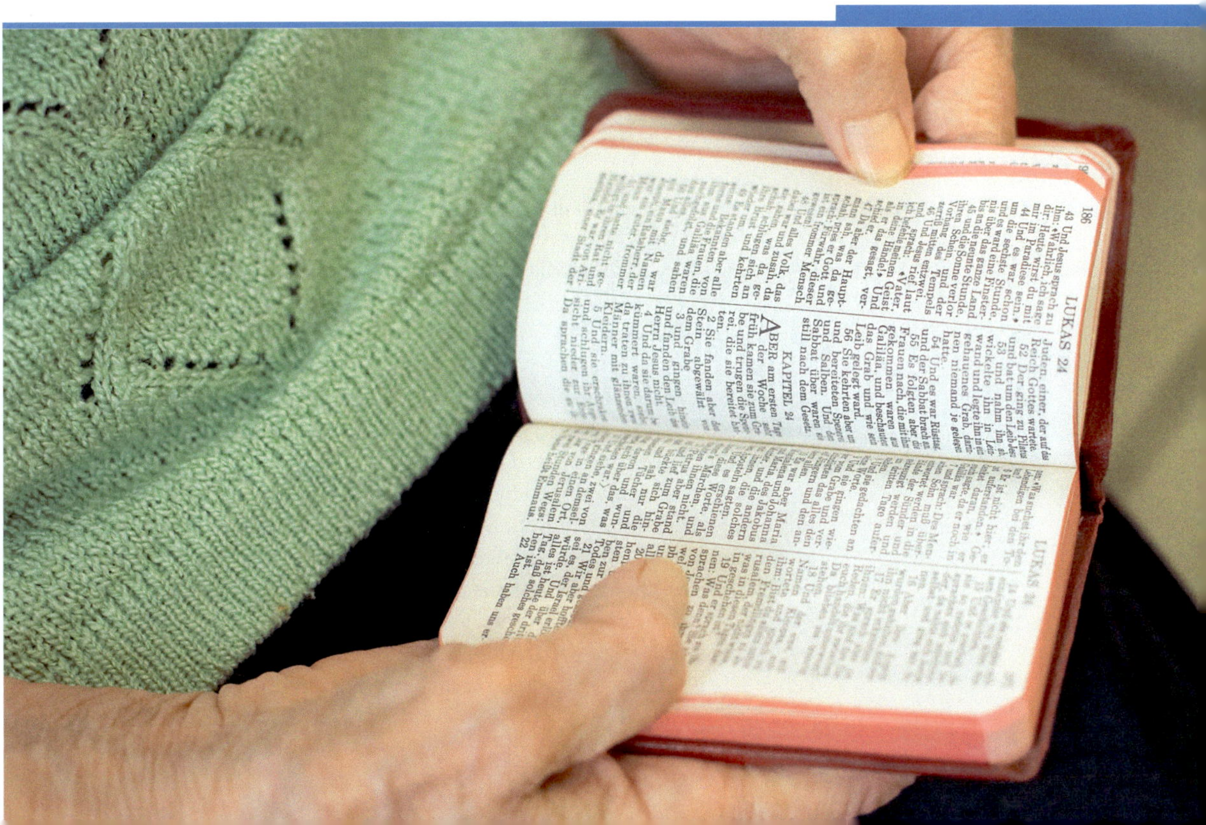

1 Altern als Veränderungsprozess

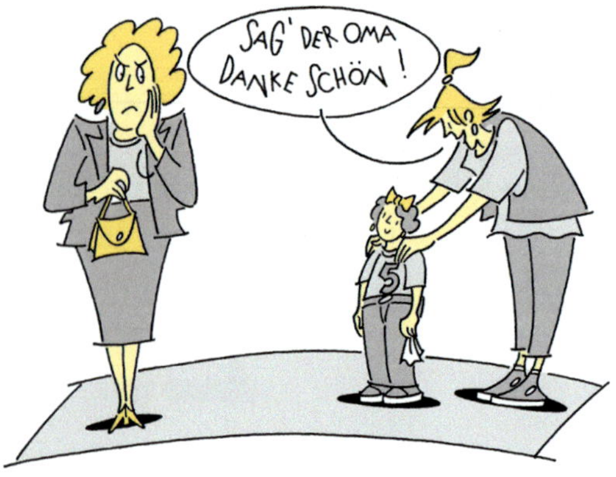

Eine mögliche Sichtweise auf das Altern ist, es als Veränderungsprozess zu verstehen. Dieser handelt von Alternsvorgängen, deren Bedingungen und Folgen. Altern beginnt bereits in dem Moment, in dem wir das Licht der Welt erblicken. Von diesem Zeitpunkt an ist es ein Prozess, der biologischen, psychischen sowie sozialen Einflüssen unterliegt und erst mit dem Tod endet. Alter und der Alterungsprozess stehen als Themengebiete der Gerontologie im Interesse der Wissenschaft. Die Gerontologie widmet sich unter anderem der Entwicklung verschiedener Modelle des Alters und Alterns.

Gerontologie
1 S. 13

Während des Alterns und mit zunehmendem Alter verändern sich die Zusammensetzung unseres Körpers, unsere zwischenmenschlichen Beziehungen, die Sicht auf uns selbst und damit auch unser Selbstvertrauen sowie das Selbstwertgefühl. Weiterhin ändert sich aber auch das Fremdbild, das heißt das Bild anderer über uns. Jeder Mensch wird in unterschiedlichen Lebensaltern verschieden wahrgenommen. Dies ist vor allem durch Altersstereotype beeinflusst:

Beispiel Frau Sommer ist 57 Jahre alt. Eines Tages sieht sie in einem Kaufhaus ein kleines Kind, dem die Nase läuft. Mit sicherer Hand holt sie ein Taschentuch aus ihrer Handtasche und reicht es dem Kind zum Naseputzen. Als die Mutter des Kindes dies sieht, sagt sie zu ihrer Tochter: „Sag der Oma danke schön!“ Frau Sommer ist entrüstet – sieht sie denn wirklich schon so alt aus?

Deprivation
Verlust bestimmter Fähigkeiten
deprivare, lat. = entziehen

Altern hat auch eine soziale und damit gesellschaftliche Bedeutung. Insbesondere Pflegefachkräfte in der Altenpflege müssen ihre eigene Einstellung zum Altern und zu alten Menschen zu Beginn ihrer Ausbildung reflektieren. Hierzu gehören neben der Reflexion persönlicher Erfahrungen die Beziehungen zwischen Alter und Produktivität, Alter als Erfahrungsschatz sowie Alter und Deprivation.

1.1 Alter und Produktivität

> „Die ganze Vielfältigkeit, der ganze Reiz und die ganze Schönheit unseres Lebens setzen sich aus Licht und Schatten zusammen.“
>
> —
>
> (Leo Tolstoi)

Leo Tolstoi beschreibt unser Leben als Zusammenspiel von Licht und Schatten. Diese Sichtweise auf unser Leben steht im Gegensatz zu häufig anzutreffenden Altersstereotypen. Alter wird in unserer Gesellschaft immer noch mit Gebrechlichkeit und Hilfsbedürftigkeit gleichgesetzt. Hierbei wird nicht berücksichtigt, dass viele alte Menschen ihren Lebensabend genießen. Sie sind in der Lage, auf ein langes und erfülltes Leben zurückzublicken. Andere leiden an chronischen Krankheiten, die vielleicht einen Großteil ihres Lebens bestimmen, aber dennoch Zeit und Raum lassen können für schöne Lebensmomente. Altern ist also ein individueller Prozess, der von jedem anders wahrgenommen wird. Alte Menschen nutzen ihre Zeit in vielfältiger Weise. Ihr Leben ist ein Zusammenspiel von Licht und Schatten.

Beispiel
Herr Kupfer ist seit seinem 63. Lebensjahr Rentner. Trotz seines Diabetes mellitus fühlt er sich gesund. Die ersten Monate seines Rentnerdaseins sind ihm sehr schwergefallen. Es fehlte ihm eine Aufgabe. Während seine Frau über zahlreiche Hobbys verfügt und ehrenamtlich in der Kirchengemeinde tätig ist, bestand sein Leben immer nur aus Arbeit. Sonntags traf sich das Ehepaar regelmäßig mit seinem Wanderverein, aber es blieben doch noch weitere sechs Tage der Woche! Mit seiner schlechten Laune fiel er auch seiner Frau zur Last, es gab immer öfter Streit. Eines Tages las er in der Zeitung einen Artikel über die Seniorenuniversität. Er unterhielt sich mit seiner Frau darüber, dass er früher immer zur Universität gehen wollte, das Geld aber nicht gereicht hatte. Eigentlich wollte er Philosophie studieren, eine brotlose Kunst, wie sein Vater immer sagte. Stattdessen wurde er Bankkaufmann.
Herr Kupfer holte Informationen ein und seit zwei Jahren ist er an der Universität eingeschrieben und besucht nun Seminare und Vorlesungen in Philosophie.

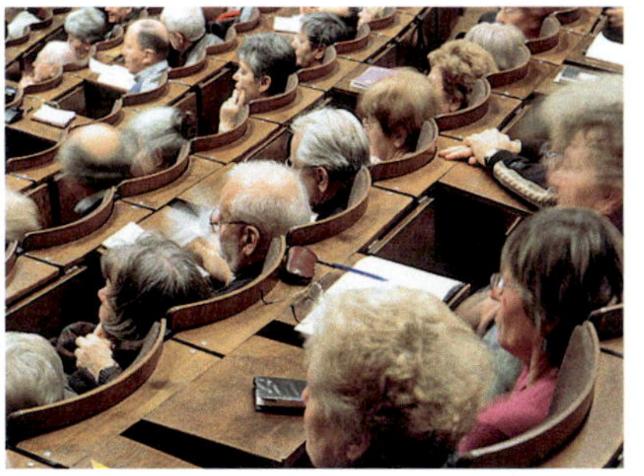
[1] Herr Kupfer

Beispiel
Frau Müller ist seit sieben Jahren verwitwet. Ihr Leben war ziemlich einsam geworden, seit der Mann verstorben war und die Kinder aus dem Haus waren. Vor zwei Jahren bekam ihre Tochter ihr erstes Kind. Frau Müller übernahm die Kinderbetreuung während der Zeit, in der ihre Tochter arbeiten ging. Sie genießt die Zeit mit ihrem Enkelkind viel mehr als die Erziehung der eigenen Kinder. Die Dinge gehen ihr so leicht von der Hand, sie hat viel mehr Zeit. Und von ihrer Rente kauft sie gerne mal Anziehsachen oder Spielzeug. Was es heute alles Schönes gibt! Seit einiger Zeit hat sie sogar wieder ihr Strickzeug aus dem Schrank geholt. Schließlich braucht ihr Enkelkind warme Socken!

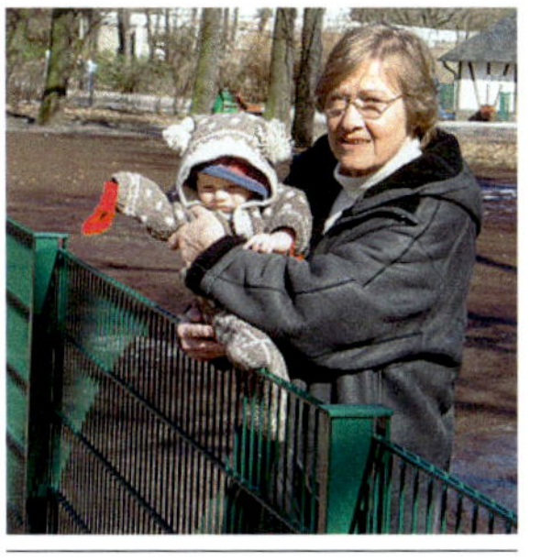
[2] Frau Müller

Beispiel
Das Ehepaar Wittkowski hat immer hart gearbeitet. Der Mann war als Dreher unter Tage tätig, die Frau hat am Fließband gearbeitet und sich nebenbei um Kinder und Haushalt gekümmert. Für große Reisen war nie Geld da. Manchmal sind sie ins Gewerkschaftsheim an die Ostsee gefahren. Jetzt hat Frau Wittkowski eine Anzeige gelesen: Seniorenreisen in die Karibik. Das war schon immer ihr Traum gewesen. So teuer ist das auch nicht. Und es ist sogar eine Krankenschwester dabei, da müssen sie sich gar keine Sorgen über die Herzprobleme von ihrem Mann machen!

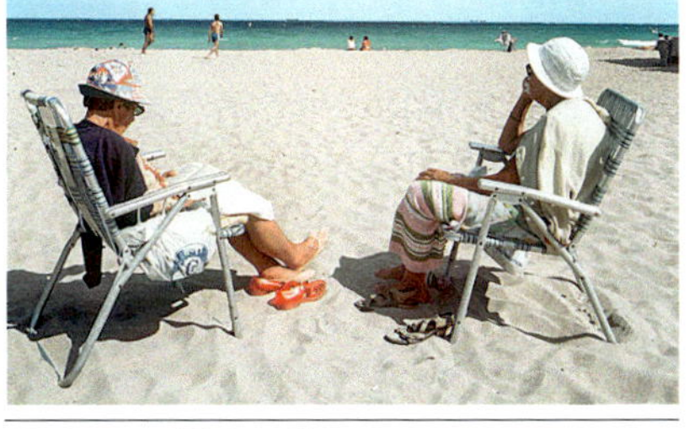
[3] Ehepaar Wittkowski

In unserer westlichen Gesellschaft wird Produktivität häufig mit Erwerbstätigkeit gleichgesetzt. Dies führt dazu, dass Produktivität außerhalb des Berufes nicht immer wahrgenommen wird. Dies betrifft die häusliche Arbeit (Kindererziehung, Putzen, Kochen), aber auch informelle Tätigkeiten von Rentnern.

Generell unterscheidet man vier verschiedene Formen des Ausdrucks von Produktivität:

- handwerklich/ mit den Händen tätig sein: z. B. Haus-, Hand- oder Gartenarbeit verrichten,
- geistig/mit dem Kopf tätig sein: z. B. Ideen haben oder seine Autobiografie schreiben,
- emotional involviert sein: z. B. glücklich sein, Anteil nehmen,
- soziale Unterstützung anbieten.

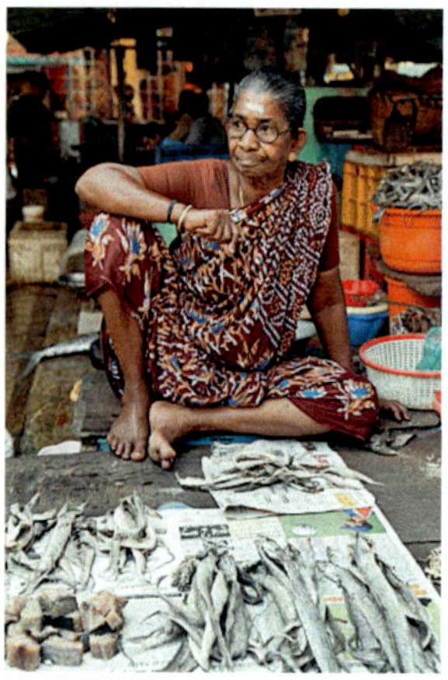

[1] Straßenverkäuferin in Indien

Die Erwerbstätigkeit im Alter spielt in Deutschland eine eher untergeordnete Rolle. Zum einen liegt das durchschnittliche Renteneintrittsalter bei 60 Jahren, zum anderen haben ältere Arbeitnehmer auf dem Arbeitsmarkt auf Grund der hohen Arbeitslosenquote und der herrschenden Altersstereotype schlechte Chancen. In anderen Ländern, vor allem in denen mit weniger ausgeprägten Sozialsystemen, gehört die Erwerbstätigkeit im Alter aber durchaus zur Normalität. Jedoch bleiben die Älteren dort selten in ihrem erlernten Beruf tätig, sondern übernehmen schlechter bezahlte Hilfstätigkeiten.

Neben der Erwerbstätigkeit gibt es für alte Menschen jedoch die Möglichkeit, in ihrer Freizeit innerhalb verschiedener Netzwerke (z. B. Familie oder Freunde) tätig zu werden. Hierzu gehören

- Unterstützungsleistungen innerhalb der Familie
- Nutzung des Wissens- und Erfahrungspotenzials
- ehrenamtliche Tätigkeiten, z. B. in Kirchen und Vereinen

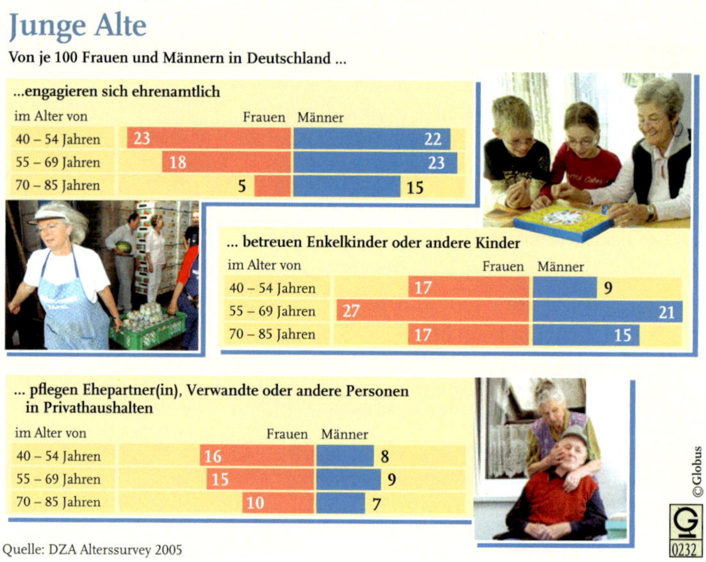

Eine wichtige Aufgabe im Alter ist die **Unterstützung innerhalb der Familie**. Wenn man die soziale Unterstützung in Familien aufrechnet, stellt man fest, dass Menschen bis zum 75. Lebensjahr mehr soziale Unterstützung leisten als sie empfangen. Dies kehrt sich erst im achten Lebensjahrzehnt um.

Die ältere Generation leistet den Jüngeren ihre Unterstützung meist in Form von materiellen Gütern. Dazu gehören die Überschreibung eines Hauses oder Geldleistungen. Eine weitere Form der Unterstützung ist die Betreuung der Enkelkinder. Für die Enkelkinder werden die Großeltern zu wichtigen Bezugspersonen. Ebenso können Großeltern auf Grund ihres Erfahrungsschatzes innerfamiliäre Konflikte schlichten.

Diese Form der Produktivität ist für die Gesellschaft überaus wichtig: Überall dort, wo alte Menschen Angehörige oder Freunde pflegen und betreuen, wo Kinder von der Elterngeneration erben, wird der Staat entlastet. Dieser Wirtschaftsfaktor wird allerdings in den meisten Bilanzen nicht berücksichtigt. Neben der objektiven Betrachtung kommt hier auch ein subjektiver Faktor zur Geltung: Alte Menschen, die eine Aufgabe übernehmen, sind zufriedener, seltener krank oder pflegeabhängig.

Die Gesellschaft wiederum hat die Chance, das **Wissens- und Erfahrungspotenzial** der älteren Generation zu nutzen. Hierzu gehören z. B. die Kenntnisse älterer Arbeitnehmer, aber auch älterer Menschen in Beraterfunktionen. Viele Probleme, die wir heute haben, sind bereits in der Vergangenheit gelöst worden. Ältere Menschen können hier auf ihre Erfahrungen zurückgreifen.

Traditionell wird der Begriff Alter auch mit Weisheit und Gelehrsamkeit sowie Besonnenheit gleichgesetzt. So hat der Ältestenrat des Parlamentes die zentrale Funktion, Konflikte zu schlichten und Lösungen vorzuschlagen, obwohl nicht die biologisch ältesten Parlamentarier sitzen.

„Erfahrung und Gelehrsamkeit sind erst jetzt eigentlich reich geworden: man hat Zeit und Gelegenheit gehabt, die Dinge von allen Seiten zu betrachten und zu bedenken, hat jedes mit jedem zusammengehalten und ihre Berührungspunkte und Verbindungsglieder herausgefunden: wodurch man sie allererst jetzt so recht im Zusammenhang versteht ... Nur wer alt wird, erhält eine vollständige und angemessene Vorstellung vom Leben, indem er es in seiner Ganzheit und seinem natürlichen Verlauf nicht nur von der Eingangs- sondern auch von der Ausgangsseite übersieht."

—

(Schopenhauer, 1851)

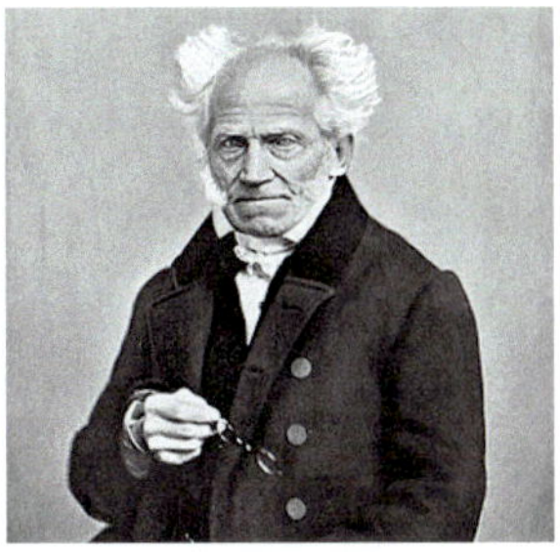

[1] Arthur Schopenhauer, *22.2.1782, †21.9.1860, deutscher Philosoph

Der Philosoph Schopenhauer betont den reichen Erfahrungsschatz von alten Menschen. Es ist also gut, bei schwierigen Problemen und Fragen die Hilfe Älterer mit ihrer „Lebensweisheit" in Anspruch zu nehmen. Voraussetzung hierfür ist natürlich auch, dass sich diese Offenheit für neue Sichtweisen sowie Kritikfähigkeit bewahren konnte.

Die **Bewältigung des Älterwerdens** gelingt jedem anders und ist immer unter dem Gesichtspunkt der subjektiven Wahrnehmung, sowohl des Älteren als auch des Beobachters, zu betrachten.

Beispiel
Ehepaar Klinke genießt seinen Lebensabend zu zweit. Sie gehen nur noch selten aus, zu Familienfeiern entschuldigen sie sich regelmäßig, die letzte Urlaubsreise ist 20 Jahre her. Kommt die Enkeltochter zu Besuch, versucht sie, Frau Klinke zu überzeugen, dass sie doch mal wieder aus dem Hause gehen soll. Diese lehnt das aber ab.

Die Enkeltochter von Frau Klinke versteht ihre Großmutter nicht. Ihr Leben wäre doch viel schöner, wenn sie auch mal etwas unternehmen würden. Jedoch können gut gemeinte Ideen und Ratschläge falsch aufgefasst werden. Es kommt zu Verstimmungen. Grund für solche Missverständnisse und Fehldeutungen zwischen jungen und alten Leuten sind unter anderem **sich verändernde Lebensziele**. Während die „Investitionen" Beruf und Freunde mit zunehmendem Alter unwichtiger werden, erringt im sehr hohen Erwachsenenalter das Nachdenken über das Leben einen hohen Stellenwert (→ Tab. 1). Für jüngere Beobachter kann das wie trübsinniges Grübeln aussehen. Sie gehen davon aus, dass hier durch Abwechslung Abhilfe geschaffen werden muss. Die so genannten **Muster des Lebensinvestments** ändern sich jedoch mit zunehmendem Alter:

QUELLE: Oerter, R./Montada, L. (Hrsg.): Entwicklungspsychologie. 6. Auflage 2008, BELTZ Psychologie in der Verlagsgruppe Beltz, Weinheim/Basel, S. 973

Junges Erwachsenenalter 25–34 Jahre	Mittleres Erwachsenenalter 35–54 Jahre	Höheres Erwachsenenalter 55–65 Jahre	Hohes Erwachsenenalter 70–84 Jahre	Sehr hohes Erwachsenenalter 85–105 Jahre
Beruf	Familie	Familie	Familie	Gesundheit
Freunde	Beruf	Gesundheit	Gesundheit	Familie
Familie	Freunde	Freunde	kognitive Leistungsfähigkeit	Nachdenken über das Leben
Unabhängigkeit	kognitive Leistungsfähigkeit	kognitive Leistungsfähigkeit	Freunde	kognitive Leistungsfähigkeit

[Tab. 1] Muster des Lebensinvestments

Coping
engl. to cope
= bewältigen

Menschen können sich an veränderte Realitäten anpassen. Sie entwickeln ihr Leben lang Strategien, um Realitätsveränderungen verarbeiten zu können. Diese Bewältigungsstrategien werden in der Fachsprache als Coping bezeichnet. Ältere Menschen besitzen auf Grund ihrer längeren Lebenserfahrung zahlreiche **Copingstrategien**. Somit können ältere Menschen trotz gesundheitlicher Einschränkungen eine ähnliche Lebenszufriedenheit wie jüngere besitzen. Copingstrategien werden als Verarbeitungstechniken wie folgt eingeteilt:

1. Handlungsorientierte Techniken

Bei den handlungsorientierten Techniken wird versucht, durch das eigene Handeln eine Verbesserung der Situation (z. B. chronische Erkrankung, Verlust nahestehender Personen) herbeizuführen.

Wohnraumanpassung
2 S. 385

Beispiele: Wohnraumanpassung, Nutzung von Hilfsmitteln wie Seh- oder Gehhilfen, Aktivität in Selbsthilfegruppen

2. Kognitiv-emotionale Techniken

Hierbei versucht der Mensch, eine bestehende Situation in seinem Sinne umzudeuten. Folgende Deutungen können möglich sein:

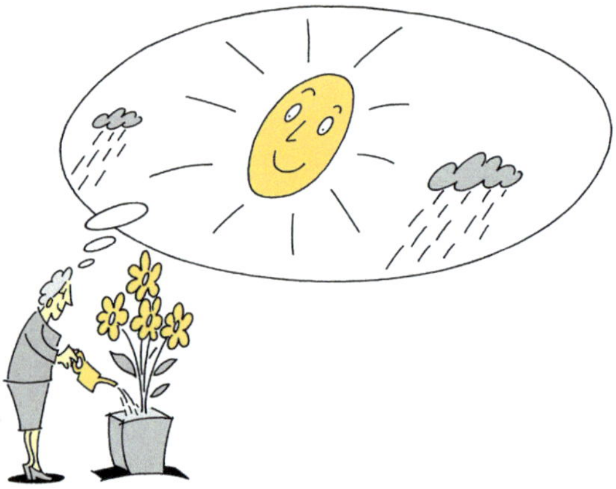

a) **Positive Deutung:** „Meine Situation ist gar nicht so schlecht, wie sie auf den ersten Blick scheinen mag.“

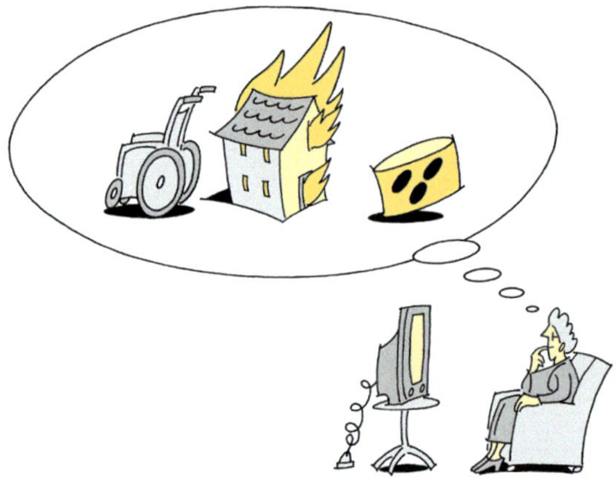

b) **Vergleich mit Anderen:** „Wenn ich sehe, wie es anderen Menschen ergeht, dann brauche ich mich nicht zu beklagen.“

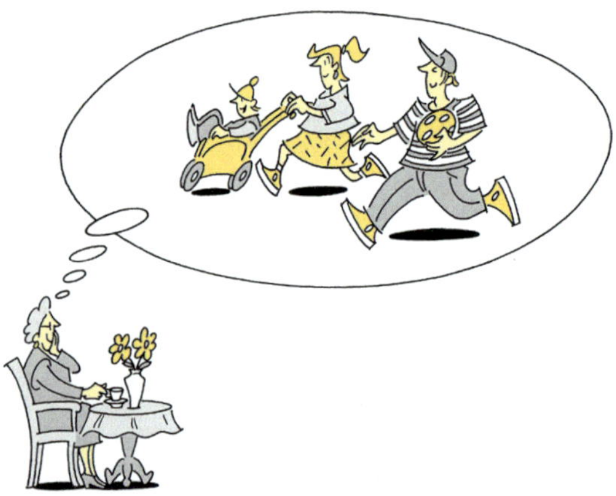

c) **Identifikation mit den Kindern und/oder Enkelkindern:** „Ich habe viel Freude daran, wie sich meine Enkelkinder entwickeln. Das hilft mir dabei, schwere Stunden besser zu ertragen.“

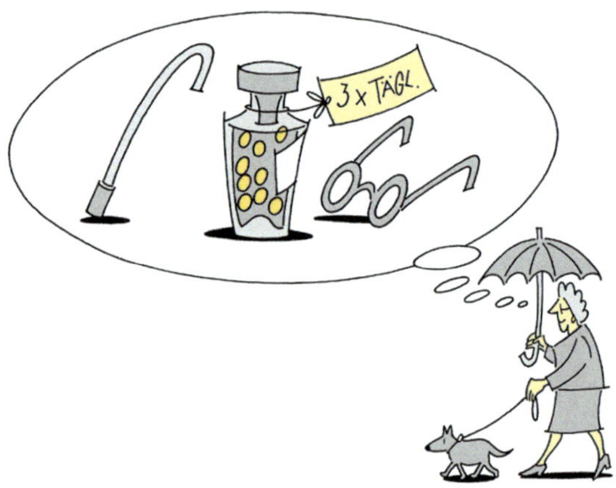

d) **Akzeptieren der Situation, verbunden mit Veränderungen des eigenen Anspruchsniveaus:** „Wenn man ein so hohes Alter erreicht hat, dann muss man mit Veränderungen rechnen und diese akzeptieren.“

Alter als Erfahrungsschatz

1.2

Alte Menschen haben im Laufe ihres Lebens eine große Menge an Erfahrungen gesammelt. Ebenso haben sie in Epochen gelebt, die für uns heute schon zur Geschichte gehören. Berichten alte Menschen über diese Zeiten, nennt man sie auch Zeitzeugen. Dies kann nicht nur für enge Familienangehörige, Freunde oder auch Pflegefachkräfte eine ganz besondere Geschichtsstunde sein, sondern bekommt auch in der Geschichtsforschung eine immer größere Bedeutung. Die Zeitzeugen sollen Geschichtswissenschaftlern helfen, vergangene Situationen und Zusammenhänge zu rekonstruieren und „greifbarer" zu machen. Dies tun sie, indem sie uns nachfolgenden Generationen aus einer Zeit berichten, in der wir noch sehr jung oder noch nicht geboren waren.

Epoche
Epoche ist ein herausragendes Ereignis oder ein durch eine Person gekennzeichneter geschichtlicher Zeitraum.

Zeitzeugen können ihr Wissen als Erfahrungsberichte oder Autobiografien weitergeben. Auf diese Weise lässt sich darauf auch dann noch zurückgreifen, wenn der Zeitzeuge selbst nicht mehr lebt.

Immer mehr Schulen nutzen die Möglichkeit, Zeitzeugen in den Geschichtsunterricht einzuladen. Im folgenden Zeitungsartikel hat eine Berliner Schule einen Zeitzeugen eingeladen, der über die in dem Film „Schindlers Liste" erzählte Geschichte berichtet.

Der Mann hinter Schindlers Liste

Ein Zeitzeuge zu Gast in einer Berliner Schule: Mietek Pemper half dem berühmten Fabrikanten

Was seine Augen gesehen haben, bleibt unsichtbar. Aber dass es Spuren hinterlassen hat, merkt man. Etwa daran, wie Mietek Pemper, der freundliche kleine Herr aus Augsburg, das Mikrofon umklammert. Mit beiden Händen, dass die Knöchel weiß werden. Als brauche er einen Halt. Der 85-Jährige spricht von Dingen, die monströs sind, vielleicht zu monströs für den Nachmittag in einer Schulaula, auch wenn die Schule in Hohenschönhausen Oskar-Schindler-Schule heißt und die Jugendlichen viel über ihren Namensgeber und die Zeit damals wissen.

Mietek Pemper hat Oskar Schindlers „Liste" getippt, die Namen von 1200 Juden, die der Geschirrproduzent als Zwangsarbeiter anforderte – um sie zu retten.

Davor musste Pemper als Stenograph für Amon Göth arbeiten, den Leiter des Konzentrationslagers Plaszów bei Krakau. 500 Tage lang, vom 18. März 1943 bis zum 13. September 1944, war er jeden Tag mehrere Stunden mit Göth zusammen. Göth hätte ihn jederzeit erschießen können, einfach so, ohne Begründung. „Eines Tages sitze ich bei ihm", erzählt Pemper mit ruhiger Stimme. „Während er mir diktiert, sieht Göth in den Außenspiegel an seinem Fenster. Damit konnte er das Gelände vor der Baracke überblicken. Plötzlich steht er auf, nimmt ein Gewehr und öffnet das Fenster. Ich höre Schüsse, dann Schreie. Dann kommt Göth zum Schreibtisch zurück und fragt: Wo waren wir stehengeblieben?"

Die Neunt-, Zehnt-, Elft- und Zwölftklässler starren zum Podium, es ist still. „Ich habe diesen neutralen Satz in demselben ruhigen Ton so oft in meinem Leben gehört, davor und danach", sagt Pemper. Jedes Mal, auch jetzt noch, würde die Szene von damals hochkommen. „Wie das Normale ins Anomale kippte und umgekehrt, das hat mein Nervenkostüm zerrüttet", sagt Pemper. Dann macht er eine Pause, holt Atem und fügt an: „Ich muss gestehen, nach dem Krieg musste ich mich erstmal einer psychologischen Therapie unterziehen."

Pemper zeigt einen Mitschnitt seines Fernsehauftritts von vor einigen Jahren. Die Schüler erfahren, dass Pemper davon ausging, dass Göth ihn umbringen wird, weil er durch seine Arbeit in der Kommandantur so viel wusste. So hatte er in einem Geheimbrief an Göth gelesen – und an Schindler weiterverraten, dass ab 1944 nur noch die „siegentscheidenden" Betriebe mit Zwangsarbeitern weiterbestehen sollten. Also keine Geschirrfabriken. Oskar Schindler stellte auf Grund dieser Information seine Fabrik auf Rüstungsgüter um. Ohne Pempers Tipp wäre die ganze Rettungsaktion wohl nicht zustande gekommen. Während das Video läuft, streicht Mietek Pemper unentwegt mit einem Zettel über seine Hose.

„Ich erlebe oft, dass es schwierig ist, die erste Frage zu stellen", sagt er nach dem Film, „deshalb empfehle ich Ihnen, beginnen Sie doch mit der zweiten Frage." Ein kurzes Lachen huscht durch die Reihen. Es meldet sich keiner. Pemper erzählt einfach weiter. Erst als Pemper nach eineinhalb Stunden für die Aufmerksamkeit dankt und sich fürs Foto zu den Schülern setzt, kommen einige zaghafte Fragen: „Wie war Oskar Schindler?" „Wann wurde die Rettungsaktion nach dem Krieg bekannt?" „Wie war das, als Sie nach dem Krieg im Prozess gegen Amon Göth aussagten?" Einige halten ihm zum Signieren das Buch „Der rettende Weg" (Hoffmann & Campe) hin, in dem Pemper seine Geschichte aufgeschrieben hat. Das Thema sei so riesig, so grauenhaft, sagt eine 16-Jährige, „da kann man doch nicht einfach so losfragen". Pemper verstaut seine Unterlagen in einer Plastiktüte und verabschiedet sich. Die Schüler schauen ihm nach, ratlos. „Man muss erst warmwerden", sagt ein Mädchen. Das sei nicht richtig gelungen. Dennoch sei die Vergangenheit greifbar gewesen, irgendwie.

QUELLE: Keller, Claudia: Der Mann hinter Schindlers Liste. Der Tagesspiegel, 27.01.2006

1.3 Einflussmöglichkeiten auf Veränderungen im Alter

Defizitmodell
1 S. 13
Kontinuitätstheorie
1 S. 14

Plastizität
bedeutet Formbarkeit

Es gibt Modelle des Alterns, die davon ausgehen, dass Altern automatisch mit Abbauprozessen verbunden ist. Diese Modelle nennt man defizitär orientierte Modelle des Alterns (Defizitmodell). Entgegen diesen defizitär orientierten Modellen vom Altern ist man sich heute sicher, dass der Mensch auch im Alter entwicklungsfähig ist und sein Verhalten ändern kann (Kontinuitätstheorie). Dieses Phänomen wird auch als Plastizität von Verhaltensweisen bezeichnet. Dem Ausmaß der Plastizität liegen die menschliche Umwelt, das Erleben und die Leistungsfähigkeit älterer Menschen zugrunde. Diese Aspekte werden von der wissenschaftlichen Fachrichtung der **Interventionsgerontologie** aufgegriffen. Die Interventionsgerontologie beschäftigt sich mit den Einflussmöglichkeiten auf den Alterungsprozess und auf das Alter.

Ziele der Interventionsgerontologie

- Verbesserung des negativen Altersbildes in unserer Gesellschaft
- Entwicklung interdisziplinärer Interventionsprogramme
- Erstellung von Situationsanalysen
- Schaffung eines breiteren Bildungsangebotes, in dem ältere Menschen ihre Erfahrungen und ihr Wissen einsetzen und erweitern können
- Schaffung vermehrter Möglichkeiten zur sozialen Teilhabe und Unterstützung durch die Umwelt, z. B. durch ambulante Dienste, Psychotherapie im Alter

Individuelle Ziele werden abhängig von der Lebenssituation und den Wünschen der älteren Menschen bestimmt. Beispiele hierfür sind:

Optimierung der Lebens- und Umweltbedingungen

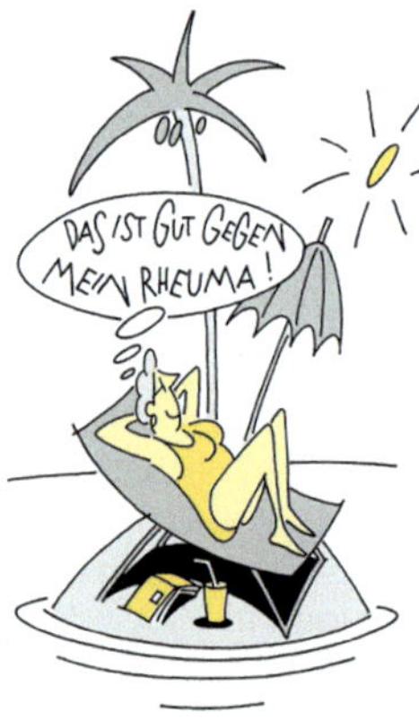
DAS IST GUT GEGEN MEIN RHEUMA!

Verringerung von Risikobedingungen

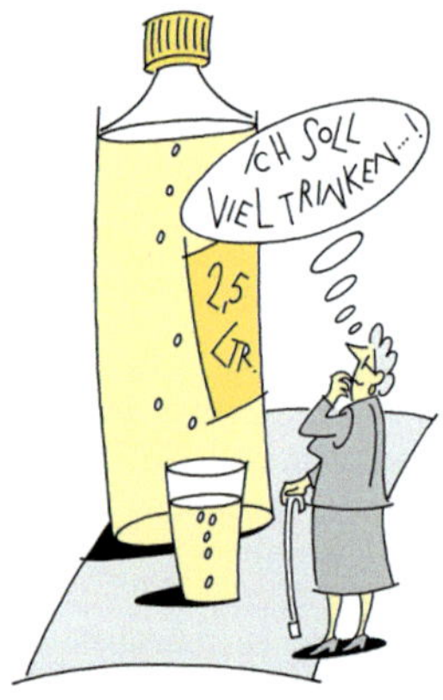
ICH SOLL VIEL TRINKEN...!
2,5 LTR.

Behandlung von Krankheiten und Verbesserung der negativen Auswirkungen

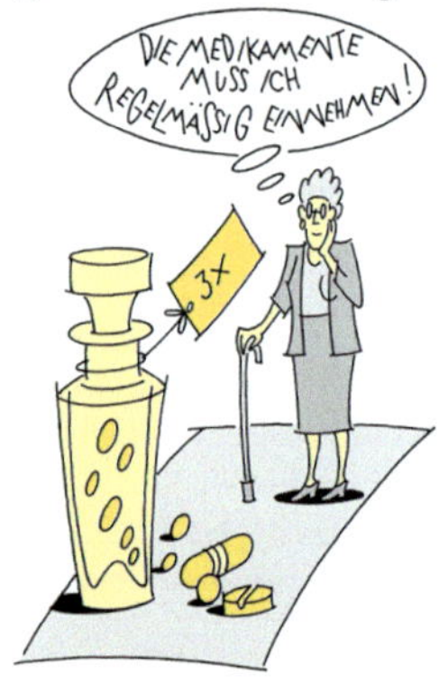
DIE MEDIKAMENTE MUSS ICH REGELMÄSSIG EINNEHMEN!
3x

Die sich hieraus ableitenden Aufgaben von Pflegefachkräften im Umgang mit Menschen höheren Alters sind:

- physiologische Veränderungsprozesse zu kennen,
- Möglichkeiten der Prävention aufzuzeigen,
- unabhängiges Verhalten zu fördern und
- Risikofaktoren, die den Alternsprozess belasten, zu minimieren oder auszuschalten.

Folgende pflegerische Maßnahmen wirken sich positiv auf ein produktives und kreatives Altern aus: Motivation, Gedächtnistraining, Bewegungsförderung und Risikominimierung.

Motivation 1.3.1

Dem Konzept der aktivierenden Pflege liegt die Aufgabe der Pflegefachkräfte zugrunde, die älteren Menschen zum selbstständigen Handeln zu motivieren. Motivation ist der Grundstein für eine gute Zusammenarbeit mit den Pflegebedürftigen. Unselbstständigkeit im Alter kann durch falsche Pflege gefördert werden. Daher ist es enorm wichtig, folgende Grundsätze im pflegerischen Alltag zu beachten:

Ermutigung oder Aufforderungen aussprechen, Tätigkeiten selbst zu übernehmen

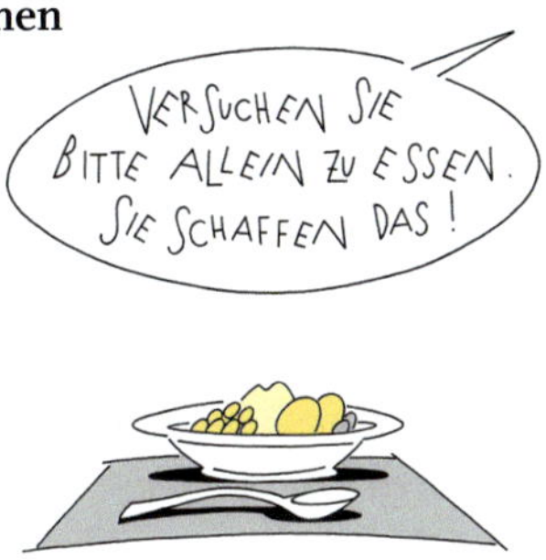
VERSUCHEN SIE BITTE ALLEIN ZU ESSEN. SIE SCHAFFEN DAS!

Lob aussprechen für unabhängiges und engagiertes Verhalten

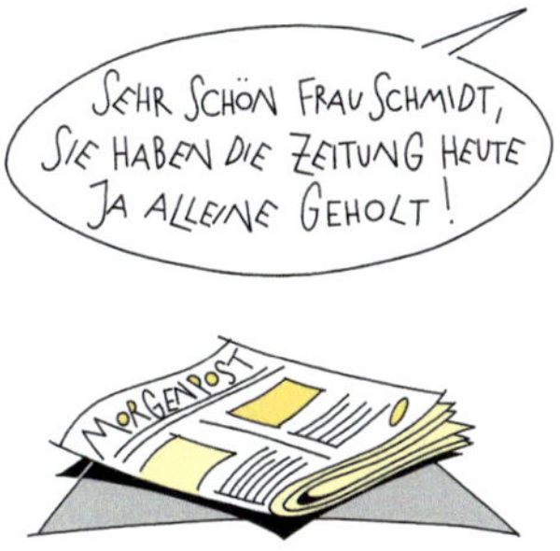
SEHR SCHÖN FRAU SCHMIDT, SIE HABEN DIE ZEITUNG HEUTE JA ALLEINE GEHOLT!
MORGENPOST

Gedächtnistraining 1.3.2

Auch ohne das Auftreten von Krankheiten (z. B. M. Alzheimer) lässt die Leistungsfähigkeit des Gedächtnisses und insbesondere des Kurzzeitgedächtnisses mit zunehmendem Alter nach. Dies liegt insbesondere an der verminderten Produktion des Botenstoffes |Acetylcholin, der für die Übertragung von Informationen an den Nervenzellen zuständig ist. Unser Gehirn ist allerdings bis zu einem gewissen Grad in der Lage, diesen Verlust zu kompensieren, indem neue Verknüpfungen zwischen den noch bestehenden Nervenzellen aufgebaut werden. Der Aufbau dieser Verknüpfungen kann durch Gedächtnistraining gezielt gefördert werden. Somit leistet Gedächtnistraining für Senioren folgende Aufgaben:

Acetylcholin
1 S. 109

1. Erhalt der geistigen Fitness
2. Förderung von Geselligkeit und Lebensfreude (wenn das Training in Gruppen erfolgt)
3. Selbstbewusstsein und Lebenszufriedenheit

Neben alltäglichen Gedächtnisübungen wie z. B. Kreuzworträtseln oder anderen kognitiven Aufgaben kann das Gedächtnis gezielt trainiert werden (Abb. 1–3).

Brückenwörter-Übung

Gesucht sind Wörter, die an das erste angehängt und dem zweiten vorangestellt neue Begriffe ergeben, z. B. Haus – Brief → die Lösung ist Meister: Hausmeister – Meisterbrief

1.	Dach	Rahmen
2.	Pferde	Ball
3.	Taschen	Zeiger
4.	Lampen	Ständer
5.	Fuß	Junge
6.	Buch	Gymnastik

[1] Brückenwörter-Übung

Konzentrationsübung

Stellen Sie fest, wie oft die folgende Zahl in der Ziffernfolge zu finden ist. Die gesuchte Zahl lautet 4327.

13287457387945879432721523212342461254782345848598565697876874327865
63551312436547566353481936565363272754837587435348798743273245356476
98774543254121217457485698576956958464623233059587473463849302091871
62623487291029383747646463728282393939783746464327218293945005056069
58476362524242351321356776770987654245567666776764327234588243456457
56756657876879891223546767765454453032938464562172192929838438475432
72829827371954782643487676463465764364363878234785876587568569858737
634465657237487994984327975960758576004048

[2] Konzentrationsübung

Wortquadrat-Übung

Bilden Sie mit den Buchstaben des Quadrats Wörter. Sie können jeweils ein Kästchen vorrücken und sich dabei senkrecht, waagerecht und diagonal in alle Richtungen bewegen. Sie können Buchstaben pro Wort auch mehrfach benutzen, müssen allerdings den Buchstaben vorher „verlassen" haben. Umlaute (ä, ö, ü) sind ausgeschrieben (ae, oe, ue). Als Beispiel ist das Wort „aber" eingezeichnet.

A	B	R	F
E	G	N	O
I	R	S	T
D	A	E	L

[3] Wortquadrat-Übung

QUELLE: www.gedaechtnistraining.net

In Senioreneinrichtungen werden Übungen zum Gedächtnistraining vermehrt in Gruppen angeboten. Dies fördert nicht nur die kognitive Leistungsfähigkeit, sondern verbessert auch die soziale Einbindung älterer Menschen.

Beachten Sie bitte, dass Aktivitäten wie Kreuzworträtsel lösen, Wörter merken oder „Stadt-Land-Fluss" spielen bei gerontopsychiatrisch veränderten Menschen, z. B. demenziell erkrankten Personen, nicht oder nur erschwert möglich sind. Auf kognitive Leistung ausgerichtete Gedächtnisübungen führen bei dieser Patientengruppe eher zu Misserfolgserlebnissen und verstärken damit depressive Stimmungen. Hier bietet es sich eher an, das emotionale Gedächtnis (⟶ Abb. 4) zu trainieren.

Emotionales Gedächtnistraining

Geben Sie in einer Runde von vier bis sechs Menschen mit Demenzerkrankungen ein Thema aus Kindheit oder Jugend vor, das mit starken Emotionen verbunden ist, z. B. die erste Liebe.

Lassen Sie jeden seine Gefühle in diesem Zusammenhang schildern. Im Anschluss können Sie zu diesem Thema

a) Collagen erstellen lassen,
b) Volkslieder sammeln und gemeinsam singen,
c) Schlüsselwörter der Geschichten an eine Tafel schreiben lassen.

[4] Emotionales Gedächtnistraining

Bewegung

1.3.3

Das alte Sprichwort „Wer rastet, der rostet“, sollte zum Leitmotiv für Senioren werden. Die Bewegungsfunktion von Gelenken und Muskeln kann nur dann bis ins hohe Alter erhalten werden, wenn sie regelmäßig trainiert wird. Hierbei sollen Senioren nicht Hochleistungssport tätigen, sondern durch regelmäßige Bewegung den individuellen Möglichkeiten entsprechend, die physische und psychische Gesunderhaltung unterstützen:

- Körperliche Bewegung beugt sozialer Isolation vor.
- Körperliche Bewegung erhöht den Ausstoß körpereigener Glückshormone, z. B. Endorphin, und führt damit zu einem gesteigerten Wohlbefinden.
- Körperliche Bewegung unterstützt den Stoffwechsel und damit den Abbau schädlicher Substanzen in unserem Körper.

online

Trainingsprogramm
www.richtigfitab50.de
Hier bietet der Deutsche Olympische Sportbund Trainingspläne und Tipps zu bestimmten Sportarten an.

Neben gezielten Trainingsprogrammen können kleine Bewegungsübungen im Alltag bereits einen Trainingseffekt bewirken:

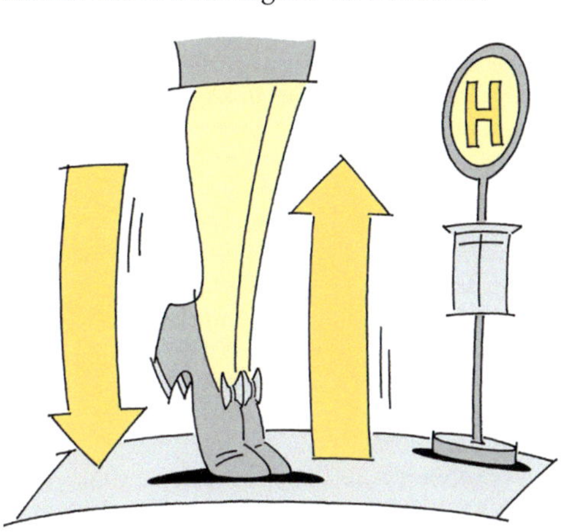

Während des Stehens, z. B. an der Bushaltestelle oder der Kasse im Supermarkt, mit den Zehen wippen

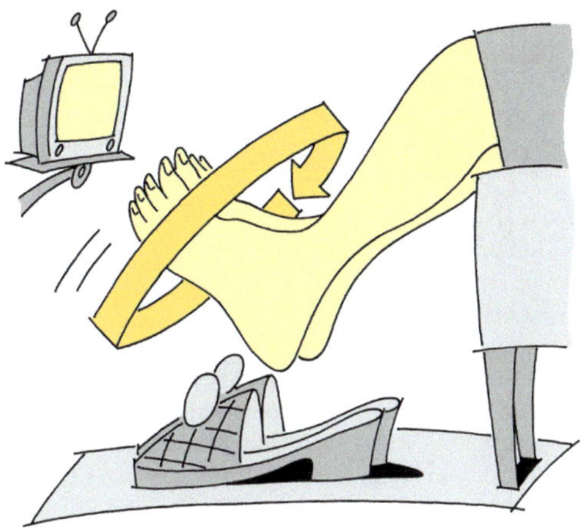

Kreisen der Füße während des Fernsehschauens

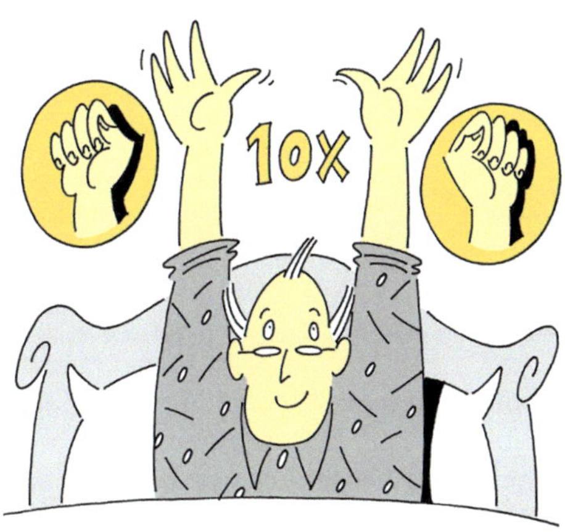

Morgens nach dem Aufwachen im Bett die Arme nach oben strecken, die Hände zehn Mal zur Faust ballen, die Arme wieder runternehmen; Übung zehn Mal wiederholen.

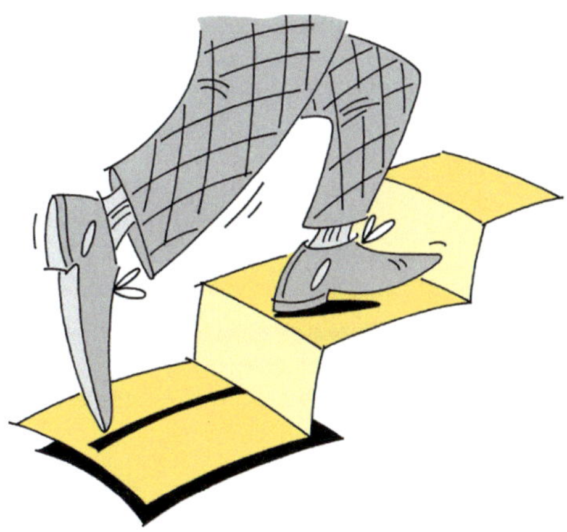

Statt Rolltreppe oder Aufzug die Treppen nutzen

1.3.4 Risikominimierung

Mit zunehmendem Alter steigt die Gefahr, bestimmte Krankheiten zu erwerben. Somit ist für Senioren die Risikominimierung und Vorsorge vor Krankheiten oder schädlichen Ereignissen ein wichtiger Punkt. Zu solchen Maßnahmen gehören Schutzimpfungen, Vorsorgeuntersuchungen und gezielte Prävention. Nicht nur kleine Kinder sollten nach WHO-Empfehlungen geimpft werden. |Schutzimpfungen können auch älteren Menschen das Leben retten. So werden gerade in den letzten Jahren Senioren dazu aufgefordert, sich z. B. gegen Grippe impfen zu lassen. Hierzu hat das Robert-Koch-Institut 2010 folgende Pressemitteilung veröffentlicht:

Schutzimpfungen
1 S. 144

Unberechenbare Grippe: Zeit für die Influenza-Schutzimpfung

Gemeinsame Pressemitteilung des Robert Koch-Instituts, der Bundeszentrale für gesundheitliche Aufklärung und des Paul-Ehrlich-Instituts

Die vergangene Grippesaison hat mit der Verbreitung eines neuen Influenzavirus und dem Höhepunkt der pandemischen Influenza-Erkrankungswelle Mitte November 2009 wieder einmal gezeigt, wie unberechenbar Influenzaviren sind. Nach Schätzung der Arbeitsgemeinschaft Influenza des Robert Koch-Instituts (RKI) gab es zwischen 2,5 und 3,4 Millionen zusätzliche Arztbesuche aufgrund einer Influenza-Erkrankung. Der in diesem Sentinelsystem mögliche Vergleich mit Daten aus den Vorjahren zeigt, dass die Werte im Bereich einer mittelstarken saisonalen Influenzawelle liegen. Die Schwere einer Welle kann sehr unterschiedlich sein und lässt sich nicht vorhersagen, Todesfälle gibt es zudem auch bei moderaten Grippewellen. Doch mit einer Impfung kann man sich einfach vor einer Grippeerkrankung schützen.

Medizinisches Personal, ältere Menschen über 60 Jahre, chronisch Kranke jeden Alters sowie Schwangere sollten gegen Grippe geimpft sein. „Wer geimpft ist, schützt nicht nur sich selbst vor einer schweren Influenza-Erkrankung, sondern vermeidet auch eine Ansteckung anderer. Das ist in Arztpraxen, Kliniken und Pflegeeinrichtungen besonders wichtig“, betont Reinhard Burger, Präsident des RKI vor der beginnenden Influenza-Impfsaison bei einer gemeinsamen Pressekonferenz mit der Bundeszentrale für gesundheitliche Aufklärung (BZgA) und dem Paul-Ehrlich-Institut (PEI).

Der neue saisonale Impfstoff setzt sich aus den Antigenen der aktuell weltweit vorkommenden Varianten der drei zirkulierenden Influenza-Virustypen (A/H1N1, A/H3N2, B) zusammen. „Der saisonale Impfstoff enthält das Antigen des pandemischen H1N1-Influenzavirus und schützt somit auch gegen die ‚Schweinegrippe'. Nach der Impfung ist der Impfschutz in 10 bis 14 Tagen aufgebaut“, sagt Klaus Cichutek, Präsident des Paul-Ehrlich-Instituts. Bisher hat das Paul-Ehrlich-Institut die Chargenfreigabe für rund 20,5 Millionen Dosen Influenza-Impfstoff erteilt. Das Paul-Ehrlich-Institut veröffentlicht auf seiner Internetseite neben dieser regelmäßig aktualisierten Information auch eine Liste der zugelassenen Influenza-Impfstoffe.

Seit 2006 führen BZgA und RKI die gemeinsame Kampagne „Wir kommen der Grippe zuvor“ zur Steigerung der Impfquoten gegen Influenza durch. Zur Information werden in Kooperation mit der Bundesärztekammer im September 2010 aktualisierte Medienpakete an alle niedergelassenen impfenden Ärzte, an sozialpädiatrische Zentren und den öffentlichen Gesundheitsdienst verschickt. Die Medienpakete enthalten allgemeine Informationen zur Influenza-Impfung sowie ein Faltblatt für Schwangere. „Bei Schwangeren besteht aufgrund der neuen Impfempfehlung in der kommenden Grippesaison ein erhöhter Informations- und Aufklärungsbedarf“, erläutert Elisabeth Pott, Direktorin der BZgA.

Zur Information des medizinischen Personals wird in Kooperation mit der Deutschen Krankenhausgesellschaft außerdem eine Aussendung von Informationsmaterialien an alle Krankenhäuser und Alten-/Pflegeheime erfolgen. Sie umfasst eine ausführliche Informationsbroschüre zur Influenza-Impfung sowie eine Arbeitshilfe für Betriebsmediziner zur Durchführung von Impfaktionen bei medizinischem Personal. Die Impfquote bei der saisonalen Influenza liegt bei medizinischem Personal im Krankenhaus durchschnittlich bei rund 20 Prozent und ist damit sogar geringer als bei älteren Personen und chronisch Kranken.

Darüber hinaus hat die BZgA eine neue Internetseite zum Thema Impfen eingerichtet. Unter www.impfen-info.de können sich Bürgerinnen und Bürger umfassend über die verschiedenen Impfungen und deren Nutzen sowie über ergänzende Hygienemaßnahmen informieren.

Weitere Informationen:
www rki.de/influenza
www.impfen-info.de

Neben Schutzimpfungen gehören **Vorsorgeuntersuchungen** für Senioren zu den Kassenleistungen und sollten von allen Menschen in Deutschland wahrgenommen werden. Die Früherkennung und damit verbundene frühe Behandlung insbesondere von Krebserkrankungen kann den Verlauf einer Erkrankung positiv beeinflussen. Für bestimmte Vorsorgeuntersuchungen (z. B. für Darmkrebs, Prostatakrebs, Brustkrebs, Gebärmutterhalskrebs) müssen Patienten keine Praxisgebühr entrichten. Details und Empfehlungen zum richtigen Zeitpunkt der Vorsorgeuntersuchungen erhalten Sie bei den |Krankenkassen.

Krankenkassen
2 S. 451

Senioren sind durch den zunehmenden Verlust des |Gleichgewichtssinnes besonders gefährdet zu stürzen. Somit gehört eine ausführliche Sturzprävention zur Betreuung von Senioren dazu. Neben einem |Risikoassessment der Sturzgefährdung können einfache bauliche Veränderungen des Wohnraums das Sturzrisiko erheblich minimieren. Beispiele für Sturzpräventionsmaßnahmen sind:

Gleichgewichtssinn
1 S. 195
Risikoassessment
1 S. 73
Expertenstandard
Sturzprophylaxe
1 S. 82

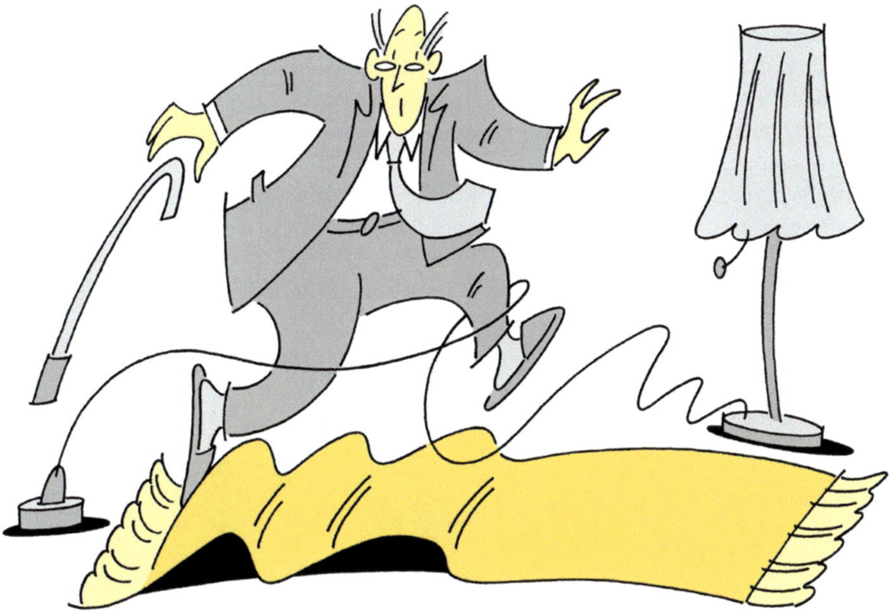

Stolperfallen wie lose Kabel oder Teppichkanten sollten beseitigt werden.

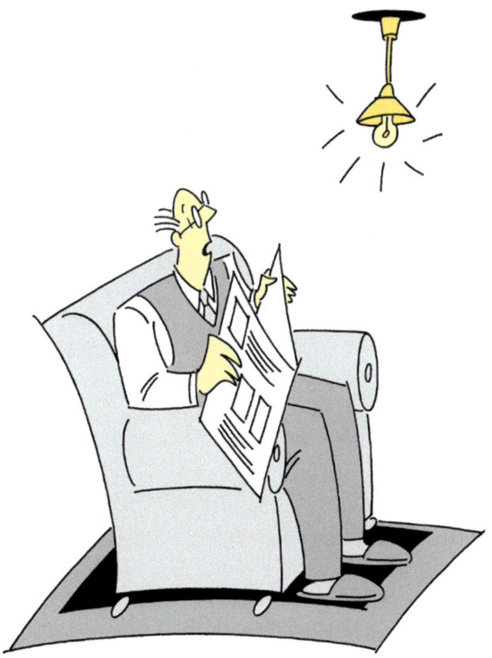

Die Beleuchtung in der Wohnung sollte den örtlichen und persönlichen Gegebenheiten (z. B. Sehvermögen, Lichteinfall) angepasst werden.

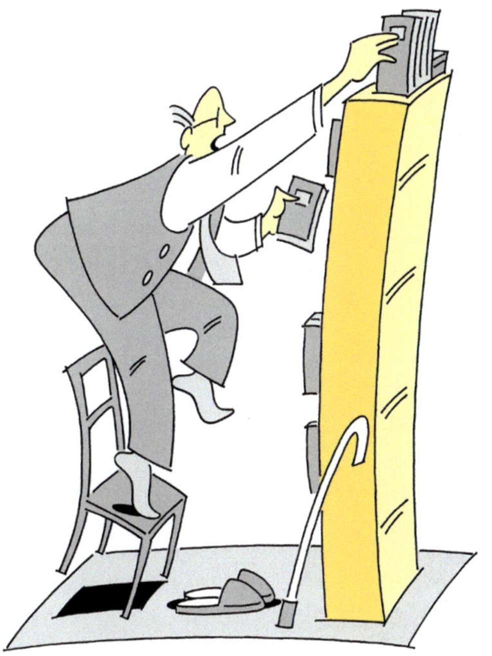

Bestimmte lieb gewonnene Möbelstücke (hohe Regale, tiefe Einlegeböden) sollten entweder funktional angepasst oder gegen praktischere Möbelstücke ausgetauscht werden.

2 Demografische Entwicklungen

2.1 Bevölkerungsstruktur

Alter und Altern als gesellschaftliches Phänomen
1 S. 18

Demografie
gr. dẽmos= Volk, gráphein= (ein)ritzen, schreiben

Individualisierung
1 S. 20

Demografie ist die Beschreibung von Bevölkerungsentwicklungen. Sie berücksichtigt dabei die Geburtenentwicklung, das Sterbegeschehen und Wanderungsbewegungen. Deutschland zählt wie alle Industriegesellschaften zu den so genannten alternden Gesellschaften, da die Geburtenrate kontinuierlich sinkt. Lag sie 1960 noch bei 17,3 Lebendgeborenen je 1000 Einwohnern, so sank sie bis auf 8,2 im Jahr 2008. Ursachen hierfür liegen unter anderem in der zunehmenden Individualisierung. In der Konsequenz bedeutet dies immer länger währende Ausbildungszeiten, zunehmende Schwierigkeiten beim Erwerbseinstieg, unbeständige Erwerbsverläufe und oftmals die scheinbare Unvereinbarkeit von Familie und Beruf.

Das Statistische Bundesamt schätzt, dass die Geburtenrate bis 2040 noch bis auf 7 Lebendgeborene je 1000 Einwohner zurückgeht.

Ein weiteres Merkmal der alternden Gesellschaft in Deutschland ist die steigende durchschnittliche Lebenserwartung der Bevölkerung. Folgende Eckdaten dienen als Beleg für die demografische Veränderung:

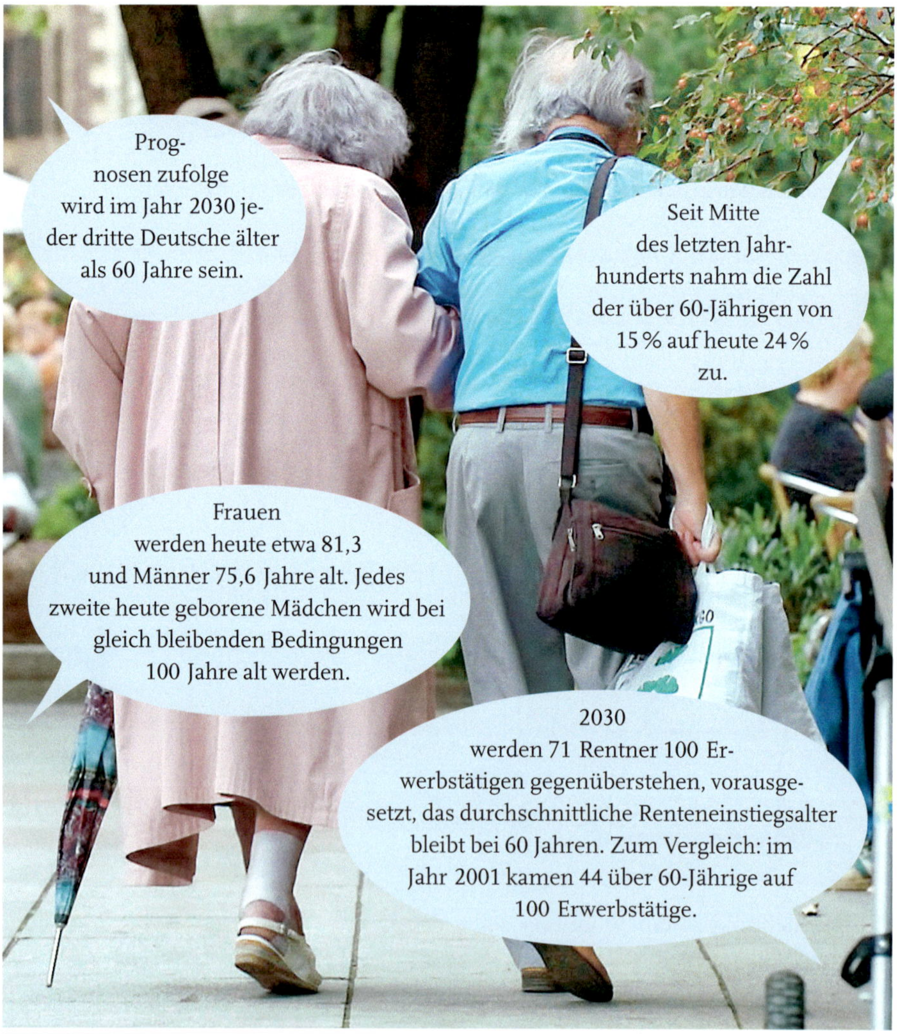
Prognosen zufolge wird im Jahr 2030 jeder dritte Deutsche älter als 60 Jahre sein.
Seit Mitte des letzten Jahrhunderts nahm die Zahl der über 60-Jährigen von 15 % auf heute 24 % zu.
Frauen werden heute etwa 81,3 und Männer 75,6 Jahre alt. Jedes zweite heute geborene Mädchen wird bei gleich bleibenden Bedingungen 100 Jahre alt werden.
2030 werden 71 Rentner 100 Erwerbstätigen gegenüberstehen, vorausgesetzt, das durchschnittliche Renteneinstiegsalter bleibt bei 60 Jahren. Zum Vergleich: im Jahr 2001 kamen 44 über 60-Jährige auf 100 Erwerbstätige.

[1] Demografische Veränderungen

Altersstrukturwandel 2.2

Die ältere Bevölkerung nimmt nicht nur einen stetig wachsenden Anteil an der Gesamtbevölkerung ein, sondern hat sich auch in der Struktur verändert. Folgende Punkte lassen sich bei älteren Menschen in Deutschland beobachten:

- Insgesamt haben sie eine bessere Schul- und Ausbildung als noch vor 30 Jahren.
- Ihr Durchschnittseinkommen sowie Wohn- und Lebensverhältnisse haben sich verbessert; sie nehmen häufiger an Bildungs-, Sport- und Bewegungsangeboten teil.
- Insgesamt ist das Alter „verjüngt“:
  - positive Verjüngungsprozesse: Die Älteren sehen jünger aus, fühlen sich jünger und haben im Durchschnitt einen besseren Gesundheitszustand als die gleichaltrigen vorherigen Generationen.
  - neutrale Verjüngungsprozesse: Frauen haben heute weniger Kinder, die Erziehungsphase ist früher abgeschlossen.
  - negative Verjüngungsprozesse: Über 45-Jährige gelten bereits als die älteren Arbeitnehmer.
- Man spricht von der „Entberuflichung des Alters“. Diese Beobachtung geht auf das zunehmend sinkende durchschnittliche Renteneintrittsalter zurück, das bereits heute bei ca. 60 Jahren liegt.
- Die |Feminisierung des Alters schreitet voran. Bereits drei Viertel der über 75-jährigen Bevölkerung sind Frauen.

Feminisierung
1 S. 19

- Die |Singularisierung schreitet voran. Die Zahl der Single-Haushalte steigt sowohl in den jüngeren als auch älteren Generationen. Dies betrifft vor allem Frauen ab 70. Auf Grund der höheren Lebenserwartung und der Tatsache, dass sie meist jünger sind als ihre Partner, leben sie länger und verwitwen früher.

Singularisierung
1 S. 20

- Die Hochaltrigkeit schreitet voran. Die Zahl der über 80-Jährigen nimmt zu. Menschen im hohen Alter sind feminisiert und singularisiert. Daraus resultiert ein statistisch höheres Risiko für Vereinsamung, Krankheiten (z. B.Demenz) und Pflegeabhängigkeit.

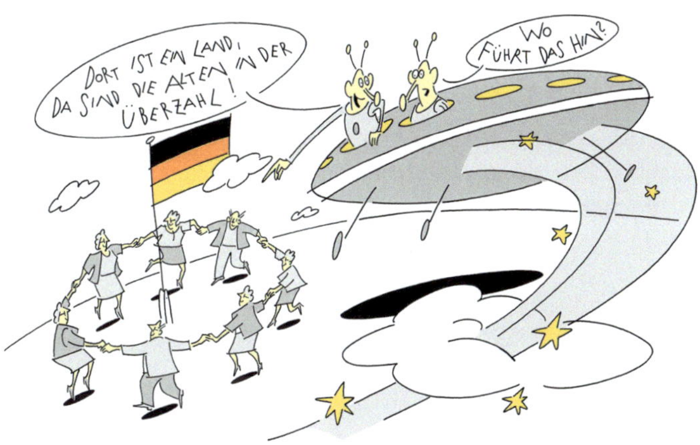
DORT IST EIN LAND, DA SIND DIE ALTEN IN DER ÜBERZAHL!
WO FÜHRT DAS HIN?

2.3 Folgen der demografischen Entwicklung und des Strukturwandels

Um den zukünftigen altenpflegerischen und medizinischen Bedarf abzuschätzen, gibt es drei Thesen:
1. Kompression der Morbidität
2. Medikalisierungsthese
3. bimodales Konzept

Morbidität
Häufigkeit der Erkrankung innerhalb einer Bevölkerungsgruppe

Die These **„Kompression der Morbidität“** geht davon aus, dass mit der Verlängerung der Lebenszeit auch eine Verlängerung der Arbeitszeit (Erwerbstätigkeit, Hauswirtschaftliche Tätigkeit in der eigenen Familie oder Ehrenamt) einhergeht. Hieraus resultiert eine Hinauszögerung altersbedingter Erkrankungen. Dies ist unter anderem einer gesünderen Ernährung, verbesserter Hygiene, effektiver Arbeitsschutzbestimmungen und der Nutzung besserer medizinischer Verfahren zu verdanken. Die heute 70-Jährigen sind körperlich und geistig so fit wie die etwa 65-Jährigen vor 30 Jahren. Dem Ideal, diese „jungen“ Alten könnten auch länger arbeiten, ist die Tatsache entgegenzusetzen, dass etwa zwei Drittel der Langzeitarbeitslosen 45 Jahre und älter sind. Wem nützen also arbeitsfähige ältere Menschen, wenn der Arbeitsmarkt sie nicht braucht? Es gibt hier allerdings die Tendenz, dass Arbeitgeber in bestimmten Bereichen die Erfahrungen und Kompetenzen älterer Arbeitnehmer zu schätzen wissen.

Im Gegensatz zu dieser These geht die **Medikalisierungsthese** davon aus, dass die gewonnenen Lebensjahre mit funktionalen Einschränkungen, wie z. B. Bewegungseinschränkungen und Sinnesbeeinträchtigungen sowie zunehmender Multimorbidität verbracht werden, da Krankheiten mit langer Latenzzeit sowie chronische Erkrankungen im Alter zunehmen.

Multimorbidität
gleichzeitiges Vorhandensein mehrerer Erkrankungen

Latenzzeit
unbemerktes Vorhandensein von Krankheiten

Werden beide Thesen zusammengenommen, entsteht das **bimodale Konzept**. Es besagt, dass sich der Gesundheitszustand mit den Generationen zwar immer weiter verbessert, allerdings steigt auch der Anteil gesundheitlich beeinträchtigter und pflegebedürftiger älterer Menschen.

Aus der beschriebenen demografischen Entwicklung und dem Altersstrukturwandel ergeben sich folgende individuelle und gesellschaftliche Folgen:

Gesellschaftliche und individuelle Folgen der demografischen Entwicklung

- Der so genannte Ruhestand kann sowohl mit Begriffen wie Befreiung, Selbstverwirklichung und Entspannung als auch mit Verlustgefühlen und -ängsten verbunden sein.
- Der so genannte Generationenvertrag ist eine zunehmende Herausforderung, da immer mehr Ältere über 60 Jahren immer weniger Erwerbstätigen gegenüberstehen.
- Die Zahl der Anspruchsberechtigten in der Rentenversicherung, aber auch der Pflege- und Krankenversicherung nimmt zu.
- Ältere Menschen sind eine zunehmend umworbene Zielgruppe, deren Kaufkraft gefragt ist und die ihre Freizeit aktiv gestalten.
- Mit steigendem Alter erhöhen sich das Erkrankungsrisiko sowie die Gefahr der Hilfe- und Pflegeabhängigkeit. Dies bedeutet wachsende Anforderungen für Altenpflege, Geriatrie sowie unterstützende Angehörige.

Ethniespezifische und interkulturelle Aspekte der Altenpflege 3

Kultursensible Altenpflege 3.1

Der Begriff der Kultursensiblen Altenpflege beschreibt den pflegerischen Umgang mit den kulturellen Besonderheiten einzelner Menschen. In der Regel ist damit der pflegerische Umgang mit älteren Menschen ausländischer Herkunft gemeint.

Diese Bevölkerungsgruppe nimmt in der Bundesrepublik Deutschland seit Jahren stetig zu (|Demografische Veränderungen).

demografische Veränderungen
1 S. 18
2 S. 272

Um das Thema Kultursensible Altenpflege von verschiedenen Seiten zu beleuchten, ist es für Pflegefachkräfte wichtig folgende Aspekte zu reflektieren:

- das eigene Verständnis von Kultur: Jeder Mensch versteht unter Kultur etwas anderes. Für den einen bedeutet Kultur Muttersprache und Essensspezialitäten, andere verstehen unter Kultur gemeinsame Regeln oder die Geschichte eines Landes. Welche Aspekte sind für Sie Bestandteil von Kultur?
- das Verständnis der eigenen Kultur: Vielen Menschen fällt es schwer, die eigene Kultur zu definieren. Wenn Sie in Ihrem Bekanntenkreis fragen, was Gegenstand der eigenen (z. B. deutschen) Kultur ist, werden Sie eine große Palette an Begriffen sammeln können, die sich teilweise sogar widersprechen. Wie beschreiben Sie Ihre eigene Kultur?
- das Verständnis von professioneller Pflege: Erkundigen Sie sich in Ihrem Umfeld in der Schule oder im Ausbildungsbetrieb danach, was die Kolleginnen unter professioneller Pflege verstehen. Sie werden eine Vielzahl von Definitionen und Aspekten erfahren. Professionelle Pflege ist nicht eindeutig und objektiv definierbar. Welches Pflegeverständnis legen Sie Ihrem Beruf zugrunde?
- Ganzheitlichkeit der Pflege: „Der Mensch ist ein bio-psycho-soziales Wesen." Unter dieser Aussage wird die Ganzheitlichkeit der Pflege häufig zusammengefasst. Was bedeutet dies in Hinsicht auf Kultursensible Pflege?
- Kompetenzen zum Wissenserwerb: Gerade im Zusammenhang kultursensibler Altenpflege müssen Pflegefachkräfte bereit sein, kontinuierlich ihr Wissen zu hinterfragen und zu erweitern. Welche Kompetenzen und Möglichkeiten müssen Pflegefachkräfte hierzu besitzen?

Kultursensible Altenpflege bedeutet die wechselseitige Anerkennung und Respekt vor der Kultur von Pflegebedürftigen und Pflegefachkräften. Sie basiert auf der Grundlage eines ganzheitlichen Pflegeverständnisses und der Bereitschaft und Möglichkeit, individuell und professionell zu pflegen. Wie alle anderen Pflegesituationen auch, ist der Aufbau einer professionellen Pflegebeziehung zu älteren Menschen ausländischer Herkunft eine große Herausforderung. Kultursensible Altenpflege bedeutet nicht nur, die Unterschiede zwischen den Kulturen aufzuzeigen, sondern vor allem, die Gemeinsamkeiten der Kulturen als Ressource zu nutzen.

Im Bereich der Arbeit mit Menschen aus anderen Kulturen werden verschiedene Begriffe genutzt, die im Folgenden kurz erläutert werden sollen:

- Interkulturell – zwischen den Kulturen
- Multikulturell – viele verschiedene Kulturen
- Transkulturell – über die Kulturen hinweg
- Ethnie – Gruppe von Menschen mit einheitlichem kulturellem Hintergrund (politischer Begriff), z. B. bezeichnet man die Sorben in Deutschland als eine ethnische Minderheit.

3.2 Was ist Kultur?

„Kultur ist nichts Sichtbares, sondern das unsichtbare Band, das die Dinge zusammenhält."
(Joseph Joubert)

„Kultur ist die Einheit des künstlerischen Stils in allen Lebensäußerungen eines Volkes."
(Friedrich Nietzsche)

„Kultur ist der Sieg der Überzeugung über die Gewalt."
(Platon)

„Kultur beginnt im Herzen jedes einzelnen."
(Johann Nepomuk Nestroy)

„Kultur (...) ist ein Produkt menschlicher Gemeinschaft und drückt sich in gesellschaftlich tradierten Lebensformen aus."
(Andrea Zielke-Nadkarni)

Pflegequalität
2 S. 501

Wie schon in vorhergehenden Lernfeldern ist auch in Bezug auf Kultur eine Begriffsdefinition nur schwer möglich (|Pflege, |Qualität). Der Kulturbegriff selbst hat sich im Lauf der Geschichte gewandelt: In der **griechischen Antike** unterschieden die Gelehrten zwischen „Natur" und „Kultur". Sie machten damit deutlich, dass die Natur von Gott gegeben war und die Kultur vom Menschen geschaffen. „Natur" und „Kultur" sind damit untrennbar miteinander verbunden gewesen: der Mensch als Bestandteil der von Gott geschaffenen Natur und die vom Menschen geschaffene Kultur.

Barbaren
Der Begriff Barbaren leitet sich von lat. barba = Bart ab. Griechische und römische Männer waren rasiert, während die Männer anderer Völker einen Bart trugen.

Klerus
Klerus = Gesamtheit der Geistlichen, insbesondere der christlich-katholischen Kirche

Kulturrelativismus
Relativismus bedeutet die Gleichstellung von Subjekten oder Objekten

Die **alten Römer** wiederum gingen vom Leitsatz „Kultur hat man oder nicht" aus. Die Griechen und Römer wurden als Kulturvölker bezeichnet, alle anderen Völker als „|Barbaren". Dasselbe Prinzip galt im Mittelalter, wobei hier die Grenze zwischen Adligen und Fußvolk gezogen wurde. Der hohe Adel wie auch der |Klerus gab sich selbst kulturbewusst. Dies galt als Eigenschaft, die sie dem einfachen Volk absprachen.

Im **18. und 19. Jahrhundert** war das Zeitalter der großen Forschungsreisen. Berühmte Wissenschaftler wie Alexander von Humboldt oder Charles Darwin machten sich auf den Weg, um fremde Kontinente zu bereisen und zu erforschen. Hierbei beschrieben sie in ihren Reiseberichten häufig recht detailliert so genannte Naturvölker. Obwohl diesen Völkern eine eigene Kultur nicht abgesprochen wurde, ging man dennoch davon aus, dass diese Kulturen minderwertiger als unsere eigene (die europäische) war.

Der deutsche Philosoph **Herder**, der sich aus geisteswissenschaftlicher Sicht mit dem Kulturbegriff auseinandersetzte, prägte den Begriff des |Kulturrelativismus. Er setzte voraus, dass alle Kulturen gleichwertig seien und nebeneinander existieren. Sein Kulturbegriff geht davon aus, dass alle Völker oder Nationen eine eigene Kultur besitzen. Dieser Ansatz ist Grundlage für das so genannte Container-Modell: Die verschiedenen Kulturen entsprechen dabei Containern, die nebeneinander existieren und mit Menschen sowie Lebensformen, Traditionen und Werten gefüllt sind.

Heute gehen die meisten Wissenschaftler, die sich mit dem Thema Kultur auseinandersetzen (Kulturanthropologen, Kulturwissenschaftler, Ethnologen) davon aus, dass das alt hergebrachte Container-Modell keine Gültigkeit mehr hat. Kulturen sind keine klar voneinander abgegrenzten Konstrukte. Grenzen und Inhalte sind fließend. Sie verändern sich kontinuierlich. Kulturen können verschwinden oder auch neu entstehen. Auch vertritt ein Großteil der Wissenschaftler inzwischen den Ansatz, dass es viele Definitionen von Kultur geben *muss*. Sie sagen, dass Kultur sich immer auch auf sich selbst bezieht. Wenn ich also Kultur definiere, dann tue ich dies immer als Mitglied meiner eigenen kulturellen Lebensform.

Beispiel
In Deutschland werden häufig Schriftsteller und deren Werke als Bestandteil eines gemeinsamen kulturellen Erbes verstanden. So wird immer wieder auf Goethe und Schiller hingewiesen, die gemeinhin als deutsche Klassiker verstanden werden. Auch wenn viele Menschen in Deutschland keines ihrer Werke gelesen haben, sind sich die meisten darin einig, dass die Literatur zu allen Kulturen dazugehört. Aber es gibt auch Kulturen ohne Schriftsprache: Die Geschichten, z. B. der indianischen Völker, sind in der Regel durch Erzählen über die Generationen weitergereicht worden. Wird ein Mitglied einer solchen Kulturgemeinschaft gefragt, wird er Literatur nicht als Bestandteil von Kultur benennen.

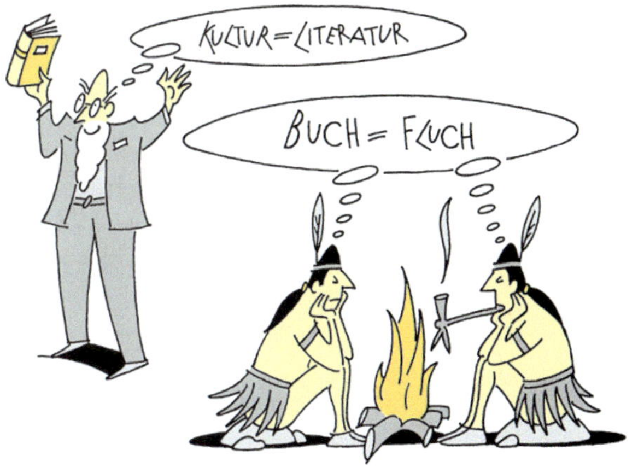
KULTUR=LITERATUR
BUCH = FLUCH

Für Pflegefachkräfte ist es wichtig, zu verstehen, dass alle Pflegesituationen innerhalb eines kulturellen Kontextes geschehen. Auch bei Pflegebeziehungen innerhalb einer vermeintlich gleichen Kultur können Probleme auftreten. Kultur und Kulturverständnis sind individuell, familiär und regional geprägt.

Beispiel
Herr Witzigmann ist nach dem Tod seiner Ehefrau in die Nähe seiner einzigen Verwandtschaft nach Sachsen gezogen. Obwohl er sein ganzes Leben im schwäbischen Tübingen verbracht hatte, war ihm der Kontakt zur Familie gerade im Alter besonders wichtig geworden.
Auf Grund seiner zunehmenden Pflegebedürftigkeit zieht er nach einigen Jahren in ein Pflegeheim. Innerhalb kurzer Zeit verliert er zunehmend an Gewicht. Als seine Nichte ihn besuchen kommt und fragt, ob ihm das Essen denn nicht schmecke, antwortet er: „Immer nur Kartoffeln – Bratkartoffeln, Pellkartoffeln, Salzkartoffeln – hier in Sachsen essen sie nur Kartoffeln. Ich wünschte, es gäbe einmal anständige Spätzle oder Schupfnudeln. Von Kartoffeln will doch keiner leben."

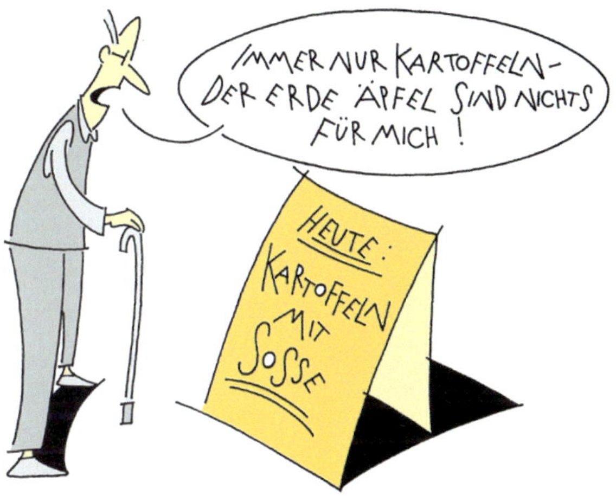
IMMER NUR KARTOFFELN - DER ERDE ÄPFEL SIND NICHTS FÜR MICH !
HEUTE: KARTOFFELN MIT SOSSE

Kultur drückt sich häufig durch Symbole aus. Diese Symbole können eine universelle oder individuelle Bedeutung haben.

universell
= allgemein, umfassend, gesamt

Beispiel
Altenpflegeschülerin Sonja betreut seit einer Woche Frau Söhnke. Abends fragt Frau Söhnke sie, ob sie nicht gemeinsam beten könnten. Sonja versteht nicht, wie Frau Söhnke darauf kommen kann. Schließlich ist Sonja gar nicht gläubig. Als sie Frau Söhnke fragt, antwortet diese, dass sie doch ein Kreuz an ihrer Kette hängen hat und das sei ja schließlich das Symbol der Christen. Sonja ist das richtig peinlich. Schließlich ist ihre Kette nur Modeschmuck und hat gar keine Bedeutung für sie.

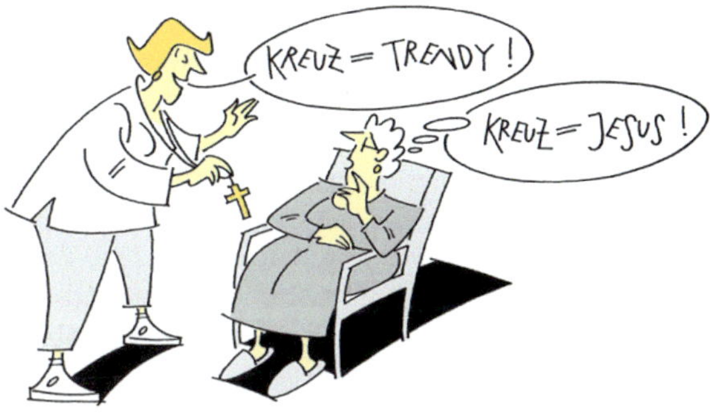
KREUZ = TRENDY !
KREUZ = JESUS !

Eine weitere Möglichkeit zum Kulturverständnis ist, sich Kultur als *ererbte Brille* vorzustellen, welche die Weltsicht eines Einzelnen filtert. Diese Brille besteht aus gemeinsamen Ideen und Bedeutungen, durch welche die Mitglieder einer Gesellschaft im Alltag die Welt wahrnehmen, ihr persönliches Verhalten steuern und ihre emotionellen Reaktionen bestimmen. Sie ist der Ausgangspunkt zur Interaktion mit anderen, da die Wahrnehmung jedes Menschen von seinem kulturellen Hintergrund beeinflusst wird.

3.2.1 Das Eigene und das Fremde

„Je mehr ich das Fremde in mir zulasse, respektiere und achte, desto näher und achtenswürdiger wird das Fremde im Anderen."

—

QUELLE: Lieselotte Mucciolo-Madler in: Zielke-Nadkarni, A. & Schnepp, W. (Hrsg.): Pflege im kulturellen Kontext. Positionen, Forschungsergebnisse, Praxiserfahrungen. (Hans Huber Verlag, Bern, 2003. S. 206)

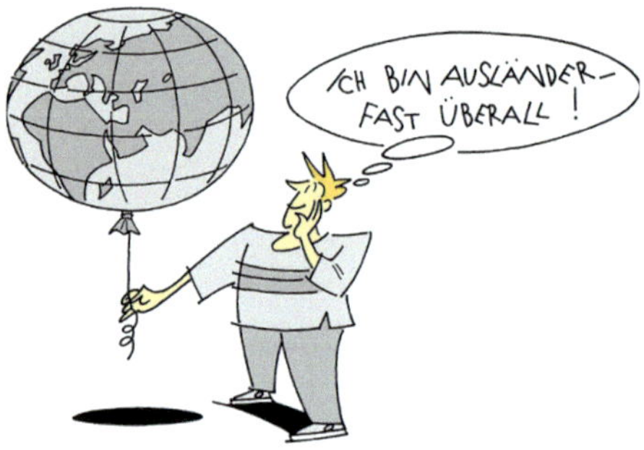

Das Eigene und das Fremde sind zwei Begriffe, die entgegengesetzt voneinander erscheinen und sich doch sehr nahe stehen. So lernen wir als Kinder schnell, dass man Fremden nicht sofort unbedingtes Vertrauen schenken sollte. Mit „Fremden" sind hier Menschen gemeint, die nicht zu unserem engsten Umfeld, also zu dem „Eigenen" gehören.

Während wir uns selbst als „eigen" sehen, werden wir wiederum von anderen auch als „fremd" betrachtet. Gleichzeitig definieren wir unsere Identität häufig darüber, was wir nicht sind. Das bedeutet, dass wir unsere eigene Identität erst in der Abgrenzung vom Fremden oder Anderen wahrnehmen können. Anders herum gehört zum Verständnis von Fremdheit immer auch das Eigene. Diese Betrachtung von Eigenem und Fremdem erscheint zwar abstrakt, ist aber für ein ganzheitliches Pflegeverständnis sehr wichtig.

Beispiel

Personen, die sich im Kulturkreis A bewegen, der nicht ihre Heimat B repräsentiert, empfinden diese Kultur A als fremd. Gleichzeitig nehmen alle Menschen aus diesem Kulturkreis A die Person aus dem Kulturkreis B ebenso als fremd wahr:

Herr Ashravya kommt aus Indien.

- Für Deutsche sieht er fremd aus, da er eine so dunkle Hautfarbe hat.
- Für Herrn Ashravya ist es unverständlich, dass es überall Rindfleisch gibt.

Annette reist nach Indien.

- Ihr erscheint die indische Kultur fremd.
- Die Inder schauen sie wie eine Fremde an, da sie helle Haut hat.

Passiert dies in einer Pflegebeziehung, so steht das Fremdsein als Phänomen häufig zwischen Pflegefachkraft und Pflegebedürftigem. Es muss also ein genaues Augenmerk auf Wahrnehmung und Kommunikation gelegt werden. Kommt es dennoch zu Kommunikationsstörungen, so ist es sinnvoll, dieses Problem genau zu analysieren.

Kommunikationsstörungen
2 S. 19 ff.

Beispiel

Herr Krutzinna ist seit Kurzem im Altenheim Rosengarten. Dort ist es üblich, dass alle Bewohnerinnen am Sonntagmorgen an einer Andacht teilnehmen können. Als Altenpflegerin Frau Petermann ihm dies anbietet, schreit er sie an, sie solle sofort den Raum verlassen und sich das nächste Mal gefälligst richtig informieren. Frau Petermann ist geschockt über dieses unfreundliche Verhalten. Mittags liest sie in der Anamnese von Herrn Krutzinna, dass er überzeugter Atheist ist.

Neben den genannten Aspekten löst das Fremde aber auch eine Faszination in uns aus: Wir genießen unsere Urlaube in fremden Ländern, erfreuen uns an fremden Kulturen. Ausstellungen über fremde Sitten und Gebräuche oder Kunst aus fernen Ländern haben seit jeher Menschen angezogen. Menschen sind in der Lage, offen für fremde Kulturen zu sein. Sie sind prinzipiell weltoffen. Dies ist zum großen Nutzen für den Einzelnen: man kann durch Fremde das eigene Dasein aus einer anderen Perspektive kennen und dadurch hinzulernen.

Werte und Normen 3.2.2

Gemeinsame Werte und Normen werden häufig als der Grundstein für Kultur gesehen. Werte und Normen leiten sich aus einer gemeinsamen Tradition ab. Sie beruhen auf religiösen Vorstellungen, politischen Errungenschaften und sozialen Gegebenheiten.

Beispiel
In der | Verfassung der Bundesrepublik Deutschland finden sich viele Gesetze, die von den Zehn Geboten des Alten Testaments abgeleitet sind. Dies hat damit zu tun, dass unabhängig vom Glauben der Einzelnen das Christentum über Jahrhunderte die dominierende Religion in Deutschland und Mitteleuropa war. Die religiöse Gesetzgebung findet sich damit in der weltlichen wieder. „Männer und Frauen sind gleichberechtigt" heißt es in Artikel 3 des Grundgesetzes. Dies ist wiederum eine politische Errungenschaft. Erst seit 1919 dürfen Frauen in Deutschland wählen.

Verfassung
2 S. 439

Werte oder Wertvorstellungen sind dem Wertenden wichtig. Dies kann eine Einzelperson sein oder auch eine soziale Gruppe (z. B. Schulklasse, Verein, Staat). Wertvorstellungen beziehen sich auf Ideen, Gegenstände oder auch Beziehungen zwischen Menschen. Wertvorstellungen sind in der Regel nicht durch den Gesetzgeber geschützt. Man bezeichnet sie auch als ungeschriebene Gesetze.

Grundsätzlich unterscheidet man materielle von immateriellen Werten: Materielle Werte beziehen sich auf Gegenstände, die einen (tatsächlichen) Geldwert, aber auch einen symbolischen oder ideellen Wert besitzen können. So hat das von den Großeltern geerbte Meissener® Porzellanservice einen *Geldwert* (der in der Regel von einem Fachmann ermittelt werden muss) und einen *ideellen Wert* (Die Erinnerung daran, dass das Porzellan bei den Großeltern immer zum Sonntagskaffee herausgeholt wurde). Nichtsdestotrotz hat es eventuell keinerlei ästhetischen Wert. Es gefällt einfach nicht. Aus diesem Grund bleibt es im Schrank stehen. Immaterielle Werte können auch aus persönlichen oder sittlichen Werten bestehen. So ist Freundschaft für viele ein großer persönlicher Wert. Für andere sind sittliche Werte von großer Bedeutung.

Beispiel
Noch bis in die achtziger Jahre des letzten Jahrhunderts hatte die Mittagszeit für viele Menschen in Deutschland eine große Bedeutung. Geschäfte waren mittags geschlossen, die Schichten in den Fabriken wurden mittags unterbrochen. Es war ein ungeschriebenes Gesetz, dass man während der Mittagszeit niemanden anruft oder gar besucht. In diesem Zusammenhang nahm die Mittagszeit einen sittlichen Wert ein.

Normen wiederum beschreiben Regeln oder Vorschriften, die häufig auch Gesetzescharakter haben. Während Werte einen subjektiven Anteil haben („Mein persönliches Eigentum ist mir viel wert"), sind Normen verpflichtende Vorgaben im Zusammenleben mit anderen („Du sollst nicht stehlen!"). Aus Werten und Normen sind in vielen Gesellschaften die Verfassungen der Nationalstaaten entstanden. Die Verfassung wiederum ist die moderne Grundlage jeder Staatsgemeinschaft.

3.2.3 Bedeutung von Glauben und Religiosität in verschiedenen Kulturen

In einer Kultur können verschiedene Religionen gelebt werden. Gleichzeitig existiert eine Religion häufig in vielen verschiedenen Kulturen. Generell kann man aber davon ausgehen, dass zwischen Kultur und Religion ein Zusammenhang besteht. Dies wird zum Beispiel dann deutlich, wenn man im Ausland einen Gottesdienst der eigenen Religionsgemeinschaft besucht. So sind christliche Gottesdienste in Deutschland häufig nach einer strengen Abfolge organisiert, in deren Zentrum der Pfarrer oder Pastor steht. Besucht man hingegen einen christlichen Gottesdienst in den USA, so lebt dieser oft von der unaufgeforderten Teilnahme der Gläubigen selbst. Hier kommt es nicht selten vor, dass Gläubige während des Gottesdienstes von spirituellen Begegnungen berichten oder Aussagen des Pfarrers oder Pastors durch spontane Rufe unterstützen.

Weltreligionen
2 S. 281
Konfessionen
2 S. 282

Wenn wir von **Religion** sprechen, so gehen wir in der Regel von einer der großen Weltreligionen (Buddhismus, Christentum, Hinduismus, Islam, Judentum) oder einer ihrer Konfessionen (z. B. evangelisch-lutherisch, römisch-katholisch, sunnitisch, schiitisch, jüdisch-orthodox, shivaistisch) aus.

Religiosität bezeichnet die persönliche Sicht auf die eigene Religion. In Deutschland wird Religiosität häufig mit der **Kirchenmitgliedschaft** in einer der beiden christlichen Konfessionen gleichgesetzt. Dennoch gibt es auch Menschen, die nicht Mitglied einer Kirche sind und sich dennoch als gläubig bezeichnen. Der persönliche **Glaube** ist grundsätzlich unabhängig von der Religionszugehörigkeit zu sehen. In anderen Religionen, so z. B. dem Islam, gibt es keine Kirchenmitgliedschaft im engeren Sinne. Muslime bezeichnen sich selbst als dem Islam verbunden, sobald sie das islamische Glaubensbekenntnis ausgesprochen haben.

Im heutigen Sprachgebrauch werden Menschen jedoch häufig auf Grund ihrer Religionszugehörigkeit auch einem Kulturkreis zugeordnet. Stereotype und Vorurteile verfestigen sich und verhindern eine offene Sicht auf die „andere" Kultur. Folgende Beispiele sind aus dem Islam gewählt, da dies neben dem Christentum die zweitgrößte Weltreligion ist.

Vorurteil	Realität
▪ Auf Grund der Religionszugehörigkeit werden kulturelle Inhalte zugeschrieben, z. B.: „Alle Muslime sprechen arabisch." ▪ Mit der Religionszugehörigkeit wird automatisch eine strenge Frömmigkeit und Religionsausübung gleichgesetzt, z. B.: „Er hat gesagt, er ist Muslim, also muss er fünfmal am Tag beten." ▪ Auf Grund des Heimatlandes wird auf die Religion geschlossen, z. B.: „Er kommt aus der Türkei, also ist er Muslim."	▪ Religion und Kultur können gemeinsame Inhalte besitzen, sind aber häufig voneinander getrennt, z. B.: „Arabisch ist die Sprache des Korans. Muslime sprechen jedoch die Muttersprache ihres Heimatlandes." ▪ Die Frömmigkeit ist unabhängig von der Religionszugehörigkeit. Es gibt Christen, die „nur einmal im Jahr in die Kirche gehen", es gibt auch Muslime, die nur Teilaspekte ihrer Religion leben. ▪ Auch in anderen Ländern gibt es Menschen mit unterschiedlichen Religionszugehörigkeiten. So leben in der Türkei z. B. auch Christen und Juden.

Migration 3.3

Der Begriff Migration kommt vom Lateinischen migrare = sich bewegen und bedeutet Wanderungsbewegung. Migranten sind demzufolge Menschen, die aus ihrer Heimat in ein anderes Land oder Region ziehen, um dort zu leben. Sie unterscheiden sich hierbei von Reisenden, Nomaden und von Menschen, die zeitweise, z. B. zum Zweck der Ausbildung, den Wohnort wechseln.

Gerade das 20. Jahrhundert hat auf Grund seiner vielen Kriege und wirtschaftlichen Nöte Millionen Menschen gezwungen, ihr Heimatland zu verlassen. Niemand, der nicht selber eine solche Situation miterlebt hat, wird einschätzen können, mit welch hohen psychischen und physischen Belastungen Migration verbunden ist. Viele Menschen sind durch das Erlebte traumatisiert, andere sind mit der neuen Lebensumwelt und Sprache überfordert, viele haben einfach auch Ängste ob ihrer Zukunft oder Angehörigen, die sie hinter sich lassen mussten.

Man unterscheidet heutzutage sechs Formen von Migration:
- Arbeitsmigration
- Familienmigration/Zusammenführung von Familienangehörigen
- Migration von Flüchtlingen
- Migration von ethnischen Minderheiten
- Migration von Studierenden/Auszubildenden
- Illegale Migration

In diesem Zusammenhang spricht man auch vom Gravitationsmodell nach Ravenstein (→ Tab. 1). Ravenstein ging davon aus, dass es sowohl Faktoren gibt, die eine **Emigration**, d. h. eine Auswanderung von Menschen, fördern (Push-Faktoren), als auch Faktoren, die eine **Immigration**, d. h. eine Einwanderung, unterstützen (Pull-Faktoren).

Push-Faktoren	Pull-Faktoren
politische Verfolgung	politische Stabilität
religiöse Verfolgung	demokratische Sozialkultur
wirtschaftliche Krisen	religiöse Glaubensfreiheit
Bürgerkriege	wirtschaftliche Prosperität
Umwelt- und Naturkatastrophen	bessere Ausbildungs-, Arbeits- und Verdienstmöglichkeiten

[Tab. 1] Gravitationsmodell nach Ravenstein (1885)

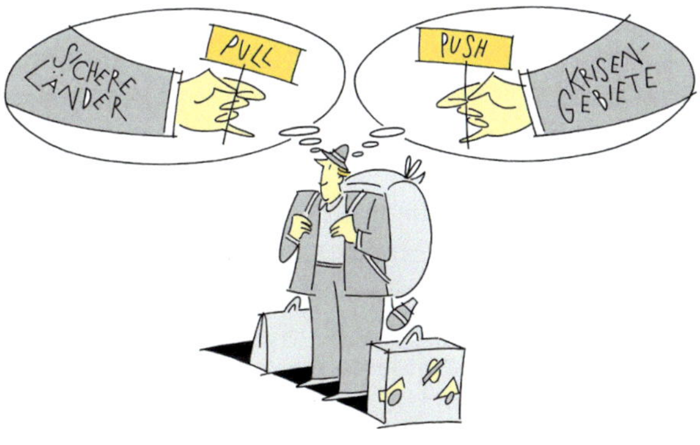

3.3.1 Geschichte der Migration in Europa

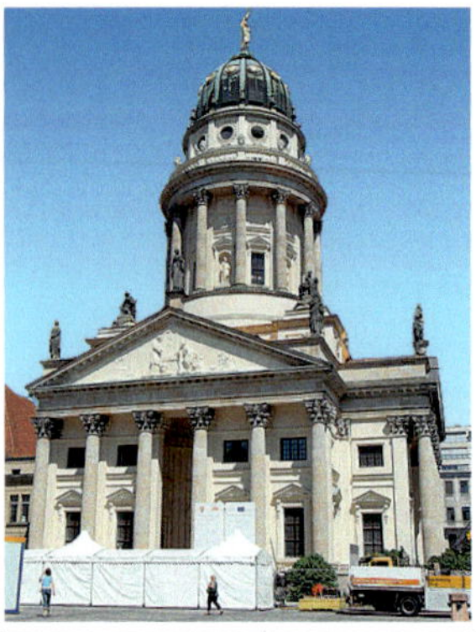

[1] Der Französische Dom in Berlin steht auf dem Gendarmenmarkt und wurde im französischen Stadtviertel für die Hugenotten erbaut.

Migration hat auf der ganzen Welt, aber insbesondere in Europa eine lange Geschichte. Die wohl bekannteste Epoche der Migration war die **Völkerwanderung**. Hierunter verstehen Historiker die Wanderungsbewegung der Germanen zwischen dem 2. und 6. Jahrhundert nach Christus. Mit der Neuverteilung der Bevölkerungsräume in Europa endete auch die Ära des Römischen Reiches und damit das Zeitalter der Antike. Für diese Migrationsepoche werden verschiedene Gründe verantwortlich gemacht: klimatische Veränderungen, Ausdehnung der Bevölkerung, Machtverlust des Römischen Reiches sowie Widerstand gegen herrschende Völker.

Hugenotten
französische Protestanten

Im weiteren Verlauf der europäischen Geschichte kam es immer wieder zu vereinzelten Wanderungsbewegungen. So flüchteten die so genannten Hugenotten Ende des 17. Jahrhunderts aus Frankreich nach Deutschland. Sie wurden auf Grund ihrer Religionszugehörigkeit (sie waren bekennende Calvinisten) in ihrem Heimatland verfolgt. Viele Hugenotten ließen sich im damaligen Brandenburg-Preußen nieder. Noch heute erinnern französische Dorf- und Straßennamen an die ehemaligen Flüchtlingssiedlungen (→ Abb. 1) Im Zuge der zunehmenden Industrialisierung im 19. Jahrhundert zogen viele Menschen in die wachsenden Städte.

Andere hofften auf einen Neubeginn in den gerade gegründeten Vereinigten Staaten von Amerika. Hungersnöte, politische Umbrüche, Kriege sowie Verfolgungen und Vertreibungen auf Grund von Religionszugehörigkeit führten dazu, dass viele Menschen ihre Heimat verlassen. Ganze Landstriche wurden entvölkert, gleichzeitig wuchsen große Städte und Industriezentren zu Metropolen heran.

Um 1900 kam es in vielen Industrieländern zu einem Arbeitskräftemangel. Arbeiter aus klassischen Agrarstaaten (z. B. Polen, Irland, Italien) wurden für die Industrie sowie den Bergbau angeworben. So sprach man in Deutschland von den so genannten „Ruhrpolen", ca. 300 000 Arbeitern, die aus damals russischen Gebieten Zentralpolens in das Ruhrgebiet migriert waren. Heute merkt man noch an bestimmten Nachnamen, dass die Vorfahren nach Deutschland eingewandert sind. Einwanderer haben Teile ihrer Kultur und Sprache mit nach Deutschland gebracht, Auswanderer haben Teile der deutschen Kultur und Sprache in ihre neue Heimat mitgenommen. Noch heute sprechen wir von Garage oder Portemonnaie; in den USA ist die Hauptspeise der deutschen Einwanderer bis heute als Sauerkraut bekannt.

Age of Migration
engl. = Zeitalter der Migration

Im 20. Jahrhundert begann nach Beendigung des Ersten, aber insbesondere am Ende des Zweiten Weltkrieges Migration ganzer Bevölkerungsgruppen. Historiker sprechen in diesem Zusammenhang auch vom „Age of Migration". Am Ende des Zweiten Weltkrieges gab es alleine in Deutschland 12 Millionen Überlebende der Konzentrations-, Vernichtungs- und Arbeitslager, 12 Millionen Flüchtlinge, Heimatvertriebene aus den vormals deutschen Gebieten sowie ca. 4 Millionen Flüchtlinge aus den deutschen Großstädten, die auf das Land geflohen waren. Auch in anderen europäischen Ländern suchten Flüchtlinge einen Neubeginn. Durch die Verschiebung von Staatsgrenzen kam es zur Umsiedlung von ganzen Bevölkerungsgruppen.

In der zweiten Hälfte des 20. Jahrhunderts kam es in beiden deutschen Staaten zu einer neuen Welle der staatlich gelenkten Arbeitsmigration. In der DDR wurde der zunehmende Arbeitskräftemangel zwischen 1966 und 1989 durch die Zuwanderung aus so genannten sozialistischen Bruderstaaten gelöst. So immigrierten ca. 500 000 Menschen aus Vietnam, Mosambik und anderen Ländern. Sie lebten isoliert von der restlichen Bevölkerung und arbeiteten in Industriebetrieben sowie in der Landwirtschaft.

In der BRD wurden in der Zeit von 1955–1973 aus verschiedenen europäischen Ländern (Italien, Griechenland, Jugoslawien, Türkei) so genannte Gastarbeiter angeworben.

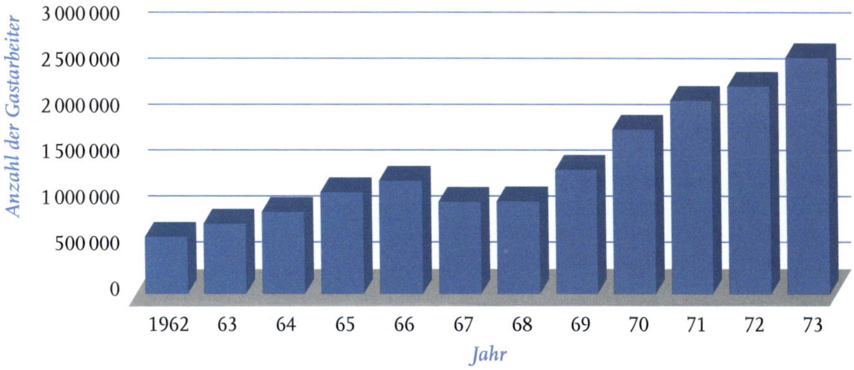

[1] Anzahl der Gastarbeiter in der BRD 1962–1973

QUELLE: http://www.auslaenderstatistik.de/bund/gast_1.htm

In den 1990er Jahren kam eine weitere große Migrantengruppe in die Bundesrepublik Deutschland, die so genannten Spätaussiedler. 1950 befanden sich durch die Kriegswirren bedingt noch ca. 4 Millionen Deutsche in Gebieten außerhalb der Grenzen Deutschlands. Mit dem Fall des „Eisernen Vorhangs" und der Öffnung der Grenzen der „Warschauer-Pakt-Staaten" konnten diese Menschen zuerst aus Polen und Rumänien, später auch aus der ehemaligen Sowjetunion nach Deutschland ausreisen.

Ebenfalls in den 1990er Jahren kamen vermehrt Menschen aus nord- und zentralafrikanischen Ländern nach Deutschland, die entsprechend der Genfer Konvention als Flüchtlinge Asyl beantragten. Eine weitere Gruppe von Flüchtlingen kam aus dem zerfallenden und kriegszerrütteten ehemaligen Jugoslawien nach Deutschland.

Formen und rechtliche Situationen von Migranten in Deutschland 3.3.2

Sag mir, woher du kommst

Ausländer, Deutscher – oder was? Statistiken hin oder her, es wird aus all den wandernden Weltbürgern kein einfaches „wir" oder „die" mehr geben

Von Elisabeth von Thadden

Auf der Kinderstation einer Uniklinik erledigt sich eines Donnerstags der Begriff Ausländer in Minutenschnelle: Da bittet der nette gestresste Oberarzt mit dem italienischen Namen die wartende Polnisch sprechende Familie eines kleinen Patienten, sich doch jenen dunkelhäutigen Eltern an der Notaufnahme beruhigend zuzuwenden, die offensichtlich keine gültigen Papiere auf den eigenen Namen haben und umso mehr Angst, ob sich hier ein Arzt diskret um die klaffende Kopfwunde ihrer Zweijährigen kümmern werde. Die Polen verstehen nicht, was der Arzt ihnen sagt, die Krankenschwester, eine Berliner Kurdin, hat zu viel zu tun, ein Vater deutscher Muttersprache hilft weiter, was auf Französisch geschieht. Das sind also fast alles irgendwie Ausländer, aber gemeinsam haben sie hier nur die Sorge um kranke Kinder.

Wer ist ein Ausländer? Niemand käme auf die Idee, den Verfassungsrichter Udo di Fabio wegen seiner italienischen Vorfahren als Ausländer zu bezeichnen, desgleichen fiele das bei Miroslaw Klose niemandem ein und auch nicht beim Schriftsteller Feridun Zaimoglu. Von Migrationshintergrund in diversen Schattierungen wäre vielmehr tastend die Rede. Von Rechts wegen gilt in Deutschland: Ausländer ist, wer keinen deutschen Pass besitzt. Und in Europa? Es gibt keine seriöse Untersuchung, die in dieser Sache nicht ehrlich auf erhebliche methodische Schwierigkeiten verweisen würde. Im europäischen Vergleich passt fast kein Begriff, keine gesetzliche Regelung, keine Definition, keine Statistik zu denen der Nachbarn.

→

Formen der Zuwanderung nach Deutschland im Jahr 2004

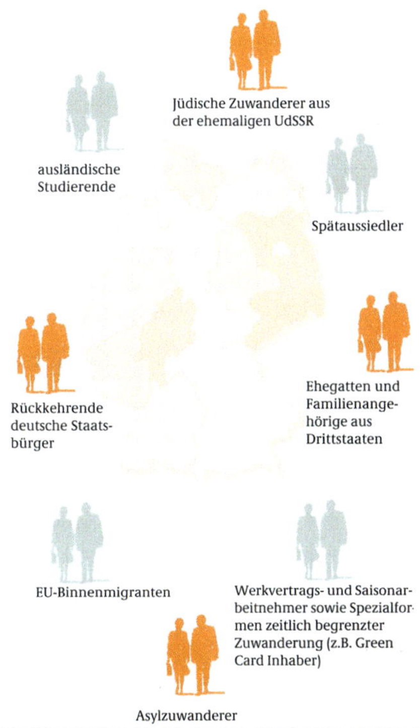

[2] Formen der Zuwanderung nach Deutschland im Jahr 2004

Ein paar Beispiele: Die deutsche Zuwanderungsstatistik registriert für 2003 genau 104924 Zuzüge aus Polen, die polnische Abwanderungsstatistik aber verzeichnet nur 20813 Fortzüge nach Deutschland. Frankreich und Portugal erheben nur die Zahl zuwandernder Ausländer, nicht aber die Zahl der Einwandernden mit französischem oder portugiesischem Pass – zum Beispiel aus ihren ehemaligen Kolonien. In Deutschland gilt als Zuwanderer, wer gemeldet ist, egal, für wie lange, in England aber nur derjenige, der länger als ein Jahr im Land bleiben will. Und die deutschen Statistiken beziehen auch Asylbewerber ein, während die Schweiz nur anerkannte Asylberechtigte zählt. Wer der Einfachheit halber sortieren möchte in „die andern" und »wir«, bekommt es allein in Frankreich, den Niederlanden, in England und Deutschland mit erheblichen Komplikationen zu tun.

(...)

(...) Die 6,7 Millionen Ausländer, die das Bundesamt für Migration und Flüchtlinge zugrunde legt und von denen 2,1 Millionen Bürger der EU sind, leben zu über 60 Prozent seit mehr als zehn Jahren in Deutschland, zu einem Drittel seit zwanzig Jahren oder mehr, jeder Fünfte ist in Deutschland geboren. Zu den Ausländern zählen aber auch fast eine Million Flüchtlinge und etwa 250000 Studenten, deren Aufenthaltsstatus ja sehr verschieden ausfällt, von den Illegalen ganz zu schweigen, die nur in Dunkelziffern bekannt sind.
Und gar nicht erst mitgezählt sind bei den 6,7 Millionen jene Spätaussiedler, die seit 1950 zu knapp 4,5 Millionen nach Deutschland zogen und fast alle Schwierigkeiten der Zuwanderer haben, nur eben einen deutschen Pass besitzen. Einen deutschen Pass wie die 12 Millionen vertriebenen Zuwanderer, die nach dem Krieg aus den ehemaligen Ostgebieten nach Westen zogen, und die 3 Millionen DDR-Flüchtlinge, die bis 1961 kamen, des Deutschen natürlich mächtig und doch zeitweise Fremde im eigenen Land.

Dritte Verwirrung: Mag es in Frankreich nur 3,2 Millionen Ausländer geben, Zuwanderer jedenfalls gibt es 4,3 Millionen, mehr als ein Drittel von ihnen aber besitzt einen französischen Pass. In Großbritannien wiederum ist die Kategorie der ethnic minorities ausschlaggebend, und zu diesen Gruppen fühlen sich mehr Menschen zugehörig, als es Ausländer gibt. Die Niederlande hingegen unterscheiden nach der Differenz zwischen Allochthonen und Autochthonen, und damit nicht genug: Die erste Generation der Allochthonen umfasst die im Ausland Geborenen, die zweite Generation die im Inland Geborenen mit zumindest einem im Ausland geborenen Elternteil, insgesamt sind dies 19 Prozent der niederländischen Gesamtbevölkerung.

Doch wiederum Verwirrung: Die Mehrheit der Zugewanderten sind niederländische Staatsbürger. Und als kleines Sahnehäubchen der Irritation: Zu den Allochthonen zählen etwa ebenso viele Deutsche wie Indonesier, womit also Menschen aus den fernen ehemaligen Kolonien in dieselbe Kategorie fallen wie die lieben germanischen Nachbarn.
(...)

Einen Ehrenmord kann auch ein deutscher Staatsbürger begehen
In Frankreich hingegen gilt für die Einbürgerung das ius soli, das Recht des Bodens, wenngleich in zweierlei Form: Im Jahr 1889 wurde das eingeschränkte ius soli eingeführt, das die französische Staatsbürgerschaft für alle in Frankreich geborenen Kinder ab dem 18. Lebensjahr vorsieht. Das uneingeschränkte ius soli hingegen, bereits seit 1851 in Kraft, gilt nur für Migrantenkinder in der dritten Generation, die also schon mit der Geburt kleine Franzosen sind.

Ausländer? Statistiken hin oder her, es wird aus all den wandernden Weltbürgern kein einfaches „wir" oder „die" mehr werden. Einen Ehrenmord kann auch ein deutscher Staatsbürger begehen, ein in Anatolien geborener Schriftsteller kann die deutschen Türken auffordern, mit der schwarz-rot-goldenen Fahne auf die Straße zu gehen, und Lukas Podolski und Miroslaw Klose, die gern Polnisch miteinander reden, mögen der Nation wie Gerald Asamoah demnächst zur Ehre gereichen. Wie einst Zinedine Zidane der seinen, der alte Franzose.

Quelle: Die Zeit, Nr. 19, 4. 01. 2006

Migrantengruppen in Deutschland werden in Statistiken nach ihrem rechtlichen Status unterschieden. Dies ist auch für die Pflege von großer Bedeutung, da hiermit Sicherheit oder Unsicherheit eines Aufenthaltstatus bestimmt werden. Insbesondere ein unsicherer Aufenthaltsstatus kann für die Betroffenen eine große psychische Belastung mit Konsequenzen für die pflegerische Betreuungssituation nach sich ziehen.

Grundsätzlich unterscheidet man Migrantengruppen in angeworbene Arbeitnehmer, Spätaussiedler, Flüchtlinge und Sonstige. Es gibt Migranten mit oder ohne deutsche Staatsbürgerschaft. Mit Ausnahme der Spätaussiedler müssen bei entsprechendem Wunsch in Deutschland alle Migranten, wie auch ihre in Deutschland geborenen Kinder, einen ausdrücklichen Antrag auf die deutsche Staatsangehörigkeit stellen (Zuwanderungsgesetz). Ungefähr ein Fünftel der in Deutschland lebenden Ausländer ist in Deutschland geboren, also kein Migrant im eigentlichen Sinne des Wortes.

Bei den **angeworbenen Arbeitnehmern** (so genannten Gastarbeitern) wird noch einmal in EU- und Nicht-EU-Angehörige unterschieden. Menschen aus der EU haben nach europäischem Gesetz ein generelles unbefristetes Aufenthalts- und Arbeitsrecht in Deutschland. Nicht-EU-Angehörige wiederum verfügen über unterschiedliche rechtliche Status:

Spätaussiedler gelten dem Gesetz nach als deutsche Staatsbürger. Damit sind sie Migranten, aber keine Ausländer im rechtlichen Sinne. Sie verfügen über die gleichen Rechte wie alle anderen deutschen Staatsangehörigen auch.

Bei den **Flüchtlingen** unterscheidet man Asylbewerber, Asylberechtigte und im Ausland anerkannte Flüchtlinge, Konventionsflüchtlinge, jüdische Zuwanderer aus der ehemaligen Sowjetunion sowie De-facto-Flüchtlinge.

Asylbewerber befinden sich in Deutschland, ohne dass ein rechtlicher Antrag auf Asyl bestands- oder rechtskräftig abgeschlossen ist. Ihr Aufenthaltsstatus ist äußerst unsicher. Sie dürfen sich nur in engen regionalen Grenzen innerhalb Deutschlands bewegen (z. B. innerhalb eines Bundeslandes). Auf Grund der veränderten Gesetzeslage sinkt die Zahl der Asylbewerber seit 2003 kontinuierlich.

Asylberechtigte sind Personen, die in Deutschland oder im Ausland als Flüchtlinge anerkannt worden sind. Ihr Aufenthaltsstatus in Deutschland ist abhängig von den politischen Verhältnissen im Heimatland.

Als **Konventionsflüchtlinge** werden Personen bezeichnet, die gemäß der Genfer Flüchtlingskonvention Abschiebungsschutz genießen. Sie müssen nachweisen, dass in ihrem Heimatstaat ihr Leben oder ihre Freiheit auf Grund ihrer Rasse, Religion, Staatsangehörigkeit, Zugehörigkeit zu einer bestimmten sozialen Gruppe oder wegen ihrer politischen Überzeugung bedroht ist.

Jüdische Zuwanderer aus der ehemaligen Sowjetunion haben denselben Status wie Kontingentflüchtlinge. Ihre Aufnahme in Deutschland geht auf einen Gesetzesbeschluss der Regierungschefs des Bundes und der Länder vom Januar 1991 zurück. Ihr Aufenthaltsstatus ist begrenzt.

Als **De-facto-Flüchtlinge** werden Personen bezeichnet, die keinen Asylantrag gestellt haben oder deren Asylantrag abgelehnt worden ist, die aber aus humanitären oder politischen Gründen nicht in ihr Heimatland zurückkehren können. Ihr Aufenthaltsstatus ist äußerst unsicher und kann sich innerhalb kurzer Fristen ändern.

Die folgenden Migrantengruppen haben ebenfalls gemein, dass ihr Aufenthaltsstatus äußerst unsicher ist: **Familienangehörige von Asylberechtigten** können in Ausnahmefällen in Deutschland einen befristeten Aufenthaltsstatus erreichen, ohne einen eigenen Asylantrag gestellt zu haben. **Kontingentflüchtlinge** sind Menschen, die im Rahmen einer humanitären Hilfsaktion der Bundesrepublik Deutschland aufgenommen worden sind. **Heimatlose Ausländer** sind Personen, die eine besonders geschützte Rechtsstellung nach dem Gesetz über die Rechtsstellung heimatloser Ausländerinnen haben.

Migranten				
Angeworbene Arbeitnehmer		Spätaussiedler	Flüchtlinge	Sonstige
EU-Angehörige	**Nicht-EU-Angehörige**		▪ Asylbewerber ▪ Asylberechtigte ▪ Konventionsflüchtlinge ▪ jüdische Zuwanderer aus der ehemaligen Sowjetunion ▪ De-facto-Flüchtlinge ▪ Kontingentflüchtlinge	▪ Familienangehörige von Asylberechtigten ▪ ausländische Studenten
▪ EU-Binnen-migranten	▪ Werkvertrags-arbeitnehmer ▪ Saisonarbeitnehmer ▪ Green-Card-Inhaber			

[Tab. 1] Rechtlicher Status von Migranten in Deutschland

3.3.3 Demografische Daten

Die Zahlen der in Deutschland lebenden Ausländer werden vom Statistischen Bundesamt jährlich erhoben.

Demografische Entwicklung
1 S. 18ff.

Die Bevölkerungsgruppe der Migranten ist noch nicht so stark von demografischen Veränderungen wie Singularisierung, Feminisierung oder Individualisierung geprägt wie die deutsche Bevölkerung. Menschen mit Migrationshintergrund werden häufig noch in ihren Familien gepflegt. Auch ist hier die Alterspyramide noch nicht so stark verschoben (→ Abb. 1). Das liegt primär daran, dass die ersten Arbeitsmigranten in den 1960er Jahren in sehr jungem Alter nach Deutschland kamen und heute erst zwischen 60 und 70 Jahre alt sind. Jedoch ist auch hier eine Verschiebung der Alterspyramide langfristig zu erwarten.

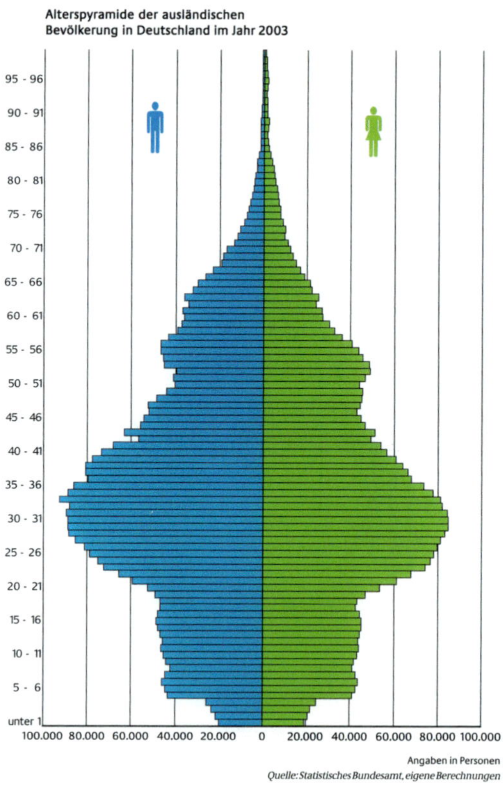

3.3.4 Assimilation und Integration

Assimilation bedeutet die einseitige Anpassung eines Einzelnen oder einer Gruppe an ihr soziales Umfeld. Man unterscheidet hierbei die kulturelle von der strukturellen Assimilation. In der Phase der kulturellen Assimilation sind die Menschen bemüht, alle kulturellen Gepflogenheiten der Umgebung anzunehmen (z. B. Kleidung). In der zweiten Phase der strukturellen Assimilation werden auch die strukturellen Gepflogenheiten, wie z. B. Bildung, Ausbildung, Eheschließung übernommen. Am Ende des Assimilationsprozesses sind keine Verhaltensunterschiede mehr sichtbar.

Ein Beispiel für die Assimilation war die jüdische Bevölkerung in Preußen oder anderen europäischen Ländern Ende des 19. Jahrhunderts. Sie hatten im Laufe eines Jahrhunderte andauernden Prozesses die Religion, Kultur und Sprache ihrer Heimatländer übernommen und ihre ursprüngliche jüdische Religion, die jiddische oder hebräische Sprache und kulturelle Besonderheiten des jüdischen Lebens abgelegt.

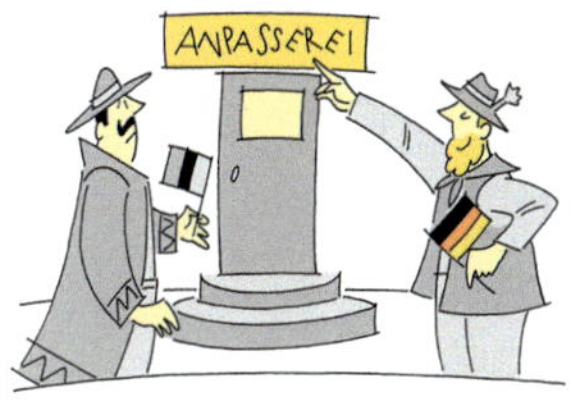

Im Gegensatz zur Assimilation bezeichnet die **Integration** die Einbindung von Einzelnen und Gruppen in eine Gesellschaft, um ein neues Ganzes zu schaffen. Das bedeutet, dass aus den Erfahrungen und Gepflogenheiten beider (oder mehrerer Gruppen) neue Werte und Normen hervorgehen können.

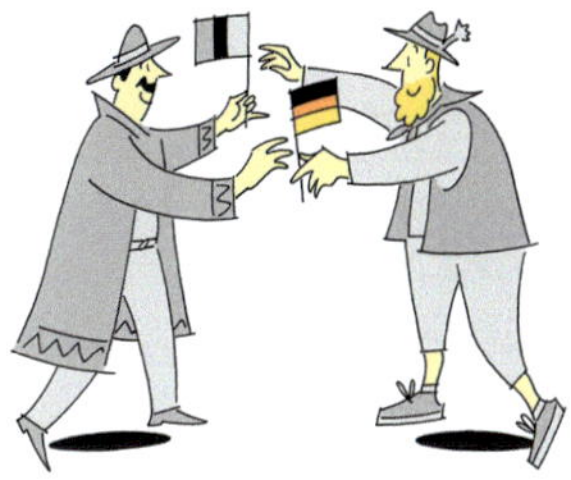

Der Prozess der Integration kann in unterschiedlicher Verteilung stattfinden: Eine kleine Minderheit beeinflusst nur in geringem Maße die dominierende Mehrheit, während eine größere Minderheitengruppe auch einen größeren Einfluss hat. Die stärkste Form der Integration ist in der amerikanischen Idee des „melting pot" (engl.: Schmelztiegel) beschrieben. Hierbei schmelzen alle bestehenden Kulturen zu einer neuen allumgreifenden Kultur zusammen. Die schwächste Form der Integration ist die Assimilation, in der eine Minderheit alle kulturellen Eigenheiten aufgibt und völlig in der Mehrheit aufgeht.

Integration ist ein bewusster Prozess, der politischen Charakter hat. So kann die Integration von Migranten durch politische Maßnahmen gefördert werden. Hierzu gehören z. B. Sprachkurse oder so genannte Integrationskurse, die auch staatsbürgerkundliche Inhalte vermitteln.

Transkulturelle Pflege – Modelle und Theorien 3.4

In der Pflege sind verschiedene Modelle und Theorien für einen kultursensiblen Umgang mit Pflegebedürftigen entwickelt worden. Grundsätzlich kann man sie in statische und dynamische Modelle unterscheiden. Statische Modelle gehen von festen Regeln und Gepflogenheiten einer kulturellen Gruppe aus, die in der Pflege berücksichtigt werden müssen (z. B. alle Deutschen sind ordentlich, darum muss man in einem Zimmer eines Deutschen immer Ordnung halten). Dynamische Modelle wiederum versuchen, den Prozesscharakter in der kultursensiblen Pflege zu betonen. Sie weisen darauf hin, dass jeder Mensch individuelle kulturelle Gepflogenheiten lebt, die bei jeder Pflegehandlung berücksichtig werden müssen (z. B. möchte Frau Müller gerne nur von Frauen gewaschen werden). Alle Modelle haben gemein, dass sie einen personenbezogenen Ansatz in der Pflege fördern wollen.

Die im Folgenden dargestellten Modelle und Theorien sind transkulturell orientiert. Sie gehen von einem fließenden Miteinander verschiedener kultureller Einflüsse aus. Transkulturalität soll in diesem Zusammenhang die Gemeinsamkeiten der Kulturen betonen.

Leiningers Theorie der transkulturellen Pflege 3.4.1

Madeleine Leininger ist eine amerikanische Pflegewissenschaftlerin, die bereits in den 1950er Jahren den Bedarf für eine kultursensible Pflege festgestellt hat. Sie studierte Kulturanthropologie und untersuchte den Einfluss kultureller Unterschiede in der Pflege. Sie entwickelte in diesem Zusammenhang eine Pflegetheorie, in welcher sie das nach seiner Form benannte Sunrise-Modell (→ S. 274, Abb. 1) als Grundlage für die Pflege darstellt.

Sunrise
engl. = Sonnenaufgang

Leininger geht davon aus, dass Pflege eine weltumspannende Tätigkeit ist, die immer innerhalb von kulturellen und sozialen Strukturen stattfindet. Sie unterteilt diese Strukturen in technischen Fortschritt (z. B. Kühlschränke zur Nahrungsaufbewahrung), religiöse und ethische Einflüsse (z. B. Bedeutung von Gebete), Bedeutung von Familie und sozialem Umfeld (z. B. Stellung der Frau in der Familie), kulturelle Werte und Lebensvorstellungen (z. B. Einstellung zu Krankheit), politische und rechtliche Aspekte (z. B. Meinungsfreiheit), wirtschaftliche Situation (z. B. Finanzierung des Gesundheitssystems) und Bedeutung von Erziehung und Bildung (z. B. Alphabetisierung, Zugang zum Bildungssystem). Diese Strukturen wiederum beeinflussen nicht nur die Vorstellung von ganzheitlicher Gesundheit, sondern auch die individuellen Pflegehandlungen sowie das Pflegewissen und die Pflegepraxis.

Beispiel Frau Alrabei ist in Ägypten aufgewachsen. Sie lebt seit 20 Jahren in Deutschland und spricht sehr gut Deutsch. Sie wird von ihrer Hauskrankenpflegestation betreut, da sie an Diabetes mellitus erkrankt ist. Sie haben ihr bereits mehrmals erklärt, dass sie nicht mehr so viel Zucker zu sich nehmen darf. Frau Alrabei sagt jedoch, dass sie das Süße liebt und die Krankheit sowieso von Gott gegeben ist. Nach Leiningers Vorstellung beeinflussen hier kulturelle und religiöse Aspekte die Pflege.

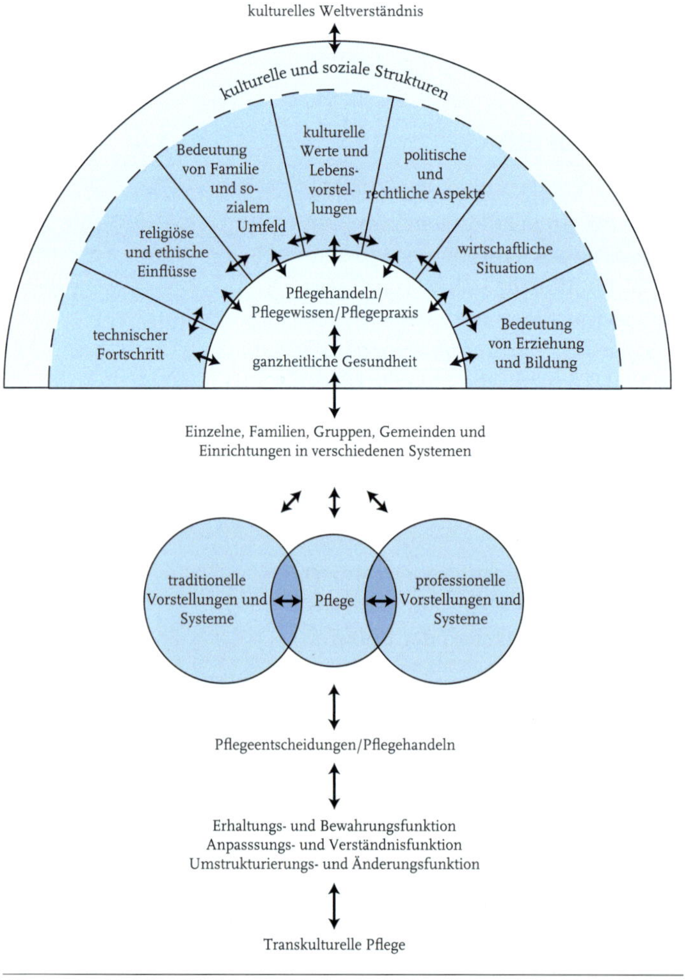

[1] Sunrise-Modell nach Leininger. Pfeile deuten eine Beziehung zwischen den Feldern an.

Individuen oder Gruppen von Menschen bewegen sich in verschiedenen Systemen, die in die Pflege hineinreichen: Auf der einen Seite stehen hier traditionelle Vorstellungen und Systeme (z. B. heilkundliche Traditionen oder die Laienpflege in der Familie), auf der anderen Seite stehen professionelle Vorstellungen und Systeme (z. B. moderne Medizin).

In der Pflege müssen alle diese Faktoren erkannt werden, um professionelle Entscheidungen fällen zu können. Transkulturelle Pflege kann dabei verschiedene Ziele haben:

- Erhalten und Bewahren von kulturellen Eigenheiten,
- Förderung von Anpassung an und Verständnis für die neue Kultur oder
- Förderung von Umstrukturierung und Änderung der kulturellen Verhaltensweisen.

Leiningers Theorie wird zugutegehalten, dass sie nicht nur den einzelnen Menschen, sondern auch Gruppen und Familien sowie Laienpflege und professionelle Pflege mit einbezieht. Gleichzeitig wirft man ihr aber auch vor, dass ihre statische Sichtweise auf Kultur die Abgrenzung der einzelnen Kulturen fördere. Das Modell von Leininger ist sehr komplex und nur mit einem großen kulturellen Vorwissen zu verstehen. Es verlangt von Pflegefachkräften, sich mit jeder einzelnen Kultur auseinanderzusetzen und sich in diesem Zusammenhang ein großes Fachwissen anzueignen.

Uzarewicz' Ansatz der transkulturellen Pflege 3.4.2

In Charlotte Uzarewicz' Verständnis einer kultursensiblen Pflege steht der Mensch als ganzheitliches Wesen im Raum eines kulturellen Bedeutungsfeldes.

Sie sieht in der Diskussion um kultursensible Altenpflege die Gefahr der Stereotypisierung und sie weist darauf hin, dass für eine transkulturelle Pflege die Interaktion von großer Bedeutung ist. Sie ermöglicht ein Verständnis zwischen Pflegenden und Pflegebedürftigen, das Grundlage für die Entwicklung von Handlungskonzepten ist. Pflegende sollen hierbei versuchen, die Phänomene in der Pflege als solche wahrzunehmen, ohne sich von ihren Vorurteilen lenken zu lassen. Hierbei ist es wichtig, sozioökonomische und biografische Aspekte zu berücksichtigen.

In Uzarewicz' Ansatz ist kultursensible Pflege keine zusätzliche pflegerische Aufgabe, sondern die Umsetzung individueller, biografieorientierter Pflege.

Transkulturelles Pflegemodell nach Andrews und Boyle 3.4.3

Andrews und Boyle haben in ihrem Buch „Transkulturelle Pflegekonzepte" die Theorie von Leininger dahingehend weiterentwickelt, dass sie die Interaktion und Kommunikation in den Vordergrund einer kultursensiblen Pflege gestellt haben. Sie machen deutlich, dass es keine Rezepte im Umgang mit Menschen aus anderen Kulturen gibt, sondern pflegerisches Handeln immer individuell angepasst werden muss. Sie betonen hierbei den eigenen kulturellen Hintergrund von Pflegefachkräften, welche mit ihren soziokulturellen Wertvorstellungen regelmäßig bewusst gemacht werden müssen. Sie gehen davon aus, dass der Grad der kulturellen Übereinstimmung zwischen Pflegenden und Pflegebedürftigen die Pflegequalität beeinflusst.

Die Grundannahmen von Andrews und Boyle sind im Metaparadigma der Pflege verortet und können als Modell dargestellt werden (→ Abb. 1).

Metaparadigma
1 S. 25

Pflegende

- kulturelle Identität
- ethnisch-geschichtlicher Hintergrund
- kulturelle Werte
- Familie
- moralische und ethische Werte
- Bildung
- Politik
- sozioökonomischer Status
- Lebensstil
- Alter
- Geschlecht
- Persönlichkeitsmerkmale
- individuelle Überzeugungen
- Unternehmenskultur
- Berufsethos

gesundheitsbezogene Werte, Einstellungen, Glaube und Heilkunde

Kommunikation

Verbal:
- Sprache
- Begrüßung
- Anrede

Nonverbal:
- Zeit
- Raum
- Nähe
- Distanz
- Berührung

Technik
Literatur, Kunst, Musik und Tanz

Pflegebedürftige

- kulturelle Identität
- ethnisch-geschichtlicher Hintergrund
- kulturelle Werte
- Familie
- moralische und ethische Werte
- Bildung
- Politik
- sozioökonomischer Status
- Lebensstil
- kulturbedingte Wahrnehmung von Gesundheit und Krankheit
- Alter
- Geschlecht
- Persönlichkeitsmerkmale
- individuelle Überzeugungen

gesundheitsbezogene Werte, Einstellungen, Glaube und Heilkunde

Umweltfaktoren

[1] Modell der Transkulturellen Pflege nach Andrews und Boyle

3.5 Transkulturelle und Interkulturelle Pflege – Praxis

Im Folgenden sollen beispielhaft einzelne Möglichkeiten praktisch umgesetzter kultursensibler Altenpflege gezeigt werden. Jede Situation im Pflegealltag muss individuell eingeschätzt werden. Der Pflegeprozess (→ **1** S. 66 ff.)strukturiert dabei das Pflegehandeln.

3.5.1 Haltung von Altenpflegerinnen und Altenpflegern zu Menschen unterschiedlicher kultureller und nationaler Herkunft

Um mit Menschen anderer Kulturen umgehen zu können, ist es für jede einzelne Person wichtig, die Haltung zur eigenen Kultur sowie der Kultur des anderen Menschen zu reflektieren. Viele Menschen haben Vorurteile gegenüber anderen Kulturen und denken in Stereotypen. **Vorurteile** können sowohl negativer (z. B. alle Schwaben sind geizig) oder positiver Art (z. B. alle Rheinländer sind freundlich) sein. Vorurteil bedeutet hierbei lediglich, dass die Person sich bereits eine persönliche Meinung gebildet hat. Ein **Stereotyp** hingegen ist eine feststehende Meinung über eine Person, die sich aus der Erfahrung mit Menschen der gleichen Gruppe oder einem vermeintlichen Wissen über diese Gruppe abgeleitet hat. Nimmt man also wieder das Vorurteil über die Schwaben, bedeutet dies, dass ich alle Schwaben, die ich treffe, für geizig halte. Aus Vorurteilen können sich also Stereotype ableiten oder es entstehen Vorurteile auf Grund von Stereotypen.

Vorurteile und Stereotypen sind für das soziale Handeln wichtig. Sie sollten aber nicht dazu führen, Menschen zu verurteilen. Im Rahmen einer kultursensiblen Pflege ist es von großer Bedeutung, sich mit den eigenen Vorurteilen und Stereotypen auseinander zu setzen und sie auch zu prüfen und zu korrigieren. Dazu ist eine offene Haltung gegenüber Menschen fremder Kulturen eine wesentliche Voraussetzung.

3.5.2 Pflegeanamnese bei Menschen mit Migrationshintergrund

Pflegeanamnese
1 S. 69, S. 90

Zu Beginn jedes Pflegeprozesses steht die Pflegeanamnese. Sie wird in der Regel mit Hilfe eines Dokumentationssystems oder bestimmten Assessmentinstrumenten erhoben. Eine gründlich durchgeführte Pflegeanamnese kann helfen, den pflegebedürftigen Menschen in seinen „Eigenheiten" besser zu verstehen.

Unabhängig vom kulturellen Kontext kann es immer hilfreich sein, Angehörige mit einzubeziehen. Gerade ältere Migranten sind mit dem hiesigen Gesundheitswesen nicht vertraut. Sie können hierbei durch ihre Kinder Unterstützung erfahren.

Folgende Aspekte sollten in der Anamnese von Menschen mit Migrationshintergrund besondere Berücksichtigung finden:

- **Sprache:** Hier ist es sinnvoll, nicht nur das verbale Sprachverständnis einzuschätzen, sondern auch z. B. zu erfragen, ob die pflegebedürftige Person die deutsche Sprache auch lesen und schreiben kann.
- **Religiöser Hintergrund:** Die Zugehörigkeit zu einer religiösen Gemeinschaft kann durch die Ausübung von religiösen Ritualen und die Einhaltung von bestimmten Gesetzen und Pflichten Auswirkungen auf den pflegerischen Umgang haben (→ Sterberituale, S. 287 ff.). Ist Ihnen die genannte Religion unbekannt, holen Sie sich Fach- oder Expertenwissen ein. Bitten Sie den Pflegebedürftigen darum, Sie darauf hinzuweisen, wenn die Alltagsroutine nicht mit der Ausübung der Religion vereinbar ist.

- **Ernährung:** Die Ernährungsgewohnheiten vieler Migranten unterscheiden sich von der traditionellen deutschen Küche. Neben persönlichen Vorlieben und Gewohnheiten können auch religiöse Vorschriften eine Bedeutung haben.
- **Biografieorientierung:** Für die Pflege kann es von besonderer Bedeutung sein, was der Grund für die Migration war. Menschen können während der Migration traumatische Erlebnisse durch Gewalt und Verlust von lieb gewonnenen Menschen sowie der Heimat erfahren haben. Gleichzeitig empfinden viele Menschen aus anderen Kulturen es als eine Schande, nicht von der Familie pflegerisch betreut zu werden. Hier kann es hilfreich sein, Kontakt zu einem Seelsorger oder Sozialarbeiter aufzunehmen (→ Biografiearbeit 1 S. 398 ff.).

Eine ganzheitlich orientierte und personenbezogene Pflege versucht immer, die individuellen Wünsche und Erwartungen von Pflegebedürftigen umzusetzen. Daher muss auch bei einer kultursensiblen Pflege auf eine gute Kommunikation geachtet werden. Potenzielle Probleme können dadurch rechtzeitig erkannt und gelöst werden.

3.5.3 Dolmetscherdienste

Ergibt sich bei der Anamnese, dass die pflegebedürftige Person Probleme beim Sprechen oder Verstehen der deutschen Sprache hat, ist ein alternativer Lösungsansatz zu finden. Häufig stehen die Angehörigen und insbesondere die Kinder zum Dolmetschen zur Seite. Hierbei muss jedoch immer berücksichtigt werden, dass bestimmte Themen oder Bereiche des Lebens von den Kindern nicht oder nicht ausreichend übersetzt werden können. Dies gilt unter anderem für rechtsverbindliche Angelegenheiten.

online

Bundesverband der Dolmetscher und Übersetzer
www.bdue.de

Ist dies der Fall oder hat die pflegebedürftige Person keine Angehörigen, die dolmetschen können, ist es sinnvoll, einen Dolmetscherdienst einzuschalten.

Eine dritte Möglichkeit ist das Einbeziehen von Mitarbeiterinnen, die die Muttersprache der pflegebedürftigen Person beherrschen. Jedoch muss auch hier berücksichtig werden, dass eine solche Übersetzung keine Rechtssicherheit bietet.

Grundsätzlich besteht bei einem gedolmetschtem Gespräch immer die Gefahr, dass Inhalte nicht oder nur unvollständig oder fehlinterpretiert weitergereicht werden. Ein solches gedolmetschtes Gespräch bedarf einer eingehenden Vor- und Nachbereitung und der Bereitschaft aller Beteiligten, sich auf diese Situation einzulassen.

Langfristig kann es hilfreich sein Übersetzungshilfen zu erstellen. Durch Mitarbeit von Angehörigen, Mitarbeiterinnen oder Dolmetscherdiensten können z. B. wichtige Pflegehandlungen auf Kärtchen notiert, übersetzt oder mit Bildsymbolen versehen werden. Ein Beispiel für ein solches Instrument sind die COOP-WONCA-Charts.

3.5.4 Bedeutung der nonverbalen Kommunikation

Die nonverbale Kommunikation ist von besonderer Bedeutung für die Pflege. Sie verlangt aber auch immer, dass nonverbale Kommunikationszeichen sowohl vom Sender als auch vom Empfänger verstanden werden können. Im Umgang mit Menschen aus anderen Kulturkreisen kann es hierbei zu Verständigungsschwierigkeiten kommen: Im hiesigen Kulturkreis wird z. B. ein Kopfnicken allgemein als Bejahung verstanden. Im östlichen Mittelmeerraum wird jedoch in einigen Regionen ein deutliches Nein mit einem Kopfnicken unterstützt. Pflegefachkräften muss also bewusst sein, dass beim Senden vermeintlich eindeutiger, nonverbaler Signale die Nachricht nicht unbedingt vermittelt wird. Das Gleiche gilt für das Empfangen von nonverbalen Signalen. Es ist hier hilfreich, sich immer wieder auch verbal zu versichern, dass der Inhalt der Nachricht richtig verstanden wurde.

nonverbale Kommunikation
2 S. 15 f.

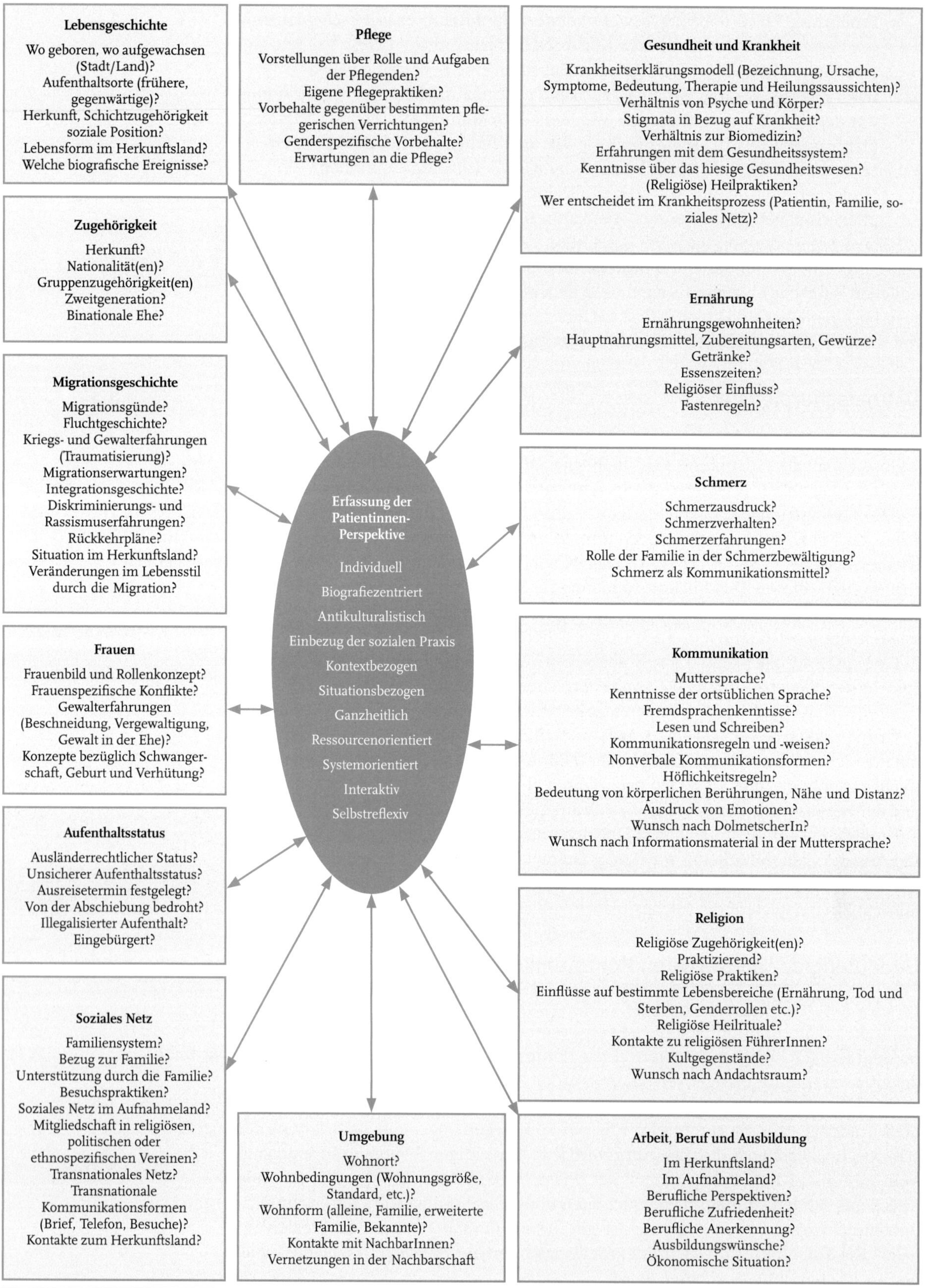

[1] Transkulturelle Pflegeanamnese (© Dagmar Domenig, Transkulturelle Pflegeanamnese, Hans Huber Verlag 2001, S. 231)

Glaubens- und Lebensfragen 4

Leben und Lebenseinstellungen 4.1

Die Frage nach dem Leben beschäftigt die Menschheit seit ihrem Bestehen. Religion, aber auch Philosophie und Naturwissenschaft versuchen hierzu Denkansätze zu entwickeln. Allen Menschen gemein ist die Sehnsucht nach einem gutem Leben.

Im Altertum sahen die Griechen das Leben als Zusammensetzung von vier Elementen an:

- Feuer (Wärme und Licht)
- Wasser (Regen und Bewässerung)
- Erde (bewahrende Dunkelheit)
- Luft (Wind und atmen)

Auch heute gibt es Ansätze, über das Leben zu reflektieren. Der naturwissenschaftliche Ansatz z. B. sieht den Menschen als einen Bausatz aus Organen, Zellen und Molekülen. Der religiöse Ansatz beschäftigt sich mit der Seele des Menschen und der philosophische Zugang strebt nach einer geistigen Auseinandersetzung mit den Fragen des Lebens. In diesem Zusammenhang interessiert immer wieder die Frage, wo unser Leben eigentlich her kommt und wo es hingeht, wenn es zu Ende ist. Die Vorstellung über Anfang und Ende des Lebens sind in allen Kulturen mit Gedanken über die Ewigkeit verbunden. Diese Ewigkeit ist für uns Menschen allerdings nur schwer vorstellbar.

„Das Leben zieht an einem vorüber." Diese Ansicht ist jungen Menschen sehr fern, alte Menschen wiederum blicken auf ihr Leben zurück und vergleichen Vergangenheit mit Gegenwart. Viele Stationen des Lebens erscheinen nur noch in der Gedankenwelt oder auf verblichenen Fotografien (→ Abb. 1): Geburt, Kindheit, Schulzeit, Jugend, Ehe, eigene Kinder, Rente, Alter. Die Vorstellung, dass dieses Leben irgendwann einfach vorbei sein soll, wird im Alter immer fassbarer.

„Wo komm ich her, und wo geh ich hin?
Wer sagt mir, was ich war und wirklich bin?
Bin ich echt, oder träum ich nur schlecht?
Bin ich hier zum Spaß oder zu was?
Nur zur Zier. Ein Goldfisch im Glas.
Ist das der Sinn, wo liegt der Sinn?
Da gibt es so ein Ding, das heißt Liebe.
Gibt es dieses Ding schon sehr lang?
Alle reden nur davon, und ich ...
wie komm ich da ran?
Braucht man dieses Ding, um zu leben,
so, wie man den Sonnenschein braucht?
Ist dieses Ding zu Haus in meinem Gehirn oder im Bauch?
Wo komm ich her, und wo geh ich hin?
Ist jeder Schluss zugleich ein Neubeginn?
Ich krieg's noch raus, das krieg ich noch raus.
Hat das irgendwo etwas mit Liebe zu tun?
In diesem Wort steckt die Antwort drin.
Wo komm ich her, und wo geh ich hin?
(...)

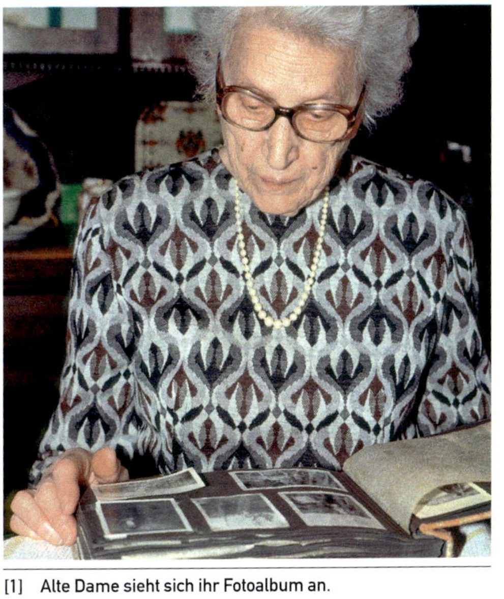

[1] Alte Dame sieht sich ihr Fotoalbum an.

QUELLE: Peter Maffay, „Tabaluga und das leuchtende Schweigen". Ariola, 1993.

Das Leben

Denkt Ihr, wenn Ihr mich anschaut: Eine mürrische alte Frau, nicht besonders schnell, verunsichert in ihren Gewohnheiten, mit abwesenden Blick, die ständig beim Essen kleckert, die nicht antwortet, wenn Ihr sie anmeckert, weil sie wieder nicht pünktlich fertig wird. Die nicht so aussieht, als würde sie merken, was Ihr macht und ständig den Stock fallen lässt: füttern, waschen und alles was, dazugehört. Denkt Ihr denn so von mir, Schwestern, wenn Ihr mich seht, sagt?

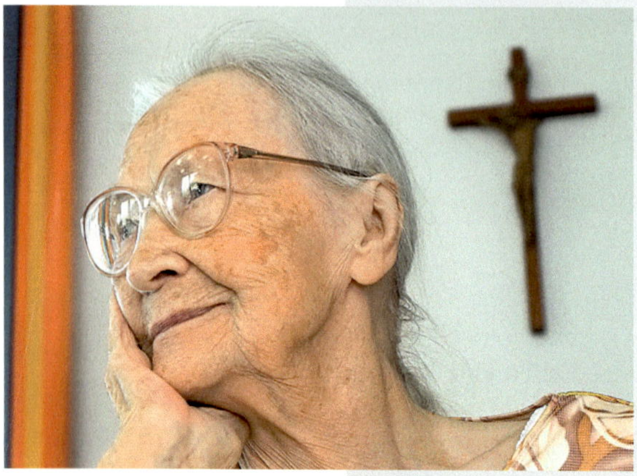

Öffnet die Augen, Schwestern, schaut mich genauer an! Ich soll Euch erzählen, wer ich bin, die hier so still sitzt, die macht, was Ihr möchtet und isst und trinkt, wann es Euch passt? Ich bin ein zehnjähriges Kind mit einem Vater und einer Mutter, die mich lieben und meine Schwester und meinen Bruder. Ein sechzehnjähriges Mädchen, schlank und hübsch, die davon träumt, bald einem Mann zu begegnen. Eine Braut, fast zwanzig, mein Herz schlägt heftig bei dem Gedanken an die Versprechungen, die ich gegeben und gehalten habe. Mit fünfundzwanzig, noch habe ich eigene Kleine, die mich zu Hause brauchen. Eine Frau mit dreißig, meine Kinder wachsen schnell und helfen einander. Mit vierzig, sie sind alle erwachsen und ziehen aus. Mein Mann ist noch da und die Freude ist nicht zu Ende. Mit fünfzig kommen die Enkel und sie erfüllen unsere Tage, wieder haben wir Kinder – mein Geliebter und ich. Dunkle Tage kommen über mich, mein Mann ist tot. Ich gehe in eine Zukunft voller Einsamkeit und Not. Die Meinen haben mit sich selbst genug zu tun, aber die Erinnerungen von Jahren und die Liebe bleiben mein. Die Natur ist grausam, wenn man alt und krumm ist, und man wirkt etwas verrückt. Nun bin ich eine alte Frau, die ihre Kräfte dahinsiechen sieht, und der Charme verschwindet. Aber in diesem alten Körper wohnt immer noch ein junges Mädchen, ab und zu wird mein mitgenommenes Herz erfüllt.

Ich erinnere mich an meine Schmerzen und ich liebe und lebe mein Leben noch einmal, das allzu schnell an mir vorbeigeflogen ist, und akzeptiere kühle Fakten, dass nichts bestehen kann. Wenn Ihr Eure Augen aufmacht, Schwestern, so seht Ihr nicht nur eine mürrische alte Frau. Kommt näher, seht mich.

Diese Zeilen wurden im Nachtschrank einer verstorbenen 95-jährigen Bewohnerin eines Altenheimes gefunden, die nach Aussage des Pflegepersonals seit mehreren Jahren nicht mehr sprechen konnte. Es wurde gesagt, sie hätte Alzheimer ...

Unbekannte Quelle

4.2 Glaubensfragen

Glaubensfragen sind in unserer Gesellschaft stark an die religiöse Zugehörigkeit gebunden. Hierbei gibt es in Deutschland die Besonderheit, dass die Religionszugehörigkeit durch den Staat erfasst wird. Man gibt beim Einwohnermeldeamt an, ob und welcher Kirchengemeinschaft man zugehörig ist. Gleichzeitig gibt es keine Staatsreligion (wie z. B. der Islam im Iran). Einer der Grundsätze unserer Gesellschaft ist die Trennung zwischen Staat und Kirche.

Die Zugehörigkeit zu einer der beiden großen deutschen Kirchen (katholische und evangelische Kirche) ist an eine Kirchenmitgliedschaft gebunden. Dies gilt nicht für andere Religionen, wie z. B. den Islam. Unabhängig von der Kirchenzugehörigkeit ist der persönliche Glauben anzusehen. In diesem Zusammenhang soll das folgende Kapitel einen kurzen Überblick über Religion, Glauben und Spiritualität bieten.

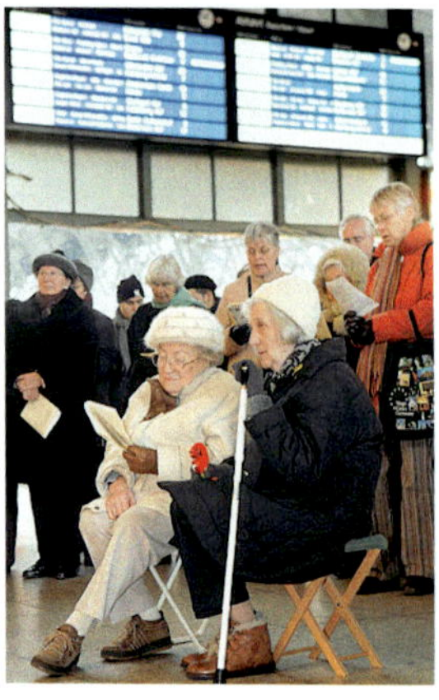

[1] Ältere Menschen bei einem Weihnachtsgottesdienst im Hauptbahnhof von Frankfurt am Main

Religion, Glauben und Spiritualität

4.2.1

Religionen gibt es in allen Ländern der Erde und seit Bestehen der Menschheit. Bereits die Urmenschen zeigten ihre religiöse Verbundenheit in Symbolen und Wandmalereien. Hierdurch verdeutlichten sie ihre religiösen Vorstellungen, z. B. von einem Leben nach dem Tod oder bestimmten Ritualen zur Bekämpfung von Gefahren. Religion steht also schon immer im Zusammenhang mit menschlichen Grunderfahrungen oder existenziellen Fragen des Lebens.

Das Wort „**Religion**" wird aber erst von Cato (234 – 149 v. Chr.) und Cicero (106 – 43 v. Chr.) verwendet und leitet sich von dem Begriff „wiederaufwickeln" bzw. im übertragenem Sinn von „bedenken" und „achtgeben" ab. Religion bezieht sich auf unterschiedliche kulturelle Phänomene wie den Glauben an eine „andere Welt". Sie integriert menschliche Vorstellungen über Gott, Gottheit oder Gottheiten, aber auch Transzendenz, Spiritualität, Anfang und Ende der Zeit. Sie bestimmt moralische Vorstellungen, Traditionen, Lebensabläufe, Feste und Symbole. Schlicht, die Religion ist ein fester Bestandteil fast jeder Kultur der Menschengeschichte. Aufgrund ihrer Verbreitung bzw. Bedeutung lassen sich heute folgende Weltreligionen anführen: Christentum, Islam, Judentum, Hinduismus und Buddhismus.

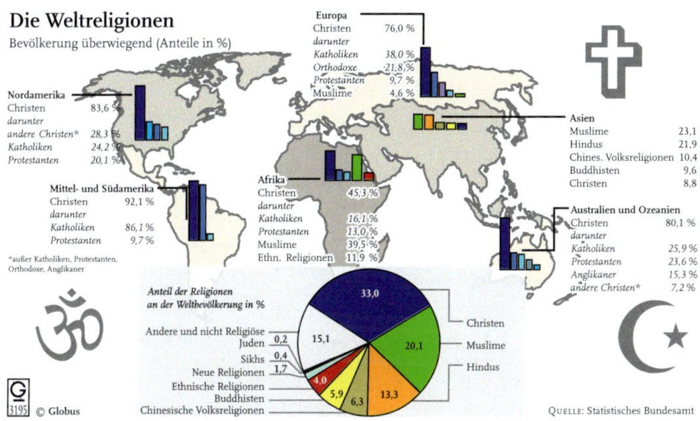

Die Ausübung der Religion ist in der Regel an feste Regeln und Glaubensgesetze gebunden, deren Praxis variieren kann. So kann es beispielsweise beträchtliche Unterschiede in der Auffassung verschiedener Glaubens- und Lebensfragen zwischen den einzelnen Konfessionen geben (Katholiken, Protestanten, Baptisten, Kopten ...). Aber auch innerhalb ein und derselben Konfession kann es aufgrund von unterschiedlichen Traditionen zu entsprechenden Unterschieden kommen (z. B. bei Katholiken aus Bayern, Irland oder den Philippinen).

Aber auch die Intensität der Religionsausübung kann variieren. Dieser Aspekt wird mit dem Begriff **Religiosität** charakterisiert, wobei zwischen *intrinsischer* und *extrinsischer* Religiosität unterschieden wird. Die *intrinsische* Religiosität beschreibt den persönlichen Glauben, also die Haltung, die die Lebensgestaltung im Alltag prägt sowie den tiefen Glauben an eine Gottheit. Die *extrinsische* Religiosität beschreibt im Gegensatz dazu das religiös orientierte Handeln, wie z. B. Gottesdienstbesuche. Auch wenn Religiosität als sehr subjektiv beschrieben werden kann, so kann bei statistischen Erhebungen durchaus die Frage nach der Häufigkeit von Gottesdienstbesuchen oder der Wichtigkeit der Religion für das eigene Leben gestellt werden. So gibt es etwa in Europa zwischen einzelnen Ländern zum Teil beträchtliche Unterschiede in der Religiosität, was durch ein Nord-Süd Gefälle zum Ausdruck kommt. Aber auch weltweit gibt es etwa zwischen islamischen und christlich orientierten Ländern beträchtliche Unterschiede bezüglich der Religiosität.

Ein weiterer Sachverhalt im Zusammenhang mit Fragen zu Religion lässt sich mit dem Begriff **Glaube** beschreiben. Glauben bezieht sich vor allem auf die *persönliche* Auffassung der Religion, die von den Idealvorstellungen einer Religionsgemeinschaft abweichen kann. So gibt es gerade in Deutschland viele Christen, die zwar „irgendwie" an Gott glauben, aber bestimmten Lehren der Kirche kritisch gegenüber stehen oder nicht regelmäßig an Gottesdiensten teilnehmen.

Konfession
Bekenntnis zu einer bestimmten Glaubensrichtung innerhalb einer Religion, z. B. Protestantismus innerhalb des Christentums

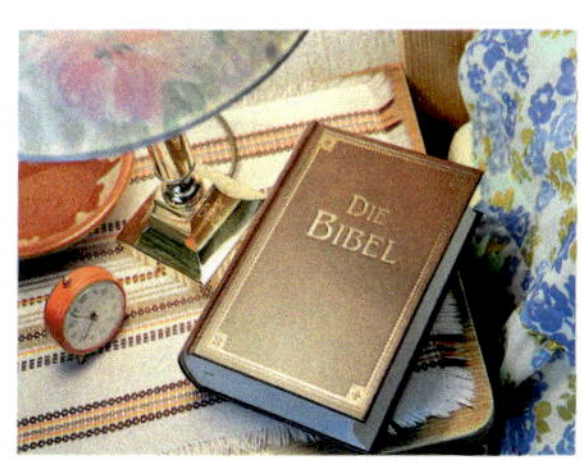

[1] Die Bibel ist die heilige Schrift der Christen und dient vielen Gläubigen als Wegbegleiter.

In diesem Kontext gilt es sich bewusst zu werden, dass es in Religionsgemeinschaften stets auch radikale und gemäßigte Glaubensauffassungen gibt, sowohl im Bezug auf das eigene Verständnis der jeweiligen Lehre, als auch auf die religiöse Praxis und Befolgung entsprechender Grundsätze und Traditionen im täglichen Leben. Diese Einstellung kann sich im Zuge des Lebens verändern.

Noch mehr Individualität beinhaltet der Begriff **Spiritualität**. Die Spiritualität ist nicht notwendigerweise an die Zugehörigkeit zu einer bestimmten Religionsgemeinschaft gebunden. Unabhängig von der Zugehörigkeit bzw. Nicht-Zugehörigkeit zu einer Religionsgemeinschaft kann davon ausgegangen werden, dass jeder Mensch seine eigene Spiritualität besitzt. Sie bestimmt das Verständnis von *transzendenten* Dingen, die daraus resultierenden Werte- und Lebenseinstellung des Menschen sowie sein tägliches Handeln und Urteilen.

transzendent
die Grenzen des sinnlich rationell wahrnehmbaren überschreitend

Insgesamt lässt sich die religiöse Praxis mit folgenden fünf Punkten beschreiben:
- Der Glaube an bestimmte Inhalte und Doktrin,
- rituelle Formen der Frömmigkeit (z. B. Gottesdienstbesuche, beten, in heiligen Schriften lesen),
- persönliche Glaubenserfahrungen,
- Wissen über die eigene Religion,
- religiöses Handeln im Alltag.

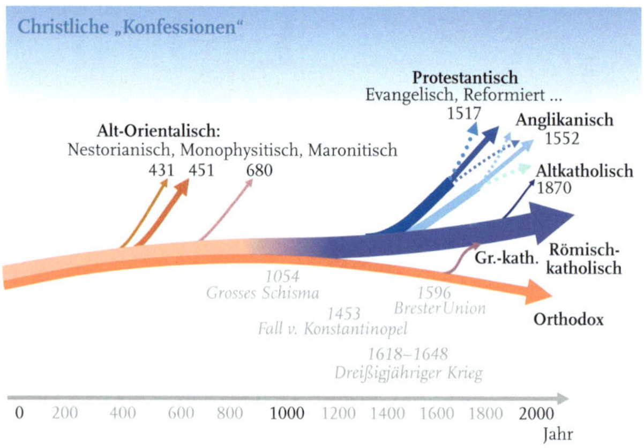

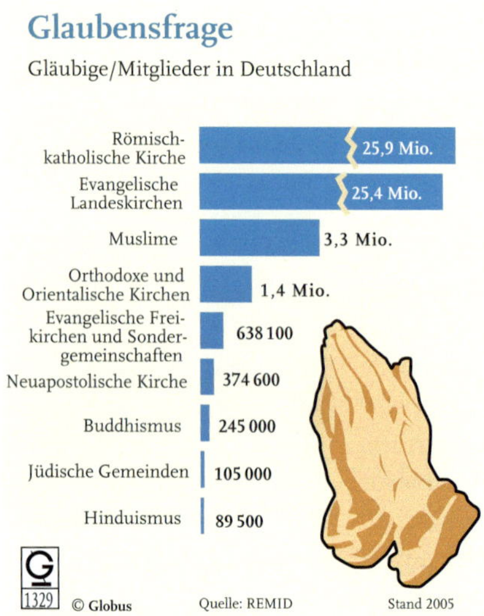

Religion, Glauben und Spiritualität in Deutschland

In Deutschland gehören die meisten Menschen einer der beiden großen christlichen Kirchen an: der römisch-katholischen oder der evangelischen Kirche. Aufgrund verstärkter Migration innerhalb Europas und weltweit, steigt die Zahl andere Religionsgemeinschaften stetig an. Neben Glaubensgemeinschaften wie Baptisten, Adventisten und Freikirchen, die zumeist in Amerika aus dem Protestantismus hervorgegangen sind, prägen immer mehr östliche Christen die Religionslandschaft Deutschlands. Hierzu zählen v. a. die aus Osteuropa stammenden orthodoxen Christen (serbisch-, rumänisch-, russisch-, griechisch-orthodox ...), aber auch die sog. (alt-)orientalischen Christen wie Kopten, Armenier oder christliche Syrer.

In vielen Städten gibt es zudem große Gemeinschaften von Moslems, welche einerseits aus verschiedenen Ländern stammen (Türkei, Bosnien, Ägypten, Indonesien ...), sich anderseits auch unterschiedlichen Glaubensauffassungsrichtungen zugehörig fühlen (Sunniten, Schiiten, Aleviten ...).

Eine in Deutschland geschichtlich sehr alte und ebenso bedeutende Religionsgemeinschaft verkörpern die Juden. Auch hier lassen sich hinsichtlich ihrer Religionsausübungspraxis unterschiedliche Richtungen erkennen (z. B. orthodoxe, konservative oder säkulare Juden).

Trotz dieser Vielfalt lassen sich alle hier erwähnten Religionen unter dem Überbegriff *„monotheistische“* oder auch *„abrahamitische“* Religionen fassen.

Doch die gegenwärtige Religionslandschaft wäre nicht vollständig ohne die Berücksichtigung der Religionen anderer Kontinente. An dieser Stelle sind besonders der in Asien vorherrschende Buddhismus und Hinduismus zu erwähnen.

Darüber hinaus gibt es in Deutschland immer mehr Menschen, die vorgeben, an keinen Gott zu glauben und sich als *„Atheisten“* bezeichnen bzw. sich keiner bestimmten Religionsgemeinschaft zugehörig fühlen und daher *„Agnostiker“* genannt werden können.

Religiosität und Spiritualität im Alter 4.2.2

Auch wenn es alte Menschen gibt, die nicht gläubig sind, gewinnen für die meisten Menschen im Alter religiöse Einstellungen und Verhaltensweisen an Bedeutung. Dies gilt insbesondere für die Bewältigung belastender Lebensereignisse. Hierbei ist zu beachten, dass ein höheres Lebensalter in der Regel auch mit einer zunehmenden Auseinandersetzung mit Verlusten und Grenzerfahrungen (z. B. Tod von geliebten Menschen, Verlust der eigenen Leistungsfähigkeit, Einsamkeit) verbunden ist.

Gerade in Situationen schwerer Krankheit oder angesichts des nahenden Todes finden ältere Menschen oft Trost im Glauben an Gott. Gleichzeitig bieten religiöse Gemeinschaften alten Menschen ein hohes Maß an sozialer Integration. Die Geistlichen aller Religionen (z. B. Pfarrer, Pastor, Rabbi, Imam) sehen eine ihrer Hauptaufgaben in der Seelsorge von kranken und alten Menschen. Auch die Zugehörigkeit zu einer Gemeinde kann älteren Menschen, z. B. durch soziale Aktivitäten, über ihre Einsamkeit hinweghelfen.

So können religiöse Feste eine positive Ausnahmesituation im sonst eintönig verlaufenden Jahr bieten und bei der zeitlichen Orientierung helfen. Beispielhaft zu nennen ist hier die Vorweihnachtszeit – eine Zeit der Besinnlichkeit mit starkem Familien- und Emotionsbezug. Das Osterfest wiederum kann für Protestanten eine Zeit der Reflexion über den Tod bedeuten, während es für Ostchristen ein Fest der Freude und des Triumphes ihrer Religion über den Tod und das irdisch Vergängliche verkörpert.

Für Pflegefachkräfte ist es wichtig, solche spirituellen und religiösen Bedürfnisse zu kennen und bei der Pflegeplanung berücksichtigen. In diesem Zusammenhang sollten Wünsche nach bestimmten Speisen (z. B. Karfreitag kein Fleisch zu essen) oder Ritualen (z. B. beim Waschen) identifiziert und berücksichtigt werden. Darüber hinaus kann es sehr positiv sein, Kontakten zu anderen Gläubigen oder Seelsorgern der entsprechenden Glaubensgemeinschaft zu schaffen, Gottesdienstbesuche etc. zu arrangieren oder beim Gebet zu unterstützen. Hilfreich kann hierbei die Einrichtung von Andachts- oder Meditationsräumen in der jeweiligen Einrichtung sein. Für die Identifikation solcher spirituellen und religiösen Bedürfnisse kann die rechtzeitige Kontaktaufnahme mit den jeweiligen Angehörigen Hilfe bieten.

Sterben und Tod – das Ende des Lebens 4.3

Auf Grund der verbesserten Lebenssituation und medizinischen Versorgung hat sich die Lebenserwartung besonders für die Menschen in Westeuropa enorm erhöht. Doch das Leben ist endlich. Nur zu gern wird dieser Gedanke verdrängt. Die Themen Sterben und Tod gelten in der westlichen Gesellschaft als Tabuthemen. Im Rahmen der Pflege von alten Menschen sind jedoch gerade dies Themen, die von besonderer Bedeutung sind. Im Gegensatz zu anderen Berufen sind Sterben und Tod Bestandteil des pflegerischen Berufsalltags.

Die wenigsten Menschen möchten ohne die Gesellschaft Anderer leben und sterben. Daher ist die Unterstützung Sterbender eine wichtige Aufgabe. Sie umfasst nicht nur alle ärztlichen, sondern vor allem auch pflegerischen Hilfestellungen, die sich sowohl auf körperliche Unterstützung beziehen, als auch auf die geistig-seelische Hilfe. Die Begleitung Sterbender stellt eine bedeutungsvolle Aufgabe dar.

4.3.1 Sterbeorte

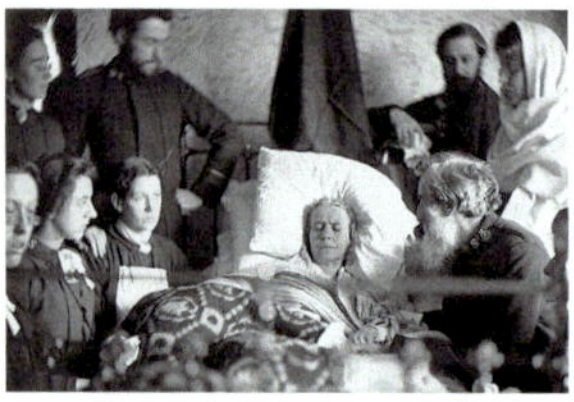

[1] Bis ins letzte Jahrhundert hinein war es üblich, dass Menschen zu Hause im Kreise ihrer Angehörigen starben.

Sterben kann an verschiedenen Orten stattfinden. Viele Menschen wünschen sich ein Sterben zuhause im Kreise ihrer Lieben. Bedingt durch schwere Erkrankungen und Pflegeabhängigkeit verlagert sich das Sterben heutzutage eher in Institutionen wie Krankenhäuser, Pflegeheime oder Hospizeinrichtungen.

Pflegefachkräfte sollten daher versuchen, Sterbenden die letzte „Heimstatt" so angenehm wie möglich zu gestalten. Wünsche sollten respektiert und unterstützt werden. Hierzu kann das Aufstellen von Bildern und Pflanzen oder auch der letzte Besuch des geliebten Haustieres gehören.

4.3.2 Sterbephasen nach Elisabeth Kübler-Ross

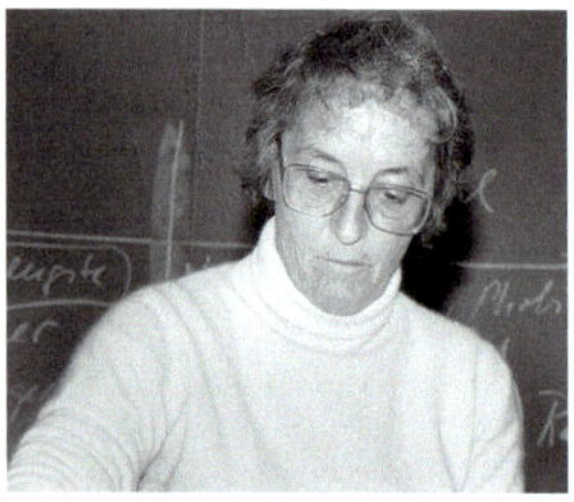

[2] Elisabeth Kübler-Ross

Elisabeth Kübler-Ross war eine der bedeutendsten „Sterbeforscherinnen" unserer Zeit. Im Rahmen ihrer Tätigkeit als Psychiaterin arbeitete sie in Krankenhäusern sowie als Dozentin und Professorin. Angeregt durch die Arbeit mit Schwerstkranken begann sie die systematische Erforschung des Sterbevorgangs und gründete in den USA Hospize für Todkranke. Bekannt wurde sie mit der Publikation „Interviews mit Sterbenden". Die durch sie analysierten Phasen des Sterbens werden nachfolgend dargestellt.

Phase 1: Nicht-wahrhaben-Wollen und Isolierung

Der betroffene Mensch kann seine unheilbare Erkrankung innerlich für sich noch nicht anerkennen. Er verleugnet die Situation, wodurch der Schock gemildert wird. Gleichzeitig gewinnt er dadurch Zeit, die Kraft zu sammeln, die er für die Verarbeitung der Wahrheit benötigt.

Kennzeichen der Phase 1:
- Der Betroffene fordert neue Untersuchungen ein, glaubt an Verwechslungen.
- Verordnungen werden nicht eingehalten.
- Die Situation wird verleugnet.

Beispiel
Frau Münch hat gestern von ihrer behandelnden Ärztin erfahren, dass sie auf Grund ihrer Krebserkrankung bereits Metastasen im ganzen Körper hat und die Krankheit nicht mehr heilbar sein wird. Am Nachmittag gehen Sie in Ihr Zimmer, um mit ihr darüber zu sprechen. Sie finden Frau Münch in bester Laune. Als Sie das Thema auf die Erkrankung lenken wollen, wiegelt Frau Münch ab: „Ach, Frau Dr. Hohenberg hat doch keine Ahnung. Ich bin kerngesund! Schauen Sie mich doch an. Ich habe noch nicht einmal Schmerzen!"

Phase 2: Zorn

Heftige Gefühle wie Zorn und Eifersucht breiten sich aus, wenn der Betroffene seine tödliche Erkrankung anerkannt hat.

Kennzeichen der Phase 2:

- Der Betroffene äußert negative Emotionen (z. B. Unzufriedenheit mit Essen).
- Streitigkeiten mit Angehörigen
- aggressive Beschuldigungen
- Fragen wie: Warum muss es mich treffen?

Beispiel
Ein paar Wochen später möchte keiner mehr bei Frau Münch eingeteilt sein. Sie ist unausstehlich geworden. Sie ist mit allem unzufrieden, schreit das Pflegepersonal an, und streitet sich sogar mit ihrer über Alles geliebten Tochter. Sie hat so böse Worte benutzt, dass die Altenpflegerin Frau Altenberg die Tochter trösten musste. Sie hat versucht, der Tochter zu erklären, dass diese Phase ganz normal sei. Jetzt sei es wichtig, dass man Frau Münch zuhört und Anschuldigungen nicht persönlich nimmt. Frau Altenberg hat ein Kommunikationsseminar besucht und kennt viele Gesprächstechniken, die den Betroffenen helfen können, ihre Gefühle auszusprechen.

Phase 3: Verhandeln

In dieser Phase, die häufig sehr kurz ist, wird der bevorstehende Tod als unvermeidbar anerkannt. Der Betroffene versucht durch „Verhandeln", seine Lebenszeit zu verlängern. Er ist in dieser Phase sehr verletzlich.

Kennzeichen der Phase 3:

- Bitte um andere Therapien
- Engagement bei der Durchführung von Therapien
- Verhandlungen mit Gott
- Versprechungen werden gemacht

Beispiel
Frau Münch geht es inzwischen richtig schlecht. Die Schmerzen nehmen zu und sie kann sich kaum noch bewegen. Bei der morgendlichen Körperpflege fragt sie: „Sie kennen sich doch gut aus. Können Sie nicht mal für mich einen anderen Arzt herausfinden? Es muss doch irgendetwas geben, dass ich wieder gesund werde. Ich kann nicht glauben, dass der Herrgott mir ein solches Schicksal zugeteilt hat." Sie versprechen ihr, sich zu erkundigen und vereinbaren einen Termin mit ihrer behandelnden Ärztin. Gleichzeitig bieten Sie Frau Münch an, die Seelsorge der hiesigen Gemeinde in Anspruch zu nehmen. Frau Münch ist dankbar und freut sich auf den Besuch des Seelsorgers.

Phase 4: Depression (Phase der Traurigkeit)

Der sterbende Mensch versinkt in dieser Phase in Traurigkeit und Hoffnungslosigkeit. Ihn übermannt das Gefühl des entsetzlichen Verlustes und er beginnt selbst zu trauern. Am Ende dieser Phase ziehen sich viele Sterbende zurück und lösen sich von den bestehenden Bindungen.

Kennzeichen der Phase 4:

- Zurückliegende Versäumnisse werden bereut.
- Der Verlust der Angehörigen wird betrauert.
- Schuldgefühle treten hervor.
- Das Testament wird angefertigt.
- Die Lebensphilosophie wird geändert.
- Eine Aussöhnung mit anderen Menschen findet statt.

Beispiel
Altenpfleger Herr Musil berichtet aus dem Spätdienst, dass Frau Münch ihn heute gebeten hat, den Kasten mit ihren Papieren aus dem Schrank zu holen. Als er später wieder kommt, zeigt sie ihm, dass sie ihr Testament noch einmal überarbeitet hat. Sie bittet ihn, den Notar anzurufen und einen Termin für morgen zu machen, damit alles seine Richtigkeit hat. Als Sie ihre Nachtdienstrunde machen und noch einmal in Frau Münchs Zimmer reinschauen, sehen sie sie auf dem Bett liegen und hören, wie sie am Telefon sagt: „Ich bereue es richtig, dass ich in den letzten Jahren kaum noch etwas unternommen habe ...".

Beispiel
Frau Münch liegt jetzt nur noch im Bett. Sie ist schwach und ihre Stimme ist kaum noch zu verstehen. Sie schläft viel. Wenn sie wach ist, lächelt sie freundlich. Die Angehörigen wechseln sich in der Sterbebegleitung ab. Sie haben einen Pflegestuhl mit ins Zimmer gestellt, damit sich die Tochter ab und zu ein wenig ausruhen kann.

Phase 5: Zustimmung

Das Ende des Sterbeprozesses ist gekennzeichnet durch die Phase der Zustimmung. Der Betroffene erwartet in Ruhe und Frieden das Ende seines Lebens und akzeptiert den vor ihm liegenden Tod.

Kennzeichen der Phase 5:
- Der Betroffene ist müde und schwach, bedarf oft der Ruhe
- großes Ruhebedürfnis
- Der Betroffene ist relativ frei von Gefühlen.

Nicht bei jedem Menschen vollziehen sich diese Sterbephasen gleich. Manche überspringen eine oder mehrere Phasen, andere wiederum stagnieren in einer Phase. Dies zu erkennen und den Sterbenden bei seinem Prozess zu unterstützen, stellt eine wichtige Aufgabe von Pflegefachkräften dar. Zorn und Unverständnis können dadurch vermieden werden.

Allgemeine Aufgaben an die Sterbebegleitung

Nähe spürbar machen
Dem Sterbenden beistehen und ihn nicht allein lassen, ist eine wichtige Aufgabe der Sterbebegleitung. Händehalten, Streicheln und Berühren sind dabei genauso wichtig, wie ein gutes Gespräch. Dadurch kann dem Sterbenden ein Gefühl von Nähe, Geborgenheit und Anteilnahme wahrhaft vermittelt werden.

Zuhören können
Einfühlendes Zuhören und Verstehen der Ängste und Nöte von Sterbenden hilft Nähe zu schaffen. Dabei sollte ein Vertrösten mit Floskeln (z. B. „Es wird schon wieder!") vermieden werden. Die Hörfähigkeit des Sterbenden bleibt oft bis in die tiefe Bewusstlosigkeit erhalten. Hierauf muss bei Gesprächen am Bett geachtet werden.

Achtung und Respekt ausstrahlen
Die Persönlichkeit des Sterbenden muss akzeptiert werden, wobei Wertschätzung und würdevoller Umgang das Pflegehandeln leiten sollen.

Gefühle zulassen
Um als Begleiter „echt" zu wirken, ist es notwendig, die eigenen Gefühle und die des Sterbenden zuzulassen und ernst zu nehmen.

Einbeziehung der Angehörigen
In der Sterbebegleitung nimmt die Einbeziehung der Angehörigen einen wichtigen Aspekt ein. Dadurch wird es dem Sterbenden ermöglicht, sich von ihnen zu lösen und Abschied zu nehmen. Da das Loslassen auch für die Angehörigen ein schwerer Prozess ist, benötigen sie häufig Unterstützung durch Pflegefachkräfte.

4.3.3 Sterben bei demenziell erkrankten Menschen

Insbesondere Menschen mit demenziellen Erkrankungen können sich in der Endphase des Lebens nicht mehr verbal mitteilen. Gleichzeitig ist den Pflegefachkräften auf Grund der langen Erkrankungsdauer häufig nicht bekannt, was der Pflegebedürftige mit Tod und Sterben assoziiert oder welche Wünsche er für die Sterbebegleitung hat. Hierbei können Auskünfte von Angehörigen Aufschluss geben.

Da das Sterben von demenziell erkrankten Menschen nicht kognitiv bewusst wahrgenommen werden kann, reagieren sie erst bei Auftreten von körperlichen Symptomen (z. B. Schmerzen oder Atemnot). Hier ist es dann besonders wichtig, dass Pflegefachkräfte in Absprache mit Ärzten versuchen, diese Symptome zu lindern.

Die Sterbephase bei demenziell erkrankten Menschen wird häufig nicht als solche wahrgenommen, da die typischen Symptome wie Schwäche, Abgeschlagenheit oder ein allgemeines Krankheitsgefühl fehlen. Gleichzeitig nehmen die Betroffenen aber die Stimmungslage in ihrer Umgebung sehr sensibel wahr. Somit ist im Umgang mit sterbenden, demenziell erkrankten Menschen die nonverbale Kommunikation von großer Wichtigkeit. Religiöse und spirituelle Zuwendung kann beruhigend wirken. Auch hier müssen Religionszugehörigkeit und individuelle Gewohnheiten bei der Auswahl der Maßnahmen Berücksichtigung finden.

Patientenverfügung 4.3.4

Seit einigen Jahren werden Patientenverfügungen in der Öffentlichkeit kontrovers diskutiert. Unabhängig von der rechtlichen Verpflichtung besteht für Pflegefachkräfte ein ethischer Anspruch an die Umsetzung der Wünsche in einer Patientenverfügung. Pflegefachkräfte dürfen nicht gegen den expliziten Willen eines Menschen handeln. Daher sollte bei der Aufnahme eines neuen Bewohners oder eines Pflegebedürftigen in einer ambulanten Pflegeeinrichtung nach Existenz und Inhalt einer solchen Patientenverfügung gefragt werden.

online

Broschüre des Bundesministeriums für Justiz zum Thema Patientenverfügung
www.bmj.bund.de/files/-/3903/Patientenverfuegung_Broschuere_Oktober_2009.pdf

Die Patientenverfügung stellt eine Willenserklärung eines Menschen zu einem Zeitpunkt dar, an welchem er sich zu Fragen über die medizinische und pflegerische Betreuung am Ende seines Lebens äußert. Hierzu gehören z. B.

- Formen von lebenserhaltenden Maßnahmen (z. B. künstliche Ernährung, künstliche Beatmung, Dialyse, Antibiotikabehandlung)
- Wiederbelebung (Reanimation)
- Schmerz- und Symptombehandlung
- Transfusion und Transplantation

Medizinisches Personal und Pflegepersonal können in ein ethisches Dilemma geraten, wenn der Wille des Patienten den rechtlichen Vorgaben widerspricht (z. B. das Abschalten von lebenserhaltenden Geräten). Die Fakten müssen im Einzelfall immer wieder überprüft werden. Pflegefachkräfte sind verpflichtet, rechtliche Vorgaben in ihrem Handeln zu beachten.

ethisches Dilemma
1 S. 55

Zur Erstellung einer Patientenverfügung gibt es hilfreiche Broschüren verschiedener Organisationen. Es ist empfehlenswert, eine Patientenverfügung eingehend mit dem behandelnden Arzt oder zuständigen Beratungsstellen zu besprechen.

Sterberituale 4.3.5

Um Sterbende entsprechend ihrer Bedürfnisse begleiten zu können, ist es notwendig, sich mit verschiedenen Aspekten des Sterbens auseinanderzusetzen. Hierzu gehören unterschiedliche Sterbeorte und -rituale. Pflegefachkräfte benötigen daher ein Basiswissen über Sterberituale in den verschiedenen Weltreligionen. Dadurch können Verhaltensweisen von Sterbenden besser verstanden, akzeptiert und unterstützt werden. Pflegefachkräfte vermitteln mit Hilfe ihres Fachwissens und ihrer Zuwendung sterbenden Menschen Verständnis und Akzeptanz. Für Sterbende kann es von besonderer Bedeutung sein, durch die Ausübung der eigenen Religion mit dem nahenden Tod zurechtzukommen.

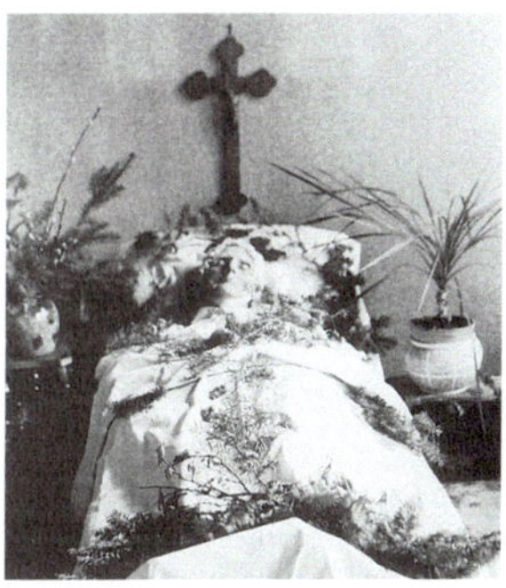

[1] Aufbahrung einer Frau

Gläubige stellen sich in allen Lebensphasen Fragen über den Tod und haben sich bereits ihr ganzes Leben damit beschäftigt.

Da man die einzelnen Riten nicht losgelöst von den Religionen betrachten kann, werden im Folgenden Sterberituale in verschiedenen Weltreligionen kurz dargestellt. Weiterhin wird die Rolle von Angehörigen sowie Bedeutung und Gebräuche von ritueller Waschung und Gebetsritualen beschrieben. Jeder Mensch ist jedoch unabhängig von einer Religionszugehörigkeit eine eigenständige Persönlichkeit, die ihren Glauben individuell auslebt. Aus diesem Grund sind die dargelegten Rituale zwar Grundlagen dieser Religionen, werden aber regional und individuell unterschiedlich ausgelebt.

Erfassen Sie bei der Anamnese nicht nur die Religionszugehörigkeit, sondern auch die individuellen Wünsche und Gepflogenheiten bei der Religionsausübung. Dies sollte auch Wünsche bezüglich des Sterbens und der Bestattung beinhalten. Es ist sinnvoll, hierfür einen passenden Gesprächsmoment abzuwarten. Die erhaltenen Informationen müssen für alle ersichtlich und verständlich dokumentiert werden.

Sterberituale im Christentum

Das Christentum geht von einem Leben nach dem Tod aus. Anhänger Jesu hoffen auf die Auferstehung des ganzen Menschen als Einheit von Leib und Seele. Gläubige Christen sehen das Sterben als Chance, sich auf das nahe Ende und das Leben nach dem Tod vorzubereiten.

Eucharistie
Abendmahl

Absolution
priesterliche Lossprechung von Sünden und Schuld

Sakrament
christliches Ritual, in dem und durch das Christen Gottes heilende und liebevolle Zuwendung hautnah und handgreiflich erleben

Unter Christen gibt es eine Vielzahl von Überzeugungen, deren Vorstellungen über das Leben nach dem Tod sehr verschieden sind. Gerade Gläubige in orthodoxen oder Freikirchen variieren in ihrer religiösen Ausübung teilweise erheblich von der katholischen und evangelischen Kirche. Die entscheidenden Grundsätze und Praktiken eines jeden einzelnen Christen kann man erfahren, indem man ihn oder seine Angehörigen befragt. Die folgenden Ausführungen beziehen sich auf den Katholizismus und den Protestantismus.

Die regelmäßigen Besuche der Sonntagsmesse haben für **Katholiken** eine große Bedeutung. Sie feiern dort die |Eucharistie. Für einen Sterbenden, der keine Möglichkeit hat, an einem Gottesdienst teilzunehmen, besteht die Möglichkeit, einen Pfarrer an sein Krankenbett zu rufen. Hierbei kann auf Wunsch der sterbende Mensch die Beichte ablegen. Darauf wird dann vom Pfarrer die |Absolution erteilt.

Auch **Protestanten** wünschen teilweise bei nahendem Tod die Feier des Abendmahls. Dazu wird ein Pfarrer gerufen, der dann gemeinsam mit dem Sterbenden das Glaubensbekenntnis spricht. Die Abnahme der Beichte ist in der evangelischen Kirche nicht üblich, aber möglich.

Besteht bei katholischen Gläubigen unmittelbare Todesgefahr, erhalten sie die Sterbekommunion mit Brot und Wein. Diese Wegzehrung soll den Sterbenden auf dem Weg durch den Tod, Gott entgegen, stärken.

Die Krankensalbung, früher bekannt unter dem Begriff „Letzte Ölung", ist neben dem Abendmahl ein weiteres |Sakrament der Katholiken. Sie erfolgt nach dem Schuldbekenntnis oder der Beichte. Hierbei werden Stirn und Hände mit Öl gesalbt und im Anschluss daran gebetet.

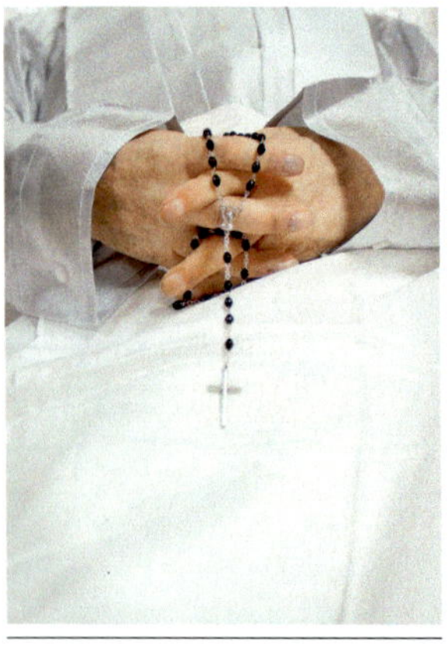

[1] Tote Frau im Leichenkleid, die in ihren gefalteten Händen einen Rosenkranz hält.

Zu den Sterberitualen **aller christlichen Kirchengemeinschaften** gehört der Besuch von Verwandten und Freunden. Den Wünschen des Sterbenden entsprechend werden Gebete gesprochen, vertraute Bibelverse vorgelesen oder auch Lieder gesungen. Andachtskalender oder Poster mit Bibelzitaten oder anderen religiösen Texten, die dem Patienten Mut machen oder Trost spenden, können im Krankenzimmer aufgehängt werden. Auf keinen Fall sollte der Sterbende allein gelassen werden. Die Nähe wird durch das Halten der Hand verstärkt.

Kerzen dienen Katholiken als Symbol der Auferstehung. Weitere Glaubenssymbole der katholischen Kirche sind das Kruzifix mit der Darstellung des Körpers Jesu Christi, die Bibel, ein Rosenkranz oder ein Marien- oder Heiligenbild. Diese können sterbenden Personen in die Hand gegeben werden (→ Abb. 1).

Ist der Mensch verstorben, wird die Waschung des Toten durchgeführt. Hierbei spielt die in anderen Religionen durchgeführte rituelle Waschung keine Rolle. Viele Gläubige wünschen, dass im Anschluss hieran die Hände wie zum Gebet gefaltet werden. Bei Katholiken kann eines der Glaubenssymbole (Kruzifix, Rosenkranz) und unabhängig von der Konfession eine Blume in die Hände gelegt werden.

Auf Wunsch der Angehörigen wird der Leichnam in einem extra dafür vorgesehenen Raum aufgebahrt. Dies dient dem Abschiednehmen von dem Toten.

Sterberituale im Judentum

Sterberituale im Judentum unterscheiden sich in einigen Dingen wesentlich von christlichen Ritualen. Allerdings gibt es auch abhängig von der ethnischen oder konfessionellen Zugehörigkeit große Unterschiede innerhalb des Judentums. Generell werden die Einäscherung und die Einbalsamierung abgelehnt. Dies steht in Zusammenhang mit dem Grundsatz des Respekts vor dem Verstorbenen und seines Rechts auf Unversehrtheit. Die Angehörigen müssen ihre Trauer durchleben dürfen und man soll beruhigend auf ihre Ängste einwirken.

Im Judentum gibt es bestimmte Verhaltensmaßregeln gegenüber Sterbenden:

- Man darf Sterbende nicht von der Stelle rücken oder umbetten, wenn dadurch der Eintritt des Ablebens beschleunigt wird.
- Wer ein noch so schweres und noch so unabwendbares Sterben durch Mittel befördert, lädt Schuld auf sich.
- Man soll nicht zulassen, dass in Gegenwart des Sterbenden gejammert und geschrien wird.
- Es sollen noch Anordnungen für die Beerdigung oder Wegschaffung des Leichnams getroffen werden, ehe die Person verstorben ist.
- Bevor der Tod eintritt, sollen die Menschen gerufen werden, die der sterbenden Person am liebsten sind.
- Niemand soll alleine sterben.

Eine besondere rituelle Reinigung Sterbender gibt es im Judentum nicht. Allerdings schreibt die Bibel in mehreren Fällen für Männer wie auch für Frauen eine rituelle Reinigung durch ein Tauchbad vor. Mit diesem Tauchbad will man die kultische Reinheit wiedererlangen, die z. B. durch verschiedene Hautkrankheiten oder Berührung von Toten verletzt wurde.

Angehörige sollen Äußerungen der Trauer und Ausbrüche von Schmerz so weit wie möglich vermeiden. Die Angehörigen sollten ruhig und gefasst wirken, denn der Sterbende soll sich nicht vor dem Tod fürchten. In manchen Situationen ist es erwünscht, treue Verwandte dem Sterbezimmer fernzuhalten, in anderen Fällen wird genau das Gegenteil erwartet. Hier entscheiden Takt und Feingefühl und keine Vorschriften.

Dem sterbenden Menschen soll sein Zustand nicht verheimlicht werden, denn er muss die Möglichkeit haben, sich auf seinen Tod vorzubereiten. Die Angehörigen sollten dem Sterbenden die Möglichkeit geben, noch weltliche, ganz alltägliche materielle Angelegenheiten zu regeln, z. B. die Erstellung oder Änderung eines Testaments.

In der jüdischen Religion wird der Priester Rabbi oder Rabbiner genannt. Der Besuch eines Rabbiners wird von vielen sterbenden Juden erwünscht. Ist der vertraute Rabbi nicht bekannt, spielt auch im Judentum die Konfession (orthodox, konservativ, liberal) bei der Wahl des Rabbiners eine Rolle. Der gerufene Rabbiner sollte der Konfessionszugehörigkeit der sterbenden Person entsprechen. Der Rabbiner spricht gemeinsam mit dem Sterbenden Gebete. Insbesondere das *Kaddisch*, ein spezielles Trauergebet, spendet Sterbenden Trost.

Am Ende des Lebens überblicken und überprüfen Menschen jüdischen Glaubens ihr Leben. Im Vordergrund steht der Wunsch, noch so viel Gutes wie möglich zu tun, und Ungutes furchtlos wiedergutzumachen. Allen Gläubigen gilt das Sterben als ein Übergang in eine andere, neue Welt.

Der eingetretene Tod wird durch Angehörige sichergestellt, indem sie eine Feder oder Daune unter Mund oder Nase des Toten halten. Dies dient der Überprüfung der Atmung. Bei festgestelltem Tod werden Augen und Mund behutsam und ehrerbietig geschlossen. Ist dies vollzogen, fassen alle Kinder und Verwandten den Toten am Leichentuch an und sprechen ein Gebet. Das Gesicht des Toten wird mit dem Tuch bedeckt. Mit Einsetzen der Leichenstarre wird der Leichnam mit den Füßen zur Tür auf den Boden gelegt.

Sterberituale im Islam

Koran
Heilige Schrift der Moslems

Der Koran lehrt, dass der Tod unvermeidbar und somit die letzte Erfahrung im irdischen Dasein ist. Der Verstorbene tritt dabei in eine andere Existenzform über. Da der Tod im Islam als Erfüllung des Lebens gilt, aber nicht als dessen Ende, sollen sich Sterbende nicht gegen den Tod auflehnen. Die islamische Gottes- und Glaubenslehre besagt, dass der Mensch nach dem Tod in einer anderen Daseinsform weiterleben wird. Im islamischen Kulturkreis erlernen die Menschen den Umgang mit dem Sterben schon in ihrer Kindheit.

Den Toten in seiner letzten weltlichen Stunde nicht allein zu lassen, gilt als eine selbstverständliche Pflicht der Muslime. Der Sterbende soll durch die Anwesenheit seiner Angehörigen und Freunde spüren, dass er in seiner schwersten Stunde begleitet wird. Diejenigen, welche sich etwas haben zu Schulden kommen lassen (Eifersucht, Verleumdung, Betrug, Kränkung etc.), bitten den Sterbenden jetzt um Vergebung. Daher herrscht im Sterbezimmer oft ein Kommen und Gehen. Andersherum muss dem Sterbenden die Gelegenheit gegeben werden, seinerseits um Verzeihung zu bitten, damit er unbelastet in den Tod gehen kann. Oft bleiben die Angehörigen am Sterbebett und vollziehen Riten und Zeremonien, beten für und mit dem Sterbenden. Dabei wird immer wieder das muslimische Glaubensbekenntnis gesprochen.

Imam
geistlicher Führer der Muslime

Wenn der Betroffene keine Familie oder Freunde hat, kommt ein Imam und übernimmt die Begleitung des Sterbenden. Hier wird deutlich, welch hohen Stellenwert die Familie bei der Begleitung des Sterbenden und somit in der Durchführung der traditionellen Riten und Zeremonien einnimmt.

Nach den Vorschriften des Korans ist es die Pflicht eines jeden Muslimen, fünfmal am Tag zu beten. Da das islamische Gebet sehr anstrengend ist, dürfen bettlägerige Personen sitzen oder liegen, während das Bett möglichst Richtung Mekka zeigen soll. Der Kopf des Sterbenden liegt dabei leicht erhöht und die Beine liegen ausgestreckt.

Wenn der Sterbende nicht mehr selbst in der Lage ist zu beten, ist es die Aufgabe der Angehörigen, diese Gebetsworte ein letztes Mal dem Sterbenden ins Ohr zu flüstern. Der Sterbende sollte dabei auf der Seite und mit dem Gesicht nach Mekka liegen.

Im Islam erfolgt die rituelle Reinigung vor jedem Gebet. Der Koran schreibt vor, dass Gesicht, Ohren, Stirn, Füße, Hände und Arme bis zu den Knöcheln mit fließendem Wasser vor dem Gebet zu reinigen sind. Die Nase wird durch Hochziehen gereinigt und der Mund ausgespült.

Nach islamischem Verständnis wird der Verstorbene nach dem Eintritt des Todes einer rituellen Waschung unterzogen. Dies muss so schnell wie möglich geschehen, sodass der Tote zur Ruhe kommt. Diese Waschung ist der Anfang der rituellen Bestattung. Sie darf nur von Muslimen ausgeführt werden; dabei ist zu beachten, dass verstorbene Frauen nur von Frauen gewaschen und verstorbene Männer nur von Männern gewaschen werden dürfen. Die Ausnahme besteht bei Eheleuten, hier darf auch der Ehegatte die verstorbene Ehefrau und umgekehrt waschen.

Sterberituale im Hinduismus

Der Tod wird von Hindus als wichtigstes Ereignis angesehen. Hindus streben während ihres ganzen Lebens danach, gute Taten zu vollbringen und nach den Regeln des Hinduismus zu leben. Ziel ist es hierbei, gutes |Karma zu sammeln und sich damit auf den Tod vorzubereiten. Denn nur dadurch kann er in den Kreislauf der Wiedergeburt gelangen und irgendwann das erhoffte |Moschka erreichen und damit den vollkommenen Frieden finden.

Gläubige Hindus vollziehen die rituelle Reinigung am frühen Morgen vor den Gebeten und dem Frühstück. Sie nimmt einen hohen Stellenwert ein und dient nicht nur der Körperpflege, sondern wird auch als Reinigung der Seele verstanden. Vor und nach den Mahlzeiten spülen Hindus ihren Mund aus und waschen die Hände. Die rituelle Reinigung darf nur unter fließendem Wasser erfolgen, ein Bad in der Wanne empfinden Hindus als unhygienisch. Besonders vor bedeutenden Ereignissen, wie einer Operation, wollen sich Hindus reinigen. Diese Reinigung hat im Hinduismus eine lange Tradition. Sie erinnert an das Bad im Ganges, einem Fluss in Indien, und steht für Kraft und Heilung. Vor dem Tod eines gläubigen Hindus soll die heilige Waschung noch einmal vollzogen werden, um ihn für den Kreislauf der Reinkarnation oder die Erlangung des Moschka vorzubereiten.

Die Gebete werden von Hindus häufig am frühen Morgen gesprochen. Sie benötigen Ruhe und Zeit, da diese Gebete und Meditationen oft sehr lange dauern. Währenddessen können kleine Figuren und Bilder der Gottheit aufgestellt werden.

Brahmanen, hinduistische Priester, helfen dem Sterbenden, den Tod zu akzeptieren. Sie unterstützen ihn in seinen Gebeten und bereiten ihn auf den Tod vor. Der Sterbende und seine Verwandten überreichen dem Brahmanen Opfergaben und Spenden, um vor einer „schlechten" Wiedergeburt oder der Hölle *Padma* bewahrt zu werden.

Liegt ein gläubiger Hindu im Sterben, werden Texte aus den *Veden* oder anderen heiligen Schriften durch Brahmanen oder Angehörige vorgetragen, um die Gedanken auf den nahenden Tod und die bevorstehende Wiedergeburt zu richten. Wenn möglich, kann bei den Gebeten eine Flasche mit Ganges-Wasser bereitgestellt werden. Es ist Pflicht der Angehörigen, den Tod ohne Anzeichen von Empörung zu akzeptieren, öffentliche Trauer ist aber erlaubt.

Die Verwandten eines sterbenden Hindus leisten ihm Beistand, indem sie an seinem Sterbebett sitzen und mit ihm bis zum Zeitpunkt des Todes beten. Zu ihren Aufgaben gehört auch die Zubereitung der Speisen, die sie auf Wunsch des Sterbenden in die Einrichtung bringen. Hindus essen weder Rindfleisch noch Lebensmittel, die mit Rindern oder Kühen in Kontakt gekommen sind. Außerdem darf nie ein Angehöriger einer niedrigeren |Kaste die Speisen zubereiten. Da keine Einrichtung dies garantieren kann, ist es möglich, das Essen durch Verwandte zubereiten und bringen zu lassen.

Hindus in Deutschland und anderen Ländern wünschen oftmals, dass nach der Verbrennung ihres Leichnams die Asche nach Indien überführt und in den Ganges gestreut wird (→ Abb. 1). Vor der Verbrennung sollte der Leichnam bis zu drei Tagen im Eingangsbereich oder einem Zimmer seines Hauses aufgebahrt werden, damit alle Verwandten Abschied nehmen können.

Sterberituale im Buddhismus

Der Tod ist für Buddhisten ein allgegenwärtiges Thema. Diesem widmen sie viel Aufmerksamkeit und Meditation. Der Tod ist für sie ein leidvolles Geschehen, was für einen Menschen aber auch eine Selbstverständlichkeit darstellt. Für Buddhisten liegt im Ende des Menschenlebens eine besondere Chance. Ihr Geist ist aufnahmefähiger, sieht klarer und kann somit Dinge begreifen, die er vorher nicht verstanden hat. Für Buddhisten ist alles, was lebt, vergänglich und dem Wandel unterworfen. Sie sehen ihrem nahenden Tod teilweise gelassen entgegen. Die Meditation über den Tod nimmt Buddhisten die Angst und fördert die Gelassenheit.

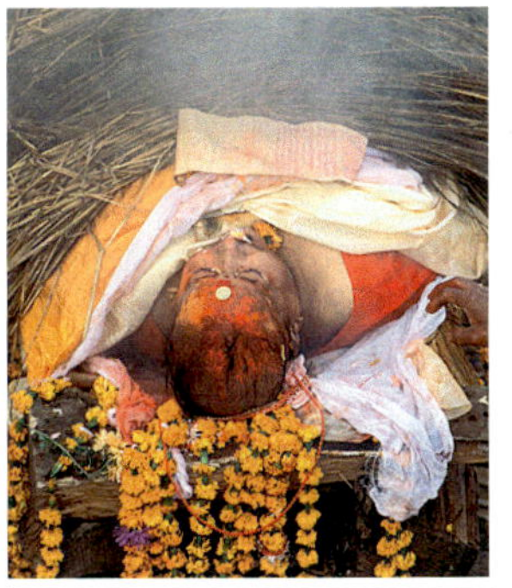

[1] In Indien werden Hindus nach ihrem Tod traditionell verbrannt und die Asche wird in den Fluss Ganges gestreut.

Karma
lebensbestimmende Kraft, die sich aus guten und bösen Taten aus dem gegenwärtigen und früheren Leben herleitet

Moschka
Erlösung von der Wiedergeburt

Kaste
Gruppen, die die Gesellschaftsordnung im Hinduismus darstellen

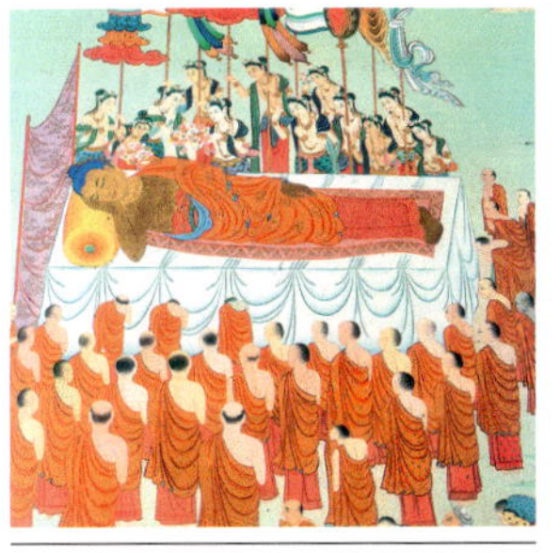

[2] Hier wird die Beerdigung Buddhas dargestellt. Die Trauerfarbe der Buddhisten ist traditionell orange-rot.

Buddhisten möchten frühzeitig über den bevorstehenden Tod unterrichtet werden, um sich auf ihn vorzubereiten. Für die aktive Vorbereitung auf den Tod ist ein klarer Geist unumgänglich. Hieraus resultiert häufig der Wunsch, keine das Bewusstsein trübenden Medikamente zu erhalten.

Spezielle Sterberiten variieren innerhalb der unterschiedlichen buddhistischen Schulen sowie der Herkunftsregion. Sie sollten individuell erfragt werden.

4.3.6 Die Rechte Sterbender

Sterbende Menschen besitzen bis zum Eintritt des Todes alle Menschenrechte. Hierzu gehören z. B. das Recht auf die Versorgung mit Nahrungsmitteln und Flüssigkeit, die Körperpflege sowie auf psychosoziale Unterstützung.

Sterben Menschen in einer Pflegeeinrichtung, obliegt den Pflegefachkräften die umfassende Versorgung der sterbenden Person. Im Folgenden sind die Rechte Sterbender aus der Perspektive eines sterbenden Menschen aufgelistet:

„Ich habe das Recht, bis zum Tod als lebendiger Mensch behandelt zu werden.
Ich habe das Recht, Hoffnung zu bewahren, auch wenn sich die Gründe meines Hoffens verändern, und von Menschen gepflegt und begleitet zu werden, die diese Hoffnung stützen.
Ich habe das Recht, meine Gefühle und Empfindungen, die der nahende Tod in mir auslöst, auf meine Weise auszudrücken.
Ich habe das Recht auf Mitbestimmung bezüglich der mich betreffenden Pflege.
Ich habe das Recht auf die volle Aufmerksamkeit der medizinischen und pflegerischen Möglichkeiten, selbst wenn ich offensichtlich nicht mehr geheilt werden kann.
Ich habe das Recht, nicht einsam sterben zu müssen.
Ich habe das Recht, nicht unnötig leiden zu müssen.
Ich habe das Recht, eine ehrliche Antwort auf meine Fragen zu erhalten.
Ich habe das Recht, nicht getäuscht zu werden.
Ich habe das Recht, dass meine religiösen Gefühle, Riten und Wünsche respektiert werden.
Ich habe das Recht auf den Beistand meiner Familie und Freunde, damit ich den Tod bejahen kann, und auch meine Angehörigen haben das Recht, Hilfe zu erhalten, damit sie meinen Tod besser akzeptieren können.
Ich habe das Recht, in Frieden und Würde zu sterben."

QUELLE: Matthias Brefin, übersetzt aus einem Arbeitspapier des „Southwestern Michigan Service Education Council" von 1975

4.4 Trauer – der Abschied vom Leben

Trauer und Traurigkeit sind den meisten Menschen nicht fremd. Auf vielfältige Weise begegnen sie uns Menschen während des Lebens. So kann zum Beispiel eine verpasste berufliche Chance, der Tod eines geliebten Menschen oder sogar der Verlust eines Haustieres Trauer in uns auslösen.

Im Alltag reichen Tod und Abschied immer wieder in das Leben hinein, jedoch meist als Erlebnisse anderer. Betrifft es die eigene Person, so stellen Tod und Abschied dramatische Erfahrungen dar, die das Leben vollkommen auf den Kopf stellen. Der Umgang mit Trauer ist dabei immer individuell unterschiedlich.

Trauerreaktionen 4.4.1

Trauernde durchleben verschiedene Änderungen in ihren Gefühlen, Gedanken und Verhaltensweisen wie auch in ihren körperlichen Reaktionen. Der Abschied von einem nahestehenden Menschen bedeutet häufig Schmerz (→ Abb. 2). Abhängig von der Todesart (War der Tod vorhersehbar? Wird er als Erlösung wahrgenommen?) und den Todesumständen (z. B. langjähriges Krebsleiden, Suizid, Gewaltverbrechen) sind die Reaktionen von Trauer sehr individuell. Verschiedene Reaktionen treten zu Tage, die wichtig für die Verarbeitung der Situation sind. Auf diese Weise wird der erlittene Verlust für den Trauernden begreifbar gemacht. Mögliche Reaktionen auf den Tod eines nahestehenden Menschen sind in Tab. 1 aufgezeigt.

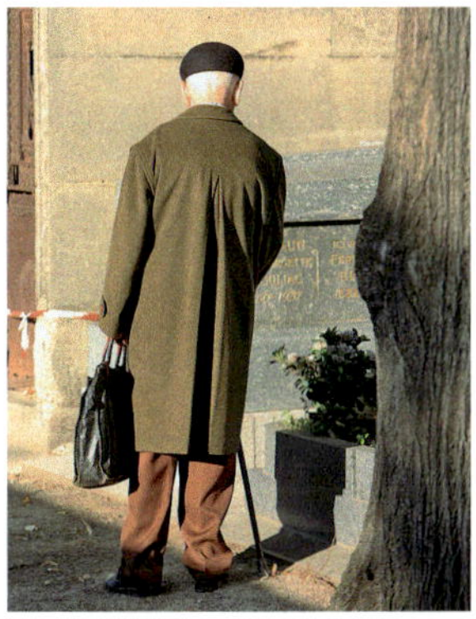

[1] Der regelmäßige Besuch des Grabes eines geliebten Menschen dient der Trauerbewältigung.

Gefühle	Körperliche Reaktionen	Gedanken und Wahrnehmungen	Verhaltensänderungen
▪ Abgestumpftheit ▪ Aggression, Hass, Zorn, Wut ▪ Angst, Hilflosigkeit ▪ Befreiung ▪ Betäubung, Leere ▪ Traurigkeit ▪ Dankbarkeit ▪ Einsamkeit ▪ Gleichgültigkeit ▪ Kummer, Schmerz, Verzweiflung ▪ Schock ▪ Schuldgefühle ▪ Sehnsucht ▪ Zynismus ▪ Erschöpfung ▪ innere Unruhe	▪ Appetitlosigkeit ▪ Verdauungsstörungen ▪ Beklemmung ▪ Herzklopfen ▪ Kurzatmigkeit ▪ Müdigkeit ▪ Muskelschwäche ▪ Überaktivität ▪ verändertes Raum-/Zeitempfinden ▪ Zittern ▪ Störungen der Konzentration und Merkfähigkeit	▪ Der Verstorbene wird mit den Sinnen wahrgenommen in Form von Halluzinationen (Sehen, Riechen, Hören, Fühlen). ▪ Rückzug in eine Fantasiewelt mit dem Verstorbenen	▪ Weinen, Schreien, Lachen ▪ Beschäftigung mit Dingen, die an den Verstorbenen erinnern ▪ sozialer Rückzug ▪ Desinteresse an Aktivitäten ▪ Verlangsamung ▪ Zerstreutheit

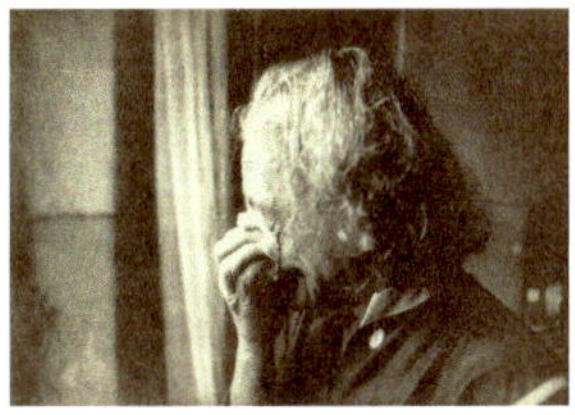

[2] Alte Frau drückt ihre Trauer durch Weinen aus.

[Tab. 1] Trauerreaktionen

Abhängig von verschiedenen Einflussfaktoren unterscheiden sich die Reaktionen und der Verlauf von Trauer stark voneinander. Zu diesen Einflussfaktoren gehören:

- Kulturkreis
- Religion
- Persönlichkeit
- Beziehungsqualität
- die Art des Todes
- frühere Verluste
- der aktuelle Gesundheitszustand
- das soziale Umfeld
- parallel verlaufende Krisen
- Alter und Geschlecht
- berufliche Position und finanzieller Status

Der Trauerprozess 4.4.2

Trauer ist eine charakteristische psychophysische Reaktion des Menschen auf tatsächliche oder angenommene Verluste. Menschen erleben Trauer, wenn sie persönlich Bedeutsames verlieren. Bei der wissenschaftlichen Auseinandersetzung mit dem Phänomen Trauer zeigte sich, dass beim Umgang mit dem Tod eines nahestehenden Menschen komplexe Trauerphänomene zu bewältigen sind. Die Trauerpsychologie unterscheidet bei der Bewältigung der Trauer mehrere Phasen, die nicht in jedem Trauerfall zwingend gleichartig ablaufen. Jedoch finden sich in allen Erklärungsmodellen die Phänomene Schock, Sehnsucht und Verzweiflung sowie Trauerbewältigung und Trauerabschluss.

Trauerphasen nach Verena Kast

Verena Kast entwickelte im Rahmen ihrer Tätigkeit als Psychologin ein Modell von Trauerphasen. Durch die Beobachtung von Trauernden und durch die Auseinandersetzung mit Träumen Trauernder gelang es ihr, ein umfassendes Modell des Trauerns zu konzipieren, welches heute als eines der wichtigsten Grundlagen für das Verständnis von Trauerprozessen gilt. Das Modell macht deutlich, dass der Tod eines nahestehenden Menschen einen gravierenden Einschnitt in das Leben von Angehörigen darstellt. Die Hinterbliebenen werden vor völlig neue Aufgaben gestellt, die es zu bewältigen gilt, um den Tod effektiv verarbeiten zu können.

Das Trauermodell nach Kast untergliedert sich in vier Phasen:

1. **Die Phase des Nicht-wahrhaben-Wollens**
   Der betroffene Mensch ist schockiert, erscheint gelähmt und erstarrt. Er kann die Situation noch nicht begreifen.
2. **Die Phase der aufbrechenden Emotionen**
   An die Stelle von Empfindungslosigkeit treten heftige Gefühle, z. B. Wut, Protest, Angst, Ohnmacht und Verzweiflung.
3. **Die Phase des Suchens und Sich-Trennens**
   Der trauernde Mensch hält Rückblick und erkennt die Dinge, die in der Beziehung zu dem Verstorbenen wichtig waren. Dadurch kann er sich öffnen und in den Verlust einwilligen.
4. **Die Phase des neuen Selbst- und Weltbezugs**
   Der Mensch lernt, „abschiedlich" zu erleben, er akzeptiert, dass Verluste zum Leben gehören.

Phasen der Trauer nach Worden

Ein weiteres Modell zum Phänomen Trauer beschrieb der amerikanische Trauerbegleiter J. William Worden in den 1980er Jahren. Er definierte vier Trauerphasen, die bewältigt werden müssen. Dies dient dazu, um aus der Trauerphase ohne psychische und physische Einschränkungen hervorzugehen.

- **Phase 1:** Die Todesrealität akzeptieren: Der Trauernde soll den Tod emotional/spirituell als wirklich erfahren können.
- **Phase 2:** Den Trauerschmerz erfahren: Der Trauernde soll seine schmerzlichen Gefühle in kanalisierter Form ausdrücken können.
- **Phase 3:** Sich auf ein Leben als Einzelner einstellen: Der Hinterbliebene soll sich auf seine neue Rolle in der veränderten Umwelt einstellen können.
- **Phase 4:** Emotionale Energie abziehen: Der Hinterbliebene soll einen Teil der emotionalen Energie, die in die Beziehung zum Verstorbenen geflossen ist, für andere Aktivitäten und Beziehung nutzen können.

stringent
bündig, zwingend, streng

Das Durchlaufen des Trauerprozesses erfolgt in der Regel nicht stringent. Die Art und Weise der Trauerbewältigung hängt sehr stark von der Persönlichkeit des Trauernden, seiner Beziehung zu dem Verstorbenen und dessen Todesumständen ab. Auch der zeitliche Rahmen ist unterschiedlich, den Hinterbliebene zum Abschiednehmen benötigen. Wie der Trauerprozess verläuft, hängt von seiner Dauer und Intensität ab.

Probleme unterdrückten Trauerns nach Verena Kast 4.4.3

Werden einzelne Trauerphasen, wie z. B. die Phase des Nicht-wahrhaben-Wollens, verlängert, dann verdrängen die betroffenen Menschen ihren Verlust und damit auch die große Emotion. Diese Menschen leben so weiter, als wäre fast nichts geschehen. Eine beliebte Form ist die Flucht in die „Geschäftigkeit". Möglicherweise liegt in diesem Verhalten der Versuch, die Phase der aufbrechenden Emotionen und damit der Trauer überhaupt zu vermeiden.

Menschen, die in einer späteren Trauerphase „steckenbleiben", finden häufig nicht mehr aus der Trauer heraus. Sie wirken depressiv, werden vom Schmerz überwältigt und müssen oft an die verstorbene Person denken. Dadurch erfährt der Trauerprozess eine Blockierung. Ebenfalls können sich starke Gefühle wie Zorn und andauernde Schuldgefühle manifestieren und das psychische Leben immer wieder beeinträchtigen. Depressionen, Suizidalität, Angstneurosen, psychosomatisches Erkranken sowie Suchterkrankungen können die Folge sein. In diesen Fällen ist unbedingt psychotherapeutische Hilfe hinzuzuziehen.

Doch nicht nur seelische Beeinträchtigungen können durch pathologische Trauer entstehen, sondern auch körperliche Erkrankungen, z. B. des Herz-Kreislauf Systems und des Atmungssystems. Auch wurde im Rahmen wissenschaftlicher Untersuchungen festgestellt, dass die Mortalität bei chronisch Trauernden erhöht ist. Als trauerbegleitende Pflegefachkraft ist es daher wichtig, dem Trauernden adäquate Unterstützung zu bieten, um sowohl seelische als auch körperliche Probleme zu verhindern.

Unterstützung und Betreuung von Trauernden 4.4.4

Jede Betreuung von Trauernden ist ein individuelles Ereignis, sodass es kein festes Schema für den Umgang mit Trauernden gibt. Dennoch haben sich einige Vorgehensweisen in der Praxis bewährt und als hilfreich erwiesen.

Zunächst ist es wichtig, im Rahmen der pflegerischen Anamnese zu erfassen, was der Hinterbliebene unter dem erlittenen Verlust versteht und in welcher Phase des Trauerprozesses er sich befindet. Sich Zeit zu nehmen für ein einfühlsames Gespräch, steht dabei an oberster Stelle. Der Betroffene soll dadurch zu einer offenen Kommunikation ermutigt, aber nicht gedrängt werden. Nur so kann eine Vertrauensbasis geschaffen werden, die eine individuelle Pflege ermöglicht.

Folgende Fragen können ein solches Gespräch leiten (in Anlehnung an Käppeli 2002):

- Worüber spricht der Pflegeempfänger, welche Themen stehen im Vordergrund?
- Wie spricht er über den Verlust? (Worte, Ausdrücke?)
- Welche Erinnerungen an frühere Verlusterlebnisse hat er?
- Was hat ihm dabei geholfen?
- Welche Ressourcen zeigt der Pflegeempfänger?
- Welche Bedürfnisse äußert er (körperlich, psychisch, sozial)?
- Welche Selbstpflegedefizite stelle ich fest? (z. B. mangelnde Körperpflege, gestörtes Essverhalten, Schlafstörungen?)

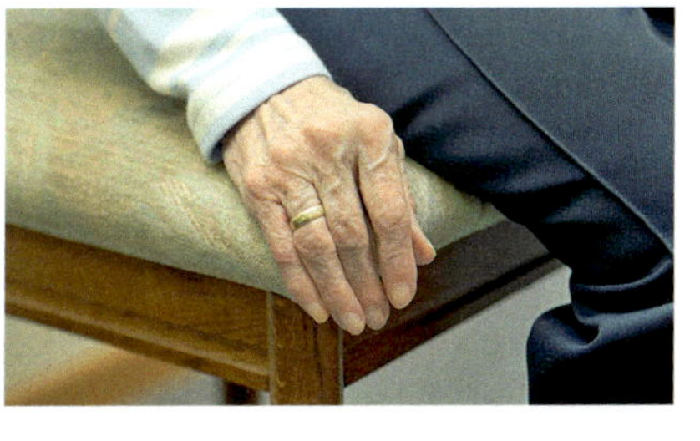

Aufgaben der Trauerbegleitung

Um Trauer zu lösen, ist das Gespräch erforderlich. Es braucht Gesprächspartner, die zuhören und mit denen man über den Verstorbenen sprechen kann. Es ist wichtig, dass jeder Mensch die Möglichkeit hat, seine Trauer auszuleben.

Um die Aufgabe als Trauerbegleiter erfolgreich wahrnehmen zu können ist es hilfreich, sich zunächst persönlich mit dem Umgang von Verlusten auseinanderzusetzen und eine eigene „Trauerphilosophie" zu entwickeln. Nur so kann eine Basis für den Umgang mit solchen Grenzsituationen geschaffen werden. Der Besuch eines Sterbe- oder Trauerseminars sowie Teamgespräche und Supervision helfen dabei.

Supervision
2 S. 514, S. 627 f.

Aufgabe der Trauerbegleitung ist, gemeinsam mit dem Betroffenen die Trauerphasen zu „durchleben" und alle Gefühle zuzulassen. Trauernde benötigen nicht nur Zeit, sondern auch die Gewissheit, dass teilweise widersprüchliche Gedanken und Emotionen erlaubt sind. Hier haben die begleitenden Pflegenden die Aufgabe, den Raum für die Trauer zu schaffen und den Hinterbliebenen individuell zu unterstützen. Das schließt auch die Information über den Trauerprozess mit ein.

Zentrale Fähigkeiten für die Trauerbegleitung sind Kommunikationsfähigkeit, Sensibilität, Mitgefühl und Empathie sowie das Bewusstsein von eigenen Grenzen. Im Rahmen der Pflege sollte die Pflegefachkraft sich ebenso ihrer Mittlerfunktion zwischen Angehörigen, Selbsthilfegruppen oder psychologischer Beratung bewusst sein. Auch bei alltäglichen Verrichtungen, wie z. B. Körperpflege, ist die fachkundige Unterstützung der Pflegenden gefragt. Häufig können Trauernde sich in ihrer schweren Situation nicht selbst versorgen, so dass Pflegekräfte versuchen müssen, diese Defizite durch entsprechende Maßnahmen auszugleichen.

Problematische Situationen im Umgang mit Trauernden

Manche Situationen, die man im Umgang mit Trauernden antrifft, stellen für die Pflege eine Herausforderung dar. Einige Verhaltensweisen und Vorschläge für mögliche Reaktionen von Pflegefachkräften sind in Tabelle 1 dargestellt.

Situation	Mögliche Reaktion der Pflegefachkraft
Weinen, Klagen, Verzweiflung	▪ Gefühle ausdrücken lassen ▪ professionelle Einschätzung von Nähe und Distanz
Schweigen	▪ Das Schweigen des Betroffenen verdeutlicht eine Grenze. ▪ nicht auf Antwort bestehen oder drängend nachfragen ▪ Gefühle des Betroffenen widerspiegeln („Sie wirken auf mich ...") ▪ Schweigen aushalten. ▪ ansprechbar bleiben, falls das Schweigen spontan gebrochen wird
Provokation, Ablehnung	▪ Ausnahmesituation der Betroffenen berücksichtigen ▪ deeskalierend verhalten durch verständnisvolles Zuhören und Ernstnehmen („Ich verstehe, dass Sie erregt sind....") ▪ Findet man keinen Zugang zum Betroffenen, kann auch Wechsel des Personals helfen
Aggressives Verhalten (Drohungen, verbale Attacken, Gewalt gegen Sachen oder Personen)	▪ Drohungen ernst nehmen und mit der Möglichkeit der Umsetzung rechnen ▪ Eigenschutz hat Vorrang. ▪ Schäden an Personen oder Sachen verhindern ▪ bei Bedarf Hilfe holen
Sexuelle Verhaltensweisen	▪ sich von sexuellen Anzüglichkeiten nicht provozieren lassen und nicht darauf eingehen

[Tab. 1] Problematische Situationen im Umgang mit Trauernden

Offene Sterbekultur in Pflegeeinrichtungen

4.4.5

Tod und Sterben ist Bestandteil des Alltags in Pflegeeinrichtungen. Alte Menschen, die in eine Pflegeeinrichtung ziehen, gehen in der Regel davon aus, dass dies ihre letzte Wohnstatt ist. Doch sind die Themen Tod und Sterben in unserer Gesellschaft weitgehend tabuisiert. Auch in Pflegeeinrichtungen findet sich häufig eine Sterbekultur, die hinter verschlossenen Türen stattfindet. Niemand spricht gerne über den nahenden Tod einer Bewohnerin. Hinter vorgehaltener Hand wird die Information über das Ableben eines Menschen in der Pflegeeinrichtung weitergereicht.

Doch es gibt auch Möglichkeiten einer offenen Sterbekultur in Pflegeeinrichtungen. Eine offene Sterbekultur steht hierbei für eine Akzeptanz von Tod und Sterben, für Kommunikation über Tod und Sterben und die Bereitwilligkeit, Maßnahmen zu ergreifen, Tod und Sterben im Alltag zu „leben".

Eine offene Sterbekultur sollte im Pflegeleitbild wiederzufinden sein. Der folgende Auszug stammt aus einem Pflegeleitbild eines Alten- und Pflegeheims.

„Der sterbende Mensch steht im Zentrum unserer Aufmerksamkeit. Er bestimmt die Art und Weise der Begleitung. Vorrang hat in der Regel, was die sterbende Person jeweils braucht.
Sterbebegleitung verstehen wir zunächst als Lebensbegleitung. Sterben beginnt für uns vor dem akuten körperlichen Sterben. Deshalb ist es uns wichtig, Wünsche im Vorfeld durch entsprechende Gesprächsangebote zu erkunden und zu dokumentieren. Die Menschen, die in unserem Hause leben, werden mit der Sterbekultur, die im Leonhard-Henninger-Haus gepflegt wird, vertraut gemacht: „Leben bis zuletzt". Dazu gehören u.a. das Abklären, ob und wie Angehörige bei der Sterbebegleitung mitwirken können und wollen und das Informieren über die Möglichkeiten der Patientenverfügung und Vollmacht, um Vorstellungen abzusichern.
Sterben ist und bleibt dabei ein ganz individueller Prozess. Sterbebegleitung lässt sich zeitlich und inhaltlich nicht detailliert im Voraus festlegen, aber es lässt sich ein verlässlicher Rahmen schaffen, der diese Individualität schützt."
—
(QUELLE: Bayrische Stiftung Hospiz, „...nicht sang- und klanglos gehen", S. 25, http://www.bayerische-stiftung-hospiz.de/pdf/heft5.pdf)

Ansätze zu einer Sterbekultur können in Gesprächskreisen gemeinsam mit Pflegefachkräften, Bewohnerinnen, Angehörigen und Seelsorgern entwickelt werden. Um sie umzusetzen, bedarf es der Schulung aller Mitarbeiterinnen. Weiterhin sollte die Sterbekultur nach außen transparent sein. Neue Bewohnerinnen, deren Angehörige sowie neue Mitarbeiterinnen müssen auf ein solches Konzept hingewiesen werden.

Folgende Fragen sind für die Entwicklung eines Konzeptes zur Sterbekultur hilfreich:
- Wie können Informationen über die Wünsche der Bewohnerinnen bezüglich ihres Todes in der Pflegedokumentation festgehalten werden?
- An welchem Ort kann ein gemeinsames Abschiednehmen von der verstorbenen Person stattfinden?
- Wie wird der nahende Tod einer Bewohnerin in der Einrichtung kommuniziert?
- Wie können Angehörige bei der Sterbebegleitung mitwirken?
- Wie können Bewohnerinnen bei der Sterbebegleitung mitwirken?
- Wie wird der Tod einer Bewohnerin in der Einrichtung bekannt gemacht?
- Wer nimmt an der Beerdigung/Bestattung teil?
- Wie und wo kann das Gedenken an Verstorbene stattfinden?
- Kann ein Gesprächskreis/Supervision für Pflegefachkräfte eingeführt werden?

5 Alltag und Wohnen im Alter

5.1 Allgemeine Aspekte

Alltag kennzeichnet sich dadurch, dass er kein besonderer Tag ist. Alltag findet immer statt. Er wird unabhängig vom Alter von allen Menschen erlebt. Bestimmte Tätigkeiten wie Schlafen, Wachen und Essen geben unserem Alltag Struktur.

Unterschiede im Erleben von Alltag werden durch Geschlecht, Gesundheitszustand, sozialen Status, Normen und Familienbeziehungen bestimmt. Alltagsaktivitäten verändern sich mit zunehmendem Alter. Sowohl veränderte Wahrnehmungsfähigkeit als auch mögliche eingeschränkte Mobilität führen im Alter zu einer zunehmenden Konzentration der Alltagsaktivitäten auf den eigenen Wohnraum. So haben Altersforscher z. B. festgestellt, dass ältere Menschen, die nicht erwerbstätig sind, durchschnittlich weniger als drei Stunden am Tag außer Haus sind. Die Wohnung wird somit Dreh- und Angelpunkt des Daseins. Aus diesem Grund wird im Alter *Alltag mit Wohnalltag* gleichgesetzt. Die Wohnsituation beeinflusst alle alltäglichen Dinge – von ihr hängt das Wohlbefinden in starkem Maße ab.

Die Gruppe der älteren Menschen ist heterogen. Das bedeutet, es gibt viele verschiedene Lebensstile und somit auch unterschiedliche (Wohn-)Bedürfnisse. Weiterhin unterscheidet sich die finanzielle Situation der Senioren in Deutschland erheblich (→ Abb. 1). Dies muss bei der Planung von Wohnräumen und -umgebungen sowie bei Wohnberatungen beachtet werden.

Neben dem Grundsatz in der Gesundheitsversorgung „ambulant vor stationär" gibt es folgende Ziele in der Wohnraumgestaltung:

- Erhaltung von Mobilität
- Schutz der Selbstständigkeit und Selbstverantwortung
- Barrierefreiheit für Wohnung, Haus und Umgebung

Community = engl. Gemeinde, Gemeinschaft
Care = engl. Sorge, Pflege

Im angloamerikanischen Raum wird in diesem Zusammenhang schon seit langem von der *Community Care* gesprochen. Im deutschsprachigen Raum gab es traditionell die Gemeindepflege, die häufig an Kirchengemeinden angegliedert war. Beiden Modellen gemein ist die pflegerische Versorgung von Menschen in ihrem eigenen Lebensraum. Sie sollen hilfs- und pflegebedürftigen Menschen aller Altersklassen die Möglichkeit geben, weitgehend selbstbestimmt in ihrem vertrauten Umfeld leben zu können.

„Ambulant vor stationär" bedeutet einen Wandel von der institutions- und krankheitsorientierten Pflege hin zu Mitspracherecht und Teilhabe von Patienten und Angehörigen. Hierzu gehört die Reflexion von Alltag und Wohnen genauso, wie Beratung und angemessene Pflegekonzepte.

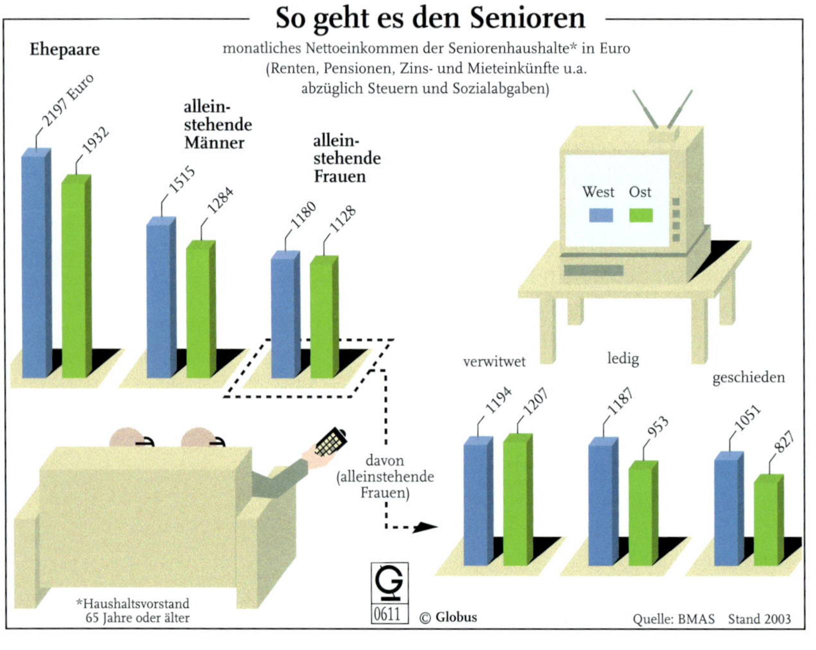

Auch wenn 80 % aller über 80jährigen in ihren eigenen Haushalten unabhängig von Pflege leben, müssen zu einer Gesamteinschätzung folgende Punkte beachtet werden:
1. Mit zunehmender Lebenserwartung steigt das Risiko der Pflegeabhängigkeit.
2. Mit zunehmender Lebenserwartung nimmt die Zahl der potenziell pflegenden Angehörigen ab.
3. Ältere Menschen wollen so lange wie möglich weitestgehend selbstständig sein.
4. Ältere Menschen wollen so lange wie möglich in ihrem vertrauten Umfeld verbleiben.

Um den verschiedenen Aspekten gerecht zu werden, hat sich insbesondere in den letzten Jahren eine Vielzahl von Wohn- und Lebensstilen für Ältere entwickelt. Man unterscheidet hierbei Möglichkeiten des Einzel-, Gruppen- und Familienwohnens sowie institutionsbezogene Interventionen (→ Tab. 1).

Einzel-, Gruppen- und Familienwohnen	Institutionsbezogene Interventionen
selbstständiges Wohnen zu Hause	Alten- und Pflegeheime
unterstütztes Wohnen/betreutes Wohnen zu Hause	Kurzzeitpflege
betreutes Wohnen/Service-Wohnen	Tagespflege
selbstorganisierte Wohn- oder Hausgemeinschaften, gemeinschaftliches Wohnen, „Senioren-WG“	Wohnstifte
integriertes Wohnen	betreute Wohngruppen/-gemeinschaften
Siedlungsgemeinschaften	Hausgemeinschaften
Altendörfer	

[Tab. 1] Wohnformen im Alter

Viele ältere Menschen bleiben nach Auszug der Kinder oder nach Verlust des Partners im vertrauten Wohnraum leben. Hieraus resultiert häufig ein Wohnraum, der nicht oder nur unzureichend an die Wohnbedürfnisse der älteren Menschen angepasst ist. In diesem Zusammenhang spricht man hier von Remanenz-Effekt. Im Zuge dessen verfügen Ältere teilweise über „zu viel“ Wohnfläche. Dadurch müssen sie u. a. für überproportional hohe Mietkosten aufkommen. Ziel einer seniorengerechten Wohnungswirtschaft muss es also sein, sich an den Bedarf der Älteren anzupassen.

Remanenz
remanere, lat. = zurückbleiben.

Aspekte einer seniorengerechten Wohnungswirtschaft

- Wohnungsgrößen und Wohnraumschlüssel müssen an den Bedarf von Single-Haushalten angepasst werden. Dadurch kann der Remanenz-Effekt vermieden werden.
- Berücksichtigung alternativer Wohnformen. Auch ältere Menschen haben ein zunehmendes Interesse an Wohngemeinschaften. Dies muss sowohl im Mietwohnungsbestand als auch im Neubau und gemeinschaftlichem Eigentum beachtet werden.
- Förderung von Barrierefreiheit. Hierzu müssen baulich-technische Verbesserungen innerhalb der Wohnung sowie im Wohngebäude unbürokratisch durchgeführt werden.
- Angebot von Dienstleistungen rund um das Wohnen, die insbesondere dem Sicherheitsbedürfnis dienen. Hierzu gehören Concierge-Dienste, Notrufeinrichtungen in der Wohnung, Betreuung der Wohnung bei längerer Abwesenheit, Hilfe bei Krankheit und Mobilitätseinschränkung. In diesem Zusammenhang spricht man von Service-Wohnen.
- Gestaltung des Wohnumfelds und Förderung nachbarschaftlicher Beziehungen (z. B. Barrierefreiheit des Wohnumfeldes, Angebot eines Seniorentreffs, ehrenamtliches Engagement und Selbsthilfe).

Concierge
franz. = Torwächter, übernimmt Pförtner oder Hauswartdienste

5.2 Möglichkeiten der einzel-, gruppen-, familien- und institutionsbezogenen Interventionen

Eine persönliche und gemütliche Rückzugsmöglichkeit ist wesentlicher Bestandteil der persönlichen Lebensqualität. Dieser Raum muss die Möglichkeit geben, ihn selbst zu gestalten. Er soll Wohlbefinden auslösen können und die Selbstbestimmung des Menschen zum Ausdruck bringen. Auch wenn die Wohnform der Menschen von äußeren Einflüssen und Notwendigkeiten geprägt sein kann, muss jeder Mensch im Rahmen seiner Möglichkeiten selbst entscheiden können, wo und wie er lebt.

Es gibt verschiedene Einflussfaktoren (→ Wohnformen im Alter, S. 379), die die Wahl der Wohnform beeinflussen können: Finanzierung, soziale Kontakte, Mobilität, Verkehrsanbindungen sowie weitere Infrastruktur (z. B. Einkaufsmöglichkeiten). Unabhängig hiervon werden Wohnformen (trotz fließender Grenzen) wie folgt eingeteilt:

- Privathaushalte oder Institutionen,
- Wohnen allein, in der Familie oder anderen Gruppen,
- selbstständiges oder unterstütztes/betreutes Wohnen.

5.2.1 Einzelwohnen

Pflegevertrag
2 S. 234
Pflegestufe
2 S. 460

Beim Einzelwohnen geht es darum, dass eine ältere Person die Entscheidung trifft, weitgehend selbstständig zu leben. **Selbstständiges Wohnen** zu Hause ist die Wohnform, die den meisten Menschen aus ihrem bisherigen Leben vertraut ist. Der ältere Mensch lebt allein in seiner eigenen Wohnung und kann sich selbst versorgen. Zur Unterstützung des Alltags kann die Hilfe von Nachbarn oder Angehörigen in Anspruch genommen werden. Hierbei spricht man von **informeller Hilfe** (z. B. Einkaufen).

Beim **unterstützten oder betreuten Wohnen zu Hause** wohnt die zu betreuende Person in ihren eigenen vier Wänden und schließt zum Beispiel mit einem **ambulanten Pflegedienst** einen |Pflegevertrag ab. Neben der medizinisch-pflegerischen und hauswirtschaftlichen Versorgung bietet der Pflegedienst Beratungs- und Informationsgespräche an und unterstützt Pflegebedürftige und Angehörige bei Antragstellungen, z. B. einer |Pflegestufe. Dem Pflegeprozess entsprechend wird in regelmäßigen Abständen das Pflegeergebnis evaluiert und der Pflegebedarf angepasst. Im Unterschied zum Wohnen zu Hause, betreut durch einen Pflegedienst, bietet das so genannte **Service-Wohnen** die Möglichkeit, mit dem Betreuungsservice einen Miet- und Betreuungsvertrag direkt abzuschließen. Mit der monatlichen Betreuungspauschale sind zum Beispiel Informationsbesuche und ein Notrufsystem abgedeckt. Es können aber zusätzliche Leistungen wie die Wohnungsreinigung oder die Einschaltung eines ambulanten Pflegedienstes vereinbart werden.

QUELLE: Verbraucherzentrale NRW, **www.vz-nrw.de/link5619A.html**
➥ Service-Wohnen – Ein neues Angebot für Senioren, Stand 18.07.2006
Betreutes Wohnen – eine Alternative fürs Wohnen im Alter, Stand 19.05.2010

Betreutes Wohnen – eine Alternative fürs Wohnen im Alter

Seit einigen Jahren wird für Senioren verstärkt das Service-Wohnen oder Betreute Wohnen angeboten. Das Prinzip dieser Wohnungen ist immer gleich: Neben der Wohnung, die Sie kaufen oder mieten können, werden Ihnen verschiedene Serviceleistungen wie z. B. die Wohnungsreinigung, Mahlzeitendienste, Hausmeistertätigkeiten oder Pflege angeboten. Einige dieser Leistungen sind bereits in einer monatlichen Pauschale enthalten, die Sie bezahlen müssen, egal, ob Sie die darin enthaltenen Leistungen nutzen oder nicht. Andere Dienstleistungen können Sie je nach Bedarf abrufen. Diese werden dann gesondert berechnet. Welche Leistungen in der Pauschale enthalten sind und welche Zusatzleistungen angeboten werden, entscheiden die Anbieter. Da der Begriff „Betreutes Wohnen" nicht geschützt ist, verbergen sich dahinter sehr verschiedene Konzepte. Die Angebote reichen von Wohnungen, die eng an ein Altenheim angegliedert sind und dementsprechende Vor- und Nachteile mit sich bringen, über seniorengerechte Wohnungen im normalen Wohnungsbau, die nur einen Hausmeisterdienst bieten, bis hin zu eher hotelähnlichen Immobilien mit Sauna, Wellness und Auslandsreisen im Angebot. Die Preise schwanken dementsprechend. Umso wichtiger ist es, sich ein Angebot auszuwählen, das den eigenen Bedürfnissen entspricht. (...)

Gruppen- und Familienwohnen

5.2.2

Im Gegensatz zu früher ist das Wohnen mehrerer Generationen unter einem Dach eher selten geworden. Gründe dafür sind in der Individualisierung und Selbstverwirklichung des Einzelnen, Verlangen von Flexibilität auf dem Arbeitsmarkt sowie Abwanderung der Jugend vom Land in die Stadt zu suchen. Damit fällt die Unterstützung potenziell pflegender Angehöriger nicht selten weg. Gerade in jüngerer Zeit haben sich aber neben dem traditionellen **Familienwohnen** alternative Gruppenwohnformen entwickelt. Alle Formen des Gruppenwohnens können sowohl von Familien als auch von frei gewählten Wohngemeinschaften wahrgenommen werden. Leben mehrere Menschen privat organisiert zusammen, spricht man von einer **selbstorganisierten Wohn- oder Hausgemeinschaft** oder **gemeinschaftlichem Wohnen.** Leben überwiegend ältere Menschen in einer Hausgemeinschaft zusammen, wird umgangssprachlich immer öfter von „Alten-WGs" gesprochen. In diesen Hausgemeinschaften hat in der Regel jeder seinen eigenen Wohnbereich. Meist werden Küche und Bad und evtl. ein Gemeinschaftsraum zusammen genutzt. Die Bewohner helfen sich bei Alltagsverrichtungen gegenseitig, bei Bedarf kann jedoch z. B. ein ambulanter Pflegedienst hinzugezogen werden. Immer mehr Pflegedienste bieten das Leben in ambulanten Wohngemeinschaften an. Die Betreuung erfolgt stundenweise oder rund um die Uhr, je nachdem, welche Hilfemaßnahmen erforderlich sind und wie aufwändig das Gruppenleben zu organisieren ist. Hierbei gibt es eine bunte Vielfalt von Wohnprojekten. Betreute Wohngruppen werden von unterschiedlichen Trägern für verschiedene Zielgruppen angeboten. Es gibt auch Wohn- oder Hausgemeinschaften, die ein besonderes Konzept, z. B. für demenziell erkrankte Menschen, anbieten.

Individualisierung
1 S. 20

Senioren-WG Villa Dr. Tholus

Die Wohngemeinschaft für Senioren in der Villa „Dr. Tholus", bietet familiäres altersgerechtes Wohnen. Eine lebenswerte und preiswerte Alternative zum klassischen Seniorenheim mit viel Lebensqualität.

Wohngemeinschaften sind als alternative Lebensform zum Altenpflegeheim und der privaten Wohnung zu verstehen und wollen diese nicht ersetzen. Es geht um ein „sowohl als auch" und nicht um ein „entweder oder". Sie sind oftmals preislich günstiger als Altenpflegeheime.

Bedürfnisse von Senioren

Ältere Menschen brauchen in ganz besonderer Weise das Gefühl der Vertrautheit und der Geborgenheit. Das Leben in einer bekannten Alltagsnormalität, alte Gewohnheiten und ein überschaubares soziales Umfeld sollen sich in der Senioren WG wiederfinden. Weiterhin benötigen sie eine positive Wahrnehmung ihrer selbst. Sie müssen sich selbst in einer kompetenten und wertgeschätzten Weise spüren. In der Villa „Dr. Tholus" wird dies ermöglicht durch eine qualifizierte Begleitung und die Möglichkeit, die in einem langen Leben erworbenen Fähigkeiten weiterhin anwenden zu können. Wohngemeinschaften für Senioren entsprechen diesen Bedürfnissen nach Vertrautheit und Normalität.

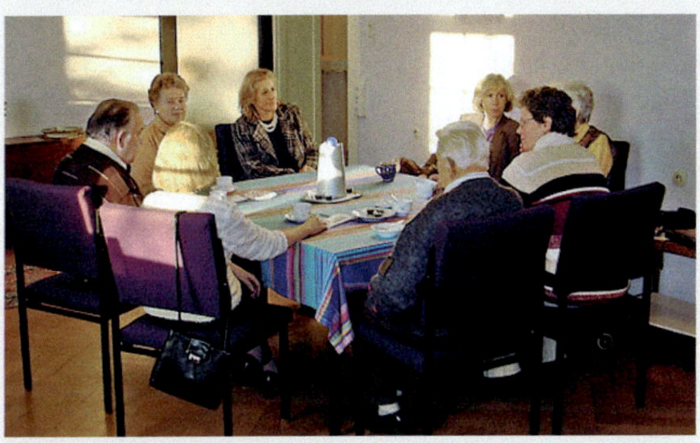

Struktur der Wohngemeinschaft in der -„Villa Dr. Tholus"-

Die Villa „Dr. Tholus" bietet einen Rahmen für das gemeinsame Leben, der sich stark vom klassischen Altenpflegeheim unterscheidet. Eingebunden in ein normales und ruhiges Wohngebiet, umrandet von einem privaten und beschützten Park können dort 10 Senioren in eigenen Zimmern und großzügigen Gemeinschaftsräumen leben und wohnen. Die Villa „Dr. Tholus" bietet ein vertrautes Milieu, u.a. mit einer normalen Küche, einem Wohnzimmer, einem Esszimmer und vielen weiteren Wohnräumen und unzähligen Erinnerungsgegenstände, die bei Einzug durch eigene ersetzt werden können.

Eine Wohngemeinschaft mit max. nur 10 Bewohnern ist überschaubar und familiär und eine echte Alternative sowohl vom Preis auch von der individuellen Ansprache zum Altenwohnheim. Dies unterstützt das Gefühl der Vertrautheit und Geborgenheit. Die 10 Bewohner haben untereinander und zu den Mitarbeitern des des betreuenden Pflegedienstes intensiven Kontakt.

Die Kontakte werden persönlicher, es können positive Gemeinschaftserfahrungen entstehen. Die geringe Zahl der Bewohner bewirkt weiterhin eine große Übersichtlichkeit.

Begleitung durch einen ambulanten Pflegedienst und Haushaltshilfen

Der Pflegedienst und die Haushaltshilfen bieten in der -Villa „Dr. Tholus"- eine „Vollbetreuung". Der Pflegedienst und die Haushaltshilfen betreuen die Bewohner über 24 Stunden, mit einem hohen Personenschlüssel. Es ist immer jemand präsent. Die Mieter/Bewohner müssen sich keinen vorgegeben Abläufen unterordnen (z.B. Essenszeiten, Besuchszeiten). Der Mensch und nicht die Organisation ist der Strukturgeber: Der Bewohner entscheidet was, wo und wie was gemacht wird. Der Alltag ist flexibel, so dass den Bedürfnissen und Gewohnheiten der Bewohner entsprochen werden kann. Vertraute Routinen, Rollen und Aktivitäten können dadurch weiterhin gelebt werden. Die Senioren erfahren sich dabei als kompetent, nützlich und selbstbestimmt. Angehörige können nach Wunsch flexibel Betreuungsleistungen in der Wohngemeinschaft erbringen. Sie haben dadurch weniger das Gefühl „alles aus der Hand genommen zu bekommen" und können in dem gewünschten Maße Verantwortung behalten.

Die Mitarbeiter des betreuenden Pflegedienstes und die Haushaltshilfen sind speziell für die Begleitung des Einzelnen sowie einer Gruppe qualifiziert und werden stetig weitergeschult.

Ausstattung und Lage

Die Mieter leben in der ehemaligen -Arztvilla „Dr. Tholus"-, die auf einem parkähnlichen, ca. 2800 qm großen Grundstück liegt. Das Anwesen ist zentrumsnah gelegen, so dass alle wichtigen Einrichtungen und Einkaufsmöglichkeiten fußläufig zu erreichen sind. Die Villa „Dr. Tholus" ist 2004 neu umgebaut und modernisiert worden. Die Gesamtfläche der Wohnräume beträgt ca. 440 qm, Zimmer von bis zu 24 qm, teilweise mit Balkon, stehen zur privaten Miete zur Verfügung. Jedes Mitglied der Wohngruppe bewohnt ein Einzelzimmer, das individuell mit eigenen Möbeln eingerichtet werden kann. Alle Zimmer haben Telefon-, TV- und Internetanschluss.

In die obere Etage führt ein Treppenlift. Großzügige Gemeinschaftsräume z. B. das Wohn-/Esszimmer von ca. 41 qm, der Wintergarten von ca. 24 qm, das Esszimmer von ca. 12 qm, die Küche von 12 qm, die Sonnenterrasse von 42 qm sowie 4 Badezimmer mit WC und zusätzlichen 2 Gäste WC's zeigen die Großzügigkeit der Seniorenwohngemeinschaft. Zusätzlich steht ein separater Raum für Gruppenaktivitäten zur Verfügung. Von dem Wintergarten aus gelangt man auf eine große Terrasse, von der man den weitläufigen, eingefriedeten Garten von ca. 2800 qm erreicht, der die Bewohner zu Spaziergängen einlädt.

Vorteile der Senioren-WG „Villa Dr. Tholus"

- Preiswerter als das Wohnen in einem Altenpflegeheim.
- Individueller, da nur maximal 10 Personen in der Senioren-WG wohnen
- Intensive persönliche Betreuung
- Hohe Lebensqualität, da Wohnen „wie Zuhause"

QUELLE: http://www.dr-schmidt-bovendeert.de/senioren/demenzwg_druckversion.htm

Von **integriertem Wohnen** spricht man, wenn verschiedene Bewohnergruppen mit unterschiedlichen Bedürfnissen und/oder Handicaps in Privathaushalten oder größeren, von offiziellen Trägern geführten Wohnkomplexen zusammenleben. Als übergreifendes Ziel steckt hinter einer solchen Wohnform, dass die Ressourcen der Mitbewohner auch für Hilfeleistungen untereinander genutzt werden können. Auch hier gibt es Gemeinschaftsräume und Fachpersonal steht unterstützend zur Seite. Eine Form des integrierten Wohnens ist das *Mehrgenerationenwohnen*. Dies hat Vorteile für alle Beteiligten: Die Großelterngeneration kann sich an der Betreuung der Enkelgeneration beteiligen, die Kindergeneration dafür Behörden- und Einkaufsgänge übernehmen. Einer Isolation der alten Generation kann gut vorgebeugt werden.

Siedlungsgemeinschaften entstehen dann, wenn die dort lebende Bevölkerung gemeinsam altert. Wohnungsbaugesellschaften oder Selbsthilfe-Initiativgruppen können in solchen Situationen ein Unterstützungsnetz aufbauen. Im Mittelpunkt der Siedlungsgemeinschaften stehen Nachbarschaftshilfe und gemeinsame Aktivitäten.

Im Gegensatz zu Siedlungsgemeinschaften werden **Altendörfer** geplant angelegt. Auf einem abgegrenzten Raum werden altersgerechte Wohn- und Freizeitmöglichkeiten angeboten. Insbesondere in den USA hat es in den letzten zwei Jahrzehnten einen Boom von Altendörfern gegeben, die „Sun Cities" genannt werden. Der Name beruht auf dem häufig milden Klima der geografischen Lage. Dies ist bei vielen chronischen Erkrankungen von Vorteil. Ein weiterer Vorteil von Altendörfern liegt in der Kompaktheit der Anlagen: Ein Ortswechsel ist für alle Unternehmungen, auch bei Hilfe- oder Pflegebedürftigkeit, nicht mehr notwendig.

Alter hat Zukunft

Wie alt ist ein 60-Jähriger? Kommt drauf an. Die Senioren von heute sind kein grauer Block mehr, eher ein bunter Haufen. Bald wird jeder dritte Deutsche zu ihnen zählen. Momentaufnahmen einer Umwälzung.

(...) Anders in den Vereinigten Staaten. Dort halten sich nicht nur ältere Leute während des Winters kohortenweise in Florida auf. Viele bewohnen im Süden auch ganze Altendörfer. In Florida ist heute schon jeder Fünfte älter als 65 Jahre. Das Transportministerium des Staates hat reagiert und die Straßenschilder größer machen lassen, mehr Reflektoren an den Bürgersteigen anbringen und die Mittelstreifen dicker pinseln lassen. Man weiß auch, dass die wachsende Zahl alter Floridianer ein öffentliches Transportsystem unumgänglich machen wird. Gerade weil der Jugendkult in den Vereinigten Staaten so allgegenwärtig ist, hat er Gegenbewegungen provoziert. (...)

QUELLE: Uwe Jean Heuser und Elisabet Niejahr: „Alter hat Zukunft". In: Die Zeit, 2006

Institutionsbezogenes Wohnen 5.2.3

Unter institutionsbezogenem Wohnen wird das kurz- oder langfristige Leben in Einrichtungen der Altenhilfe verstanden. Hierzu zählen Alten- und Pflegeheime genauso wie Kurz- oder Tagespflegestätten. Sonderformen der genannten Einrichtungen sind Wohnstifte, Hausgemeinschaften und betreutes Gruppenwohnen. Mit einem Umzug in ein **Alten- oder Pflegeheim** steht in der Regel die letzte große Zäsur im Leben an. Unter diesem Bewusstsein ist ein solcher Umzug für viele Senioren kein leichter Schritt. Häufig sind mit einer Entscheidung für ein Alten- oder Pflegeheim große Unsicherheiten seitens der älteren und Schuldgefühle der jüngeren Generation verbunden. Es ist wichtig, dass eine solche Entscheidung wohlüberlegt und mit allen Beteiligten abgestimmt ist. Im Vordergrund sollte immer die Selbstbestimmung und das Interesse des Pflegebedürftigen stehen.

Besagte Einrichtungen beherbergen bundesweit etwa 640 000 ältere Menschen. Menschen in Alten- oder Pflegeheimen wollen oder können nicht länger in ihrer vertrauten Wohnumgebung leben oder sind nicht mehr in der Lage, den eigenen Haushalt zu führen. Die Finanzierung eines solchen Heimplatzes ist abhängig von der Pflegestufe sowie dem Einkommen der Pflegebedürftigen (→ Heimentgelt, S. 233, S. 497).

Die **Kurzzeitpflege** wird für ältere und pflegebedürftige Menschen angeboten, die kurzfristig Unterstützung in ihren Alltagsaktivitäten benötigen. Dies kann sowohl nach einem Krankenhausaufenthalt bis zur vollständigen Genesung sein als auch während der Zeit, in der pflegende Angehörige sich im Urlaub befinden oder aus Krankheitsgründen die Pflege nicht übernehmen können. Der oder die Hilfebedürftige zieht dafür vorübergehend in eine entsprechende Einrichtung. Leistungen sind die Grund- und Behandlungspflege, körperliche und geistige Mobilisation sowie auf Wunsch ärztliche Versorgung. Ähnlich ist die **Verhinderungspflege** aufgebaut. Hierbei gewährt die Pflegekasse für Pflegebedürftige , die seit mindestens einem halben Jahr in eine Pflegestufe eingestuft sind und in ihrer häuslichen Umgebung gepflegt wurden, bestimmte Aufwendungen. Diese sind in § 39 SGB XI festgelegt. Verhinderungspflege wird für maximal 28 Tage im Jahr bezahlt.

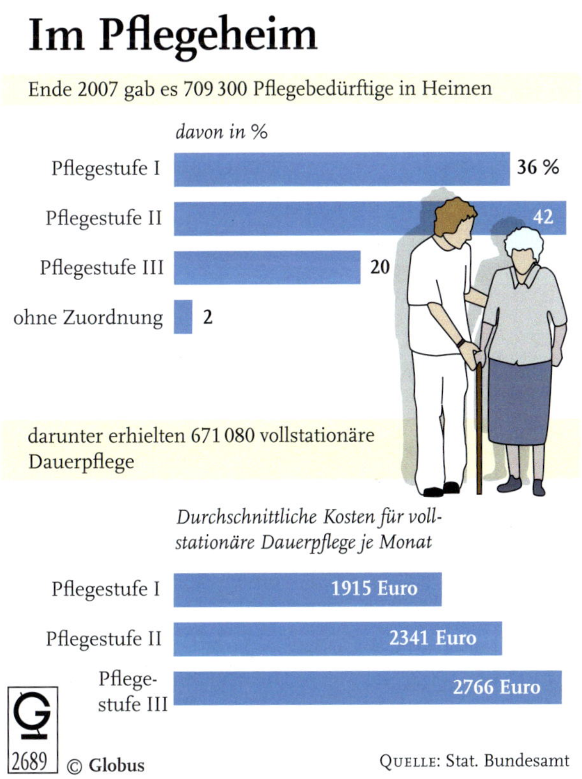

In der **Tagespflege** befinden sich Pflegebedürftige aus unterschiedlichen Gründen. So kann eine an einen Krankenhausaufenthalt angeschlossene Rehabilitation in einer Tagespflegeeinrichtung durchgeführt werden. Ebenso gibt es Tagespflegeeinrichtungen, die sich auf die Betreuung demenziell oder psychisch erkrankter Menschen spezialisiert haben. Sie unterstützen hierbei die Pflege der Angehörigen zu Hause. Pflegende Angehörige finden damit Entlastung. Im Vordergrund steht die körperliche, geistige und soziale Aktivierung und Einbeziehung der Pflegebedürftigen. Deren Selbstständigkeit soll so lange wie möglich erhalten bleiben oder wieder hergestellt werden.

Auch **Wohnstifte** bieten älteren Bewohnern die Möglichkeit, in Gemeinschaft zu leben. Hier hat jeder seine eigene Wohnung, es gibt Gemeinschaftsräume und Freizeitangebote. Je nach Bedarfslage kann der Haushalt selbstständig geführt oder Hilfe in Anspruch genommen werden. Im Bedarfsfall stehen Pflegekräfte zur Verfügung. Häufig befinden sich Wohnstifte in kirchlicher Trägerschaft. Andere Stifte finanzieren sich als Stiftung.

online

http://www.sappho-stiftung.de

Beispiel

Die Stiftung „SAPPhO Frauenwohnstiftung" hat sich als Aufgabe und zum Ziel gesetzt, Wohnraum zu schaffen, in dem ältere homosexuelle Frauen alternative Lebensformen entwickeln und praktizieren können. Frauen stiften ihr Eigentum, ihre Häuser, ihr Vermögen oder einen Teil davon. Dadurch entsteht z. B. vereinzeltes Immobilieneigentum. Je nach Lage und Größe der gestifteten Einheit kann diese an Lesben vermietet werden. Aus einer solchen Bündelung entstehen dann Wohnstifte, Haus- und Hofgemeinschaften, Häusergemeinschaften, vielleicht sogar Straßen- und Dorfgemeinschaften. Dabei soll preiswerter, alten- und behindertengerechter Wohnraum geschaffen bzw. erhalten werden.

Landesheimgesetz
1 S. 88
2 S. 491, S. 504

Hausgemeinschaften stellen eine Alternative zu traditionellen Pflegeheimen dar. Im Unterschied zur Wohngemeinschaft steht hier ein ganzes Haus zur Verfügung, dennoch werden beide Begriffe im gleichen Sinne genutzt. Es existieren entweder einzelne Hausgemeinschaften oder es sind mehrere Hausgemeinschaften auf einem Grundstück mit Gemeinschaftsräumen angesiedelt. Neben der hauswirtschaftlichen Versorgung können bei Bedarf Pflegeleistungen in Anspruch genommen werden. Hausgemeinschaften können auch im Rahmen der stationären Versorgung geleitet werden und unterliegen dann dem Landesheimgesetz.

5.3 Alltagsaktivitäten

In Deutschland gibt es eine bunte Vielfalt an Lebensmöglichkeiten, sodass Menschen jeden Alters und jeder Kultur ihren Weg finden können. Die Aktivitäten müssen an die jeweilige Wohnumgebung angepasst werden. Gerade in ländlichen Gegenden sind die Angebote häufig begrenzt oder die Menschen müssen sich bezüglich ihrer Aktivitäten an die Umwelt anpassen. So ist ein Ausflug ins Grüne für Stadtmenschen meist mit einer Fahrt verbunden, die geplant oder organisiert werden muss, während Dorfbewohner den Waldspaziergang oft ohne großen Aufwand erleben können.

Altendörfer
2 S. 302

Möglichkeiten der Alltagsaktivitäten sind auch von der jeweiligen Wohnform abhängig. Bewohner von Altendörfern haben viele Möglichkeiten der Freizeitgestaltung, ohne große Wegstrecken zurücklegen zu müssen, Bewohner stationärer Alteneinrichtungen sind an die jeweiligen Organisationsstrukturen gebunden.

Aber auch die Wohnung muss an die Bedürfnisse des darin Wohnenden angepasst werden (→ Wohnraumanpassung, S. 385).

Beispiel
Frau Möhlmann leidet an Altersdemenz und benötigt seit einer Oberschenkelfraktur im letzten Jahr einen Rollstuhl zur Fortbewegung. Dementsprechend wurde ihr Spiegel in Sitzhöhe angebracht. Um ihre Gedächtnisschwierigkeiten zu kompensieren, sind im Badezimmer verschiedene Symbole für die Alltagsaktivitäten angebracht, die sie selbstständig durchführen kann: *Auskleiden, Toilettengang, Waschen, Ankleiden, Zähneputzen, Kämmen.* Den Ablauf der Aktivität hat ihre Bezugspflegerin Frau Meise mit ihr zusammen besprochen. Dinge, bei denen Frau Möhlmann Unterstützung benötigt, sind ebenfalls durch Symbole verdeutlicht: *Duschen, Waschen des Intimbereiches, Haarewaschen.*

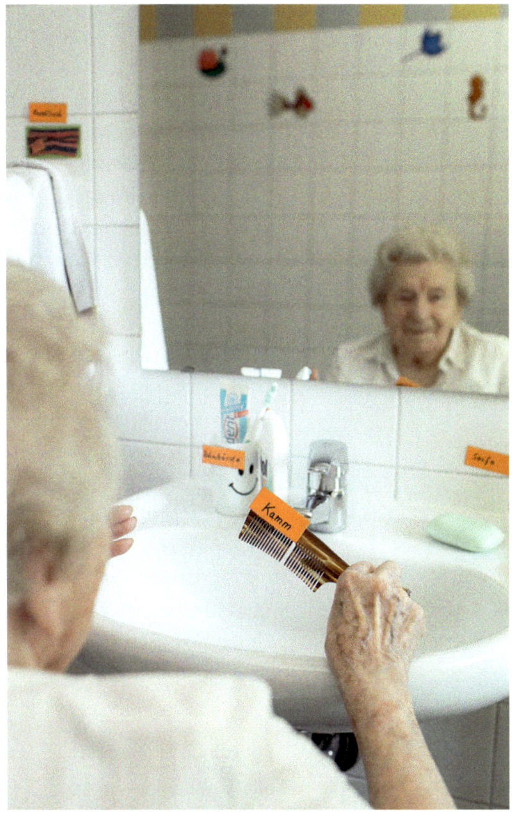

Nun gehört zur Bewältigung eines gewöhnlichen Tages mehr als nur die Körperpflege und die Ernährung. Tätigkeiten wie das Lesen von Zeitungen, Zeitschriften und Illustrierten, Fernsehen, Radiohören, Besuche machen und Besuche empfangen, Spazierengehen und Gartenarbeit sowie Kirchenbesuche sind ebenfalls Tätigkeiten, die den Alltag von alten Menschen füllen. Damit kulturelle und musische Aktivitäten nicht in Vergessenheit geraten, können Pflegefachkräfte zu diesen Beschäftigungen aktivieren und motivieren. (→ Tagesstrukturierende Maßnahmen, S. 394). Tages- und Wochenpläne, die in Institutionen auch im Flur oder Gemeinschaftsraum hängen, können sinnvolle Hilfsmittel zur Orientierung sein. Symbole können auch hier das Verständnis erleichtern.

Verhaltensmodifikationen 5.4

Wenn Menschen nicht mehr in der Lage sind, ihr Leben eigenverantwortlich zu führen und sich z. B. nach kritischen Lebensereignissen wie Krankheit, Verlust eines nahen Angehörigen oder Umzug in ein Pflegeheim neu orientieren und in den Alltag integrieren müssen, können durch Außenstehende initiierte *Verhaltensmodifikationen* notwendig werden. Das bedeutet, dass mittels verhaltenstherapeutischer Techniken Verhaltensweisen gefördert bzw. verändert werden. Dadurch wird eine Steigerung erwünschter und eine Senkung problematischer Verhaltensweisen erreicht. Um erwünschte Verhaltensweisen zu fördern, kommen so genannte Verstärker zum Einsatz. Diese können in *materielle* (z. B. ein schönes Geschirr, damit die ältere Person Freude am selbstständigen Essen bekommt) und *soziale Verstärker* (z. B. Lob, Unterhaltung während der Mahlzeit, Streicheln der Hände, Spaziergang nach dem Essen) unterteilt werden.
Einflussnehmende Faktoren bei der Verhaltensmodifikation sind:

- Realitätsorientierung,
- Revitalisierung,
- Remotivation,
- Resensibilisierung und
- Resozialisierung der älteren Menschen.

Realitätsorientierung
1 S. 40
2 S. 368

tagesstrukturierende Maßnahmen
2 S. 394

Revitalisierung ist ein Konzept, durch das Menschen in ihren Alltagsfähigkeiten gefördert werden. Es spielt insbesondere in der Rehabilitation eine große Rolle. Alle Möglichkeiten der Mobilisation, Ressourcennutzung, tagesstrukturierenden Maßnahmen und der hier genannten Verhaltensmodifikationen können hierbei herangezogen werden.

Menschen können auf Grund ihres Alters, einer Krankheit oder anderer kritischer Lebensereignisse in Sinnkrisen geraten. Das Leben erscheint oft nicht mehr lebenswert, alle Aktivitäten werden als sinnlos erachtet. In solchen Fällen ist eine **Remotivation** erforderlich. Das heißt, betreuende Menschen müssen die betroffene Person bewegen, wieder lebensbejahend zu denken und zu handeln. Meist ist eine (professionelle) Trauerbewältigung empfehlenswert, um wieder empfänglich für die schönen und angenehmen Dinge des Lebens zu sein. Pflegefachkräfte sollten in solchen Fällen immer Gesprächsbereitschaft signalisieren sowie Angebote unterbreiten (z. B. Spaziergänge, Teilnahme am Essen im Gemeinschaftsraum), ohne die Betroffenen zu überfordern. Betreuungspersonen können die Aufmerksamkeit behutsam auf Dinge wie eine neue Raumdekoration oder einen Schmetterling lenken.

Mit **Resensibilisierung** bezeichnet man die Wiederbelebung der sechs Sinne Sehen, Hören, Riechen, Schmecken, Tasten und Körpersinn. Es gibt unterschiedliche Formen von Resensibilisierungsübungen, die teilweise mit einfachen Mitteln durchzuführen sind (→ Tab. 1).

Sehen	Hören	Tastsinn	Geruchs- und Geschmackssinn	Körpersinn
Lassen Sie den älteren Menschen einen anderen beschreiben (z. B. Kleidung, Haarfarbe).	Stimmen Sie mehrere Instrumente an oder spielen Sie Aufnahmen davon ab und lassen Sie sie erraten.	Legen Sie mehrere unterschiedliche Gegenstände unter ein Tuch und lassen Sie die Älteren die Dinge benennen.	Verbinden Sie den älteren Personen die Augen und lassen Sie sie verschiedene Dinge am Geruch erkennen (Parfum, Zwiebeln, Blumen, Heu, ätherische Öle).	Bewegen Sie verschiedene Körperteile, die Älteren sollen es Ihnen nachmachen und die entsprechenden Körperteile benennen.
Die ältere Person soll mehrere Gegenstände der Größe nach ordnen.	Singen Sie die ersten beiden Zeilen eines Liedes und singen Sie zusammen weiter, nachdem es erkannt wurde.	Beschaffen Sie unterschiedliche Materialien (Stoff, Leder, Fell, Schmirgelpapier) und lassen Sie die Oberflächenstruktur betasten und beschreiben (rau, weich, glatt ...).	Verbinden Sie den älteren Personen die Augen und lassen Sie sie verschiedene Dinge am Geschmack erkennen (Tee, Brot, Obst, Schokolade ...).	Fördern Sie körperliche Aktivitäten wie Gymnastik, Ballspiele, Schwimmen und Tanzen.

[Tab. 1] Resensibilisierungsübungen

Unter **Resozialisierung** versteht man die Wiedereingliederung einer Person in die Gesellschaft. Dazu können Mittel der Pädagogik, Psychotherapie und Medizin heran gezogen werden. Bei der Umsetzung der Resozialisierung sind nicht nur professionelle Betreuungspersonen gefragt, sondern auch die Familie und andere Bezugspersonen. Sie sind am besten mit der Person, deren Gewohnheiten, Lebensweg und Interessen vertraut und somit von unschätzbarem Wert für die Pflege.

Das Konzept der Lebenslagen 5.5

Der Zusammenhang zwischen den unterschiedlichen Wünschen und Bedürfnissen der älteren hilfebedürftigen Person sowie deren Möglichkeiten, sie zu erfüllen, werden im **Konzept der Lebenslagen** analysiert und beschrieben. Mit Lebenslagen sind hierbei alle „Zustände" gemeint, in der sich jemand im Laufe seines Lebens befinden kann. Diese bestimmen, welchen Zugang zu Bildung, Gesundheitsversorgung, Geld, Status, kultureller Teilhabe, sozialer Anerkennung und sozialen Netzwerken jemand hat.

Im Alter können bzw. müssen Menschen auf das zurückgreifen, was sie sich bisher geschaffen haben, seien es materielle Dinge oder auch soziale Beziehungen. Lebenslagen sind die Lebensphasen von der Kindheit bis ins Alter, Ausbildung und berufliche Position, Familiengründung mit Schwangerschaft und Geburt, Migration, Wohnsituation und Hobbies. Hinzu kommen eventuell unvorhergesehene besondere Lebenslagen wie Krankheit, Unfall, Arbeits- und Obdachlosigkeit, finanzielle Abhängigkeit, Pflegebedürftigkeit und Umzug (in ein Heim). Dies alles bestimmt, wie und wo ein Mensch lebt, wie gesundheitsbewusst er handelt, ob er liest und ins Theater geht, Familie und Freunde hat. Eine finanzielle Absicherung erweitert die Wahlmöglichkeiten, z. B. Altenheim oder Wohnstift? Das Konzept der Lebenslagen beschreibt also die Zugangschancen zur individuellen „idealen" Lebensgestaltung, welche abhängig von Eintritt und Gestaltung der jeweiligen Lebenssituationen sind.

6 Familienbeziehungen und soziale Netzwerke alter Menschen

6.1 Grundlagen zur soziologischen Theorie der Familie

Die Lebensentwürfe in westlichen Industrieländern änderten sich im vergangenen Jahrhundert gravierend unter dem Einfluss von Industrialisierung, Säkularisierung und Demokratisierung. Ihre Auswirkungen werden mit den Begriffen „Individualisierung" und „Singularisierung" der Lebensformen bezeichnet.

Individualisierung und Singularisierung
1 S. 19 f.

Diese Entwicklung hat Auswirkungen auf die Familien- und Lebenszusammenhänge im Alter. Da die Einbeziehung der Familie im altenpflegerischen Handeln eine bedeutende Position einnimmt, stellt sich besonders aus der Perspektive des ganzheitlichen Ansatzes die Aufgabe, die Funktionen der Familie unter veränderten Bedingungen näher zu beleuchten.

6.1.1 Familienbegriff und Funktion der Familie

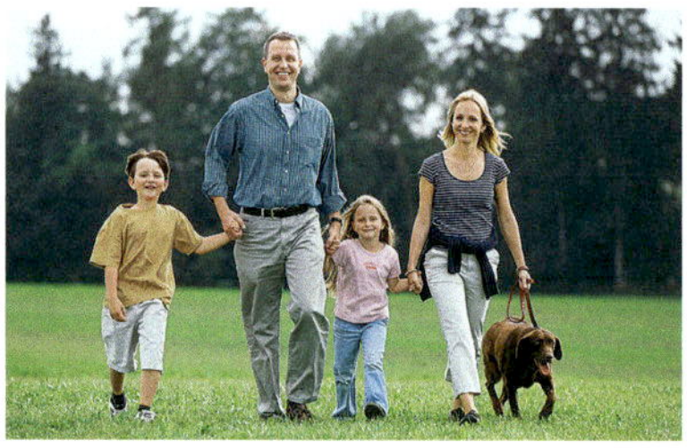
[1] Typische Kernfamilie

In jeder bekannten Gesellschaft besteht eine Form der Familie. Sie ist die Urform des menschlichen Zusammenlebens. Welche spezifische Form die Familie annimmt, ist jedoch von der jeweiligen Gesellschaft abhängig, davon, wie sie beispielsweise ihr Eigentums- und Erbrecht ableitet. Die Familienform ist somit kulturbedingt. Aus soziologischer Perspektive stellt sich das Problem, wie der Begriff „Familie" bei den sich wandelnden Lebensentwürfen definiert werden kann. Es gibt eine Vielzahl von Definitionen zum Familienbegriff, jedoch keine allgemein anerkannte.

Die häufigsten Familien- und Lebensformen werden nach dem statistischen Bundesamt anhand der Merkmale Verwandtschaft, Partnerschaft und Haushalt dargestellt. Das sind:

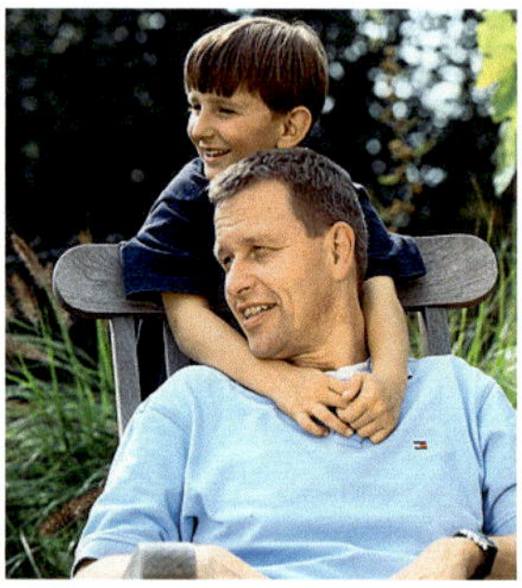
[2] Alleinerziehender Vater

- **Klein- oder Kernfamilie** (→ Abb. 1): Sie ist eine auf Dauer angelegte und legitimierte Beziehung zwischen zwei Erwachsenen, die gemeinsam einen Haushalt führen und mindestens ein Kind haben. Adoptiv-, Pflege-, Stieffamilien und nicht eheliche Lebensgemeinschaften zählen zu den Klein- oder Kernfamilien.
  - **Adoptiv-, Pflege-, Stieffamilien:** Es besteht keine biologische Beziehung zwischen dem Kind und einem Elternteil oder mit beiden Eltern. Dabei sind verschiedene Formen der Partnerschaft in einem gemeinsamen Haushalt denkbar.
  - **nicht eheliche Lebensgemeinschaften:** in Partnerschaft lebende Erwachsene mit oder ohne Kinder in einem gemeinsamen Haushalt
- **Mehr-Generationen-Familie:** Es besteht eine biologische Verwandtschaft zwischen mindestens drei Generationen, die in einem Haushalt leben. Die Art der Partnerschaften kann unterschiedlich sein.
- **Alleinerziehende** (→ Abb. 2): Es besteht ein biologisches Eltern-Kind-Verhältnis. Ein Elternteil und Kind(er) leben in einer Hausgemeinschaft. Die Partnerschaft fehlt oder wurde aufgelöst.
- **Alleinlebende** (→ Abb. 3): sind Menschen, die in einem Einpersonenhaushalt und deren Verwandte (Kinder) oder Partner in einem anderen Haushalt leben. Das trifft häufig für ältere Menschen zu.

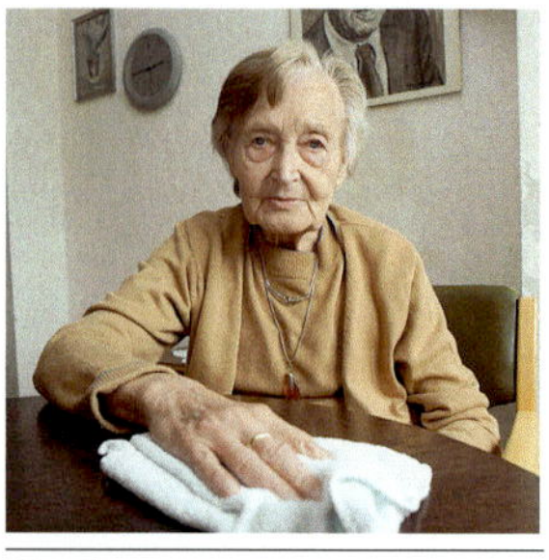
[3] Alleinstehende ältere Frau

Die am meisten verbreitete Form des familiären Zusammenlebens in Deutschland ist die Klein- oder Kernfamilie in ihren Variationen. Nicht immer besteht zwischen dem Elternteil und dem Kind ein biologisches Verwandtschaftsverhältnis. In den letzten Jahren wuchs der Anteil der Kinder, die bei Alleinerziehenden oder in Lebensgemeinschaften aufwachsen.

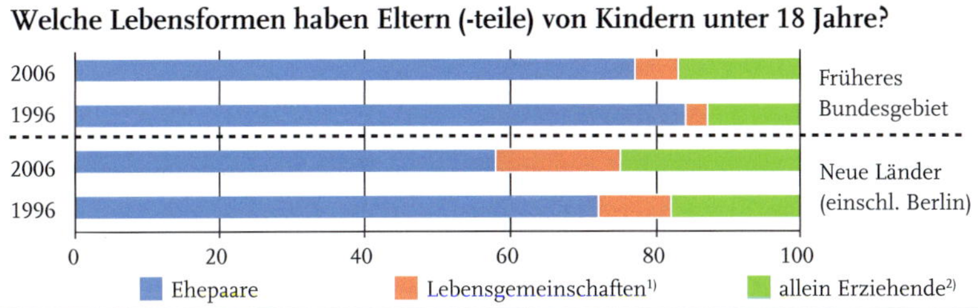

[1] Familienformen in Deutschland

1) Nicht eheliche und gleichgeschlechtliche Lebensgemeinschaften
2) Ledige, verheiratet getrennt lebende, geschiedene oder verwitwete Väter und Mütter, die ohne Ehe- oder Lebenspartner(in) mit ihren ledigen Kindern zusammenleben.

QUELLE: *Statistisches Bundesamt 2008*

Die **Hauptfunktion** der Familie besteht für jede Gesellschaft in der biologischen und kulturellen Reproduktion. So wird der Fortbestand einer Gesellschaft und der dazugehörigen Kultur gesichert und weiterentwickelt. Zur kulturellen Reproduktion gehört die Weitergabe von Werte- und Normensystemen mittels **Sozialisation.** Das schließt ein, dass sich die Mitglieder einer Familie gegenseitig unterstützen und füreinander sorgen: Eltern tragen Verantwortung für ihre Kinder und später für ihre Eltern.

Sozialisation

Sozialisation ist ein lebenslanger Prozess, der von der Entstehung des Menschen bis zu seinem Tode andauert und in dem ein Mensch in die ihn umgebende Gesellschaft und Kultur hineinwächst. Gleichzeitig soll er sich zu einem eigenverantwortlichen und eigenständig handelnden Individuum entwickeln. Dieser Prozess wird in verschiedene **Sozialisationsphasen** untergliedert, die von den jeweiligen **Sozialisationsinstanzen** gesteuert werden.

Primäre Sozialisation

Die primäre Sozialisationsphase bezieht sich hauptsächlich auf die ersten Lebensjahre eines Menschen. Die wichtigste Sozialisationsinstanz ist die Familie, welche dem Kind grundlegende Fähigkeiten und Voraussetzungen zum sozialen Verhalten vermittelt. Dazu gehören das Vertrauen zum Mitmenschen, der Aufschub und die Anpassung der eigenen Bedürfnisse an die Umwelt. Gleichzeitig werden Fertigkeiten erlernt, welche die Aufnahme von sozialen Kontakten erleichtern.
Die Primärsozialisation steht für die Entwicklung grundlegender Sprach- und Handlungsfähigkeiten eines Menschen.

Sekundäre Sozialisation

Erweitert ein Kind seinen Aktionsradius, indem es aus dem engen Kreis der Familie heraustritt, nehmen weitere Sozialisationsinstanzen auf seine Entwicklung Einfluss. Dadurch werden vorhandene Fähigkeiten erweitert und spezifische Normen und Kompetenzen erworben. In Kindergarten und Schule wird das Kind auf seine Rolle in der Gesellschaft vorbereitet.

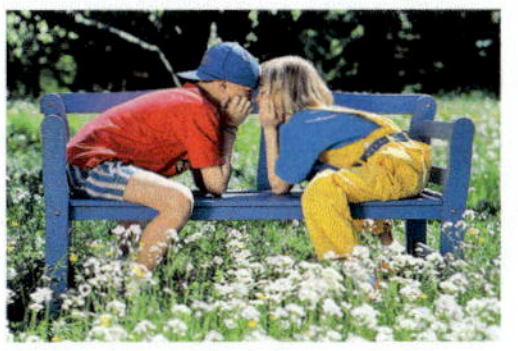

Tertiäre Sozialisation

Die tertiäre Sozialisationsphase findet im Erwachsenenalter statt und bezeichnet die Anpassung, die ein Individuum in Interaktionen mit seiner sozialen Umwelt ständig vornimmt. Im Beruf und mit der Gründung einer Familie übernimmt es Verpflichtungen und erbringt Leistungen, die dem Funktionieren und Überleben der Gesellschaft dienen.

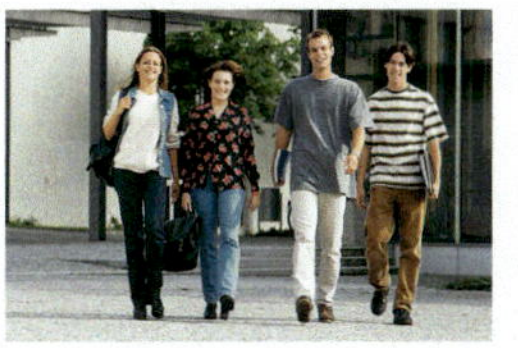

Während sich die Mehr-Generationen-Haushalte zugunsten von Kernfamilien und Singlehaushalten weiter verringerten, übernahmen öffentliche und staatliche Institutionen vormals familiale Aufgaben. Es etablierten sich zum Beispiel Kindergärten, Schulen und Einrichtungen der Altenhilfe. Ursachen sind insbesondere in den Erfordernissen des Arbeitsmarktes zu sehen, in den Veränderungen der Geschlechterrollen, der Pluralisierung von Weltanschauung und den Veränderungen der Lebensformen.

6.1.2 Familienphasen

Jede Familie durchläuft mehrere Phasen im Laufe der Entstehung und des Bestehens. Auf Grund der vielfältigen Lebensentwürfe der Menschen kann hier nur eine idealtypische Abfolge dargestellt werden.

Aufbauphase

Die Funktion der Aufbauphase liegt in der Gründung eines eigenen Haushaltes und einer Kernfamilie. In westlichen Industrieländern, in denen kein Wohnungsmangel herrscht, gründen junge Erwachsene zunächst einen eigenen Haushalt. Zuvor oder währenddessen wird ein Partner gewählt. Das Prinzip der freien Partnerwahl beinhaltet, dass die Partner selbst gesucht und bestimmt werden können.

Eine der ursprünglichsten Einschränkungen der freien Partnerschaftswahl ist das gesetzlich verankerte Inzesttabu, welches das Verbot des Sexualverkehrs und der Eheschließung von Personen vorsieht, die als enge Verwandte gelten. Das Inzesttabu existiert in allen Gesellschaften mit einigen wenigen Ausnahmen wie z. B. den Pharaonen des alten Ägyptens. Hinsichtlich des Personenkreises, auf das sich das Verbot erstreckt, variieren die Festlegungen. So werden in vielen Gesellschaften Personen aus dem weiteren Blutsverwandtenkreis wie Vettern und Cousinen ersten Grades mit einbezogen.

Obwohl in unserer Gesellschaft das Prinzip der freien Partnerwahl herrscht, bestimmen gleichzeitig gesellschaftliche Werte und Normen, wer wen heiraten soll und wer wen nicht heiraten darf. In früheren und manchen heutigen Gesellschaften und Kulturen war es nicht selbstverständlich, sich seinen Partner für die Familiengründung selbst auszusuchen. Oftmals bestimmte der Familienvorstand, meist der Vater, der Gutsherr oder Verwandte den zukünftigen Ehepartner. Hierfür waren ökonomische oder machtbedingte Abwägungen wesentlich im Hinblick auf Sicherung und Mehrung des Familienbesitzes oder Friedenssicherung in Adels- und Königshäusern.

Bei dem Prinzip der freien Partnerwahl spielen die folgenden Faktoren eine wichtige Rolle: emotionale Faktoren wie Liebe und persönliche Zuneigung, Lebensalter, Konfession, Schicht und Inzesttabu.

„Liebe“ und „persönliche Zuneigung“ sind als eine starke gefühlsmäßige Beziehung zu einem Menschen zu verstehen, deren Grundlage neben Emotionen auch gemeinsame Interessen und Wertvorstellungen bilden. Aus diesem Grunde ist die Partnerwahl nur scheinbar frei, denn die Einflussfaktoren für diese Wahl sind durch Sozialisation gesellschaftlich determiniert, wie sie sich zum Beispiel in den Normen der Lebensaltersdifferenz und der Schichtzugehörigkeit äußern.

Die Norm des **Lebensalters** beinhaltet, abgesehen vom gesetzlich vorgeschriebenen Mindestalter, die traditionelle Rollenvorstellung, dass die Frau bei der Heirat einige Jahre jünger sein sollte als der Mann. Untersuchungen bestätigen diese Vorstellung, denn im Jahr 2009 lag das durchschnittliche Heiratsalter von Männern bei 33 Jahren und von Frauen bei 30 Jahren (Statistisches Bundesamt). Abweichungen von diesen informellen Normen sind heute zwar eher möglich, jedoch häufig mit Konflikten verbunden.

Nach wie vor spielt die **Schichtzugehörigkeit** eine wichtige Rolle bei der Wahl des Partners. Das Schichtkonzept ist sehr komplex. Neben den klassischen Variablen wie Bildung und Einkommen zählen dazu auch Wertvorstellungen und die daraus resultieren Lebensstile. Betrachtet man das Kriterium Bildungsabschluss, so zeigt sich eine Zunahme der bildungsgleichen Eheschließungen im letzten Jahrhundert. Ursache hierfür ist in gesteigerten Bildungschancen von Frauen zu sehen, wodurch sich die Aussicht, einen Partner mit gleichem Bildungsniveau auf dem Heiratsmarkt zu finden, erhöht hat.

Allerdings wirken sich diese Bedingungen für bestimmte Personengruppen nachteilig aus. So haben sich die Chancen für Berufe, insbesondere im landwirtschaftlichen Sektor, einen Partner zu finden, strukturell verringert. Ebenso umgekehrt haben gut ausgebildete Frauen Schwierigkeiten, entsprechend gebildete Männer zu finden.

Pflege- und Erziehungsphase

Die Pflege- und Erziehungsphase dauert von der Geburt des ersten Kindes bis zum Jugendalter des letzten Kindes an. Die Funktion dieser Phase beinhaltet die Sozialisation des Kindes. Hierbei wirken neben den Eltern mit zunehmendem Alter des Kindes weitere Sozialisationsinstanzen, wie z. B. Kindergarten, Schule, Peergroup und andere Organisationen mit. Die Paarbeziehung erfährt durch die Geburt eines Kindes grundlegende Veränderungen. So werden die Arbeitsteilung und die Autoritätsstruktur weiter ausdifferenziert. Wird die Berufstätigkeit aufgegeben, kann es zu einer stärkeren Hinwendung zum Innenbereich der Familie kommen.

Peergroup
Gruppe von Gleichaltrigen

Ablösungsphase

Nach und nach lösen sich die Kinder von den Eltern und orientieren sich mehr an Gleichaltrigen und außerfamilialen Institutionen. Sie bauen emotionale Bindungen wie Freundschaften und Paarbeziehungen jenseits der Familie auf, ziehen aus dem elterlichen Haushalt aus, gründen eine eigene Lebensgemeinschaft und heiraten möglicherweise. Neue Spannungen können sich entwickeln durch Meinungs- und Einstellungsunterschiede zwischen den beiden Generationen. Andererseits kann eine nicht gelingende emotionale Loslösung zwischen Kindern und Eltern zu anhaltenden Spannungen führen, die sich für das eigene Leben und insbesondere bei Hilfs- und Pflegebedürftigkeit der Eltern negativ auswirken kann.

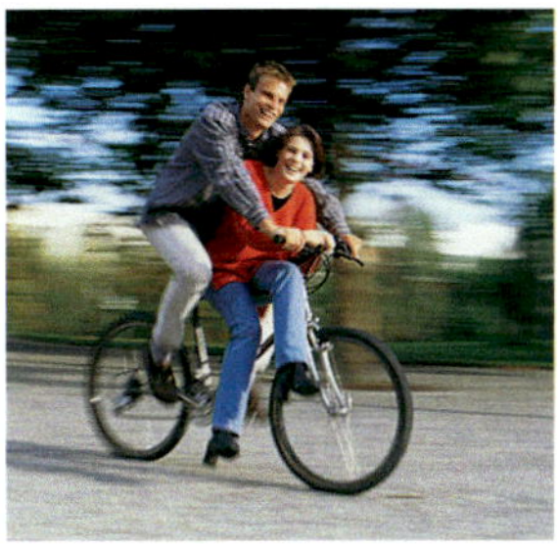

Phase des älteren (Ehe-)Paares

Sobald das letzte Kind den elterlichen Haushalt verlassen hat, beginnt sich die Partnerbeziehung zu verändern. Die Herausforderung für Eltern besteht darin, sich den gewandelten Rollen anzupassen. Wie dieser Prozess sich gestalten kann, spiegelt sich wider in der **Aufschwungthese** und der **Leeren-Nest-These**, in der zwei entgegengesetzte Pole der Bewältigung dargestellt werden. Zwischen diesen Formen sind allerdings fassettenreiche Verbindungen anzutreffen.

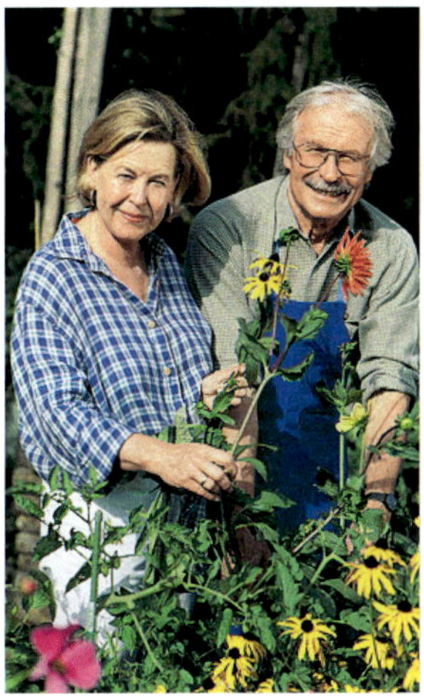

Nach der **Aufschwungthese** nimmt die Zufriedenheit bei Paarbeziehungen zu, sobald die Kinder das Haus verlassen haben. Sie zeigen eine gesteigerte wechselseitige Bereitschaft, aufeinander zuzugehen und die gewonnenen Freiräume zu nutzen. So werden z. B. gemeinsame Aktivitäten als befriedigender empfunden als in früheren Phasen. Die Eltern als Paar besinnen sich wieder auf sich selbst und füllen damit den freigewordenen Rollenraum auf. Gleichzeitig suchen sie individuelle Aktivitäten, z. B. Hobbys, ohne dabei die Partnerschaft aufzugeben. Die neue Gewichtung im Lebenssinn und die daraus resultierende Zufriedenheit halten zumeist bis zum Ableben des Partners an.

Bei der **Leeren-Nest-These** (*engl. Empty-nest-Syndrom*) verringert sich die Zufriedenheit mit der Paarbeziehung, denn der Lebenssinn, eine Familie aufzubauen und zusammenzuhalten, ist nicht mehr gegeben. Die Partner können sich nicht mit der verminderten Rolle des Elterndaseins abfinden und den entstandenen Raum mit anderen Inhalten füllen. Beim Leeren-Nest-Syndrom kann es zu folgenden Symptomen kommen: Resignation, Ruhelosigkeit, Ersatzhandlungen bis hin zu Zwängen, z. B. ständiges Aufräumen, depressive Verstimmungen, Reizbarkeit und das Sammeln und Aufbewahren von Gegenständen der Kinder (Konservierung).

In allen Familienphasen können die Belastungen durch notwendige Unterstützung hilfe- und pflegebedürftiger (Groß-) Eltern in der Familie der (Enkel-) Kinder zusätzliche Spannungen und Konflikte hervorrufen.

Gelingt es nicht, diese Sinn- und Beziehungskrise sowie die Rollenkonflikte zu bewältigen, kann es zur Trennung bzw. Scheidung des Elternpaares kommen oder es findet eine Flucht in die Krankheit statt. Deshalb gehört zur Bewältigung der Loslösung und des Verlustes der Kinder auch Trauerarbeit. Nur so kann das Familiensystem neu ausbalanciert werden.

Einschneidende Ereignisse wie der Tod eines Partners oder die zunehmende Pflegebedürftigkeit führen zum erneuten Ausbalancieren des Familiensystems.

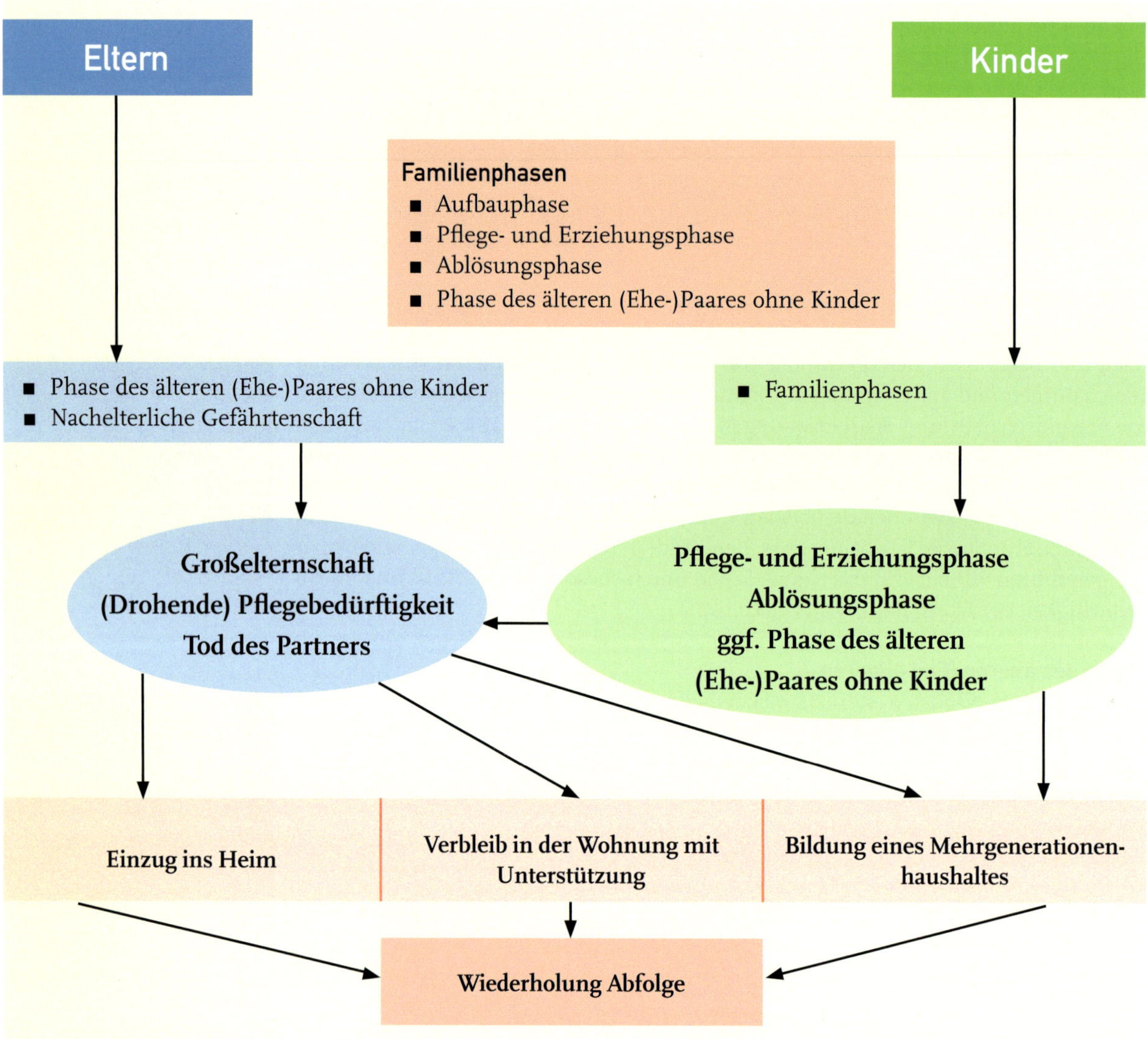

6.2 Das Verhältnis der Generationen auf der Makro- und Mikro-Ebene

Alterstheorien
1 S. 13

In der Alterssoziologie existieren verschiedene Theorien, die das Verhältnis der Generationen darstellen. Als typisches Beispiel gilt der „Kampf der Generationen“, welcher aus sozialer Ungleichheit zwischen Älteren und Jüngeren resultiert: Während die ältere Generation Macht, Einfluss und Vermögen besitzt, steht ihr eine junge Generation mit eingeschränkter Zukunftsperspektive gegenüber. Obwohl die jungen Menschen über eine gute Bildung verfügen, stehen ihnen weniger langfristige Arbeitsmöglichkeiten zur Verfügung, sind sie unverhältnismäßig häufiger von Arbeitslosigkeit betroffen und können Vermögen und Einfluss in entsprechend geringerem Ausmaß aufbauen und erhalten.

Im Folgenden wird diesem Verhältnis aus zwei weiteren Sichtweisen nachgegangen.

Zunächst wird auf der Makro-Ebene das Verhältnis der Generationen im gesamtgesellschaftlichen Kontext am Beispiel des Generationenvertrages umrissen. Danach wird die Beziehung der Generationen innerhalb der Familie dargestellt, also das Verhältnis zwischen erwachsenen Kindern und ihren Eltern auf der Mikro-Ebene betrachtet.

Makro-Ebene – der Generationenvertrag 6.2.1

Bis ins 19. Jahrhundert waren die Kinder für die Versorgung ihrer Eltern im Alter verantwortlich. Das Idealbild der Großfamilie als Ort einer sicheren Altersversorgung ist jedoch eher dem gut situierten bürgerlichen Rahmen entlehnt und traf für die meisten älteren Menschen nicht zu; viele lebten am Rande des Existenzminimums.

Schon Bismarck erkannte die begrenzten familialen Ressourcen zur Unterstützung der älteren Angehörigen. Die fortschreitende Industrialisierung hatte erhebliche Auswirkungen auf die gesellschaftlichen Strukturen und folglich auf ihren kleinsten Baustein, die Familie. So mussten alle Familienmitglieder zum Überleben beitragen und zeitliche wie auch monetäre Ressourcen zur Hilfe und Unterstützung von nicht arbeitsfähigen älteren Angehörigen waren oft nicht gegeben. Trotzdem fand Bismarcks Alters- und Invaliditätsgesetz 1889 nur schwer eine Mehrheit im Reichstag und trat erst zwei Jahre später, 1891, in Kraft. Hiermit übernahm der Staat – d.h. die Gesellschaft – einen Teil der familialen Altersversorgung durch eine gesetzliche Rentenversicherung. Bis 1957 erfolgte die Rentenzahlung über das Kapitaldeckungsverfahren und seitdem durch ein Umlageverfahren. Im Kapitaldeckungsverfahren werden die Beiträge der Versicherten am internationalen Kapitalmarkt angelegt und für jeden Versicherten ein so genanntes Deckungskapital gebildet, das die finanziellen Leistungen gewährleistet. Im Umlageverfahren wird demgegenüber kein Deckungskapital gebildet. Die eingezahlten Versicherungsbeiträge werden direkt an die Anspruchsberechtigten ausgezahlt.

Renten-, Kranken- und Pflegeleistungen
2 S. 448 ff.

Der bis heute geltende **Generationenvertrag** (→ Abb. 1) im System der sozialen Sicherung bedeutet demnach: Die erwerbstätigen Beschäftigten von heute erbringen die soziale Alterssicherung für die Arbeitnehmer und Arbeitnehmerinnen von gestern – die jüngere hilft der älteren Generation. Zur sozialen Sicherung im Alter gehören neben Renten- auch Kranken- und Pflegeleistungen.

Erwerbstätige führen aus ihrem Arbeitseinkommen Beiträge nicht nur für die eigenen Eltern, sondern auch für die ältere Generation ab. Es werden keine eigenen Rücklagen davon gebildet, aber ein Anspruch auf Versorgung im Alter erworben. Dafür muss wiederum die nachfolgende Generation aufkommen.

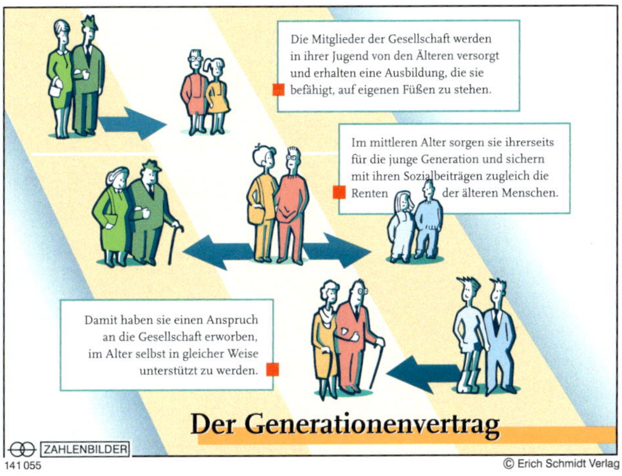

Voraussetzung für das Funktionieren dieses Rentensystems ist ein ausgeglichenes Verhältnis von aktiven Beitragszahlern und Rentnern. Jedoch kristallisierte sich in den vergangenen Jahrzehnten heraus, dass das System der sozialen Alterssicherung unter erheblichen Belastungen leidet: Die Einnahmen sind im Vergleich zu den Ausgaben zu gering.

Ursachen für die Belastung des Alterssicherungssystems sind demografische Entwicklung mit dem erhöhten Alten- und dem niedrigen Jugendquotienten (→ Abb. 1), Veränderungen im Erwerbsverhalten, Arbeitslosigkeit, Niedriglöhne.

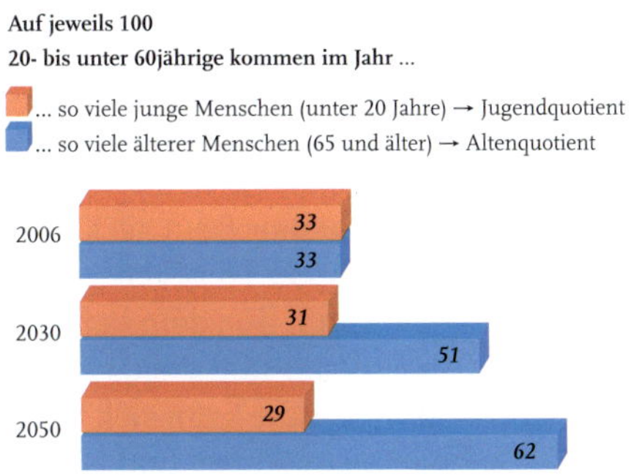

[1] Darstellung des Jugend- und Altenquotienten
Quelle: Statistisches Bundesamt (2008)

Durch diese Probleme wird das im Generationenvertrag verankerte Prinzip der Generationengerechtigkeit infrage gestellt. Die zahlenmäßig abnehmende jüngere Generation muss die Renten der anwachsenden Altersgruppe der Älteren finanzieren, ohne dass gleichzeitig ihre eigene Versorgung im Alter sichergestellt ist.

Generationengerechtigkeit heißt, dass jede Generation gleichermaßen durch Steuern und Sozialabgaben belastet wird sowie die gleichen Leistungen vom Staat und dem sozialen Sicherungssystem erhält.

Eine grundlegende „Sanierung des sozialen Sicherungssystems" ist auf Grund der genannten Belastungen unumgänglich. So steht u. a. eine Entkopplung der Sozialkosten von den Lohnnebenkosten zur Debatte oder die Einbeziehung von anderen Einkunftsarten in die Rentenbeitragspflicht. Bisherige Maßnahmen betreffen z. B. die Heraufsetzung des Renteneintrittsalters, ein Aussetzen von Rentenanpassungen, die Erhöhung der Sozialbeiträge und zusätzliche Formen der privaten Alterssicherung. Zudem wird die Entscheidung für mehr Kinder gefördert und bessere Bedingungen für Zuwanderungen diskutiert.

6.2.2 Mikro-Ebene – „Intimität auf Abstand" oder „Innere Nähe durch äußere Distanz"

Der Soziologe L. Rosemayr führte 1958 eine Untersuchung zu alten Menschen in der Großstadt Wien durch. Er prägte den Begriff **Intimität auf Abstand** für die Tatsache, dass viele ältere Menschen, obwohl sie nicht gemeinsam in einem Haushalt mit den Kindern leben, gute Kontakte mit den Familienmitgliedern pflegen. 1961 kennzeichnete der Soziologe R. Tartler die psychologischen Gründe für die Abnahme der Mehrgenerationenhaushalte folgendermaßen: Gerade die Trennung der Generationen fördert die Aufrechterhaltung positiver Familienbeziehungen – hier geht es um **innere Nähe durch äußere Distanz.**

Beispiel
Frau Linke lebt seit vielen Jahren allein in einer kleinen Wohnung. Ihre Tochter wohnt mit ihrer Familie in derselben Stadt und möchte, dass die Mutter zu ihr zieht. Das lehnt Frau Linke ab, weil sie mit ihrer Wohn- und Lebenssituation zufrieden ist. Sie sagt: „Wenn meine Enkelkinder zu Besuch kommen, dann kann ich mich zweimal freuen. Einmal wenn sie kommen und einmal wenn sie wieder gehen."

Äußere Distanz wird durchaus nicht nur von jüngeren, sondern auch von älteren Menschen selbst gewünscht. Sie wollen eine unabhängige Haushalts- und Lebensführung. Gleichzeitig möchten sie eine gewisse räumliche Nähe zu den Kindern und Verwandten, sodass sie zeitweise bestimmte Rollen in der Familie der Kinder übernehmen können. Die Wahl zur äußeren Distanz muss deshalb nicht gleichbedeutend mit Isolation und Einsamkeit sein.

Echte innere Nähe kann nur durch Freiwilligkeit entstehen, weshalb die Möglichkeit zur Distanz gegeben sein sollte. Bei dem aufgeführten Beispiel äußert sich die Distanzchance durch die doppelte Freude von Frau Linke. Einerseits freut sich Frau Linke, wenn die Enkelkinder kommen – nur durch freiwillige Nähe kann Freude entstehen. Andererseits freut sie sich wiederum, wenn die Enkelkinder gehen – die Möglichkeit zur Distanz ist gegeben. Während des Besuches tritt die Großmutterrolle in den Vordergrund, trotzdem kommt es auf Grund der zeitlichen Begrenzung nicht zu Rollenkonflikten und gegenseitig empfundenen Einschränkungen in der Lebensführung. Innere Nähe kann sich kundtun durch gegenseitige Anerkennung, Respekt, Toleranz, Unterstützungs- und Hilfeleistungen.

Das Phänomen **innere Nähe durch äußere Distanz** spiegelt sich auch in dem Alterssurvey von 2002 wider. Bei mehr als zwei Drittel aller Befragten zwischen 70 und 85 Jahren wohnt zumindest ein Kind im gleichen Ort (⟶ Abb. 1). Des Weiteren hat der überwiegende Teil mindestens einmal in der Woche Kontakt zu den Kindern (⟶ Abb. 2).

Wohnentfernung des nächstwohnenden Kindes zu den Eltern im Alter zwischen 70–85 Jahre (Anteile in %)

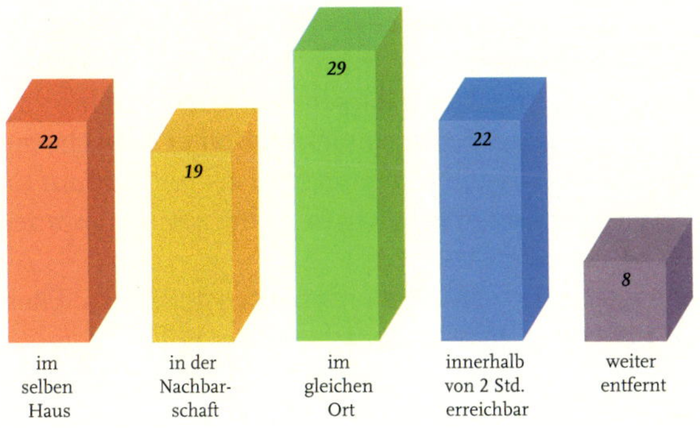

Kontakthäufigkeit zu den Kindern ab 16 Jahre (Anteile in %)

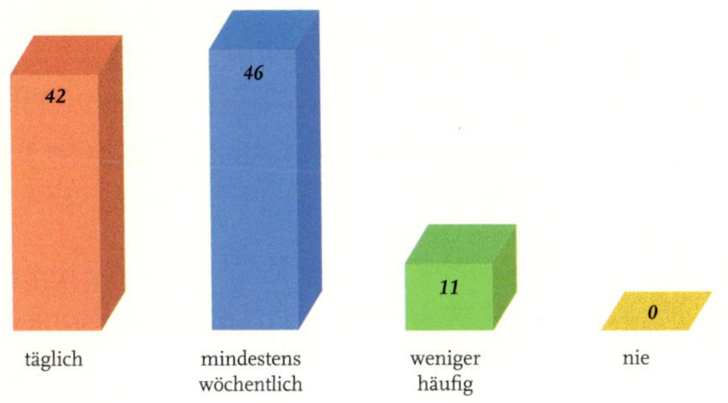

QUELLE: BMFSFJ: Alterssurvey (2002) **http://www.dza.de** ➡ Alterssurvey

Das auffallende Zögern gegenüber räumlich engen Bindungen in unserer heutigen Zeit lässt sich unter anderem auf Angst vor Nähe oder auch Unwillen, sich im privaten Bereich „hineinreden" oder sich in Probleme anderer Menschen involvieren zu lassen, zurückführen. Äußeres Kennzeichen ist die Etablierung des Einzelgängertums als gesellschaftliche Alternative zur Familie. Selbst in Lebensgemeinschaften von Mann und Frau gibt es mannigfache Formen des „living apart together".

So überrascht es nicht, dass Mehrgenerationenhaushalte bzw. |Wohnen in Gemeinschaft in Deutschland eher die Ausnahme darstellen und eine abnehmende Tendenz aufweisen. Eher trifft man das Modell der getrennten Haushalte bei räumlicher Nähe, wie die obigen Ausführungen zeigen.

Wohnen in Gemeinschaft 2 S. 380

Zur Gründung eines Mehrgenerationenhaushaltes kann es kommen, wenn die räumlichen Möglichkeiten vorhanden sind, ein positives Verhältnis zwischen den Bewohnern besteht und ein Zusammenwohnen im beiderseitigen Interesse erwünscht ist. Dies kann z. B. der Fall sein, wenn die (Groß-)Eltern der Kernfamilie Unterstützung geben, z. B. Hilfe im Haushalt, bei der Kinderbetreuung, in Notsituationen oder in materieller Hinsicht.

In späteren Phasen können dann eine fortschreitende Hilfs- und Pflegebedürftigkeit oder finanzielle Probleme des älteren Menschen im Mehrgenerationenhaushalt aufgefangen werden.

Weitere Gründe für ein Zusammenleben von mehreren Generationen können vor allem finanzielle Überlegungen sein (Abb. 1). Geringe finanzielle Mittel (Armut) erlauben es älteren Menschen nicht mehr hinreichend, ein eigenständiges Leben zu führen und ein anstehender Umzug ins Heim kann von den Kindern auf Dauer nicht finanziert werden, sodass die Familie die Betreuungsleistungen übernehmen muss.

Armutsrisiko im Alter steigt durch:

- ⟶ fehlende kontinuierliche Erwerbsverläufe (Arbeitslosigkeit)
- ⟶ Zunahme nicht sozialversicherungspflichtiger Erwerbsarbeit
- ⟶ mangelnde Vorsorgefähigkeit bei Menschen mit geringem Einkommen
- ⟶ sinkendes Rentenniveau der gesetzlichen Rentenversicherung
- ⟶ sinkende Rendite bei privater Vorsorge

Besonders wenn das Element der Freiwilligkeit des Zusammenlebens fehlt, können verschiedene Problemlagen entstehen. Zunächst soll hier das Idealbild eines gelungenen Beziehungswandels zwischen (Groß-) Eltern und Kindern entworfen werden.

Das ideale Rollenbild in der Familienpflege

Als ideales Rollenbild in der Familienpflege haben sich die Konzepte der filialen und parentalen Reife manifestiert.

filial
den Kindern zugehörig
parental
den Eltern zugehörig

Das Konzept der **filialen Reife** beinhaltet reifes Rollenverhalten des Sohnes oder der Tochter. Die Kinder haben ihr auflehnendes und emanzipatorisches Verhalten der Jugend und des frühen Erwachsenenalters hinter sich gelassen. Sie sehen sich bei ihrer Hinwendung auf die Eltern nicht mehr als das Kind, sondern als reifer Erwachsener mit einer neuen Rolle und anderer Liebe. Die Elternperson wird als Individuum mit eigenen Rechten, Nöten und Grenzen sowie einer Lebensgeschichte wahrgenommen.

Das Konzept der **parentalen Reife** beinhaltet reifes Rollenverhalten der Eltern. Eltern müssen einen Reifungsprozess durchlaufen, in dem sie sich von der Rolle der starken und führenden Person in der Familie über die des gleichstarken und gleichberechtigten Partners zu der des schwächeren, auf Hilfe angewiesenen und entgegennehmenden Angehörigen entwickeln. Dieser Rollenwandel darf jedoch nicht mit einem Selbstwertverlust einhergehen. Hierzu gehören z. B. das Loslassen der Kinder und das Akzeptieren der eigenen Verlusterlebnisse in Gesundheit, Leistungsfähigkeit und im Status.

Gewalt
2 S. 594

Zusammenfassend stellen beide Reifungsprozesse hohe Anforderungen an die Persönlichkeit und ihre Rollenflexibilität. Dabei müssen sich beide Seiten, Eltern und Kinder, bis zur Beendigung der Beziehung stetig mit den Erwartungen und Vorstellungen an ihre Rolle auseinandersetzen. Im Falle einer nicht geglückten Beziehungsreife ist auf jeden Fall eine außerfamiliäre Betreuung anzuraten, da eine zufriedenstellende Familienpflege voraussichtlich nicht erreicht wird. Es kann auf beiden Seiten zu Spannungen, Aggressivität und Hass führen und vielfältigen Formen von Gewalt hervorrufen, sodass die Pflege und Betreuung für alle Beteiligten zur Last wird.

6.3 Pflegende Angehörige

Das Eintreten einer Pflegebedürftigkeit stellt eine kritische Lebenssituation für die meisten älteren Menschen und ihre Familien dar, wenn die Pflege durch die **Familie** übernommen und eventuell durch zusätzliche professionelle Hilfe ergänzt wird.

Die Ablösung der Familie als „größter Pflegedienst der Welt" durch professionelle Dienste steht seit Jahren in der öffentlichen Diskussion. Dem stehen jedoch die Zahlen der Pflegestatistik vom Statistischen Bundesamt Deutschland entgegen:

online
www.destatis.de

Die Pflegestatistik beschreibt und analysiert die Entwicklung der Pflegebedürftigen mit einer Pflegestufe anhand vielfältiger Merkmale (z. B. Art der Versorgung, Alter, Pflegequote, Situation in den ambulanten Pflegediensten und Pflegeheimen).

Von den 2,34 Millionen erfassten Personen mit einer Pflegestufe wurden 69 Prozent zu Hause und davon 1,07 Millionen ausschließlich durch Angehörige versorgt. Genauere repräsentative Angaben zur gemeinsamen Hilfe- und Unterstützungsleistung von professionellen Diensten und der Familie liefert die Pflegestatistik nicht. Jedoch zeigen bereits diese Daten, dass die meisten Pflegebedürftigen in Deutschland von ihren Angehörigen versorgt werden. Internationale Studien belegen das gleiche Phänomen für weitere Länder.

Trotzdem dürfen die Tendenzen der sinkenden familiären Hilferessourcen nicht ignoriert werden, denn die Zahl der Pflegebedürftigen in Deutschland stieg um 16 Prozent gegenüber 1999. Ein Trend hin zu „professioneller" Pflege ist zu erkennen. Hier macht sich u. a. die demografische Entwicklung auf Grund der geringen Geburtenrate bemerkbar sowie der Wandel der Lebensformen. Weitere Einflussfaktoren liegen im Bereich der Arbeitswelt, in der hohe Mobilität gefordert und die Vereinbarkeit von beruflicher Tätigkeit und Pflege häufig schwierig zu realisieren ist.

„Eckdaten" Pflegestatistik 2009

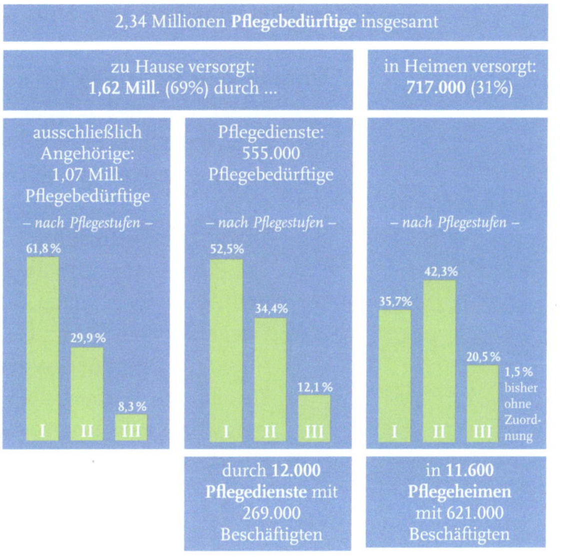

QUELLE: Statistisches Bundesamt

Motivation und Belastungen in der familialen Betreuung alter Menschen 6.3.1

Durch die Unterstützung eines pflegebedürftigen älteren Angehörigen kann es bei den Pflegenden zu einem Konflikt in psychosozialer Hinsicht kommen. Davon betroffen sind vor allem Ehefrauen, Töchter und Schwiegertöchter, die in der Regel die pflegerischen Tätigkeiten übernehmen: **Frauen** stellen zu 80 Prozent die **Hauptpflegepersonen**.

Dabei muss das Alter des Pflegebedürftigen beachtet werden: Ist der Pflegebedürftige *nicht* hochaltrig (unter 80 Jahre), dann übernimmt vorrangig der (Ehe-)Partner gefolgt von Kindern und weiteren Verwandten die Versorgung. Wird ein hochaltriger Mensch (ab 80 Jahre) pflegebedürftig, übernehmen vorrangig die Kinder, dann erst der (Ehe-)Partner und weitere Verwandte die Betreuung.

Ihre **Motivation** speist sich einerseits zu einem großen Teil aus traditionellen Rollenzuweisungen, wonach die Frau innerhalb der Familie eine Pflege- und Versorgungsfunktion übernimmt. Andererseits begünstigen strukturelle Faktoren für Frauen die Übernahme familiärer Pflege, denn nach oftmals jahrelangen Kindererziehungszeiten und Hausfrauentätigkeit ist es schwer, auf den Arbeitsmarkt zurückzufinden. Des Weiteren scheint Erwerbstätigkeit und Pflege schwer vereinbar und lässt sich häufig nur bei Teilzeittätigkeit realisieren.

Wenn diese strukturellen Zwänge überwiegen, ergeben sich häufig Identitätskonflikte.

Ein geringerer Identitätskonflikt dürfte sich ergeben, wenn die Übernahme der Pflege auf einer freien Entscheidung beruht, die sich aus emotionalen Aspekten der Liebe und Zuneigung speist und es als selbstverständliche Pflicht angesehen wird, die erfahrene Zuwendung der Eltern oder des (Ehe-)Partners zurückzugeben. Bei den männlichen (Ehe-)Partnern, die meist die Versorgung der (Ehe-)Partnerin übernehmen, kommt ein solches Verständnis ebenfalls zum Tragen: Sich umeinander zu sorgen „in guten wie auch in schlechten Zeiten". Wenn die Pflege des Angehörigen jedoch zu viel Raum einnimmt und eine Gestaltung des eigenen Lebens zu stark eingeschränkt ist, können sich unterschwellige Konflikte entwickeln.

Belastungen bei der Familienpflege können in körperlicher, psychischer, zeitlicher und sozialer Hinsicht auftreten. Hier ist es wichtig, ein Problembewusstsein zu erlangen und ggf. entsprechende Hilfe von außen hinzuzuziehen.

Unmittelbare Belastung aus der Pflegetätigkeit:

- Oftmals geraten Pflegende unvorbereitet in eine Helferrolle. Gleichzeitig benötigen viele Pflegende selbst auf Grund ihres hohen Alters Unterstützung.
- Die meisten pflegenden Angehörigen haben keine fachliche Ausbildung und erbringen Leistungen der Grund- und Behandlungspflege, die fachlicher Kenntnisse bedürfen.
- Die Pflege wird oftmals unter unzureichenden räumlichen und technischen Bedingungen geleistet.
- Pflegetätigkeit führt zu erheblichen zeitlichen, physischen und psychischen Aufwendungen neben den alltäglich anfallenden Arbeiten.
- Durch hohe körperliche wie auch psychische Beanspruchung kann die Pflege bis zur völligen Überforderung und Erschöpfung führen.
- Überlastungen entstehen für pflegende Angehörige, wenn nicht ausreichend Ausgleich und Entlastung von der dauerhaften Inanspruchnahme besteht.

Belastungen im sozialen Bereich:

- Die Rollenmuster in der Beziehung zwischen Pflegenden und Pflegebedürftigen werden verändert.
- Es kann zu Autoritäts-Übergewichten in der Rolle des Pflegenden oder Pflegebedürftigen kommen.
- Besonders bei Paaren kann die Veränderung oder der Verlust der gemeinsamen Sexualität zu Konflikten führen.
- Pflegende können in eine Abhängigkeitsposition auf Grund einer vollständigen Vereinnahmung durch den pflegebedürftigen Angehörigen geraten.
- Bei Wegfall des Einkommens eines vormals berufstätigen Partners treten finanzielle Schwierigkeiten hinzu.
- Wenn die Pflegerolle alle anderen Rollen verdrängt, kann soziale Isolation durch den Verlust sozialer Beziehungen entstehen und Belastungen verstärken.

Sexualität
2 S. 327

Belastungen im psychischen Bereich:

- Es kommt zu krankheitsbedingten Beziehungsstörungen, wenn der demenziell erkrankte Mensch pflegende Angehörige nicht mehr erkennt.
- Eine emotionale Erschöpfung durch das ständige Mitleiden oder Häufung von krankheitsbedingten Missverständnissen stellt sich ein.
- Es kommt zu einer Selbstwertkrise, wenn alle Mühen vergebens sind.
- Pflegende haben Zukunftsängste, denn es stellt sich für sie die Frage, ob sie den Anforderungen auf Dauer gewachsen sind. Hinzu kommt die Sorge um die weitere Sicherstellung der Pflege bei eigener Krankheit und Hilfebedürftigkeit.
- Es bauen sich Frustrationen auf, wenn keine Zeit mehr für eigene Interessen durch unzureichende oder fehlende Entlastung bleibt.
- Zerstörte Zukunftspläne, wie gemeinsame Aktivitäten mit dem Partner, können zu Verbitterung führen, wenn sie nicht betrauert oder kompensiert werden.

Ohne Ausgleich und Entlastung für pflegende Angehörige von der Dauerbelastung besteht die Gefahr von Erschöpfungssymptomen, gewalttätiger Übergriffe und eines Rückgangs der Pflegebereitschaft. Sie sind das Resultat eines zunehmenden Gefühls des Eingeengtseins und/oder eines Burnout-Syndroms. Die Aufgabe von Altenpflegern besteht im Erkennen der Belastungen, deren Ursachen und Auswirkungen auf Pflegende sowie Pflegebedürftige und der Hilfestellung zur Bewältigung.

Burnout-Syndrom
2 S. 582

Bewältigung der Belastungen 6.3.2

Mit dem Eintritt der Pflegebedürftigkeit eines Angehörigen oder Partners beginnt ein neuer Lebensabschnitt und die bisherige Lebensform muss umstrukturiert werden. Um ein negatives Beziehungsgefüge zu vermeiden, ist es notwendig, die Bedürfnisse von Pflegebedürftigen wie auch Pflegenden zufriedenstellend auszugleichen.

Dem Pflegebedürftigen soll eine personenorientierte und fürsorgliche Pflege zugutekommen. Für die Zufriedenheit beider Seiten ist es jedoch notwendig, dass für die Pflegenden genügend Raum zur Wahrung ihres eigenen Lebensbereiches mit Freizeitaktivitäten und eigenen Interessen gesichert ist und sie Distanzierungsmöglichkeiten vom Pflegealltag erhalten und wahrnehmen.

So können **Änderungen innerhalb** des Familiensystems zu großen Entlastungen führen. Die familialen Rollenmuster müssen modifiziert werden, sodass weitere Familienmitglieder Aufgaben in der Versorgung und Alltagsbewältigung übernehmen. Hierzu ist es erforderlich, dass die Pflegeperson ihr Verhalten dahingehend ändert, dass sie diese Entlastungen einfordert und wahrnimmt. Nur dann können Freiräume geschaffen, kann Freizeitaktivitäten nachgegangen werden.

online

Nationale Kontakt- und Informationsstelle zur Anregung und Unterstützung von Selbsthilfegruppen
www.nakos.de

Beispiel
Dauerbelastungen ohne Ausgleich können sich in Äußerungen verdeutlichen wie: „Ich kann gar nicht mehr weg, weil ich immer daran denken muss, was passiert jetzt." „Ich habe gar kein Eigenleben mehr; wenn ich etwas Eigenes machen will, habe ich Schuldgefühle."

Hilfsangebote von außen, wie zum Beispiel Kurzzeitpflege, ambulante Pflegedienste und Tagespflege können der Dauerbelastung der Pflegenden entgegenwirken.

Als dritte Lösungsmöglichkeit bietet sich der **Bereich zwischen Außen und Innen** an. So haben sich **Selbsthilfegruppen** für pflegende Angehörige sehr bewährt. In diesen Gruppen können Erfahrungen von gemeinsamer Betroffenheit gesammelt, Schuldgefühle aufgearbeitet und Wege zur Entspannung gefunden werden.

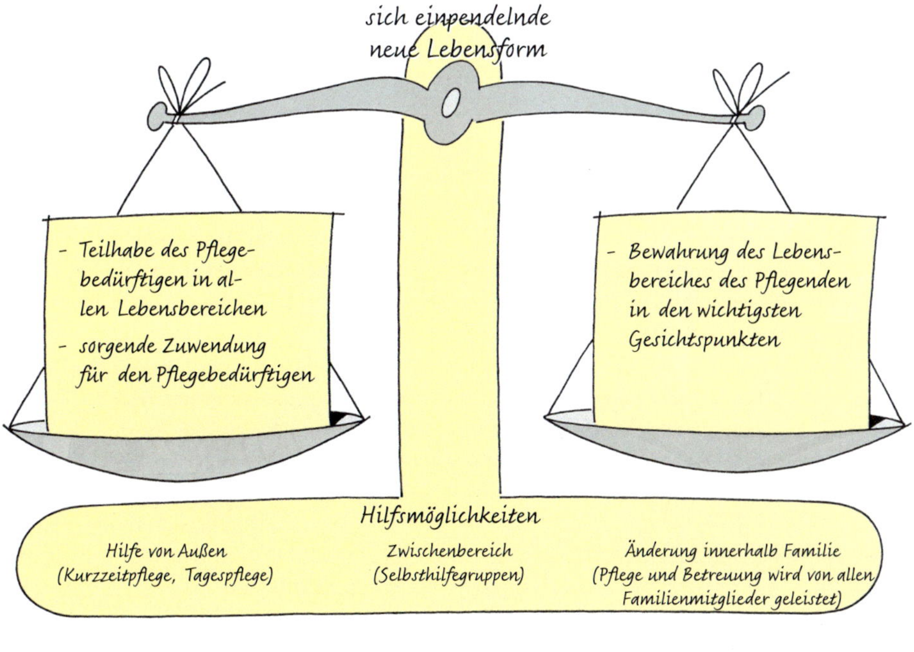

[1] Bewältigung der Belastungen in der Familienpflege

6.4 Familienorientierte Altenpflege

Eine familienorientierte Altenpflege ist Bestandteil einer ganzheitlichen professionellen Pflege. Hier werden die Angehörigen als Partner im Pflegeprozess verstanden und einbezogen, um dem älteren Menschen umfassend in seinen körperlichen, psychischen und sozialen Aspekten gerecht zu werden. Insofern ist es wichtig, dass sich die Pflegenden in die Situation der Angehörigen hineinversetzen können und deren Potenzial zum Wohle des älteren Menschen zu aktivieren verstehen.

Die Einbeziehung von Angehörigen bietet allen Beteiligten Vorteile, da Angehörige

- Kontinuität gewähren,
- emotionale Unterstützung geben,
- Informationsquelle sind und
- Entlastung ermöglichen.

6.4.1 Familie als Partner in der Altenpflege

Angehörige sind ein wesentlicher Teil der Vergangenheit, Gegenwart sowie Zukunft im Leben eines älteren Menschen. Sie kennen den nun Hilfebedürftigen in anderen Rollen und Zusammenhängen und sind durch vielfältige Erfahrungen mit ihm verbunden. Von daher erschließen sie auch ein Verständnis für den biografischen Hintergrund des älteren Menschen und seine Bedürfnisse, wenn es gelingt, sie für ein Mitwirken zu gewinnen.

Gleichzeitig wirkt das Familiensystem indirekt und direkt auf das Verhältnis zu den Pflegekräften ein und muss von daher in das pflegerische Handeln einbezogen werden.

Biografiearbeit
1 S. 48

Situationseinschätzung und Umgang mit Problemen

Wird ein Angehöriger hilfe- und pflegebedürftig, ändert sich die gesamte Lebenssituation für die Familie, die sich widerum auf das gesamte Familiensystem auswirkt. In dieser Phase sind nicht nur organisatorische Fragen zu regeln, sondern es finden gleichzeitig Rollenverschiebungen statt zwischen Partnern, Eltern und Kindern, den Kindern untereinander und – wenn vorhanden – den eigenen Geschwistern.

Durch diese neue Situation können ungelöste Konflikte aktualisiert werden oder einseitige Autoritäts-Übergewichte die pflegerische Beziehung belasten.

Auswirkungen von Autoritäts-Übergewichten

- Wenn zum Beispiel ein Pflegender aus der Position des Schwächeren in die des Stärkeren gegenüber des vormals stärkeren Partners gerät, kann dies in einen starken Leidensdruck auf Grund der Schwäche des Pflegebedürftigen münden. Gleichzeitig können bisher unterdrückte und nicht gelöste Konflikte freigesetzt werden. Problematisch wird dies, wenn es zu (unbewussten) Rachehandlungen führt. (Zum Beispiel ist das Wasserglas oder die Klingel nicht erreichbar oder es findet eine entmündigende „Überbetreuung" statt.)
- Eine weitere Konstellation könnte sein, dass der ehemals Stärkere und nun zu Pflegende versucht, seine Position zu behalten, indem er den Pflegenden schikaniert und tyrannisiert.
- Bleiben frühere Autoritäts-Übergewichte bestehen oder erfolgt ein Wechsel, könnte der Pflegende vom Gepflegten eine Unterwürfigkeit bzw. Demutshaltung erwarten.

Diese Konflikte bedürfen eines Lösungs- und Trauerprozesses und bringen in kritischen Phasen eine erhöhte Verletzbarkeit (*Vulnerabilität*) mit sich.

Häufig sind Schuldgefühle im Spiel, wenn die Versorgung aus unterschiedlichen Gründen nicht selbst übernommen werden kann und ein Umzug ins Heim notwendig wird. Diese können sich zum Beispiel in besonders hohen Ansprüchen an das Pflegepersonal äußern. Hinzu kommen unterschiedliche Ansprüche und Vorstellungen der Angehörigen oder Freunde an Form und Inhalte der Betreuung, die häufig auf Konflikte im Familiensystem verweisen. Konflikte kreisen um die Verteilung von Betreuungspflichten und Finanzierung der Pflege oder des Heimaufenthaltes.

Wünsche der Angehörigen

Wenn professionelle Pflege oder Hilfe in Anspruch genommen wird, wünschen sich die Angehörigen, dass sie ihre Pflegebedürftigen gut versorgt wissen und selber entlastet werden von den pflegerischen Aufgaben. Darüber hinaus wünschen sie sich Raum für die veränderte Gestaltung der Fortführung der Beziehung. Bei institutionalisierter Pflege ist häufig die größte Sorge, dass der ältere Mensch nicht in seiner Würde geachtet wird.

Wünsche von Angehörigen:

Ausgangslage: menschenwürdiges Dasein des Pflegebedürftigen inklusive persönliche sowie individuelle Zuwendung in der Betreuung

Pflegeheim	Privatwohnung
▪ vielfältige Angebote ▪ Informationen erhalten ▪ kontinuierlich feste Ansprechpartner ▪ persönliche Unterstützung ▪ soziale Integration – des Pflegebedürftigen im Heim – Teilhabe von Angehörigen am sozialen Leben im Pflegeheim	▪ Informationen erhalten ▪ kontinuierlich feste Ansprechpartner ▪ persönliche Unterstützung ▪ Schutz der Privatsphäre

Mit der Pflege in privater Wohnung ist die gemeinsame Privatsphäre der mitwohnenden Angehörigen betroffen und ein entsprechend sensibler Umgang und Schutz dieser Sphäre gewünscht, besonders, wenn die Pflegepersonen häufig wechseln.

Zusammenarbeit mit Angehörigen im institutionellen Rahmen 6.4.2

Zieht ein älterer Mensch ins Heim, sehen sich die Angehörigen einer „fest gefügten" Institution mit eigenen Regeln gegenüber, die Anpassungsleistungen von ihnen und dem Pflegebedürftigen fordern. Das ist in hohem Maße mit Verlusterlebnissen verbunden und angsterregend, besonders, wenn es sich um nahestehende Angehörige, Partner oder Freunde handelt. Deshalb ist es für die Gestaltung der Zusammenarbeit entscheidend, dass gerade in der Anfangsphase ein intensiver Austausch und eine zufriedenstellende Abstimmung mit den Angehörigen erfolgt, die die Situation der Angehörigen und des zu Pflegenden sowie den Rahmen der Einrichtung berücksichtigt. Dies soll es sowohl dem Gepflegten als auch den Angehörigen erleichtern, sich einzuleben.

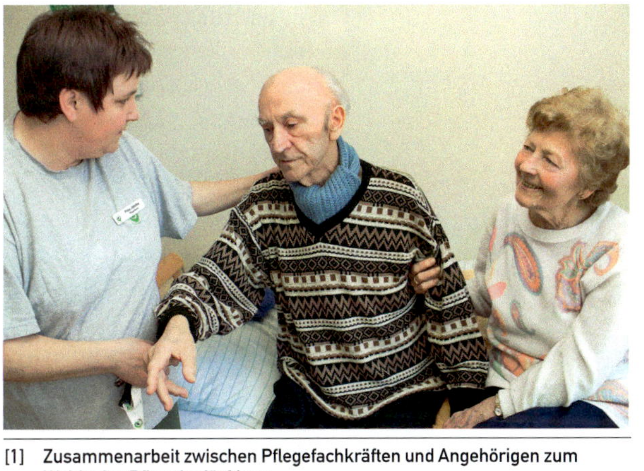

[1] Zusammenarbeit zwischen Pflegefachkräften und Angehörigen zum Wohle des Pflegebedürftigen

Für die Arbeit mit Angehörigen im Bereich der professionellen Arbeit mit Demenzkranken wurde hierzu eine Reihe von Maßnahmen beispielhaft zusammengestellt:

Maßnahmen zur Zusammenarbeit mit Angehörigen			
Vor dem Heimeintritt	Übergangsphase (Umzug und erste Wochen)	Geänderter Gesundheitszustand der demenziell erkrankten Person	Sterbephase
▪ Informationsveranstaltungen ▪ Einzelberatungen ▪ Erstgespräch	▪ Informationsveranstaltungen ▪ Angehörigenabende ▪ Angehörigengruppen ▪ Pflegevisite mit Angehörigen ▪ Einführungsgespräche	▪ Informationsveranstaltungen ▪ Pflegevisite mit Angehörigen ▪ Übernachtungen im Besucherzimmer ermöglichen	▪ psychische Betreuung ▪ Einzelberatung (Sozialrecht) ▪ Kontakt über Tod hinaus zur Trauerbewältigung ▪ Angehörigengruppen
Zuständigkeit			
▪ Sozialdienst und ▪ Pflegedienstleitung ▪ Bei Informationsveranstaltungen ist die Anwesenheit der Heimleitung wichtig, ▪ Pflegedienstmitarbeiter	▪ Sozialdienst	▪ Pflegedienstmitarbeiter	▪ Sozialdienst ▪ Pflegedienst

QUELLE: Nick, Carola: Am Kunden orientiert. Ein Konzept zur Einbeziehung von Angehörigen Demenzkranker in gerontopsychiatrischen Einrichtungen. In: Altenpflege, 2/2006, S. 57

Insbesondere bei der Betreuung und Versorgung von demenziell erkrankten Menschen nehmen die Angehörigen eine wichtige vermittelnde Stellung zwischen dem Erkrankten und den Pflegenden ein. Da demenziell Erkrankte meist nur eingeschränkt in der Lage sind, ihre Wünsche und Bedürfnisse zu äußern, übernehmen Angehörige diese Funktion.

6.4.3 Problemlagen in der Beziehung zwischen Altenpflegefachkräften und Angehörigen

Im Verhältnis zwischen Professionellen und Angehörigen liegt häufig ein Konfliktpotenzial, obwohl für beide Seiten der Hilfe- und Pflegebedürftige mit seinen Bedürfnissen und Wünschen im Mittelpunkt steht. Jedoch erzeugen die jeweils anderen Sichtweisen auf den zu betreuenden Menschen und unterschiedliche Vorstellungen hinsichtlich der Art und Weise der Umsetzung leicht Unzufriedenheit mit der jeweils anderen Seite. Dieses Spannungsverhältnis ist unterschiedlich in der ambulanten und in der stationären Altenhilfe ausgeprägt.

In der **ambulanten Pflege** betritt der professionell Pflegende den über Jahre gewachsenen Privatbereich des Pflegebedürftigen und seiner Familie als „Dienstleistender". Das heißt, dass der alte Mensch und seine Angehörigen in größerem Maße die Pflege und Betreuung mitgestalten und mitwirken. Die Arbeit und der Umgang miteinander muss stärker koordiniert und die Bereiche der professionellen Arbeit im Einzelfall abgestimmt und abgegrenzt werden. Die Rollen der Beteiligten sind weniger klar definiert. Darin liegt ein Konfliktpotenzial, das eine hohe soziale Kompetenz des Pflegenden erfordert.

Im **stationären Bereich** besteht für die pflegebedürftigen Menschen mit ihren Angehörigen eine stärkere Abhängigkeit von den Strukturen der Einrichtung. Hier sind die Rollen der Pflegenden, der Angehörigen und des hilfs- und pflegebedürftigen alten Menschen klarer definiert.

Die Pflegenden müssen in ihrem „Hoheitsgebiet" eine besondere Sensibilität mitbringen und sich empathisch in die neue Rolle der Angehörigen und des Heimbewohners hineinversetzen. Diese fühlen sich oftmals hilflos gegenüber den institutionellen Bedingungen oder den Vorgaben des Personals. So kommt es leicht zu Verhaltensweisen, die von übersteigertem Aktivismus bis hin zur absoluten Passivität oder zu aggressiven Reaktionen reichen können. Bedeutsam ist deshalb, die Angehörigen sorgfältig über das Krankheitsbild und das verbliebene Potenzial des alten Menschen zu informieren. Bedingungen in der Einrichtung sollen gleichzeitig aufgezeigt und Möglichkeiten der Pflege und Betreuung genannt werden. Denn nur auf der Grundlage eines Vertrauensverhältnisses kann sich ein produktives Zusammenwirken entwickeln.

Auf der anderen Seite müssen Pflegekräfte eine große **Ambiguitätstoleranz** besitzen, d.h. die Fähigkeit, äußere Widersprüche und Uneindeutigkeiten auszuhalten und gleichzeitig handlungsfähig zu bleiben. So sind die Pflegekräfte selbst in die Institution eingebunden und hohen Arbeitsbelastungen ausgesetzt. Oftmals kann statt aktivierender Betreuung nur noch vorwiegend körperbezogene Pflege stattfinden, was sich gegen das eigene pflegerische Selbstverständnis richtet. Auf diese Weise entsteht leicht das Gefühl, „zwischen den Stühlen zu sitzen", wenn Kritik von Angehörigen kommt. Dies wird dann leicht als „Einmischung" von außen erlebt, welche die eingeübten, strukturierten Arbeitsabläufe stört. Auf beiden Seiten entstehen Zerrbilder, die persönliche Erfahrungen verallgemeinern oder weitverbreitete Vorurteile aufgreifen.

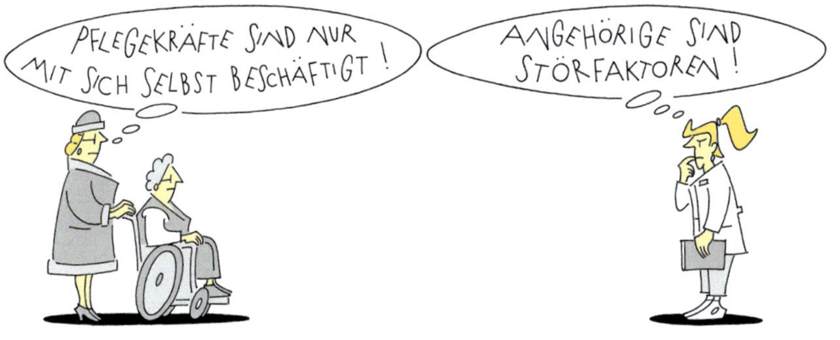
PFLEGEKRÄFTE SIND NUR MIT SICH SELBST BESCHÄFTIGT!
ANGEHÖRIGE SIND STÖRFAKTOREN!

Zusammenfassend liegen Hauptursachen für Konflikte

- in den unterschiedlichen Erwartungen/der Umsetzung bezüglich der Pflege und Betreuung,
- in den unterschiedlichen Rollenverständnissen und
- in den fehlenden Absprachen zwischen allen Beteiligten.

Familieninterne Konflikte können sich im Verhalten gegenüber den Pflegekräften manifestieren. Dabei kommt es sehr oft zu emotionsgeladenen Vorwürfen und Beschimpfungen.

Beispiel
Seit einem Jahr wird die demenziell erkrankte Frau von Herrn Leder von der Altenpflegerin Andrea betreut. Herr Leder war bisher mit der Betreuung zufrieden. Als Andrea an diesem Tag zur Familie kommt, wirkt Herr Leder sehr unzufrieden. Das Gespräch nimmt eine unerwartete Wendung, denn er wirft der Bezugspflegerin Andrea Inkompetenz im Umgang mit seiner Frau vor.

Ursachen für dieses scheinbar unerwartete Verhalten können sein:

- **Belastungs-/Stresssituation:** In der Pflege eines Angehörigen treten Stresssituationen auf. Keineswegs ungewöhnliche Reaktionen in einer „Ausnahmesituation" sind Beschimpfungen, Vorwürfe, Wut und Angst.
- **Flucht vor Verantwortung:** Durch Stress flüchten Angehörige vor der Verantwortung gegenüber dem Pflegenden und übergeben die Zuständigkeit professionellen Kräften.
- **Kontrolle:** Nach Abgabe der Verantwortung für den Pflegebedürftigen ziehen sich Angehörige in eine Kontrollfunktion zurück. Sie beaufsichtigen die Tätigkeiten der Pflegekraft.

Ein weiteres Phänomen von familieninternen Problemen ist die **falsche Rücksichtnahme eines pflegebedürftigen Menschen auf die Angehörigen.** Sie wollen „nicht zur Last fallen" und verzichten dabei auf Elementares, wie zum Beispiel Trinken oder Essen.

Beispiel
Frau Bader trinkt weniger, da es ihr schwerfällt, allein zur Toilette zu gehen. Sie möchte ihren Ehemann mit den häufigen Toilettengängen nicht belasten, obwohl er physisch und psychisch dazu in der Lage und auch gewillt ist, seiner Frau zu helfen.

Aus der Perspektive des Pflegebedürftigen wird durch dieses Verhalten die Gefahr einer familieninternen Krise gemildert. Ursachen dieser Selbstrücknahme können in der Persönlichkeitsstruktur oder erfahrenen Verlustängsten des Pflegebedürftigen liegen. Altenpflegerinnen müssen das Erscheinungsbild der falschen Rücksichtnahme erkennen und in einem Gespräch mit allen Beteiligten Lösungen finden.

Beispiel

Das Getränk vom Morgen für Frau Bader steht am Abend immer noch da.	**Erkennen des reduzierten Trinkens**
In einem Gespräch mit Frau Bader erfährt die Altenpflegerin, dass Frau Bader ihren Mann nicht belasten möchte. Sie nennt eine Vielzahl von Gründen, warum sie Herrn Bader nicht um Hilfe gebeten hat.	**Gründe für das Verhalten analysieren**
In einem Gespräch verdeutlicht die Altenpflegerin Frau Bader, dass ihr Mann Hilfeleistungen nicht als Belastung wahrnimmt, sondern gern zur Verfügung steht. Es werden noch weitere Hilfsmöglichkeiten erarbeitet, sodass Frau Bader die Lösung annehmen und ihr Verhalten verändern kann.	**Veränderung des Verhaltensmusters**

Anleiten, beraten und Gespräche führen
2 S. 44

Letztendlich kann falsche Rücksichtnahme zu psychischen und physischen Beeinträchtigungen führen, welche wiederum familieninterne Probleme verursachen und die Pflegequalität verschlechtern. Im Umgang mit familieninternen Konflikten müssen Altenpflegerinnen zuerst die Ursachen erkennen und verstehen, um adäquat reagieren zu können. Oft werden Konflikte gar nicht oder zu spät angesprochen. Allerdings führt Nichthandeln oft zu noch schwierigeren Situationen, denn die Hoffnung, dass sich alles von selbst klärt, ist häufig ein Trugschluss. Konflikte müssen geklärt werden, dabei helfen die Regeln der Kommunikationspsychologie. Gegebenenfalls muss die Pflegedienstleitung, Heimleitung oder externe Hilfe hinzugezogen werden.

Die **Berücksichtigung der Angehörigenwünsche** im altenpflegerischen Handeln bietet den Weg aus einer problematischen Beziehung. Es ist Aufgabe der professionellen Altenpflegerinnen, die Angehörigen als Partner in den Pflegeprozess einzubinden im Hinblick auf die Interessen des hilfsbedürftigen alten Menschen.

Hierbei müssen Einrichtungen der Altenhilfe einen Öffnungsprozess vollziehen:

Grundlage dieses Öffnungsprozesses ist die Kommunikation zwischen Professionellen und Angehörigen, welche

- der Familie Raum gibt,
- ein breites Angebotsspektrum für Pflegebedürftige und Angehörige bietet,
- ein aktives Beschwerdemanagement bereitstellt,
- Angehörigen die Möglichkeit zur Organisation und Übernahme von Aktivitäten bietet,
- die Angehörigen ernst nimmt,
- bei Konflikten zwischen Pflegebedürftigen und Angehörigen vermittelt,
- die Angehörigen in die Zimmergestaltung einbezieht,
- ggf. die Angehörigen mit dem Krankheitsverlauf vertraut macht,
- die Aufmerksamkeit der Angehörigen auf die Ressourcen des alten Menschen lenkt und sie nutzt, sodass nicht nur Defizite wahrgenommen werden.

Familiäre Unterstützung und soziale Netzwerke Älterer 6.5

Neben der Familie spielen Beziehungen zu Freunden, Nachbarn oder Kollegen eine wichtige Rolle und konstituieren gemeinsam das soziale Netzwerk eines Menschen.

Freundschaftsbeziehungen gewinnen seit Jahrzehnten auch für ältere Menschen an Bedeutung. Während frühere Generationen sich stärker auf den Familienkreis konzentrierten und im Alter wenige enge Freunde hatten, stieg bei späteren Generationen der Anteil an (→ Netzwerkkarte, S. 342). Diesem Trend sind die geringe Geburtenrate und die Individualisierung geschuldet.

Mit zunehmendem Alter nimmt jedoch die Anzahl der lebenden Geschwister und Freunde ab, gleichzeitig erhöht sich die Intensität der Beziehungen, gemessen an der Häufigkeit der Treffen (→ Abb. 1).

Außerfamiliäre soziale Kontakte (Besuch bei oder von Freunden oder Bekannten)

	40–54 Jahre	**55–69** Jahre	**70** Jahre und älter
Mehrmals pro Woche (in %)	11,9	10,9	10,4
Einmal pro Woche (in %)	25,7	20,6	17,2
1–3-mal im Monat (in %)	43,4	43,7	38,9
Seltener (in %)	17,1	21,7	26,2
Nie (in %)	1,9	3,1	7,3

QUELLE: BMFSFJ – Alterssurvey (2008)

Besonders im Alter bilden diese Beziehungen eine Brücke zur Außenwelt, wirken Vereinsamungstendenzen entgegen und helfen kritische Lebensereignisse zu bewältigen. Soziale Beziehungen zählen demzufolge neben finanziellen Mitteln zu den wichtigsten Ressourcen. Sie bieten **sozialen Rückhalt** für den pflegebedürftigen Menschen und haben einen positiven Einfluss auf die Gesundheit (Direkteffektthese).

Die **soziale Beziehung** ist eine sich wiederholende Art der Interaktion zwischen Personen und Gruppen.

Soziale Beziehungen bieten Orientierung, Sicherheit, Hilfe- sowie Unterstützungsleistungen und steigern das physische und psychische Wohlbefinden. Sie gehören ganz selbstverständlich zum Alltagsleben eines jeden Menschen.

Viele verschiedene soziale Beziehungen bilden ein soziales Netzwerk einer Person, einer Gruppe oder auch einer Organisation.

Ein **soziales Netzwerk** ist eine spezifische Menge von Verbindungen zwischen sozialen Akteuren.

Die wichtigsten Elemente eines sozialen Netzwerkes sind die Verbindungen bzw. Beziehungen zwischen sozialen Akteuren.
Diese können beschrieben werden hinsichtlich:
- der Art der Beziehung: Handelt es sich um eine familiale, professionelle oder freundschaftliche Beziehung?
- der Häufigkeit des Kontaktes: Wie häufig sehen sich die Akteure des Netzwerkes?
- der Intensität der Beziehung: Wie intensiv-emotional ist die Bindung?

Soziale Akteure des Netzwerkes sind z. B. Ehepartner, Kinder, Nachbarn, professionelle Fachkräfte aus Sozial- und Gesundheitsdiensten, Ehrenamtliche oder Ärzte.

Soziale Netzwerke haben verschiedene Funktionen, insbesondere zur Krisenbewältigung. Sie bieten:
- affektive Unterstützung
- instrumentelle Unterstützung
- kognitive Unterstützung
- Vermittlung von sozialen Kontakten
- Aufrechterhaltung der sozialen Identität

Netzwerkkarte
2 S. 342

Da soziale Netzwerke sehr unterschiedlich gewachsen und gestaltet worden sind, können sie auch in unterschiedlichem Ausmaß diese Funktionen ausfüllen. Zur Bestimmung der verschiedenen Netzwerktypen nutzt das Netzwerkkonzept zur Erhebung von Netzwerken zwei unterschiedliche Methoden. Beim **egozentrierten** Netzwerk richtet sich das Interesse auf die Beziehungen von einer einzelnen Person zu verschiedenen anderen sozialen Akteuren (z. B. die vorhandenen Beziehungen eines älteren Menschen). Dargestellt werden kann ein solches Netzwerk mit einer Netzwerkkarte. In einem Gesamtnetzwerk werden alle Beziehungen zwischen sozialen Akteuren in einem abgegrenzten Bereich untersucht (z. B. alle älteren Menschen in einer Kleinstadt).

Altenpflegerinnen können mit dem Wissen über die unterschiedlichen Funktionen von Netzwerken ganz unterschiedliche Bedarfslagen und Interessen befriedigen. So sollten sie in der Lage sein, potenzielle Ressourcen für Hilfe- und Unterstützungsleistungen sowohl im Familiensystem als auch in der sozialräumlichen Umwelt herauszukristallisieren. Ziel ist eine Verzahnung von lebensweltlichen Ressourcen mit professionellen Dienstleistungen.

Jede Form der Unterstützung kann und will nicht jedes Netzwerk bieten.

Sexualität im Alter

7

Sexualität

Sexualität ist eine Funktion unseres Körpers, die alle Bereiche unseres Lebens prägt. Sie spielt eine wichtige Rolle bei der Ausbildung der Identität und der Entwicklung der Persönlichkeit. Sie ist ein wesentlicher Faktor des menschlichen Lebens und ein Grundbedürfnis. Sexualität dient in althergebrachter Tradition der Fortpflanzung und im Blick auf die Emotionen dem Lustgewinn und seiner Befriedigung. Außerdem vermittelt sie intensive Nähe. Der Umgang mit Sexualität beruht auf individuellen Erfahrungen, der Erziehung sowie dem Körperbewusstsein und Selbstwertgefühl. Zusammengefasst kann man festhalten, dass Sexualität den ganzen Menschen umfasst. Sie drückt Lust und Freude aus und dient der Kontaktaufnahme und der Kommunikation.

Gerade Sexualität im Alter ist in unserer Gesellschaft mit vielen Tabus belegt. Insbesondere der jüngeren Generation fehlt häufig jegliche Vorstellung, was Sexualität im Alter bedeuten kann.

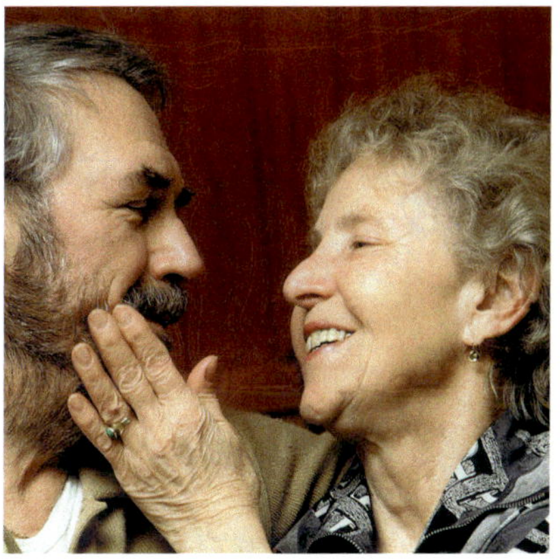

[1] Glückliches Paar im Alter

Beispiel

Sandra und Eveline sitzen an einer Bushaltestelle. Ein älteres Paar geht Hand in Hand an ihnen vorüber, bleibt stehen und küsst sich leidenschaftlich. Wie erstarrt schauen die Mädchen auf das Paar und diskutieren dann darüber, ob alte Menschen noch befriedigenden Sex erleben können.

Die Reaktion auf sexuelle Reize verläuft weitgehend altersunabhängig bei beiden Geschlechtern nach dem folgenden Schema ab:

Reizauslöser → Pulsbeschleunigung → Blutdruckanstieg → Sekretion der Drüsen → lustvolle Entladung im Orgasmus

[2] Reaktion auf sexuelle Reize

Die sexuelle Reaktion und ihre Befriedigung kann in Phasen eingeteilt werden, die sich bei Frauen und Männern weitgehend gleichen:

1. Erregungsphase

Reaktion auf einen erotischen Reiz – die Blutzufuhr zu den Geschlechtsorganen wird erhöht, sie schwellen an („Tumeszenz") Befeuchtung der Scheide bei der Frau, Erektion des Penis beim Mann.

→ **2. Plateauphase**

Die Erregung hat eine gleich bleibende Höhe erreicht, vom Mann werden bereits kleine „Freudentröpfchen" abgesondert, die einzelne Samenzellen enthalten können.

→ **3. Orgasmus**

Höhepunkt und Entladung in Form von krampfartigen Zuckungen. Der erfolgende Spannungsabfall führt zu einem starken Lustgefühl, zur Ejakulation. Bei Frauen sind multiple Orgasmen möglich.

→ **4. Rückbildung**

Die Erregung klingt ab, der Organismus kehrt in den Ruhezustand zurück. Atmung, Blutdruck und Puls normalisieren sich.

→ Beim männlichen Orgasmus: **5. Refraktärphase**

In dieser Phase sind Männer kaum empfänglich für sexuelle Reize, sie verlängert sich mit dem Alter.

(Rückführung von 4. und 5. zu 1.)

[3] Phasen der sexuellen Reaktion nach Masters und Johnson (1966)

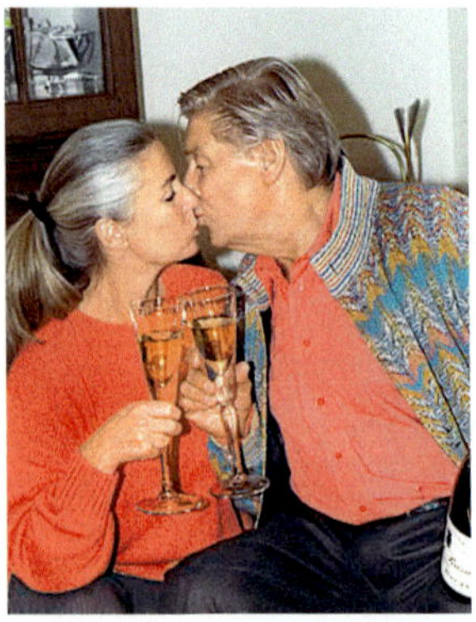

[1] „Jeder Mensch ist Zeit seines Lebens zu Lustgefühlen fähig." (Erich Grond): Günther Pfitzmann und seine Frau Lilo

Veränderungen der Sexualität im Alter

Im Laufe des Lebens bilden sich individuelle Formen des Ausdrucks von Liebe und Intimität aus. Geprägt werden sie unter anderem durch kulturelle und religiöse Traditionen. Die letzte Lebensphase gewinnt mit den demografischen Veränderungen und den gesundheitlichen Verbesserungen mehr und mehr an Raum – und damit auch der Blick auf die Sexualität im Alter. Allerdings gibt es noch keine greifbare Kultur oder Tradition zum Umgang mit ihr. Nach wie vor dominiert in unserer Gesellschaft die Idealisierung des jungen, sportlichen, attraktiven, schlanken und elastischen Körpers und die Beschränkung erotisch-sexueller Themen darauf. Nur langsam wird im öffentlichen Raum der Tatsache Rechnung getragen, dass Menschen bis ins hohe Alter ihr Leben und ihre intimen Beziehungen aktiv und eigenverantwortlich gestalten wollen. Viele Menschen missbilligen offenes und unbekümmertes sexuell geprägtes Verhalten Älterer, bezeichnen es gar als Abnormität. Sexualität erscheint ihnen als eine Domäne der Jungen. Dementsprechend reichen die Reaktionen auf gelebte Sexualität im Alter von Humor über Spott bis hin zu Widerwillen und Ekel. Liebe, erotische Anziehung und Sexualität sind jedoch nicht nur Bedürfnisse der Jugend, sondern bestehen bis ins hohe Alter fort. Ihre Befriedigung bildet einen wesentlichen Bestandteil erfüllten Lebens. Werden die sexuellen Bedürfnisse unterdrückt oder ihre Befriedigung durch gesellschaftliche Konventionen oder institutionelle Vorgaben behindert, hat das Auswirkungen auf die Lebensqualität und psychische Gesundheit älterer Menschen.

Untersuchungen zeigen, dass Menschen bis ins hohe Alter sexuelle Erfahrungen machen, wenngleich die Frequenz von Intimität und Geschlechtsverkehr mit zunehmendem Alter eher abnimmt. Ältere Menschen sind in dieser Hinsicht selbstbewusster als in früheren Zeiten und weigern sich, ihre Sexualität zu unterdrücken. Zuneigung, Nähe, Geborgenheit und Zärtlichkeit werden offen zum Ausdruck gebracht und neue Partnerschaften auch im hohen Alter eingegangen. In den Beziehungen vieler älterer Paare gehören Berührungen und körperliche Zuwendung zum Alltag. Die sexuellen Erfahrungen fallen erst dann fast auf Null, wenn keine Partnerschaft mehr besteht, Krankheiten das Interesse an der eigenen Sexualität erlahmen lassen oder institutionelle Rahmenbedingungen, z. B. in Altenheimen, diese verhindern oder erschweren.

Folgende körperliche Veränderungen können im Alter auftreten:

Veränderungen bei der Frau	Veränderungen beim Mann
▪ Der Sexualtrieb kann sich sowohl verringern als auch verstärken. ▪ Die Östrogenproduktion nimmt ab. ▪ Die Vagina braucht etwas länger, um gleitfähig zu sein und ist evtl. auch schmerzempfindlicher. ▪ Beim Orgasmus sind die Kontraktionen der Gebärmutter evtl. etwas weniger und sanfter.	▪ Die Produktion der Androgene nimmt erst im hohen Alter ab. ▪ Die Menge des Ejakulats nimmt ab und die Ejakulation verzögert sich, bleibt evtl. sogar aus. ▪ Die Entstehung der Erektion verzögert sich. ▪ Die Refraktärzeit kann Tage bis Wochen dauern.

Mit dem Wissen um diese Vorgänge kann der Sexualakt dennoch zum höchsten Genuss führen. Zentral sind für beide Geschlechter Formen der emotionalen Zuwendung, die auf Vertrauen und Wertschätzung basieren: miteinander sprechen können, Wärme spüren, Zärtlichkeiten austauschen, sich aneinanderschmiegen, küssen oder streicheln und der Geschlechtsakt.

Insbesondere bei Frauen sind für eine emotional erfüllende Partnerschaft Werte wie Anerkennung und Geborgenheit entscheidend.

Sexualität im Altenheim oder Krankenhaus

Der Begriff der Sexualität bezieht sich im pflegerischen Zusammenhang nicht nur auf die körperliche Anziehung und Annäherung, sondern er umfasst auch Emotionen wie den Wunsch nach Nähe, körpersprachliche Ausdrücke, Beobachtungen und Gespräche. Alle Menschen sind Geschlechtswesen, deshalb ist es natürlich, dass auch in die Pflege sexuelle Momente einbezogen sind. Es kann zur einseitigen oder gegenseitigen Anziehung zwischen alten Menschen und Pflegefachkräften kommen. Diese kann sich auf sexualisierte Fantasien begrenzen oder sich in der Suche nach körperlicher Nähe ausdrücken.

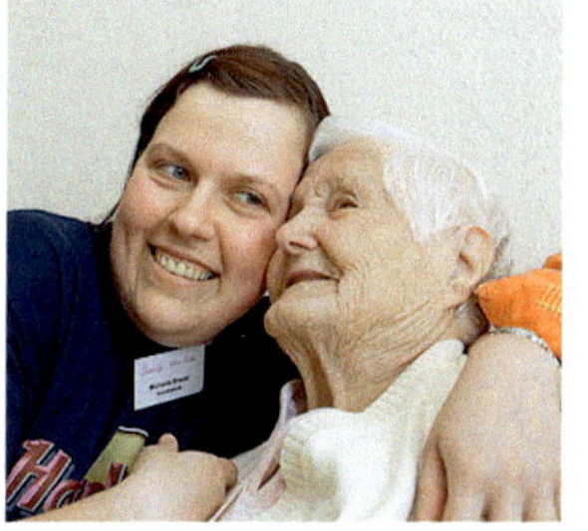

[1] Nähe zwischen Bewohner und Pflegefachkraft

Die Bewohner von Altenheimen haben ihr persönliches Umfeld aufgegeben und ihre Bezugspersonen sind vorwiegend Pflegende. Diese vorerst Fremden begleiten die Bewohner in einem wichtigen Zeitraum ihres Lebens. Im Alltag gültige Tabus sind bei Hilfsbedürftigkeit aufgehoben. Pflege geht oftmals mit Entblößung und Berührungen in intimen Bereichen einher (z. B. Hilfe bei der Ausscheidung). Problematisch ist es, wenn die Form der Nähe für eine der beteiligten Personen nicht klar ist.

Alte Menschen verfügen über eine reichhaltige Lebenserfahrung und erleben im Rahmen der geregelten institutionellen Versorgung eine Infantilisierung bzw. Regression. Pflegende setzen sich gezielt dafür ein, den Bewohnern weitestmögliche Selbstständigkeit, einen natürlichen Umgang mit ihrer Geschlechtlichkeit und eine intime und private Atmosphäre zu ermöglichen. Voraussetzung dafür sind Empathie und die Schulung der eigenen Sensibilität.

Infantilisierung
Zurückfallen auf frühere, kindliche Stufen

Regression
Rückbildung von bereits erworbenen Kompetenzen

Beziehungen unter Bewohnern

Beispiel
Seit einiger Zeit beobachten die Pflegenden der Station „Sommerwind“, wie sich Frau Forst und Herr Kramer vorsichtig annähern. Als Altenpflegerin Diane Rot in der Spätschicht in das Zimmer von Frau Forst tritt, prallt sie peinlich berührt zurück: Das Paar liegt sparsam bekleidet im Bett und kuschelt. Mit hochrotem Kopf schließt sie die Tür und murmelt: „Entschuldigung.“ Kurze Zeit später kommt das Paar händchenhaltend ins Dienstzimmer: „Tut uns leid, Schwester Diane. Aber wir wollten Sie ohnehin um Rat fragen.“ Bald sitzen die drei beieinander und überlegen, ob noch irgendwo ein Zweibettzimmer frei ist. Frau Forst blinzelt Diane Rot zu: „Das hätten Sie uns Alten gar nicht zugetraut?!“ und streichelt über die Hand ihres Partners.

Eine Partnerschaft, die zur Zufriedenheit beider Beteiligten führt, kann das Lebensgefühl auch im Alter noch stark verbessern. Für Frauen in Altenheimen ist es häufig schwierig, eine neue Partnerschaft einzugehen. Der Anteil an Frauen in ihrem Umfeld ist durch ihre höhere Lebenserwartung viel größer als der an Männern. Zudem bevorzugen viele agile ältere Männer eine Partnerschaft mit einer jüngeren Frau.

Der Wunsch nach Nähe in jeglicher Form wird selten nach außen kommuniziert und Alleinlebende ziehen sich oftmals mehr und mehr in sich selbst zurück. Im Altenheim eine Beziehung mit einer erfüllten Sexualität zu leben, fällt auch Paaren nicht leicht. Private Dinge wie der Geschlechtsverkehr sind tabuisiert und gehören nicht an die Öffentlichkeit – und das Wohnen im Altenheim hat einen Charakter von Öffentlichkeit. Scham und Ängste sind oft stark durch eine konservative, strenge Erziehung in der Kindheit und Jugend geprägt. Sexualität war oft nicht nur ein Geheimnis, sondern sogar etwas, was den Menschen zu verderben schien. Bis ins hohe Alter stehen deshalb Fragen wie: „Was werden meine Kinder wohl denken?“ im Raum. Angehörige verspüren evtl. Ängste und Abwehrreaktionen, wenn sie sehen, dass ihre Eltern sich neu verlieben. Dabei geht es nicht immer um Geld, sondern auch um Wünsche wie die, dem Elternteil im letzten Abschnitt des Lebens besonders nahe zu sein, oder das Unverständnis dafür, dass im hohen Alter noch „die eheliche Treue“ gebrochen wird.

Außerdem stehen nicht alle Bewohner einer Beziehung unter anderen Bewohnern offen gegenüber. Das Glück anderer direkt vor Augen zu haben, macht die eigene Einsamkeit noch stärker bewusst. Notwendigkeiten zum Eingreifen bei einer Annäherung bestehen nur, wenn eine Person sich damit nicht einverstanden zeigt oder sonst in einer Weise gefährdet ist. Wenn sich die Bewohner nicht mehr verbal ausdrücken können, gilt es, durch die Beobachtung möglicher nonverbaler Unmutsäußerungen einen Handlungsbedarf zu erkennen und situationsgerecht zu reagieren.

Gleichgeschlechtliche Beziehungen sind zunehmend enttabuisiert, sie werden bis ins hohe Alter gelebt. Das Kuratorium Deutsche Altenhilfe (KDA) erschloss durch Befragungen, dass 80 % der Homosexuellen sich wünschen, auch im Altenheim zusammen mit ihren Lebenspartnern leben zu dürfen.

Scham und Ekel

Kinder gehen mit ihrem Körper und ihrer Sexualität völlig ungezwungen um. Berührungen und gegenseitiges Betrachten sind von Neugierde geprägt. Im Laufe des Lebens erfährt der Mensch immer mehr Regeln und Notwendigkeiten, die ihn auf körperliche Zurückhaltung und Einhaltung einer Intimsphäre verweisen. Mit dem Altern erlebt er, wie sein Körper sich verändert und an Attraktivität zu verlieren scheint. Durch Operationen wie Brustamputationen oder eine Stomaanlage verändert sich das Körperbild zusätzlich und die Angst vor dem Attraktivitätsverlust verstärkt sich. Diese Emotionen können als Tabu zerstörerisch wirken und zum Rückzug führen. Ebenso können Menschen es als belastend empfinden, wenn auf Grund körperlicher Einschränkungen Unterstützung bei der Ganzkörperpflege oder Intimpflege notwendig wird. Pflegefachkräfte müssen bei der Durchführung genau zuhören und die Körpersprache der Pflegebedürftigen deuten. Um schambesetzte Situationen zu entzerren, können alternative Vorgehensweisen gewählt werden, indem beispielsweise

Stomaanlage
2 S. 88 ff.

- nicht jeden Tag eine Ganzkörperwäsche erfolgt,
- ein Vertrauensverhältnis aufgebaut wird,
- die Betreuten nicht vollständig entblößt sind und
- so weit wie möglich aktiv in die Körperpflege einbezogen werden.

Wenn auf Grund von Inkontinenz der gesteuerte Umgang mit den eigenen Ausscheidungen nicht mehr möglich ist, kann ein Gefühl von Würdelosigkeit, ein Ekel vor dem eigenen Körper entstehen. Diese Gefühle nagen am Selbstvertrauen und hindern den ungezwungenen Umgang mit der eigenen Sexualität. Auf Grund von Demenzerkrankungen hingegen kann jegliches Gefühl für Scham und Ekel verloren gehen. Teilweise prägt eine Art kindliche Ungezwungenheit das Verhalten der Betroffenen. Dies kann zu peinlichen, ängstigenden oder ekelbesetzten Situationen beim Gegenüber führen.

Pflegende und Angehörige erleben immer wieder Situationen, die Abwehr und Ekel bei ihnen hervorrufen, z. B. wenn Ejakulat abgewaschen werden muss, kann dies für beide Seiten zur unangenehmen Situation werden. Um diese zu entspannen, ist es hilfreich, frühzeitig eine angemessene Reaktion zu überlegen. Ein offener Umgang ist häufig sinnvoller als eine Tabuisierung oder der Versuch, eine unverfängliche Stimmung zu erzeugen. Wenn es gelingt, eine offene Atmosphäre zu schaffen, in der beide Seiten ihre Sicht, ihre Probleme und Ängste frei äußern können, verliert die Situation an Druck.

Auch der Sexualakt ist immer wieder mit Scham und Ekel behaftet: Sei es, für Pflegende, die ein Zimmer betreten, in dem ein Paar miteinander zärtlich ist, oder für Besucher, wenn sie sehen, wie ihre Angehörigen einem anderen Menschen zärtlich näher kommen. Auch für Partner, die sich für ihre körperlichen Veränderungen schämen und deshalb eine Annäherung oder den Sexualakt kaum genießen können, sind diese Momente belastend. Aufklärung und Beratung kann hier helfen.

Sexualität und Krankheit

Auch im höheren Alter ist der Selbstschutz der Sexualpartner im Blick auf sexuell übertragbare Erkrankungen wie Hepatitis oder HIV noch ein Thema. Zentraler sind aber Erkrankungen, die das sexuelle Empfinden verändern. Durch körperliche und psychische Erkrankungen kann das Interesse an der Sexualität oder das sexuelle Empfinden beeinträchtigt sein.

Hepatitis
1 S. 529

Folgende Krankheiten, Symptome und Erlebnisse können zu einem veränderten Körperempfinden führen:

- Operationen und Erkrankungen im Geschlechtsbereich (Brustamputation, Erkrankungen der Prostata, Hysterektomie)
- chronische Erkrankungen wie Herz- und Kreislauf-Erkrankungen, Stoffwechselerkrankungen und Erkrankungen des Bewegungsapparates
- Stuhlinkontinenz, Stoma
- Harninkontinenz
- seelische Erkrankungen wie Depressionen: bei Manien entwickeln sich verstärkte sexuelle Bedürfnisse, in depressiven Phasen vermindern sie sich stark
- erektile Dysfunktion (ED), besonders unter Leistungsdruck
- Medikamente und deren Nebenwirkungen
- Lähmungen, neurologische Erkrankungen wie Multiple Sklerose und M. Parkinson
- Alkohol
- Wahnvorstellungen
- Demenz
- Traumata wie sexueller Missbrauch oder Vergewaltigungen

Multiple Sklerose
1 S. 589
M. Parkinson
1 S. 507 f.

Schon das Wissen um die Hintergründe kann die Situation für alle Beteiligten entspannen. Deshalb gehört eine entsprechende Beratung und Informationsvermittlung sowie das zur Verfügung Stellen von Hilfsmitteln wie zur Körperpflege mit zum Aufgabenbereich der Pflegenden.

Sexualität und Demenz

Sexuelle Bedürfnisse bleiben bei demenziell erkrankten Menschen entsprechend dem bisherigen Umgang mit der eigenen Sexualität oft recht lange erhalten. Sie bleiben auch dann präsent, wenn sie nicht mehr artikuliert werden können.

Nicht jede Suche nach Nähe und Zuwendung hat unweigerlich einen sexuellen Hintergrund. Schwierig wird die Deutung, wenn sich Menschen in einer anderen Ausdruckswelt befinden, als ihre Gegenüber. Da kann es sein, dass sie sich nicht mehr die selbe Art der Annäherung wünschen wie ihre Partner, oder auch, dass sie nach jahrzehntelanger Enthaltung mit einem mal völlig enthemmt sind. Jedoch bedeutet nicht jeder offene Hosenschlitz eine sexuelle Entgleisung. Der Eindruck, dass Menschen mit einer Demenz enthemmt sind, ist viel ausgeprägter, als es durch Beobachtungen wirklich nachvollzogen werden kann. Der verständnisvolle Umgang Pflegender und Angehöriger beruht auf der Erkenntnis, dass das enthemmte Verhalten zumeist kein bewusster Prozess ist. Zur Enttabuisierung ist eine offene Kommunikation im Team und mit den Angehörigen notwendig.

Gerade bei Menschen mit Demenz und geistigen Behinderungen ist eine gewisse Nachsicht notwendig. Man sollte davon ausgehen, dass die Betroffenen häufig nicht in der Lage sind, ihr Verhalten zu kontrollieren. Eventuell kann durch wiederholte und klare Korrekturen und Lenkungen eine gewisse Verhaltensänderung erreicht werden.

Traumata

Emotionale Nähe zuzulassen ist eine Fähigkeit, die sich beim Menschen von Geburt an, vielleicht aber sogar noch früher, ausprägt. Auch wenn der Wunsch nach einer

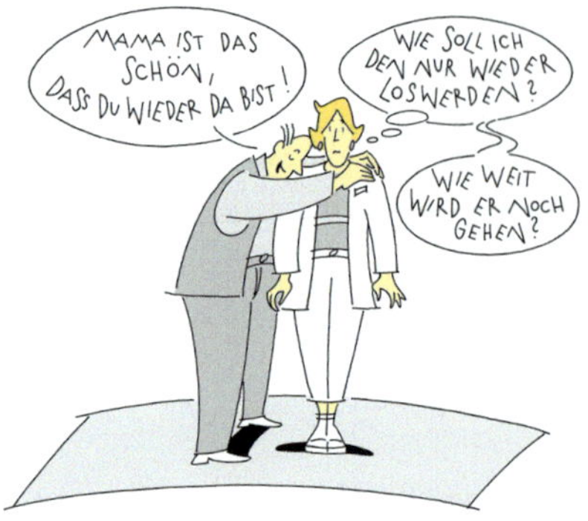
MAMA IST DAS SCHÖN, DASS DU WIEDER DA BIST!
WIE SOLL ICH DEN NUR WIEDER LOSWERDEN?
WIE WEIT WIRD ER NOCH GEHEN?

Beziehung sehr groß ist, gelingt es manchen Menschen nicht, Ängste, die durch Traumata ausgelöst wurden, zu überwinden. Immer wieder begegnen Mitarbeitern der Altenpflege v. a. Frauen, die in ihrem Leben tief greifende Verstörungen im Umgang mit ihrer Sexualität erlebt haben. Oft fällt es den Frauen sehr schwer, darüber zu sprechen, aber die Ängste lassen sie nicht los. So haben sie als Kinder oder junge Frauen besonders in der Kriegs- und Nachkriegszeit Situationen des Missbrauchs erfahren, wurden vergewaltigt oder mussten mit ansehen, wie andere Frauen vergewaltigt wurden. Da gilt es für die Pflegenden sehr sensibel zu sein und aggressive Abwehrreaktionen nicht umgehend als Bosheit zu deuten, sondern zu hinterfragen. Durch kleine Veränderungen kann die Situation möglicherweise völlig entspannt werden.

Beispiel
Frau Lahnstein hat nie darüber gesprochen. Schließlich war sie fast noch ein Kind. Und danach – sie fühlte sich ihr Leben lang schmutzig und machte sich selbst Vorwürfe. Schließlich hatte sie von ihrer Mutter gelernt, dass Männer sich nur an „billigen“ Frauen vergehen. Und dann kam der Krieg. Und nach dem Krieg wurde alles noch schlimmer! Wenn Sie jetzt die russische Pflegerin in ihrem Altenpflegeheim sprechen hört, kommen all die Erinnerungen hoch. Die endlos dauernden Tage, an denen sie von russischen Soldaten festgehalten und vergewaltigt wurde, die Demütigungen, die Schmerzen und die grenzenlose Entwürdigung. Nein, mit dieser Person will sie nichts zu tun haben!

Auch Berührungen, die nicht eindeutig zugeordnet werden können, rufen evtl. Schmerzen, Demütigungen, Scham und das Gefühl der vollkommenen Hilflosigkeit wieder wach. Deshalb sollten sie angekündigt werden.

Gerade traumatisierte Frauen erleben immer wieder ein ungewohntes Glück am Ende des Lebens. So manche Frauen (aber auch Männer) haben eine Ehe mit einem despotischen Partner gelebt, von dem sie sich ein Leben lang nicht zu trennen wagten. Finden sie im Alter eine neue Liebe, sind sie teils verwundert, welch eine innige Beziehung sie mit einem neuen, verständnisvollen Partner erleben können. Dabei werden zwei Emotionen stark: Das Glück über die neue Situation und die Trauer darüber, dass ihr Leben hätte völlig anders verlaufen können.

despotisch
rücksichtslos, herrisch, tyrannisch

Institutionelle und pflegerische Voraussetzungen zur Wahrung der Intimsphäre

Da das Pflegeheim der Lebensraum seiner Bewohner ist, ist dieser so zu gestalten, dass sie ein weitestmöglich selbstbestimmtes Leben führen können. Dazu gehört auch das Ausleben sexueller Bedürfnisse und Wünsche. Liegen völlig Fremde miteinander in einem Zimmer, finden sie jeweils kaum Raum für private oder intime Momente. Aber auch in Einzelzimmern leben die Bewohner immer mit dem Wissen, dass jederzeit jemand in ihr Zimmer treten könnte. Unabhängig davon, ob dies geschieht, schränkt dieser Gedanke stark ein.

Die individuellen Bedürfnisse sind vor dem Hintergrund des jeweiligen Lebenskontextes zu verstehen. Sofern es möglich ist, kann darauf eingegangen werden:

- Wo nötig, kann ein störungsfreier Rückzug ermöglicht werden, auch damit Selbstbefriedigung im geschützten Rahmen möglich ist.
- Wenn Bewohner zueinander gefunden haben, kann das Pflegepersonal sie auf Wunsch durch die Ermöglichung von Rückzug oder Zuteilung eines Zweibettzimmers unterstützen.

- Im Sinne ihrer Selbstbestimmung sollte den Bewohnern zugestanden werden, über ihre Bedürfnisse selbst zu entscheiden. Das bedeutet u. a., dass der Besuch von „Berührern“ oder Prostituierten zugelassen wird und keine pauschalen Verbote von Zeitschriften mit sexuellem Inhalt ausgesprochen werden.
- Es ist sinnvoll, feste Zeiten zu vereinbaren, an welchen die Bewohner ungestört sein wollen. Auf Wunsch können Türschilder mit „Bitte nicht stören“ angebracht werden. Auch Kurzurlaube zu Hause oder bei der Familie werden oft als wohltuend empfunden.
- Persönliche Briefkästen oder Postfächer erhalten die Eigenständigkeit und Privatsphäre ebenso wie abschließbare Zimmer, zu welchen die Bewohner einen eigenen Schlüssel ausgehändigt bekommen, sofern sie zuverlässig damit umgehen können (unter Beachtung von Selbstschutz und Fremdschutz).
- Bewohner, die auf Grund ihres religiösen oder kulturellen Hintergrundes Berührungsunsicherheiten haben, können entsprechend geschützt werden. Zur Erfassung der Bedürfnisse kann ein Dolmetscher eingesetzt werden.

Umgangsweisen, die die Einhaltung der Intimsphäre erleichtern

Der reduzierte Außenkontakt der Bewohner geht mit einer Reduktion der Reize, die sie erhalten, einher. Deshalb stehen Besucher und v. a. das Pflegepersonal im Mittelpunkt des Interesses. Das äußere Erscheinungsbild der Pflegenden kann zum Auslöser von Emotionen werden. Deshalb erscheint eine nicht zu sehr körperbetonte Arbeitskleidung angemessen.

Auch das eigene Körperbild ist ein entscheidender emotionaler Faktor der Bewohner. Nach im Alter häufigeren Operationen wie einer Brustamputation oder der Legung eines Stoma verändert sich das Körperbild – viele Menschen leiden unter Angst vor Verlust der Attraktivität. Diese Emotionen können als Tabu zerstörerisch wirken, deshalb ist ein offener respektvoller Umgang anstatt versuchter Unverfänglichkeit sinnvoll.

Der offene Umgang und Respekt drückt sich u. a. in der Art der Gesprächsführung und der Wortwahl aus. Deshalb ist es in der Pflege besonders wichtig, sich seiner Kommunikation bewusst zu sein. Eine Ausdrucksweise, die Gleichaltrigen gegenüber üblich ist, kann andere Generationen vor den Kopf stoßen. Mit liebevollen Ansprachen wie „Sie sind mein Schatz“ ist vorsichtig umzugehen, da sie als erotisch-sexuelle Annäherung verstanden werden könnten. Gegenseitige Achtung können sich Pflegende und Pflegebedürftige durch kleine Gesten oder Blicke signalisieren.

- Das Zimmer oder der Wohnbereich des alten Menschen ist sein persönliches Reich. Deshalb sollte vor dem Eintreten angeklopft und kurz gewartet werden.
- Es gilt, das Eigentum der Bewohner zu respektieren.
- Die Pflege erfolgt im Bewusstsein, dass der Intimbereich nicht nur die Genitalregion umfasst, sondern Körper und Seele als Ganzes. Somit wird bei einer Verletzung der Intimsphäre der ganze Mensch angegriffen.
- Vor der Körperpflege ist es wichtig, ein Vertrauensverhältnis aufzubauen. Die Bewohner sind vor den Blicken der anderen Bewohner und der Besucher zu schützen. Dazu können Zwischenwände genutzt werden. In jedem Falle werden die Türen geschlossen.
- Handlungen wie das Abnehmen der Bettdecke sollten angekündigt werden.
- So weit wie möglich sollten die Bewohner die Körperpflege und v. a. die Intimpflege selbst durchführen und entsprechende Hilfestellungen erhalten.
- Festes Bezugspersonal schafft Vertrauen. Wenn die Pflege durch eine gleichgeschlechtliche Person gewünscht wird, ist diesem Wunsch so weit wie möglich nachzugehen. So werden auch unverfängliche und wohltuende Berührungen wie an Händen oder Armen möglich.

Reflektierte Sexualität der Pflegenden als Voraussetzung verständnisvoller Pflege

Um den Pflegebedürftigen verständnisvoll und offen gegenüberzutreten und gleichzeitig die eigenen Grenzen spürbar werden zu lassen, gilt es, die eigenen Bedürfnisse wahrzunehmen. Dem folgt ein bewusster und reflektierter Umgang mit der eigenen Sexualität: Wie viel Nähe wünsche ich mir selbst? Was ist für mich ein Übergriff und was ist noch mit Humor oder Verständnis zu nehmen?

Daraus folgt ein offener Umgang mit dem besonders intensiven, ja intimen Kontakt mit den Bewohnern und deren damit einhergehenden Bedürfnissen. Die eigene Position wird auch in brenzligen Situationen vermittelt und verbalisiert.

Wünschenswert ist es, dass eine offene und faire Atmosphäre im Team einen offenen Austausch im geschützten Rahmen ermöglicht. Dazu kann jeder beitragen. Aber auch hier gilt es Grenzen zu spüren, denn nicht alle Kolleginnen leben diesen offenen Umgang. Sie zeigen evtl. aus eigener Unsicherheit wenig Toleranz. Unterstützung finden Teams in problematischen Situationen beispielsweise in der Supervision.

Schutz der Pflegenden

Pflegende haben ein Recht auf Wahrung von Grenzen und Umgangsformen, die ihnen zwischenmenschliche Sicherheit bieten. Nicht immer ist es leicht, den Bewohnern als Gleichberechtigte gegenüberzutreten. Zwischen Pflegekräften und Bewohnern besteht häufig ein großer Altersunterschied. Das bedingt, dass mögliche Wünsche nach Annäherung evtl. eher auf der Seite der mitunter sehr einsamen Älteren bestehen. Die Pflegenden stehen dem teils hilflos gegenüber, sie können sich bedrängt fühlen. Deshalb gilt es, Konzepte des Umgangs wie die Einhaltung einer professionellen Distanz zu entwickeln. Das schließt in keinem Falle aus, dass ein gesundes Maß an Nähe zugelassen wird, wie eine kurze Umarmung, Trost bei Trauer oder Streicheln an Händen, Armen, Rücken oder eine therapeutische Massage bzw. Einreibung. Alle diese Elemente werden in einer emotionalen Haltung ausgetauscht, die nicht als Flirt oder Annäherung missverstanden werden kann. Einen Schutz bietet die klare Trennung zwischen Beruflichem und Privatem.

Auch die Sprache ist ein entscheidender Faktor von Nähe und Distanz. Wird gemeinsam über anzügliche Witze gelacht, wird es möglicherweise immer schwerer, Zurückhaltung einzufordern, da die eigene Position nicht rechtzeitig durch Zurückhaltung verdeutlicht wurde. Distanz ist wichtig und Verbrüderung kann zu Schwierigkeiten führen.

Nähe macht verletzbar, und Menschen, die verletzt oder enttäuscht wurden, reagieren nicht immer fair. Deshalb ist es wichtig, dass Berührungen, die zur Pflege gehören – wie die Intimpflege oder Einreibungen –, als solche erkennbar sind. Dies ist teils sehr schwer zu verdeutlichen und muss sprachlich und durch feste Abläufe betont werden.

Bewohner, die sich einem bestimmten Geschlecht in sehr aufdringlicher Weise zugeneigt zeigen, werden nach Versuchen, dies im Gespräch zu klären, von Personen des anderen Geschlechts gepflegt. Gerade im ambulanten Bereich ist dies wichtig, da in brenzligen Situationen niemand hinzugerufen werden kann.

Unangenehme verbale Übergriffe – wie anzügliche Bemerkungen oder Aufforderungen zum Beischlaf – sowie unsittliche Berührungen sind nicht freundlich zu tolerieren. Es ist sinnvoll, den Widerwillen sofort sachlich, deutlich und bestimmt anzusprechen. Eine aggressive Reaktion ist selten hilfreich. Treten die Belästigungen wiederholt auf, muss dies im Team besprochen werden. Dann können Kollegen sich gegenseitig unterstützen und entlasten. Soweit möglich, sollte die Pflege von Personen durchgeführt werden, die sich nicht belastet fühlen. Dasselbe gilt, wenn z. B. ein Bewohner bei der Morgenpflege immer wieder ungewollt eine Erektion bekommt. Wenn weiterhin Probleme auftauchen, kann es sinnvoll sein, den Bewohner zu zweit zu versorgen, um so die Situation zu entspannen.

8 Menschen mit Behinderung im Alter

8.1 Rückblick

Menschen mit (geistiger) Behinderung im Alter standen bis in die 1980er Jahre hinein kaum im Blickpunkt des Interesses. Als Gründe können hierfür benannt werden:

Pflege alter Menschen mit Behinderung
1 S. 420

1. Alte Menschen mit geistiger Behinderung waren durch die dauerhafte Unterbringung in großen Anstalten und psychiatrischen Kliniken gewissermaßen sozial unsichtbar (so genannte Institutionsbiografie).

2. Menschen mit geistiger Behinderung wurden als **„ewige Kinder“** wahrgenommen (Infantilisierung). Der Umgang mit erwachsenen und alten Menschen mit Behinderungen war insgesamt durch Überbehütung, Kontrolle und Fremdbestimmung gekennzeichnet.

3. Noch in den 1950er und 1960er Jahren war die Gruppe alter Menschen mit geistiger Behinderung auf Grund der geringeren Lebenserwartung im Vergleich zu heute eher klein.

4. Die „Euthanasie“-Morde der Nationalsozialisten haben dazu beigetragen, dass erst seit den letzten Jahren eine größere Zahl alter Menschen mit geistiger Behinderung in Deutschland lebt. Die Geburtsjahrgänge vor 1945 sind in Deutschland und Österreich kaum vertreten. In dieser Zeit überlebten nur die Kinder mit geistiger Behinderung, die z. B. bei ihren Eltern lebten und somit dem leichten Zugriff der Nationalsozialisten in den Anstalten entgingen.

→ Buchka, Maximilian: Ältere Menschen mit geistiger Behinderung. Bildung, Begleitung, Sozialtherapie. München 2003
→ Haveman, Meindert; Stöppler, Reinhilde: Altern mit geistiger Behinderung. Grundlagen und Perspektiven für Begleitung, Bildung und Rehabilitation. Stuttgart 2004

„Euthanasie“-Morde
2 S. 526 f.

5. Die Geistigbehindertenpädagogik hat sich ab den 1960er Jahren primär für Kinder und Jugendliche vor allem im schulischen Kontext interessiert. Erst später wurden das Erwachsenenalter und schließlich auch alte Menschen mit geistiger Behinderung zum Thema. Vor diesem Hintergrund wird es verständlich, wenn im Jahr 2004 im Grundsatzprogramm von Netzwerk People First Deutschland e.V. zu lesen ist: **„Menschen mit Lernschwierigkeiten werden auch älter. Sie müssen genauso unterstützt werden, wie junge Menschen.“**

online
Netzwerk people first Deutschland e.V.
www.people1.de

6. Durch die Verbesserungen in der gesundheitlichen Versorgung ist die Lebenserwartung von Menschen mit Behinderungen kontinuierlich angestiegen. Sie hat sich heute der übrigen Bevölkerung fast angeglichen. Auch bei Menschen mit Down-Syndrom ist eine enorme Steigerung der Lebenserwartung zu beobachten: Die ungefähre Lebenserwartung bei der Geburt betrug in den 1940er Jahren 9 Jahre, in den 1960er Jahren 18 Jahre und 1989 bereits 55 Jahre.

Down-Syndrom
2 S. 336

Insgesamt leben in Deutschland heute ca. 400 000 Menschen, denen eine geistige Behinderung zugeschrieben wird. Die Zahl der über 50jährigen hat langsam, aber stetig zugenommen. Da es keine Meldepflicht gibt, ist man auf Schätzungen angewiesen. Im Rahmen einer im Auftrag des Bundesministeriums für Familie, Senioren, Frauen und Jugend durchgeführten Studie zur selbstständigen Lebensführung in Wohneinrichtungen der Behindertenhilfe wurden auch soziodemografische Daten von Heimbewohnern erhoben. Bereits für 2010 lautet die Prognose entsprechend der allgemeinen demographischen Entwicklung, dass die Bevölkerungspyramide der Heime kopfsteht: Die Generation 65+ wird die größte Gruppe der Heimbewohner in Behinderteneinrichtungen darstellen.

8.2 Was bedeutet geistige Behinderung im Alter?

Wie der Begriff „Alter“, so ist auch der Begriff „geistige Behinderung“ nur schwerlich zu fassen. Obwohl zahlreiche Beschreibungsversuche des Personenkreises alter Menschen mit geistiger Behinderung existieren, gibt es keine allgemein gültige Beschreibung oder Definition. Die individuellen Ausprägungen einer Behinderung sowie die einzelnen Lebensverläufe unterscheiden sich zu deutlich voneinander.

Entsprechend der Sicht auf den Menschen als bio-psycho-soziale Einheit wird heute in der Regel auf Definitionsversuche verzichtet. Dies geschieht zugunsten einer Betrachtung aus verschiedenen disziplinären Perspektiven, z. B. der **medizinischen, psychologischen, soziologischen** oder **pädagogischen Perspektive.**

Stoffwechsel
1 S. 105
Chromosom
1 S. 103

Die **medizinische Perspektive** verweist zuerst auf die körperliche (*physische*) Schädigung. Hierzu gehören z. B. eine frühkindliche Hirnschädigung, eine Störung des Stoffwechsels oder eine Chromosomenabweichung (z. B. Down-Syndrom). Doch reicht diese Perspektive nicht aus, da dieselben organischen Schäden unterschiedliche Ausprägungen von Behinderung nach sich ziehen können. Es gibt nicht den Menschen mit Down-Syndrom, auch wenn gerade diese Menschen häufig als einheitliche (*homogene*) Gruppe wahrgenommen werden. Die organisch-genetische Schädigung ist also nicht gleichzusetzen mit der geistigen Behinderung selbst, sie kann nur als möglicher Auslöser verstanden werden.

Exkurs *Down-Syndrom (Trisomie 21)*
Das Down-Syndrom wird durch eine Chromosomenstörung verursacht. Menschen mit Down-Syndrom können an ihrem typischen Erscheinungsbild (z. B. flaches Gesicht, schräge Lidachsen, Hautfalte am inneren Augenwinkel erkannt werden. Die gesamte Entwicklung ist i. d. R. verzögert und die kognitive Entwicklung kann stark beeinträchtigt sein.

Beispiel
Herr Drechsler und Herr Hamann leben in der Behinderteneinrichtung Mosaik. Bei beiden ist ein Down-Syndrom diagnostiziert. Während Herr Drechsler in der Schule Lesen und Schreiben gelernt hat, kann Herr Hamann lediglich einzelne Wörter wie z. B. seinen Namen buchstabieren. Sie unterscheiden sich in der Merkmalsausprägung ihrer Behinderung.

Die **psychologische Perspektive** bezog sich ursprünglich auf das Konstrukt der Intelligenz. Hierzu gehörten Intelligenzmessungen sowie eine Klassifizierung von Abweichungen der Intelligenz von der so genannten Norm. Das bedeutet, es wurde ein bestimmter Grad von Intelligenz (Intelligenzquotient) als normal festgelegt und die hiervon abweichenden Bereiche z. B. als geistige Behinderung definiert. Die Ermittlung des Intelligenzquotienten durch entsprechende Tests reicht zur Bestimmung von geistiger Behinderung jedoch nicht aus. Dennoch wurde im Sinne einer Selektionsdiagnostik die Intelligenzmessung dazu genutzt, vermeintlich eindeutige Grenzen zwischen geistiger Behinderung, Lernbehinderung und normaler Intelligenz zu ziehen. Dies sollte z. B. einer entsprechenden schulischen Zuordnung dienen. Heute wird vor allem der Intelligenzbegriff an sich kritisiert. Gegner argumentieren, dass dadurch die individuellen Entwicklungspotenziale und soziale Einflüsse ausgeblendet werden.

Selektion
Aussonderung, Auswahl
Diagnostik
Lehre, Krankheiten zu erkennen

Beispiel
Svenja und Lilly sind zwei 8jährige Mädchen. Bei beiden wurde ein niedriger Intelligenzquotient gemessen. Sie besuchen eine Schule für Kinder mit Lernbehinderungen. Während Svenja dem Lernstoff in der Schule nur schwerlich folgen kann, ist Lilly mit den Lerninhalten unterfordert. Sie wird im nächsten Schuljahr in die Regelschule wechseln.

Die möglichen sozialen Einflüsse werden aus **soziologischer** (oder **sozialwissenschaftlicher**) **Perspektive** seit den 1970er Jahren verstärkt betont. Hier steht nicht das behindert *Sein*, sondern das behindert *Werden* durch die Gesellschaft im Vordergrund. Geistige Behinderung ist also aus soziologischer Sicht ein soziales Konstrukt. Es erscheint z. B. als Stigma, mit dem einzelne Menschen in soziale Schubläden geschoben werden. Menschen mit geistiger Behinderung können sich daher genauso wie andere Menschen auch im Alter noch weiter entwickeln.

Konstrukt
Ein Gedankengebäude

Stigma
Zugeschriebenes Merkmal, durch das ein Mensch als von der Norm abweichend, also als unnormal, definiert wird

Beispiel
Die Aktion Mensch hatte vor einigen Jahren mit einer Plakataktion auf dieses soziale Konstrukt Behinderung aufmerksam gemacht. Auf dem Plakat stand „Behindert ist man nicht, behindert wird man“. Erst wenn Menschen mit einer so genannten Behinderung an für sie nicht überwindbare Grenzen stoßen, sind sie behindert (worden). Die Aktion Mensch setzt sich u. a. für eine Änderung des Grundgesetzes ein und möchte Menschen motivieren, aktiv am Gesellschaftsprozess teilzunehmen (→ Abb. 1).

Die **pädagogische Perspektive** schließlich konzentriert sich vor allem auf die Möglichkeiten und Schwierigkeiten des Lernens. Hierzu gehören auch die Möglichkeiten und Einschränkungen für ein selbstbestimmtes Leben. Altwerden und Altsein von Menschen mit geistiger Behinderung aus pädagogischer Sicht fordern dazu heraus, nach den Bedingungen für die Umsetzung angemessener und bedürfnisorientierter Lebensformen zu fragen.

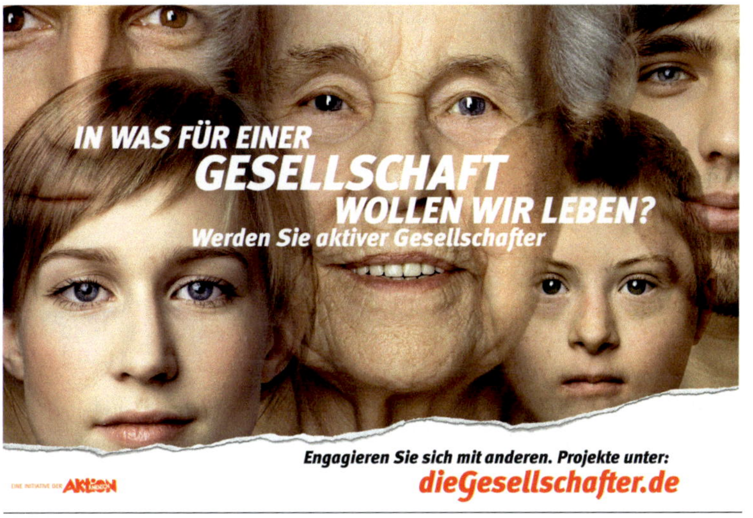
IN WAS FÜR EINER
GESELLSCHAFT
WOLLEN WIR LEBEN?
Werden Sie aktiver Gesellschafter
Engagieren Sie sich mit anderen. Projekte unter:
dieGesellschafter.de
AKTION

[1] Mit diesem Plakat wirbt die Aktion Mensch für mehr Engagement in der Gesellschaft.

Heute ist unbestritten, dass alle Merkmale des menschlichen Alterns in prinzipieller Ähnlichkeit auch auf geistig behinderte Menschen zutreffen. Altern geht einerseits mit unwiederbringlichen Verlusten einher, die andererseits manche Gewinne erst ermöglichen. So kann z. B. der Verlust der körperlichen Fitness dazu führen, dass ältere Menschen häufiger in sich kehren und es lernen, aus der Ruhe Kraft zu schöpfen.

Altern als Veränderungsprozess
2 S. 246

Mit einer breit angelegten Kampagne ruft die Aktion Mensch die Bevölkerung auf, sich als „aktive Gesellschafter“ zu verstehen. Mit der Frage „In was für einer Gesellschaft wollen wir leben?“ will sie eine Diskussion um eine bessere und gerechtere Gesellschaft anstoßen. Jeder Einzelne ist aufgefordert seine Vorschläge auf der Internet-Plattform www.diegesellschafter.de einzubringen, gemeinsam darüber zu diskutieren, weiterzudenken und Ideen umzusetzen.

Auch das Vorurteil, Menschen mit geistiger Behinderung verfügten im Alter über keinerlei Lernkapazitäten mehr, ist falsch. Viele Aspekte des Alterns bei Menschen mit und ohne Behinderung sind gleich, dennoch dürfen die einschränkenden Lebensmöglichkeiten für Menschen mit Behinderung nicht übersehen werden. Bei Menschen mit geistiger Behinderung ist die Lebenssituation im Alter dadurch bestimmt, dass zwei Behinderungen zusammentreffen, nämlich die Gebrechen des Alterns und die geistige Behinderung.

Beispiel
Ein Mensch mit geistiger Behinderung leidet unter Altersweitsichtigkeit und benötigt daher in bestimmten Situationen eine Brille. Der Umgang mit einer Brille ist für ihn jedoch ungewohnt und beinhaltet möglicherweise einen größeren Lernaufwand als für einen Menschen ohne geistige Behinderung.

Zunehmende **soziale Einschränkungen** (→ Abb. 1) tragen zu einer weiteren Belastung der individuellen Lebenssituation bei. Die Bindung an die Herkunftsfamilie (Eltern und Geschwister) ist bei vielen Menschen mit geistiger Behinderung sehr eng. Jedoch kommt es mit zunehmendem Alter eher dazu, dass die Angehörigen durch Tod oder Krankheit nicht mehr zur Seite stehen können. Eine eigene Familie konnten Menschen dieses Personenkreises wiederum in der Regel nicht gründen. Krisenhafte Lebensabschnitte wie z. B. das **Ausscheiden aus dem Arbeitsleben** treffen Menschen mit geistiger Behinderung oft besonders hart. Im Arbeitsleben geknüpfte soziale Kontakte enden oder sind zumindest extrem eingeschränkt. Darüber hinaus lassen Lebensform und Tagesstruktur eines Wohnheims oftmals nur **wenige Sozialkontakte** zu anderen Menschen zu.

Nicht behinderte ältere Menschen können mit diesem Bruch leichter umgehen. Sie entdecken für sich neue, sinnerfüllende Lebenssituationen. Dieser Neubeginn ist für Menschen mit geistiger Behinderung auf Grund der psychosozialen Einschränkungen meistens ungleich schwerer.

Bei der notwendigen Berücksichtigung dieser Einschränkungen und der Bereitstellung ebenso notwendiger Hilfen und Unterstützung gilt es jedoch, in der täglichen Arbeit mit alten Menschen mit geistiger Behinderung vor allem die **Stärken** und **Interessen** wahrzunehmen, um weitere **Angebote** und **Förderung** daran anknüpfen zu können.

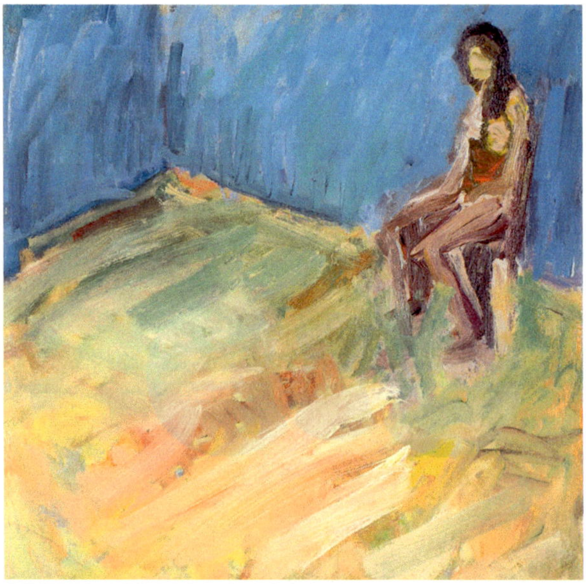

[1] Menschen mit Behinderung fühlen sich oftmals allein und einsam.

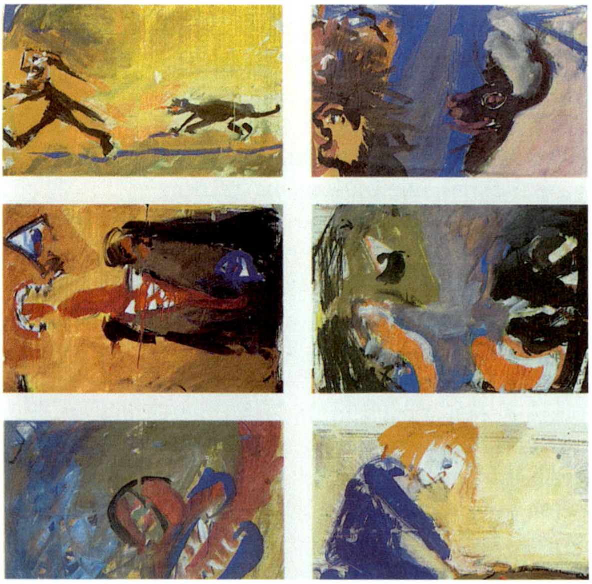

[2] Bildnerisches Gestalten kann eine Form der Kommunikation sein.

Lebenswelten und Lebensweltorientierung 8.3

Lebensweltorientierung ist zum Schlagwort nicht nur im Umgang mit Menschen mit geistiger Behinderung geworden. Durch die Einführung neuer Konzepte befinden sich die Lebenswelten für Menschen mit geistiger Behinderung im Wandel.

Das Normalisierungsprinzip 8.3.1

Seit einigen Jahren versucht man in Deutschland, das so genannte Normalisierungsprinzip umzusetzen. Dieses Konzept wurde bereits in Dänemark, Schweden und den USA erfolgreich angewendet. Das Normalisierungsprinzip geht davon aus, dass Menschen mit geistiger Behinderung ein normales, an der Lebenswelt von nicht behinderten Menschen ausgerichtetes Leben führen können. Elemente des Normalisierungsprinzips finden sich in vielen Einrichtungskonzeptionen wieder:

- normaler Tagesrhythmus
- eindeutige räumliche und zeitliche Trennung von Arbeit – Freizeit – Wohnen
- normaler Jahresrhythmus
- normaler Lebenslauf
- Respektierung von Bedürfnissen
- angemessene Kontakte zwischen den Geschlechtern
- normaler wirtschaftlicher Standard
- angemessener Standard der Einrichtungen

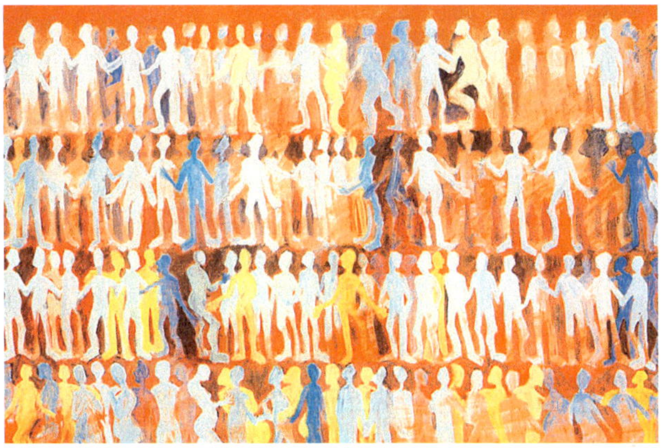

[1] Menschen mit einer Behinderung leben unter uns und haben ein Recht auf ein normales Leben.

Mit Maßnahmen der schrittweisen Auflösung von stationären Einrichtungen (*Deinstitutionalisierung*) und der Wiederherstellung normalisierter Lebensumstände für Menschen mit Behinderungen nach lang dauernden Aufenthalten in psychiatrischen Einrichtungen (*Enthospitalisierung*) wird eine Normalisierung der Lebensbedingungen für Menschen mit geistiger Behinderung angestrebt. Das Wohnen in großen Anstalten bzw. Komplexeinrichtungen soll zugunsten kleinerer gemeindenaher und gemeindeintegrierter Wohnformen aufgelöst werden. Unter Integration wird das Zusammenleben oder -arbeiten von Menschen mit und ohne geistige Behinderung verstanden.

online

www.arche-deutschland.de

Beispiel
Die Arche-Bewegung hat es sich zum Ziel gesetzt, Lebensgemeinschaften zu schaffen, die Menschen mit einer geistigen Behinderung aufnehmen. Sie möchte die beson,deren Gaben von Menschen mit einer geistigen Behinderung in ihrer täglichen Arbeit aufgreifen.

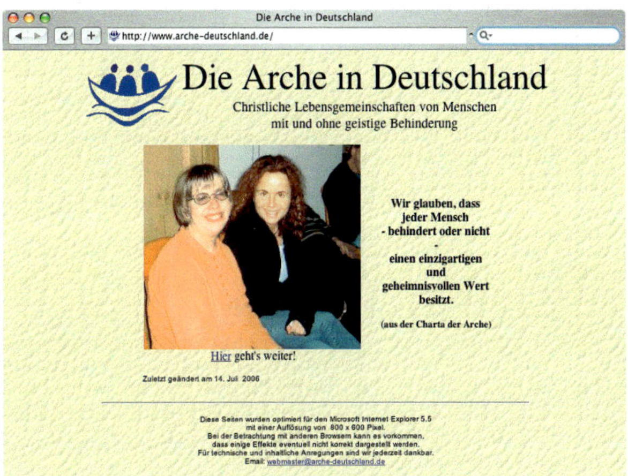
Die Arche in Deutschland
http://www.arche-deutschland.de/
Die Arche in Deutschland
Christliche Lebensgemeinschaften von Menschen mit und ohne geistige Behinderung
Wir glauben, dass jeder Mensch - behindert oder nicht - einen einzigartigen und geheimnisvollen Wert besitzt.
(aus der Charta der Arche)
Hier geht's weiter!
Zuletzt geändert am 14. Juli 2006
Diese Seiten wurden optimiert für den Microsoft Internet Explorer 5.5 mit einer Auflösung von 800 x 600 Pixel.
Bei der Betrachtung mit anderen Browsern kann es vorkommen, dass einige Effekte eventuell nicht korrekt dargestellt werden.
Für technische und inhaltliche Anregungen sind wir jederzeit dankbar.
Email: webmaster@arche-deutschland.de

Die Bandbreite des Wohnangebots umfasst heute das Wohnen in der Herkunftsfamilie, Wohnen im Heim, ambulant unterstütztes Wohnen, z. B. Wohngemeinschaft, Einzel- und Paarwohnen, Zusammenleben von Menschen mit und ohne Behinderung.

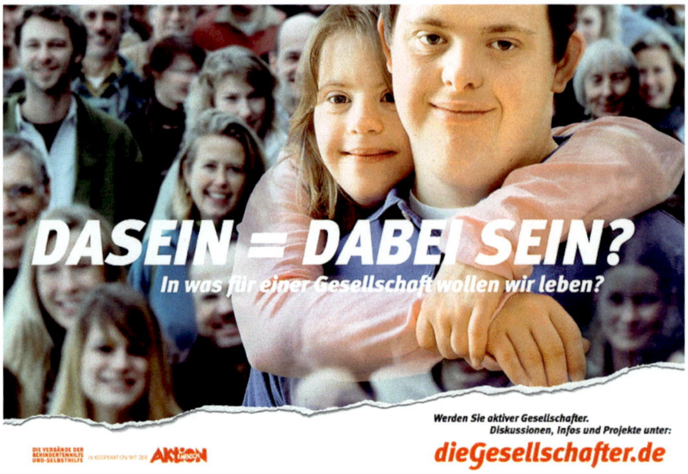
DASEIN = DABEI SEIN?
In was für einer Gesellschaft wollen wir leben?
Werden Sie aktiver Gesellschafter.
Diskussionen, Infos und Projekte unter:
dieGesellschafter.de

Nach wie vor leben aber mehr als die Hälfte der Menschen mit geistiger Behinderung, die nicht mehr bei ihren Eltern wohnen, in großen Einrichtungen mit 100 bis 500 Plätzen. Das Ziel der **Deinstitutionalisierung** ist also noch nicht erreicht. Ebenso gibt es auch immer noch Menschen mit geistiger Behinderung, die dauerhaft in psychiatrischen Kliniken und Pflegeheimen wohnen bzw. „untergebracht" sind. Diese Form der Betreuung wird von Verbänden der Behindertenhilfe abgelehnt, da Leitvorstellungen wie **Normalisierung** (→ Abb. 1), **Selbstbestimmung** und **Integration** hier oftmals keine Verwirklichung finden. Auch das Leben im „normalen" Altenheim wurde trotz des integrativen Charakters bislang skeptisch beurteilt, da durch die oft im Vordergrund stehende Pflegebedürftigkeit der Bewohner die Gefahr besteht, den individuellen Bedürfnissen der Menschen mit geistiger Behinderung im Alter nicht entsprechen zu können.

Der Begriff der Lebenswelt wird in diesem Rahmen als Überbegriff für die verschiedenen Wohnmöglichkeiten für Menschen mit geistiger Behinderung gebraucht. Was aber meint Lebensweltorientierung oder Berücksichtigung der Lebenswelten von Menschen mit Behinderungen im Alter? Es geht hierbei um den Respekt vor den Verständnis- und Handlungsmustern der Menschen mit geistiger Behinderung. Aus diesem Respekt folgen immer wieder neue Aushandlungsprozesse. Aushandlungsprozesse stehen hierbei für eine individuelle und bedürfnisorientierte Betreuung im Alltag. Ein weiterer wesentlicher Aspekt der Lebensweltorientierung beinhaltet die Berücksichtigung und Arbeit mit sozialen Netzwerken.

8.3.2 Soziale Netzwerke

soziales Netzwerk
2 S. 325

Menschen mit geistiger Behinderung im Wohnheim verfügen im Vergleich zum Bevölkerungsdurchschnitt oft über ein eingeschränktes und instabiles soziales Netzwerk. So verfügen Menschen mit geistiger Behinderung in der Regel über eine geringere Anzahl an Netzwerkmitgliedern. Gleichzeitig lösen sich die Beziehungen innerhalb des Netzwerks häufiger. Auch die Möglichkeiten der **sozialen Unterstützung** durch das private soziale Netz (Familie, Freunde) sind eingeschränkt. Dies hat häufig negative Auswirkungen auf das **subjektive Wohlbefinden** und die **Lebensqualität** der Betroffenen. Nur kann aus der Größe des familiären Netzwerkes und der Kontakthäufigkeit zu den Angehörigen nicht auf den Grad der geleisteten Unterstützung geschlossen werden. Entscheidend ist hier die Qualität der Beziehungen und Kontakte.

Als ebenfalls problematisch wird die oft einseitige Ausrichtung der sozialen Netzwerke beschrieben. Das bedeutet, dass die soziale Unterstützung fast ausschließlich zu der betroffenen Person und nicht in beide Richtungen verläuft.

Beispiel
Herr Marquardt lebt seit vielen Jahren in einer Einrichtung der Behindertenhilfe. Seine Mutter kommt regelmäßig zweimal in der Woche zu Besuch. Sie ist inzwischen schon über 80 Jahre alt. Der Weg wird ihr immer beschwerlicher. Neulich äußerte sie gegenüber der Sozialarbeiterin, dass es schon traurig sei, wenn man weiß, dass sich niemand um sie kümmern wird, wenn sie pflegebedürftig werden sollte.

Im Folgenden werden wesentliche Bestandteile des sozialen Netzwerks von alten Menschen mit geistiger Behinderung im Wohnheim kurz skizziert:

Angehörige

Kontakte zu Angehörigen sind selten, Besuche beschränken sich häufig auf besondere Anlässe. Die Geschwister bilden für Menschen mit geistiger Behinderung über 50 Jahren den dauerhaftesten familiären Bezugspunkt. Insgesamt ist der Kontakt mit Familienangehörigen abhängig von den institutionellen Rahmenbedingungen. Je größer die Institution (das Wohnheim), desto geringer ist die Kontakthäufigkeit mit Familienmitgliedern. Betroffene können in bestimmten Fällen den Kontakt mit ihren Angehörigen als Belastung empfinden, wenn sie spüren, dass die Bindung nicht verlässlich ist und sie selbst als Person nicht wertgeschätzt werden.

Partnerschaften und Liebesbeziehungen

Der Themenkomplex Liebe, Partnerschaft und Sexualität von Menschen mit geistiger Behinderung ist zwar nicht mehr wie noch in jüngster Vergangenheit vollständig tabuisiert, jedoch sind die Möglichkeiten der Betroffenen, ihr Leben in dieser Hinsicht möglichst frei zu gestalten, nach wie vor eingeschränkt. Hier sind maßgeblich die Haltung der betreuenden Personen und die institutionellen Rahmenbedingungen ausschlaggebend. Dadurch können Privatsphäre und Intimität ermöglicht oder auch verhindert werden. Es beginnt also im Alltag, beim Anklopfen an der Tür eines Bewohners und beim ausreichenden Angebot an Einzelzimmern.

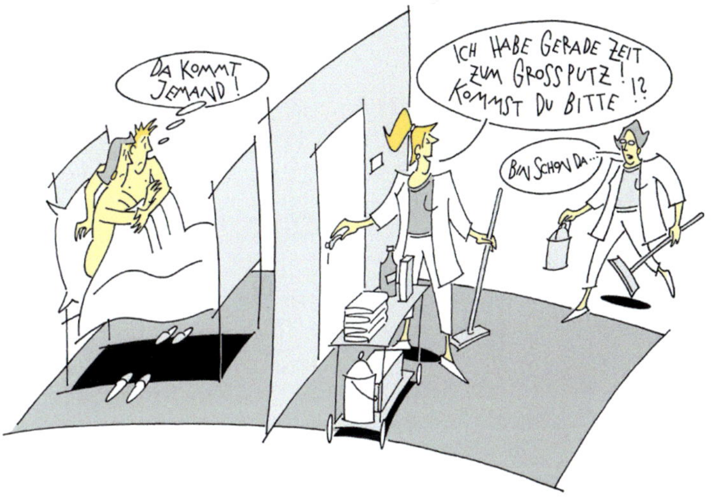
DA KOMMT JEMAND!
ICH HABE GERADE ZEIT ZUM GROSSPUTZ! KOMMST DU BITTE !?
BIN SCHON DA...

Mitbewohner

Im Wohnheim stellen die Mitbewohner ebenso regelmäßige wie zwangsläufige soziale Kontakte dar. In der Regel wird von Bewohnern bei Befragungen auf ein gutes Verhältnis zu ihren Mitbewohnern hingewiesen. Trotzdem sind auch bei älteren Menschen mit geistiger Behinderung Spannungen bis hin zu massiven Problemen nicht selten. Oftmals ist dies darauf zurückzuführen, dass die Zusammensetzung der Wohngruppen und Hausgemeinschaften nur äußerst selten mit den Bewohnern abgestimmt wird.

Freundschaften und Bekanntschaften zu Personen außerhalb der Wohneinrichtung

Studien zufolge verfügen nur 32,4 % der Bewohner (mit geistiger Behinderung) von Einrichtungen der Behindertenhilfe über Kontakte zu Personen außerhalb der Wohneinrichtung. Die sozialen Kontakte sind zumeist auf die Mitbewohner und Mitarbeiter begrenzt. Auch hier gilt tendenziell: Je größer die Wohneinrichtung desto geringer die Kontakte und Freundschaften mit Personen außerhalb der Institution.

Mitarbeiter

Für Erwachsene und alte Menschen mit geistiger Behinderung hat auch das formelle Netzwerk (z. B. Mitarbeiter der Wohneinrichtung) erheblichen Einfluss auf die Alltagsgestaltung. Dies muss bei Menschen ohne Behinderung nicht zwangsläufig der Fall sein. Aus dieser Lebenssituation können auch Probleme für das professionelle Handeln der Mitarbeiter entstehen. Die Beziehung der Mitarbeiter zu den Bewohnern hat

Rollen
2 S. 544 ff.

neben der professionellen immer auch eine private/soziale Dimension. Professionelles Handeln wird in diesem Zusammenhang als Ausbalancieren des Handelns als ganzer Person und des Handelns als Inhaber der unterschiedlichen Rollen bestimmt.

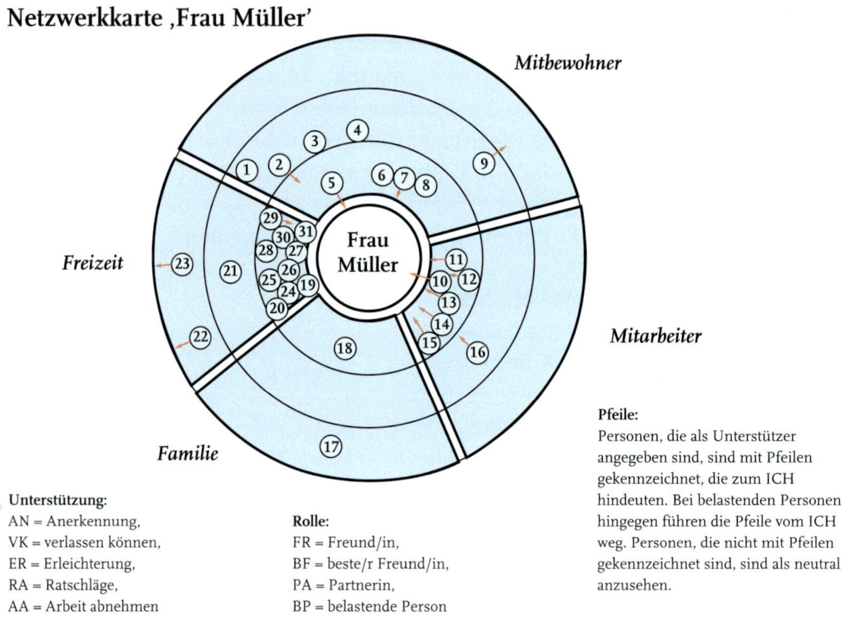

QUELLE: Dworschak, Wolfgang: Lebensqualität von Menschen mit geistiger Behinderung. Bad Heilbrunn 2004, Seite 199.

[1] Netzwerkkarte als eine Möglichkeit visualisierter Analyse im Rahmen von Netzwerkarbeit und -förderung

Bereich	Nr.	Personen	Bereich	Nr.	Personen
Mitbewohner	1	Stefan	Familie	17	drei Brüder
	2	Brigitte (AA)		18	Anne
	3	Martin			
	4	Arthur	Freizeit	19	Melanie (Arbeit)
	5	Christian (ER)		20	Constanze (Arbeit) (FR)
	6	Johannes		21	Arthur (FR)
	7	Annette (AA)		22	Theo (BP)
	8	Sybille		23	Reinhard (BP)
	9	Mathilde (BP)		24	Jule (Arbeit) (FR)
				25	Kathrin (BF)
Mitarbeiter	10	Matthias (AN, VK)		26	Silke (Trainerin)
	11	Winfried (AN, VK,AA)		27	Richard (Trainer)
	12	Marianne (AN, VK)		28	Ivonne (Arbeit) (FR)
	13	Bettina (AN, VK)		29	Heidrun (gesetzliche Betreuerin) (RA)
	14	Eva (AN, VK,AA)		30	Stefan (Trainer)
	15	Konrad (AN, VK)		31	Anne (Arbeit)
	16	Kathrin (AN)			

Lebensqualität

8.4

Auch die Lebensqualität ist ein wissenschaftliches Konstrukt, das nicht einheitlich definiert ist. Vergleichbare Lebensumstände werden von verschiedenen Menschen unterschiedlich erlebt und bewertet. Im Allgemeinen werden die folgenden acht Teilbereiche der Lebensqualität aufgeführt.

→ Seifert, Monika: Pädagogik im Bereich des Wohnens. In: Wüllenweber/Theunissen/Mühl (Hrsg.): Pädagogik bei geistigen Behinderungen. Stuttgart, 2006

Rechte

Zur Sicherung der Lebensqualität von Menschen mit geistiger Behinderung bedarf es rechtlicher Rahmenbedingungen. Zu nennen sind hier z. B.

- das Recht auf freie Entfaltung der Persönlichkeit und körperliche Unversehrtheit (Art. 2 GG),
- das Gleichbehandlungsgebot für Menschen mit Behinderung (Art. 3 GG) sowie
- konkreter „die Leistungen der Eingliederungshilfe" (SGB XII),
- der besondere Stellenwert der Wünsche und Interessen der Betroffenen im Betreuungsrecht (1992),
- die im SGB IX (2001) festgeschriebenen Ziele der Rehabilitation „Selbstbestimmung und gleichberechtigte Teilhabe am Leben in der Gesellschaft"
- die Gleichstellungsgesetze des Bundes und der Länder und
- das Antidiskriminierungsgesetz.

online
Antidiskriminierungsgesetz
www.gesetze-im-internet.de/agg/

§

Artikel 1 GG

(1) Die Würde des Menschen ist unantastbar. Sie zu achten und zu schützen ist Verpflichtung aller staatlichen Gewalt.

Artikel 2 GG

(1) Jeder hat das Recht auf die freie Entfaltung seiner Persönlichkeit, soweit er nicht die Rechte anderer verletzt und nicht gegen die verfassungsmäßige Ordnung (...) verstößt.

(2) Jeder hat das Recht auf Leben und körperliche Unversehrtheit. Die Freiheit der Person ist unverletzlich. (...)

Artikel 3 GG

(1) Alle Menschen sind vor dem Gesetz gleich.

(3) Niemand darf wegen seines Geschlechtes, seiner Abstammung, seiner Rasse (...) benachteiligt oder bevorzugt werden. Niemand darf wegen seiner Behinderung benachteiligt werden.

Zwischenmenschliche Beziehungen

Hier sind vor allem die tragfähigen persönlichen Beziehungen gemeint, die bereits als informelle soziale Netzwerke beschrieben wurden. Der Erhalt und die Förderung sozialer Beziehungen innerhalb und vor allem auch außerhalb der Wohneinrichtung und des Wohnbereichs gehören zu den wichtigsten Aufgaben der Mitarbeiter.

Selbstbestimmung

Der Begriff Selbstbestimmung ist nicht eindeutig definierbar. Zum Leben eines jeden Menschen gehören Erfahrungen von Fremdbestimmung ebenso wie Möglichkeiten der Selbstbestimmung. Selbstbestimmung sollte dabei als Freiheit für die Selbstregulierung von Verbindlichkeiten verstanden werden. Durch die erhöhte soziale Abhängigkeit sind diese Freiheitsräume für Menschen mit geistiger Behinderung häufig versperrt. Dies folgt oftmals aus einer bevormundenden Haltung der Mitarbeiter und als Folge struktureller Gewalt. Somit ist es für die Mitarbeiter wichtig, die eigene Tätigkeit und Haltung immer wieder kritisch zu hinterfragen: Begriffe wie Betreuen, Pflegen und Leiten des geistig behinderten Menschen (sowie damit verbundene Haltungen und Handlungen) müssen zunehmend durch assistierende Hilfen wie Begleiten, Anregen, Unterstützen, Ermutigen, Beraten und Kooperieren ersetzt werden.

strukturelle Gewalt
2 S. 596

Physisches Wohlbefinden

Das physische Wohlbefinden ist eng mit dem Gefühlsleben verbunden und basiert nicht einzig auf **körperlicher Gesundheit** und **Funktionstüchtigkeit**. Körperliches Wohlbefinden als Zufriedenheit mit dem momentanen Körperzustand kann sehr unterschiedlich beschrieben werden. Wohlbefinden kann z. B. als Ausdruck von Bewegungsfreude und Vitalität, als Ruhe und Muße, als angenehme Müdigkeit oder als Genussfreude beschrieben werden. Insbesondere bei alten Menschen mit schweren und mehrfachen Behinderungen kommt der Gesamtgestaltung des Pflegeprozesses und der Tagesstrukturierung eine enorme Bedeutung für das physische Wohlbefinden zu. So steht bei allen pflegebezogenen Interaktionen der Grundsatz der aktivierenden und ressourcenorientierten Pflege im Vordergrund.

Materielles Wohlbefinden

Materielles Wohlbefinden bedeutet z. B., in einer Wohnung zu leben, die den eigenen Bedürfnissen entspricht. Materielles Wohlbefinden entspringt aus der Erfahrung, etwas Eigenes zu besitzen und über ausreichende finanzielle Mittel zu verfügen, um persönliche Wünsche erfüllen zu können. Diese Bedingungen sind bei alten Menschen mit geistiger Behinderung oftmals nicht oder nur eingeschränkt gegeben.

Persönliche Entwicklung

Die Ermöglichung persönlicher Entwicklung steht vor allem im Zusammenhang mit der Forderung nach **lebenslanger Bildung** und diese schließt Menschen mit geistiger Behinderung mit ein. Neben der aktiven Einbeziehung in Abläufe und Handlungen des alltäglichen Lebens, z. B. Aufräumen oder Essen vorbereiten, geht es vor allem um Tagesstruktur und Bildungsangebote auch außerhalb des Wohnbereichs. Folgende zielorientierte Schwerpunkte lassen sich für die Altenbildung formulieren:

Kompensation
2 S. 237
Rehabilitation
2 S. 237

- Erhaltung, Erschließung und Förderung von Potenzialen, Stärken, Fähigkeiten oder Kompetenzen
- Hilfen durch Kompensation und Rehabilitation
- soziale Integration und Sicherung der Teilnahme am sozialen Leben
- Hilfen zur Sinnfindung und Identitätssicherung
- Unterstützung emanzipatorischer Prozesse und Anliegen
- Aufklärung und Wissensvermittlung
- Arbeit mit der Bezugswelt (z. B. Familie, Freunde, Wohngruppenmitglieder)

emanzipatorisch
Ziel jedes emanzipatorischen Bestrebens ist ein Zugewinn an Freiheit oder Gleichheit

Emotionales Wohlbefinden

Emotionales Wohlbefinden kann als **Sicherheit**, **Geborgenheit** und **Gefühl** der **Zugehörigkeit** beschrieben werden. Hierzu gehören tragfähige soziale Beziehungen und Lebensumstände, die Erfahrung von Wertschätzung und Anerkennung sowie die Erfahrung, Kontrolle über das eigene Leben zu haben. Das emotionale Wohlbefinden bildet sich also in erster Linie aus der Gesamtheit der persönlichen Erfahrungen.

Soziale Eingliederung

Für Menschen mit geistiger Behinderung bedeutet soziale Eingliederung, dass sie an allen Bereichen des Lebens in der Gemeinde teilhaben können. Für das Ziel Lebensqualität geht es also um eine Erweiterung der Lebenswelt und der sozialen Netze in Richtung einer selbstverständlichen Teilhabe am gesellschaftlichen Leben.

Um die Lebensbedingungen von alten Menschen mit geistiger Behinderung in Zukunft nicht mehr als Anhäufung von Nachteilen beschreiben zu müssen, gilt es, den einzelnen Bereichen der Lebensqualität in der Begleitung von Menschen mit geistiger Behinderung im Alter mehr Aufmerksamkeit zu schenken.

Alte Menschen bei der Wohnraum- und Wohnumfeldgestaltung unterstützen

2.2

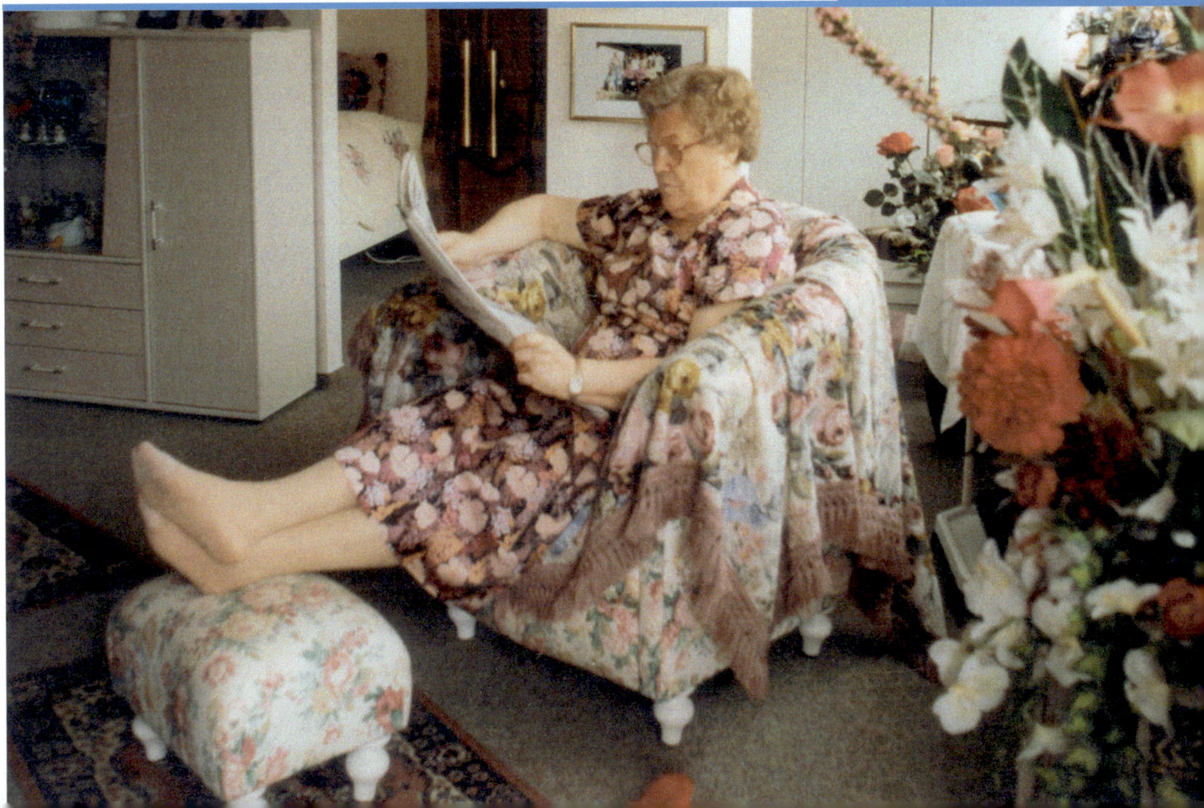

1 Ernährung und Haushalt

1.1 Essgewohnheiten in verschiedenen Epochen und Kulturkreisen

Bereits in grauer Vorzeit und in allen Kulturkreisen war Essen mehr als reine Nahrungsaufnahme. Speisevorschriften, Rituale bei der Mahlzeit, traditionelle Gerichte zu bestimmten Anlässen prägten überall auf der Welt die Gesellschaft und mit ihr die Kultur.

Unterschiedliche Speisevorschriften entwickelten sich in der Regel im Rahmen unterschiedlicher Religionen.

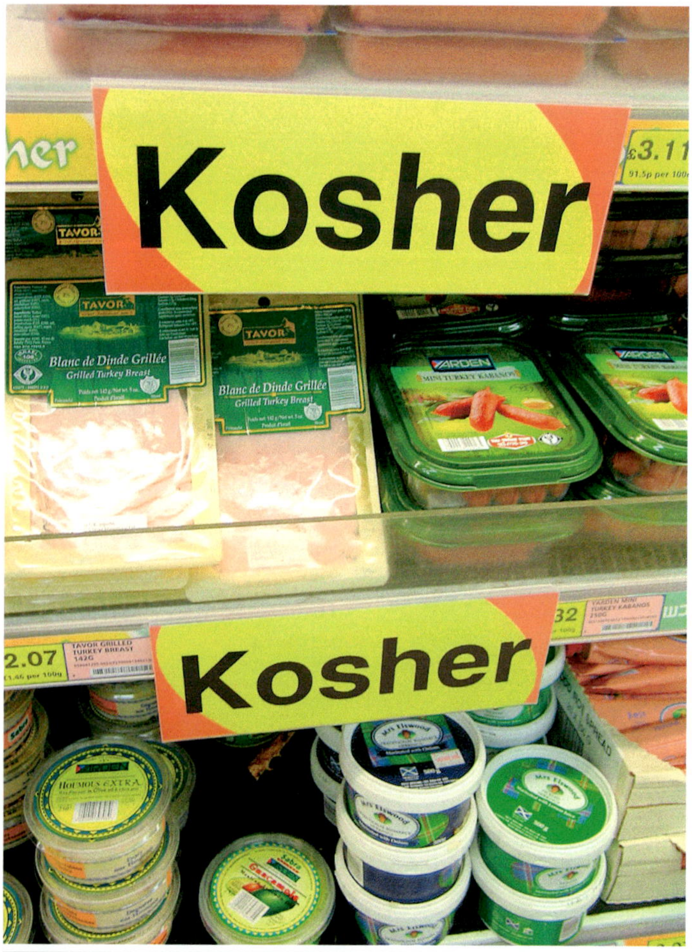

[1] Koschere Lebensmittel können in speziellen Lebensmittelgeschäften gekauft werden.

Koscher kochen – jüdische Speisevorschriften

Der jüdische Begriff „koscher" bedeutet: „in Ordnung" oder „einwandfrei", auch „tauglich", „passend", vor allem aber „rituell rein".

Ihre Speisevorschriften leiten die Juden bis heute aus der Bibel (3. Buch Mose, 11), dem Talmud und dem rabbinischen Schrifttum ab. Die Vorschriften beziehen sich nur auf tierische Produkte.

Unterschieden werden Tiere, die rein, also zum Verzehr geeignet, und Tiere, die unrein, das heißt nicht zum Verzehr geeignet sind.

Rein sind alle Säugetiere, die gleichzeitig Wiederkäuer und Paarhufer sind. Somit scheidet das Schwein als Nicht-Wiederkäuer aus, ebenso wie das Kamel, das zwar wiederkäut, aber kein Paarhufer ist. Raubvögel und Strauße sind ebenfalls unrein, genauso wie ihre Eier. Bei Meeres- und Flussbewohnern ist nur das koscher, was Schuppen und Flossen hat. Muscheln, Hummer, Austern und Languste gehören ebenso wenig dazu wie der Stör, der den Kaviar liefert. Er besitzt keine Schuppen, sondern Platten und ist somit, ebenso wie Kaviar, nicht koscher. Die weitreichendste jüdische Speisevorschrift lautet: „Du sollst ein Böckchen nicht in der Milch seiner Mutter kochen" (2. Buch Mose, 23/19). Dies verbietet die gleichzeitige Verarbeitung und den gleichzeitigen Verzehr von milchigen und fleischigen Lebensmitteln. „Milchig" sind alle Lebensmittel, die in irgendeiner Form Milch enthalten, z. B. Milchprodukte wie Sahne, Joghurt oder Quark. „Fleischig" sind alle Lebensmittel, die Fleischprodukte enthalten, also auch Hackfleisch, Brät und Fleischbrühe.

Lasagne al forno enthält Hackfleisch und Bechamelsoße, die mit Milch hergestellt wird, und ist von daher nach jüdischen Speisevorschriften ebenso undenkbar wie Kombinationen aus Fleischküchle mit Kartoffelpüree oder Fleisch mit Rahmsoße.

Schließlich ist den Juden der Verzehr von Blut, z. B. in Form von Blutwurst, verboten. Wichtig ist gleichzeitig, dass das Tier rituell geschlachtet, „geschächtet", wurde.

Halal und haram – Speisevorschriften im Islam

Wie das Judentum kennt der Islam Vorschriften hinsichtlich dessen, was an Speisen als rein und erlaubt, halal, und was als verboten, haram, angesehen wird.

Das wohl bekannteste Verbot ist das Alkoholverbot. Es ergibt sich aus dem koranischen Weinverbot:

„Ihr Gläubigen! Wein, das Losspiel, Opfersteine und Lospfeile sind ein wahrer Gräuel und des Satans Werk. Meidet es!“
— (Koran 5:90)

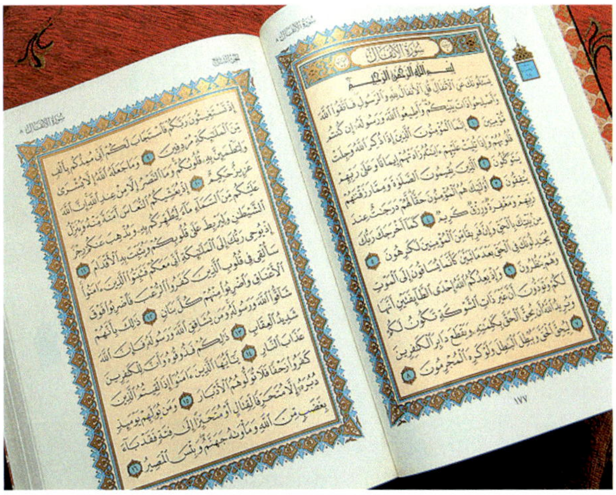

[1] Der Koran, das heilige Buch des Islams

Das Verbot aller Nahrungsmittel, die vom Schwein stammen, ist ebenso bekannt. Darüber hinaus gibt es Regelungen, die vorschreiben, dass Fleisch von Tieren verboten ist, die nicht rituell geschlachtet wurden oder über denen bei der Schlachtung ein anderer Name als der Gottes ausgerufen wurde. Der Koran fasst dies zusammen:

„Verboten ist euch der Genuss von Fleisch von verendeten Tieren, Blut, Schweinefleisch und von Fleisch, worüber beim Schlachten ein anderes Wesen als Gott angerufen worden ist, und was erstickt, zu Tod geschlagen, zu Tod gestürzt oder von einem anderen Tier gestoßen ist, und was ein wildes Tier (an-)gefressen oder geschlagen hat – und was auf einem heidnischen Opferaltar geschlachtet worden ist.“
— (Koran 5:3)

Insbesondere gelten Blut und Aas als für den Verzehr verboten.

Die Frage, ob Muslime mit Angehörigen anderer Religionen gemeinsam essen dürfen, beantwortet der Koran positiv:

„Und was diejenigen essen, die vor euch die Schrift erhalten haben, ist für euch erlaubt, und ebenso was ihr esst, für sie.“
— (Koran 5:5)

Dies gilt allerdings nur im Rahmen der erlaubten Speisen. Allerdings gehen die Ansichten in der Praxis auseinander. Einige Muslime sind der Meinung, dass von Christen und Juden geschlachtetes Fleisch nur dann gegessen werden kann, wenn es unter Anrufung Gottes geschächtet wurde. Andere verzehren bedenkenlos Fleisch aus herkömmlicher Schlachtung. Immer möglich sind gemeinsame vegetarische Mahlzeiten oder Ei- und Fischgerichte. In Detailfragen, z. B. ob Gelatine erlaubt ist oder ob bestimmte Schalentiere oder tierische Fette in Fertiggerichten gegessen werden dürfen, variieren die Ansichten. Schließlich gilt auch im Islam, dass Not das Gebot bricht; wer nun keine andere Möglichkeit hat, sein Überleben zu sichern, der darf ausnahmsweise zu verbotenen Speisen greifen:

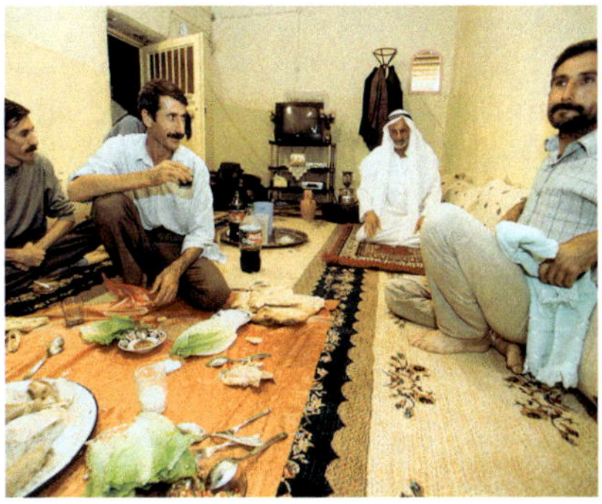

[2] Muslime essen meist in der Gemeinschaft.

„Und wenn einer von euch aus Hunger sich in einer Zwangslage befindet und aus diesem Grund gegen ein Speisegebot verstößt, ohne sich bewusst einer Sünde zuzuneigen, so ist Gott barmherzig und bereit zu vergeben.“
— (Koran 5:3)

Heilige Kühe – Essgewohnheiten der Hindus

Hindus glauben an die Seelenwanderung und Wiedergeburt nach dem Tod. Das bedeutet, dass nur der Körper stirbt und die Seele in einem anderen Körper wiedergeboren wird. Man kann als Mensch wiedergeboren werden, aber auch als Tier. Es hängt vom Karma, den Taten eines Menschen, ab, ob die Form, in der man wiedergeboren wird, „besser" oder „schlechter" als die vorherige ist. Hat man zum Beispiel in seinem vorherigen Leben viel Böses getan, wird man vielleicht als Hund oder als Schwein wiedergeboren. Wer sich richtig verhalten hat, kann in seinem nächsten Leben in eine höhere Kaste geboren werden.

Auf Grund der Überzeugung, dass auch in Tieren eine Seele wohnt, die in einem früheren Leben vielleicht in einem menschlichen Körper lebte, verzichtet ein Hindu nach Möglichkeit auf das Töten von Tieren und ernährt sich vegetarisch. Besonders heilig und geschützt sind Kühe.

Exkurs *Kultursensible Hauswirtschaft*
Essen und Trinken zählen von jeher zu den ethnisch spezifischen Verhaltenswesen, die auf besondere Weise Identität schaffen und von daher auch über Jahre hinweg sehr stabil sind. Eine kultursensible Hauswirtschaft berücksichtigt die vielfältige Auswahl und Kombination von Lebensmitteln bis hin zur Berücksichtigung spezieller Zubereitungsarten. Sie ist feinfühlig, frei von Vorurteilen und offen, um auf die ethnischen und kulturellen Unterschiede der Bewohner flexibel zu reagieren.

Essgewohnheiten in verschiedenen Epochen

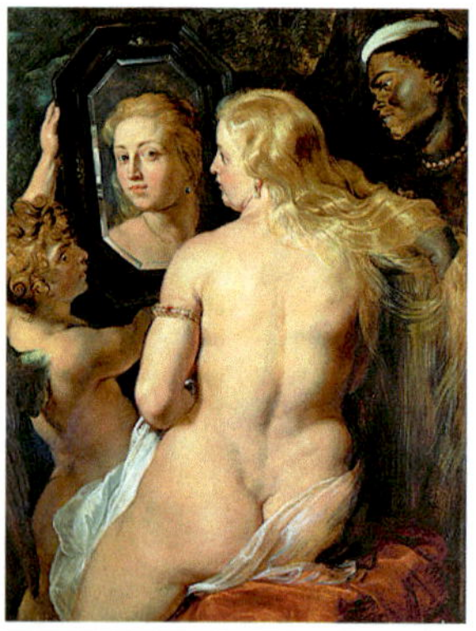

[1] P. P. Rubens (1577–1640) Die Toilette der Venus

Eine flächendeckend gute Versorgung der Bevölkerung mit Lebensmitteln ist in Europa seit etwa 100 Jahren gegeben. Überernährung ist erst seit wenigen Jahrzehnten eine Volkskrankheit.

Jahrhundertelang unterschied sich der Ernährungszustand des „einfachen Volkes" stark von dem der Adeligen: Auf der einen Seite herrschten häufig Hunger und Armut, auf der anderen Seite Völlerei und Verschwendung. Dabei war die Ernährungsweise auf beiden Seiten ausgesprochen unausgewogen.

Betrachtet man die Anzahl an Kilokalorien, die man zu früheren Zeiten zu sich nahm, kann man feststellen, dass diese aus heutiger Sicht ausgesprochen üppig waren. Dabei darf man allerdings nicht vergessen, dass die Menschen vor der Erfindung der Zentralheizung gegen die Kälte ankämpfen mussten, dass sie körperlich schwer arbeiteten und ihre Lebenserwartung deutlich geringer war als heute. Hochbetagte, gebrechliche Personen waren sehr selten anzutreffen. Schließlich war dick gleichbedeutend mit ehrbar. Der Bauch gab dem Mann Statur. Das weibliche Schönheitsideal war üppig, beleibt und füllig (→ Abb. 1). Kräftige Leute galten als weniger anfällig gegen Krankheiten, füllige Frauen konnten besser stillen. Insgesamt war ein Kalorienverbrauch von 4000 bis 5000 und sogar 10 000 Kilokalorien pro Tag keine Seltenheit.

Bis in die 1970er-Jahre wurden die Mahlzeiten in der Familie in der Regel gemeinsam eingenommen. Erst im Zuge der allmählichen Auflösung familiärer Strukturen tauchte das Phänomen der Vereinzelung auch im Zusammenhang mit der Einnahme von Mahlzeiten auf, begleitet von einer drastischen Zunahme des Fastfood-Konsums. Der Wegfall des Kochunterrichts in vielen Schulen führt außerdem dazu, dass heute viele junge Leute, die einen eigenen Hausstand gründen, nicht kochen können.

Auch das Nahrungsangebot hat sich verändert: War Fleisch früher ein Luxusgut und viele Obst- und Gemüsesorten eine Delikatesse, steht uns heute dank Massenproduktion und verbesserter Konservierungsmöglichkeiten ganzjährig eine nie gekannte Vielfalt an Lebensmitteln zu erschwinglichen Preisen zur Verfügung. Darüber hinaus hat die zunehmende Mobilität dazu geführt, dass Gerichte aus anderen Ländern und Erdteilen, wie z. B. Pizza, Döner und Sushi, wie selbstverständlich auf unserem Speisezettel stehen.

Essenswünsche, Esskultur und Essverhalten im Alter 1.2

Im Alter verändern sich bei vielen Menschen die Essgewohnheiten und Vorlieben. Traditionelle Gerichte, Gewohntes und Bekanntes gewinnt zunehmend an Bedeutung. „Experimente" mit fremdländischer Küche sind bei Senioren selten beliebt.

Für im Heim lebende alte Menschen, die nicht mehr mobil sind und die den Tag über wenig Abwechslung und wenig Beschäftigung haben, werden die Mahlzeiten zum Höhepunkt des Tages. Sie bieten neben der reinen Nahrungsaufnahme Gesprächsstoff, Gelegenheit zur Kommunikation und Gesellschaft.

Alte Menschen, die alleine leben, machen sich häufig nicht mehr die Mühe, eine komplette Mahlzeit zu kochen, den Tisch zu decken und sich für die Mahlzeit Zeit und Ruhe zu nehmen. Es fehlt ihnen die Motivation, sich selbst etwas Gutes zu tun. Gegessen und getrunken wird nur noch, wenn es unbedingt notwendig erscheint. Da im Alter das Hunger- und Durstgefühl nachlässt, ist hier die Gefahr einer Mangelernährung groß.

Alle fünf Sinne haben Einfluss auf die Freude an Essen und Trinken. Mit zunehmendem Alter lassen diese **Sinneswahrnehmungen** nach.

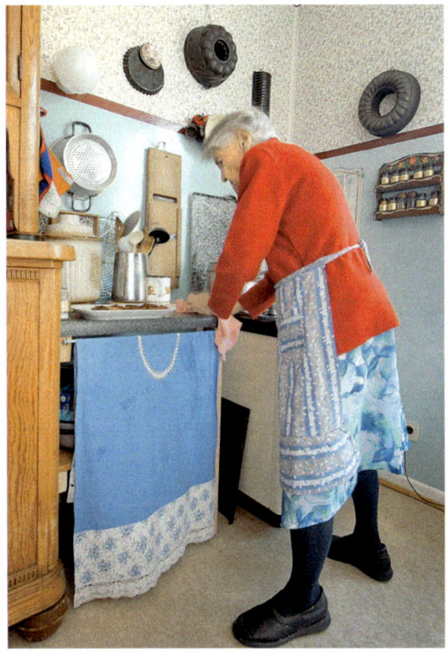

[1] Ältere Frauen finden sich in ihrer eigenen Küche meist gut zurecht.

Nachlassendes Sehen kann zu eingeschränkter Sehschärfe führen. Die Auswirkungen sind, dass sowohl Konturen als auch Farben nicht deutlich erkannt werden und die Speisen anhand ihres Aussehens nicht eindeutig identifiziert werden können. Das Blütenmuster auf dem Geschirr wird mit Essbarem verwechselt. Der Teller- oder Tassenrand verschwimmt. Das führt zu Unsicherheit beim Essen. Tischwäsche und Geschirr sollten sich in der Farbe eindeutig voneinander abheben. Die Speisen sollten erkennbar sein und farblich unterscheidbar.

Beim Anreichen muss unbedingt erläutert werden, was angeboten wird.

Nachlassendes **Hören** führt dazu, dass Essgeräusche, z. B. das erlebnisreiche Knacken von Lebensmitteln, nicht mehr wahrgenommen werden.

Nachlassendes **Geruchsempfinden** bedeutet gleichzeitig Nachlassen der Wahrnehmung der Essensdüfte. Riechen ist maßgeblich daran beteiligt, den Appetit anzuregen und die Verdauungssäfte zu bilden. Der Duft des frisch aufgebrühten Kaffees lässt einen direkt wach werden und der Duft aus der Backstube weckt die Vorfreude auf den Genuss des frischen Brotes.

Einführung in die Ernährungslehre
1 S. 198
Anrichten von Speisen
1 S. 281
Störungen des Ernährungszustandes
1 S. 430
Schluckstörungen
1 S. 582
Hilfen bei Schluckstörungen
1 S. 348
Künstliche enterale Ernährung
2 S. 99

Der Genuss des Essens und Trinkens hängt weit gehend vom Geschmack ab und der Geschmack wird von allen anderen Sinnen unterstützt. Im Alter nimmt die Wahrnehmung der Geschmacksknospen ab. Das Empfinden „süß" bleibt lange bestehen oder verstärkt sich sogar. „Salzig" und „bitter" braucht zunehmend stärkere Reize. Die Speisen können daher stärker gewürzt werden. Ein erhöhter Salzkonsum ist jedoch zu vermeiden.

Das **Tasten** bedeutet, Lebensmittel „begreifen" zu können.

Beim Einkauf der Lebensmittel werden diese mit den Händen oder Fingern geprüft, ob sie für die geplante Speise in Frage kommen.

Bei **Kauschwierigkeiten** ist zunächst die Ursache zu suchen und, falls möglich, zu beheben.

Zahnverlust oder Druckstellen von Prothesen oder Entzündungen im Mund lassen Essen zur Mühsal werden und können über Appetitverlust zur Mangelernährung führen.

Mundtrockenheit, neurologische Störungen und Schluckstörungen erfordern Berücksichtigung bei der Zubereitung; die Speisen sollten dann eine flüssig-breiige Konsistenz haben.

1.3 Ernährung für Menschen mit Demenz

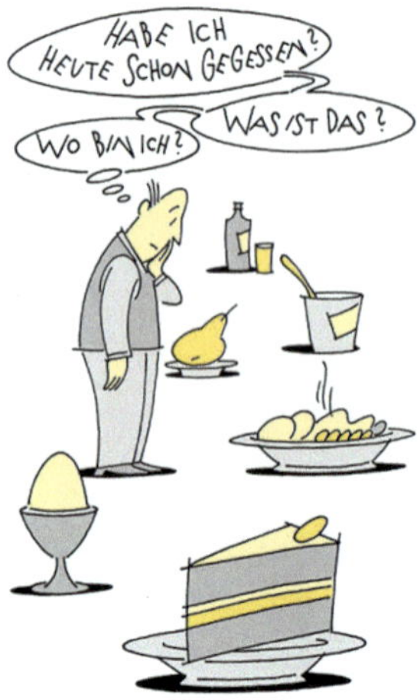
HABE ICH HEUTE SCHON GEGESSEN?
WAS IST DAS?
WO BIN ICH?

Zu den typischen Begleiterscheinungen einer Demenzerkrankung gehören **Störungen beim Essen und Trinken**. Viele demenziell erkrankte Menschen behaupten unmittelbar nach einer Mahlzeit, noch nicht gegessen oder getrunken zu haben. Weiterhin lehnen sie bisher favorisierte Speisen ab, essen in Gemeinschaft vom Teller des Tischnachbarn, verwechseln Tischschmuck mit Essen oder malen hingebungsvoll Bilder aus Marmelade auf die Tischplatte. Viele Menschen mit Demenz haben sehr kalorienverbrauchende Verhaltensstörungen, wie z. B. den Drang, unablässig zu laufen. Dadurch wird verständlich, dass die **Gefahr einer Mangelernährung** bei dieser Personengruppe besonders hoch ist. Demenzkranke Menschen haben zusätzlich Schwierigkeiten beim Erkennen der Nahrung und verweigern die aus ihrer Sicht „ungeeignete" Nahrung. Sie reagieren auf die Hunger- und Durstsignale des Gehirns nicht mehr angemessen und können einzelne Bestandteile einer Mahlzeit oder die Essenssituation nicht einschätzen. Das Zerkleinern von Nahrung und das Herunterschlucken von zerkleinerter Nahrung ist häufig nur unter Anleitung möglich. Bei Mahlzeiten ohne konsequente Tischbetreuung kann es vorkommen, dass demenziell Erkrankte ihren Platz mehrmals während der Mahlzeit verlassen. Geschmacksneutrale Kost wird abgelehnt. Eine Mahlzeit, die aus ähnlich aussehenden Komponenten besteht, kann nicht als Essen identifiziert werden. Nicht zu erkennende Teile der Mahlzeit, z. B. Mandelsplitter im Pudding, werden nicht akzeptiert und ausgespuckt.

Aus diesen Gründen ist eine gezielte Beobachtung des Essverhaltens, eine möglichst genaue Erhebung von früheren Vorlieben und eine **enge Begleitung bei der Esseneinnahme** sehr wichtig. Wer vergessen hat, dass er sein Frühstück schon bekommen hat, wird nicht darüber belehrt, dass er schon gegessen hat, sondern erhält ein zweites Frühstück, allerdings in etwas reduzierter Version.

Die Präsentation der Mahlzeiten muss sich an dem bisherigen Leben orientieren. Mit einem Tablett voller Teller ist nur schwer etwas anzufangen. Joghurtbecher auf dem Tablett werden mit Trinkbechern verwechselt. Eine ganz normale Esssituation, z. B. Tischdecke, eingedeckter Essplatz mit Wasserglas, Serviette und Besteck, ist notwendig.

So vielfältig die Störungen im Ess- und Trinkverhalten demenzkranker Menschen sind, so vielfältig sind die Maßnahmen, die ergriffen werden müssen, um einer Mangelernährung vorzubeugen. Zunächst ist es wichtig zu analysieren, welche Störung vorliegt. Dann können geeignete Gegenmaßnahmen ergriffen werden.

Betrachten wir den Prozess, der zur Einnahme einer Mahlzeit führt, am Beispiel eines gesunden Menschen, so erscheint er uns einfach: Wir verspüren Hunger und ohne dass wir dieses Gefühl genau beschreiben könnten, wissen wir, dass wir Hunger haben. Ebenso ist uns klar, dass die einzige Abhilfe hier „essen" ist. Alle „Ablenkungsmanöver", wie z. B. Wassertrinken oder Rauchen, helfen nur zeitlich begrenzt. Also werden wir uns Lebensmittel beschaffen, z. B. indem wir einkaufen gehen oder unseren Kühlschrank öffnen. Haben wir oder andere den Tisch für uns gedeckt, sind wir in der Lage zu erkennen, dass es sich hier um einen Essplatz handelt. Auch die Lebensmittel auf unserem Teller können wir als solche erkennen und essen diese.

Dieser für uns so einfache Prozess birgt jede Menge Stolpersteine für demenziell erkrankte Menschen: Es kann damit beginnen, dass der Betroffene das Hungergefühl nicht verspürt. Wer keinen Hunger hat, isst auch nicht. Möglicherweise verspürt er das Hungergefühl auch, kann es aber nicht als Hunger interpretieren. Er hält es vielleicht für Bauchschmerzen. Auch das wird nicht dazu führen, dass er isst. Das nächste Problem kann beim Erkennen der gesamten Essenssituation entstehen, die auf Grund der kognitiven Beeinträchtigungen als solche nicht mehr erkannt wird. Das Einkaufen und Beschaffen von Lebensmitteln kann ebenfalls problematisch sein.

Sie können nicht mehr selbst einkaufen gehen, vergessen unterwegs, weshalb und mit welchem Ziel sie losgegangen sind. Sie finden den eigenen Kühlschrank nicht oder wissen nicht, dass sich in ihm Lebensmittel befinden. Auch die Möglichkeit, andere dazu zu veranlassen, Lebensmittel zu beschaffen, ist nicht immer gegeben. Es ist vielleicht gerade niemand da, es kann niemand gerufen werden, weil das Bedienen der Rufanlage im Heim oder das Auslösen eines Hausnotrufs ein viel zu komplizierter Vorgang wäre, als dass ihn ein demenziell erkrankter Mensch noch bewältigen könnte.

Ein **regelmäßiges Mahlzeitenangebot**, das Auffordern, Mahlzeiten am besten gemeinsam einzunehmen, und die ständig sichtbare Präsenz von Lebensmitteln, z. B. in Form von geschnittenem Obst, Keksen, Häppchen und Getränken, sind hier erforderlich. Bunte Säfte oder Saftmischungen (→ Abb. 1) animieren eher zum Trinken als farb- und geruchloses Mineralwasser. Angehörige oder Betreuer sollten dafür sorgen, dass jederzeit **sicht-, erkenn- und erreichbare Lebensmittel und Getränke** zur Verfügung stehen. Dies kann in Form einer Obstschale auf dem Tisch, eines Tellers mit Schnittchen neben dem Bett oder einer Keksdose am Lieblingsplatz geschehen.

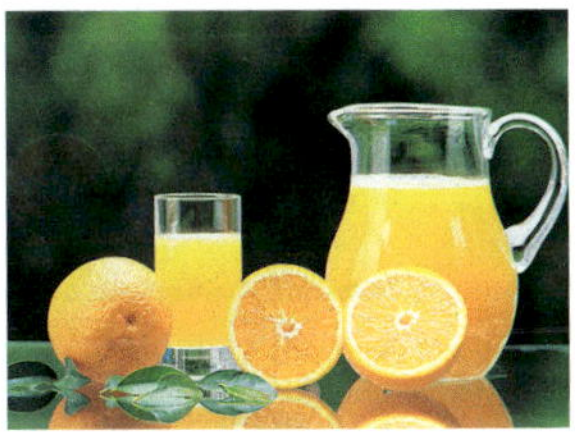

[1] Säfte animieren besser als Wasser zum Trinken.

Wird eine Mahlzeit für den demenziell Erkrankten vor- und zubereitet, sind weitere Überlegungen zu berücksichtigen. Wer gewohnt war, ein weißes Tischtuch, eine Stoffserviette neben dem Teller, ein Wasserglas und Blumenschmuck vorzufinden, wird ein Tablett, auf dem sich ein durch eine Warmhaltecloche abgedeckter Teller, in eine Papierserviette eingewickeltes Besteck und ein verschlossener Joghurtbecher befinden, nicht als Essplatz identifizieren können. Aufgabe der Helfer ist es hier, herauszufinden, wie eine „normale" Esssituation für genau diesen demenziell erkrankten Menschen aussieht.

Auch die Lebensmittel selbst werden möglicherweise nicht mehr als etwas Essbares erkannt. Ebenso wahrscheinlich ist, dass der Zusammenhang zwischen den Lebensmitteln und dem Vorgang „essen" nicht klar erkennbar ist. Hier kann durch gemeinsam eingenommene Mahlzeiten Abhilfe geschaffen werden, da der Nachahmungseffekt in der Regel lange erhalten bleibt.

In späten Stadien der Demenz kommt es vor, dass den Betroffenen die kognitiven und motorischen Fähigkeiten zum Umgang mit Messer und Gabel fehlen. Um die selbstständige Einnahme von Mahlzeiten weiterhin zu gewährleisten, sind nun entsprechend leicht zu handhabende Bestecke oder das Anbieten der Mahlzeit in Form von **Fingerfood** (→ Abb. 2) notwendig.

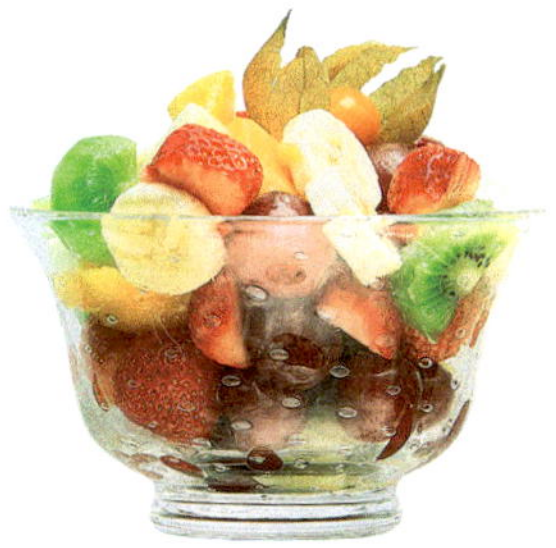

[2] Ein abwechslungsreiches Angebot an Fingerfood lässt auch demenziell erkrankte Menschen häufiger zugreifen.

Innere Unruhe und der Drang zu laufen führen häufig dazu, dass demenzkranke Menschen nicht lange genug am Esstisch sitzen bleiben, um eine vollständige Mahlzeit zu sich zu nehmen. Sie stehen auf, wandern ein paar Minuten umher und kommen dann wieder zum Tisch zurück. Auch Geräusche können dazu führen, dass die Mahlzeit immer wieder unterbrochen wird. In dieser Situation macht es keinen Sinn, den Betroffenen daran hindern zu wollen, den Tisch zu verlassen. Zielführender ist es, ihn immer wieder für die Mahlzeit zu gewinnen und zum Essen zu animieren. Werden dabei abgekühlte Speisen akzeptiert, können sie auch so gegessen werden. Der Nährwert verändert sich dadurch nicht. Werden sie nicht akzeptiert, wärmt man sie in der Mikrowelle auf. Da eine Mahlzeit auf diese Weise eine Stunde oder länger dauern kann, ist es notwendig, sich von relativ starren Essenszeiten zu lösen.

Da im Alter die Geschmacksempfindungen nachlassen und die Wahrnehmungsfähigkeit für „süß" am längsten erhalten bleibt, während „salzig", „sauer" und „bitter" schlecht zu unterscheiden sind, haben viele eine Vorliebe für süße Speisen, wie Aufläufe, Kuchen, Marmelade und Honig und süße Milchsuppen. Auch süße Desserts stehen hoch im Kurs. Problematisch wird es bei paniertem Fleisch oder Fisch, die unter der Panade nicht identifiziert werden können.

1.4 Institutionskost

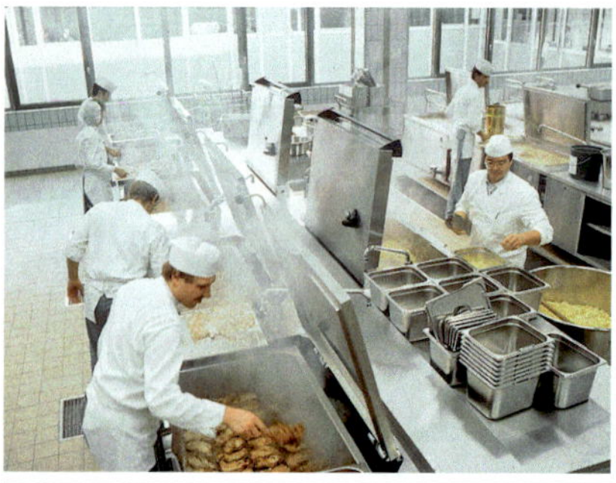
[1] Einblick in eine Großküche

In Senioreneinrichtungen werden die Mahlzeiten für die Bewohner in der Regel nicht auf dem Wohnbereich für eine kleine Gruppe von Bewohnern hergestellt, sondern in einer zentralen Großküche für alle Bewohner – und Mitarbeiter – zusammen.

Eine Großküche hat nicht mehr viel mit dem gemein, was wir als Küche eines Privathaushaltes kennen. Sie ähnelt eher einem Fertigungsbetrieb und ist auch in ähnliche Zonen eingeteilt: **die Anlieferung**, wo Lebensmittel, Getränke und so genannte „Non-food-Produkte" wie z. B. Servietten, Reinigungsmittel, Müllsäcke angeliefert werden, **der Lagerbereich**, der meist aus einem Lager für Trockenware, einem oder mehreren Kühlhäusern und einem oder mehreren Tiefkühlhäusern besteht, **der Vorbereitungsbereich** (auch kalte Küche genannt), in dem Lebensmittel vor dem Garen vorbereitet, d. h. gewaschen, zerteilt und gewürzt werden, **der Kochbereich** („warme Küche") und **der Ausgabebereich**, wo die Lebensmittel portioniert und für den Transport zum Bewohner fertig gemacht werden. Ergänzt werden diese Bereiche durch eine Spülküche, eventuell eine Backstube, einen Entsorgungsbereich und ein Büro für die Küchenleitung, in dem alle administrativen Arbeiten, wie z. B. Speiseplan schreiben, Bestellungen durchführen oder Dienstpläne schreiben, durchgeführt werden.

Da für die meisten im Heim lebenden Senioren die Mahlzeiten die „Highlights" des Tages sind, steht die Küchenleitung einer Senioreneinrichtung jeden Tag vor einer neuen Herausforderung. Sie muss täglich einem weit gehend gleich bleibenden Personenkreis ein attraktives Speisenangebot machen, dabei altersbedingte Ernährungsprobleme beachten, bekannte und gewohnte Speisen anbieten, ohne den Speiseplan langweilig werden zu lassen, ein immer kleineres Budget einhalten, sich bei diversen Diäten auskennen und ein „Händchen" für Personalführung haben. Dies alles findet in einem relativ abgeschlossenen Bereich, weit weg von den Bewohnern, statt. Daher ist die Küche stets auf Informationen durch den Pflegedienst angewiesen.

Convenience-Produkte

Convenience-Food, wörtlich übersetzt **„bequemes Essen"**, wird in großer Auswahl als Halbfertig- und Fertigprodukt angeboten. Sie ersparen zeit- und personalaufwändige Vor- und Zubereitungsarbeiten und erleichtern die Lagerung und Vorratshaltung. Ihren schlechten Ruf haben Convenience-Produkte zu Unrecht: Auf Grund schonender Herstellungsverfahren und luftdichter Verpackungen werden die Inhaltsstoffe geschont, Nährwerte erhalten und die hygienischen Anforderungen eingehalten. Tiefkühlkost enthält häufig sogar mehr Vitamine und Mineralstoffe als die meisten frisch gekauften Lebensmittel, da die Lebensmittel sofort nach der Ernte tiefgekühlt werden, während bei Frischkost durch Lagerung und Transport hohe Qualitätseinbußen eintreten können.

Im Großküchenbereich werden hauptsächlich küchenfertige und garfertige Lebensmittel eingesetzt. Küchenfertig bedeutet, dass die Lebensmittel bereits vorbereitet sind und nun noch mit Zutaten fertig zubereitet und gegart werden müssen (z. B. Gefriergemüse, geputzte Blattsalate, Fischfilets). Garfertig bedeutet, dass die Lebensmittel bereits vor- und zubereitet sind, sie müssen nur noch gegart werden, z. B. panierte Fleischstücke, Kartoffelklöße im Kochbeutel.

Im Privathaushalt finden eher aufbereitfertige Lebensmittel und verzehrfertige Lebensmittel Anwendung. Aufbereitfertige Lebensmittel sind vorbereitet und gegart und müssen nur noch aufgewärmt und angerichtet werden, z. B. Dosengerichte, Tiefkühlpizza oder Fertigsuppen. Verzehrfertige Lebensmittel können nach dem Auspacken sofort verzehrt werden, z. B. Chips, Wurst- und Fischkonserven oder Pudding.

Kostformen

1.5

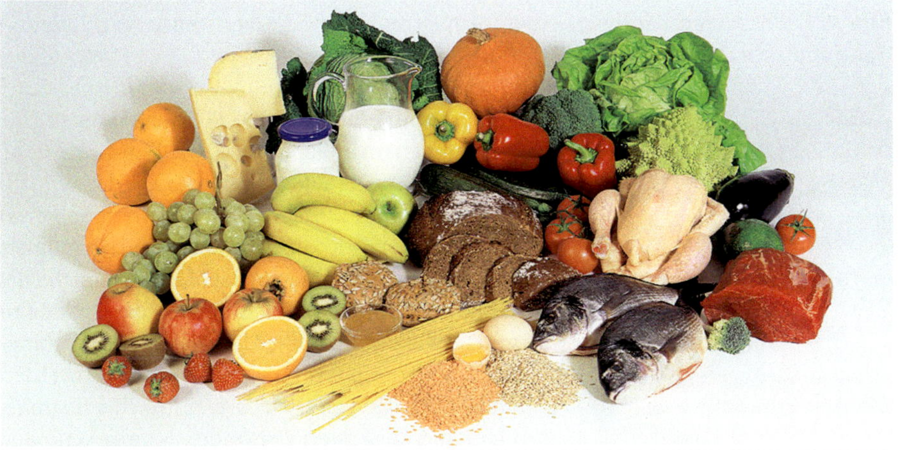

[1] Eine abwechslungsreiche Ernährung wird auch für das Alter empfohlen.

Die **Vollkost** ist die Ernährungsform für die Allgemeinbevölkerung, die den Bedarf an essentiellen Nährstoffen deckt, in ihrem Energiegehalt den Energiebedarf berücksichtigt, Erkenntnisse der Ernährungsmedizin zur Prävention von Krankheiten mit einbezieht und in ihrer Zusammensetzung den üblichen Ernährungsgewohnheiten angepasst ist. Als Grundlage für die Produktion gelten die jeweiligen Nährstoffempfehlungen der Deutschen Gesellschaft für Ernährung (DGE) für Senioren.

online

Deutsche Gesellschaft für Ernährung
www.dge.de

Leichte Vollkost

In der leichten Vollkost werden im Gegensatz zur Vollkost Lebensmittel und Speisen gemieden, die erfahrungsgemäß häufig, mindestens bei mehr als 5 % der Menschen Unverträglichkeiten auslösen, wie z. B. Hülsenfrüchte, frittierte Speisen, Kohlprodukte. Bei den Zubereitungsmethoden werden die fettsparenden und schonenden Verfahren bevorzugt, wie z. B. Dünsten, Dämpfen, leichtes Braten. Eine leichte Kost wird angeraten bei:

- Magen- und Zwölffingerdarmgeschwüren
- Störungen der Fettverdauung
- chronischer Bauchspeicheldrüsenentzündung (Pankreatitis)
- akuter und chronischer Leberentzündung (Hepatitis) und Leberzirrhose
- chronisch entzündlichen Darmerkrankungen und
- Kostaufbau nach Nahrungsverzicht

Leichte Kost sollten Bewohner erhalten, die unter Unverträglichkeiten im Magen-Darm-Bereich leiden. Was allerdings nicht vertragen wird und somit weggelassen werden muss, ist individuell sehr verschieden.

Diätkost

Eine spezielle Diätkost erhalten Personen mit bestimmten Erkrankungen, wie z. B. Gicht, Niereninsuffizienz, Bluthochdruck, rheumatischen Erkrankungen oder bei Osteoporose. Sie wird nach der jeweiligen Diätverordnung zubereitet.

Pürierte, teilpürierte und flüssige Kost

Indikation für die pürierte, teilpürierte oder flüssige Kost sind Erkrankungen im Mund-, Rachen- und Speiseröhrenbereich. So sind Verengungen (Stenosen) in der Speiseröhre, Entzündungen und Kau- oder Schluckstörungen dafür verantwortlich, dass die Betroffenen die Speisen nur noch in pürierter oder flüssiger Form zu sich nehmen können, diese Speisen werden aus der Vollkost, leichten Vollkost oder der Diätkost abgeleitet.

Angereicherte Kost

Chronische Krankheiten, altersphysiologische Veränderungen, wie z. B. Kau- und Schluckbeschwerden, oder ein nachlassendes Geschmacks- und Geruchsempfinden führen bei Senioren häufig zu einem Appetitverlust und einer weiter verminderten Nahrungsaufnahme.

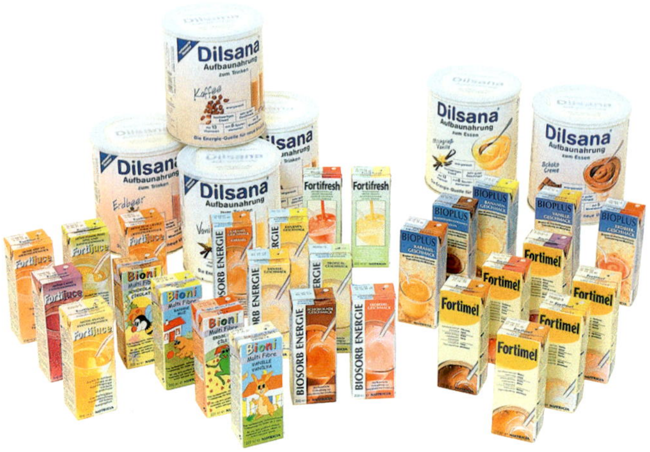

[1] Trinknahrung gibt es in vielen Geschmacksrichtungen.

Hinzu kommen teilweise psychische oder soziale Belastungen im höheren Alter, wie Einsamkeit, Depression oder Demenz, die wiederum den Appetit hemmen können. Nicht selten kommen Senioren schon mit einer verborgenen Mangelernährung ins Seniorenheim, da ihnen in der Häuslichkeit die Bewältigung alltäglicher Aufgaben wie das Einkaufen und die Zubereitung der Mahlzeiten durch Immobilität oder andere körperliche Beschwerden schwerfällt. Die Folge ist, dass nur noch eine ungenügende Versorgung stattfindet, Mahlzeiten ganz ausgelassen werden und es zu einer Mangelversorgung kommt.

Während das Körpergewicht junger Menschen z. B. nach einer Diät unter normalen Ernährungsbedingungen meist schnell wieder das Ausgangsgewicht erreicht, nehmen mangelernährte Senioren nur sehr langsam oder gar nicht mehr zu. Mit zusätzlichen Mahlzeiten kann man versuchen, dieser Mangelernährung entgegenzuwirken. Dafür bieten sich Gemüse- oder Obstsäfte, wie z. B. Tomatensaft, Multivitamin-, Birnen- oder Pfirsichsaft, Milch-Shakes, Milch-Saft-Mixgetränke oder Obstkompott an.

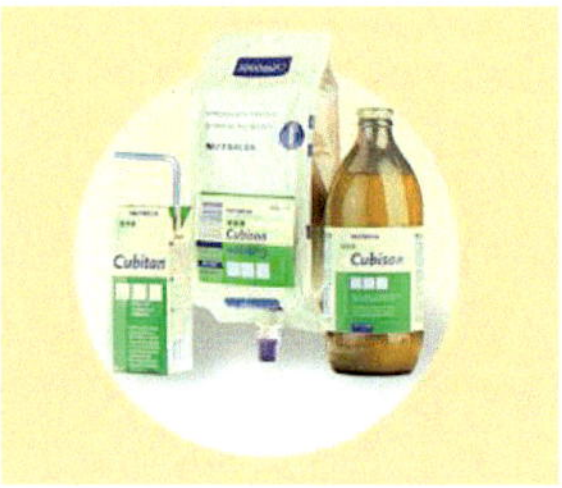

[2] Spezielle Trinknahrung bei ausgewählten Indikationen, z. B. Dekubitus oder Diabetes mellitus

Bei Bewohnern, die nur noch eingeschränkt Nahrung aufnehmen können oder wollen, reichen diese zusätzlichen Mahlzeiten häufig nicht aus. In diesem Fall kann man die Speisen und Getränke anreichern, um den Energie- und Nährstoffverlust auszugleichen.

Eine Anreicherung erfolgt in Abstimmung mit dem Arzt in der Regel stufenweise, zunächst wird die normale Kost mit natürlichen Lebensmitteln angereichert, dann werden industrielle Nährstoffkonzentrate, z. B. Maltodextrin oder Protein-Pulver, zugefügt. Als dritte Stufe kann zusätzlich bilanzierte Trinknahrung (→ Abb. 1) angeboten werden.

Folgen einer Mangelernährung

- beeinträchtigter Allgemeinzustand, Schwäche, Müdigkeit, Antriebslosigkeit
- Abnahme der Muskelkraft, erhöhtes Sturz- und Frakturrisiko
- Störung der respiratorischen Funktion (Gefahr einer Lungenentzündung)
- erhöhte Infektanfälligkeit, da geschwächte Immunabwehr
- erhöhtes Dekubitusrisiko
- Verschlechterung einer Osteoporose
- neurologische und kognitive Störungen, Verwirrtheit
- erhöhte Pflegebedürftigkeit
- beeinträchtigte Wundheilung
- verlangsamte Rekonvaleszenz
- erhöhtes Komplikationsrisiko
- erhöhtes Sterblichkeitsrisiko

Verpflegungssysteme 1.6

In Senioreneinrichtungen sind verschiedene Verpflegungssysteme für die Art und Weise der Mahlzeitenproduktion, genauer das Zusammenwirken aller am Prozess der Speisenherstellung beteiligter Faktoren, möglich.

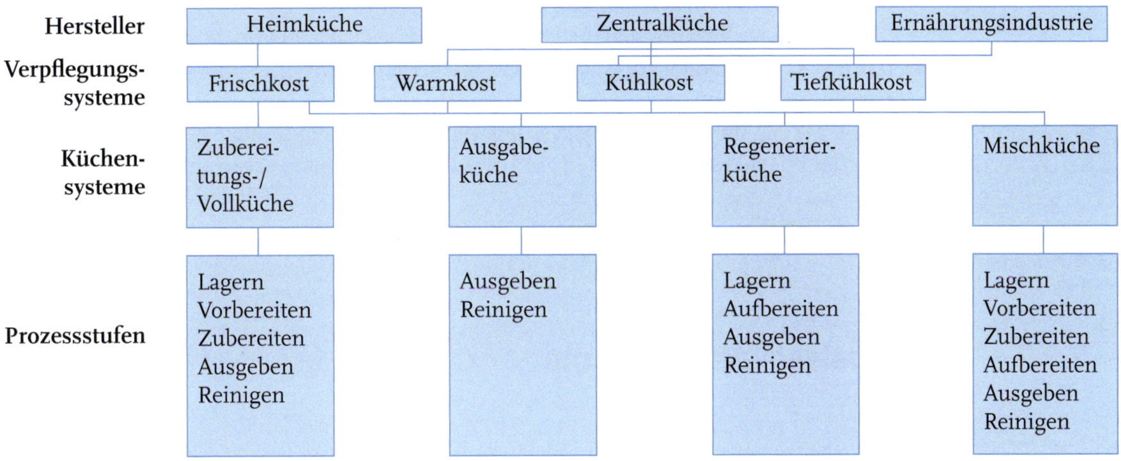

[1] Übersicht über Verpflegungssysteme in Senioreneinrichtungen; nach aid: Senioren in der Gemeinschaftsverpflegung (2003)

Beim **Frischkostsystem** (Cook and Serve) werden alle Speisen vor Ort vor- und zubereitet, portioniert und direkt verzehrt. Es kommen vorwiegend frische Lebensmittel zum Einsatz. Um die Qualität der Speisen zu erhalten, sollten sie nicht länger als 30 Minuten warm gehalten werden. Das Frischkostsystem ist bei sachgerechter Anwendung ein qualitativ hochwertiges Verpflegungssystem, das sich flexibel anpassen lässt.

Allerdings ist das Frischkostsystem erst ab ca. 100 Essen pro Tag rentabel, da der finanzielle Aufwand für Personal, Räumlichkeiten und Ausstattung hoch ist.

Beim **Warmverpflegungssystem** (Fernverpflegung) werden die Speisen in einer Zentralküche zubereitet, anschließend in isolierenden oder beheizbaren Behältnissen in die Verteilerküche transportiert und bei Bedarf werden die Speisen dort weiter warm gehalten. Die Warmhaltezeit sollte drei Stunden nicht überschreiten. Bei der Ausgabe der Speisen dürfen diese eine Temperatur von mindestens 65 °C nicht unterschreiten.

Das Warmverpflegungssystem macht ein exaktes Bestellsystem erforderlich. Durch das Warmhalten nehmen der Vitamingehalt und der Genusswert der Speisen deutlich ab. Der Speiseplan muss daher durch frische Komponenten, wie z. B. Salat, Obst- und Gemüsesäfte und frische Kräuter, ergänzt werden. Die Vorteile liegen in der wenig aufwändigen Küchenausstattung sowie den geringen Personal- und Energiekosten.

Beim **Regenerierungssystem** (Aufbereitungssystem) werden die Speisen in gekühlter oder tiefgekühlter Form, in Einzel- oder Mehrportionsgebinden angeliefert. Im Cook-and-Chill-Verfahren werden die Speisen nach der Produktion portioniert, auf 3 °C gekühlt und bei 0 bis 3 °C maximal 3 Tage gelagert. Hierfür sind allerdings nicht alle Speisen geeignet. Beim Tiefkühlverfahren (Cook & Freeze) werden die Speisen direkt nach der Produktion in verschließbare Behältnisse verpackt, unmittelbar auf Temperaturen unter –30 °C tiefgekühlt und bei mindestens –18 °C gelagert. Die Tiefkühlprodukte sind lange haltbar. Lange Lagerzeiten beeinträchtigen jedoch den Nährstoffgehalt, der Speiseplan muss daher um frische Komponenten ergänzt werden. Die Vorteile der Regenerationssysteme liegen in der wenig aufwändigen Küchenausstattung und dem geringen Personal- und Raumbedarf. Außerdem ist die Aufbereitung der Speisen ohne lange Warmhaltezeiten unmittelbar vor dem Verzehr möglich.

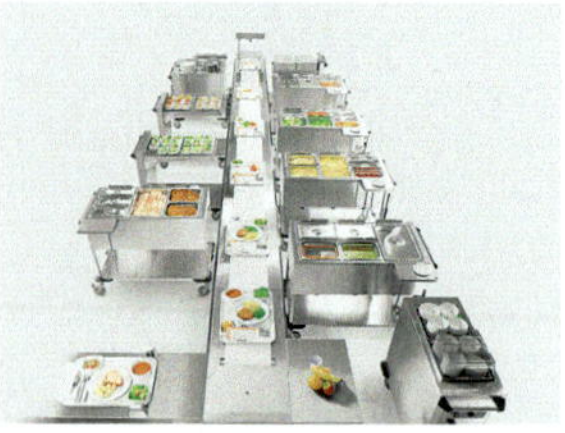

[1] Einzelportionierung

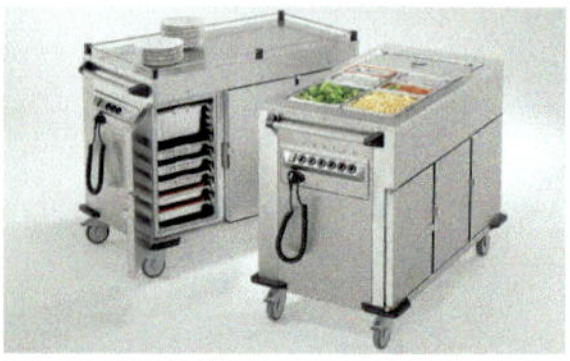

[2] Mehrfachportionierung mit Bain-maries

Menübestellsysteme

Die Großküche benötigt für die Produktion der Mahlzeiten Angaben, welcher Bewohner wann was essen möchte bzw. welche Diät oder Sonderkostform er benötigt. Diese Informationen erhält sie mit Hilfe eines Menübestellsystems, das entweder in Form von Bestelllisten, meist auf DIN-A4-Papier, bewohnerbezogenen Essenskarten (Pappkärtchen, die meist kunststoffverschweißt sind), oder EDV-gestützt arbeitet. Je nach Organisationsform werden die Bewohner meist durch den Pflegedienst einen oder einige Tage im Voraus nach ihren Essenswünschen gefragt und diese Wünsche auf den Listen, Kärtchen oder im EDV-System festgehalten. Die Informationen werden dann an die Großküche weitergeleitet. Dabei ist es von Bedeutung, dass die Bewohner gefragt und die Wünsche notiert werden und nicht aus Bequemlichkeit oder Zeitmangel von der Pflegekraft entschieden wird, was der Bewohner zu essen bekommt. Dabei darf auch das Frühstück nicht außer Acht gelassen werden. Nicht jeder Mensch möchte jeden Tag dieselbe Marmelade auf seinem Brötchen haben.

1.7 Speisenverteilsysteme

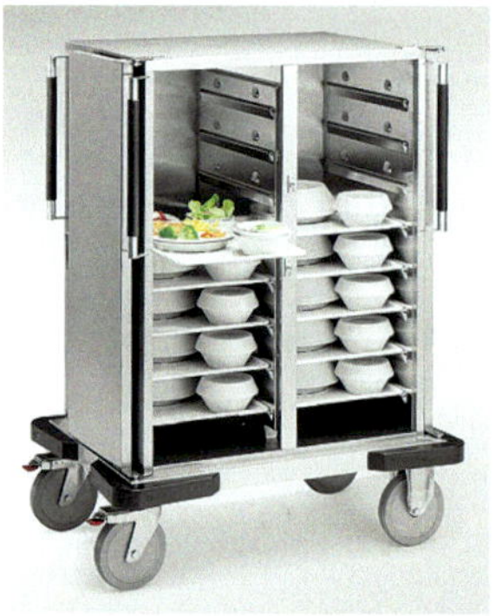

[3] Tablettwagen

online

Hier finden Sie den Fragekatalog des MDK zur Qualitätsprüfung von stationären Einrichtungen:
www.mds.ev.de/media/pdf/2010-02-16-MD

Als Speisenverteilsystem wird die technische / organisatorische Lösung für Portionierung, Transport von der Küche bis zum Tischgast und Ausgabe von Speisen bezeichnet. Es beeinflusst das Gesamtverpflegungskonzept einer Einrichtung maßgeblich.

Da sich Faktoren wie Speiseart, z. B. Diäten, passierte Kost, Ort der Mahlzeiteneinnahme, z. B. Speisesaal, Hausrestaurant, Cafeteria, Wohnbereich oder Zimmer, und auch Essenszeiten bei jedem Bewohner jederzeit ändern können, müssen Speiseverteilsysteme für Senioreneinrichtungen eine hohe Flexibilität aufweisen.

Man unterscheidet zwei grundlegende Arten von Speiseverteilsystemen: die **Einzelportionierung** (→ Abb. 1) und die **Mehrfachportionierung** (→ Abb. 2).

Bei der Einzelportionierung wird jede einzelne Mahlzeit für jeden Bewohner durch Mitarbeiter der Großküche direkt auf dem Teller angerichtet. Dies kann entweder im Speisesaal im Tellerservice, wie im Restaurant, oder in der Großküche im Tablettsystem erfolgen. Beim Tablettsystem wird der Teller mit den Hauptkomponenten, dem Besteck, einer Serviette und weiteren Nebenkomponenten wie Nachtisch, Zwischenmahlzeit oder Obst und ein Glas oder eine Tasse auf das Tablett gestellt. Damit die Speisen nicht auskühlen oder austrocknen, werden alle Lebensmittel mit Abdeckungen aus Metall oder Kunststoff, so genannten „Clochen", abgedeckt. Dazu kommt ein Kärtchen, das mit dem Namen des Bewohners beschriftet ist, der diese Mahlzeit bekommen soll. Alle Tabletts einer Etage oder eines Wohnbereichs werden in einem geschlossenen Tablettwagen auf den Wohnbereich transportiert und dort entweder vom Pflege- oder vom Hauswirtschaftspersonal an die Bewohner verteilt (→ Abb. 3). Die Einzelportionierung erleichtert die Handhabung von Diäten und eine genaue Portionierung der Komponenten. Durch die zentrale Portionierung in der Großküche sind die Speisen meist ansprechender angerichtet als bei der Mehrfachportionierung.

Bei der Mehrfachportionierung werden die Speisen für alle Bewohner eines Wohnbereichs in Speisebehälter (Menagen) eingefüllt. Die Menagen werden in einen Wärmewagen über heißem Wasser eingehängt („Bain-maries" → Abb. 2) und auf den Wohnbereich transportiert. Dort werden die Speisen von den Pflegekräften oder den Hauswirtschaftskräften entweder direkt auf die Teller portioniert oder in Schüsseln umgefüllt und auf den Tisch gestellt. Der Vorteil der Mehrfachportionierung ist eine größere Flexibilität bei der Essenausgabe. Möchte der Bewohner eine andere als die vorbestellte Komponente oder eine größere Portion, ist dies problemlos möglich.

Forderungen des Medizinischen Dienstes der Kranken- und Pflegekassen (MDK)
Im Fragenkatalog zur Qualitätsprüfung von stationären Einrichtungen durch den Medizinischen Dienst der Kranken- und Pflegekassen (MDK) finden sich Fragen zum Thema Speisenversorgung unter dem Punkt 4 „Wohnen, Verpflegen, Hauswirtschaft und Hygiene“:

56 – *Ist die Gestaltung der Bewohnerzimmer z. B. mit eigenen Möbeln, persönlichen Gegenständen und Erinnerungsstücken sowie die Entscheidung über ihre Platzierung möglich?*

57 – *Wirken die Bewohner an der Gestaltung der Gemeinschaftsräume mit?*

58 – *Ist der Gesamteindruck der Einrichtung im Hinblick auf Sauberkeit und Hygiene gut? (z. B. Optische Sauberkeit, Ordnung, Geruch)*

59 – *Kann der Zeitpunkt des Essens im Rahmen bestimmter Zeitkorridore frei gewählt werden?*

60 – *Wird Diätkost, z. B. für Menschen mit Diabetes, angeboten?*

61 – *Ist die Darbietung von Speisen und Getränken an den individuellen Fähigkeiten der Bewohner orientiert (z. B. wird die Nahrung nur bei tatsächlicher Notwendigkeit klein geschnitten oder als passierte Kost serviert)?*

62 – *Wird der Speiseplan in gut lesbarer Form bekannt gegeben?*

63 – *Orientieren die Portionsgrößen sich an den individuellen Wünschen der Bewohner?*

64 – *Werden Speisen und Getränke in für die Bewohner angenehmen Räumlichkeiten und entspannter Atmosphäre angeboten?*

Es müssen geeignete Regelungen zur Vermeidung von Mangelernährung und Exsikkose (Austrocknung) getroffen und mindestens drei Haupt- und zwei Zwischenmahlzeiten angeboten werden. Der Abstand zwischen der zuletzt für alle Bewohner angebotenen Mahlzeit am Abend und der ersten Mahlzeit am Morgen sollte weniger als 12 Stunden, bei Bewohnern mit Diabetes mellitus oder Demenz weniger als 10 Stunden betragen. Ein Absinken des Blutzuckerspiegels kann bei Diabetikern zur Unterzuckerung, bei demenziell Erkrankten zu Verwirrtheitszuständen führen.

Exkurs *Hausgemeinschaften*
Zielgruppe der Hausgemeinschaften sind insbesondere Menschen mit Demenz. Die Alltagsgestaltung ist frei von heimtypischen Organisationsstrukturen, z. B. festen Essenszeiten, und orientiert sich konsequent an den vorhandenen Kompetenzen ihrer Bewohner. Mittelpunkt einer Hausgemeinschaft ist in der Regel eine gut überschaubare Wohnküche. Alle Räumlichkeiten schaffen Sicherheit und geben Orientierungshilfen, damit sich die Bewohner geborgen und wohl fühlen können.
Unterstützt von einem speziell für diese Aufgabe ausgebildeten Team von Mitarbeitern verschiedener Berufsgruppen, können die Bewohner ihren Alltag im Rahmen ihrer Möglichkeiten leben. Die Begleitung knüpft an gewohnte, im Laufe des Lebens erlernte Tätigkeiten der Bewohner an, die im Langzeitgedächtnis verankert sind, individuell und je nach besonderen Vorlieben. Tische werden z. B. eingedeckt oder Botengänge erledigt. Durch diese intensive Begleitung wird die Lebensqualität der Bewohner erhalten. Die anregende Atmosphäre gibt Antrieb und Anreize zur Mobilität. Die Beteiligung der Bewohner am Alltagsgeschehen soll erhalten und verbessert werden.

1.8 Haushaltsorganisation und Haushaltshygiene

Schaffung eines förderlichen und sicheren Wohnraums und Wohnumfelds
2 S. 366
Wohnformen im Alter
2 S. 379
Hilfsmittel und Wohnraumanpassung
2 S. 385

Wohnbedürfnisse

Wohnen soll für Menschen, egal welchen Alters, so gestaltet sein, dass sie sich in den von ihnen bewohnten Räumen zu Hause fühlen. Dabei ändert sich die Bedeutung des eigenen Haushalts für uns Menschen in den unterschiedlichen Lebensphasen:

Für **junge Menschen** bietet der Haushalt Sicherheit, das Erleben einer Gemeinschaft, das Kennenlernen unserer Kultur, das Versorgtwerden und das Erlernen von hauswirtschaftlichen Tätigkeiten. Für **Erwachsene** bietet der Haushalt die Möglichkeit, der eigenen Persönlichkeit Ausdruck zu verleihen, er stellt den Ausgangspunkt für das Leben in der Gesellschaft dar, bietet Versorgung, stellt aber auch die Anforderung, erhalten zu werden. Für **ältere Menschen** wird der eigene Haushalt wieder mehr zum Ort der Sicherheit, der Alltag ist meist in festen Ritualen gestaltet, hauswirtschaftliche Tätigkeiten sind durch lebenslange Erfahrung bekannt und geübt, die eigenständige Versorgung wird zum zentralen Thema des Tätigseins. Bei **Menschen mit Demenz** verstärken sich diese Aspekte nach Sicherheit, Ritualen und nach Fragen der Selbstversorgung. Darüber hinaus bietet der Haushalt Orientierung und Erinnerung, außerdem Möglichkeit zur Betätigung, für Erfolgserlebnisse, für Gemeinschaft, aber auch Rückzugsmöglichkeit.

Wohnungseinrichtung

Der Sitzbereich wird meistens im größten, schönsten und sonnigsten Raum eingerichtet. Zweckmäßig ist eine Sitzgruppe aus Sofas oder Sesseln, Tische sowie Schränke oder Regale zur Unterbringung von Büchern, Geschirr und anderen persönlichen Gegenständen, auch ein Radio- und ein Fernsehgerät. Sessel und Sofas für ältere Menschen sollten nicht zu niedrig und nicht zu weich sein und über breite, stabile Armlehnen verfügen, damit das Aufstehen nicht erschwert wird. Im Sitzbereich ist darauf zu achten, dass zwischen den Möbelstücken ausreichend Bewegungsraum bleibt.

Der Essbereich sollte in der Nähe der Küche liegen. Er wird eingerichtet mit einem ausreichend großen Tisch und passenden stabilen Stühlen. Für die Stühle gilt dasselbe wie für Sessel. Ergänzt wird die Ausstattung des Essbereichs durch Schränke oder Sideboards für die Unterbringung von Geschirr, Gläsern, Besteck und Tischwäsche.

Beim Schlafbereich ist darauf zu achten, dass dieser gut zu lüften und ruhig gelegen ist und sich verdunkeln lässt. Eingerichtet wird er mit einem Bett, das nicht zu niedrig sein sollte, damit das Aufstehen und Hinlegen leichterfällt, mit Nachttischchen und einem oder mehreren Schränken zur Aufbewahrung der Kleidung. Schlafzimmerschränke haben vorzugsweise Schiebetüren, da sich diese platzsparend öffnen lassen.

Die Küche sollte zweckmäßig eingerichtet sein, damit ihre Pflege nicht zu aufwändig ist. Das bedeutet leicht zu reinigende Oberflächen wie Kunststoffbeschichtungen oder Chrom; an Stelle eines Gasherds ein Ceranfeld und ein glatter Fußbodenbelag wie Linoleum oder rutschfeste Fliesen. Wichtig ist ausreichend Stauraum, um alle Kleingeräte zu verstauen. Schwere Gegenstände wie gusseiserne Töpfe sind in Unterschränken unterzubringen, damit sie beim Herausholen nicht herabfallen können. Backofen und Kühlschrank sollten so angebracht sein, dass sie ohne Bücken bestückt werden können.

Im Sanitärbereich sollten rutschfeste Fliesen zum Einsatz kommen, die Duschtasse ist am besten ohne Rand vertieft in den Boden eingelassen. Am Toilettenbecken sowie an Dusch- und Badewanne sollten Haltegriffe installiert werden, ebenso eine Einstieghilfe für die Badewanne. Ein in der Dusche an der Wand montierter Duschstuhl ermöglicht das Duschen auch im Sitzen, ein Aufsatz auf dem Toilettensitz erleichtert das Aufstehen. Wichtig sind ausreichende Ablage- bzw. Aufhängemöglichkeiten für Handtücher und Kleidung.

Haushaltsführung

Zur Hausarbeit werden folgende Tätigkeiten gerechnet: Aufräumen, Reinigung des Wohnraumes, Möbelpflege, Müllentsorgung, Lebensmittel einkaufen, Nahrungszubereitung, Geschirr spülen, Wäsche waschen, bügeln, zusammenlegen, Kleidung reparieren, Betten beziehen, Betten machen, Blumenpflege und Gäste bewirten.

Einen Großteil der Arbeit bei der Haushaltsführung nimmt die **Reinigung des Wohnraums** ein. Diese dient zum einen dazu, Möbel und Einrichtungsgegenstände zu pflegen und ihren Wert zu erhalten und Renovierungsarbeiten so lange wie möglich zu vermeiden, zum anderen soll die regelmäßige Reinigung eine angenehme Atmosphäre schaffen, in der man sich wohl fühlen kann. Dabei soll die Reinigung aber nicht zum Selbstzweck werden. Übertriebene Hygiene und insbesondere die Desinfektion von Wäschestücken und Flächen sind im Privathaushalt völlig unnötig. Auch in Heimen wird eine Flächendesinfektion nur im Falle des Ausbruchs von Infektionskrankheiten empfohlen. Eine regelmäßige Reinigung, die Lagerung von empfindlichen Speisen im Kühlschrank, das Austauschen von Putzlappen und -schwämmen und regelmäßiges Händewaschen reichen als grundlegende Hygienemaßnahmen aus.

Einen weiteren großen Anteil an der Hausarbeit nimmt die **Pflege von Wäsche und Textilien** ein. Die meisten Textilien sind heute waschmaschinengeeignet. Schmutzwäsche sammelt man am besten in einem Korb, damit Luft an die Wäsche kommt und sich keine unangenehmen Gerüche entwickeln. Gewaschen wird die Wäsche sortiert nach Temperaturverträglichkeit und nach Farben. Eine handelsübliche Haushaltswaschmaschine fasst etwa fünf bis sechs Kilogramm Trockenwäsche. Die Maschine soll immer so voll sein, dass nach oben in der Trommel noch etwa eine Handbreit Platz ist. Für Waschgänge über 60 °C verwendet man am besten ein Vollwaschmittel. Es enthält Bleichmittel, die Flecken entfernen. Diese Bleichmittel wirken erst ab ca. 60 °C, sind bei niedrigeren Temperaturen also verschwendet und belasten die Umwelt. Für 30 °C- und 40 °C-Waschgänge reicht also ein Buntwaschmittel aus. Wäsche, die nicht maschinenwaschbar ist, muss von Hand im Waschbecken, meist mit kaltem Wasser, gewaschen werden. Diese Kleidungsstücke werden mehrmals ausgespült, damit das Waschmittel komplett entfernt wird. Anschließend trocknet man sie über dem Wäscheständer. Auch beim Bügeln muss auf die richtige Temperatureinstellung geachtet werden. Hinweise darauf erhält man auf dem Etikett des Kleidungsstückes.

Die Vielzahl an unterschiedlichen Tätigkeiten im Haushalt kann rasch dazu führen, dass man den Überblick verliert und sich überfordert fühlt. Daher macht es Sinn, Hausarbeit zu planen, systematisch anzugehen und dies in einen Wochenplan umzusetzen. Neben Tätigkeiten, die jeden Tag anfallen, wie Aufräumen, Mahlzeiten zubereiten, Geschirr spülen, Betten machen, Blumenpflege und kleine Reinigungsarbeiten (Tisch abwischen, Krümel und Spritzer entfernen, Arbeitsflächen in der Küche reinigen), verteilt man Tätigkeiten, die nur einmal wöchentlich zu erledigen sind, auf die einzelnen Wochentage. Dies wären z. B. regelmäßige Reinigungsarbeiten wie Fußböden saugen, fegen oder wischen, Möbel abstauben, Bad und WC reinigen aber auch Wäsche waschen, aufhängen, bügeln und zusammenlegen. Verteilt man diese Tätigkeiten auf mehrere Tage, sind sie schnell erledigt und erscheinen nicht so mühsam.

Beispiel für einen Wochenarbeitsplan

Montag	Dienstag	Mittwoch	Donnerstag	Freitag
tägliche Arbeiten: Esstisch abwischen, Krümel entfernen, Arbeitsflächen in der Küche reinigen, Geschirr spülen, Wohnung aufräumen, Betten machen				
▪ Wäsche waschen und aufhängen ▪ Küche putzen	▪ Wäsche zusammenlegen ▪ Möbel abstauben	▪ Wäsche bügeln	▪ Fußböden saugen oder wischen	▪ Bad und WC reinigen

Ein weiterer wesentlicher Aspekt bei der Hausarbeit ist das wirtschaftliche Handeln, d. h. die Frage „Wie viel Geld steht mir zur Verfügung?" Zum besseren Überblick über die Ausgaben sollte ein Haushaltsbuch geführt werden. In diesem Buch werden Ausgaben und Einnahmen festgehalten. Zum einen werden die fixen Kosten, also regelmäßig wiederkehrende Ausgaben wie Miete, Strom, Wasser, Versicherungen, vermerkt, zum anderen hält man die variablen, also veränderlichen Kosten, z. B. für Lebensmittel, Textilien, Anschaffungen und Reparaturen, fest. Diese Kosten werden den Einnahmen (Gehalt, Rente) gegenübergestellt. So kann man schnell feststellen, ob man sich mit seinen Ausgaben „im Rahmen" bewegt und vielleicht für größere Ausgaben etwas angespart werden kann.

Wer die Hausarbeit nicht selbst erledigen kann oder will, kann Leistungen von ambulanten hauswirtschaftlichen Diensten in Anspruch nehmen. Ambulante Dienste übernehmen hauswirtschaftliche Teilbereiche, wie z. B. das Einkaufen, die Reinigung der Wohnung oder die Pflege der Wäsche bis hin zur gesamten Haushaltsführung. Die wohl bekannteste Form der ambulanten hauswirtschaftlichen Versorgung ist die Versorgung mit ganzen Mahlzeiten, „Essen auf Rädern" genannt.

Informationen über die verschiedenen Angebote vor Ort geben:
Sozialstationen, Beratungsstellen für Senioren; Seniorenbüros, Kirchengemeinden, Wohlfahrtsverbände und Verbraucherzentralen.

Das Angebotsspektrum der verschiedensten Mahlzeitendienste ist sehr unterschiedlich. Es können neben Menüs nach zusammengestellten Speiseplänen, die alle 6–8 Wochen wechseln, à la carte-Menüs wie im Restaurant bestellt werden. In der Regel können auch Diäten und Sonderkostformen sowie pürierte Kost oder kleinere Portionen gewählt werden. Ein Unterscheidungskriterium ist die tägliche Anlieferung von warmen oder gekühlten Speisen oder die wöchentliche Anlieferung von Tiefkühlmenüs.

Übersicht über Vor- und Nachteile täglicher Anlieferung von warmen oder gekühlten Speisen und wöchentlicher Anlieferung von Tiefkühlmenüs

		Für den Anbieter	Für den Kunden
Tägliche Anlieferung	Vorteile	▪ täglicher Kontakt zu den Kunden; Möglichkeit von Rückmeldungen	▪ persönliches Verhältnis Küche – Gast ist durch den täglichen Kontakt eher gewährleistet ▪ das Essen wird appetitlich angerichtet ▪ hohe Bequemlichkeit
	Nachteile	▪ hohe Investition in Küchentechnik ▪ hoher Personalaufwand auch am Wochenende und an Feiertagen ▪ höherer Verwaltungsaufwand als bei der Wochenlieferung ▪ höhere Kosten und höherer Personalbedarf im Vergleich zur Wochenlieferung	▪ Kunde ist an feste Essenszeiten gebunden ▪ geringe Auswahl, da selten eine Menüauswahl angeboten wird ▪ meistens teurer als wöchentliche Lieferung von Tiefkühlmenüs ▪ Qualitätseinbußen durch zu lange Warmhaltezeit
Wöchentliche Anlieferung	Vorteile	▪ geringer Personal- und Verwaltungsaufwand ▪ kein Wochenend- und Feiertagsdienst erforderlich ▪ Organisationsaufwand geringer als bei der täglichen Anlieferung	▪ mehr Flexibilität bei den Essenszeiten ▪ individuelle Wahlmöglichkeit, da meist mehrere Menüs pro Tag zur Auswahl stehen ▪ gute Qualität durch den Wegfall transportbedingter Warmhaltezeiten
	Nachteile	▪ weniger persönliche Kontakte und geringe Rückmeldemöglichkeiten ▪ hohe Investitionskosten in Tiefkühlvorrichtungen in den Transportfahrzeugen	▪ Eigenleistung für Zubereitung erforderlich ▪ Tiefkühlkapazität und Erhitzungsgerät müssen vorhanden sein

Verwahrlosung im Alter 1.9

Immer mehr alte Menschen sind mit der Organisation alltäglicher Dinge überfordert und geraten zunehmend in einen Zustand der Verwahrlosung. Besonders häufig betroffen sind Frauen.

Die Ursachen für dieses Phänomen liegen meist im Nachlassen der körperlichen Fähigkeiten, verbunden mit Einsamkeit und dem Wegfall sozialer Kontrolle.

Die nachlassende Sehkraft führt dazu, dass beim Putzen der Schmutz nicht mehr gesehen wird, mangelnde Beweglichkeit und körperliche Gebrechen lassen ein Bücken oder Nach-oben-Strecken bei der Reinigung der Wohnung nicht mehr zu, die Wohnung verschmutzt zusehends. Der Weg zur Mülltonne ist lang und beschwerlich, das System der Mülltrennung kompliziert und undurchschaubar, sodass Abfälle möglichst lange in der Wohnung aufbewahrt werden. Auch der Weg zur meist im Keller stehenden Waschmaschine ist mit mühsamem Treppensteigen verbunden, sodass Wäsche bevorzugt im Waschbecken von Hand gewaschen und in der Wohnung über der Heizung getrocknet wird.

Da auch das Einkaufengehen mit großen Anstrengungen verbunden ist und so selten wie möglich in Angriff genommen wird, schränkt sich die Lebensmittelauswahl immer mehr ein: Es werden vorwiegend lange haltbare, konservierte Lebensmittel gekauft, z. B. in Dosen oder Tiefkühlware, frische, leicht verderbliche Produkte wie Obst, Gemüse und Milchprodukte kommen immer seltener auf den Tisch. Auch das Kochen wird immer anstrengender. Die Mühe „nur für sich alleine“ zu machen, das scheint nicht mehr lohnenswert. Dieser Zustand führt langsam, aber stetig zu einer Mangelernährung, die die körperlichen Gebrechen noch verstärkt.

Da sich der Aktionsradius der Betroffenen immer weiter einschränkt, scheint es auch nicht mehr nötig, sich zu pflegen. „Ich komme ohnehin nicht vor die Tür, wozu soll ich mich waschen, anziehen, frisieren?“

→ Wolfer-Barthelmess; Firsching: Beiträge zum Thema Verwahrlosung im Alter; KDA 1998

So verwahrlost neben der Wohnung auch die Person selbst zunehmend.

Psychologen, die sich mit dem Phänomen der Verwahrlosung intensiv beschäftigen, unterscheiden drei Formen von Unordnung in verwahrlosten Wohnungen:

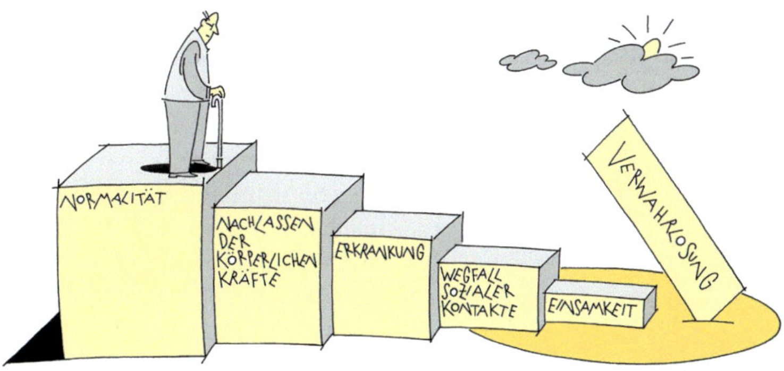

Formen von Verwahrlosung

1. Die „geordnete Unordnung“
Obwohl Anzeichen von Verwahrlosung deutlich erkennbar sind, herrscht in all dem Chaos ein Ordnungssystem. Zwischen Stapeln von scheinbar sinnlos angehäuften Gegenständen sind Wege frei gehalten. Für bestimmte Gegenstände sind bestimmte Plätze in der Wohnung vorgesehen und die/der Betroffene weiß, was wo ist.

2. „Keine Ordnung“
In der Wohnung sind Gegenstände ohne System angehäuft, es findet eine zunehmende Vermüllung statt. Es ist nicht mehr möglich, zu unterscheiden, welches Zimmer welche Funktion hat oder hatte.

3. „Unbewohnbarkeit“
Die Wohnung ist so stark vermüllt, dass man nicht mehr in ihr wohnen kann. Die hygienischen Verhältnisse sind untragbar, sanitäre Einrichtungen, Küche, Möbel und Einrichtungsgegenstände können nicht mehr benutzt werden. Die Wohnsubstanz ist gefährdet, ebenso der Bewohner und eventuell die Nachbarn.

Viele Betroffene verdrängen ihre Situation und versuchen, sie vor ihrer Umwelt zu verstecken. Das gelingt auch gut, denn oft beschränkt sich der Kontakt ohnehin auf einige wenige Menschen. Und gerade die engsten Angehörigen, insbesondere die eigenen Kinder, wagen es häufig nicht, ausgerechnet diejenige Person, die ihnen selbst Ordnung und Sauberkeit beigebracht hat, genau in diesem Punkt zu kritisieren.

Dabei ist die zunehmende Verwahrlosung als Hilfeschrei zu verstehen. Zu stolz, um um Hilfe zu bitten, empfindet der von Verwahrlosung betroffene Mensch seine mangelnde Fähigkeit, den Alltag zu bewältigen, als Makel. Er zieht sich zurück und gibt sich alle Mühe, nach außen hin ein Bild der Selbstständigkeit aufrechtzuerhalten. So gerät er zunehmend in Isolation. Die immer seltener werdende Anerkennung und Zuwendung durch andere Menschen wird durch das Anhäufen von Gegenständen ausgeglichen und es kommt zu den oben beschriebenen „Zuständen". Dabei dient die zunehmend unordentliche Wohnung oftmals als Schutz vor der als bedrohlich empfundenen Umwelt.

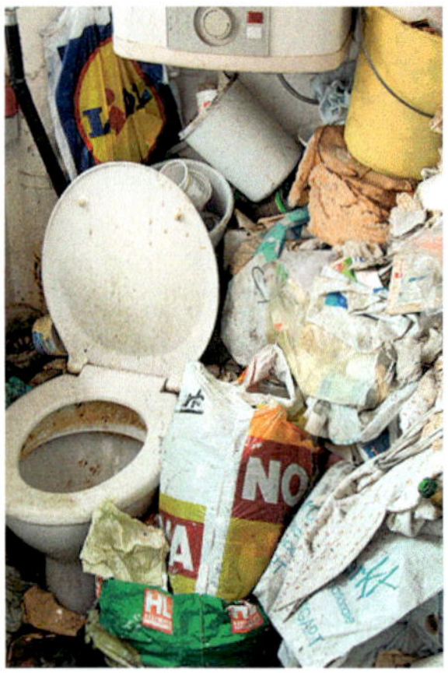

[1] Verwahrloste Toilette

Diese reagiert entsprechend mit Ausgrenzung und weiterer Isolation. Verwahrlosende Nachbarn werden so lange ignoriert, bis scheinbar die Gefahr besteht, selbst Opfer des zunehmenden Durcheinanders zu werden. Dabei unterliegen viele Menschen dem Irrglauben, von verwahrlosten Wohnungen ginge generell eine Seuchengefahr, z. B. in Form von Keimen, aus. Dies ist jedoch nicht der Fall. In unseren Breiten, in denen in der Regel sowohl die Trinkwasserversorgung als auch die Beseitigung von Abwasser geregelt ist, stellt eine verwahrloste Wohnung kein größeres Seuchenrisiko dar als jede andere Wohnung.

Eine Ausbreitung von Ungeziefer, z. B. durch die Ansammlung von Abfällen in der Wohnung, ist wahrscheinlicher.

Angehörige oder Nachbarn ergreifen oft erst dann die Initiative, wenn die Situation eskaliert: wenn Ungeziefer sich bis in die Nachbarwohnung ausbreitet, die Kombination von eingeschalteter Herdplatte und daneben aufgestapelten Werbezeitschriften zu einem Zimmerbrand führt oder der Geruch aus der Wohnung für Nachbarn unerträglich wird.

Will oder kann sich der Betroffene nicht selbst helfen oder helfen lassen, stellt sich die Frage, welche rechtlichen Möglichkeiten den (scheinbar) geschädigten Nachbarn oder Angehörigen zur Verfügung stehen, um beispielsweise eine stationäre Aufnahme in eine Senioreneinrichtung zu erwirken. Beschäftigt man sich mit der Rechtslage, wird schnell klar, dass nichts klar ist. Eine eindeutig anwendbare Regel gibt es nicht. Jeder „Fall" muss vom zuständigen Ordnungsamt einzeln geprüft und in der Regel in Zusammenarbeit mit dem Amtsgericht entschieden werden.

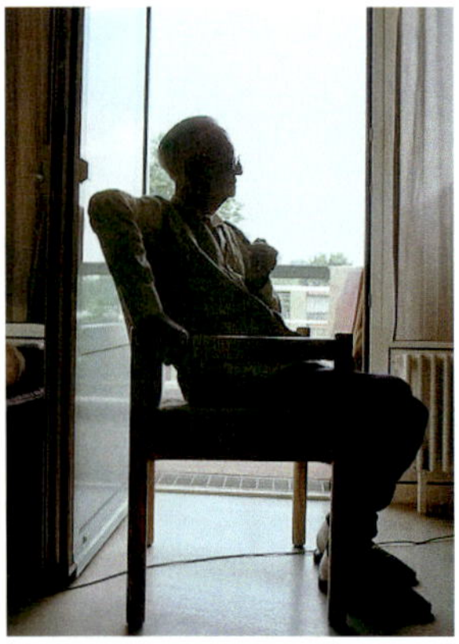

[2] Fehlende Einsichtsfähigkeit auf Grund einer krankheitsbedingten Beeinträchtigung muss immer durch einen Arzt diagnostiziert werden.

Das Unterbringungsgesetz (UGB) des Landes Baden-Württemberg beispielsweise sieht eine „öffentlich-rechtliche Unterbringung" für drei möglicherweise auf das Problem der Verwahrlosung zutreffende Situationen vor:

1. Es liegt eine psychische Krankheit vor. Diese müsste von ärztlicher Seite diagnostiziert werden.
2. Es besteht eine Eigengefährdung. Hier müsste eine erhebliche Gefährdung von Leben und Gesundheit vorliegen. Eine sichtbare Verwahrlosung alleine stellt noch keine Eigengefährdung dar, es müsste schon eine konkrete Gefährdung, z. B. durch den Verzehr von wochenlang in der Wohnung gelagerten verdorbenen Lebensmitteln, erkennbar sein.
3. Fehlende Einsichtsfähigkeit, also die krankheitsbedingte Beeinträchtigung der freien Willensbestimmung des Betroffenen. Auch hier wäre eine psychiatrische Diagnose erforderlich.

Ist der Betroffene nicht bereit, sich helfen zu lassen, weil er beispielsweise seine eigene Situation ganz anders einschätzt oder weiterhin seinen Schutzwall aufrechterhalten will, ist Abhilfe schwierig.

Kann eine verwahrloste Person auf Grund einer Erkrankung ihre Angelegenheiten nicht mehr selbst regeln, kann seitens des Amtsgerichts ein gesetzlicher Betreuer bestellt werden. Hierzu ist jedoch wiederum eine Einzelfallbegutachtung erforderlich. Nicht immer ist dies die Lösung des Problems, denn auch der gesetzliche Betreuer kann nicht vollkommen gegen den Willen der betreuten Person Maßnahmen ergreifen. Gemeinsam mit dem Betroffenen kann jedoch versucht werden, Hilfestellungen zu geben, wie z. B. die Organisation ambulanter Dienste und Arztbesuche, Entrümpelung und Reinigung der Wohnung. Eine Einweisung in eine stationäre Einrichtung gegen den Willen des Betroffenen kann ein gesetzlicher Betreuer nicht veranlassen, denn er hat sich am Willen des Betreuten zu orientieren. Dazu gehört auch die Möglichkeit, das Leben nach seinen eigenen Vorstellungen und Wünschen zu gestalten.

Betreuungsrecht
2 S. 493

Die Begleitung verwahrloster Personen erfordert viel Fingerspitzengefühl und Geduld. Es gilt, ein Vertrauensverhältnis aufzubauen und möglichst viel von der Lebensgeschichte und den Umständen, die zur Verwahrlosung geführt haben, in Erfahrung zu bringen. Erst dann kann begonnen werden, konkrete Hilfe, wie z. B. den Besuch eines Arztes oder das gemeinsame (!) Aufräumen eines Zimmers, anzubieten. Dienen Gerümpel und Müll in der Wohnung als Schutzwall vor der bedrohlichen Umwelt, macht es keinen Sinn, als Erstes ausgerechnet diese Stütze zu beseitigen. Niemals darf eine Entrümpelung der Wohnung „hinter dem Rücken" des Betroffenen stattfinden, denn niemand kann schließlich wissen, an welchen der scheinbar sinnlos angehäuften Gegenstände das Herz besonders hängt. Ist eine Vertrauensbasis geschaffen, kann das Selbstwertgefühl gestärkt und der Betroffene vorsichtig dazu motiviert werden, selbst an seiner Situation etwas zu ändern. Dabei ist es wichtig, dass er sowohl die Maßnahmen als auch das Tempo selbst bestimmt.

Für die beteiligten Helferinnen ist der Umgang mit Verwahrlosten häufig schwierig. Ablehnung, Unsicherheit, Abscheu, Ekel, Enttäuschung, Ungeduld, Wut, all diese Gefühle sind ganz normal und ebenso schwer auszuhalten wie das Misstrauen und die Feindseligkeit des Betroffenen. Wichtig ist, diese negativen Gefühle nicht zu unterdrücken, sondern im Kollegenkreis darüber zu sprechen. Eine für alle zufrieden stellende Lösung kann nur im Konsens mit Betroffenem, Familienangehörigen, Arzt unter Einbeziehung von Beratungsstellen, Ordnungsamt oder Vormundschaftsgericht gefunden werden.

§

Artikel 1 Grundgesetz

(1) Die Würde des Menschen ist unantastbar. Sie zu achten und zu schützen ist Verpflichtung aller staatlichen Gewalt.

Artikel 2 Grundgesetz

(1) Jeder hat das Recht auf die freie Entfaltung seiner Persönlichkeit, soweit er nicht die Rechte anderer verletzt und nicht gegen die verfassungsmäßige Ordnung oder das Sittengesetz verstößt.

(2) Jeder hat das Recht auf Leben und körperliche Unversehrtheit. Die Freiheit der Person ist unverletzlich. In diese Rechte darf nur auf Grund eines Gesetzes eingegriffen werden.

Artikel 13 Grundgesetz

(1) Die Wohnung ist unverletzlich.

(2) Durchsuchungen dürfen nur durch den Richter, bei Gefahr im Verzuge auch durch die in den Gesetzen vorgesehenen anderen Organe angeordnet und nur in der dort vorgeschriebenen Form durchgeführt werden.

(7) Eingriffe und Beschränkungen dürfen im Übrigen nur zur Abwehr einer gemeinen Gefahr oder einer Lebensgefahr für einzelne Personen, auf Grund eines Gesetzes auch zur Verhütung dringender Gefahren für die öffentliche Sicherheit und Ordnung, (...), zur Bekämpfung von Seuchengefahr (...) vorgenommen werden.

1.10 Schnittstellenmanagement

Schnittstellen
2 S. 479

Pflege und **Hauswirtschaft** sind zwei zentrale Leistungsbereiche von Altenhilfeeinrichtungen. Hier finden Prozesse statt, die zu den so genannten Schlüsselprozessen der Einrichtungen gehören. Abläufe, an denen beispielsweise der Bewohner und dessen Angehöriger, also der Kunde, die Qualität der Einrichtung beurteilt.

Außenstehende Betrachter sowie der Bewohner selbst interessieren sich lediglich für die Wirkung, nicht für die Ursachen von Problemen. Funktionieren die Prozesse, stimmt die Leistung. Stimmt die Leistung, ist der Bewohner zufrieden. Funktionieren die Prozesse nicht, stimmt die Leistung nicht. Die Folge ist Unzufriedenheit. Warum und an welcher Stelle die Prozesse dem Bedarf nicht entsprechen, ist dabei aus Sicht des Kunden unwesentlich. Der Kunde sieht die Organisation als Ganzes, nicht einzelne Abteilungen oder Bereiche. Ganz im Gegensatz dazu sehen viele Mitarbeiterinnen von Altenhilfeeinrichtungen nur ihren eigenen Arbeitsbereich und sind lediglich an der Qualität des eigenen Wohnbereichs, des Sozialen Dienstes, der Aufnahme oder der Küche interessiert. Die Qualität der anderen Dienstleistungserbringer ist dabei unwichtig. Doch auch die Qualität dieser anderen prägt das Bild des Hauses im Ganzen.

An den Schnittbereichen von Pflege und Hauswirtschaft treffen Mitarbeiterinnen aus unterschiedlichen Berufsbereichen zusammen, die häufig wenig von den Aufgaben und Problemen der jeweils anderen Gruppe wissen. In der Praxis sollen die Mitarbeiter/innen beider Bereiche Hand in Hand zusammenarbeiten.

Dies macht die Schaffung von **klaren Strukturen** sowie eine Definition der **Ablauforganisation** erforderlich. Oder anders ausgedrückt: Jeder muss wissen, was er wann und wie zu tun hat. Ziel ist die Verhinderung von Konflikten und von Zufälligkeiten innerhalb einzelner Abläufe. Nur so können die spezifischen Fachkenntnisse beider Berufsgruppen optimal genutzt werden.

Beispiele für Schnittstellenmanagement:

1. Die Mitarbeiterin des **Reinigungsdienstes** betritt ein Zimmer, in dem gerade eine pflegerische Maßnahme durchgeführt wird.

   Meist können hier durch einfache Organisationsstandards Konflikte vermieden werden.

2. Die Mitarbeiterin des hauswirtschaftlichen Dienstes serviert die **Mahlzeit** ins Bewohnerzimmer, die Pflegemitarbeiterin reicht die Mahlzeit an.

   Hier ist eine zumindest zeitliche Abstimmung unbedingt erforderlich. Je besser die Abstimmung und damit die Schnittstelle funktioniert, desto höher wird die Kunden-, aber auch die Mitarbeiterzufriedenheit sein.

3. Die Mitarbeiterin des hauswirtschaftlichen Dienstes portioniert auf dem Wohnbereich das **Mittagessen** aus dem Wärmewagen, die Pflegemitarbeiterin serviert die Mahlzeit ins Zimmer und reicht sie bei Bedarf an.

   Eine gute Abstimmung ist hier unabdingbar. Jede Berufsgruppe bringt hier ihre speziellen Fachkenntnisse „ganz nah am Kunden" ein. Somit erreicht das erfolgreiche Arbeiten in der Schnittstelle sowohl die höchste Mitarbeiter- als auch die höchste Kundenzufriedenheit, birgt bei schlechter Abstimmung aber auch das höchste Konfliktpotenzial in sich.

Die strategische Ausrichtung des Hauses gibt vor, wie hoch der Anteil an Schnittpunkten, -stellen und -flächen ist und wie diese gestaltet sind. So können Schnittstellen in einer Einrichtung, die „klassisch" nach dem Versorgungskonzept organisiert ist, ganz anders aussehen als Schnittstellen in einer Hausgemeinschaft mit Präsenzkräften.

Der Schnittstellenbereich muss gut organisiert und genau geregelt werden, sonst leidet die Qualität. Dies bedeutet, dass die Aufteilung der Tätigkeiten nicht nach dem Prinzip „billige Hauswirtschaftskräfte erledigen einfache Routinearbeiten, teure Pflegekräfte übernehmen anspruchsvolle Aufgaben" erfolgen darf, sondern dass – neben diesen sicherlich auch relevanten – finanziellen Aspekten auch und vor allem das Interesse des Bewohners, also des Kunden, Beachtung finden muss.

Es liegt im Interesse des Bewohners, dass mit seinem Geld vernünftig umgegangen wird und die von ihm direkt oder indirekt bezahlten Heimentgelte in seinem Sinne eingesetzt werden. „In seinem Sinne“ heißt, dass er sich wohl fühlt.

→ „Schnittstellen Pflege/Hauswirtschaft“, Kuratorium Deutsche Altershilfe

Beispiel
1. Die Kleidung einer Bewohnerin ist ausbesserungsbedürftig.
Konflikt: Es ist nicht geklärt, wer ausbesserungsbedürftige Wäsche aussortiert und wie damit verfahren werden soll.
Standpunkt der Pflege: „Die Wäscherei erfüllt ihre Pflicht nicht.“
Standpunkt der Hauswirtschaft: „Die Pflege achtet nicht darauf, wie die Bewohner gekleidet sind.“

2. Der Fußboden in einem Bewohnerzimmer ist schmutzig.
Konflikt: Es ist nicht geklärt, wer putzt, wenn ein Bewohner ein Glas Wasser umstößt.
Standpunkt der Pflege: „Der Reinigungsdienst putzt nicht ausreichend.“
Standpunkt der Hauswirtschaft: „Die Pflege ist sich zu fein, einen Aufnehmer in die Hand zu nehmen.“

3. Ein Bewohner hat sich den Magen verdorben.
Grund: Empfindliche Milchprodukte wurden zu lange auf dem Wohnbereich außerhalb des Kühlschranks gelagert.
Standpunkt der Pflege: „Die Küche kontrolliert die Kühlschränke im Wohnbereich zu selten.“
Standpunkt der Hauswirtschaft: „Die Pflege achtet nicht darauf, was auf dem Wohnbereich gelagert wird.“

online

Kooperation von Hauswirtschaft und Pflege in stationären Einrichtungen der Altenhilfe, Bayerisches Staatsministerium für Arbeit und Sozialordnung, Familie und Frauen
www.verwaltung.bayern.de/Broschueren-bestellen-.196.htm

Sicher sind die drei Beispiele überspitzt formuliert, doch was sieht der Kunde? Ausbesserungsbedürftige Wäsche, einen schmutzigen Fußboden, einen Bewohner, dem es schlecht geht. Derartige unklare Verhältnisse wirken sich nicht positiv auf das gegenseitige Verständnis und Akzeptanz der Mitarbeiter beider Bereiche aus.

Um umfassendes Wohlbefinden und somit die Qualität der verschiedensten Dienstleistungen zu sichern, gilt es, alle Prozesse zu beschreiben und in Einzeltätigkeiten zu zergliedern. Jede Einzeltätigkeit wird anhand der Kriterien Fachlichkeit, Bewohnerinteresse, Ressourcen und Kosten betrachtet und einer Berufsgruppe zugeordnet. Folgende Fragen sind dabei wegweisend:

- Welche Berufsgruppe ist fachlich geeignet, diese Tätigkeit auszuführen?
- Liegt es im Interesse der Bewohner, dass diese Tätigkeit beispielsweise im Zusammenhang mit einer anderen Tätigkeit ausgeführt wird?
- Welcher Bereich hat welche personellen Ressourcen?

Hier wird klar, dass es auf die Frage „Wessen Aufgabe ist das?“ keine allgemein gültige Antwort geben kann. Was in der einen Einrichtung sinnvoll, wirtschaftlich und auf Grund der Personalstruktur, der Bewohnerstruktur oder aus sonstigen Gründen richtig sein kann, kann in der benachbarten Einrichtung vollkommen unsinnig sein.

Die Gestaltung der Schnittstellen ist eine aufwändige und zeitraubende Aufgabe. Sie erfordert auf beiden Seiten die Fähigkeit, über den eigenen Tellerrand hinauszuschauen und die Bewohnerinteressen in den Vordergrund zu stellen. Damit niemand das Gefühl hat, lieb gewonnene Tätigkeiten aufzugeben oder missliebige Aufgaben zu übernehmen, muss gemeinsam diskutiert werden – und zwar auf höchster Ebene. Schnittstellenarbeit ist Leitungsaufgabe. Nur mit klaren strukturellen Vorgaben ist eine fruchtbare Kooperation zwischen Hauswirtschaft und Pflege möglich.

Die Beschreibung der Schnittstellenprozesse findet sich in den QM-Handbüchern.

2 Schaffung eines förderlichen und sicheren Wohnraums und Wohnumfelds

2.1 Wohnen und Wohlbefinden

Das Wohlbefinden älterer Menschen hängt wesentlich von der Möglichkeit zur Befriedigung individueller Bedürfnisse und Wünsche ab. Diese Erkenntnis steht im Mittelpunkt eines modernen Altenpflegeverständnisses, das durch professionelles Handeln eine solche Lebensführung berücksichtigen und fördern will.

online

www.bmfsfj.de/BMFSFJ/Service/publikationen.html

Darüber hinaus gibt es jedoch allgemeine Bedingungen im menschlichen Dasein, welche die Lebensqualität bestimmen und die Gegenstand soziologischer Forschung sind. Altersgruppenspezifisch untersucht die gerontologische Forschung diese Bedingungen für das Leben älterer Menschen. So wurden in verschiedenen Studien Einflussfaktoren auf das Wohlbefinden älterer Menschen herauskristallisiert:

- soziale Netzwerke (Familie, Freunde, Nachbarn)
- Gesundheit und körperliche Leistungsfähigkeit
- mentale Kapazität (wie Gedächtnis und Denkfähigkeit)
- Einkommen und Vermögen
- Infrastruktur des Wohnumfelds
- Ausstattung der Wohnung

Feminisierung
1 S. 19

Inwieweit selbstständiges und selbstbestimmtes Leben trotz auftretender alters- und krankheitsbedingter Einschränkungen möglich ist, prägt die Lebensqualität im Alter wesentlich. Eine elementare Rolle spielt dabei der Aspekt des Wohnens. Die meisten Pflegebedürftigen ab 60 Jahre werden zu Hause versorgt. Erst mit zunehmender Pflegebedürftigkeit wird es wahrscheinlicher, dass sie in ein Heim ziehen müssen.

Wohnort Pflegebedürftige zum Jahresende 2009 im Alter von 60 Jahren und mehr

Alter in Jahren	Pflegebedürftige Bevölkerung 2009		
	Insgesamt	darunter	
		zu Hause versorgt (Privathaushalt) in %	in Heimen (Gemeinschaftsunterkunft) in %
60–65	71.370	77,7	22,3
65–70	129.687	76,0	24,0
70–75	224.803	75,0	25,0
75–80	306.923	73,1	26,9
>80	1.282.661	61,2	38,8
Zusammen	2.338.252	69,3	30,7

QUELLE: Statistisches Bundesamt, Wiesbaden – Pflegestatistik 2009

Auf Grund dieser Verteilung richtet sich das Augenmerk für die Schaffung altersgerechten Wohnraums hauptsächlich auf die Wohnform der „Privatwohnung“. Hier ist im Rahmen der Altenpflege häufig beratende und unterstützende Leistung gefragt, die ein Wissen über Möglichkeiten zur baulichen und funktionellen Veränderung, über Hilfsmittel und deren Finanzierungsmöglichkeiten voraussetzt. Demgegenüber unterliegen die räumlichen Bedingungen der Gemeinschaftsunterkünfte einer Kontrolle durch Baubestimmungen und Behörden.

Begriff des Wohnens 2.2

Menschen haben allgemeine Bedürfnisse an das Wohnen, wie:

Allgemeine Bedürfnisse beim Wohnen

- Privatheit und Ungestörtheit
- Nähe zu Bezugspersonen, z. B. zu Kindern, Nachbarn und Freunden
- Orientierung und Zugänglichkeit
- Bequemlichkeit und bedarfsgerechter Komfort
- Sicherheit
- Finanzierbarkeit des Wohnraums
- Nähe zu Versorgungs- und Verkehrsstrukturen
- Nähe zu kulturellen und sozialen Einrichtungen
- Nähe zu Erholungsstrukturen

Zusammengenommen verweisen diese Bedürfnisse auf eine *physische*, *psychische* und *soziale* Dimension des Wohnens (ganzheitliche Sicht). Die physische Dimension steht für die räumliche Ebene des Wohnens. Bei der psychischen Dimension steht das Wohlbefinden des Wohnens im Mittelpunkt, d. h. für einen Menschen bedeutet die Wohnung:

- Sicherheit, Schutz
- Erinnerung/Identität
- Selbstbestimmung
- Handlungs- und Gestaltungsfreiheit
- soziale Orientierung
- persönliche Orientierung
- Intimität
- Rückzugsmöglichkeit

Die soziale Dimension verdeutlicht, dass die Wohnung ein privater Raum ist. Sie bietet eine Rückzugsmöglichkeit von sozialen Erwartungen und öffentlicher Kontrolle. Der Inhaber der Wohnung bestimmt die Art der sozialen Kontakte, inwieweit er Nähe und Distanz zu anderen Personen zulassen will. Gleichzeitig ist die Wohnung Ausdruck des sozialen Status. Menschen gestalten die Wohnung (Wohnstil), um zum Beispiel anderen Menschen zu zeigen, dass sie viel Geld besitzen. Oder bestimmte soziale Gruppen ziehen nur in ausgewählte Gebiete.

Alltag und Wohnen im Alter
2 S. 298–307

Bei alters- und krankheitsbedingten Einschränkungen gewinnen die räumlichen Bedingungen eine zunehmende Bedeutung. Anhand der Wohnbedürfnisse lässt sich ablesen, dass zur gewohnten Umgebungen das Wohnumfeld zählt.

Räumliche (physische) Ebenen des Wohnens

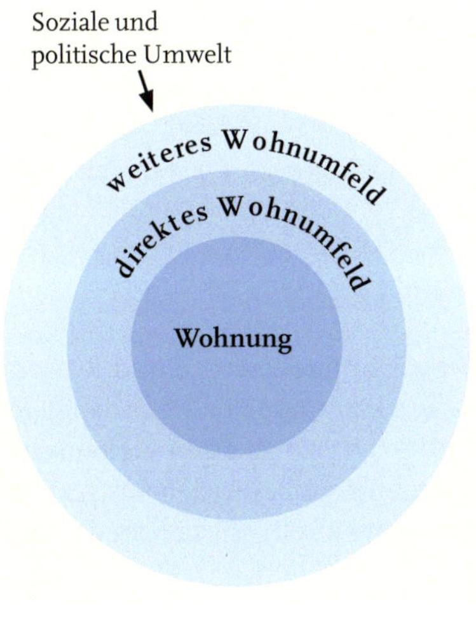

Infrastrukturelle und außerhäusliche Bedingungen:
- Verkehrsanbindung, Einkaufsmöglichkeiten, soziale und kulturelle Einrichtungen, Erholungsraum

Bedingungen innerhalb des Hauses, vor der Wohnung und direkt vor dem Haus:
- Flure, Treppen, Fahrstuhl

Bedingungen innerhalb der Wohnung:
- Bewegungsfreiheit und Bedienbarkeit

2.3 Theoretische Grundlagen

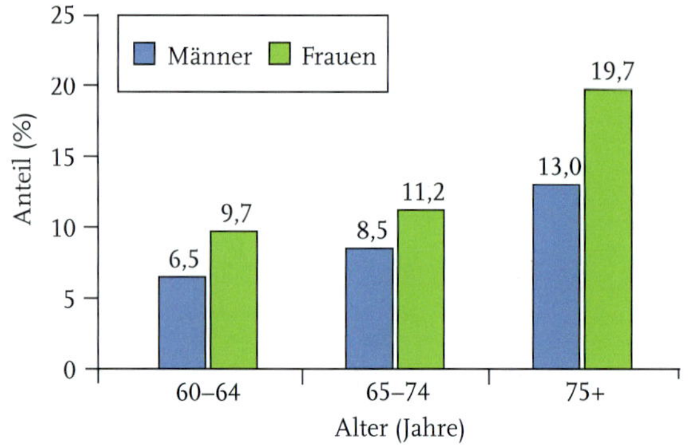

[1] Anteil der Personen, die am Befragungstag das Haus nicht oder für max. 20 Min. verlassen haben, nach Alter und Geschlecht.
QUELLE: nach Gerostat; Deutsches Zentrum für Altersfragen, 2005

Untersuchungen zeigen, dass die Bedeutung des Wohnens mit steigendem Alter zunimmt. Deshalb ist die Frage nach einem altersgerechten Wohnraum und Wohnumfeld nicht zuletzt für die professionelle Altenpflege ein wichtiges Thema, die im Hinblick auf eine möglichst lang andauernde Selbstbestimmtheit älterer Menschen deren Verbleib in der gewohnten Umgebung fördern und erhalten will (→ Abb. 1).

Hochaltrige verbringen z. B. durchschnittlich 21,5 Stunden des Tages innerhalb der Wohnung.

Wie das Wohlbefinden älterer Menschen im Zusammenspiel von individuellem Kompetenzgrad und den Umweltanforderung geprägt wird, zeigt ein Modell, das Lawton in den 80er Jahren entwickelte. Seiner These zufolge schrumpft bei fehlender Übereinstimmung der Lebensraum im Alter, was sich negativ auf das Wohlbefinden und den Gesundheitszustand des älteren Menschen auswirkt (→ Abb. 2).

Unter dem „Kompetenzgrad“ versteht Lawton das Ausmaß der vorhandenen und potenziellen Ressourcen, die Folgendes ermöglichen:

- eine selbstständige Lebens- und Haushaltsführung,
- die Nutzung verschiedener Angebote im Wohnumfeld,
- die Nutzung der öffentlichen und privaten Verkehrsmittel und
- die Aufnahme von Kontakten zu anderen Personen und dem gesellschaftlichen Leben.

Disuse-Hypothese
1 S. 14

Das Modell wird folgendermaßen interpretiert: Bei überhöhten Umweltanforderungen gepaart mit niedrigem Kompetenzgrad kommt es zu Ressourcenverlusten: Der ältere Mensch ist überfordert. Stehen jedoch einer hohen Ressourcenkapazität zu niedrige Anforderungen der Umwelt gegenüber, kommt es zum Kompetenzverlust. Der Mensch kann seine Fähigkeiten und Fertigkeiten nicht nutzen: Er ist unterfordert. Überforderung mindert also ebenso wie Unterforderung das Wohlbefinden.

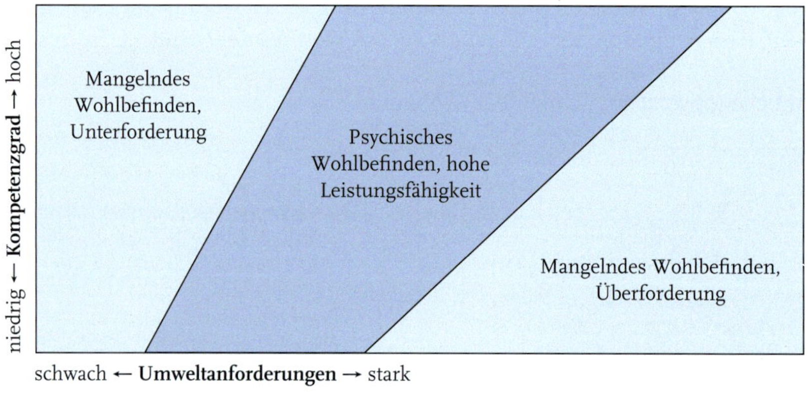

[2] Das ökologische Modell von Lawton
QUELLE: nach Flade (1997): Wohnen im Alter aus psychologischer Sicht, S. 19; hrsg. von Harald Blonski; Belz Edition Sozial

Eine mangelhafte Übereinstimmung zwischen Umweltanforderungen und Ressourcenkapazitäten kann Depressionen, Aggressionen, Rückzug, anormale Passivität, Realitätsverlust, psychosomatische Erkrankungen und auch frühzeitigen biologischen Tod zur Folge haben. Um solchen Prozessen entgegenzuwirken, wurden aus gerontologischer Sicht Kriterien für altersgerechtes Wohnen entwickelt, die sich an das Lawtonsche Modell anlehnen.

Anforderungskriterien für altersgerechtes Wohnen

Ausgangspunkt: individuelle Präferenzen berücksichtigen

Das Wohnen soll:

- Selbstbestimmung und Kontrolle gewährleisten
- Wahrnehmung und Orientierung ermöglichen
- Sicherheit gewähren
- die Gesundheit fördern
- die Mobilität nicht einschränken (Barrierefreiheit)
- anregend und stimulierend wirken
- eine ansprechende Atmosphäre bieten

Diese wissenschaftlichen Erkenntnisse und öffentlichen Diskussionen der Interessenverbände wurden durch den Gesetzgeber aufgegriffen und finden sich in Gesetzen, Bauverordnungen und Bestimmungen zur Gestaltung des privaten und öffentlichen Raumes in der Deutschen Industrie-Norm (DIN) wieder:

Rechtliche Bedingungen

- Heimmindestbauverordnung, Heimgesetz der Länder
- Bundesgleichstellungsgesetz, insbesondere § 4 Barrierefreiheit:
  - DIN 18040: Barrierefreies Bauen
    - DIN 18040-1: Öffentlich zugängliche Gebäude
    - DIN 18040-2: Wohnungen
    - DIN 18040-3: Öffentlicher Verkehrs- und Freiraum

„Barrierefrei sind bauliche und sonstige Anlagen, Verkehrsmittel, technische Gebrauchsgegenstände, Systeme der Informationsverarbeitung, akustische und visuelle Informationsquellen und Kommunikationseinrichtungen sowie andere gestaltete Lebensbereiche, wenn sie für behinderte Menschen in der allgemein üblichen Weise, ohne besondere Erschwernis und grundsätzlich ohne fremde Hilfe zugänglich und nutzbar sind."

→ **Ziel:** Gestaltung der Wohn- und Lebensbedingungen für eine weitestgehende Unabhängigkeit von fremder Hilfe

Auf der Bundesebene gilt noch die Heimmindestbauverordnung, aber das Heimgesetz ist seit 2009 Ländersache. Deshalb müssen die neuen Bestimmungen in den Heimgesetzen der Bundesländer berücksichtigt werden.

online

http://din18040.de
www.nullbarriere.de

Die optimale Gestaltung einer altersgerechten und barrierefreien Privatwohnung sowie deren Umwelt 2.4

Innerhalb der Wohnung

Mit zunehmendem Alter und Hilfebedürftigkeit treten für Menschen häufiger Problemlagen bezüglich der Wohnung auf. Ursachen hierfür können sein:

- Auszug der Kinder
- finanzielle Einbußen durch Eintritt in den Rentenbezug oder Tod des Partners
- gesundheitliche Einschränkungen, besonders hinsichtlich der Beweglichkeit

Erschwerend kommt hinzu, dass ältere Menschen häufig in Wohnungen mit erheblichen Mängeln leben, wie zum Beispiel veralteten Heizungs- und Sanitäranlagen. In der Fachterminologie werden solche Wohnungen „Substandard-Wohnungen" genannt, d. h., die Ausstattung und der Wohnkomfort liegen deutlich unter den durchschnittlichen Wohnbedingungen. Die Anpassung der Wohnung kann oftmals nur unter erheblich technischem und finanziellem Aufwand erfolgen.

Grundsätzlich gibt es folgende Richtdaten für die Größe einer Wohnung:
1 Person: 45 – 50 m², 2 Personen: ca. 60 m² und 3 Personen: ca. 75 m².

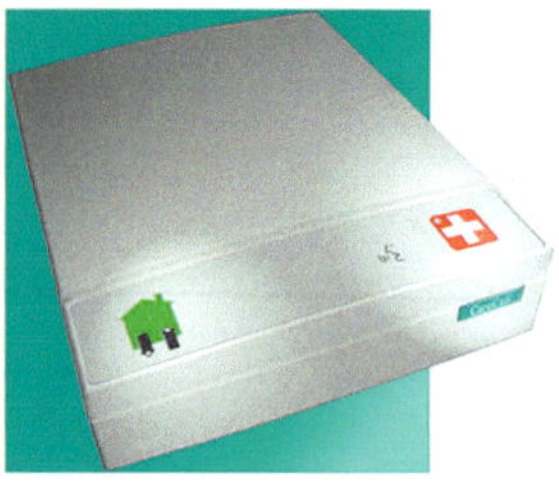

[1] Basisgerät

Dementsprechend sollte die Mindestwohnungsgröße für einen älteren Menschen 45–50 Quadratmeter betragen – wobei die „Wohlfühlgröße" bei 55 Quadratmetern liegt. Dies entspricht einer mittelgroßen Wohnung mit zwei Zimmern, Küche, Bad und Diele. Das Bild einer 30 Quadratmeter kleinen 1-Raum-Wohnung für „Singles" als alters- und bedarfsgerechter Wohnungsgröße stellt sich somit als Fehlannahme dar. Derartige Einraumwohnungen bieten zu wenig Bewegungsraum und stehen den Bedürfnissen Älterer entgegen.

Bei einem kombinierten Wohn- und Schlafraum wird zudem das Raumklima negativ beurteilt: Die Heizungs- und Lüftungssituationen während der kalten Jahreszeiten führen tendenziell dazu, dass der Raum in der Nacht zu warm ist, was Schlafstörungen begünstigt, während morgendliches Lüften zu einem kalten Wohnzimmer führt oder ganz unterbleibt. Auch wirkt sich die häufig fehlende Möglichkeit zur Querlüftung ungünstig aus. Optimal ist für ältere Menschen eine Wohnung mit räumlich **getrenntem Wohn- und Schlafbereich.** Das bietet einerseits im Schlafraum eine Intimsphäre und Stauraum und andererseits eine Aufenthalts- und Empfangssphäre im Wohnraum. Dadurch kann die Wohnsituation Vereinsamungstendenzen entgegenwirken.

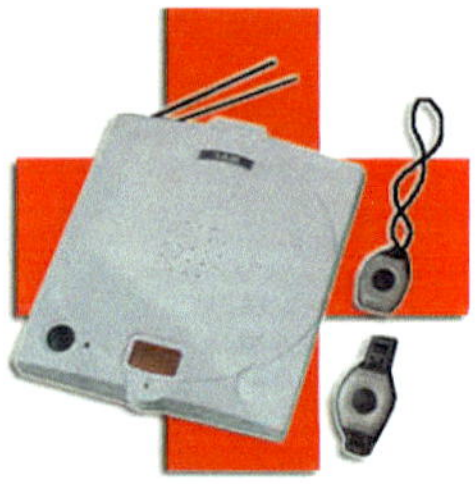

[2] Armband

Ein altersgerecht gestaltetes **Wohnzimmer** bietet ausreichend Bewegungsfläche und ist Mittelpunkt des Alltags- und Gemeinschaftslebens. Hier verbringt der ältere Mensch den größten Teil des Tages und kann Besucher empfangen. Bereiche für verschiedene Aktivitäten wie Lese-, Empfangs- und Hobbybereich ermöglichen eine abwechslungsreiche Gestaltung des Tages. Zudem bietet die individuelle Gestaltung des Raumes mit Möbeln, vertrauten Gegenständen und Bildern einen „gewohnten" Rahmen, der Ausdruck der eigenen Geschichte und der Persönlichkeit des älteren Menschen ist. Damit sind Grundvoraussetzungen für das Wohlbefinden verbunden.

Für Frauen der Kriegs- und Nachkriegszeit hat das **Schlafzimmer** eine besondere symbolische Bedeutung, die mit „Ehe" und einem „geordneten Familienleben" in Verbindung steht. Meistens wurde das Schlafzimmer als einziger Raum nach der Hochzeit komplett neu mit einem Ehebett und einem großen Kleider- und Wäscheschrank eingerichtet. Bei eingeschränkter Mobilität oder Pflegebedürftigkeit erweist sich eine solche Ausstattung häufig als hinderlich und macht Umgestaltungen notwendig, denn das Bett sollte von drei Seiten zugänglich sein.

Das **Bad** ist für eine selbstständige und selbstbestimmte Lebensführung besonders wichtig. Ob es eine Dusche oder eine Badewanne enthält, entscheiden die räumlichen Kapazitäten und die Vorlieben des älteren Menschen. Ideal wäre beides. Haltegriffe und eine altersgerechte Toilette sind zu installieren. Damit bei einem Sturz der Zugang gewährleistet wird, darf sich die Tür nicht nach innen in das Bad öffnen.

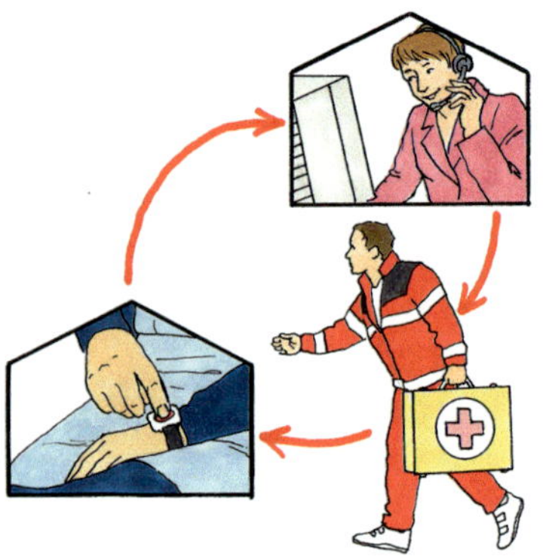

Senioren wollen so lange wie möglich ihre Mahlzeiten eigenständig zubereiten. Hierzu ist eine ergonomisch angepasste Ausstattung für die Nutzbarkeit der **Küche** vorteilhaft. Trotzdem stellt sie einen Risikofaktor dar, wenn bei zunehmender Vergesslichkeit Herdplatten oder andere elektrische Geräte angelassen werden. Hier liegt häufig die Ursache für Brände. Technische Hilfsmittel wie akustische Rauchmelder oder sich automatisch ausstellende Geräte helfen, Gefahren zu minimieren.

In Bezug auf die Sicherheit plagt viele ältere Menschen die Sorge, wie sie in einer Notfallsituation Hilfe holen können. Hier haben sich **Hausnotrufsysteme** etabliert. Das Grund-System besteht aus dem Basisgerät (→ Abb. 1) und dem Funkfinger als Armband, Clip oder Halskette (→ Abb. 2).

Im Notfall wird innerhalb der Wohnung der Alarm durch Druck auf die tragbare, wasserdichte Funktaste auf dem Funkfinger ausgelöst. Das Basisgerät ist am Telefonanschluss angeschlossen und leitet den Hilferuf an eine Servicezentrale, an Angehörige oder einen Pflegedienst weiter. Diese können dann Sprechkontakt mit dem Hilfesuchenden aufnehmen und ggf. Maßnahmen einleiten.

Das beste Notrufsystem nützt nichts, wenn es nicht am Körper getragen wird. Zusätzliche Notrufmöglichkeiten können im Bad oder der Toilette installiert werden.

Übersicht: Anforderungen an eine altersgerechte und barrierefreie Wohnung nach DIN 18040 und gerontologischen Erkenntnissen

Sicherheit
ist ein sehr komplexes Gefühl, das im Alter beeinflusst wird z. B. durch den Schutz vor Stürzen, Bränden sowie vor Überfällen und Einbrüchen. Insbesondere altersphysiologisch- und krankheitsbedingte Einschränkungen wie Geh- und Sehbehinderung, Schwerhörigkeit, Kraftschwächung, Nachlassen der Merkfähigkeit potenzieren Unsicherheitsgefühle. Einige objektive Veränderungen können die Wahrnehmung der eigenen Sicherheit stabilisieren.

1. **Beseitigung von Sturz- und Stolpergefahren**
   - keine Türschwellen (minimale Höhe der Balkontürschwelle, max. 2 cm)
   - Mobiliar hat nach unten keine ausgestellten Schrägen (z. B. Tisch)
   - keine lose verlegten Kabel
   - Möbel, die beim Abstützen nicht umfallen
2. **Tragfähige Wände und Verankerungen für bedarfsgerechte** Einrichtungs-, Halte-, Stütz- und Hebevorrichtungen
3. **Individuell platzierte Haltegriffe, Abstützhilfen oder Handläufe**
4. **Bodenbeläge sind rutschhemmend, rollstuhlgeeignet, antistatisch, feuerfest, fest verklebt und gut zu reinigen.**
5. **Einbruchshemmende Wohnungseingangstür, Fenster, Balkon- oder Terrassentür**
6. **Berührungssichere Heizungskörper (Verkleidung)**
7. **Sicherungen für alle elektronischen Geräte zur Vermeidung von Bränden, Stromschlägen und Wasserschäden, z. B.**
   - Herdsicherung, Wasserüberlaufsicherung (→ Abb. 1), Abdeckung von ungenutzten Steckdosen
   - zertifizierte Rauchmelder
8. **Das Glas für Türen und Fenster muss bruchsicher und ggf. wahrnehmbar markiert sein.**
9. **Klingel mit Türgegensprechanlage**
10. **Angepasste und ausreichende Beleuchtung (→ Abb. 2); teilweise durch Bewegungsmelder**

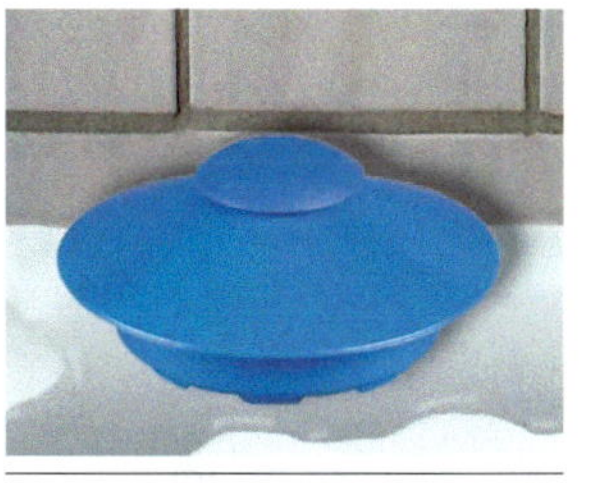

[1] Wasserüberlaufsicherung

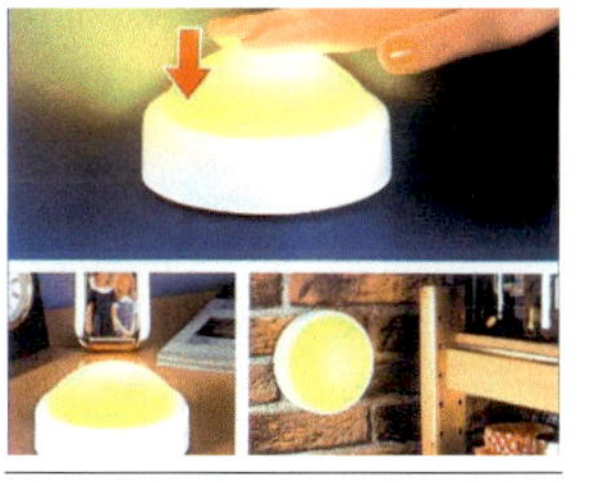

[2] Universallampe, die durch leichten Druck an- und ausgeschaltet werden kann

In den letzen Jahren wurde das Hausnotrufsystem durch zusätzliche Leistungen weiter ausgebaut:

- Rauchmelder (→ Abb. 3) sind über Funk mit dem Basisgerät verbunden und lösen im Fall einer übermäßigen Rauchentwicklung Alarm aus. Die Servicezentrale nimmt Kontakt zu dem älteren Menschen auf, warnt und leitet ggf. Maßnahmen ein.
- Einen Fall-Detector tragen Personen, bei denen ein hohes Sturzrisiko besteht. Das Gerät wird an einem Kleidungsstück befestigt und kann erkennen, ob jemand gestürzt ist. Bei einem Sturz wird automatisch Alarm ausgelöst und die Servicezentrale kann Hilfe für den Verletzten organisieren.
- Kontaktmatte/Tagetaste: Ein automatischer Alarm wird ausgelöst, wenn die Matte nicht täglich begangen bzw. die Tagetaste betätigt wird.

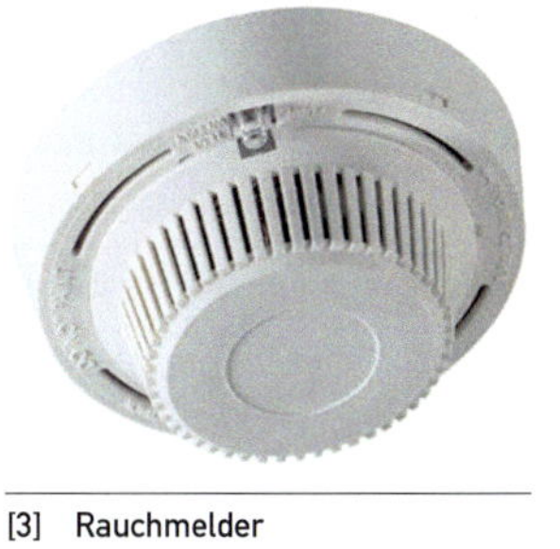

[3] Rauchmelder

Übersicht: Anforderungen an eine altersgerechte und barrierefreie Wohnung nach DIN 18040 und gerontologischen Erkenntnissen

Barrierefreiheit/Mobilität

Die Nutzbarkeit der Wohnung ist nicht nur von der Zugänglichkeit der Räume abhängig. So bezieht sich „Barrierefreiheit" nicht nur auf ausreichend breite Türen und Bewegungsfläche, sondern beinhaltet auch ergonomische Anpassungen, die alters- oder krankheitsbedingte Einschränkungen ausgleichen. Zu den wichtigen Veränderungen im Alter gehören Einschränkungen der Sehkraft, des Hörvermögens und der Mobilität, Kraftschwächung im Arm-, Hand- und Fingerbereich, Tremor, eingeschränkter Greifraum oder eingeschränkter Drehwinkel etc.

1. Bewegungsfläche (vor Einrichtungen in Küche, Bad, Bett usw.)
- kein Rollstuhlfahrer (mind. 1,20 m x 1,20 m)
- für Rollstuhlfahrer (mind. 1,50 m x 1,50 m)
- Mindestbewegungsfläche (mind. 90 cm)
- Duschplatz (mind. 1,20 m x 1,20 m; mind. 1,50 m x 1,50 m)

2. Türbreite
- kein Rollstuhlfahrer (mind. 80 cm)
- für Rollstuhlfahrer (mind. 90 cm)

3. Alle Bedienungselemente müssen gut erreichbar, leicht zu bedienen, großflächig und gut sichtbar sein, z. B.
- Lichtschalter, Fenster- und Türgriffe
- technische Geräte: Herd, Fernseher, Telefon, Handy, PC

4. Ergonomisch angepasste Ausstattung, sodass ggf. alles aus sitzender Position erreichbar ist, z. B.
- Küchenschränke, Kühlschrank, Waschmaschine, Fenster und Rollläden, Beinfreiheit bei allen Arbeitsflächen

Selbstbestimmung und Kontrolle

sind wichtige Bestandteile eines eigenständigen Lebens. Hierzu zählt der Entscheidungsfreiraum, der älteren Menschen ermöglicht, über die Aufnahme von sozialen Kontakten zu bestimmen. Ebenso sind Tätigkeits- und Aktivitätsfreiraum für ein selbstbestimmtes Leben notwendig.

1. Individuelle Möblierung und Gestaltung der Räume

2. Abschließbares Mobiliar

3. Individuelle Kontrolle der sozialen Bindungen
- Wohnzimmer als Empfangsbereich
- Schlafzimmer als Rückzugsmöglichkeit

4. Selbstbestimmung über Aktivitäten, Abläufe, Zeitpunkte
- verschiedene Plätze für Aktivitäten
- ausreichend große Abstellflächen

Stimulation und Anregung (Möglichkeiten zur sozialen und kulturellen Partizipation)

fördern geistige, körperliche und soziale Fähigkeiten von älteren Menschen, d. h., ihre Kompetenzen werden erhalten und gestützt. Gleichförmigkeit und fehlende Möglichkeiten zur Betätigung führen schnell zu Depressionen und Verlust der Ressourcen.

1. Ausblicke nach außen ermöglichen
- behinderungsfreier Zugang und Anfahrbarkeit des Fenster, des Balkons/der Terrasse inklusive Sitzmöglichkeit

2. Bedarfsgerechte Möblierung für Besucher
- Möglichkeit des Zusammensitzens mit Freunden, Bekannten und Nachbarn
- ausreichender Stauraum für „Bewirtungsutensilien"

3. Zugang zu Medien und Kommunikationsmitteln, z. B.
- Radio, Fernseher, mobiles Versorgungselement für Telefon
- Internet

Wahrnehmung und Orientierung

1. Individuelle Möblierung, Gestaltung, Aufstellen von Fotos

2. Farbgestaltung nach individuellen Wünschen

3. Besonders bei Sehschwäche: klares Ordnungssystem, z. B. Platz für Schlüssel, Portmonee, Küche, Schränke

Gesundheitsfördernde Gestaltung der Wohnung

Im Zentrum einer gesundheitsfördernden Gestaltung steht das Klima in einer Wohnung. Eines der Hauptzwecke des **Lüftens** ist der Abzug von entstandener Feuchtigkeit, denn jede Wohnung hat seine Feuchtigkeitsquellen (→ Tab.).

Feuchtigkeitsquelle	Abgegebene Wassermenge
Mensch, je nach Betätigung	50 bis 200 g pro Stunde
große Topfpflanze	20 bis 30 g pro Stunde
Geschirrspüler	150 bis 250 g pro Spülgang
Waschmaschine	220 bis 400 g pro Waschgang
Kochen	450 bis 1000 g pro Stunde
Wannenbad	ca. 1200 g pro Bad
Dusche	ca. 1600 g pro Duschbad

Eine relative Luftfeuchtigkeit liegt durchschnittlich zwischen 30 und 65 Prozent.

Gerade in der kalten Jahreszeit heizen und lüften viele ältere Menschen aus falsch verstandener Sparsamkeit nur ungenügend. Die Folge ist eine erhöhte Feuchtigkeit, die die Entstehung von Schimmelpilz begünstigt und zu folgenden gesundheitlichen Beeinträchtigungen führen kann:

online

www.schimmelpilz.de
www.bundesumweltamt.de

▪ Erkrankungen der oberen und unteren Atemwege (Bronchitis, Atemnot, Husten)	▪ Allergien
▪ Schwächen in der Immunabwehr	▪ Muskelschmerzen
▪ Reizungen der Augen, Haut	▪ Magen-Darm-Beschwerden
▪ Erkältungssymptome wie Schnupfen oder Halsschmerzen	▪ Konzentrationsstörungen
▪ chronischer Erschöpfungszustand	▪ Kopfschmerzen

Art der Lüftung	Minimale Lüftungsdauer für einen vollständigen Luftaustausch
Querlüftung durch Öffnen gegenüberliegender Fenster	ca. 2 Minuten
vollständig geöffnetes Fenster	ca. 4 bis 8 Minuten
gekippte Flügel gegenüberliegender Fenster	ca. 6 bis 15 Minuten
gekippte Fensterflügel	ca. 30 bis 120 Minuten

Als Grundregel für ein wirkungsvolles Lüften gilt: möglichst oft, kurz und kräftig.

Die **Wohlfühltemperaturen** hängen stark von individuellen Gewohnheiten ab. Ältere Menschen lieben es meist etwas wärmer, deshalb sind die folgenden Angaben ganz allgemeine Richtwerte: Wohnzimmer, Esszimmer 20–23 °C, Schlafzimmer 17–20 °C und Badezimmer 20–23 °C.

Neben dem richtigen Klima fördert ein niedriger Geräuschpegel durch entsprechende geräuschhemmende bauliche Maßnahmen oder z. B. geräuscharme Elektrogeräte das Wohlbefinden älterer Menschen.

→ Giessler, Joachim F: Planen und Bauen für das Wohnen im Alter. Ebook (Blottner Verlag) 2009
→ Kuratorium Deutsche Altershilfe & Deutscher Mieterbund (Hrsg.): Ratgeber Betreutes Wohnen. Service, Preise, Verträge – Worauf müssen Sie achten?, Köln 2000
→ Broschüre: Der Goldene Herbst; So schützen Sie sich im Alter. Erhältlich auf jeder Polizeidienststelle oder im Internet unter **www.polizeiberatung.de/medienangebot.html**

Das Wohnumfeld

Das Wohnumfeld kann bei entsprechender Struktur ein **selbstbestimmtes Leben** älterer Menschen unterstützen.

Es beginnt mit der Gestaltung des **Eingangsbereiches**, der durch barrierefreie Flure und Hauseingang, altersgerechte Treppenanlagen und Aufzüge eine gute Zugänglichkeit zur Wohnung gewährt und durch Handläufe Sturzgefahren mindert. Eine gute Beleuchtung in Kombination mit Bewegungsmeldern und großzügigen Zeitschaltungen minimieren Verletzungsgefahren und erhöhen das Sicherheitsgefühl.

Einheitlich gestaltete Siedlungsstrukturen mögen ein gutes Bild bieten, sind aber nicht altersgerecht. Sie lösen bei älteren Menschen eher **Orientierung**slosigkeit und damit einhergehend Ängste des Nicht-zurück-Findens sowie Unsicherheit aus. Orientierungshilfen sind zum Beispiel unterschiedliche Farbgestaltungen der Häuser, der Flure und Etagen, aber auch ansprechende Grünflächen vor dem Haus. Gute Straßenbeleuchtung, beleuchtete und lesbare Hausnummern und Türschilder weisen den Weg.

Ein Wohnumfeld, das **Selbstbestimmung/Kontrolle** und **Anregung/Stimulation** beinhaltet, zeichnet sich durch eine altersfreundliche Infrastruktur aus. Zur Infrastruktur gehören nahe gelegene Einkaufsmöglichkeiten, ein vielfältiges Angebot von Gesundheitseinrichtungen, kulturelle und soziale Angebote wie Kirche, Kino, Theater sowie ein altenspezifisches Angebot wie Seniorenclubs und Sozialstationen. Im städtischen Bereich sollten Parks und Spazierwege mit ausreichend vorhandenen Bänken für Ruhepausen, teilnehmende Beobachtungen und soziale Kontakte vorhanden sein. Dadurch werden Isolations- und unnötige Abhängigkeitstendenzen vermieden.

Die **Mobilität**sbereitschaft älterer Menschen hängt zu einem großen Teil vom Grad der Wahrnehmungs- und Reaktionsfähigkeit ab, d. h. inwieweit die komplexen Anforderungen der Verkehrsteilnahme zu bewältigen sind. So hat, besonders im ländlichen Raum, das Auto für viele alte Menschen eine hohe Bedeutung, da es eine unabhängige Mobilität sichert, Einkäufe erleichtert und das subjektive Sicherheitsgefühl erhöht. Jedoch stellt sich für den älteren Menschen irgendwann die unausweichliche Frage, ob er sich noch der Teilnahme im Verkehr mit Auto oder Fahrrad gewachsen fühlt. Ein gut erreichbares öffentliches Verkehrsnetz mit behindertengerechter Ausstattung und Aufzügen bietet eine Alternative.

Als einschränkender Faktor der Mobilität stellt die **Technisierung im öffentlichen Raum** mit Fahrscheinautomaten (→ Abb. 1) oder Geldautomaten eine Herausforderung insbesondere an ältere Menschen dar, die häufig vor der komplizierten Bedienung kapitulieren. Als Fußgänger zählen ältere Menschen ebenso wie Kinder zu den Risikogruppen im Straßenverkehr. Erschwerend sind für sie mangelnde Seh- und Hörfähigkeit und körperliche Einschränkungen, die das Überqueren der Straße – besonders auch bei kurzen Ampelphasen – zu einem unfallträchtigen Risiko werden lassen.

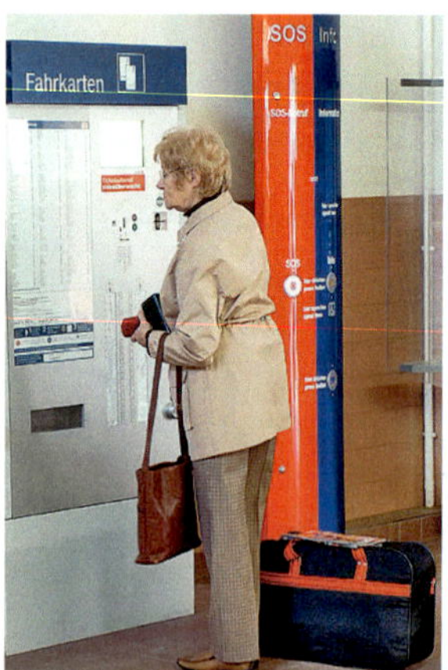

[1] Fahrkartenautomaten stellen ältere Menschen oft vor erhebliche Schwierigkeiten.

Die Angst vor kriminellen Übergriffen und Verkehrsunfällen begleitet viele ältere Menschen bei Aktivitäten im Wohnumfeld. Empfinden Senioren hier zu wenig **Sicherheit**, schränken sie ihren Aktivitätsraum auf die Wohnung ein.

Die subjektive Kriminalitätsfurcht kann im direkten Wohnumfeld durch ein gepflegtes Wohnumfeld, durch helle, gut einsehbare und beleuchtete Flure sowie Eingangsbereiche gemindert werden. Gleichzeitig schwächen körperliche Fitness, Informiertsein über betrügerische Praktiken und Sicherheitsmaßnahmen in der Wohnung diese Ängste ab. Hier gibt es ein vielfältiges seniorenspezifisches Angebot durch die Polizei, den Seniorenclub, Fitness und Selbstverteidigung für Senioren.

Die optimale Gestaltung eines altersgerechten und barrierefreien Heims sowie dessen Umwelt 2.5

Von den 2,25 Millionen Pflegebedürftigen mit einer zuerkannten Pflegestufe lebten 2007 etwa 32 Prozent in 11 000 Pflegeheimen (Statistisches Bundesamt). Das übergeordnete Ziel bei einer Heimunterbringung ist die Erhaltung der Selbstständigkeit, Normalität und Individualität des Bewohners. Deshalb müssen bei der baulichen und pflegerischen Gestaltung von Altenheimen die Anforderungskriterien für ein altersgerechtes Wohnen eine zentrale Rolle spielen. Folgende psychosoziale Bedürfnisse von Menschen werden diesbezüglich hervorgehoben:

- Selbstbestimmung und Kontrolle: Hierzu zählen auch Gewährleistung von Privatheit, Intimität und Territorialität.
- Sicherheit und Schutz: Dieses Kriterium schließt ebenso das Gefühl von Vertrautheit und Geborgenheit ein.
- Anregung und Stimulation: Zu diesem Punkt zählen auch die Möglichkeiten zur Kontaktaufnahme bzw. Kommunikation.

online
www.destatis.de

Durch die Unterteilung in öffentliche, halböffentliche und private Bereiche kann diesen Bedürfnissen zur Steigerung des Wohlbefindens Rechnung getragen werden. Der **private Bereich** sollte nicht direkt an den öffentlichen Bereich angrenzen und mit eigenen Sanitärräumen ausgestattet sein. Er wird durch den Bewohner gestaltet und bietet psychische und soziale Rückzugsmöglichkeit. Pflegepersonal muss diese private Sphäre achten und den Bewohnern mit Taktgefühl und Empathie gegenübertreten. Das Anklopfen vor dem Betreten der Räume ist selbstverständlich. Das Personal darf nicht unaufgefordert oder ohne Erlaubnis in Abwesenheit des Bewohners diesen Bereich betreten. Ein sensibler Umgang mit privaten Gegenständen ist unabdingbar.

Der **halböffentliche** Bereich umfasst Wohn- und Essräume für eine bestimmte Bewohnergruppe. **Öffentliche** Bereiche sind z. B. Flure, Korridore und Loft mit Kiosk.

online
http://bundesrecht.juris.de/heimmindbauv

Minimalanforderungen an die bauliche Gestaltung eines Altenheims (Heimmindestbauvorschrift)

Zimmer mit Wohnfläche für	
1 Bewohner	12 m²
2 Bewohner	18 m²
3 Bewohner und mehr	nur mit Sondergenehmigung
Ausstattung des Zimmers mit Waschbecken inklusive Wasseranschlüssen	
1 Bewohner	nicht erforderlich
2 Bewohner	1
3 Bewohner und mehr	mindestens 2
Sanitäranlagen	
Toilette mit Handwaschbecken auf gleicher Etage	8 Bewohner
Badewanne oder Dusche im gleichen Gebäude	ab 20 Bewohner
Gemeinschaftsräume ab 20 Bewohner	mindestens 20 m²; 1 m²/Bewohner
Funktions- und Zubehörräume im jeweiligen Gebäude	
▪ ausreichende Kochgelegenheiten für die Bewohner ▪ ein Abstellraum für die Sachen der Bewohner ▪ in Einrichtungen mit Mehrbettzimmern ein Einzelzimmer zur vorübergehenden Nutzung ▪ ein Leichenraum, wenn nicht eine kurzfristige Überführung der Leichen sichergestellt ist	

Milieutherapie
1 S. 394

Im Zug der Öffnung des Marktes für teil- und vollstationäre Altenhilfe müssen Heimbetreiber mit ihren pflegerischen und baulichen Angeboten stärker die Bedürfnisse der zu Betreuenden berücksichtigen, um im Wettbewerb bestehen zu können. Eine angemessene bauliche Gestaltung der Betreuungsumgebung kann die negativen Auswirkungen einer institutionellen Unterbringung mildern sowie therapeutisch und kompensatorisch wirken. Hierzu bietet sich die Umsetzung eines architektonisch gut gestalteten und alltagsnahen Milieus in einem Heim oder einer heimähnlichen Wohnform an. Die folgende Übersicht stellt die umweltbezogenen Bedürfnisse und baulichen Anforderungen für Demenzerkrankte in den Mittelpunkt. Die relevanten Umweltdimensionen wurden durch krankheitsrelevante Aspekte erweitert.

Beispiele für bauliche Anforderungen und Bereiche für Bewohner mit Demenzerkrankung Anlehnung an Sozialplanung in Baden-Württemberg e. V.

	Wahrnehmung und Orientierung
Bewohner-Zimmer mit Sanitär	▪ individuelle Möblierung ▪ individuell bedeutsame Markierung der Türen ▪ alte Bilder, vergrößerte Photos als Wanddekoration
Übergang zum Flur	▪ individuell bedeutsame Gestaltung ▪ offene Türen sollten den Zugang zum Flur nicht versperren
Flur	▪ übersichtliche Wegeführung ohne Sackgassen ▪ möglichst keine Verzweigungen (das Entscheiden ist Überforderung) ▪ deutlich unterschiedliche Gestaltung der Flurbereiche, nicht nur Variation eines Themas ▪ Farbe allein als Orientierungshilfe nicht ausreichend, besser ist Farbe mit Form überlagert (z. B. grüner Baum); die Bedeutung von Farben berücksichtigen ▪ Hinweise und Schilder in Augenhöhe oder in Bodennähe, Kontraste zwischen Hintergrund und Schrift ▪ spezifische „Orte“ schaffen an wichtigen Stellen (z. B. Vogelvoliere oder Telefonzelle)
Küche	▪ Einblick in/Zugang zu Küchenbereich ▪ auch nachts Zugang zu Getränken ▪ vertraute häusliche Gestaltung, offene Regale oder Glastüren ▪ keine spiegelnden Flächen ▪ Möglichkeit, die Zubereitung des Essens zu riechen, zu sehen, zu hören (Reizpotenzierung)
Ess-/ Wohnbereiche	▪ vertraute Möblierung, wohnliche Farben und Materialien ▪ keine karierten, gestreiften oder wild gemusterten Stoffe oder Tapeten ▪ Tische mit klar erkennbarem Rand ▪ gute Beleuchtung, ca. 500 Lux, in Augenhöhe (indirekt mit ergänzenden atmosphärischen Leuchten) ▪ Geschirr mit Kontrast zum Tisch/Tischtuch, ggf. Platzdeckchen ▪ farbige Getränke, damit volles Glas erkennbar ist ▪ durchdachte (Farb-)zusammenstellung der Speisen, möglichst stark duftend ▪ Wohn-/Essbereich von Flur einsehbar (inneres Fenster) ▪ verschiedene Wohn-/Essbereiche unterschiedlich möbliert, kein Einheitsmobilar, sondern Einzelstücke
Räume für besondere Beschäftigungen	▪ keine neutral möblierten, multifunktionalen Räume, Zweck muss erkennbar sein ▪ Möblierung mit Änderungscharakter, z. B. Werkbank oder Nähkästen, Korb mit Wolle
Eingangsbereich	▪ nur ein (kontrollierter) Haupteingang
Freibereich, Terrasse, Garten	▪ überschaubar, keine versteckten Stellen ▪ Eingang ins Haus gut markiert ▪ Rundweg, klare Wegbegrenzungen, besondere Orte als Merkpunkte ▪ Blendung durch blendend weiße Möbel oder Bodenbelag vermeiden

QUELLE: Stationäre Versorgung von Alzheimer-Patienten. Hrsg. Deutsche Alzheimer Gesellschaft e. V., 2003

→

	Sicherheit	Selbstbestimmung, Kontrolle
Bewohner-Zimmer mit Sanitär	▪ keine Stolperschwellen durch lose Teppiche ▪ Steckdosen mit Kindersicherung ▪ Fenster nur zum Kippen ▪ Sanitär: rutschfester Boden, Griffe ▪ Sanitär: verschließbarer Schrank für potenziell gefährdende Produkte (werden ggf. geschluckt) ▪ Nachtbeleuchtung ▪ offene Türen zum Bad sollen kein Hindernis darstellen (z. B. Schiebetüren, geteilte Türen) ▪ Nachtschränke, Tische kippsicher ▪ Heizkörper in Nischen, um bei Stürzen Verletzungen zu vermeiden ▪ Wassertemperatur auf max. 38 °C begrenzt	▪ in der Regel Einzelzimmer, bei Bedarf Möglichkeit als Paar zu wohnen (abhängig vom Schweregrad der Demenz) ▪ Schränke, Kommode mind. zum Teil zugänglich ▪ Fenster zum Öffnen (nur kippen) ▪ Unordnung erlaubt!
Übergang zum Flur	▪ Türen dürfen beim Öffnen nicht in den Flur ragen ▪ keine starken Helligkeitskontraste zwischen Flur und Zimmer	▪ Vorflur als halbprivater Zwischenbereich weniger wichtig (direkter Blickbezug vom Zimmer zum Flur bzw. zur Aufenthaltszone hat größere Bedeutung) ▪ Zugang zum Zimmer sollte immer möglich sein (Türen nicht abschließen) ▪ keine abgeschlossenen Türen innerhalb des Bereiches
Flur	▪ kein Zugang zu Treppen ▪ möglichst durchgehender Handlauf ▪ keine Stolperschwellen oder in den Weg ragende Möblierung ▪ gute, blendfreie Beleuchtung ▪ kaschieren von Ausgängen (auch Fluchttüren) ▪ keine Verglasungen bis zum Boden, sondern Ausbildung einer Brüstung ▪ keine starken Farbkontraste am Boden (hell-dunkel), wird als Abgrund interpretiert	▪ Flurnischen für Einzelne oder kleine Gruppen anbieten ▪ alle Türen sollten zugänglich sein
Küche	▪ Herdsicherung ▪ Schränke bei Bedarf abschließbar ▪ keine scharfen Ecken und Kanten	▪ Küche der Wohngruppe zugeordnet ▪ Getränke frei (Kühlschrank) zugänglich, auch nachts
Ess-/ Wohnbereiche	▪ keine lose verlegten Kabel (Stolpergefahr) ▪ eher schwere Möbel, die beim Abstützen nicht umfallen	▪ Möglichkeit, in einer kleinen Gruppe zu essen ▪ kein Ordnungszwang, Dinge dürfen herumliegen ▪ offene Regale ermöglichen leichten Zugriff
Räume für besondere Beschäftigungen	▪ Risiko für Verletzungen vermindern, aber Herausforderungen bieten (Messer sind nicht verboten)	▪ Räume sollten frei zugänglich sein
Eingangsbereich	▪ unauffällige, „getarnte" Ausgangstüren, um Weglaufen zu verhindern	
Freibereich, Terrasse, Garten	▪ individuelle Freibereiche – Balkon nicht geeignet, besser Terasse ▪ im Garten – keine Stolperschwellen, rutschfester Belag – keine giftigen Pflanzen – Überschaubarkeit für Personal – weglaufsicherer Zaun, Kaschieren der Türen – viele Plätze zum Ausruhen	▪ intime Sitzbereiche für Einzelne und kleine Gruppen, z. B. Gartenlaube ▪ Garten sollte frei zugänglich sein, muss aber weglaufsicher gestaltet und für Personal überblickbar sein

	Stimulation/Anregung
Bewohner-Zimmer mit Sanitär	▪ warme, mit Wohnen verknüpfte Farben ▪ Kommode zum „Kramen“ ▪ Regal zum Aufstellen von bedeutungsvollen Objekten ▪ interessante Ausblicke nach außen und innen (inneres Fenster) ▪ WC vom Bett aus sichtbar (Aufforderungscharakter gibt Impulse) ▪ Utensilien für Körperpflege (in der Regel) gut erreichbar ▪ Bedienungselemente möglichst vertraut ▪ spezielle Schrankgestaltung, die Kleider in Reihenfolge des Anziehens präsentiert, „stummer Diener“ ▪ vertraute (eigene) Möblierung, persönliche Erinnerungsstücke ▪ Bettenstellung wie gewohnt ▪ eigene Bettwäsche, möglichst eigene Vorhänge ▪ Möglichkeit, bisherige Gewohnheiten weiterzuführen ▪ Möblierung mit zwei Sesseln sollte möglich sein
Übergang zum Flur	▪ ggf. Halbtür, ermöglicht visuellen und akustischen Kontakt, verwehrt aber Zugang (z. B. Bettlägerigkeit) ▪ Türen zum Flur gut erkennbar (Farbkontrast zur Wand)
Flur	▪ Anregungen: Einblicke, Ausblicke, Materialwechsel, haptisch Reizvolles ▪ Pflanzen, Körbe mit Tüchern, Kuscheltiere, Schalen mit Obst, Getränke ▪ wichtige Türen (wie zur Toilette) auffällig gestalten, damit sie selbstständig gefunden werden können ▪ sichere anregende Wanderwege im Haus ▪ Sitzplätze an Aktivitätsknoten
Küche	▪ küchentypische Dekoration, z. B. Kräuter, Gerüche erwünscht ▪ für Bewohner leicht zugängliche Küche; Möglichkeit: unterfahrbare Tische ▪ an die Küchenzeile angegliederte Arbeitsfläche von zwei Seiten in Sitzhöhe zum „Mitmachen“ ▪ „normale“ Küchenmöblierung, Wohnküche
Ess-/ Wohnbereiche	▪ akustisch abschirmbar, mit schallschluckenden Materialien ausgestattet ▪ rot-orange Töne wirken appetitanregend, kalte Farben eher negativ ▪ häuslich anmutende Möblierung, z. B. Tischdekoration mit frischen Blumen ▪ räumliche Abschirmung zum Flur (wie im guten Restaurant) ▪ kein Fernseher im Essbereich ▪ Verbindung von Essbereich und Küche, ggf. Wohnküche, fördert das „Mitmachen“ ▪ auf individuelle Biografie bezogene „Settings“, z. B. Nähecke mit Wolle zum Wickeln, Tücher zum Zusammenlegen, Karteikarten zum Sortieren etc. ▪ Möblierung wie zu Hause oder eigene Möbel ▪ Bezug zur Jugendzeit der Bewohner (z. B. 50er Jahre) ▪ kontaktfördernde Möblierung, eher Sessel als Sofas; Vierertische günstig für Kommunikation
Räume für besondere Beschäftigungen	▪ deutlicher Aufforderungscharakter durch spezifische Gestaltung ▪ Raum für hauswirtschaftliche Tätigkeiten (einsehbar) ▪ breites Spektrum von Angeboten (schichtspezifisch, geschlechtsspezifisch, biografiebezogen)
Eingangsbereich	▪ keine Anreize zum Hinausgehen schaffen ▪ keine Glastüren (Blick nach draußen fordert zum Gehen auf!) ▪ keine Automatiktüren mit Knopf, die zum „Spielen“ anregen ▪ Türen eher unauffällig gestaltet, ggf. Sitzplätze am Eingang
Freibereich, Terrasse, Garten	▪ jahreszeitlicher Wechsel ▪ Gestaltung, die Tiere anzieht (Schmetterlinge, Vögel), Streicheltiere ▪ besondere Orte, z. B. Brunnen und interessante Objekte wie beispielsweise ein altes Auto ▪ Ausblick auf Garten von möglichst vielen Stellen des Gebäudeinneren ermöglichen ▪ Hochbeet für Rollstuhlfahrer ▪ Sitzplätze im Schatten und in der Sonne, für Einzelne, kleine Gruppe und für alle ▪ Möglichkeit zu zweit zu spazieren (Wege breit genug)

Wohnformen im Alter 3

Die demographischen Entwicklungen wirken sich auch auf die Wohnformen im Alter aus mit steigender Tendenz der Einpersonen-Haushalte. Bei zunehmender altersbedingter Hilfs- und Pflegebedürftigkeit stellt sich für viele ältere Menschen die Frage nach der situationsgerechten Form des Wohnens. Standen früher neben der Entscheidung fürs „Heim" kaum Alternativen zur Verfügung, wenn eine Versorgung im familiären Rahmen nicht möglich war, gibt es heute verschiedene Wohnkonzepte für das Alter.

Demografische Entwicklung
1 S. 18

Wohnformen nach Typen

Das Kuratorium für die Altenhilfe (KDA) unterscheidet die Wohnformen anhand ihrer Merkmale und ordnet sie in Typen ein:

- **Grad der Selbstständigkeit**
  In welchem Ausmaß wünscht ein älterer Mensch selbstständig zu wohnen und ist dazu in der Lage?
- **Grad der Hilfe- und Sicherheitsbedürftigkeit**
  In welchem Ausmaß ist der ältere Mensch hilfe- und pflegebedürftig?
- **Grad der sozialen Kontakthäufigkeit und -fähigkeit**
  In welchem Ausmaß wünscht ein älterer Mensch Kontakt zu anderen Menschen in seiner Nähe? Wünscht der ältere Mensch in Gemeinschaft zu leben?

→ Kremer-Preiß, Ursula: Altersgerecht wohnen – aber wie? Informationen über geeignete Wohnformen im Alter und Hilfen bei der Auswahl von Seniorenwohnanlagen mit Checkliste zum Selbertesten. KDA Beratungs- und Forschungsgesellschaft für Altenhilfe mbH im Auftrag des Industrie-Pensions-Vereins, 2001

Wohnformen nach Typen

In der Privatwohnung verbleibend	
Wohnen in der Gemeinschaft	■ Wohn- und Hausgemeinschaften ■ integriertes Wohnen ■ Mehrgenerationenwohnen ■ Siedlungsprojekte
Wohnen mit Betreuung	■ Hausmeister-Modell ■ betreutes Wohnen mit Ansprechpartner, aber ohne eigenen sozialen Dienst ■ betreutes Wohnen mit Ansprechpartner und eigenem sozialen Dienst oder Pflegestützpunkt oder gesonderter Pflegeabteilung ■ betreutes Wohnen in einer an ein Pflegeheim angekoppelten Wohnanlage
Wohnen in einem Heim oder in einer heimähnlichen Wohnform	■ Altenwohnheime ■ Seniorenwohnanlage/Wohnstifte/Seniorenresidenzen ■ Pflegewohngruppen ■ familienähnliche Hausgemeinschaften für Pflegebedürftige in Einrichtungen

Personen im Alter von 60 Jahren und älter in Privathaushalten 2010

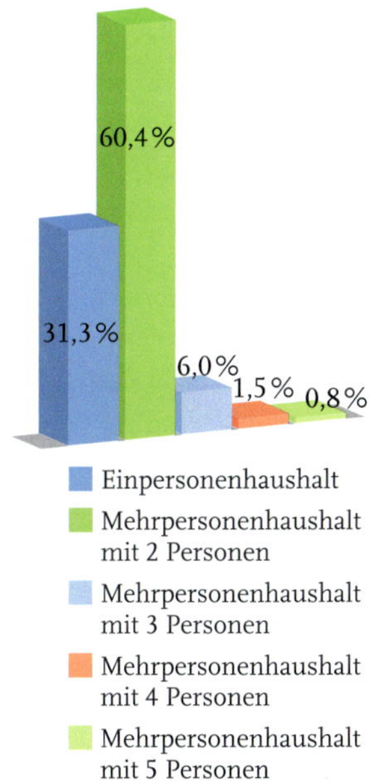

Quelle: Statistisches Bundesamt, Wiesbaden 2007

[1] Haushaltsformen älterer Menschen

Wohnen in der eigenen Privatwohnung

In der eigenen Wohnung und im vertrauten Umfeld zu leben, ist für die meisten Menschen die attraktivste Vorstellung des Wohnens im Alter. Mit Unterstützung der Angehörigen können viele Ältere in der ursprünglichen Wohnung bleiben.

In Deutschland leben bei den 65-Jährigen und Älteren nur etwa drei Prozent gemeinsam mit den Kindern oder anderen Personen in einem Haushalt. Das wird sich auch zukünftig kaum ändern.

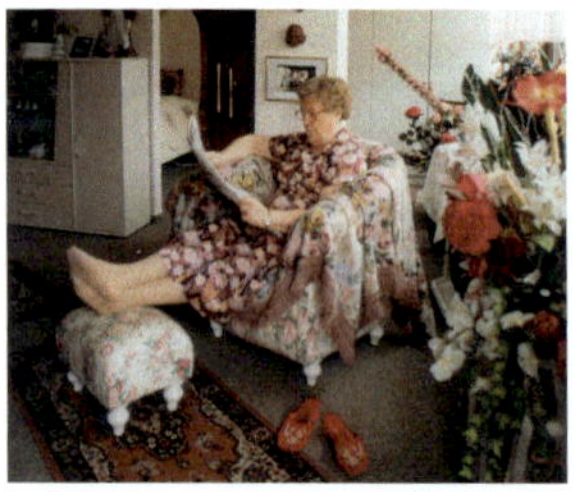

[1] Ein vertrauter, selbstgestalteter Raum vermittelt Privatheit.

online

www.gesetze-im-internet.de/sgb_11

Vorteile

Das Leben im vertrauten, selbst gestalteten Rahmen vermittelt ein Gefühl der selbstbestimmten Privatheit, Identität und Kontinuität und wirkt sich fördernd auf eine aktive Lebensgestaltung des alten Menschen und sein Wohlbefinden aus. Vorhandene soziale Bindungen ermöglichen eine Teilhabe am Alltag des sozialen Umfeldes. Mit Hilfe einer altersgerecht gestalteten Wohnung und ergänzenden Hilfsmitteln ist ein eigenständiges Leben auch bei körperlichen Einschränkungen möglich, wenn sie durch eine gut erreichbare Versorgungsstruktur im Wohnumfeld ergänzt wird.

Nachteile

Mit nachlassender körperlicher und geistiger Mobilität kann es besonders bei allein lebenden Personen zu Isolations- und Vereinsamungstendenzen oder auch Überforderung kommen. Resultat kann eine mangelnde Ressourcenmobilisierung sowie ein steigendes Risiko für körperliche und psychische Krankheiten und Unfälle sein oder auch einen vorzeitigen Tod bedeuten. Die Sozialgesetzgebung (SGB XI) fördert die Versorgung von Pflegebedürftigen in der eigenen Wohnung durch Laien oder professionelle Dienste. Informationsdefizite hinsichtlich der Unterstützungsmöglichkeiten verhindern oftmals die Inanspruchnahme von entlastenden Dienstleistungen, Ausstattungen und Hilfsmitteln und führen so zu einem ungewollten Umzug „ins Heim".

Wohnen in der Gemeinschaft

Viele ältere Menschen wollen nicht allein und isoliert leben und ziehen ein Leben in selbstgewählter Gemeinschaft mit altersgerechter Infrastruktur vor. Mit diesem Ziel finden sich Menschen auf Privatinitiative zusammen oder organisieren sich in (gemeinnützigen) Vereinen. Das Spektrum reicht von Wohn- und Hausgemeinschaften über Wohnkomplexe, die auf nachbarschaftliche Hilfe zwischen den Generationen setzen. Wesentliches Element ist die gegenseitige Hilfe, die im Bedarfsfall durch externe soziale, medizinische oder pflegerische Betreuung ergänzt wird.

online

www.fgwa.de
www.neue-wohnformen.de
www.duesseldorf.de/wohnen/wohnen-in-gemeinschaft/index.shtml

Vorteile

Dieses Konzept eignet sich insbesondere für Personen, die einen kommunikativen und toleranten Lebensstil pflegen, über soziale Kompetenzen verfügen und im Rahmen ihrer Möglichkeiten einen Beitrag für gemeinschaftliches (generationsübergreifendes) Leben zu leisten bereit sind. Die Vorzüge dieser Wohnform entfalten sich besonders bei frühzeitiger Entscheidung für einen Wechsel, sodass sich soziale Kontakte entwickeln können. Bei größtmöglicher Privatheit, Autonomie und Selbstständigkeit stehen gleichzeitig ein soziales Netz und häufig kulturelle Angebote zur Verfügung, die Vereinsamungstendenzen entgegenwirken und deren Risiken mindern können. Für kommende Generationen, die „Wahlverwandtschaften" zu pflegen gewohnt sind, könnte dies die ideale Wohnform im Alter sein.

Nachteile

Das Konzept „Wohnen in Gemeinschaft" basiert auf dem Altenbild der „jungen Alten", die noch über ausreichende Ressourcen verfügen. Bei intensiverer Hilfs- und Pflegebedürftigkeit wird auch hier oftmals ein Umzug ins Heim notwendig und bedeutet einen erneuten Umgebungswechsel. Die derzeitige ältere Generation besitzt wenig Erfahrung bezüglich des gemeinschaftlichen Wohnens im eigenen Wohnraum jenseits familiärer Beziehungsverhältnisse.

Betreutes Wohnen

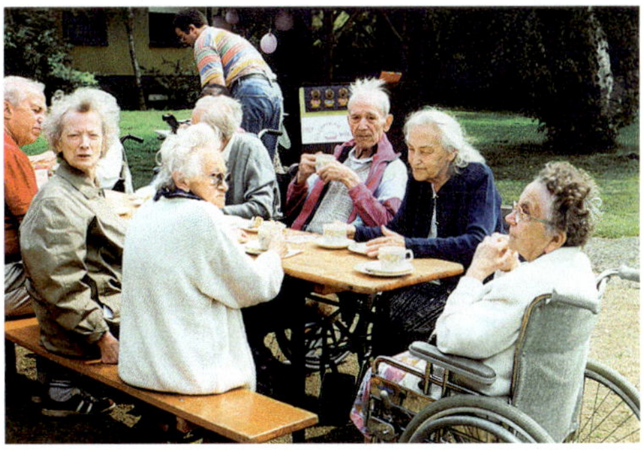

[1] Im betreuten Wohnen werden oftmals gemeinsame Aktivitäten organisiert.

„Ressourcenorientiertes Wohnen" ist der Leitgedanke des betreuten Wohnens, das häufig in Trägerschaft sozialer Verbände angeboten wird. Ziel ist es, älteren Menschen durch ergänzende Betreuungsmöglichkeiten möglichst lange Privatheit, Autonomie und Selbstständigkeit zu bewahren und damit die kostenintensive Unterbringung in stationären Einrichtungen zu vermeiden. Die Träger bieten altersgerechte Wohnungen mit Grundleistungen und zusätzliche Wahlleistungen an. Das Angebotsspektrum reicht von einfachem Service (Hausmeister-Modell) über ergänzende gesundheitliche Dienstleistungen, kreative und kulturelle Angebote bis hin zur professionellen pflegerischen Vollversorgung. Auf Grund der großen Nachfrage stieg die Zahl der Angebote des betreuten Wohnens in den letzten Jahren stark an.

Vorteile

Die Verbindung altersgerechter Wohnungen mit zusätzlichen Unterstützungsangeboten ermöglicht langfristig eine selbstbestimmte Lebensführung. Die Leistungen können individuell in einem Modul-System kombiniert werden, sodass nur benötigte Leistungen bezahlt werden müssen.

Nachteile

Das Angebotsspektrum ist sehr vielfältig und die Kosten-Leistungs-Relationen sind für den Einzelnen schwer durchschaubar. Es gibt gut und schlecht organisierte, preiswerte und völlig überteuerte Angebote. Durch die partikulare und kostenbestimmte Vorgehensweise in der Betreuung kann leicht die ganzheitliche Betrachtung des einzelnen Menschen verloren gehen. Des Weiteren wird bei zunehmender Hilfs- und Pflegebedürftigkeit häufig doch ein Umzug ins Heim notwendig.

Wohnen in einem Heim oder heimähnlichen Wohnformen

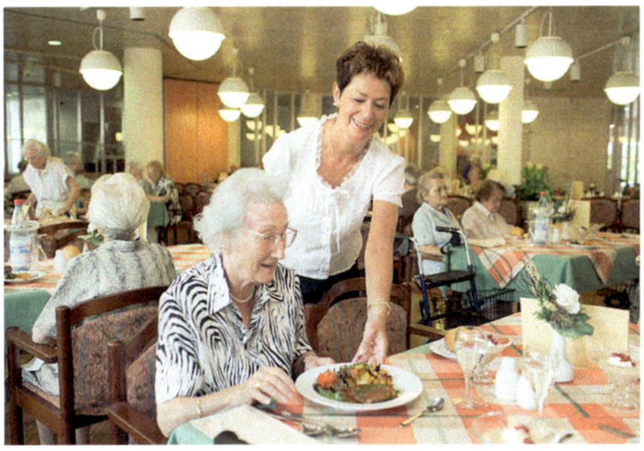

[2] Gemütliche Atmosphäre in einem Speisesaal

Allgemein bezeichnet diese Wohnform eine zur Unterbringung, Betreuung und Pflege älterer Menschen betriebene Heimeinrichtung, in denen stetige medizinische und pflegerische Tätigkeiten eine primäre und der Bereich Wohnen eine sekundäre Rolle spielen.

Hierbei handelt es sich um eine Wohnform für ältere Menschen, die weder allein leben noch in ihren Familien versorgt werden können. Vorläufer waren Hospitäler oder Siechenhäuser, in denen seit dem 19. Jahrhundert einzelne Abteilungen für die Versorgung von pflegebedürftigen älteren Menschen bereitgestellt wurden, die so genannten „Pfründerabteilungen". Später wurden die Krankenhäuser in Altenheime und Pflegeheime umgewandelt. Im Zuge der Entwicklung von Einrichtungen der Altenhilfe entstanden weiterhin Altenwohnheime und Altenwohnungen, häufig am Rande der Orte, die heute durch eher integrative städtebauliche Konzepte abgelöst werden.

Nicht zuletzt wegen der häufig beklagten Zustände in den Altenpflegeeinrichtungen befindet sich diese Wohnform im Wandel und wird den pflegewissenschaftlichen Erkenntnissen entsprechend neu organisiert.

Vorteile

Bei erheblicher Hilfe- und Pflegebedürftigkeit ist eine permanente professionelle Betreuung gewährleistet. Infolge des Wandels vom institutionenzentrierten zum bewohnerzentrierten pflegerischen Selbstverständnis ermöglichen viele Einrichtungen verstärkt größtmögliche Privatheit, Autonomie und Selbständigkeit für ältere Menschen.

Nachteile

Der Umzug in ein Heim bedeutet einen tiefen Einschnitt in das gewohnte Leben. Die Einrichtungen sind häufig räumlich abgetrennt vom übrigen gesellschaftlichen Leben und die Bewohner leben in einer altersmäßigen „Monostruktur". Mit dem Verlust von Selbstständigkeit liegen oftmals auch die eigenen Ressourcen brach. Es besteht ein Anpassungsdruck an die organisatorischen Abläufe wie z. B. Mahlzeiten, Tag- und Nachtrhythmus (→ Das Heim als „totale Institution", s. u.). Die Kosten für die Unterbringung variieren je nach Träger, Region und Pflegestufe und der zusätzlich in Anspruch genommenen Leistungen. Das Leben in einer Einrichtung nach modernsten pflegerischen Standards ist mit einem erheblichen finanziellen Aufwand verbunden, sodass viele ältere Menschen durch den Umzug ins Heim in den Status eines Sozialhilfeempfängers geraten und Angehörige oft zur Finanzierung herangezogen werden.

Zusammenfassung

Die Entscheidung für eine angemessene Wohnform lässt sich in den vier folgenden Fragen zusammenfassen:

1. Welche Präferenzen hat der ältere Mensch?
2. Wie stark ist die Hilfs- und Pflegebedürftigkeit ausgeprägt?
3. Welche finanziellen Ressourcen sind vorhanden und inwieweit ist der ältere Mensch (bzw. die Angehörigen) bereit und im Stande diese aufzuwenden?
4. Wie gestaltet sich die soziale und räumliche Infrastruktur im Wohnumfeld?

Totale Institution

Alle Einrichtungen der Altenhilfe stellen eine „Organisation" dar, die in der soziologischen Terminologie beschrieben wird als ein soziales Gebilde, das auf spezifische Ziele ausgerichtet ist. In der Altenpflege gibt es eine Vielzahl von Zielen, wie z. B. die Umsetzung des Pflegeleitbildes, Berücksichtigung individueller Bedürfnisse der Bewohner oder die kostengünstige Versorgung.

Diese zum Teil konkurrierenden Zielsetzungen zeigen die Probleme, vor denen Einrichtungen der Altenhilfe stehen: Sie müssen eine Balance herstellen zwischen der Umsetzung eines modernen Altenpflegeverständnisses sowie der damit verbundenen Kostenfinanzierung und gleichzeitig auf dem Markt bestehen können.

Steht in einer Einrichtung die rationelle, kostengünstige Versorgung von Bewohnern im Vordergrund und/oder treten die physischen, psychischen und sozialen Bedürfnisse des älteren Menschen bei der Betreuung und Pflege stark in den Hintergrund, dann entspricht diese Altenhilfeeinrichtung dem wissenschaftlichen Kriterium einer „totalen Institution", wie sie von Erving Goffman (1961) beschrieben wurde.

Hospitalismus
1 S. 398

Nach Goffman hat eine **totale Institution** folgende Merkmale:

- Das ganze Leben spielt sich am selben Ort und unter derselben Autorität ab.
- Die Mitglieder verbringen den ganzen Tag in unmittelbarer Nähe einer großen Zahl von Schicksalsgenossen.
- Es besteht ein ähnlicher Tagesablauf für alle, der exakt geplant und sich reibungslos vollziehen muss.
- Alle (Pflege-)Abläufe und Strukturen der Einrichtungen sind Elemente eines Gesamtplanes und orientieren sich einzig und allein am Organisationsziel.

Beispiel

Alle Bewohner eines Altenheimes müssen sich an feste Weck-, Essens- und Schlafenszeiten halten. Sie dürfen nach dem Abendbrot das Haus nicht mehr verlassen. Ihre Zimmer sind einheitlich ausgestattet und dürfen nicht nach individuellen Bedürfnissen verändert werden, z. B. Aufstellen eigener Photos, Mitbringen eigener Möbelstücke. Es werden weder Freizeitangebote noch Kontakte außerhalb der Einrichtung angeboten, der Ansatz von selbstständigen Aktivitäten stößt beim Personal auf Ablehnung.

Dadurch entsteht eine Übermacht der Institution, welcher der einzelne Bewohner ausgeliefert ist. Seine individuellen Bedürfnisse und Ressourcen werden nicht berücksichtigt bzw. eher als störend empfunden. So ergibt sich zumeist eine Verhaltensanpassung der Bewohner, die schließlich ihr Verhalten an einem reibungslosen Betriebsablauf orientieren und somit dem übergeordneten Organisationsziel dienen. Dies wirkt sich wiederum nachteilig auf ihre Persönlichkeit aus.

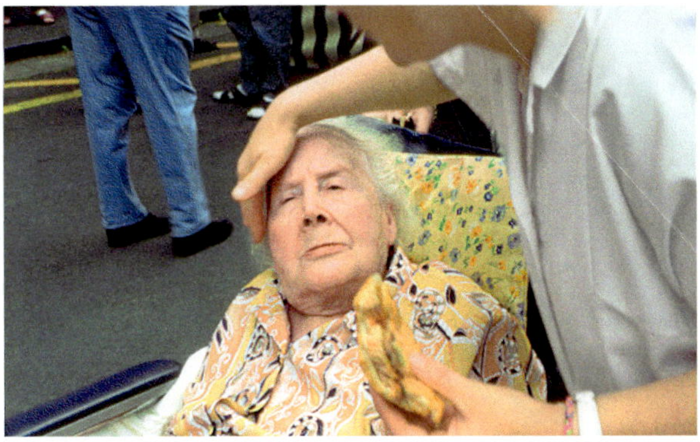

[1] Teilnahmslose Bewohnerin

Negative Auswirkungen einer totalen Institution auf die Bewohner:

- **anormale Passivität:** Der ältere Mensch reagiert mit Passivität, Teilnahms- und Interesselosigkeit (→ Abb. 1).
- **erlernte Hilflosigkeit:** Sie fühlen sich gegenüber dem Heim und dem Personal sowie deren Maßnahmen hilf- und machtlos. Daraus entwickelt sich eine allgemeine Furcht, die sowohl in Aggression wie auch Depression münden kann. Dies kann einen frühen biologischen Tod begünstigen.
- **Realitätsverlust:** Mit der Übernahme aller Entscheidungen durch das Personal bzw. Heim sind die intellektuellen Fähigkeiten der Bewohner nicht mehr gefordert: Ihnen ist es weitgehend nicht erlaubt, eigene Entscheidungen zu treffen. Dadurch geht der Bezug zur Realität verloren, der Mensch wird vergesslich und desorientiert.

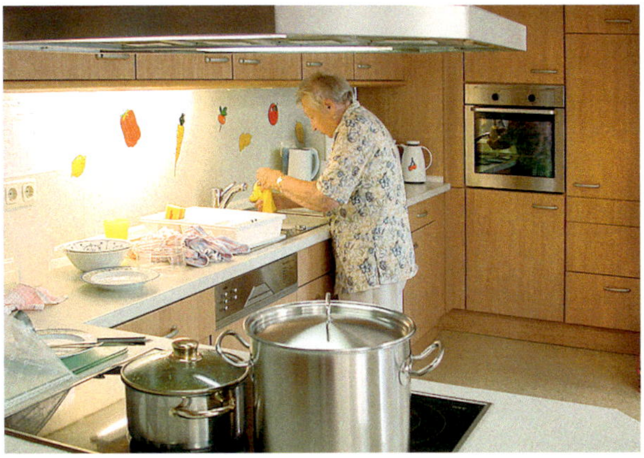

[2] Hauswirtschaftliche Tätigkeiten beleben den Alltag.

Die Interventionsgerontologie hat zur Überwindung negativer Institutionalisierungsfolgen eine Vielzahl von Techniken entwickelt. Es werden hier nur die wichtigsten aufgezählt:

- **Normalisierungsprinzip:** Die Bewohner werden weitestgehend in das normale Leben integriert (→ Abb. 2). Es werden kleine Bewohnergruppen gebildet, in denen der Tagesablauf nicht übermäßig reglementiert ist. Die Privatsphäre wird respektiert und Aktivitätsangebote innerhalb und außerhalb der Einrichtung fordern die Ressourcen des Einzelnen heraus und bringen Abwechslung in den Alltag.
- **Training zur Überwindung der erlernten Hilflosigkeit:** Schrittweise wird den Bewohnern die Möglichkeit eingeräumt, selbst Entscheidungen zu treffen. Dadurch werden sie so weit wie möglich mitbeteiligt an Entscheidungen über Körperpflege, Kleidungsauswahl, Tagesablauf sowie der Gestaltung des eigenen Zimmers und der Gemeinschaftsräume (→ Abb. 3).
- **Realitätstraining:** Es wird versucht, die Bewohner ständig mit der Realität zu konfrontieren. Zentrale Elemente hierbei sind die persönliche Identität (Ansprache mit Namen, eigene Kleidung und eigener Schmuck), räumliche und zeitliche Orientierung (Hinweisschilder, große Uhren) und das Gedächtnistraining (Biografie → Abb. 4).
- **Milieutherapie** (1 S. 394)

Normalisierungsprinzip
2 S. 339

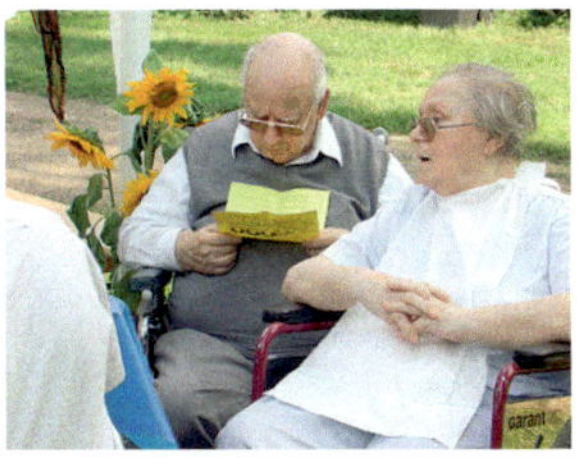

[3] Entscheidungen treffen

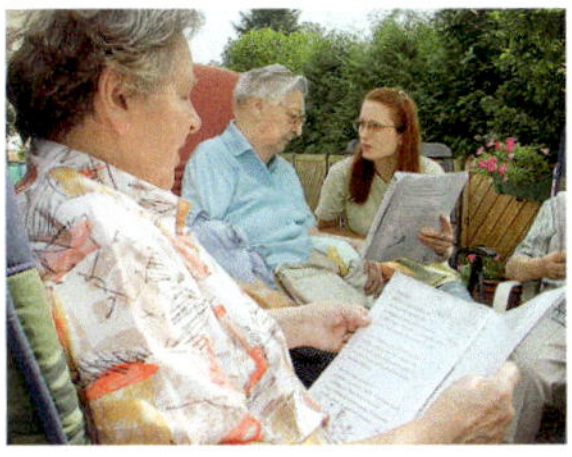

[4] Biografiearbeit

Interventionsgerontologische Techniken haben seit längerem Eingang in die Altenpflege gefunden und stellen selbstverständliche Prinzipien im Umgang mit älteren Menschen dar.

online

www.Hospiz.net

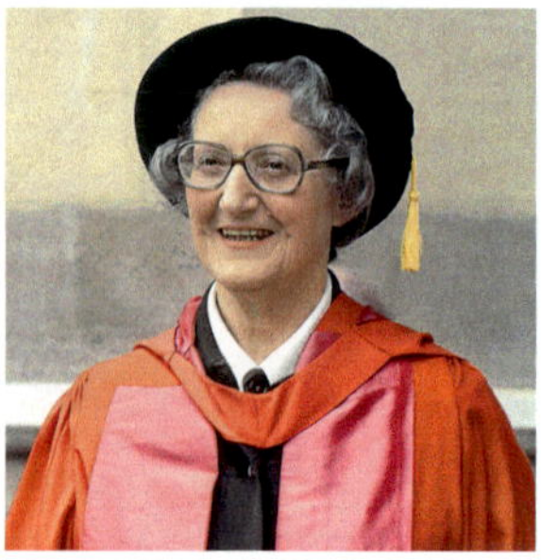

[1] Cicely Saunders (1919–2005) – „Dem Leben mehr Tage hinzufügen, den Tagen mehr Leben geben."

Hospiz

Unter dem Begriff „Hospiz" wird ein Konzept der ganzheitlichen Sterbe- und Trauerbegleitung im Sinne der Palliativpflege verstanden. Im Zentrum steht die Pflege, Unterstützung und Betreuung des Menschen und seiner Angehörigen in der letzten Phase einer unheilbaren Krankheit. Seinen Ursprung hat die moderne Hospizbewegung in England, wo Dr. Cicely Saunders (→ Abb. 1) 1967 im Londoner Vorort Sydenham das erste Hospiz dieser Art eröffnete (St. Christopher's Hospice).

In Deutschland sind Träger dieser Einrichtungen zumeist Kirchen, gemeinnützige Organisationen und Stiftungen. Sie können ambulant, teilstationär oder vollstationär organisiert sein.

Hospize lassen sich nicht in die oben genannte Typisierung der Wohnformen für ältere Menschen einordnen. Ihre Bedeutung bei der Betreuung sterbender älterer Menschen nimmt jedoch zu, nicht zuletzt durch ein vermehrtes Auftreten onkologischer Erkrankungen im Alter und dem Wunsch nach menschenwürdigem, begleiteten Sterben. Eine im Auftrag der Bundesarbeitsgemeinschaft Hospiz e. V. erstellte Studie kommt zu dem Ergebnis, dass ein Großteil der Klienten von ambulanten wie auch stationären Hospizen ältere Frauen sind.

Morphium und Nächstenliebe – Von Reiner Luyken

Cicely Saunders hat sich ihr Leben lang für ein menschenwürdiges Sterben engagiert. Nach ihrem Einsatz als Krankenschwester im Zweiten Weltkrieg kam sie 1948 auf die Idee, ein Heim zu gründen, in dem Todkranke fern des Krankenhausbetriebs sterben können. Daraus entstand die Hospizbewegung, die heute weltweit verbreitet ist. Die 84-jährige Cicely Saunders denkt auch jetzt nicht daran, sich zur Ruhe zu setzen. Unermüdlich propagiert sie ihre lebenslange Parole von der „besten medizinischen Praxis".

Cicely Saunders hilft Todkranken. Die Gründerin der Hospizbewegung kämpft für Schmerztherapie und gegen aktive Sterbehilfe.

Frühlingslicht strömt durch die großen Fenster. In den hellen Zimmern liegen blasse Gestalten auf schmalen Betten, manche umringt von ihren Angehörigen. Ruhig und friedvoll liegen sie dort, obwohl Karzinome ihre Körper zerfressen. Leberkrebs, Lymphknoten-, Knochenmark- oder Lungenkrebs. Zigarettenrauch weht durch den Gang: das letzte Vergnügen der Befallenen. Das Personal lässt es geschehen. Das St. Christopher's Hospice im Südlondoner Stadtteil Sydenham ist keine Krebsstation, in der ums Überleben gerungen wird. Wer hier eingeliefert wird, weiß, dass er bald sterben muss.

Das Frühjahrslicht fällt auch in das Zimmer links über dem Eingang, in dem eine imposante alte Dame steht. An ihrem großen Schreibtisch lehnt ein Stock. Cicely Saunders ist 84 Jahre alt und hat ihr ganzes Leben dem Sterben anderer Menschen gewidmet. Aber in ihrem Gesicht ist keine Spur von Altersmüdigkeit oder Lebensüberdruss. Sie ist die Gründerin des Heims und die Mutter der Hospizbewegung, die von hier aus um die ganze Welt ging. Die medizinische Leitung des Heims hat sie schon vor Jahren abgegeben. Aber sie kommt immer noch in ihr Büro. Mal empfängt sie Ärzte, Pfleger oder Küchenhelfer, mal betätigt sie sich als Botschafterin der Hospizbewegung, als Künderin der Palliativmedizin, eines Amalgams von Morphium und Nächstenliebe. Ihre Bewunderer zählen Cicely Saunders neben den Entdeckern von Insulin, Penicillin und der Polioimpfung zu den großen Bahnbrechern der Medizin im 20. Jahrhundert. Sie leistete die Vorarbeit für die routinemäßige Verwendung von Morphium als Schmerzmittel. Morphium, sagt sie, sei eine hervorragende und außerordentlich sichere Medizin, die so gut wie keine Nebenwirkungen habe. 40 Prozent aller richtig auf Morphium eingestellten Patienten könnten ihr Hospiz sogar wieder verlassen und die letzten Tage zu Hause verbringen. (...)

Merkwürdig ist es allerdings, welche Distanz Saunders zum Sterben jener Menschen wahrte, die ihr selbst am nächsten standen. Im vergangenen Jahr veröffentlichte Oxford University Press ihre gesammelten Briefe. Man sucht vergeblich nach einer Erwähnung des Todes der drei Männer, denen sie in ihrem Leben besonders verbunden war: David Tasma, den sie als ihren ersten Hospizpatienten fast mythisch verklärt; Antoni Michniewicz, ein ebenfalls polnischer Krebspatient und ihr Ehemann, der Maler Marian Bohusz-Szyszko, auch er ein Pole. Saunders schreibt nur über deren Leben, das Sterben spart sie aus. Ihren Ehemann etwa erwähnt sie zuletzt dreieinhalb Wochen vor dessen Tod, in einer Nüchternheit, die fast an einen Laborbericht erinnert: Zweimal ist er in letzter Zeit fast gestorben, aber er kam jedes Mal wieder zu sich. Er wird im Hospiz ausgezeichnet versorgt.

Auch von ihrem eigenen Ende spricht Saunders mit abgeklärter Sachlichkeit, die in merkwürdigem Kontrast zu ihrem holistischen (holistisch = ganzheitlich) Konzept vom Sterben zu stehen scheint: Wenn ich mit einem Herzinfarkt oder einem Schlaganfall umfalle, weiß hier jeder, dass ich in Ruhe gelassen werden will. Niemand wird versuchen, mein Leben zu verlängern. Das entspricht, fügt sie wieder ihren Lieblingsbeweis an, bester medizinischer Praxis. (...)

QUELLE: Die Zeit v. 10.04.2003

Hilfsmittel und Wohnraumanpassung 4

Alters- und krankheitsbedingte Einschränkungen erfordern häufig Wohnraumanpassungen und zusätzliche Hilfsmittel für die betroffenen Menschen.

Zu den Maßnahmen zur Verbesserung des individuellen Wohnumfeldes gehören bauliche Veränderungen, der Einsatz von technischen Hilfen (z. B. Lifte) und der Einbau und Umbau von Mobiliar (nach §§ 7, 14, 40 SGB XI, §§ 8, 61, 68, 71 SGB XII, § 41 SGB VII und §§ 31, 33, 55, 102 SGB IX).

Pflegehilfsmittel dienen zur Erleichterung der Pflege oder zur Linderung der Beschwerden des Pflegebedürftigen (§ 40 SGB XI).

Ein Hilfsmittel ist ein Gegenstand oder ein Gerät und muss unmittelbar auf die Behinderung selbst ausgerichtet sein und die beeinträchtigten Körperfunktionen wiederherstellen, ermöglichen, ersetzen, erleichtern oder ergänzen bzw. zur Befriedigung von allgemeinen lebensnotwendigen Grundbedürfnissen, wie zum Beispiel Ernährung, Fortbewegung, Hygiene oder Kommunikation, erforderlich sein (nach §§ 33, 34 Abs. 4 SGB V – § 15 SGB VI in Verbindung mit § 26 SGB IX – § 31 SGB VII).

Der Weg zum Hilfsmittel sowie zur Wohnraumanpassung 4.1

Wie das passende Hilfsmittel gefunden oder die Anpassung einer Wohnung verwirklicht werden kann, zeigt die folgende Übersicht.

Ablauf einer Anpassung

- 1. Schritt: Feststellung der Defizite und deren Ursachen
- 2. Schritt: Wege der Beseitigung klären
- 3. Schritt: Informationsbeschaffung
- 4. Schritt: Kostenträger klären
- 5. Schritt: Bereitstellung der Hilfsmittel/Durchführung der Umbaumaßnahmen
- 6. Schritt: Überprüfung der Ergebnisqualität: Passung von Kompetenzgrad und Wohnen

Die Feststellung der Defizite und deren Ursachen
Ältere Menschen und deren Angehörige bemerken durch Einschränkungen im Alltag oft frühzeitig, dass Hilfsmittel oder Veränderungen in der Wohnung notwendig sind. Trotzdem werden Probleme oftmals verspätet angesprochen, weshalb ein sensibilisierter sowie geschulter Blick von Altenpflegekräften wie auch (Haus-) Ärzten unabdingbar ist. Gemeinsam in einem Gespräch mit den Betroffenen müssen die Defizite herauskristallisiert werden, um effiziente Abhilfe zu schaffen.

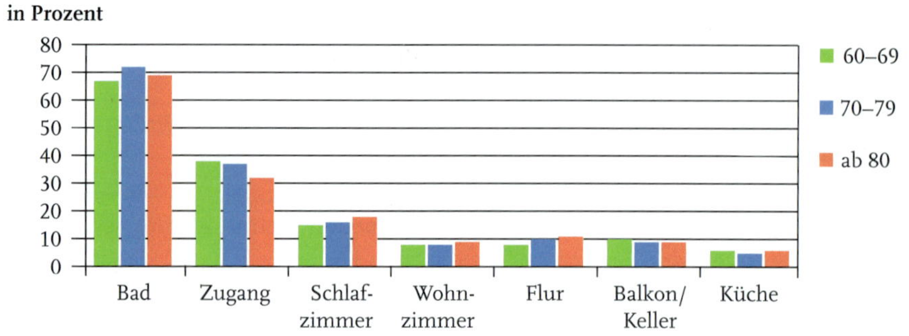

[1] Häufigkeit von Wohnproblemen nach Altersgruppen
QUELLE: 4. Altenbericht (2002) des BMfSFS

Wege der Beseitigung

Bei den Überlegungen zur Beseitigung der vorhandenen Defizite können zwei Wege eingeschlagen werden. Zum einen erfolgt die Mängelbeseitigung meist ohne externe Hilfe, indem Handlungsabläufe umorganisiert und/oder die Wohnungseinrichtung umgestellt wird. Zum anderen können Mängel mit professioneller Hilfe durch Beschaffung von Hilfsmitteln oder Umbaumaßnahmen ausgeglichen werden.

Informationsbeschaffung

Es gilt zu überprüfen, welche Kategorie der Hilfe benötigt wird: Handelt es sich um Anforderungen nach |DIN in Bezug auf |„Barrierefreiheit" oder um Hilfsmittel?

barrierefreie Wohnung nach DIN 18040
2 S. 369

Hilfsmittelverzeichnis der Gesetzlichen Krankenkassen GKV (Auszug, speziell für die Altenpflege)

▪ Badehilfen	▪ Blindenhilfsmittel	▪ Hilfsmittel zur Kompressionstherapie	▪ Mobilitätshilfen
▪ Gehhilfen	▪ Toilettenhilfen	▪ Inhalations- und Atemtherapiegeräte	▪ zum Verbrauch bestimmte Pflegemittel
▪ Sehhilfen	▪ Krankenfahrzeuge	▪ Messgeräte für Körperzustände/-funktionen	▪ Pflegemittel zur Körperpflege/Hygiene
▪ Hörhilfen	▪ Lagerungshilfen	▪ Pflegemittel zur Linderung von Beschwerden	▪ Pflegemittel zur Erleichterung der Pflege
▪ Bandagen	▪ Absauggeräte	▪ Krankenpflegeartikel	▪ Hilfsmittel bei Tracheostoma
▪ Stomaartikel	▪ Inkontinenzhilfen	▪ Hilfsmittel gegen Dekubitus	

Durch die Reform der Pflegeversicherung (Pflege-Weiterentwicklungsgesetz) werden in ganz Deutschland Pflegestützpunkte aufgebaut. Diese beraten über alle pflegerischen, medizinischen und sozialen Leistungen und vernetzen diese.

Pflegestützpunkte
2 S. 477
Case-Managements
1 S. 671
2 S. 481

Professionelle Unterstützung für ältere Menschen bieten Beratungsstellen (|Pflegestützpunkte), welche die Doppelfunktion eines Schnittstellen- und |Case-Managements haben. Im „Schnittstellenmanagement" koordinieren sie die Zusammenarbeit zwischen Betroffenen, Vermieter, Hausarzt, Sozialstationen, Firmen und Pflegekasse. Sie analysieren im „Case-Management" die vorhandenen Wohndefizite für den einzelnen Haushalt, zeigen Lösungsmöglichkeiten auf und bieten Unterstützung bei der Antragstellung zur Maßnahmenfinanzierung an. Gegebenenfalls werden Informationen über ambulante Dienstleistungen oder andere Wohnformen und wohnortnahe Anbieter gegeben.

online

www.wohnungsanpassung.de
www.bmg.bund.de
www.deutsche-alzheimer.de
www.rund-ums-alter.org

Kostenträger

Unterstützende Finanzierungen für Hilfsmittel oder Wohnraumanpassung erfolgen durch Sozialversicherungen, die öffentliche Hand oder private Mittel.

Sozialversicherungen	Öffentliche Hand	Private Hand
hauptsächlich ■ Krankenkasse ■ Pflegekasse	■ Sozialhilfeträger ■ regionale Förderprogramme	■ eigene Mittel ■ Gelder von Stiftungen oder Vereinen

Krankenkassen übernehmen Kosten für Hilfsmittel bei Anspruchsberechtigung, die durch eine ärztliche Hilfsmittelverordnung, deren Überprüfung sowie der Aufführung des Hilfsmittels im Hilfsmittelverzeichnis erbracht wird. Der Antrag bzw. die Hilfsmittelverordnung wird bei der zuständigen Kasse oder einem Sanitätshaus eingereicht. Hier gilt die Zuzahlungsregel, wonach 10 Prozent des Abgabepreises, mindestens 5 Euro und höchstens 10 Euro, jedoch nicht mehr als für die Kosten des Mittels selbst, als Eigenanteil erbracht werden müssen. Bei einer Befreiung von Zuzahlungen entfällt für den Betroffenen das Entgelt und die Kosten werden in voller Höhe übernommen.

Pflegekassen sind für die Finanzierung von Pflegehilfsmitteln und der Maßnahmen zur Verbesserung des individuellen Wohnumfeldes (§ 40 SGB XI) zuständig. Nur ältere Menschen mit einer anerkannten Pflegestufe haben darauf einen Anspruch. Der Antrag wird bei der zuständigen Pflegekasse eingereicht und vom Medizinischen Dienst der Krankenkassen (MDK) überprüft. Eine Kostenübernahme für die Wohnumfeldverbesserung erfolgt bis max. 2557 Euro und der Betroffene hat einen Eigenanteil von 10 Prozent zu tragen. Jedoch darf dieser Eigenanteil nicht mehr als 50 Prozent des monatlichen Bruttoeinkommens betragen.

Alle Anträge müssen von der autorisierten Person unterschrieben sein und eine überzeugende Begründung sowie einen Kostenvoranschlag für Einbau und Wartung enthalten. Weiterhin ist eine ärztliche oder fachärztliche Stellungnahme, welche die Maßnahme befürwortet, vorteilhaft.

Sozialhilfeträger übernehmen die Kosten für Hilfsmittel (§ 61 SGB XII) und Hilfen bei der Beschaffung und dem Erhalt der Wohnung (§ 71 SGB XII) nach Prüfung der Bedürftigkeit. Ein Antrag muss beim örtlichen Sozialamt gestellt werden, das nur bei geringem Einkommen und einem Vermögen unter der Freibetragsgrenze die Kosten in voller Höhe übernimmt.

Regionale Förderprogramme bieten zudem eine Möglichkeit zur Finanzierung von Umbauarbeiten für die altersgerechte und barrierefreie Umgestaltung der Wohnung oder des Wohnhauses.

Viele Maßnahmen in der Wohnung müssen von den Betroffenen **eigenfinanziert** bzw. **mitfinanziert** werden. So übernehmen Kranken-, Pflegekassen und Sozialämter selten die Kosten, z. B. für Herdsicherungen (→ Abb. 1), automatisch abschaltbare Bügeleisen, Bewegungsmelder oder eine Nachtbeleuchtung. Oftmals wird von den Institutionen der Zusammenhang zwischen Notwendigkeit der Maßnahme und der Erkrankung bestritten, sodass eine starke Abhängigkeit vom Wohlwollen und Wissen des Sachbearbeiters besteht. In Addition mit den Zuzahlungen stellen gerade Wohnraumanpassungen eine starke finanzielle Belastung für ältere Menschen dar.

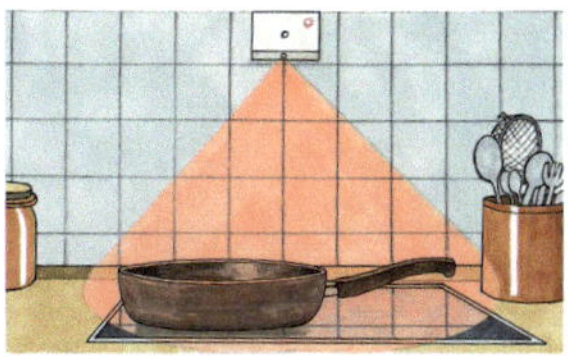

[1] Herdüberwachungssystem

online

www.stiftungen.org

Eine Möglichkeit für finanzielle Unterstützung bieten **Stiftungen oder Vereine**, die sich für die Interessen notleidender älterer Menschen einsetzen. Sie arbeiten meist regional und nehmen entsprechende Anträge vor Ort auf.

Vor Beginn der Umbaumaßnahmen muss im **Mietvertrag** geprüft werden, ob dies zulässig ist oder sogar vom Vermieter finanziell getragen wird. Zu beachten ist jedoch, dass altersgerechte Sanierungen entsprechende Mieterhöhungen nach sich ziehen.

Bei dem folgenden Musteranschreiben wurde der Antrag erfolgreich gestellt. Es ist darauf zu achten, dass jeder Antrag auf den individuellen Fall abzustimmen ist.

Ort, Datum

Betreuung: Name, Vorname, geb. am, Versicherungs-Nr.

Sehr geehrte/r ....,

als Anlage übersende ich Ihnen die Kopie eines Kostenvoranschlages der Elektrofirma .... über den Einbau einer Herdüberwachung incl. Hitzeüberwachung mit der Bitte um Kostenübernahme.

Frau .... lebt in einer Privatwohnung. Sie erhält ab .... die Kombileistung der Pflegestufe 1 und wird täglich vom Pflegedienst .... betreut.

Da Frau .... unter fortgeschrittener seniler Demenz auf Grund von hirnorganischen Durchblutungsstörungen mit zerebraler Leistungsminderung und Beziehungswahn leidet, ist es in letzter Zeit häufiger vorgekommen, dass Frau .... Töpfe und Pfannen auf den Elektroherd stellte und vergaß, diesen wieder abzuschalten.

Frau .... steht nicht unter ständiger Betreuung bzw. Überwachung, sodass auf Grund dieser Eigenart eine Lebensgefahr für sie selbst und andere Hausbewohner besteht.

Der ambulante Pflegedienst sieht zweimal täglich nach dem Rechten, kann jedoch nicht ständig anwesend sein. Aus diesem Grunde halten wir eine derartige Maßnahme für dringend geboten.

Wie Sie aus dem oben geschilderten Sachverhalt ersehen, handelt es sich bei dem Einbau der Herdüberwachung nicht um einen allgemeinen Brandschutz, sondern um eine individuell auf Frau .... Krankheitsbild abgestimmte Maßnahme.

Wir bitten Sie, den gesamten Schriftverkehr mit uns zu führen, da Frau .... nicht mehr in der Lage ist, ihre Angelegenheiten selbst zu erledigen.

Mit freundlichen Grüßen

[1] Musteranschreiben: Antrag auf Kostenübernahme bzw. Förderung des Herdüberwachungssystems durch die Pflegekassen
QUELLE: scanvest GmbH

Bereitstellung der Hilfsmittel/Durchführung der Umbaumaßnahmen – Beispiel Badezimmer

Der häufigste Problembereich für ältere Menschen mit Bewegungseinschränkungen stellt ein zu enges Badezimmer mit ungünstig gestalteten Sanitäranlagen dar. Mit dem Umbau eines Badezimmers steigt der Wohnkomfort und damit die Chance für einen längeren Verbleib in der eigenen Wohnung. Die Arbeiten sollten von einer Fachfirma auf Grundlage der gültigen DIN zur Barrierefreiheit durchgeführt werden.

Anpassung Bad nach DIN 18025, Teil 2

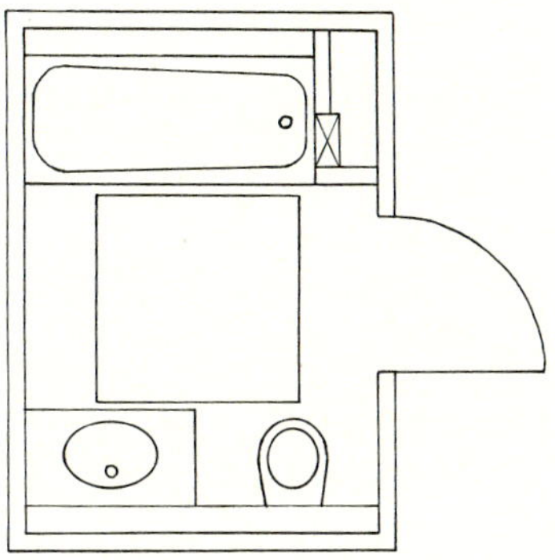

[1] Barrierefreies Bad mit Wanne, 5,5 m²

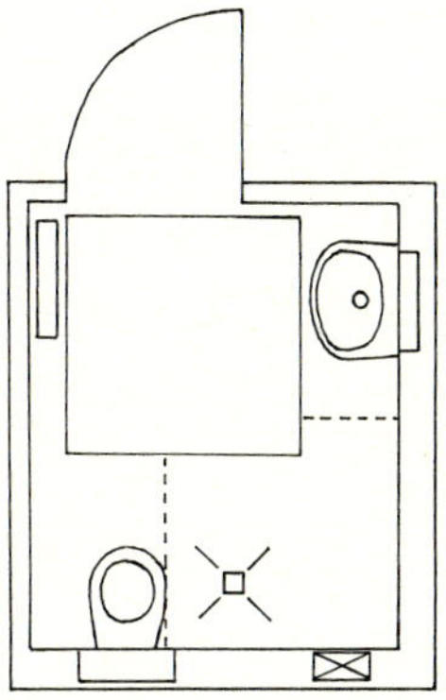

[2] Barrierefreies Bad mit Dusche, 4 m²

(aus: Giessler, Joachim F.: Planen und Bauen für das Wohnen im Alter. Ratgeber für Neubau, Umbau und Renovierung, Blottner, Taunusstein, 2005, S. 56.)

- Bewegungsfläche: mind. 120 x 120 cm
- bodengleiche Dusche mit Klappsitz: mind. 120 x 120 cm
- anatomisch gestalteter WC-Sitz mit Höhe von 48 cm
- Badewanne muss Möglichkeiten zum Aufstellen von Lifter, Hubanlagen, Einstiegshilfen und Wannensitz besitzen
- Beinfreiheit unterm Waschtisch
- keine Türschwellen
- Türbreite: mind. 80 cm
- Tür darf nicht in den Raum schlagen
- Möglichkeit zum Anschluss eines Notrufsystems
- rutschfeste, nicht scharfkantige Fliesen

Weitere Maßnahmen zur Verhinderung von Stürzen sind Nachtbeleuchtungen (Steckdosen-Nachtlicht mit Dämmerungsschalter) und Bewegungsmelder zur automatischen Beleuchtung für nächtliche Toilettengänge. Ein Wasserthermostat begrenzt ein Ansteigen der Wassertemperatur auf max. 38 °C und vermeidet so Verbrühungen.

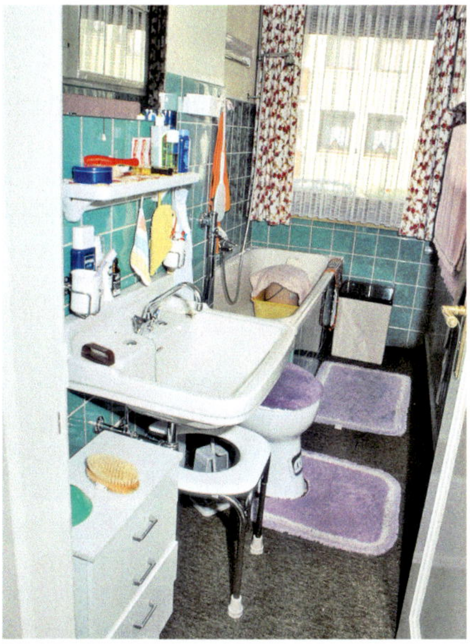

[3] Bad vor Umbaumaßnahmen

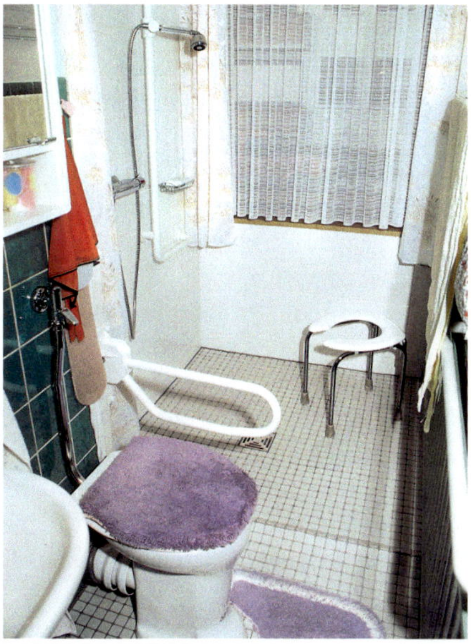

[4] Bad nach Umbaumaßnahmen

Überprüfung der Ergebnisqualität

Zum Abschluss der Maßnahmen muss eine Ergebniskontrolle erfolgen. Eine hohe Ergebnisqualität liegt vor, wenn der Kompetenzgrad des älteren Menschen und die Umweltanforderungen aufeinander zugeschnitten sind. Falls keine positiven Auswirkungen auf das Wohlbefinden und die Lebensqualität durch die Veränderungen resultieren, muss erneut eine Prüfung der Situation durchgeführt werden.

Gegebenenfalls ist die Entscheidung für einen Umzug ins Heim erforderlich. Dies wird notwendig, wenn

- ambulante Hilfen bei den Aktivitäten des täglichen Lebens nicht mehr ausreichen,
- zur Linderung oder Heilung von Krankheiten und Gebrechen eine stationäre Unterbringung erforderlich wird,
- bei Alleinstehenden eine erforderliche Betreuung rund um die Uhr nicht gewährleistet ist,
- nicht kompensierbare Eigen- und Fremdgefährdung besteht,
- der soziale Druck (z. B. durch Angehörige oder Nachbarn) zu hoch ist und
- wenn der Betroffene es wünscht.

4.2 Technische Hilfen für Demenzerkrankte

Demenzielle Erkrankungen, die sich durch einen allgemeinen Verlust von Hirnleistungsfunktionen in Zusammenhang mit einer diffusen zerebralen Schädigung (Abbau geistiger Fähigkeiten) auszeichnen, stellen die Betreuungspersonen wie auch die Gesellschaft vor große Herausforderungen. Demografische Entwicklungen verweisen auf die Tatsache, dass die Anzahl von Demenzerkrankungen in den nächsten Jahrzehnten zunimmt. Deshalb muss sich die Gesellschaft mit der Problematik eines menschenwürdigen Daseins für diese Personengruppe auseinandersetzen.

Demografische Entwicklung
1 S. 630

Auch sind Personen, die demenziell Erkrankte betreuen, unmittelbar mit den krankheitsbedingten Auswirkungen konfrontiert. Denn viele ältere Menschen mit Demenz leben mit Unterstützung von Familienangehörigen, Freunden oder Nachbarn allein in der Wohnung. Der Krankheitsverlauf erstreckt sich über drei Stadien, wobei im ersten Stadium die besten Einwirkungsmöglichkeiten bestehen, die den Krankheitsverlauf insgesamt verzögern helfen und Weichen für die zukünftige Betreuung stellen. Bereits im zweiten Stadium geht die Fähigkeit verloren, selbstständig und allein zu wohnen.

→ Technische Hilfen für Demenzkranke. Orientierungshilfe für den Umgang mit technischen Unterstützungsmöglichkeiten bei der Betreuung Demenzkranker Hrsg. von der Deutschen Alzheimer Gesellschaft e. V.

Technische Hilfen sind ein Baustein im Betreuungs- und Versorgungskonzept, sowohl für die Privatwohnung als auch für die stationäre Unterbringung.

An ausgewählten Problembereichen wird der Einsatz veranschaulicht.

Sicherheit

Unter dem Sicherheitsaspekt steht im Mittelpunkt, Eigen- und Fremdgefährdung zu verhindern. Dazu zählen nicht ausgeschaltete Elektrogeräte (wie z. B. Herd oder Bügeleisen), (über-)laufendes Wasser sowie mögliche Verletzungs- und Sturzgefahren.

online

Forschungsbericht: Technische Unterstützung zur Erhaltung von Lebensqualität im Wohnbereich bei Demenz **www.dzfa.uni-heidelberg.de/pdf/Forschungsberichte/fb19.pdf**

Die folgende Übersicht zeigt Möglichkeiten, wie Gefährdungen zu vermeiden sind.

- Herdsicherungen schalten nach einer programmierten Zeit, fehlender Bewegung vor dem Herd und bei Überhitzung das Gerät aus.
- Sicherungen für alle Elektrogeräte (Kaffeemaschine, Bügeleisen, Fernseher) beugen weiteren „Brandherden" vor.
- Sicherungen zur Verhinderung von Schäden durch Wasser unterbrechen automatisch die Zufuhr oder regulieren die Temperatur mittels Thermostat (max. 38 °C).
- Rauchmelder müssen mit einer Zentrale verbunden sein, die entweder Alarm auslöst oder selbst eine Überprüfung der Situation vornimmt.
- Hausnotrufsysteme ermöglichen Hilfe im Notfall.
- Bewegungsgesteuerte Beleuchtung oder Nachtlichter verhindern nächtliche Stürze auf dem Weg zur Toilette. Grundsätzlich erzeugt schlechtes Licht Unsicherheiten.
- Nicht genutzte Steckdosen sind abzudecken.

Nächtliches Verlassen der Wohnung und Nicht-mehr-nach-Hause-Finden

Zum Krankheitsbild der Demenzerkrankung gehören neben Orientierungsschwierigkeiten Veränderungen des Tag-Nacht-Rhythmus. Im schlimmsten Fall verlassen Erkrankte die Wohnung nachts unbemerkt und finden nicht mehr nach Hause. Sie werden dann vollkommen desorientiert, verängstigt und körperlich vom Stress gezeichnet aufgefunden. Als vorbeugende Maßnahmen sind Signal- und Ortungssysteme hilfreich.

- Signalsysteme verhindern das unbemerkte Verlassen der Wohnung. Im Türbereich können Infrarotsensoren, Bewegungsmelder, Glöckchen, magnetische Türkontakte angebracht werden oder Bewegungsmatten ausgelegt werden.
- GPS (Global Positioning System) wird von einigen Firmen angeboten. Alarm wird entweder durch den demenziell Erkrankten mittels einer Taste am getragenen Sender oder einer Betreuungsperson ausgelöst. In der Notrufzentrale kann mit Hilfe eines speziellen EDV-Sytems der Aufenthaltsort des Gerätes in einem Umkreis von 10–20 Metern bestimmt werden.

Die Reaktionen des Demenzkranken auf hindernde Maßnahmen sind einzukalkulieren, denn sie suchen nach alternativen Ausgängen (Balkon, Fenster!). Technische Hilfen sind kein Ersatz für die personelle Betreuung und Zuwendung.

Wie die Pflege das Leben einer Familie verändern kann

Ich bin 48 Jahre alt und pflege meine Schwiegermutter seit 1997. Sie leidet an Demenz (Hirnorganisches Psychosyndrom).
Dies wussten mein Mann und ich zu Anfang nicht. Sie kam uns sonderbar und ungepflegt vor. Mein Schwiegervater hatte einen schweren Herzinfarkt erlitten, weil er versucht hatte alle Aufgaben zu übernehmen und den Zustand seiner Frau zu vertuschen. Wir ließen sie neurologisch untersuchen. Dort erhielten wir die Diagnose. Da klar war, dass mein Schwiegervater nicht mehr in der Lage sein wird, seine Frau alleine zu versorgen, haben wir nach Lösungen gesucht.

Wir haben uns Heime in ihrem Wohnumfeld angesehen. Sie waren nach unseren Vorstellungen nicht geeignet einen Dementen anzuleiten und zu betreuen. Auch hätten meine Schwiegereltern nicht zusammenbleiben können. Also entschlossen wir uns, ihnen mit ihren Möbeln eine kleine Wohnung in unserem Haus einzurichten. Wir wollten ihnen ein Zusammenleben unter Zuhilfenahme der Sozialstation und Tagespflege ermöglichen.

Anfangsschwierigkeiten: Sie hatten nicht die Einsicht, dass sie ihr Leben nicht mehr alleine bewältigen können. Mein Schwiegervater dachte, er könne so „weiterwurschteln" wie bisher. Ihm fehlte und fehlt noch heute die Einsicht in die Krankheit seiner Frau. Des weiteren hatte er sich seinen Lebensabend nicht so vorgestellt. Er ist verbittert und enttäuscht, dass seine Frau nicht wunschgemäß „funktioniert". Durch diesen psychischen Stress verschlimmerte sich die Krankheit meiner Schwiegermutter. Sie wollte seine Zuneigung und bekam nur ihre Defizite

Quelle: Müller, Sabine. Wie Pflege das Leben einer Familie verändern kann. In: Mitteilungen Nr. 17, 2003: Plötzlich ist man pflegender Angehöriger. Hrsg. Alzheimer-Gesellschaft Berlin.

→

vorgehalten. Schlichtungsversuche von unserer Seite wurden nur als Einmischung in sein Leben aufgefasst. „Ich kann machen, was ich will". Er wollte meine Schwiegermutter wieder aus der Tagespflege nehmen, weil er für den „Mist" nicht das ganze Geld ausgeben wollte (es ist ihr Geld, sie war Lehrerin und bekommt eine Pension). Mein Schwiegervater erklärte meiner Schwiegermutter, dass das Geld nicht mehr für die Tagespflege reiche, es sei zu teuer. Sie war sehr aufgeregt und erklärte – so „aufgestachelt" – den anderen Teilnehmern der Tagespflege, dass diese viel zu viel Geld verlange, dass man sich dies nicht mehr leisten könne. Die anderen 15 Teilnehmer bekamen Angst und so war der Aufstand in dieser Tagespflege perfekt. Die Leitung rief mich an und wir haben an Hand ihrer Äußerungen zurückverfolgt, was eigentlich passiert war. Wir haben meinen Schwiegervater zur Rede gestellt. In seinem Beisein haben wir meine Schwiegermutter gefragt, ob sie weiter zur Tagespflege gehen wollte. Sie bejahte es freudig. Jeden Morgen fragte sie schon aufgeregt: „Wann kommen sie?" Dies brachte meinen Schwiegervater auf die Palme. Was für ein schönes Leben sie habe, er sitze den ganzen Tag alleine und müsse warten bis sie wiederkomme. Danach hat er sich heimlich im Betreuten Wohnen um eine Wohnung bemüht. Als es soweit war, hat meine Schwiegermutter sich geweigert den Mietvertrag zu unterschreiben. Sie wolle bei uns wohnen bleiben, weil sie sich wohl fühle. Sie drehte sich um und verließ die zu mietende Wohnung. So hat es mir mein Schwiegervater wütend berichtet.

Dies tat sie in einem Zustand, in dem sie nicht mehr in der Lage war sich ausreichend zu orientieren, viele Wiederholungen redete, Tröpfcheninkontinenz vorlag und sie hypermotorisch war. Zu den normalen Verrichtungen des Tages benötigte sie Anleitung.

Mein Schwiegervater muss sich wiederholt bei seiner Tochter über diese und ähnliche Dinge (Vorfälle) beschwert haben. Meine Schwägerin teilte uns mit, ihr Vater könne doch machen, was er wolle. Ich gab ihr zur Antwort, für sein Leben ja, nicht mehr jedoch für das Leben seiner Frau und gegen ihren Willen. Seit dem herrscht Funkstille, d. h. sie spricht seit 2 ½ Jahren nicht mehr mit uns.

Meine Schwägerin hat sich dann nach einem Heimplatz für ihre Mutter umgesehen und in ihrer weiteren Umgebung etwas gefunden, zur Entlastung meines Schwiegervaters, wie sie meint. Als wir verreist waren, haben sie sich das Heim angesehen und einen Vertrag abgeschlossen. Diesen Vorgang berichtete mir mein Schwiegervater nach dem Urlaub. Beide wissen, dass es der ausdrückliche Wunsch meiner Schwiegermutter ist, nicht in ein Heim zu gehen, dies antwortet sie jedem, der sie danach fragt. Mein Mann und ich haben es ihr versprochen, ihren Willen zu respektieren und für ihre Wünsche einzutreten. So hat sich die Kluft in der Familie verschärft.

Der Gesundheitszustand meiner Schwiegermutter verschlechterte sich. Die Inkontinenz, Desorientierung, der Antriebsmangel und auch die Aggressivität nahmen zu. Sie versuchte den Wünschen meines Schwiegervaters „eine normale Frau zu sein", zu entsprechen. Was meist schief ging, da sie dann so angespannt war, dass nichts mehr klappte. So stiegen auch seine Unzufriedenheit und Aggressivität. Sie wollte gerne, dass er abends mit ihr ins Bett ginge. Er wollte lieber fernsehen. So wurde das Zubettgehen bis zu 55 Mal durchgeführt. Man rannte um den Wohnzimmertisch, um voreinander zu flüchten, natürlich mit Gebrüll.

Der Gesundheitszustand beider verschlechterte sich zunehmend. Wir suchten nach Wegen. Der Leiter der Tagespflege riet uns, eine Trennung für den Abend und die Nacht herbeizuführen, da alles sehr viel entspannter ablief, wenn mein Schwiegervater verreist war. Wir haben ihm diesen Vorschlag unterbreitet. Er lehnte ihn strikt ab. Es hat noch ein halbes Jahr gedauert, bis er diesen Vorschlag akzeptieren konnte. Dann war er so fertig, dass er nur noch Herzschmerzen hatte und nicht mehr zu Ruhe kam. Er hat sich innerhalb von 14 Tagen eine Wohnung besorgt. Nach weiteren drei Wochen war er ausgezogen (pikanterweise am Muttertag, unter Mithilfe seiner Tochter).

Beide kamen danach zur Ruhe, obwohl es für meine Schwiegermutter schmerzlich war. Er kommt jeden Morgen zum Frühstück, danach wird meine Schwiegermutter zur Tagespflege abgeholt (9–16 Uhr). Am Nachmittag ist er bis 19 Uhr bei ihr. Dann kommt eine Pflegerin von der Sozialstation, macht ihr das Abendbrot und bringt sie zu Bett.

Mein Schwiegervater erträgt die Verschlechterung ihres Krankheitsbildes nicht und überlegt zur Zeit, ob er zum Frühstück noch kommt.

Dies alles durchzuhalten und die jeweils anstehenden Fragen und Probleme zu lösen, wäre uns ohne die Unterstützung der Tagespflege , der Gesprächsgruppe der pflegenden Angehörigen, der Sozialstation und der meine Schwiegermutter behandelnden Ärzte nicht möglich gewesen.

Gesprächsgruppe: Unsere trifft sich alle 14 Tage. Sie ist ein Anlaufpunkt, in dem man alle seine Sorgen und Nöte hinsichtlich der Krankenpflege ansprechen kann, ohne dass ein genervtes „Fängst Du schon wieder damit an?" als Antwort kommt. Man erfährt Anteilnahme, Verständnis und Hilfestellung. Dies bezieht sich nicht nur auf den pflegerischen Aspekt, sondern genauso auf die damit verbundene Bürokratie, wie z. B. Krankenkasse, Beihilfe, Pflegestufenantrag, um nur ein paar Beispiele zu nennen. Ich muss immer wieder feststellen, dass am Ende der Gruppensitzung die Teilnehmer viel gelöster sind. Häufig hört man, „Das tat gut über alles zu sprechen."

Es darf niemand vergessen, mit der Pflege kommt man an seine persönlichen physischen und psychischen Grenzen, und wenn das Geld nicht ausreicht, sich Hilfe von der Sozialstation bei der Grundpflege zu holen, ist man sehr bald überfordert. Distanz ist notwendig um gegenseitige Aggressionen zu vermeiden.

Medizingaben: Können gleich oder später schwierig werden. Zum einen weil dem Kranken die Einsicht in die Notwendigkeit der Einnahme fehlt, zum anderen, weil er nicht in der Lage oder willens ist, die Medikamente zu schlucken. Wenn ich die Notwendigkeit erkläre, bekomme ich ein „ja" zu hören. Trotzdem werden die Tabletten, die sich meine Schwiegermutter in den Mund steckt, in der rechten Backenseite deponiert und nicht geschluckt. Dort lösen sie sich auf oder werden ausgespuckt. Da besonders die Entwässerungstabletten für sie wichtig sind, mussten wir überlegen, was zu tun sei. Die durch Flüssigkeit zu ersetzenden wurden ersetzt und die anderen?? Der Arzt war der Meinung, es darauf ankommen zu lassen: Dies würde bedeuten, das Wasser steigt, aber wie weit? Mit diesem Gedanken konnten wir uns nicht anfreunden. Jetzt werden die Tabletten in ihrer Gegenwart zermörsert und in die Buttermilch gerührt. So kann die Tabletteneinnahme stressfrei erfolgen.

Alte Menschen bei der Tagesgestaltung und bei selbstorganisierten Aktivitäten unterstützen

2.3

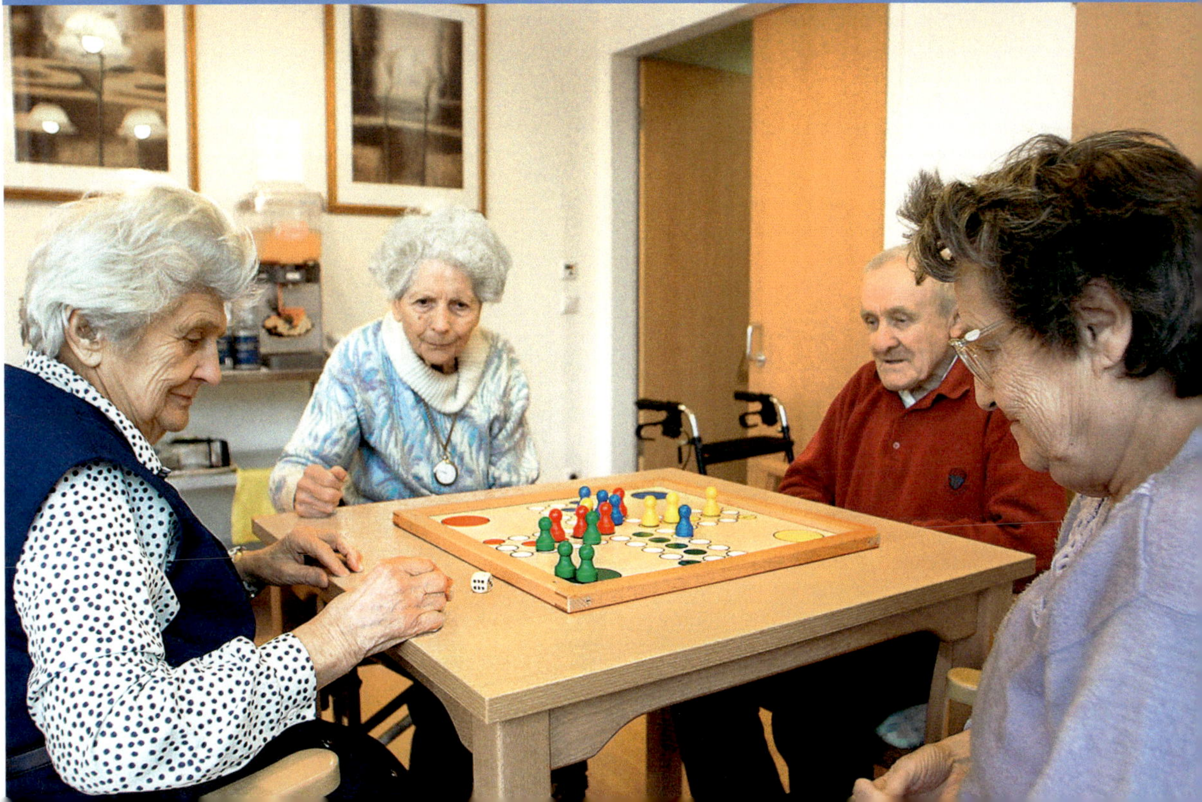

1 Tagesstrukturierende Maßnahmen

Im Alter nehmen die Sozialkontakte ab. Der Bekanntenkreis verkleinert sich. Deshalb suchen Menschen im Alter nach Möglichkeiten des Austauschs, des sozialen Kontaktes und nach Anregungen. Sie finden diese auch bei unterschiedlichen Angeboten für Senioren oder in Einrichtungen, die eigens für ältere Menschen eingerichtet wurden.

Der Einzug in eine versorgende oder betreuende Einrichtung geht mit einer tiefen Lebensveränderung einher. Das gilt für diejenigen, die freiwillig und bewusst die Entlastung durch Versorgungssysteme suchen, wie für diejenigen, die aus gesundheitlichen Gründen in eine Situation der Abhängigkeit von Pflege geraten sind. Menschen, die ein Leben lang Verantwortung für ihr Tun, ihren Haushalt, das Familieneinkommen und für vieles mehr getragen haben, sehen sich in einem ungewohnten Abhängigkeitsverhältnis. Fehlende Anforderungen und der damit verbundene Verlust des Lebenssinn führen dazu, dass etliche Bewohner immer hilfsbedürftiger werden.

Aktivitätstheorie
1 S. 13
Pflegemodell nach Erwin Böhm
1 S. 52

Von der Aktivitätstheorie ausgehend erkennen Pflegende einen Zusammenhang zwischen der erlebten Lebensqualität und einer sinnvollen Beschäftigung. Dem schließt sich auch das psychobiografische Pflegemodell nach Erwin Böhm an. Daraus kann geschlossen werden, dass eine tragende Aufgabe der Altenpflege darin besteht, im interdisziplinären Team den Alltag im häuslichen Umfeld oder den Einrichtungen so zu gestalten, dass er für die Betreuten abwechslungsreich, anregend und fördernd ist. Indem die Gestaltung so angelegt ist, dass sie Normalität und Einbezogensein vermittelt, erleben die Betreuten sich weiterhin in einer aktiven Rolle. Sie erkennen, dass sie sinnvolle Beiträge leisten oder ihre Kreativität entdecken und Freude erleben können. Im Ergebnis lässt sich die Sinnfrage nach dem eigenen Dasein leichter positiv beantworten, da die individuelle Lebensqualität und das Selbstbewusstsein gefördert werden. Depressive Verstimmungen können durch die Orientierung an den Stärken des Menschen reduziert werden.

Spezielle Kommunikation mit hörgeschädigten Menschen
2 S. 37
Spezielle Kommunikation mit sehgeschädigten Menschen
2 S. 38

Einschränkungen

Im Alter kann es durch Erkrankungen und Abbauprozesse zu Einschränkungen in physischen, psychischen und psychosozialen Bereichen kommen. Zu denken ist dabei beispielsweise an ein vermindertes Hör- oder Sehvermögen oder an Schwierigkeiten, sich sprachlich auszudrücken. Durch Erkrankungen wie Rheuma oder Arthritis leiden viele ältere Menschen unter Schmerzen und können sich nicht mehr in der gewohnten

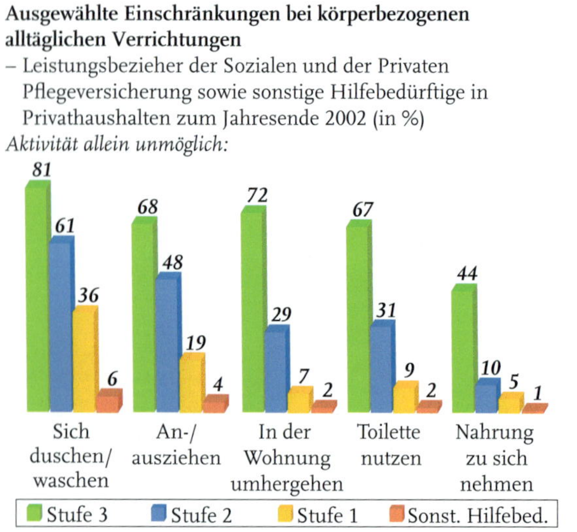

[1] QUELLE: nach Infratest Sozialforschung 2003

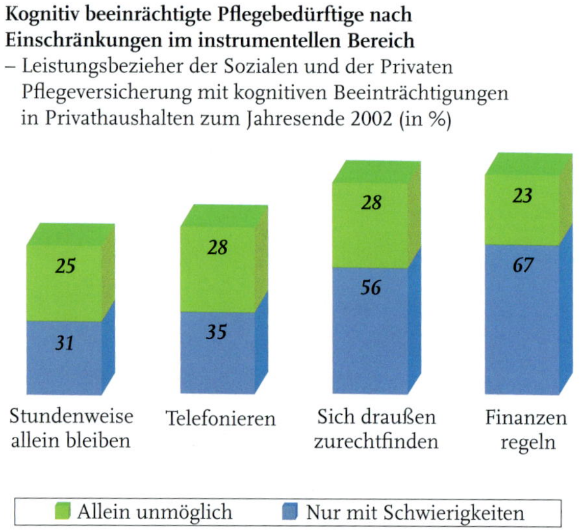

[2] QUELLE: nach Infratest Sozialforschung 2003

Weise bewegen (→ Abb. 1). Durch motorische Einschränkungen steigt zudem die Verletzungsgefahr. Bei Demenzen oder psychischen Erkrankungen wie Depressionen ist die geistige Beweglichkeit zunehmend eingeschränkt. Auch die Energie für unterschiedlichste Aktivitäten geht zurück.

Spezielle Kommunikation mit demenziell erkrankten Menschen
2 S. 39
Spezielle Kommunikation mit depressiv erkrankten Menschen
2 S. 44

Schwächen in einem Bereich können bis zu einem gewissen Anteil durch Verstärkung anderer Bereiche ausgeglichen werden. Notwendige Umstellungsprozesse dauern mit zunehmendem Alter jedoch länger. Es fällt schwerer, sich auf neue Situationen einzustellen, und nicht immer erschließt sich mit dem Blick auf die Endlichkeit des Lebens die Notwendigkeit, das Leben zu verändern. Deshalb werden dann gezielte Anregungen, Motivation und Bestätigung von außen gebraucht.

Beispiel
Paula Sauter (82) lebt seit einigen Jahren in einem Altenheim. Nach mehreren Schlaganfällen ist sie seit nunmehr vier Jahren bettlägerig. Ihre Sprache ist verwaschen, sodass sie sich kaum mitteilen und ihre Bedürfnisse äußern kann. Um sie nicht zu sehr anzustrengen, wird sie täglich nur für kurze Zeit im Bett aufgesetzt. An einem Sonntag kommt ihre Enkelin Andrea zu Besuch. Andrea lebt in Neuseeland, hat ihre Großmutter lange nicht mehr gesehen und ist erschrocken, wie sehr diese verfallen ist. Andrea spricht mit der betreuenden Altenpflegerin Janette Kunze darum, dass sie mit der Großmutter ein wenig spazieren gehen möchte, um den nahe liegenden Streichelzoo zu besuchen. Sie weiß: Ihre Großmutter liebt die Natur, das Wandern und den Kontakt mit Tieren über alles. Frau Kunze verweist mit Bedauern darauf, dass Frau Sauter nicht mehr im Rollstuhl sitzen kann. Doch mit einem Blick auf das mit einem Mal völlig veränderte Gesicht ihrer Großmutter – die dem Gespräch interessiert folgt – besteht Andrea auf dem Ausflug. Wenig später sind die beiden im nahe liegenden Streichelzoo. Andrea gibt ihrer überglücklichen Großmutter ein kleines Kätzchen in den Arm, das sich vertrauensvoll an sie schmiegt.
Als die beiden in das Heim zurückkehren, kommt ihnen Frau Kunze entgegen. Sie beugt sich zu Frau Sauter und fragt: „Na, wie war denn Ihr Ausflug?“ Frau Sauter sieht ihr in die Augen, sie strahlt und antwortet mit klarer Stimme: „Das Kätzchen sah genau aus wie meine kleine Mietzi.“

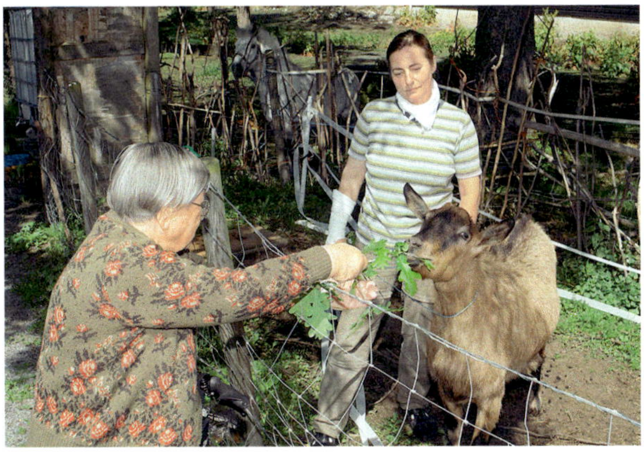
[1] Im Umgang mit Tieren werden oft Erinnerungen wach.

Aktivierung älterer, pflegebedürftiger Menschen 1.1

Der Mensch ist ein Sozialwesen. Er benötigt den Kontakt zu seinen Mitmenschen und deren Anerkennung. Das menschliche Dasein wird bereichert durch Interaktion, Aktivität und sinnvolle Beschäftigung. Diesem kommen Betreuungsansätze der aktivierenden Pflege und Betreuung entgegen, denn sie leisten im Sinne der Ganzheitlichkeit Hilfe zur Selbsthilfe. Die Betreuten werden motiviert, so weit wie möglich Eigeninitiative zu übernehmen. Die Personen, die andere Menschen aktivieren, tun dies unter Berücksichtigung der jeweiligen Interessen und der psychischen und physischen Möglichkeiten. Gerade im Blick auf soziales Engagement sind Freiwilligkeit und persönliches Interesse entscheidende Aspekte. Nicht die Betreuenden bestimmen, was für die einzelnen Individuen gut ist, sondern die Betreuten entscheiden möglichst selbst über ihre Aktivitäten. Wenn sie keinen Sinn in einem Angebot erkennen können, wird die

Ausführung als Zwang empfunden. Zudem ist es wichtig, dass ein Bezug zum gewohnten Alltag erkennbar ist und möglichst ein Produkt bzw. Ergebnis am Ende steht, das den Teilnehmern vermittelt, dass sie etwas geleistet haben. Die gezielte und erfahrbare Strukturierung des Alltags dient den Betreuten als Orientierungshilfe und gleicht Defizite aus. Alltägliche Aktivitäten und Verantwortungen dienen dazu, bei drohender Orientierungslosigkeit Sinnhaftigkeit und Perspektive zu vermitteln bzw. zu erhalten.

Alltag und Wohnen
2 S. 298

Es gibt viele Möglichkeiten, einen Alltag aktivierend zu gestalten und dies mit gewohnten Fixpunkten wie beispielsweise den Mahlzeiten zu kombinieren. Im Mittelpunkt steht eine abwechslungsreiche und aktive Gestaltung des Tagesablaufs, die im Zusammenhang steht mit der Lebensgeschichte und der aktuellen Situation der zu Betreuenden. Angestrebt wird dabei eine Stärkung des Selbstvertrauens, die soziale Integration, die Vermittlung von Lebensfreude und Sinn. Durch eine Verbesserung des Selbstbildes – einer Annahme der eigenen Schwächen, Handicaps oder Einschränkungen – verbessert sich das Lebensgefühl und die Lebensqualität wird gesteigert.

→ Mötzing, Gisela: Beschäftigung und Aktivitäten mit alten Menschen. Elsevier 2009
→ Friese, Andrea; Aktivierungskarten für die Kitteltasche. Vincenz Network 2008

Davon ausgehend, dass die anhaltende Passivität eines Menschen zum physischen, psychischen und kognitiven Abbau führt, werden die Betreuten in einer aktiven Lebensgestaltung unterstützt. Ihnen wird dabei die Möglichkeit der Auswahl gegeben, an welchen Angeboten sie in welcher Form teilnehmen möchten. Die Herausforderung besteht in der Aktivierung der Entscheidungsfreudigkeit, die wesentlich mit der Stärkung des Selbstbewusstseins zusammenhängt. Bei zunehmendem Verlust des Urteilsvermögens übernehmen die Betreuenden unter Berücksichtigung ihrer Kenntnisse über den Betreuten die Entscheidung darüber, welches Angebot zielführend sein könnte. Nicht passive Konsumenten stehen im Mittelpunkt, sondern aktive Betreute, die noch sinnvolle und interessante Aufgaben haben.

Ziel der Aktivierung

Selbstpflegekompetenz
1 S. 26

Die Förderung der zeitlichen Orientierung, der Sinne, der Kreativität und der Eigenständigkeit ist das Ziel jeglicher Aktivierung. Sich beschäftigen zielt im Sinne der Selbstpflegekompetenz auf ein ausgewogenes Verhältnis zwischen Aktivität und Passivität. Die Aktivität dient der anregenden Anspannung und die Passivität der Entspannung. Aus einem ausgewogenen Wechselspiel resultiert ein körperliches und seelisches Wohlbefinden sowie das Wissen um eine weitestgehende Selbstbestimmtheit auch innerhalb bestehender Strukturen. Isolierung und Einsamkeit werden reduziert, gemeinsame Interessen können entdeckt und damit die Offenheit füreinander verbessert werden.

Zeitverwendung von Rentnerinnen, Rentnern
Angaben in Stunden: Minuten je Tag
(Montag bis Sonntag) 2001/2002

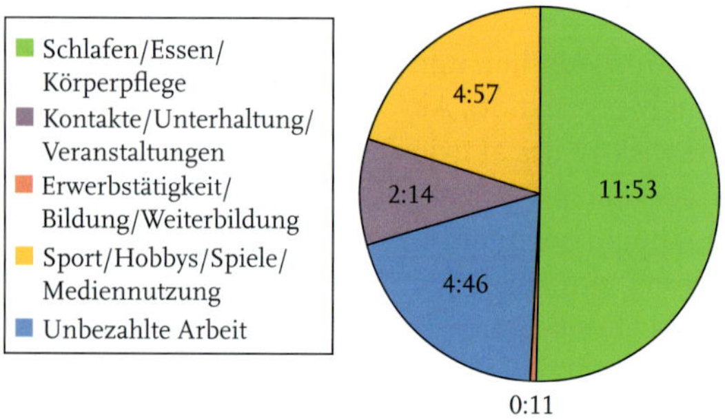

[1] QUELLE: Statistisches Bundesamt: Wo bleibt die Zeit. 2003

Zu den bevorzugten Freizeitbeschäftigungen alter Menschen gehören:

- fernsehen,
- Radio hören,
- lesen,
- Kreuzworträtsel lösen,
- Spiele spielen,
- sich um die Familie und den Haushalt kümmern,
- Pflanzen in Haus und Garten versorgen,
- der Kontakt mit Haustieren,
- Gottesdienste besuchen,
- ausruhen, spazieren gehen,
- schwimmen, wandern,
- Besuche machen oder bekommen,
- Tätigkeiten wie Handarbeiten,
- Reisen und Fortbildungskurse.

Tätigkeiten werden oft im Kontakt mit anderen Menschen vollzogen. Durch den sozialen Charakter bleiben Anforderungen und Erwartungen der Mitmenschen bestehen. Diese spornen an und motivieren durch Teilhabe und Anerkennung. Vielen Tätigkeiten gehen ältere Menschen auch für sich alleine zu Hause nach. Unabhängig von den für die jeweilige Tätigkeit nötigen Anforderungen kann das ausbleibende Feedback zu Motivationsverlust, Frustration und Depression führen. Gemäß dem ökologischen Modell des Alterns ist deshalb ein entscheidender Ansatz, dass ältere Menschen sich in einem Umfeld bewegen, welches ihren Bedürfnissen gerecht wird und das durch Motivations- und Anerkennungsverhältnisse geprägt ist. Das Modell geht davon aus, dass viele Fähigkeiten und Funktionen im Alter deshalb nachlassen, weil die ökologischen Gegebenheiten wie die Wohnsituation oder die Infrastruktur nicht den Bedürfnissen und Fähigkeiten der Menschen entsprechen. Entfallen gewohnte Aktivitäten, zum Beispiel das Versorgen des eigenen Haushaltes, verliert der Tag an Struktur, und das Leben verliert – wegen fehlender Erfolge und Anerkennung dafür – an Sinn.

Sich beschäftigen können, lernen können und sich entwickeln können als Lebens- und Kompetenzbereiche sind Bestandteil eines ganzheitlichen Pflegeprozesses.

Laut KDA (Kuratorium Deutsche Altenhilfe) sind Ganzheitlichkeit, Aktivierung, Personenzentriertheit und Interaktionsorientierung die wichtigsten Prinzipien der Altenpflege.

Biografiearbeit in der Altenpflege
1 S. 49

Vorbereitung der biografieorientierten Aktivierung 1.1.1

Der im häuslichen und institutionellen Zusammenhang betreute Mensch soll als Individuum wahrgenommen und angenommen werden. Dies kann bei allen Kontakten und pflegerischen Tätigkeiten erfolgen (→ Abb. 1). Dazu ist es wichtig, seine Lebenswirklichkeit und Lebensgeschichte zu kennen. Eine intensive Auseinandersetzung mit Erfahrungen, Hintergründen, Vorlieben und Abneigungen ist eine notwendige Voraussetzung für eine erfolgreiche Aktivierung und Rehabilitation. Die möglichen Interessen der Betreuten gilt es deshalb schon frühzeitig in der Anamnese zu erschließen.

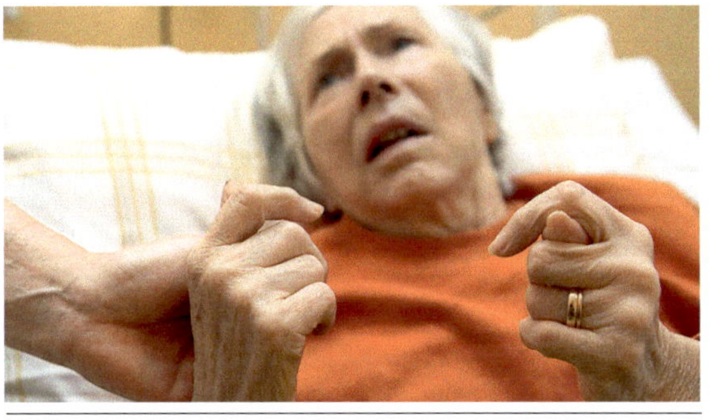

[1] Individuelle Zuwendung und Betreuung

Biografieorientierte Fragen zur Beschäftigung:

- Wie haben Sie Ihren Tagesablauf und Ihre Freizeit bisher gestaltet?
- Welcher Beschäftigung sind Sie gerne nachgegangen?
- Welchen Beruf haben Sie ausgeübt?
- Haben Sie sich in Ihrer Tätigkeit wohlgefühlt?
- Mit was möchten Sie sich gerne einmal beschäftigen?
- Welche Aktivitäten bereiten Ihnen eine besondere Freude?
- Welche Bücher lesen Sie gerne? Was sind Ihre Hobbys?
- Was würden Sie gerne davon beibehalten?
- Beschäftigen Sie sich lieber allein oder in Gruppen?
- Welche Kontakte zu Vereinen oder Selbsthilfegruppen haben Sie noch?
- Was ist Ihnen in Ihrem Leben besonders wichtig?
- Welche Erwartungen und Wünsche haben Sie der Einrichtung gegenüber?
- Was möchten Sie gerne zur Tages- oder Wohnraumgestaltung beitragen?
- Welche besonderen Talente haben Sie (wie z. B. das Spielen eines Musikinstrumentes)? Sehen Sie gerne fern? Hören Sie gerne Radio? Welche Programme bevorzugen Sie? Möchten Sie gerne andere Menschen kennenlernen, die Ihre Interessen teilen?

Biografieorientierte Aktivitäten und Bewegungen sind leichter zu erinnern oder zu reaktivieren und bringen oft positive Erinnerungen ins Bewusstsein. Negative Erinnerungen und Zwänge gilt es zu meiden, da sie evtl. zum Rückzug führen: dem Entzug aus einer Situation, die endlich in die Ferne gerückt schien. Als Beispiel wären Aktivitäten zu nennen, die einen ehemaligen Fließbandarbeiter an stupide Akkordarbeiten wie z. B. das Sortieren von Schrauben erinnern. Welche Energien und Möglichkeiten in einem Menschen schlummern, können diejenigen erfahren, die ihre Aktivierungsbestrebungen den liebgewordenen Gewohnheiten des Betreuten anpassen.

1.1.2 Beispiele für biografieorientierte Tätigkeiten

Familien- und hausarbeitsorientierte Angebote

Um die Lebenskontinuität auch im institutionellen Kontext erfahrbar zu machen, können die biografischen Erfahrungen und Bedürfnisse ihre Umsetzung in Konstellationen und Strukturen finden, die denen des individuellen Alltags ähneln. Voraussetzung dafür ist der bestehende Wunsch seitens der Betreuten und die Freiwilligkeit. Frauen, die ein Leben lang für ihre Familie gelebt und alles nach deren Bedürfnissen ausgerichtet haben, kommen mit der Situation der Ruhe und dem Alleinsein besonders schlecht zurecht. Sie ziehen sich zunehmend in sich selbst zurück und evtl. bauen sie sich eine Phantasiewelt zurecht, in der sie die Verantwortung und die Tätigkeiten weiterhin übernehmen. Auf Grund dieser Bedürfnisse bieten sich hauswirtschaftliche Tätigkeiten als strukturierende und motivierende Fixpunkte im Tagesablauf an. Dazu gehören Tätigkeiten wie die Beteiligung an der Nahrungszubereitung, das Decken und Abdecken des Tisches, die Dekoration der Räumlichkeiten, Kochen, Backen, Abwaschen sowie die Versorgung der Wäsche und Arbeiten im Garten oder auf dem Balkon. Insbesondere in Wohngruppen und Wohngemeinschaften ist das Einbringen der jeweiligen Fähigkeiten nicht nur ein Faktor des Gebrauchtwerdens, sondern Bedingung für ein gleichberechtigtes und funktionierendes Zusammenleben. Wenn die Versorgung an eine Großküche ausgelagert ist, können gesonderte Angebote der Nahrungszubereitung gemacht werden, die beispielsweise thematisch ausgerichtet sind oder bei denen länderspezifische Speisen zubereitet werden.

Beim Kochen ist z. B. auf die Hygiene und die Sicherheit im Umgang mit Messern zu achten.

Angebote, die die Haushaltsführung betreffen, werden den lebenslangen Rollenerfahrungen entsprechend eher von Frauen in Anspruch genommen. Männer hingegen fühlen sich ihrem Rollenbild entsprechend eher handwerklichen oder organisatorischen Tätigkeiten zugeneigt. Freude am Computer haben ältere Frauen und Männer gleichermaßen zunehmend.

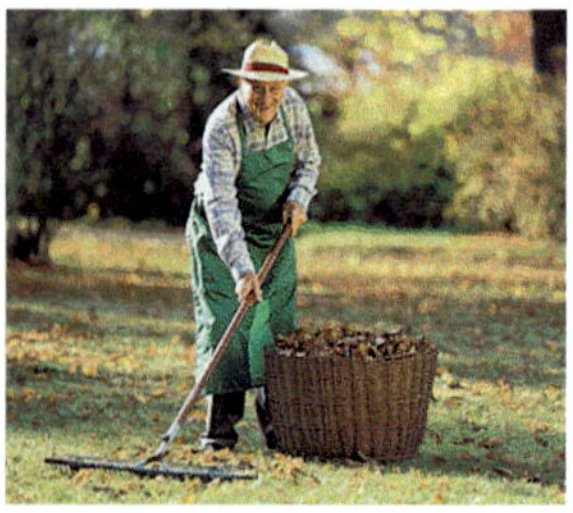

[1] Älterer Mann bei der Gartenarbeit.

Gartenarbeit

Blühende Gärten sind die Verkörperung einer Vorstellung des Paradieses. Im Blick auf das Wachstum sind sie Quelle der Freude und der Erneuerung. Damit ist die Gartenarbeit eine wesentliche Ressource, ein Erholungsraum (→ Abb. 1). Verfügen Zimmer oder Wohnung über einen eigenen Balkon, so kann der Betreute dort sein eigenes kleines Blumenreich heranziehen. Ist dies nicht möglich, können auch Zimmerpflanzen die Atmosphäre eines Raumes wesentlich verändern. Die gemeinsame Arbeit im Garten, die Verantwortung für ein größeres Beet kann Hobbygärtnern ebenso Freude bereiten wie denjenigen, die bisher kaum Verbindung zur Gartenarbeit hatten. Wenn Obst und Gemüse angepflanzt und geerntet werden können, kommt das Gefühl der Selbstversorgung hinzu und die Möglichkeit, den Mitbewohnern etwas zu schenken, was selbst gezüchtet wurde. Je nach Jahreszeit lassen sich mit den geernteten Früchten gemeinsam Gerichte oder Kuchen herstellen. So wird der gesamte Kreislauf hautnah miterlebt. Eigene Blumensträuße verschönern die Innenräume und so manch ein Rosenkavalier entdeckt wieder seinen alten Charme.

Für Rollstuhlfahrer bieten sich erhöhte Beete an, sodass sie die Pflanzen erreichen können.

Förderung des Fürsorgebedürfnisses

Das Fürsorgebedürfnis ist ein Urtrieb des Menschen und auch bei Demenzen häufig noch stark ausgeprägt. Es gilt Menschen, Tieren und Pflanzen, aber auch **Puppen** oder **Stofftieren**. Der Umgang mit ihnen fördert viele positive Gefühle und die eigenständige Beschäftigung (→ Abb. 1). Insofern ist er gezielt zu unterstützen. Der Kontakt mit Haustieren verbessert die Kommunikation, ermöglicht ungezwungenen Körperkontakt, entspannt, vermittelt positive Emotionen und erhöht die Lebensenergie. Die Verantwortung für ein **Haustier** (→ Abb. 2) kann so lange wie möglich übernommen werden, oder die Bewohner helfen im hauseigenen Kleintierstall. Tiere werden oft zu engen Lebenspartnern und die Verantwortung für das Tier vermittelt zusätzlichen Sinn. Die Trennung vom geliebten Haustier geht mit einer tiefgreifenden Veränderung des Alltags einher und kann zu einer schweren Krise führen. Immer häufiger nehmen Heime die Haustiere ihrer Bewohner mit auf oder sie haben kleine Streichelzoos im Garten. Lehnt eine Einrichtung die Mitaufnahme von Tieren aus hygienischen oder anderen Gründen ab, können spezielle Angebote von Tiertherapeuten in Anspruch genommen werden. Geeignete Tiere sind hierbei Hunde, Katzen, Hasen oder Kaninchen sowie Meerschweinchen. Vorerfahrungen im Umgang mit Tieren sind dabei zu berücksichtigen.

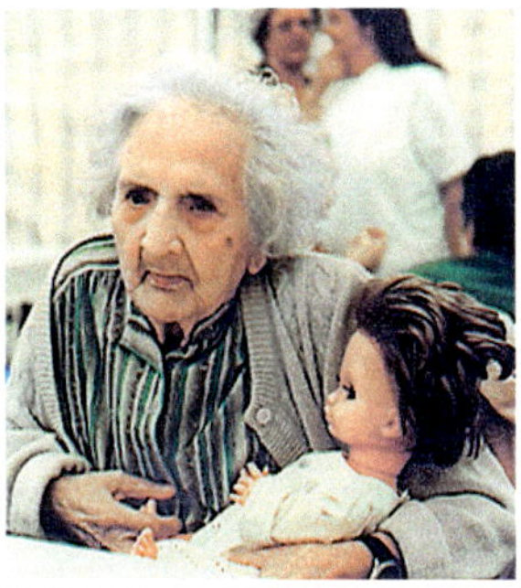

[1] Fürsorgebedürfnisse können durch Puppen erfüllt werden.

online

Tiere helfen Menschen e. V.
www.thmev.de

Zur Vermittlung von regionalen Gruppen bietet sich der Kontakt mit dem Verein „Tiere helfen Menschen e. V." an.

Das liebevolle Versorgen einer Puppe oder eines Stofftieres fördert bei einigen Betreuten das Wohlbefinden und ermöglicht eine gerichtete Beschäftigung. Die so erlebte Verantwortung und die zuverlässige Beziehung vermittelt Vertrauen in sich selbst und ihre Umwelt.

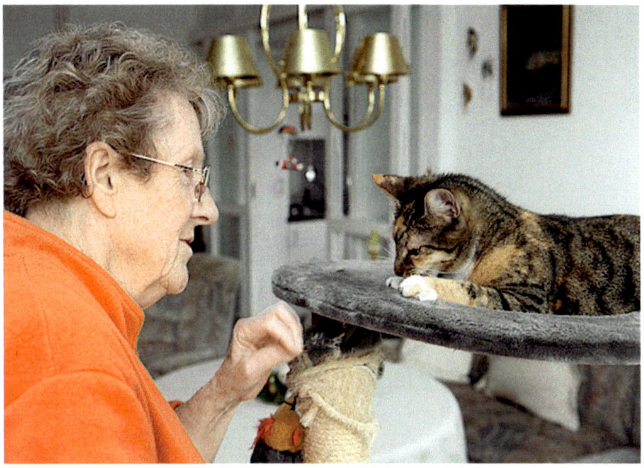

[2] Liebgewonnene Tiere können in einigen Heimen mit aufgenommen werden.

Immobilität

In der Arbeit mit Menschen, die ganztägig an ihr Bett gebunden sind, ist eine Aktivierung besonders relevant und bietet zudem einen willkommenen Kontakt zur Außenwelt. Bei Bettlägerigkeit bietet sich vorrangig die **Einzelarbeit** an: vom Gespräch über Spiele bis hin zu Handarbeiten oder auch der gemeinsamen Programmauswahl für die mediale Unterhaltung. Durch die reduzierten Reize, die auf Bettlägerige einwirken, ist es besonders wichtig, ihre sichtbare Umgebung stimulierend zu gestalten. Dazu können Familienbilder oder vertraute Gegenstände eingesetzt werden, die Erinnerungen wachrufen. Diese können nach einiger Zeit auch in Absprache gewechselt werden. Wenn möglich und erwünscht, wird das Bett so gestellt, dass der Betreute aus dem Fenster blicken kann. Auch frische Blumen oder Pflanzen bereiten, wenn sie nicht zu stark duften, zumeist Freude und bringen die Natur in das Zimmer. Körperkontakt, wie bei atemstimulierenden Einreibungen, trägt wesentlich zum Wohlbefinden bei. Wenn es möglich ist, sollten die Lage und Position des Betreuten mehrmals täglich gewechselt werden, denn damit ändert sich der Blickwinkel und somit die Eindrücke und die Wahrnehmung.

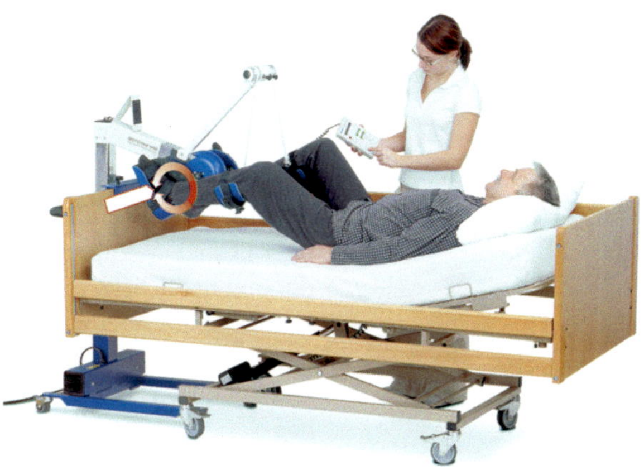

[3] Bewegungstraining ist auch im Bett möglich.

1.2 Organisatorische Hintergründe der Angebote

1.2.1 Strukturelemente des Tagesablaufes in einem Altenheim

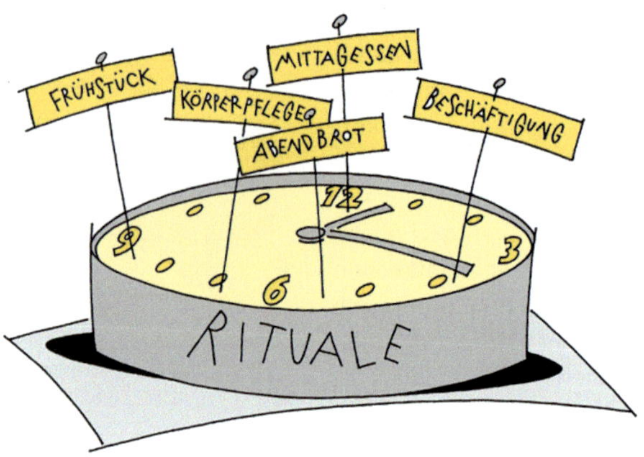

Rituale strukturieren unseren Alltag. Werden die vertrauten Abfolgen unerwartet gestört, kann dies zu Irritationen führen. Insbesondere Menschen mit einer Demenz erfahren durch die klare Struktur ihres Tagesablaufes Halt, Orientierung und Normalität. Dabei geht es nicht um eine starre Festlegung von Abläufen, sondern um Orientierungspunkte, wie die Mahlzeiten, oder Rituale der Körperpflege, die sich täglich wiederholen. Werden die Bewohner in Abläufe integriert, so wird die **Alltagsnormalisierung** verstärkt. Diese Elemente bieten nicht nur eine zeitliche, sondern auch eine emotionale Orientierung, denn zu diesen Zeiten finden gerade bei pflegebedürftigen Patienten die häufigsten und längsten Kontakte mit dem Pflegepersonal statt. Gleichzeitig sind das die Zeiten der größten Langeweile, denn während die einen Bewohner versorgt werden, sitzen andere im Essensraum und warten, wobei die einzige Unterhaltung der Blick auf das beschäftigte Personal ist. Gerade in diesen Momenten sind die Verwirrung, der emotionale Rückzug und die Apathie der Betreuten zu erkennen. Solange sie ihre Mahlzeit zugereicht bekommen, sind sie evtl. wieder für einen Moment aufmerksam, um dann bis zur nächsten Mahlzeit wieder in die Apathie zu versinken.

Für eine **eigeninitiierte Zeitgestaltung** reichen die Ressourcen der Heimbewohner meist nicht mehr aus, weshalb sie auf Hilfe angewiesen sind. Ebenso wie die Essenszeiten sollte deshalb auch die Beschäftigung ein konstanter Faktor sein, nach dem die Betreuten ihren Tag ausrichten können. Veränderungen führen vielfach zu Unmutsäußerungen und Verwirrungen und sollten weitgehend vermieden werden.

1.2.2 Zeitliche Anordnung der Aktivierungsangebote

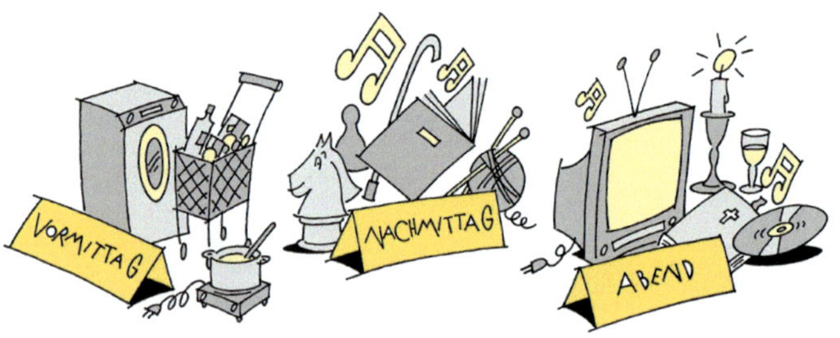

Der geeignete Zeitrahmen für psychosoziale Aktivitäten liegt zwischen den Mahlzeiten.

Der **Vormittag** erscheint auf Grund biografischer Gewohnheiten als besonders geeignet für hauswirtschaftliche Tätigkeiten: von der Wäscheversorgung über den Spaziergang mit Einkäufen bis hin zur Nahrungszubereitung.

Aktivitäten wie das Singen, Tanzen, Spielen oder Vorlesen finden vorrangig am **Nachmittag** statt. Wenn die Aktivierung keine spezielle Therapie, sondern ein Angebot zur abwechslungsreichen Gestaltung des Tagesablaufes ist, können auch Familienangehörige oder Besucher einbezogen werden. Sie bringen ihre Eindrücke und Erfahrungen mit ein und bereichern so das Leben im Heim.

Rituale am **Abend** verhelfen zu einer ruhigeren Nacht und reduzieren evtl. aufkommende Ängste und Gefühle von Verlassenheit im Dunkel der Nacht. Dazu gehören Gespräche, Gebete, Lieder, Geschichten, Massagen oder auch der Blick in den Fernseher. Serien wecken dabei ein besonderes Interesse, da sie immer zur selben Zeit ausgestrahlt werden und einen festen Figurenstamm haben, zu dem die Zuschauer somit eine eigene Beziehung aufbauen können.

Interdisziplinäre Zusammenarbeit 1.2.3

Gerade im Bereich der Aktivierung ist eine interdisziplinäre Zusammenarbeit notwendig. Verschiedene Berufsgruppen bieten gemeinsam oder getrennt Aktivierungsangebote an, die sich ergänzen. So wird es möglich, auf die individuellen Bedürfnisse und Ressourcen der Betreuten zu reagieren. Das angestrebte Resultat sind entspannte, zufriedene Teilnehmer, deren Können gefördert wird und die sich anerkannt und einbezogen fühlen. Sie erfahren gleichzeitig eine Erweiterung ihres Horizonts, die Freude an neuen Herausforderungen und Erfolgen und nehmen dann an den Angeboten teil, wenn sie sich dazu in der Lage fühlen.

Pflegende und ihre Kollegen des interdisziplinären Teams versuchen, den alten Menschen, die sie betreuen, das Gefühl der Anerkennung zu vermitteln. Gegenseitiges Verständnis führt zu einem angenehmen Klima, und gegenseitige Achtung stärkt das Selbstwertgefühl.

Physiotherapie:
Sie unterstützt und trainiert vorwiegend die körperliche Aktivität. Instrumente: Bewegungsübungen, Gymnastik etc.

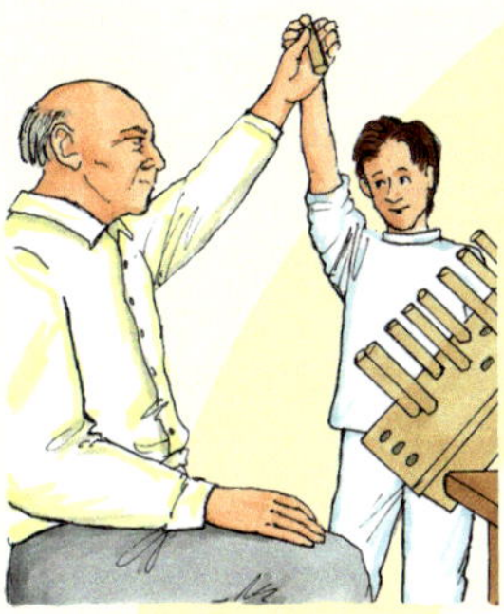

Ergotherapie:
Die Beschäftigungs- und Arbeitstherapie dient der Unterstützung und Einübung bzw. dem Wiedererlernen von Alltags- und Freizeitaktivitäten, von Hausarbeit und Arbeit. Sie erhöht die Selbstständigkeit und fördert Kreativität.

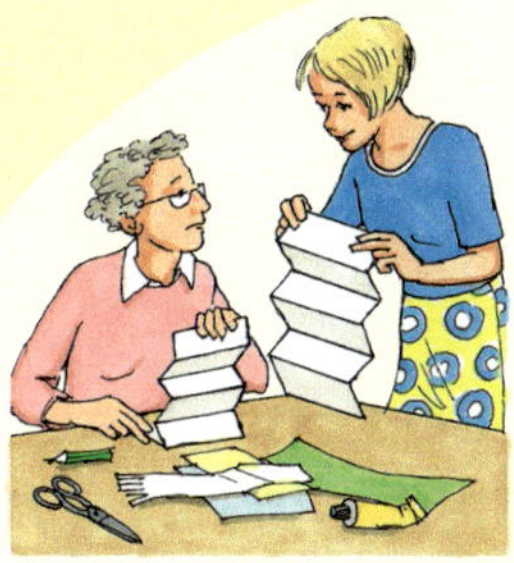

Diätassistenz:
Sie berät in Ernährungsfragen und hilft bei der Zubereitung gemeinsamer Gerichte.

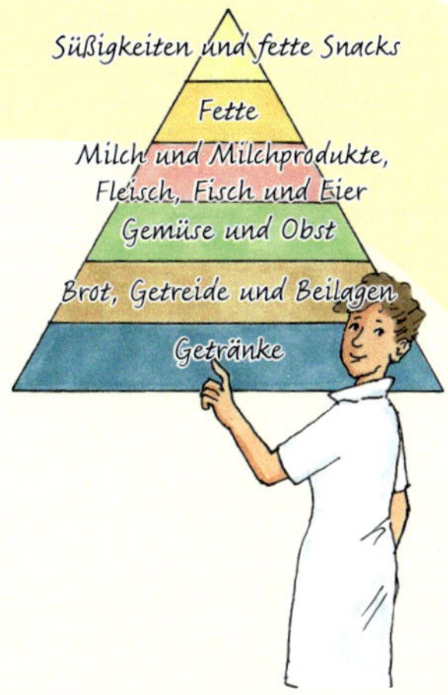

Kunsttherapeutische Ansätze:
Gestaltungs- oder Kunsttherapie, Musiktherapie, Tanztherapie. Mit Hilfe von gestalterischen Mitteln lernen Menschen, ihre Gefühle auszudrücken, Kommunikation, Integration und soziale Kontakte werden aktiviert. Die Therapien setzen sich gezielt mit den gesunden Anteilen des Menschen auseinander und fördern diese.

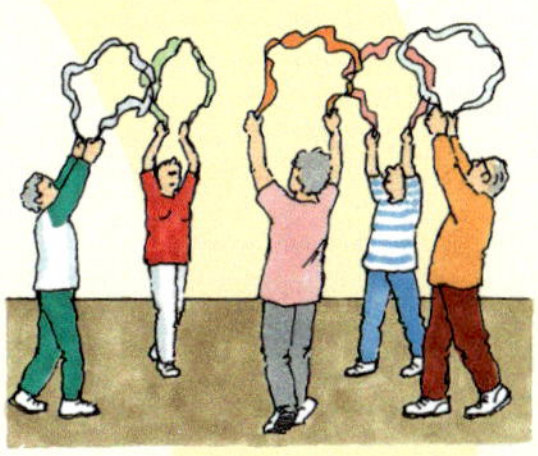

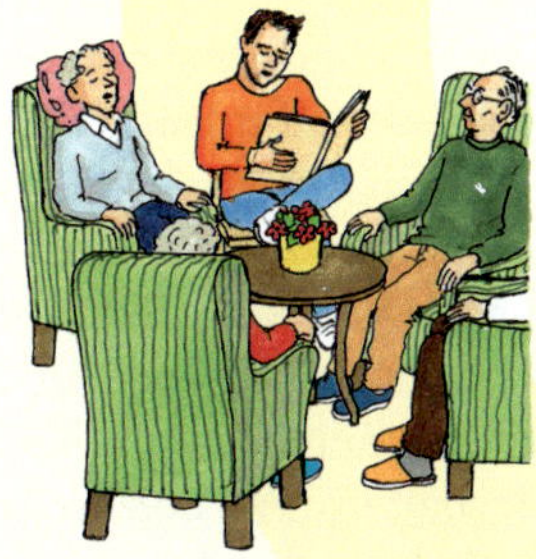

Beschäftigungsbetreuung durch ehrenamtliche Besuchsdienste und Angehörige:
Sie besuchen die Bewohner und beteiligen sich teilweise auch an den Aktivierungsangeboten. Begleitet und fortgebildet werden sie über kirchliche Organisationen oder Wohlfahrtsverbände.

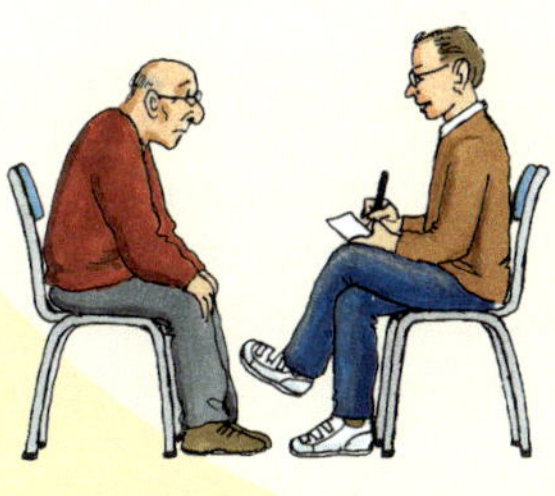

Psychologie:
Psychologen unterstützen den emotionalen Austausch und die Auseinandersetzung. In Einzelgesprächen können besonders belastende Situationen aufgearbeitet bzw. ausgesprochen werden.

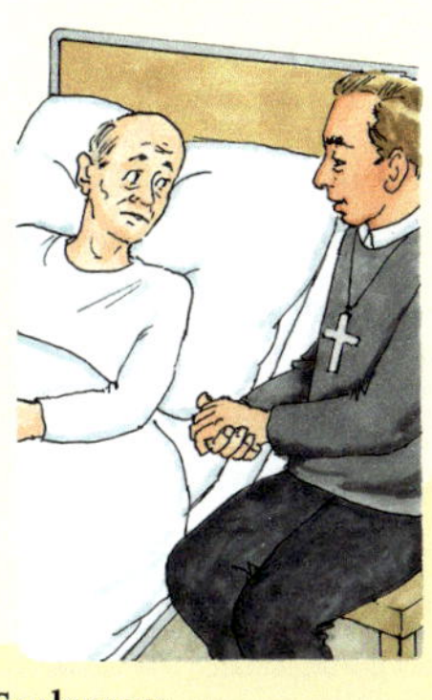

Seelsorge:
Sie bietet spirituelle und emotionale Ansprache, vom Gottesdienst, sowie thematischen Veranstaltungen bis hin zum Einzelgespräch.

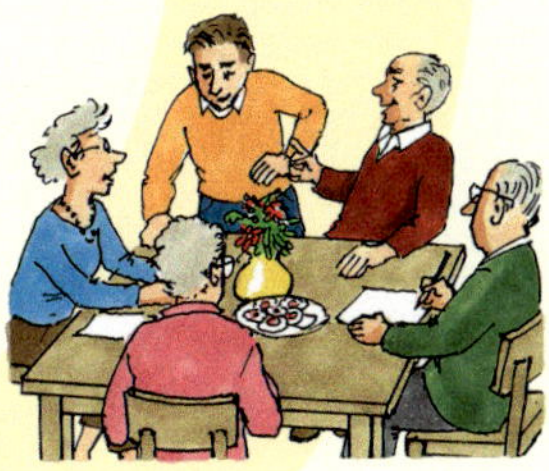

Sozialpädagogik:
Sie bietet Aktivierungsangebote an, die im Gegensatz zur Ergotherapie primär in Gruppen durchgeführt werden; außerdem Beratungen und Vermittlung von Hilfestellungen und Kontakten.

Das Wissen um eine sinnvolle Zeitgestaltung wirkt motivierend und baut Depressionen und Aggressionen ab. Humor unterstützt diesen Effekt zusätzlich und hilft, Hoffnung aufrechtzuerhalten. So werden auch bei alten Menschen zunehmend Spaßtherapeutinnen eingesetzt. Unterschiedliche Untersuchungen haben ergeben, dass das Lachen zur Entspannung, zu einer positiven Lebenshaltung und zu einer Aktivierung des Herz-Kreislauf-Systems beiträgt.

1.2.4 Strukturierung des Alltags

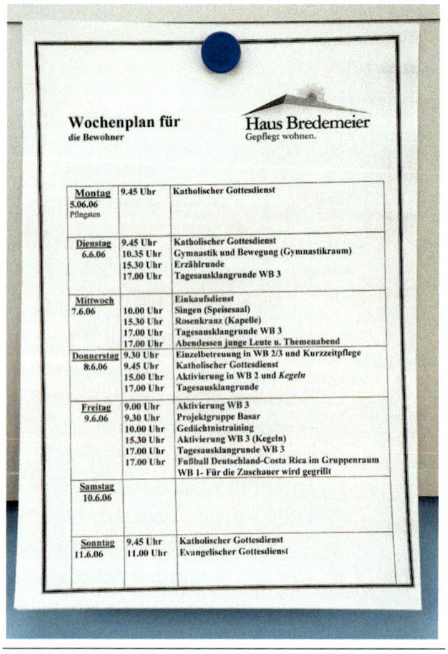
Wochenplan für
die Bewohner
Haus Bredemeier
Gepflegt wohnen.
Montag 5.06.06 Pfingsten
9.45 Uhr Katholischer Gottesdienst
Dienstag 6.6.06
9.45 Uhr Katholischer Gottesdienst
10.35 Uhr Gymnastik und Bewegung (Gymnastikraum)
15.30 Uhr Erzählrunde
17.00 Uhr Tagesausklangrunde WB 3
Mittwoch 7.6.06
Einkaufsdienst
10.00 Uhr Singen (Speisesaal)
15.30 Uhr Rosenkranz (Kapelle)
17.00 Uhr Tagesausklangrunde WB 3
17.00 Uhr Abendessen junge Leute u. Themenabend
Donnerstag 8.6.06
9.30 Uhr Einzelbetreuung in WB 2/3 und Kurzzeitpflege
9.45 Uhr Katholischer Gottesdienst
15.00 Uhr Aktivierung in WB 2 und Kegeln
17.00 Uhr Tagesausklangrunde
Freitag 9.6.06
9.00 Uhr Aktivierung WB 3
9.30 Uhr Projektgruppe Basar
10.00 Uhr Gedächtnistraining
15.30 Uhr Aktivierung WB 3 (Kegeln)
17.00 Uhr Tagesausklangrunde WB 3
17.00 Uhr Fußball Deutschland-Costa Rica im Gruppenraum WB 1- Für die Zuschauer wird gegrillt
Samstag 10.6.06
Sonntag 11.6.06
9.45 Uhr Katholischer Gottesdienst
11.00 Uhr Evangelischer Gottesdienst

[1] Übersichtliche Wochenpläne ermöglichen eine Orientierung.

Die Angebote, die verschiedene Mitglieder des interdisziplinären Versorgungsteams machen, stehen nicht für sich, sondern begleiten den Menschen im Sinne einer anerkennenden und sinnstiftenden Struktur von Tagen, Wochen und Monaten. Das Wissen um die Einteilung der Angebote vermeidet Doppelungen, gibt den Teilnehmern Sicherheit und die Möglichkeit, sich durch Auswahl und Entscheidungen an der Planung zu beteiligen. Eine zeitliche Perspektive, die gut erfassbar und sowohl gegenwarts- als auch zukunftsorientiert ist, ist die **Wochenstruktur**, in die offene Angebote, geschlossene Gruppen und verbindliche Verpflichtungen aufgenommen werden. Feste Termine können in einer Art Stundenplan zusammengefasst werden (→ Abb. 1). So können auch die Angehörigen sehen, welche Angebote bestehen. Individuell ausgehändigte Pläne sind so angelegt, dass noch Raum für individuelle Eintragungen verbleibt. **Tagesstrukturierende Angebote** sind mit genauen Uhrzeiten versehen und werden bei Bedarf vormittags noch einmal durchgesprochen. Sie reichen von der Ganztagsbeschäftigung bis hin zu Mahlzeiten, je nach Bedarf des Empfängers.

1.3 Die Leitung einer Gruppe und ihre Voraussetzungen

Entscheidend für die erfolgreiche und teilnehmerorientierte Leitung einer Gruppe ist ein **empathischer Zugang**, der dazu verhilft, die Sorgen und Bedürfnisse der alten Menschen zu verstehen. Das gilt für aktuelle Situationen ebenso wie für biografische und erfordert kommunikative Fähigkeiten. Weiterhin tragend ist die Akzeptanz des Gegenübers, die Bereitschaft, ihn so anzunehmen, wie er ist. Hinzu kommen **Authentizität und Kongruenz**, d. h., Reden und Verhalten der Pflegenden sind echt und ehrlich. Dies gilt auch für die Form des Umgangs bei der Aktivierung, die unter der Zielsetzung geschieht, Einsamkeit und seelisches oder soziales Unwohlsein zu reduzieren. Wohlmeinende Ratschläge und Motivationen von außen wie „Sie schaffen das schon" helfen wenig. So verzichtet die Leitung bewusst auf Druck und Verhaltensvorgaben. Sie hat vielmehr die Aufgabe, die Befindlichkeiten und Bedürfnisse der Teilnehmer wahrzunehmen. Gleichzeitig achtet sie darauf, dass bei der Aktivierung **Anspannungs- und Entspannungsphasen** in einem ausgewogenen Verhältnis zueinanderstehen. Sie koordiniert den Ablauf teilnehmerorientiert und nicht nach starren Vorgaben. Grundlage hierfür ist **Fachwissen**, zu welchem auch die **Vertrautheit mit den Krankheitsbildern** der Teilnehmer gehört. Die Gruppenleitung plant nach den Interessen und mit Hilfe der Teilnehmer die weiteren Interventionen. Sie verfügt über das notwendige Repertoire, um spontan und ohne große Vorbereitungen Änderungen und Kurzaktivierungen durchführen zu können.

Entspannungstechniken
1 S. 299

Die Gruppenleitung hat die Aufgabe, die Gespräche und Aktivitäten zu leiten, neue Impulse einzubringen, Ansprechpartner zu sein, auf die Zeiteinteilung und die gleichmässige Teilnahme zu achten sowie auf Emotionen adäquat zu reagieren. Dies tut sie ohne Anweisungen oder Bewertungen, ohne zu überreden, herunterzuspielen und zu verallgemeinern. Sie geht sicher mit Kommunikationsformen wie dem aktiven Zuhören um und fördert das Gespräch durch Nachfragen und Feedback.

Formen der Beschäftigung: Einzel- oder Gruppenarbeit 1.4

Die Beschäftigung ist sowohl mit Einzelpersonen als auch mit Gruppen unterschiedlichster Größe möglich. In Gruppen kann die gegenseitige Unterstützung der Teilnehmer gezielt gefördert und auf diese Weise eine Aktivierung im doppelten Sinne angeregt werden.

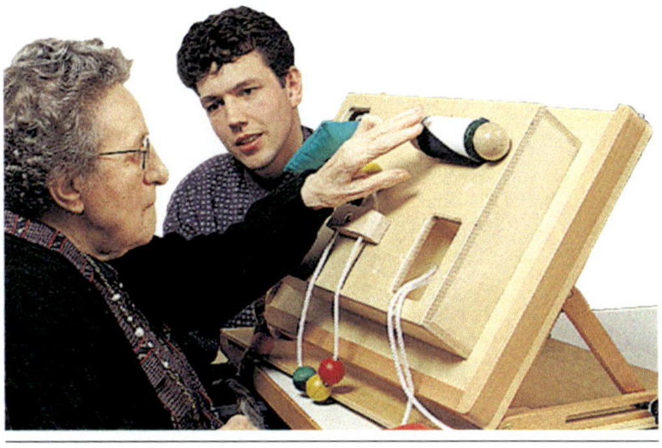

[1] Individuelle Förderung der Feinmotorik

Einzelarbeit: Die individuell ausgerichtete Einzelarbeit zielt darauf ab, individuelle Erfahrungen und Fähigkeiten zu aktivieren und zu fördern. Inhalte und Zielsetzung werden der Person entsprechend gewählt. Sie kommt vorwiegend bei Immobilität oder Bettlägerigkeit zum Einsatz, d. h., wenn die Teilnahme an einem Gruppenangebot nicht möglich ist (→ Abb. 1).

Paararbeit: Diese vollzieht sich zumeist anhand von Aufgaben innerhalb einer Gruppenarbeit. So sind bei Tänzen oder gymnastischen Angeboten viele Übungen Paarübungen. Die Zuordnung der Partner kann frei gewählt, durch die Leitung bestimmt oder spielerisch ermittelt werden, beispielsweise mit Hilfe von Abzählreimen.

Gruppenarbeit: Zu einer Gruppenarbeit findet sich eine Anzahl von Menschen regelmäßig zusammen. Dies ermöglicht in besonderer Weise **Kommunikation, Geborgenheit, Vertrauen** und **soziales Lernen**. Dabei wird die Gruppe je nach Thematik in einer Größe gewählt, die es möglich macht, dass die Teilnehmer einander kennenlernen und Vertrauen zueinander aufbauen können. Auch für diejenigen, die das Angebot gestalten, ist es wichtig, dass eine Gruppe nicht zu groß wird, damit sie sich auf die einzelnen Teilnehmer einstellen können. Insbesondere bei therapeutischen Angeboten, bei denen eine Beobachtung der individuellen Befindlichkeiten und Fortschritte notwendig ist, bietet sich eine Kleingruppe mit nicht mehr als zehn Teilnehmern an. Andere Gruppen hingegen benötigen eine Mindestanzahl an Teilnehmern, damit beispielsweise bei Spielen Kleingruppen gebildet werden können. Somit ist die Größe von der Zielgruppe, den geplanten Angeboten, dem Inhalt, der Thematik und nicht zuletzt von den räumlichen Bedingungen abhängig.

Zusammensetzungs- und Konstitutionsbedingungen einer Gruppe sind wesentliche Bestimmungsfaktoren der **Gruppendynamik**. Deshalb entscheiden diejenigen, die ein Angebot machen, gezielt im Vorfeld darüber, ob eine Gruppe offen, geschlossen oder halboffen angelegt sein soll.

Im Gegensatz zur geschlossenen Gruppe, die innerhalb eines definierten Zeitraumes mit einem festen Teilnehmerstamm arbeitet, ist eine offene Gruppe dadurch gekennzeichnet, dass ihre Teilnehmer immer wieder wechseln. Sie ist offen für neue Mitglieder und die Teilnahme ist weniger verpflichtend. Dennoch ist ein fester Teilnehmerstamm gewünscht, damit die Gruppe zur Ruhe kommen und sich eine effektive Arbeitsatmosphäre entwickeln kann.

Die halboffene Gruppe hat eine relativ stabile Anzahl an Teilnehmern. Neue Teilnehmer werden erst dann aufgenommen, wenn andere die Gruppe verlassen, um so die Zahl konstant zu halten.

1.5 Aktivitäten für alte Menschen planen und gestalten

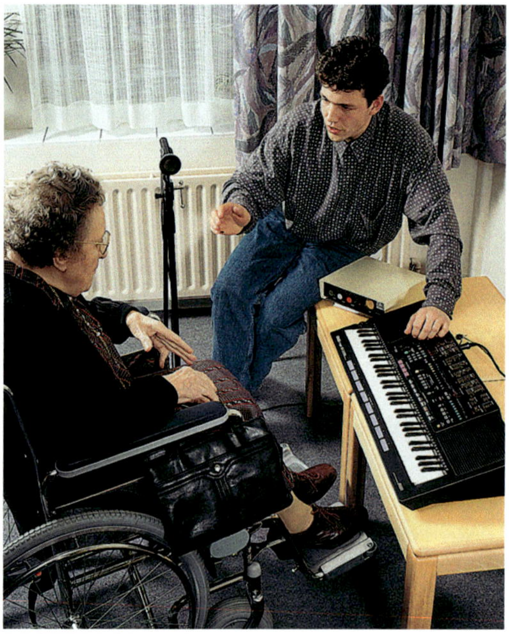

[1] Musik kann auf vielfältige Weise erzeugt werden.

Bevor eine Aktivität angeboten wird, ist es sinnvoll, zu erschließen, welche **Interessen** und Notwendigkeiten bestehen. Gleichzeitig sollte erfragt werden, welche Angebote bereits gemacht wurden und welche Erfahrungen damit verbunden sind. Räumliche, materielle, personelle Voraussetzungen und potenzielle Teilnehmer (Gruppenzusammensetzung) sind ebenfalls im Vorfeld zu klären. Dazu bieten sich Befragungen nach den Interessen und die Einsicht in die Anamnesen an. Auch das methodische Vorgehen, die voraussichtliche Dauer des Angebotes, die ideale Tageszeit und die zur Verfügung stehenden Materialien müssen rechtzeitig geplant werden.

Schon in der Vorbereitungsphase ist ein offenes Ohr für die Bedürfnisse der Teilnehmer und der Helfer sehr anregend. Wenn beispielsweise eine Tanztherapie oder eine Singstunde angeboten wird, gibt es möglicherweise Bewohner oder Angehörige, die diese gern mit ihren Instrumenten begleiten (→ Abb. 1). Die **Ankündigung** eines Angebotes sollte rechtzeitig und für die Zielgruppe gut sichtbar angebracht werden. Grafiken unterstützen die Lesbarkeit auch für Menschen, die schlecht sehen oder lesen können, und prägen sich ein. Eventuell ist es sinnvoll, die Einladung kurz vor Beginn noch einmal mit einem anderen Layout auszuhängen, damit das Angebot präsent bleibt.

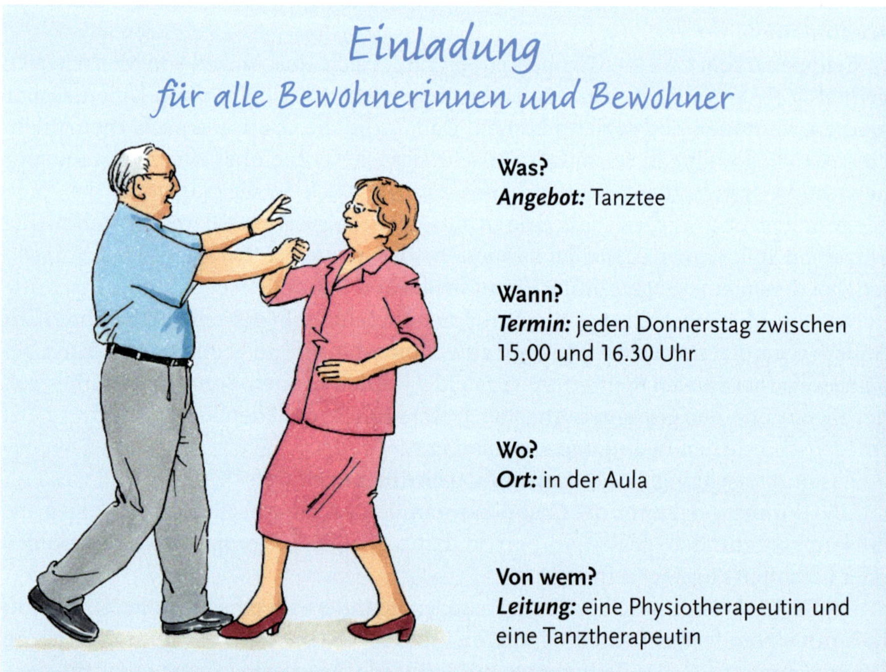

Bei **öffentlichen Angeboten** bietet sich eine Veröffentlichung in ortsüblichen Zeitungen und Gemeindeblättern sowie die gezielte Zustellung von Einladungen an.

Die Absprache mit den Mitarbeitern ist entscheidend, denn diese erinnern die Bewohner an das Angebot und begleiten sie zu der Veranstaltung. Evtl. bleiben sie auch vor Ort, um Hilfestellungen, zum Beispiel beim Toilettengang, zu leisten.

Ablauf einer Aktivierung 1.5.1

Der Ablauf der Aktivierung gliedert sich in drei zentrale Phasen: Sie setzt mit der **Aufwärmphase** ein, der sich die **Aktivitätsphase** – die den größten Raum einnimmt – anschließt und findet ihren Abschluss in der **Ausklangsphase**.

Aufwärmphase (10–15 Min.): Sie dient der Orientierung, dem Warmwerden miteinander, der Kontaktaufnahme und ermöglicht der Gruppenleitung die Vorstellung des geplanten Angebotes sowie der Rahmenbedingungen. Das Gelingen der Aufwärmphase entscheidet darüber, wie die kommende Zeit verlaufen wird. Um eine entsprechende Einstimmung zu erreichen, bietet sich die spielerische Aufwärmung an, bei welcher auch Erwartungen benannt werden können. Wenn eine Gruppe über längere Zeit zusammenarbeitet, kann sie eigene Begrüßungsrituale entwickeln. Die Möglichkeiten gehen dabei vom einstimmenden Lied bis hin zu einer kurzen Benennung des aktuellen persönlichen Befindens.

Aktivitätsphase (40–60 Min.): In dieser Phase wird das geplante Angebot, wie z. B. Malen, Tanzen oder Musizieren, durchgeführt und durch strukturierende Elemente wie kleine Pausen oder variierende Gestaltungselemente vertieft. Die Gruppenleitung ist in dieser Phase vorrangig Ansprechpartner, Begleiter und Ablaufgestalter.

Ausklangsphase (10–15 Min.): Sie dient dem Loslassen, der Ankündigung des kommenden Angebotes und insbesondere der Ergebnissicherung. Deshalb bietet es sich je nach Aktivierung an, die entsprechenden Produkte bzw. Ergebnisse anzusehen, über die Thematik abschließend zu sprechen, die Stimmung auszuwerten und ein gemeinsames Abschiedsritual zu vollführen. Dafür bieten sich Rituale wie das Reichen der Hände oder das Singen eines Liedes an.

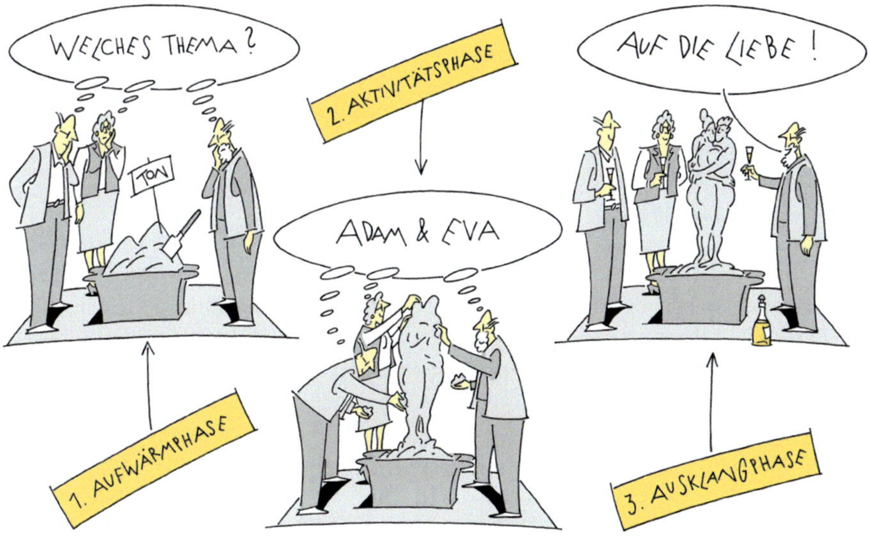

Blitzlicht zum Abschluss: Jeder Teilnehmer beschreibt in 1–2 Sätzen, wie er sich momentan fühlt, wie er das Angebot empfunden hat. Dabei wird der Reihe nach gesprochen oder so, wie die Teilnehmer sich einbringen wollen. Es kann aber auch ein kleiner Ball dem jeweils folgenden Gesprächspartner zugeworfen werden. Damit können die Teilnehmer den Prozess für sich abschließen und die Gruppenleitung bekommt Anregungen und Feedback. Die Beiträge werden nicht kommentiert.

1.5.2 Mögliche Aktivierungsangebote

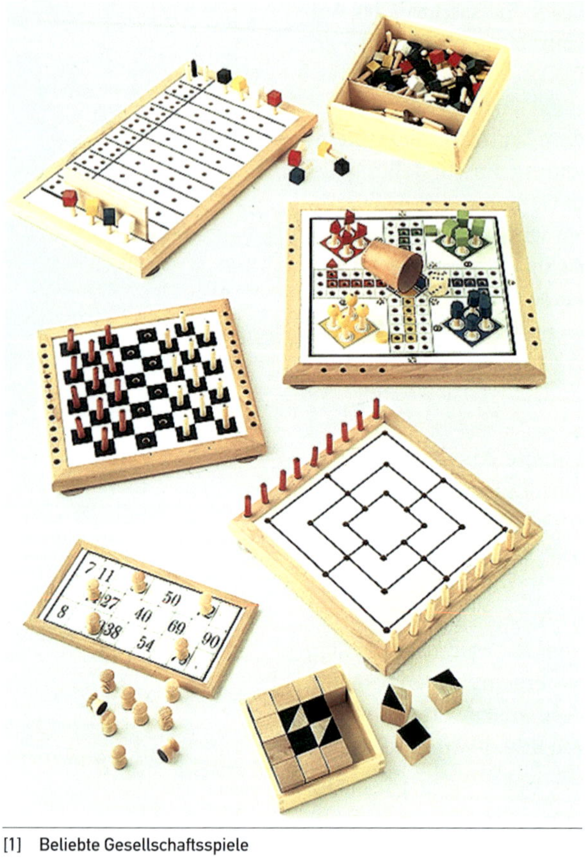
[1] Beliebte Gesellschaftsspiele

Spiele

Spiele zu spielen ermöglicht Momente der ungezwungenen Freude, wirkt anregend und entspannend und ist im Gegensatz zur Arbeit nicht zweckgebunden. Anspannungen und andere Emotionen können sich im Spiel entladen, Fähigkeiten und Sozialverhalten können erhalten oder ausgebaut werden. Das **Gemeinschaftserlebnis** verbindet jung und alt, denn im Team haben sie gleichberechtigte Interessen und Ziele. Auf Grund dessen, dass Spiele spielen als eine Tätigkeit von Kindern empfunden wird, reagieren viele ältere Menschen im ersten Augenblick ablehnend auf das Angebot, gemeinsam ein Spiel zu spielen. Deshalb werden sie nicht dazu überredet, sondern lernen die Spiele erst einmal durch das Zusehen kennen. **Neugierde**, der **Wunsch nach Zugehörigkeit** und die Erkenntnis, dass das Spielen durchaus **Spaß** machen kann, führt zumeist dazu, dass sie sich dann für eine Teilnahme entscheiden. Einerseits kann es sinnvoll sein, wenn die Spieler sich gegenseitig anregen und unterstützen, andererseits kann es auch eine **Überforderung** bedeuten, die letztlich zum **Rückzug** führt, wenn Spieler mit einem bedeutenden Leistungsunterschied miteinander spielen. Deshalb achtet die Gruppenleitung auf eine angemessene Zusammensetzung und setzt sich evtl. mit einem Spieler zusammen, der sich überfordert fühlt und deshalb aggressiv oder mit Rückzug reagiert. Mit der **Schulung der Konzentrationsfähigkeit** oder der Vertrautheit mit den Regeln verbessert sich vielfach die Stimmung des Spielers. Das Ausleben von Gefühlen, die in anderen Kontexten nicht angemessen erscheinen, ist jedoch ebenso wie das Experimentieren grundsätzlich ein gewollter Nebeneffekt des gemeinsamen Spiels, wie zum Beispiel Schadenfreude bei Mensch ärgere dich nicht oder die Raffgier bei Monopoly.

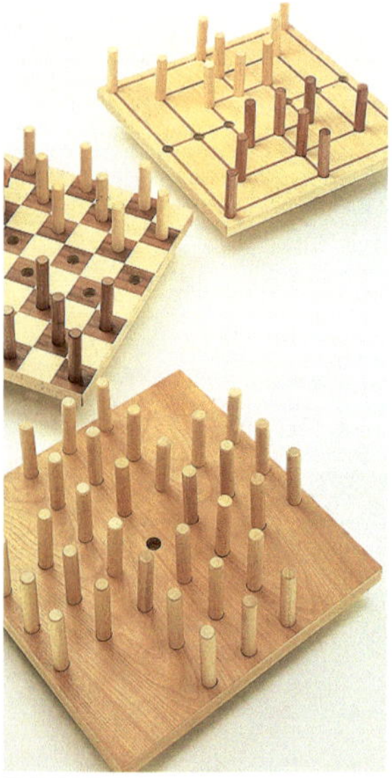
[2] Klassische Spiele, wie z. B. Dame, Mühle, Solitaire, gibt es in besonderen Grössen für ältere Menschen mit motorischen Einschränkungen.

Arten von Spielen

Kennlernspiele helfen Kommunikationsschwierigkeiten und -störungen zu überwinden. Sollen beispielsweise Namen gelernt oder wiederholt werden, stellt sich jeweils eine Person mit ihrem Namen, einem besonderen Interesse und einer typischen Bewegung vor. Die ganze Gruppe imitiert gemeinsam diese Bewegung und spricht dabei den Satz nach. So gerät niemand unter Leistungsdruck.

Gesellschaftsspiele sind für mindestens zwei Spieler konzipiert und können unterteilt werden in Brettspiele, Kartenspiele, Würfelspiele, Strategiespiele und Schreibspiele. Zu ihnen zählen beispielsweise die in Alteneinrichtungen sehr beliebten Spiele Bingo, Schach oder Domino.

Brettspiele können je nach Spiel gut zu zweit oder in kleinen Gruppen gespielt werden und sollten jederzeit erreichbar sein, z. B. Dame, Mühle, Schach, Halma (→ Abb. 1, 2) Hierzu können auch Lege- oder Wortspiele wie Scrabble gezählt werden oder Würfelspiele wie Mensch ärgere dich nicht und Kniffel. Viele dieser Spiele gibt es auch in ansprechenden und besser greifbaren Holzausführungen, ansonsten findet man sie häufig in Spielesammlungen. Besonders viel Spaß macht das Spiel, wenn es beispielsweise aus Holz oder Fimo® selbst hergestellt wurde.

Kartenspiele eignen sich zur Eigeninitiative der Betreuten und sind ohne Vorbereitungen an beinahe jedem Ort durchführbar, z. B. Skat, Mau-Mau, Rommee, Elfer raus, Uno (→ Abb. 1).

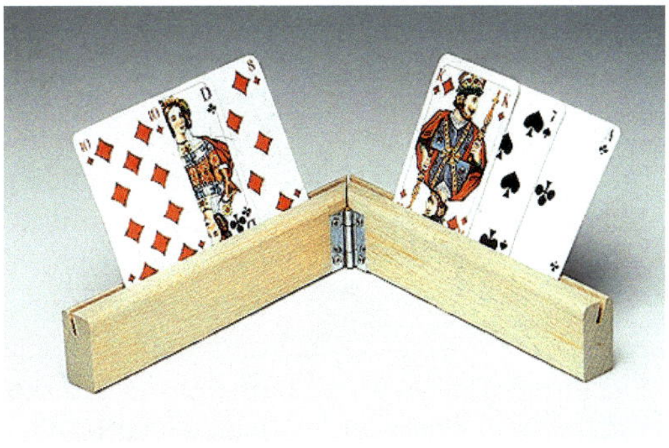

[1] Spielkartenständer und Spielkarten mit extra großen, lesbaren Zahlen und Symbolen für sehbeeinträchtigte Menschen

Wortspiele oder Schreibspiele fördern die Kreativität. Um gemeinsam Geschichten zu entwickeln, notiert reihum jeder Teilnehmer ein bestimmtes Wort oder einen Satz auf ein Papier und knickt es dann so um, dass der Nachfolgende nicht erkennen kann, was bereits darauf notiert ist. Nachdem reihum jeder einen oder auch mehrere Sätze darauf notiert hat, werden die Ergebnisse vorgelesen. Anregend wirkt auch das Wort-Domino, bei dem ein zusammengesetztes Substantiv vorgegeben wird und der nachfolgende Spieler das Grundwort an den Anfang seines neuen Wortes stellt, z. B. „Spieleabend – Abendessen – Essenswagen ..."

Ratespiele unterschiedlichster Art können allein oder in der Gruppe gespielt werden. Dazu bieten sich Spiele wie Teekesselchen-Raten an, d. h. das Erraten von doppeldeutigen Begriffen wie z. B. Bank, Birne oder Leitung, die von zwei Personen in Form von „Mein Teekesselchen ist ..." vorgestellt werden. Beim Tabu-Spiel hingegegen müssen die Teilnehmer beispielsweise einen Gegenstand aus seiner Beschreibung heraus erraten. Sprichwortraten bzw. Liederraten sind ebenfalls geeignet. Diese Spiele können auch mit Pantomime oder malend gespielt werden (vgl. Montagsmaler und Activity).

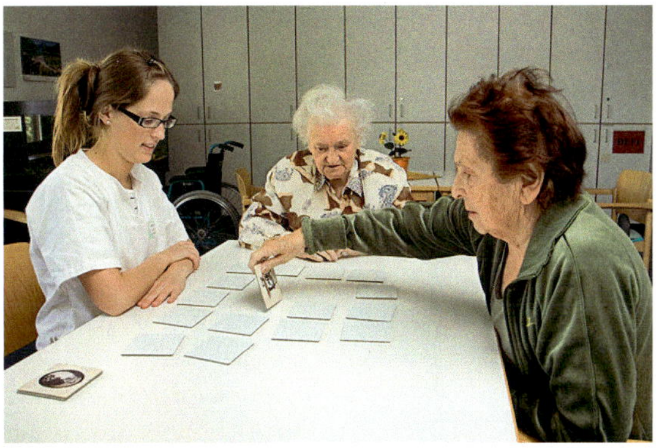

Geschicklichkeitsspiele fördern gezielt die Feinmotorik wie zum Beispiel das Türme bauen, Mikado, das für ältere Menschen in großen Stäbchen erhältlich ist, oder Puzzlespiele.

Gedächtnisspiele wie z. B. Memory sind der Altersgruppe entsprechend auszuwählen. So wird Memory mit unterschiedlichsten Motiven hergestellt oder es kann auch selbst gebastelt werden. Zum Spiel Koffer packen werden nur anregende Materialien (ein Koffer) in der Mitte benötigt. Dieser kann, wenn die Erinnerung an Alltagsgegenstände wieder aktiviert werden soll, auch mit entsprechenden Gegenständen gefüllt werden.

Kim-Spiele sind Wahrnehmungsübungen mit verdeckten Materialien, sie eignen sich wie die Ratespiele sehr gut zum Gedächtnistraining. Beim Tastkim werden mit verbundenen Augen oder in einer verschlossenen Kiste Gegenstände oder auch Materialien ertastet. Beim Erinnerungskim werden den Spielern kleine Gegenstände oder Naschwaren gezeigt und nach 1–3 Minuten durch ein Tuch verdeckt. Ziel des Spiels ist es, möglichst viele Dinge zu erinnern. Ein Erinnerungstraining ist auch der Umgang mit verschiedensten Gerüchen wie zum Beispiel Aromaölen.

Computerspiele/PC-Spiele gibt es in reichlichen Varianten, die von klassischen Karten- oder Brettspielen bis hin zu Geschicklichkeits- und Strategiespielen reichen. Bei einer entsprechenden Halterung für ein Notebook können diese auch von Bettlägerigen gespielt werden.

Elektronische Spiele wie Playstation, Gameboy oder der Haustierersatz Tamagotchi und seine Nachfolger können ebenfalls gut im Bett gespielt werden.

Es gibt Spielkarteien, die speziell auf die Interessen von Senioren ausgerichtet sind und über Anmerkungen zu Zielgruppen verfügen. Für das Spielen am Bett bieten sich auch so genannte Reisespiele an. Sie sind zumeist sehr klein gebaut, haben aber den Vorteil, dass die Spielsteine durch Magnete oder durch Einbuchtungen am Brett gehalten werden.

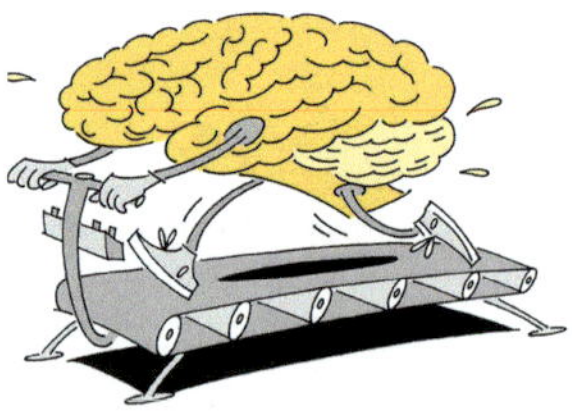

Gedächtnistraining

Das Gedächtnistraining ist eine spielerische und alltagsorientierte Form der Aktivierung, die dazu dient, die **geistige Beweglichkeit, Wahrnehmung, Konzentration** und **logisches** sowie **flexibles Denken** zu trainieren. Ohne Training lässt die Merkfähigkeit mit zunehmendem Alter nach. Das Training spricht den Menschen auf spielerische Weise ganzheitlich an und trainiert nicht nur einzelne Elemente. Das bedeutet, dass persönliche bzw. biografische Erfahrungen und Bewegungsübungen eingebunden werden und gezielt unterschiedliche Funktionsbereiche aktiviert werden. Es soll Spaß und Freude bereiten und Neugier wecken. Das wird auch durch eine angemessene Methodenvielfalt gewährleistet, die verschiedene Gehirnregionen aktiviert und miteinander verknüpft.

Mit Hilfe von speziellen Übungen wird das Gedächtnis in sozialen Zusammenhängen geschult. Die Kontakte in der Gruppe dienen der Stärkung des sozialen Verhaltens, verhelfen dazu, dass die Freude nicht zu kurz kommt und auch die kommunikative Ausdrucksfähigkeit eingeübt wird. Die Blut- und Sauerstoffzufuhr des Gehirns wird durch körperliche Aktion zusätzlich verbessert. Die Form des Trainings wird den Ressourcen der Teilnehmer angepasst. Überforderungen, die in der Folge einen frustrationsbedingten Rückzug provozieren können, werden so vermieden.

10-Minuten-Aktivierung
1 S. 413

Bei beginnenden Demenzen konnten in Studien Lernerfolge durch Gedächtnistraining nachgewiesen werden. Bei fortschreitenden Demenzen hingegen dient das Gedächtnistraining der Aufrechterhaltung noch bestehender kognitiver Möglichkeiten, der Kompensation erster Symptome, jedoch nicht der Heilung. Um Abwertungen und Kränkungen zu vermeiden, wird es bei fortgeschrittener Demenzerkrankung nicht mehr durchgeführt, sondern durch Erinnerungsarbeit ersetzt (vgl. 10-Minuten-Aktivierung).

Methodik

Gedächtnis- oder Hirntraining ist in Einzel- oder Gruppenarbeit möglich. Basis ist, dass die Ressourcen und Stärken der Teilnehmer erkannt und gefördert werden. Die Stimmung ist motivierend, denn die Anerkennung stärkt das Selbstbewusstsein.

Aufgaben der Gruppenleitung

Die Anbieter des Gedächtnistrainings zeichnen sich durch eine offene, humorvolle Art aus und verzichten auf Leistungsdruck. In der Gruppe verhalten sie sich als gleichberechtigte Mitspieler. Sie wählen die Materialien und Themen aus, wobei sie sich auf die Biografie der Teilnehmer beziehen und gezielt Emotionen ansprechen. Inhalte, die mit positiven Emotionen verbunden sind, verbessern die Erinnerung, während negative Emotionen die Fixierung des Gelernten verhindern.

Sie stellen den Teilnehmern Fragen, die lösbar sind, z. B. „Was ist ihre Lieblingsfarbe?“, um so das Gedächtnistraining dem Wissen der Teilnehmer anzupassen. Gruppenleitungen vermeiden es, den Trainierenden das Gefühl zu vermitteln, sie seien auf einem Kindergeburtstag oder in einer Prüfung. Sie bringen abwechslungsreiche Elemente ein, wie das Erzählen von Geschichten. Gute Erinnerungsträger und -anregungen bieten hierfür Bilder. Da die Erinnerungen an die Kindheit besonders präsent sind, können beispielsweise Schulbilder aus verschiedenen Jahrzehnten eingesetzt und durch Gegenstände wie Poesiealben ergänzt werden.

In der Altenbetreuung empfiehlt sich das Gruppentraining. Die Gruppenleitung achtet darauf, dass ihre Gruppe nicht mehr als 12 Teilnehmer fasst, dass alle auf einem vergleichbaren Leistungsniveau sind und einen verständnisvollen Umgang miteinander pflegen. Innerhalb der Gruppe ist wiederum zusätzlich Einzel- oder Partnerarbeit möglich.

Voraussetzungen für ein erfolgreiches Gedächtnistraining in der Gruppe
Das Training muss, um effektiv zu sein, regelmäßig, d. h. mindestens 1 x wöchentlich für 1–1,5 Stunden je nach Gruppenzusammensetzung, durchgeführt werden. Dazu wird ein **ruhiger Raum** mit einer **positiven Atmosphäre** ausgewählt, der wenig Ablenkungen bietet. **Blumenschmuck** wirkt anregend. Zusätzlich werden **Getränke** bereitgestellt, um eine ausreichende Flüssigkeitszufuhr zu gewährleisten. Der Einsatz unterschiedlicher Medien und Hilfsmittel, z. B. Stifte, OH-Projektor, Wandtafeln, Spiele oder Instrumente, erhöht die Variationsbreite. Leistungsdruck, Vergleiche und Konkurrenzgebaren werden vermieden. **Erfolge motivieren** und **stärken das Selbstbewusstsein.** Dies wird durch gezieltes Lob und Ermunterung zusätzlich verstärkt. Die Kommunikation zwischen den Teilnehmern und die gegenseitige Unterstützung werden gefördert und Diskussionen angeregt. Um Überlastungen zu vermeiden, werden immer wieder kleine Pausen in den Ablauf integriert und durch Entspannungsübungen unterstützt.

Übungen

Stadt-Land-Fluss
Mit einem jeweils ausgewählten Anfangsbuchstaben werden schnell möglichst viele Felder ausgefüllt. Zur Auswahl des Buchstabens bietet sich eine Auszählung an, das Ziehen von Karten, die gut sichtbar auf den Tisch gelegt werden oder es kann in den Handwerksgruppen eine Art Glücksrad aus Holz angefertigt werden, das immer auf einem Buchstaben stehenbleibt. Als Varianten können Gruppen gegeneinander spielen oder es wird gewartet, bis alle Teilnehmer möglichst viele Felder ausgefüllt haben, da sich die Schreibgeschwindigkeit evtl. sehr stark unterscheidet.

Die Verteilung der gewonnenen Punkte kann sich daran orientieren, wie häufig ein Wort genannt wurde. Bei alleiniger Nennung gibt es dann eine erhöhte Punktzahl.

Buchstabe	Stadt	Land	Fluss	Name	Beruf	Tier	Pflanze	Frucht	Punkte
A	Aachen	Australien	Aach	Anne	Architekt	Aal	Ahorn	Ananas	
B	Berlin	Belgien	Breg	Bodo	Bauer	Bussard	Begonie	Birne	

Wortkette (Wort-Domino)
Ein Hauptwort, das aus zwei Teilworten besteht, wird in die Gruppe gegeben. Das Grundwort hiervon bildet den Beginn eines neuen zusammengesetzten Wortes. Wie beim Domino wird die Wortkette immer mit dem zweiten Wortteil reihum fortgeführt: Wortkette → Kettensatz → Satzbau → Baustelle → Stellenanzeige ... Leichter wird das Spiel, wenn nur der letzte Buchstabe des Wortes aufgenommen werden muss.

Assoziationen – Brainstorming
Zu einem Thema, das z. B. das Motto der Stunde ist, werden im Brainstorming Assoziationen gesammelt. Dies kann schriftlich oder mündlich geschehen. Ideen können der Reihenfolge nach eingebracht oder bei gleichberechtigten Gruppen in die Runde geworfen und vom Übungsleiter sichtbar – z. B. am Flipchart – notiert werden.

Beispiel
Brainstorming Apfel
Apfelmus – Apfelbaum – Äpfel klauen – Sonntags-Apfelkuchen – Apfelstrudel – Apfelsaft

Beobachtungsschulung
Um die Beobachtung zu schulen, kann die Aufgabe lauten, sich das Erscheinungsbild eines bestimmten Teilnehmers einzuprägen. Dann verlässt dieser den Raum und wird von der Gruppe beschrieben, wobei besonders auf individuelle Komponenten wie Augenfarbe, Brille, Schmuck etc. geachtet wird, die im Alltag kaum wahrgenommen werden. Es kann auch die Variante gewählt werden, bei der er eine kleine Veränderung an sich vornimmt, die die Mitspieler zu erraten versuchen.

Rätselspiele

Das Kreuzworträtsel ist eine äußerst beliebte Freizeitbeschäftigung im Alter. Dieser Vorliebe kann auch im Rahmen des Gedächtnistrainings entgegengekommen werden. Weiterhin können verdrehte Worte erkannt werden (**NRIGENENRU** – Erinnerung) oder durcheinandergeratene Wortverknüpfungen miteinander verbunden oder Gegensätze gefunden werden:

Worte verknüpfen				Gegensätze zuordnen	
Aufgabe		**Lösung**		**Vorgabe**	**Lösung**
Buch	▪ schmecken	**Buch**	▪ lesen	**hoch ...**	tief
Film	▪ fühlen	**Film**	▪ sehen	**warm ...**	kalt
Hörspiel	▪ lesen	**Hörspiel**	▪ hören	**alt ...**	neu
Essen	▪ sehen	**Essen**	▪ schmecken	**offen ...**	geschlossen
Haut	▪ hören	**Haut**	▪ fühlen	**trocken ...**	nass
Parfum	▪ riechen	**Parfum**	▪ riechen		

Liederraten

Beim Liederraten gilt es, gesummte Melodien zu erkennen, einen aufgesagten oder gesungenen Liedanfang zu ergänzen oder ein Lied an seinem Refrain zu erkennen. Lieder können auch in Bilder umgesetzt werden, die es dann zusammenzusetzen gilt, um das Lied zu erraten. Die Liederauswahl erfolgt nach ihrer regionalen Bekanntheit.

Beispiel

Auf einem Baum ein Kuckuck saß, Alle Vögel sind schon da, Horch was kommt von draußen rein, Am Brunnen vor dem Tore ...

Sprichwortraten

Bestimmte Sprichwörter begleiten den Menschen ein Leben lang. Früher nahmen Sprichwörter und Redewendungen in Form von Alltagsweisheiten einen noch viel breiteren Raum ein. Deshalb sind sie im Langzeitgedächtnis verankert und können zur Freude der Teilnehmer durch Anregungen wieder erinnert werden: Sprichwörter können zur Ergänzung durch die Teilnehmer als Lückentexte notiert oder verlesen werden. Wird der Anfang eines Sprichwortes vorgelesen, kann er ergänzt werden. Sie können aber auch in der Form von so genannten Montagsmalern von den Teilnehmern selbst aufgemalt und erraten werden. Weiterhin bietet es sich an, Sprichwörter zu vertonen oder rhythmisch zu sprechen. Dabei kann je nach Gruppenzusammensetzung die Anregung auch aus der Gruppe selbst kommen.

Beispiel

Viele ... verderben den Brei. ... führen nach Rom. *(Lösungen: Viele Köche verderben den Brei, Alle Wege führen nach Rom)*

„Was du nicht willst, dass man dir tu‘,
das füg‘ auch keinem ander‘n zu.“
„Anfangen ist leicht, beharren eine Kunst.“
„Wo ein Wille ist, ist auch ein Weg.“
„Steter Tropfen höhlt den Stein.“
„In Gefahr und größter Not ist
der Mittelweg der Tod.“
„Der Mensch lebt nicht vom Brot allein.“
„Wo das Auge nicht sehen will,
helfen weder Licht noch Brill‘.“
„Irren ist menschlich.“
„Alter schützt vor Torheit nicht.“
„Man muss die Feste feiern, wie sie fallen.“
„Nur wer gegen den Strom schwimmt,
kommt an die Quelle.“
„Wie du mir, so ich dir.“

10-Minuten-Aktivierung

Auch wenn seitens der Betreuenden der Wunsch nach **intensiver Beschäftigung** mit den Betreuten und nach **individueller Zuwendung** besteht, reicht der Zeitrahmen in der ambulanten sowie stationären Altenpflege oft nicht dafür aus. Anstatt aus Zeitgründen auf ein entsprechendes Angebot zu verzichten, sind vor Ort und mit begrenztem Zeitrahmen durchführbare Aktivierungen wie die 10-Minuten-Aktivierung, die Ute Schmidt-Hackenberg aus der Notwendigkeit heraus entwickelte, vorzuziehen. Die 10-Minuten-Aktivierung dient dazu, durch Erinnerungsimpulse das **Langzeitgedächtnis** anzuregen. Diese Übung eignet sich für die Arbeit mit Bewohnern, die unter einer Demenz leiden. Sie wird mit Einzelpersonen oder kleinen Gruppen durchgeführt.

Da die Aktivierung, um kontinuierlich und effektiv zu sein, **täglich** durchzuführen ist, ist die Beteiligung aller Mitarbeiter notwendig. Um diese abzusichern, sind die entsprechenden Zuständigkeiten schon in die Dienstplangestaltung integriert. Im Sinne der Kontinuität findet sie zu einem festen Zeitpunkt statt, wenn alle Pflegebedürftigen beieinander sind, wie beispielsweise vor dem Abendessen.

Vorgehen

Ein Beutel oder eine Kiste wird gefüllt mit Gegenständen, die Erinnerungen wachrufen. Diese **Schlüsselreize** rufen Assoziationen wach, **Erinnerungen**, die miteinander geteilt werden können. Die Inhalte müssen immer wieder ausgetauscht werden, um das Interesse aufrechtzuerhalten.

Zur Gesprächseröffnung kann gefragt werden: „Was ist das für ein Gegenstand?" oder „Wozu wird dieser Gegenstand verwendet?" oder „Welche Farbe hat der Gegenstand in meiner Hand?" oder „Aus welchen Materialien bestehen die Gegenstände?" Zur Beantwortung der Frage und im Sinne der körperlichen Aktivierung dürfen die Gegenstände auch in die Hand genommen werden.

Mögliche Materialien für eine 10-Minuten-Aktivierung:

- Wäscheklammern
- Postkarten, Bilder
- alte Spielzeugautos oder Fahrräder
- Spitzendeckchen, Strick- und Nähzeug
- Knöpfe, alte Kochgeräte
- Materialien aus dem Puppenhaus, die realistisch nachgebaut sind wie ein Herd
- große Schrauben
- Plastikblumen
- Puppen
- Stofftiere

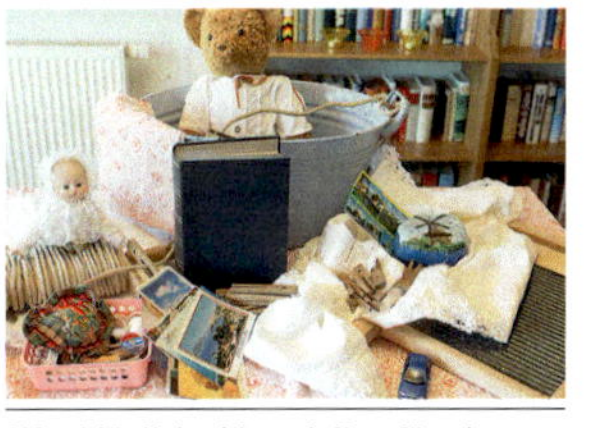

[1] Mögliche Materialien für eine 10-Minuten-Aktivierung

Snoezelen

Der Begriff des Snoezelen (sprich Snuselen) beschreibt eine **Wahrnehmungsförderungs-** und **Entspannungsmethode**. Diese Methode, bei der alle Sinne bei völliger Entspannung angesprochen werden, wird insbesondere bei Demenzerkrankten erfolgreich eingesetzt. Die stimulierenden Reize werden dabei ganz gezielt gesetzt. Gleichzeitig sind störende oder ablenkende Alltagsreize ausgeschlossen, was die Intensität der Wahrnehmung zusätzlich verstärkt.

Snoezelen
1 S. 398

→ Löding, Claudia: Snoezelen. Elsevier 2004

Snoezelen-Räume sind speziell eingerichtete Erlebnisräume zur Aktivierung, zum Wohlfühlen, Genießen und Entspannen. Sie können allein, mit einer Betreuungsperson oder in der Gruppe besucht werden. Zur Einrichtung eines Snoezelen-Raumes braucht es nur wenige Mittel und der Effekt ist sehr hoch. Die Einrichtung orientiert sich an den Bedürfnissen seiner Besucher und den bestehenden räumlichen und materiellen Möglichkeiten. Wichtig ist, dass der Raum bequem und wohnlich eingerichtet ist. Alte Grammophone, Schallplatten oder ähnliche Gegenstände wecken angenehme Erinnerungen. Bei der Einrichtung ist zu bedenken, dass zu viele ungewohnte Reize wie Lichtkugeln evtl. zu Überforderungen oder Verwirrungen führen können.

Der Raum sollte gut erreichbar sein und ruhig gelegen. Wenn kein gesonderter Raum zur Verfügung steht, können im Aufenthaltsraum Snoezelen-Ecken eingerichtet oder eine mobile Snoezelen-Einheit genutzt werden. Diese kann über den Handel bezogen werden. Mit Hilfe einer mobilen Einheit gelingt es, auch immobile Patienten einzubeziehen.

Bei der Auswahl der Musik empfiehlt es sich, relativ neutrale Klänge und Geräusche einzusetzen wie Vogelstimmen, Wasser oder Töne von Klanginstrumenten oder Klangschalen. Dieser Auswahl kann dann auch meditative Musik hinzugefügt werden.

Das Angenehme an einem Snoezelen-Raum ist die Ruhe und die entspannende Atmosphäre. In dieser Atmosphäre werden die fünf Sinne angeregt: Fühlen, Riechen, Schmecken, Hören und Sehen. Auch bei der Auswahl der entsprechenden Hilfsmittel gilt es, eine Reizüberflutung zu vermeiden, die zur Verunsicherung und zu Ängsten führen könnte, wenn das Gefühl aufkommt, sich nicht entziehen zu können. Deshalb werden einzelne Reize gezielt eingesetzt und die Sitzung wird zum Genuss für alle Teilnehmenden. Insbesondere bei den ersten Sitzungen ist es wichtig, dass eine Betreuungsperson vor Ort ist, die die Anwesenden begleitet und die Reaktionen der Teilnehmer beobachtet und einschätzt.

Reize

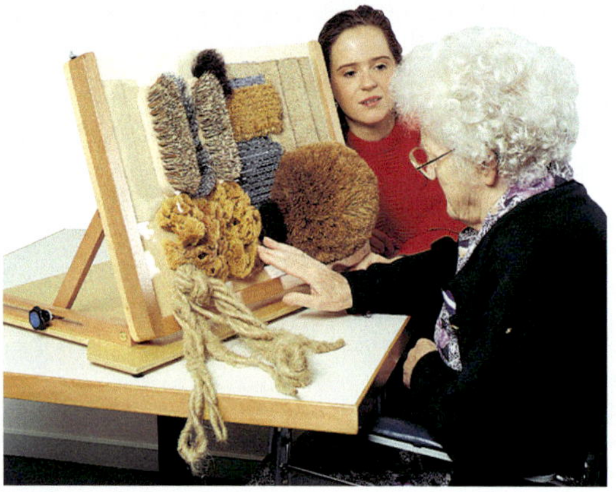

[1] Fühlwände für die taktile Wahrnehmung

- Als Reize für die **taktile Wahrnehmung** bieten sich Tastsäulen an, Fühlwände (⟶ Abb. 1) oder Tastbretter, aber auch Kuscheltiere oder Kuscheldecken. Anregende Materialien sind Schwämme, Steine oder Stoffe.
- Reize für die **Geruchswahrnehmung** können entsprechend der Aromatherapie über elektrische Aromaverbreiter verbreitet werden. **Geschmacksreize**/der Geschmackssinn können durch geschmacksintensive Nahrungsmittel angeregt werden.
- **Akustische Reize** werden insbesondere durch meditative Musik oder vertraute Lieder gegeben. Im Sinne der Teilnehmer können diese die Musik selbst auswählen. Visuelle Reize werden mit Farben und Licht gesetzt. Sie beeinflussen die Stimmung: Rot ist aktivierend, Blau hingegen ist eher beruhigend.

Gestaltung einer Snoezelen-Einheit

Gerne wird zur Einstimmung Snoezelen als Einzelsitzung angeboten. Da es sich um intensive Beziehungsarbeit handelt, ist die Konzentration auf die Person garantiert und insbesondere demente Menschen können sich dann leichter entspannen, Nähe zulassen und ihre Sorgen loslassen. Snoezelen als Gruppensitzung kann zu Überforderungen und Ablenkungen führen. Deshalb ist eine Gruppengröße von 3–4 Teilnehmern (evtl. mit ihren Betreuern) empfehlenswert. Bei der Gruppenzusammensetzung wird darauf geachtet, dass die Teilnehmer ein positives Verhältnis zueinander haben.

Gesnoezelt werden kann zu abgesprochenen Zeiten oder auch spontan. Eine Einheit währt ca. 20–30 Minuten, entscheidend ist das Bedürfnis der snoezelnden Person. Sie findet sich in einem ruhig gestalteten Raum mit entspannenden Sitzgelegenheiten, in dem ein bevorzugter Duft verbreitet wird. Dazu werden Geräusche oder eine bevorzugte Musik eingespielt. Lichteffekte werden v. a. zu Beginn zurückhaltend eingesetzt, es werden ruhige und warme Lichteffekte ausgewählt. Tastelemente werden durch die begleitende Person bereitgelegt und zugereicht. Alte Menschen mit Erfahrungen im Snoezelen können den Raum auch allein besuchen. Bei der Betreuung ist es wichtig, die Bedürfnisse, Wünsche und Grenzen wahrzunehmen und darauf einzugehen. So kann im Snoezelen-Raum auch eine Massage angeboten werden. Bei Überforderung oder anderen Gründen der Ablehnung ist die Sitzung zu unterbrechen.

Bewegung

Regelmäßige Bewegung steigert das **Wohlbefinden** und damit die **Lebensqualität** – sie entspricht einem menschlichen Grundbedürfnis. Bewegungsmangel kann zu körperlicher Einschränkung bis hin zur Bettlägerigkeit führen. Mobilität hingegen führt zu mehr **Eigenständigkeit** und einem besseren **Körpergefühl**. Bewegung aktiviert nicht nur den Stoffwechsel und den Kreislauf, sie dient auch zur **Förderung der Konzentration, Geschicklichkeit** und **Koordination**. Sie entspannt Körper und Geist.

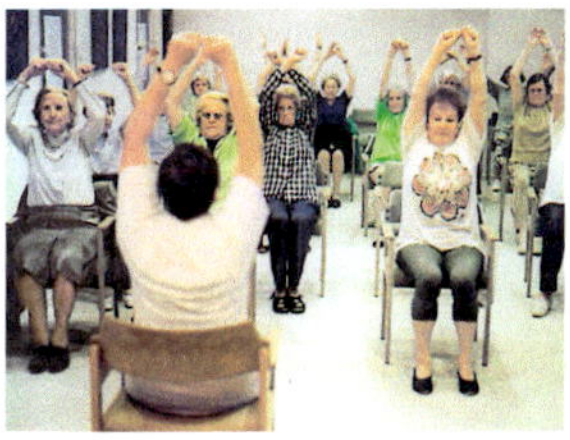

[1] Seniorengymnastik

Angemessen erscheinen Sportarten, die fördern, ohne zu überfordern, und deren Energieverbrauch zumindest im Anfang nicht sehr hoch ist. Herz, Kreislauf und Gelenke sollten dabei nicht überlastet werden. Dafür bieten sich insbesondere folgende Sportarten an: Radfahren, Spaziergänge, Aquagymnastik oder Schwimmen, Kegeln, Tanzen, verschiedene Ballsportarten und die spezielle Seniorengymnastik (→ Abb. 1). Viele Sportvereine machen entsprechende Angebote. Der Vorteil der sportlichen Betätigung in einer Gruppe oder in einem Verein liegt darin, dass die Aktivierungen länger beibehalten werden.

Demenzerkrankte haben oft ein gesteigertes Bewegungsbedürfnis. Mit Spaziergängen oder spielerischen Übungen oder Bewegung nach Musik kann darauf eingegangen werden. Dabei ist jedoch auf die Sturzgefahr zu achten.

Seniorengymnastik

Die speziell auf die Bedürfnisse ausgerichtete Seniorengymnastik wird von Vereinen für Menschen über 50 angeboten. In einem **geschützten Rahmen** lässt sich auch bei kleinen Schwächen Sport machen, ohne Überbelastung und Überforderung auszulösen. Dazu stehen vor Ort Hilfsmittel und Geräte bereit, die eine abwechslungsreiche Gestaltung ermöglichen, z. B. Bälle, Gummibänder, Ringe, Stäbe, Trampoline.

online

Informationen zur Ausbildung der Übungsleiter gibt der Deutsche Sportbund: **www.dsb.de**

Seniorengymnastik geht mit Hilfe unterschiedlicher Methoden speziell auf die Bedürfnisse, Einschränkungen und Erkrankungen der Senioren ein. Sie ist jedoch keine Physiotherapie in Bezug auf Defizite des Bewegungsapparates, sondern sie stärkt die vorhandenen Fähigkeiten, erhält die Ressourcen und beugt Einschränkungen vor. Sie fördert die Kommunikation und die kognitiven Fähigkeiten. Die Zusammensetzung der Teilnehmer ergibt sich aus ihren Bedürfnissen und möglichen Beeinträchtigungen. Anbieter sind unterschiedliche Organisationen, Träger und Vereine. Die Gruppenleiter sollten eine entsprechende Aus- und Fortbildung haben, um die Situationen und Verletzungsgefahren abschätzen und professionell reagieren zu können. Sie machen notwendige Aufwärmübungen, verzichten auf Druck und Zwang und unterstützen teilnehmerorientiert. Bei körperlichem Unwohlbefinden brechen sie die Übung für die entsprechenden Teilnehmer ab.

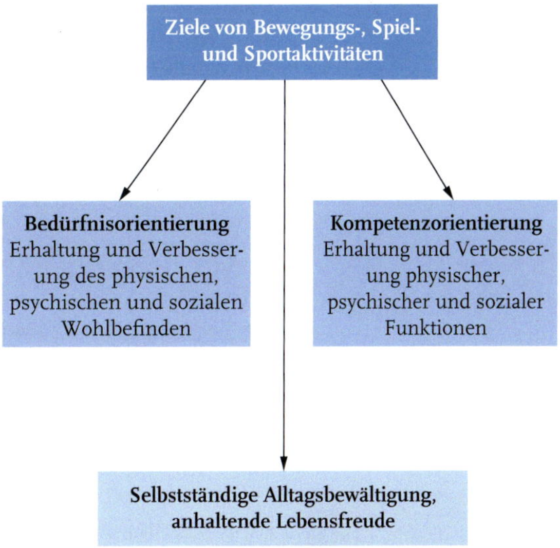

Bei körperlichen Einschränkungen ist es angebracht, das Training durch geschulte Physiotherapeuten oder Sporttherapeuten durchführen zu lassen, um Verletzungen und Schädigungen zu vermeiden.

Aufwärmübungen: Unterschiedliche Formen der (Partner-) Massage mit oder ohne Musik, freies Bewegen im Raum nach Musik, Tanz- und Bewegungsübungen mit leichten Tüchern, Sitztanz.

Bewegungsspiele: Boccia, Ringe werfen, Wollnetz werfen, Schwungtuch, Ball- oder Ballonspiele, Laufspiele.

2 Musische, kulturelle und handwerkliche Beschäftigungs- und Bildungsangebote

Kulturarbeit ist verbunden mit Genuss, Begegnung und Informationsaustausch. Da das jeweilige Interesse auf biografischen Erfahrungen, Gewohnheiten und Möglichkeiten beruht, orientiert sich das Angebot auch hier an den Wünschen der Teilnehmenden und vermeidet Überforderungen. Zu beachten sind zudem kulturelle Einflüsse wie Sprache, Religion, Bildung und Gebräuche.

2.1 Professionelle künstlerische Therapieangebote

Kunst-, Musik-, Ergo- oder Tanztherapien müssen regelmäßig – idealerweise mindestens zweimal in der Woche – angeboten werden, damit sie Wirkung zeigen können. Bei diesen Angeboten übernehmen entsprechend ausgebildete Therapeuten die Leitung. Pflegende kennen die Ansätze und übernehmen immer häufiger auch therapeutische Tätigkeiten. Für Altenpfleger, die sich besonders für die Alterspädagogik (Geragogik) interessieren, werden entsprechende **Zusatzausbildungen** angeboten.

Über die Form der Therapie entscheidet das Pflegepersonal zusammen mit dem betreuenden Arzt. Auch für eine sinnvolle Gruppenzusammensetzung zeigen sich die Pflegenden verantwortlich, da sie die Betreuten am besten kennen. Der Therapeut entwirft ein Therapiekonzept, das er mit dem Team bespricht. Die Gruppen, die therapeutisch betreut werden, verbleiben in einer kontinuierlichen Zusammensetzung. Der Verlauf der Therapie und beobachtete Veränderungen werden dokumentiert und mit dem Team besprochen. Als Alternative werden für Interessierte zeitgleich offene Gruppen angeboten.

2.2 Künstlerische Betätigung mit Musik

Beispiel
Die 72-jährige Eva Deuter leidet unter einer schweren Demenz. Bis vor wenigen Jahren war sie noch als Sängerin aktiv und vor allem in jungen Jahren hat sie vielen Männern den Kopf verdreht. Sie reagiert kaum auf Ansprachen und scheint ganz in ihrer eigenen Welt versunken. Oft ist sie sehr traurig. Als die Pflegende Nadine Schneider in den Unterlagen von Frau Deuter blättert, entdeckt sie, dass diese ein Lied gesungen hatte, welches sie selbst gern mag. Während ihrer Arbeit ganz in Gedanken versunken, summt sie das Lied vor sich hin. Mit einem Mal setzt sich Frau Deuter aufrecht in ihrem Stuhl und beginnt mit fester Stimme ihr geliebtes Lied zu singen. Ihre Augen leuchten und bei der nachfolgenden Mahlzeit zeigt sie einen ungewohnt großen Appetit.

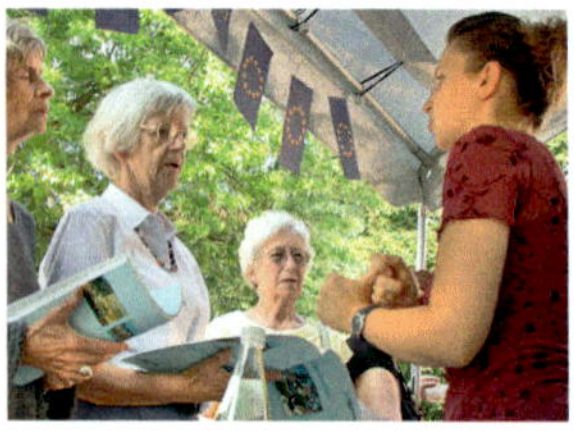

[1] Gemeinsames Singen

Musik aktiviert Emotionen, steigert das Selbstwertgefühl, regt kognitive Prozesse an und die Wahrnehmung verbessert sich. Auch bei Menschen mit einer fortgeschrittenen Demenz ermöglicht die Musik einen Zugang zum Herzen und zur Wahrnehmung.

Musik hören

Musik aus verschiedenen Lebensbereichen, z. B. klassische Musik, Schlager, Unterhaltungs- und Volksmusik – sie alle regen die Emotionen des Menschen an und vertraute Lieder rufen Erinnerungen hervor. Musik geht ins Blut und aktiviert so die Menschen, sie ist zusätzlich ein verbindendes Element. Ihre Auswahl erfordert Fingerspitzengefühl und Erfahrung im Blick auf die Reaktionen der Gruppe, insbesondere wenn einzelne Teilnehmer ihre Bedürfnisse nicht mehr formulieren können. Wenn einzelne Stücke oder Lieder nicht dem eigenen Geschmack entsprechen, ist die Toleranz der Teilnehmer gefordert. Alle Interessierten bringen Vorschläge ein oder steuern gar ihre eigene Musik bei.

Schlager oder Unterhaltungsmusik haben den Vorteil, dass ein gemeinsames Mitsingen, -summen oder -klatschen möglich wird. Auch andere Bewegungsmuster können eingebaut werden. Ein **Melodienraten** weckt zusätzliches Interesse und erhöht den Wiedererkennungseffekt. Um eine Überforderung zu vermeiden und Gespräche zu ermöglichen, werden manche Musikstücke etwas leiser eingespielt. Eine **Dauerberieselung**, beispielsweise in den Aufenthaltsräumen, ist zu vermeiden, da sich insbesondere immobile Bewohner dieser Musik nicht entziehen können.

Mit mobilen Personen ist ein Besuch bei Auftritten von örtlichen Chören, Musikgruppen und Orchestern eine willkommene Abwechslung. Auch wenn der eigene Chor in einer Kirche singt, verändert sich der Klangspielraum völlig.

Stimme – Singen

Zum Singen braucht es keine speziellen Vorkenntnisse oder Vorbereitungen. Die **Freude** am Singen verbindet und hebt die Stimmung. Es weckt **positive Erinnerungen** und trainiert die Atmung. Bei motorischen Sprachstörungen hebt das Singen das **Selbstwertgefühl**, da Texte beim Singen oft leichter von den Lippen gehen und die sprachliche Sicherheit deutlich erhöht ist. Singen ist gleichzeitig eine Form der **Atemübung** und im Lernen der Texte eine **Gedächtnisübung**. Gesungen werden in Singgruppen Lieder, Kanons oder gar Gospels. Die Freude am Singen besteht im Alltag weiter und findet ihren Ausdruck als Bestandteil unterschiedlichster Angebote, wie zum Beispiel von Geburtstagsfeiern. Auch Menschen, die selbst nicht so gerne singen, können einbezogen werden, indem sie gemeinsam Liederlisten oder Liederbücher erstellen. Sie können die Sammlung von Liedern, die bevorzugt gesungen werden, auch mit Bildern gestalten. Die Auswahl der Lieder erfolgt nach inhaltlichen Aspekten, z. B. Jahreszeit, Naturlieder, Wanderlieder oder beschwingte Lieder, dem Bekanntheitsgrad und der Beliebtheit. Kinderlieder werden nur auf Wunsch mit einbezogen, um nicht den Eindruck zu erwecken, die Teilnehmenden wie Kinder zu behandeln. Beliebt sind Volkslieder, Schlager und Kirchenlieder. Sie können in Gruppen mit Demenzkranken etwas langsamer gesungen werden. Fremde Texte und Melodien werden eher mit singgeübten Gruppen eingeübt.

Wenn der weiße Flieder wieder blüht

Wenn der weiße Flieder wieder blüht,
sing' ich dir mein schönstes Liebeslied.

Immer, immer wieder knie ich vor dir nieder,
trink mit dir den Duft vom weißen Flieder.

Wenn der weiße Flieder wieder blüht,
küss' ich deine roten Lippen müd'.

Wie im Land der Märchen werden wir ein Pärchen,
wenn der weiße Flieder wieder blüht.

Frühling, Frühling, Frühling,
wer liebt dich nie wie ich.

Frühling, Frühling, Frühling,
voll Glück erwart' ich dich!

Ach schein' in mein Stübchen recht bald nur herein,
mein Schatz hat schon Sehnsucht nach dir!

Er sagt: Ich brauch' Sonne, um glücklich zu sein,
dann wünsche dir alles von mir.

Komm Frühling, komm, der du uns zwei vereinst,
schein' und erfüll' unser Sehnen!

Wenn der weiße Flieder wieder blüht ...

Als Hilfsmittel können über den Fachhandel Liederbücher in Großschrift bezogen werden. Zum Einüben der Lieder gibt es zusätzlich eine Vielzahl von Lieder-CDs mit Instrumentalbegleitung.

Die Lieder können durch Bewegungen begleitet werden, die in Liederbüchern beschrieben werden oder die die Gruppen gemeinsam entwickeln. Das verbessert die Merkfähigkeit, erweitert den motorischen Spielraum und bringt meist zusätzliche Freude. Dasselbe gilt für Begleitinstrumente, z. B. Rhythmusinstrumente.

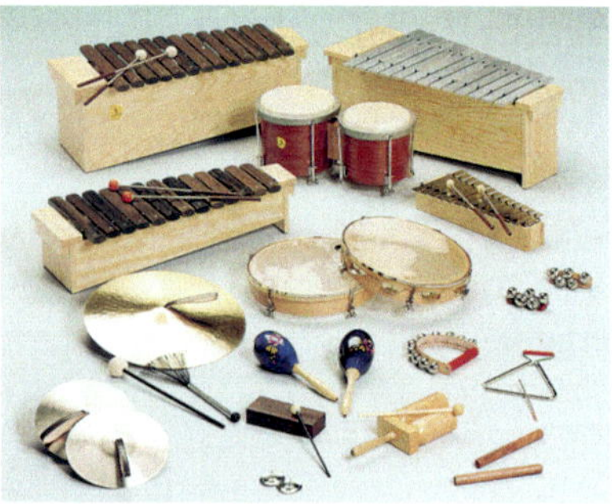

[1] Rhythmusinstrumente

Rhythmusinstrumente

Der Umgang mit Rhythmusinstrumenten (→ Abb. 1) erfordert keine besonderen Vorkenntnisse und kann spontan eingebaut werden. Es gilt nur, die Hemmschwelle zu überwinden. Die eingesetzten Instrumente können in entsprechenden Koffern sowohl über den Fachhandel bezogen als auch mit Hilfe von Alltagsgegenständen selbst hergestellt werden. Dazu bieten sich Besenstiele, Jogurtbecher mit Reiskörnern oder Topfdeckel an. Mit den Instrumenten können nicht nur die Lieder begleitet, sondern es kann auch frei improvisiert werden. Gemeinsames Musizieren schafft Verbundenheit und regt die Sinne an. Der Umgang mit Rhythmusinstrumenten wird nach anfänglichen Hemmungen zum Vergnügen – es darf auch einfach improvisiert und Krach gemacht werden. Mit Orffschen Instrumenten kann gemeinsam gespielt werden.

2.3 Tanz

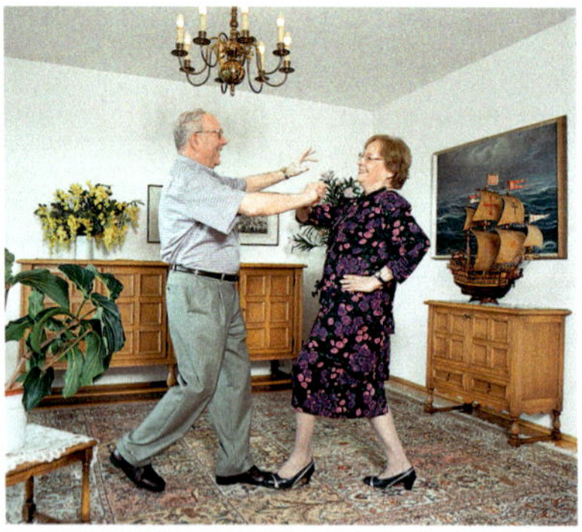

[2] Tanzen erhöht die Lebensqualität.

Tanzen fördert emotionale, körperliche und kognitive Prozesse. Es fördert die soziale Integration, die Annäherung, aber auch das Körpergefühl, die Haltung und die Motorik (→ Abb. 2).

Der **Einzel-** oder **Ausdruckstanz** bietet als **Improvisationstanz** die Möglichkeit, sich einer Stimmung völlig zu überlassen. Er wirkt befreiend für Atmung und Seele. Er bedarf der Anregungen und der Musikauswahl, es müssen jedoch keine übereinstimmenden Bewegungen vollzogen werden.

Die Bewegungsfolgen von gemeinsam eingeübten Tänzen sind auf die körperliche Situation der Teilnehmenden ausgerichtet, um nicht zu Überbelastungen des Bewegungsapparates zu führen. Der **Paartanz** oder **Gesellschaftstanz** geht als **Kontakttanz** mit dem Wunsch einher, dem Partner gerecht zu werden und eine Schrittfolge einzuhalten. Wenn die Paare sehr heterogen sind, d. h. erfahrene und ungeübte oder körperlich eingeschränkte Tänzer miteinander tanzen, kann dies beim Schwächeren zu einem gewissen Leistungsdruck führen, der negativ empfunden werden kann. Diesem Leistungsdruck wird durch einen sorgsamen Umgang miteinander und dem Einsatz von einfachen Schrittfolgen bzw. Bewegungen und langsamer Musik entgegengewirkt.

online

www.seniorentanz.de

Volkstänze oder auf die Zusammensetzung der Gruppe zugeschnittene **Kreistänze**, in die auch andere Bewegungsarten eingebaut werden können, ermöglichen ein Tanzerlebnis als Gruppe. Hierzu gehört auch der **Rollstuhltanz**, bei dem Gehende mit Personen im Rollstuhl tanzen oder der **Sitztanz**, bei dem alle miteinander auf Augenhöhe bleiben. Beim Sitztanz werden häufig Elemente der Gymnastik zu Musik eingebaut. Das heißt, dass Luftballons oder Tücher die Bewegungen unterstreichen und das Aufeinandereingehen erleichtern. Die Anleitung besteht darin, die Übungen vorzuzeigen und zu begleiten. Durch das Klatschen des Taktes oder das Ansagen der einzelnen Bewegungen werden die Abfolgen erleichtert.

Theaterspiel 2.4

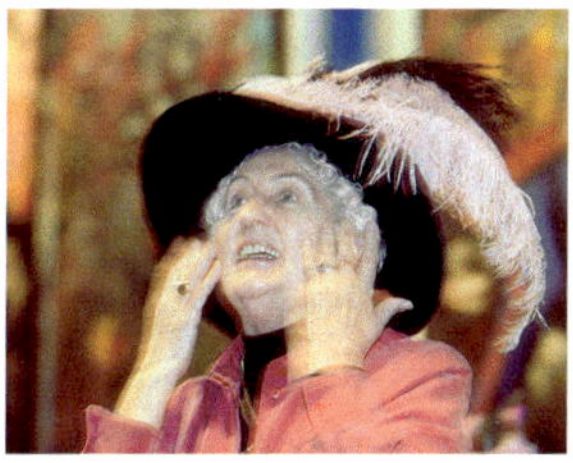

[1] Theaterspielen macht auch im Alter Spaß.

Gemeinsam Theater zu spielen bietet eine anregende Gelegenheit des Rollenwechsels. Sprache, Bewegung und Kleidung können spielerisch variiert werden. Dieses Einfügen in andere Rollen eröffnet neue Horizonte und stärkt als positive Erfahrung das Selbstbewusstsein. Auch als Gruppenprozess ist es ein ganz besonderes Erlebnis, welches Vertrauen und Verantwortung füreinander vermitteln kann. Die eigene Lebenswelt und Sichtweise sowie aktuelle Emotionen können beim Spiel ausgedrückt werden.

Körperliche Ausdrucksmittel wie **Mimik, Gestik** und **Pantomime** werden erspürt und eingeübt. Zusätzlich finden Elemente von Spiel und Tanz ihren Raum. Eine Theatergruppe für ältere Menschen in einem Heim ist sicherlich sehr heterogen zusammengesetzt. So treffen Menschen mit Spielerfahrung und Lust an Neuerungen auf Menschen, die unsicher sind und ein hohes Sicherheitsbedürfnis haben. Durch Aufwärmübungen und Sprechübungen werden sie auf eine gemeinsame Basis gebracht und auf das Spielen eingestimmt. Dazu bewegen sie sich zu Musik im Raum, gehen aufeinander zu, stellen unterschiedliche Emotionen dar oder vollziehen Bewegungen ihres Partners nach. Auch **Sprechübungen** bieten sich zur Einstimmung an. Dazu können unter Beachtung der Bauchatmung und einer betonten Artikulation kurze Texte verlesen oder gesprochen werden. Auch Zungenbrecher bieten sich hierfür an.

Als Stücke eignen sich zu Beginn kleine Sketche oder einzelne Szenen, die Anforderungen können dann im Blick auf die Entwicklung der Gruppe gesteigert werden. Auch selbst verfasste Stücke bieten sich an. Die **Rollenverteilung** erfolgt den Fähigkeiten entsprechend und vermeidet Überforderung. So fällt es möglicherweise jemandem schwer, Texte zu lernen und zu sprechen, allerdings kann er pantomimisch seine Gefühle so ausdrücken, dass alle gefesselt sind. Andere möchten sich nicht vor allen Mitbewohnern in einem Sketch „lächerlich" machen. Beim Spielen entscheidet wie bei den Aufwärmübungen jeder Teilnehmer für sich, woran er sich beteiligen möchte und woran nicht. Die getroffene Entscheidung für die Teilnahme ist verpflichtend.

Rollenspiele können ebenso genutzt werden, um Emotionen und Situationen zu erschließen. Einen entscheidenden Zugang zu den jeweiligen Emotionen bietet das **Tanz- und Bewegungstheater**, bei dem zu einem verlesenen Text und begleitender Musik Bewegungen vollzogen werden. Die Teilnehmer erschließen den Raum für sich, lernen mimisch und gestisch aufeinander zuzugehen sowie die eigenen Emotionen und die der anderen zu spüren. Emotionen können auch durch Geräusche, z. B. ein Lachen, ausgedrückt werden. Mit zunehmender Erfahrung der Teilnehmer kann auf den Text verzichtet werden.

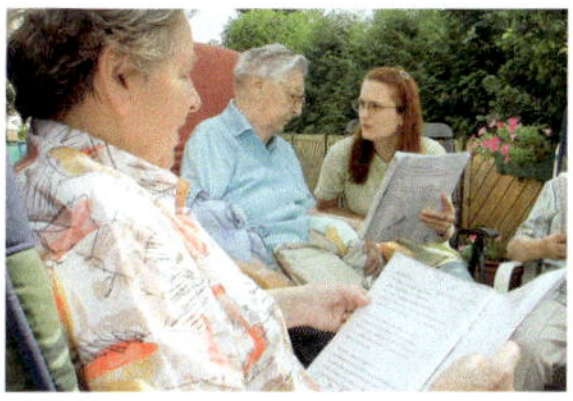

[2] Texte eignen sich zur Beschäftigung und als Anlass für Gespräche.

Bei Unsicherheiten finden Masken ihren Einsatz oder die Rollen werden gänzlich an Marionetten oder Puppen übergeben. Der Umgang mit den Puppen verliert so seine Vorstellung, dass nur Kinder mit Puppen spielen würden. Die Puppen bereiten den Menschen viel Freude und können ebenso wie Marionetten sogar von ihnen selbst gebaut werden. Requisiten und eine entsprechende Beleuchtung verstärken den Aspekt des Spielerischen und verbessern die Stimmung und in der Folge die Wirkung.

Aktivieren durch Kommunizieren 2.5

Sprache und Schrift sind wesentliche Kulturtechniken des Menschen. Sie helfen ihm, **Kontakte** zu knüpfen, aufrechtzuerhalten und **Kreativität** auszutauschen. Lesen und Schreiben dienen der Anregung der **Fantasie**, der Entdeckung und dem Austausch von **Erinnerungen** und damit der Kommunikation sowie der Selbstreflexion. Sprache verfügt über Heilkraft, da sie trösten, ablenken und begleiten kann.

2.5.1 Das geschriebene Wort – Lesen

online

Gemeinsamer Bibliotheksverbund
www.gbv.de

Die Begeisterung am Lesen lässt mit zunehmendem Alter nach. Das hängt u. a. mit der nachlassenden Sehfähigkeit oder mit kognitiven Einschränkungen und der notwendigen Anstrengung zusammen. Menschen, die ein Leben lang gerne gelesen haben, lesen meist auch im höheren Alter noch gerne. Das Interesse und die Motivation hängen zudem vom vorhandenen Angebot ab. Deshalb ist eine zugängliche **Bibliothek** mit einer breiten und den Interessen der Besucher angemessenen Auswahl notwendig. Dazu gehören leicht lesbare Texte in **Großschrift**, Literatur aus der Jugend der Lesenden sowie aktuelle Literatur. **Hörkassetten** und **CDs** sind eine sinnvolle Alternative. Für alte Menschen, die noch zu Hause leben, bieten sich Bücherbusse an. Auch über Kirchengemeinden können die Bücher durch ehrenamtliche Helferinnen nach Hause gebracht werden. Eine Fernausleihe ist beispielsweise über den Verband der Bibliotheken möglich.

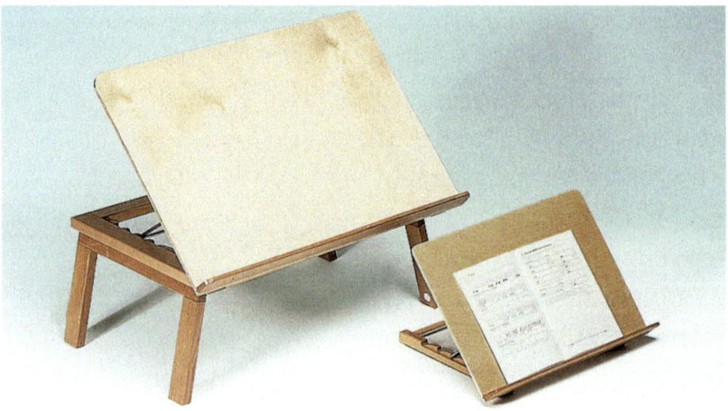

[1] Komfortables Lesen im Bett mit Hilfe eines Leseständers oder eines Lesepultes

Zur Aktivierung gehörten neben der Unterstützung bei der Auswahl der angemessenen Literatur auch ihre Beschaffung sowie das Vorlesen oder das Zuhören, wenn die Betreuten ihre Texte selbst vorlesen. Bei der Auswahl der Texte ist immer ihre Wirkung mit zu bedenken, d. h. die Stimmung, die Erinnerungen, die sie transportieren.

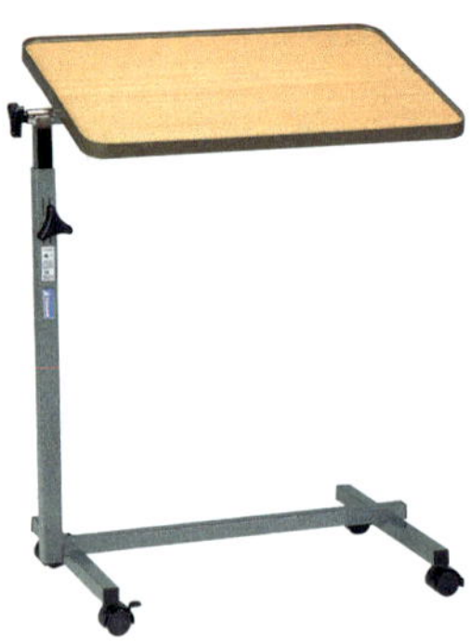

[2] In der Höhe und im Winkel verstellbarer Bett-Tisch

Für das Lesen im Bett lassen sich Leseständer, Lesepulte oder Bett-Tische verwenden, auf denen die Bücher abgelegt werden können (→ Abb. 1 und 2). Selbstständiges Lesen kann greifbehinderten Menschen durch verschiedene Blattwender ermöglicht werden (→ Abb. 3).

Durch die hohe Anforderung an die Konzentration ist es evtl. einfacher, einzelne Texte gemeinsam zu erschließen. Dazu können **Lesungen** angeboten werden oder literarische Stunden, die sich mit einem bestimmten Themengebiet oder einem Autoren befassen. Zu Beginn ist es besser, kurze und möglichst auch vertraute Texte vorzustellen. Ist das Interesse geweckt, können die Texte länger werden. Abgeschlossene Texte eignen sich insbesondere für Menschen mit einer beginnenden Demenz besser als Fortsetzungen, bei denen sie sich nicht mehr an das vorausgehende Geschehen erinnern können und deshalb die Teilnahme schließlich evtl. verweigern. Unterstreichende Grafiken und Bilder, die für alle einsehbar sind, wirken anregend. Diese können auch von den Bewohnern selbst entworfen werden.

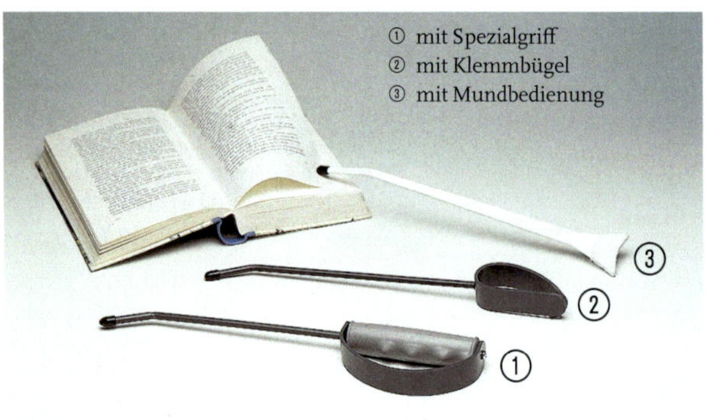

[3] Blattwender

Gestaltung einer Lesestunde oder eines Erzählcafes

Ob zum gemeinsamen Lesen oder zum Erzählen: die **Atmosphäre** entscheidet mit über das Gelingen des Angebotes. Dazu gehören auch die räumlichen Bedingungen wie eine **ruhige Leseecke** und die Einrichtung einer Hausbücherei. Dort können gezielt Hilfsmittel bereitliegen wie Großdruckbücher, Buchstützen, Lupen, Blattwender (→ Abb. 3), Brillen, Bücher und Zeitschriften in Blindenschrift und Hörbücher.

Lesestunde

Um eine anregende Lesestunde zu gestalten und Ermüdung zu vermeiden, werden gut verständliche und anregende **Texte** gewählt und die Texteinheiten durch kleine Übungen, Gespräche über das Gehörte, gemeinsames Rezitieren von **Gedichten** oder Singen von **Liedern** unterbrochen.

Diese Kombination gibt der Lesestunde eine Struktur und lässt sie ein- und ausklingen. Das Angebot kann mit einem gemütlichen Kaffeetrinken verbunden werden und ein wenig Tischschmuck sowie die Auswahl eines gemütlichen Raumes verhilft den Anwesenden zur Entspannung.

Bei Vorlesestunden kann Interessierten der Text in Großschrift zur Verfügung gestellt werden. Lesen bedeutet Zuwendung und eine gemeinsam verbrachte Zeit, die nicht unter Verpflichtungen und Zeitdruck steht. Es erinnert möglicherweise an schöne Momente in der eigenen Kindheit oder der Kindererziehung. Die Texte werden möglichst gemeinsam ausgewählt und sollten gut verständlich sein. Weniger geeignet sind so genannte Schlangensätze oder literarische Versuche. Gedichte eignen sich ebenso wie Balladen oder Prosa, z. B. die Glocke, Die Bürgschaft oder John Maynard.

Brentano, Clemens (1778–1842)

Süßer Mai, du Quell des Lebens
bist so süßer Blumen voll
Liebe sucht auch nicht vergebens
wem sie Kränze winden soll

Vor meinem Vaterhaus
(Robert Stolz/B. Hardt-Warden)

Vor meinem Vaterhaus steht eine Linde
Vor meinem Vaterhaus steht eine Bank
Und wenn ich einst sie wiederfinde
Dann bleib ich dort mein Leben lang
Dann wird die Linde wieder rauschen
Ihr liebes altes Abendlied
Mein ganzes Herz wird ihr dann lauschen
Das oft in Träumen heimwärts zieht
Mein ganzes Herz wird ihr dann lauschen
Wer weiß, wer weiß, wann das geschieht

Erzählcafe

Das Erzählen versetzt die Teilnehmer in die Rolle der Akteure. Sie können sich in der Rolle von **Zeitzeugen** gemeinsam an ihre Vergangenheit erinnern, lernen sich besser kennen und erhalten die Möglichkeit, das darzustellen, was sie in ihrem Leben erreicht haben und worauf sie besonders stolz sind. Diese Erzählungen treffen auch auf das Interesse jüngerer Generationen, weshalb der Gesprächskreis offen angelegt sein kann. Bei dieser **Auseinandersetzung mit der Gegenwart und der Vergangenheit** gilt es für den Gesprächsleiter, den Prozess zu steuern und feinfühlig auf Grenzen zu achten sowie bei überwältigenden Erinnerungen für die Gruppe und für den Einzelnen da zu sein. Eine Zuteilung von Gesprächszeit kann erforderlich werden, wenn einzelne Teilnehmer drohen, das Geschehen zu dominieren. Als Gesprächsanregungen können auch hier Lieder, zeitgenössische Gegenstände, literarische Kommentare oder Bilder verwendet werden. Einen spannenden Einstieg bietet die Arbeit mit Genogrammen oder Stammbäumen. Bei regelmäßigen Treffen steht jede Zusammenkunft unter einem bestimmten Motto, Thema oder Zeit- bzw. Lebensabschnitt.

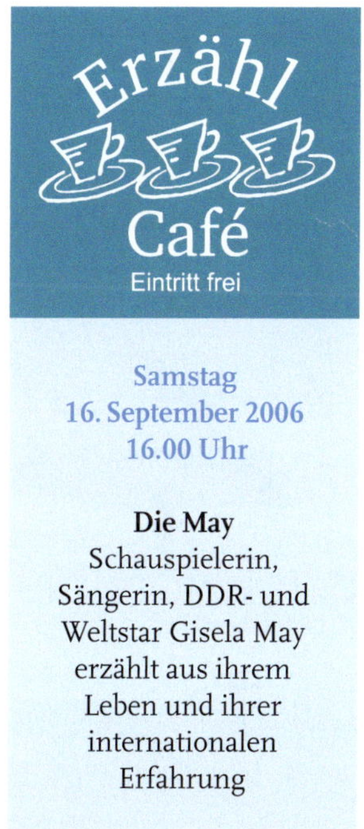
Erzähl
Café
Eintritt frei
Samstag
16. September 2006
16.00 Uhr
Die May
Schauspielerin, Sängerin, DDR- und Weltstar Gisela May erzählt aus ihrem Leben und ihrer internationalen Erfahrung

[1] Erzähl-Café im Kreativhaus, Berlin

Genogramm
grafische Darstellung eines Familiensystems

Literaturkreise

Diese Begegnungskreise werden von Volkshochschulen und anderen Trägern angeboten, können aber auch im eigenen Haus organisiert werden. Sie dienen dem **Austausch** über Literatur, der **Reflexion** des Gelesenen, der Leseanregung sowie sozialen Kontakten auf Grund von gemeinsamen Interessen. Sie finden zu einem festen Zeitpunkt wöchentlich oder monatlich und an einem gleichbleibenden Ort statt. Zur Anregung können Vortragende wie z. B. Autoren, Literaturwissenschaftler, Märchenerzähler, Puppenspieler eingeladen werden. Die Leseerfahrungen werden ausgetauscht. Für jeweils ein Buch kann ein Teilnehmer eine Art Patenschaft übernehmen, der dann auch für biografische Fragen über den Autor zur Verfügung steht. Es ist darauf zu achten, dass jeder Teilnehmer die Möglichkeit erhält, sich einzubringen. Die entsprechende Moderation kann von einer organisierten Leitung übernommen werden. Um die Gruppe übersichtlich zu halten, sind Anmeldepflichten angebracht. Die Literaturauswahl erfolgt nach Interessen oder definierten Themengebieten wie „Geschichten aus der Region“, „Frauengeschichten“ oder „Andere Länder, andere Märchen?“.

Gemeinsames Schreiben

Das Schreiben ist eine intensiv eingeübte Ausdrucksform. Schreiben ermöglicht **Erinnerungsarbeit**, den **Ausdruck von Gefühlen** und **Selbsterkenntnis**. Die Fantasie wird angeregt und in Worte umgesetzt. Durch positive Rückmeldungen kann das Selbstbewusstsein gesteigert werden, so z. B. wenn bisher nicht erkannte Fähigkeiten zutage treten. In der Gruppe können Gedichte oder Kurzgeschichten verfasst und einander vorgestellt werden.

Im Alltag können immer wieder kleine Anregungen mit eingebaut werden, z. B. das Schreiben von Briefen und Einkaufszetteln, Schreibspiele, ein Tagebuch führen oder Eintragungen in Erinnerungsbücher sowie Poesiealben. Für Menschen, die in Händen und Fingern bewegungseingeschränkt sind, gibt es entsprechende Hilfsmittel wie dicke Stifte, spezielle Schreibgriffe (→ Abb. 1, 2, 4 und 5) oder auch Handgelenkfixierungen (→ Abb. 3), die helfen, die Hand ruhig zu halten. Das Schreiben am Computer kann ebenfalls Beeinträchtigungen kompensieren.

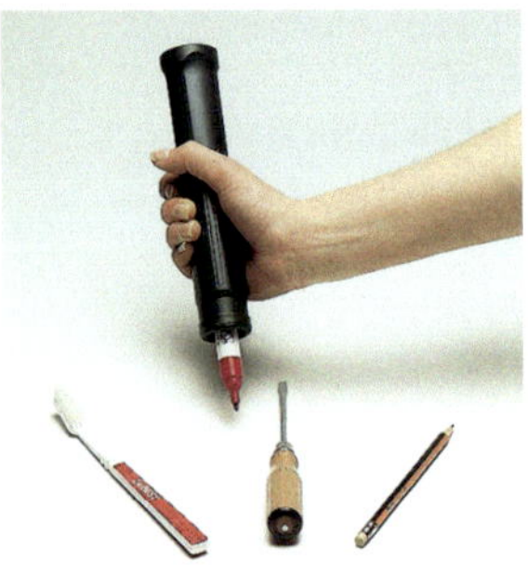

[1] Durch Griffverlängerungen können Alltagsgegenstände auch von Personen mit wenig Kraft und Beweglichkeit in den Fingern wieder genutzt werden.

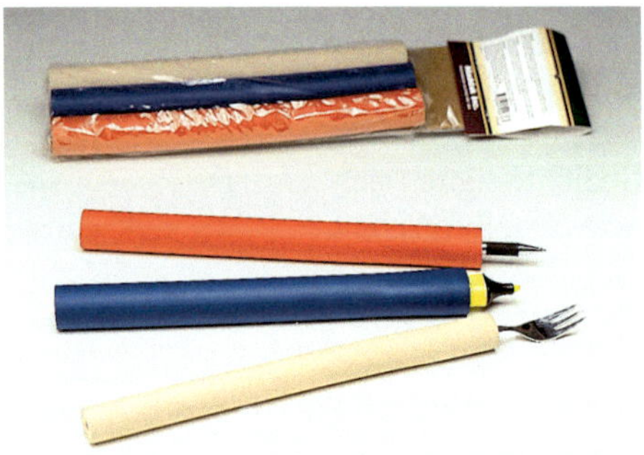

[2] Griffverdickungen, die die Griffe unterschiedlichster Utensilien verdicken und einen sicheren Halt geben

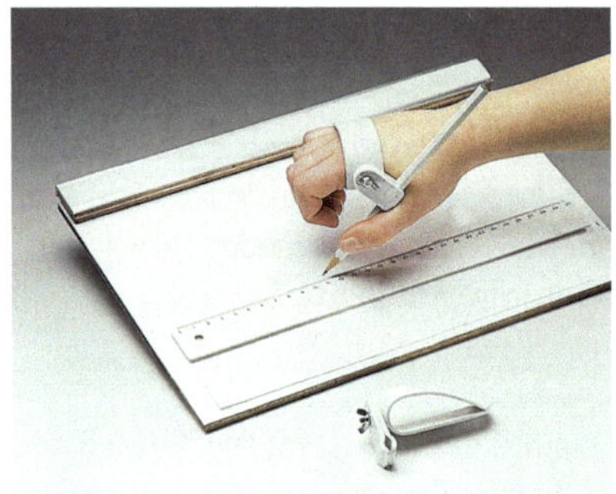

[3] Eine Zwinge hält statt der Finger den Stift.

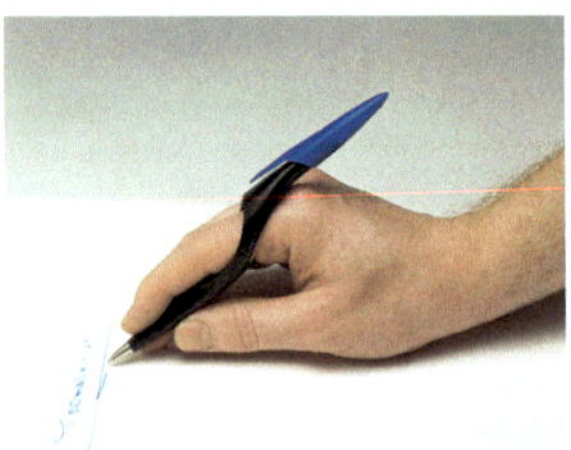

[4] Ringschreibhilfe

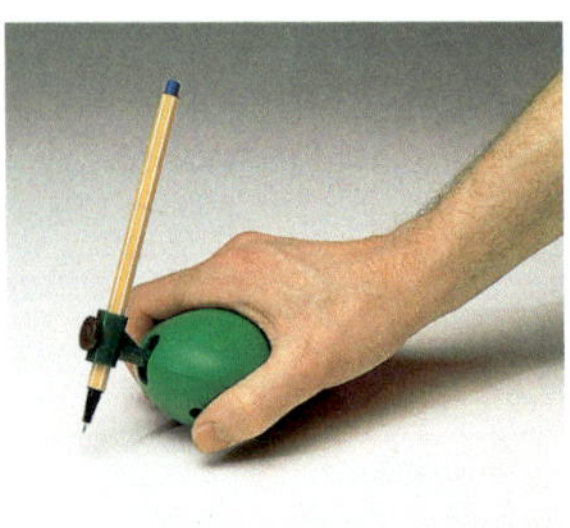

[5] Leichtere Handhabung des Stiftes durch Schreibhilfe

Anregungen und Methoden für kreatives Schreiben

Das kreative Schreiben verzichtet auf Leistungsdruck zugunsten des spielerischen Umgangs mit Sprache und Kreativität. Von der Annahme ausgehend, dass jeder eine gewisse Begabung zum Schreiben in sich hat, gilt es diese zu entdecken. Zur Anregung und zur Entwicklung des eigenen Ausdrucks gibt es unterschiedliche Techniken, die allein oder in der Gruppe eingeübt werden können. Der Vorteil des Schreibens in der Gruppe ist die gegenseitige Anregung und der Austausch über die Ergebnisse. So wird nicht nur für die Schreibtischschublade produziert. Jeder Teilnehmer entscheidet für sich, ob er seine Ergebnisse vortragen möchte. Auf Wertungen wird bei der Rückmeldung verzichtet.

In Form einer **Schreibwerkstatt** bildet sich ein festes Teilnehmerteam heraus. Zu festen Terminen schreiben sie gemeinsam unter Anleitung zu verschiedenen Themen. Die Schreibenden lernen nicht nur kreativ zu schreiben, sondern auch, sich gegenseitig ein angemessenes und hilfreiches Feedback zu geben. Eine vertrauensvolle Atmosphäre und gegenseitige Achtung sind die notwendige Voraussetzung. Lob für das Engagement und die Ergebnisse vermitteln den Schreibenden ein Erfolgserlebnis. Gelungene Texte bieten sich zur Veröffentlichung in der hausinternen Zeitschrift an. Dies steigert die Motivation.

Bildbeschreibung

Als Hilfsmittel zur Texterstellung können Bilder, Postkarten oder auch Gegenstände eingesetzt werden. Der Einstieg über eine weitgehend neutrale Beschreibung erleichtert das Aktivieren von Erinnerungen und Emotionen. Sie können durch Assoziationen erweitert werden.

Brainstoming

Als Einstieg bietet sich ein ungesteuertes Brainstorming über ca. fünf Minuten an. Dieses verhilft allen dazu, sich einzustimmen, ohne überhöhte Erwartungen aufzubauen und Schreibhemmungen zu provozieren. In dem begrenzten Zeitraum werden alle Gedanken auf das Blatt gebracht, die dem Schreibenden durch den Kopf gehen. Zentral ist der Ansatz, kontinuierlich weiterzuschreiben, auch wenn der Kopf leer erscheint. Zum Einstieg können die Blockaden selbst beschrieben werden: „Mir fällt gerade absolut nichts ein. Ist auch komisch, hier so über dem leeren Blatt zu sitzen ...“ im Schreibfluss treten dann unvermutet andere Gedanken auf: „... das ist fast wie bei dem Schulaufsatz bei Frau ...“ Diese Gedanken werden nicht gefiltert, sondern notiert.

Clustering (Bilden von Gedankentrauben)

Die mit Hilfe eines Clusters entwickelte Struktur basiert darauf, dass zu einem gemeinsam gewählten Wort reichlich Assoziationen gesammelt werden. Dazu wird das zentrale Wort in der Mitte notiert und alle Einfälle werden in einem Zeitraum von ca. 10 Minuten ungefiltert daran anknüpfend aufgeschrieben. Dabei wird am besten jeweils nur ein aussagekräftiges Wort notiert und mit den bereits vorhandenen verknüpft, sodass Assoziationsketten zu erkennen sind. Mit einem neuen Gedankenkern beginnt dabei eine neue Gedankenkette. Ein Cluster kann individuell oder in der Gruppe entwickelt werden. Beim Clustern in der Gruppe lassen sich die Teilnehmer gegenseitig anregen. Die Ergebnisse werden nicht gewertet und können als Anregung zur Verfassung von Texten verwendet werden.

Biografisches Schreiben

Biografische Erlebnisse eignen sich sehr gut als Stoff, über den längere Texte verfasst werden können. Beim biografischen Schreiben ist eine Fachbetreuung besonders relevant, da alte Wunden aufbrechen können. Das hat einen wesentlichen Einfluss auf das Befinden der Schreibenden und den Gruppenprozess. Deshalb sind Vertrauen und eine geschützte Atmosphäre wichtig. Die Umgangsformen der Gruppe mit belastenden Situationen werden bereits im Vorfeld besprochen, so können die Teilnehmer ihre Reaktionsweisen und Wünsche in einer emotional neutralen Situation formulieren und die Verantwortung gemeinsam tragen.

→ Knopp, Ursula: Oma, wie war das damals? Ein Erinnerungsbuch zum Eintragen. Moewig 2009

→ Knopp, Ursula: Opa, wie war das damals? Ein Erinnerungsbuch zum Eintragen. Moewig 2009

Die Begleitenden verfügen über Kommunikationstechniken wie das aktive Zuhören und empathische Zuwendung, um den im Rahmen der Erinnerungsarbeit auftretenden Verletzungen und Traumata begegnen zu können.

Lebensbaum

Die Reflexion der Lebensgeschichte in Form eines Baumes weckt die Begeisterung von Alt und Jung. Vorzubereiten sind Blätter, auf denen ein Baum abgedruckt ist. Die Eintragungen am Baum werden nach Anregungen vorgenommen (→ Abb. 1):

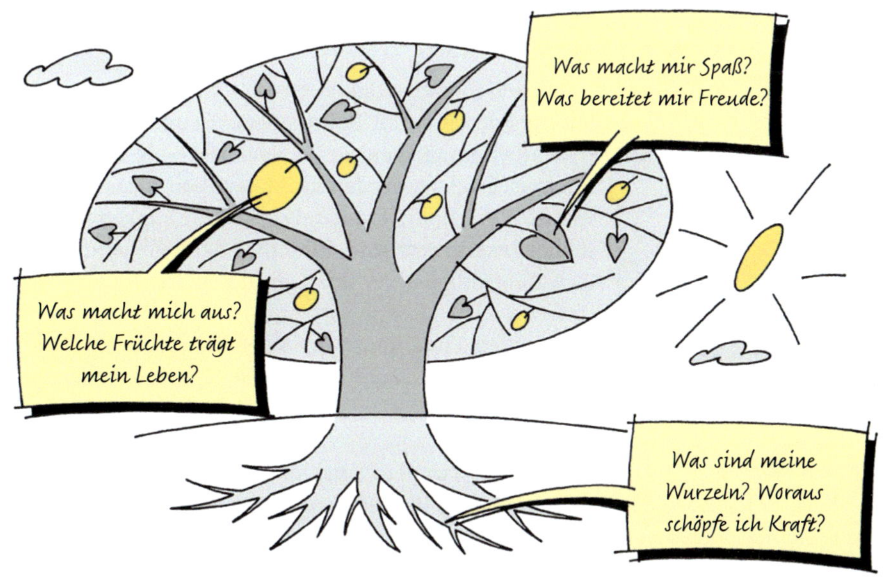
Was macht mir Spaß? Was bereitet mir Freude?
Was macht mich aus? Welche Früchte trägt mein Leben?
Was sind meine Wurzeln? Woraus schöpfe ich Kraft?

[1] Lebensbaum

2.6 Malen, Handwerken und Handarbeit

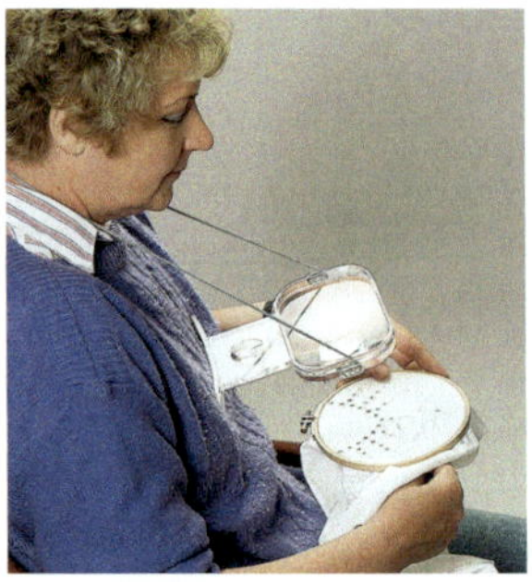

[1] Umhängelupe mit 4-facher Vergrößerung für besonders feine Arbeiten

Der Umgang mit unterschiedlichen Materialien und Arbeitsweisen fördert die **Lebensfreude**, die **Selbstständigkeit**, aber auch **Gedächtnis**, **Konzentration** und **Ausdauer**, da viele verschiedene Formen des Könnens und verschiedene Ebenen des Gedächtnisses reaktiviert werden. Sinnesfunktionen werden angesprochen und die **Motorik** trainiert. Das Tun vermittelt Freude und spricht die künstlerischen, handwerklichen und kreativen Fähigkeiten des Menschen an. Es ermöglicht die Anfertigung von Produkten, denen die Hersteller ihren Ausdruck verleihen können, an welchen sie ihr Erleben darstellen können und für die sie Anerkennung ernten. Die kreative Gestaltung von Produkten vermittelt Lebensqualität. Die Ergebnisse können als Geschenk weitergegeben werden oder verschönern das Zimmer. Auch die gemeinsame Dekoration für die Wohnbereiche, beispielsweise zu Festen, oder der Bau von Regalen oder CD-Schränkchen bietet sich an. Die Ergebnisse können zudem auf Basaren verkauft werden. Neben dem zusätzlichen Erfolgserlebnis können die eingenommenen Gelder u. a. einen zusätzlichen Ausflug für die Bewohner ermöglichen.

Gleichzeitig schult die handwerkliche Tätigkeit auch die Koordination und aktiviert Muskelgruppen, die sonst immer weniger zum Einsatz kommen. Damit geht der Effekt weit über die tatsächliche Tätigkeit hinaus. Bei der zielgruppenorientierten Auswahl der Angebote ist es wichtig, dass die Teilnehmer motiviert werden, sich auszuprobieren, ohne sie zu überfordern, da sie sonst verzweifelt oder ungehalten reagieren könnten. Das Tun steht im Mittelpunkt, so kann zugunsten des Prozesses auf jede Bewertung verzichtet werden.

2.6.1 Materialien und Vorgehen

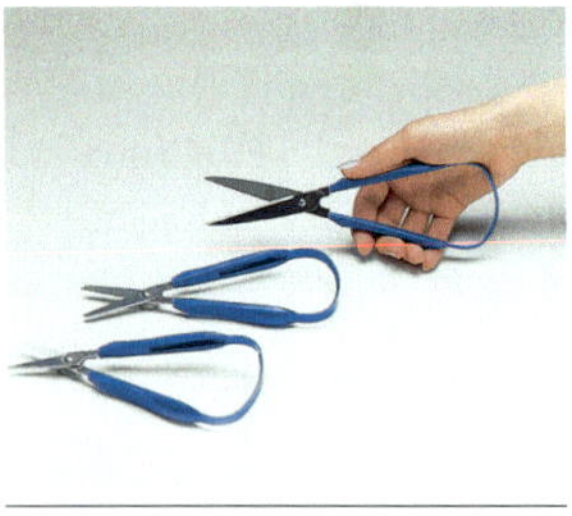

[2] Spezialscheren mit praktischem Federmechanismus, der die Klingen nach dem Schneidevorgang zurück in die geöffnete Position drückt

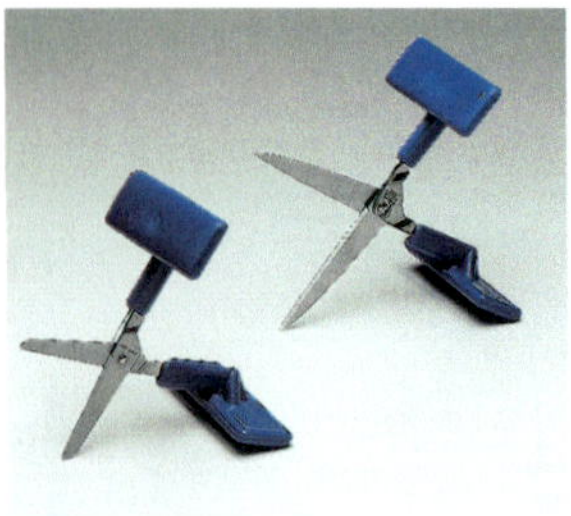

[3] Scheren mit speziell geformtem Griff, die ein Schneiden allein durch Druck von oben ermöglichen

Die Auswahl der Materialien und die Form ihrer Bearbeitung richtet sich auch hier nach dem Können und den Interessen der Teilnehmer. Es ist wichtig, ausreichend Material zur Verfügung zu stellen, damit alle ein Produkt erstellen können und ein misslungenes Ergebnis durch einen Neubeginn ersetzt werden kann. Zu Beginn einer Arbeitseinheit bieten die Gruppenleiter verschiedene Arbeitsmöglichkeiten, Anregungen und Modelle an, sodass sich die Teilnehmer an einem Beispiel orientieren können und das Endprodukt vor Augen haben. Alle Materialien, die verwendet werden, liegen bereit.

Je nach Fingerfertigkeit erhalten die Teilnehmer Unterstützung von der Gruppenleitung oder anderen Teilnehmern. Grundsätzlich gilt: Je eigenständiger die Teilnehmer arbeiten können, je weniger Hilfe sie brauchen, umso größer ist das Erfolgserlebnis. Deshalb werden die Materialien so ausgewählt, dass die Arbeit mit ihnen gut machbar erscheint. Für handwerkliche Tätigkeiten gibt es zunehmend Hilfsmittel, die Menschen mit Arthrose, Rheuma oder Sehbeeinträchtigungen die Möglichkeit geben, sich zu beteiligen (→ Abb. 1, 2 und 3).

Materialien: Holz, Ton, Gips, Knetwachs, Salzteig, Mosaik, Perlen, Peddigrohr für Körbe, Wolle, Bilder, Kleidungsstücke, Schnüre, Leder, Farben, Papier, Kleber, Leim und vieles mehr.

Materialien aus der Natur, die gemeinsam gesammelt werden können, bieten sich ebenfalls an, z. B. Steine zum Bemalen, Blätter, Äste, Körner, Muscheln. Aus diesen können Collagen, Postkarten, Briefbeschwerer oder Wandbehänge hergestellt werden. Vielfältige Anregungen und Beratung gibt es in Hobbyshops und beim Künstlerbedarf. Oft kann dort telefonisch oder online ein Katalog angefordert und bestellt werden.

Handwerken 2.6.2

Für handwerkliche Arbeiten ist eine gewisse motorische Sicherheit notwendig, um Verletzungen zu vermeiden. Das Interesse an handwerklichen Tätigkeiten orientiert sich an den lebenslang eingeübten Rollen. Wichtig ist auch hier der Blick auf die **Sinnhaftigkeit** einer Tätigkeit. So können im Haus leichtere handwerkliche Tätigkeiten und Reparaturen übernommen werden oder für den Eigen- oder Fremdbedarf werden Produkte wie kleine Regale oder Gefäße hergestellt. Um ruhig arbeiten zu können, Zugriff auf die Materialien zu haben und auch einmal laut hämmern zu können, ist es praktisch, wenn ein entsprechender Raum mit Werkbänken oder besonders stabilen Tischen zur Verfügung steht. Dort können sich zur Anregung auch beispielhaft fertig gestellte Produkte finden.

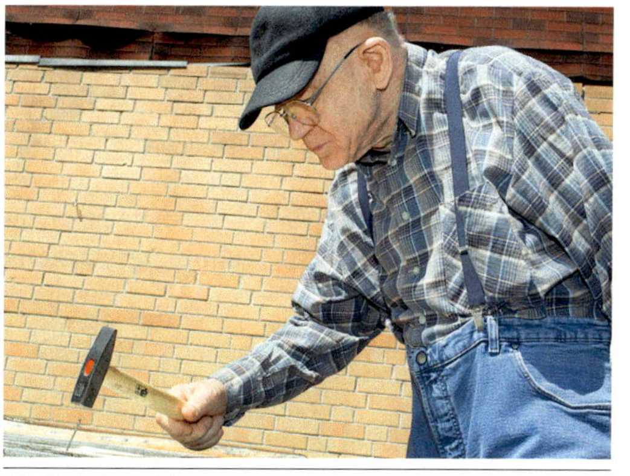

[1] Viele ältere Männer handwerken noch immer gern.

Malen 2.6.3

Beim Malen lässt es sich wunderbar entspannen, Anspannungen können abgebaut und Erinnerungen aufgearbeitet werden. Das Malen ist zumeist ein **Stimmungsaufheller**, denn Farben haben eine starke Wirkung auf den Menschen. Je nach Ansatz kann zu Musik oder einem gemeinsamen Thema gemalt werden. Als Abschluss können die Bilder vorgestellt und erläutert werden – eine Auseinandersetzung, die wiederum die Kommunikation und den Kontakt fördert.

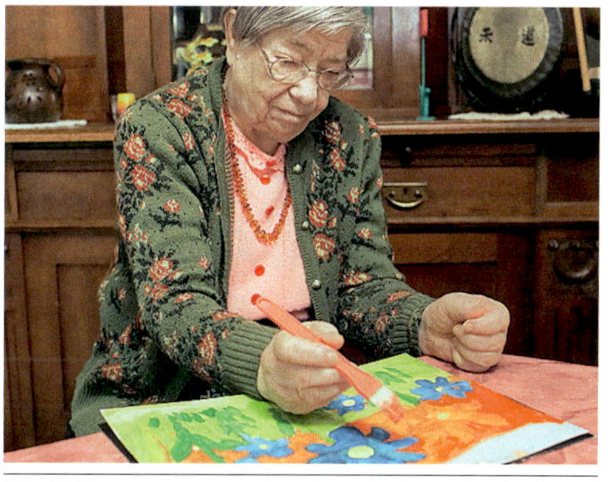

[2] Malen entspannt

Fensterbilder

Fensterbilder können mit speziellen Fingerfarben direkt auf dem Fenster aufgebracht werden. Es bieten sich hierfür Folien als Träger an, die man später ans Fenster kleben kann. Dieser Weg hat den Vorteil, dass sich beispielsweise jahreszeitlich orientierte Motive abnehmen und später erneut anbringen lassen. Die gemalten Motive können selbst entwickelt werden, über den Handel gibt es zusätzlich eine Menge an Vorlagen und Mustern. Dort finden sich gleichzeitig Anregungen wie zur Gestaltung von Mobiles mit festeren Folien oder von Karten oder Vasen. Die speziell entwickelten Window Colors® können direkt aus der Tube oder Flasche auf die Folie aufgebracht werden.

Mandalas malen

Mandalas haben einen ursprünglich religiösen Hintergrund. Ihre Kreation wirkt beruhigend und entspannend. Das Ausmalen der harmonischen Muster kann so zur **Meditation** werden. Da sie in den letzten Jahren sehr an Beliebtheit gewonnen haben, gibt es eine Vielzahl an entsprechenden Malbüchern. In diesen finden sich vorwiegend kreisförmige Muster, in welchen unterschiedliche Elemente symmetrisch angeordnet sind. Diese können mit unterschiedlichen Farben ausgemalt werden, vom Buntstift bis zur Aquarellfarbe. Mit zunehmender Erfahrung macht es Freude, eigene Muster zu entwickeln.

Weitere Anregungen sind: Malen nach Zahlen, Ikonen malen, das Kombinieren von Farben und Materialien, das Aufbügeln von Bildern aus Wachsmalkreide oder das Herstellen von Einladungen oder Plakaten.

2.6.4 Basteln – Handarbeit

→ Mötzing, Gisela: Beschäftigung mit alten Menschen. Elsevier 2009

Um den Eindruck zu vermeiden, dass das Basteln eine reine Beschäftigung für Kinder sei, werden die Angebote und Dinge, die erarbeitet werden, der Lebenswelt des Erwachsenen entsprechend ausgewählt. So fühlen sie sich anerkannt und ernst genommen. Zu einer entsprechenden Auswahl gehört neben den nachfolgend benannten Angeboten auch die Arbeit mit **Speckstein**, die **Seidenmalerei**, das **Batiken** oder verschiedene Formen des Drucks wie **Siebdruck** oder **Kartoffeldruck**. Die Gestaltung von **Blumengestecken** und -kränzen sowie **Faltarbeiten** bietet sich ebenfalls an (→ Abb. 1).

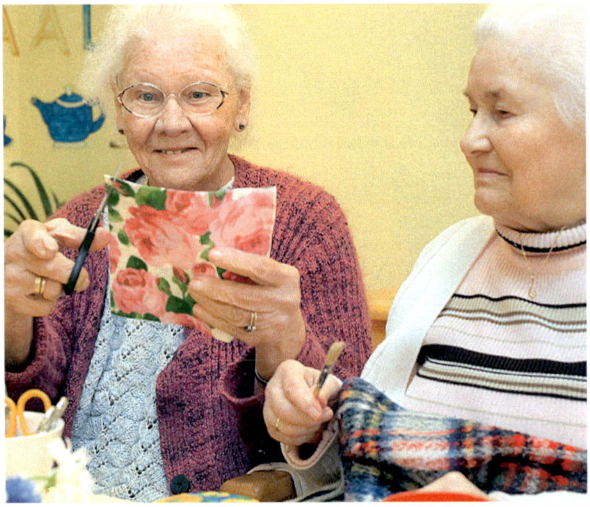

[1] Kreativität fördern

Arbeit mit Wolle und Stoff

Mit Wolle kann nicht nur gestrickt werden, sondern durch **Filzen** können z. B. Taschen oder Hüte hergestellt werden. Auch **Makrameearbeiten** oder das **Sticken** wecken bei besonderer Fingerfertigkeit und guten Augen das Interesse. Mit Hilfe eines Webrahmens können Motive und kleine Teppiche gewebt werden. Eine Reihe von Teilnehmern erinnert sich vermutlich noch an **Webarbeiten** aus der Schulzeit. Zur notwendigen Ausstattung gehören Wolle, Webrahmen unterschiedlicher Größe, Schiffchen und Kamm. Bei mehrfarbigen Webarbeiten werden mehrere Schiffchen benötigt. Zum **Häkeln** von Topflappen oder Tischläufern oder zum Stricken von Strümpfen, Schals oder gar Pullovern werden nur Wolle und Nadeln benötigt. Diese Arbeit erfordert jedoch mehr motorische Sicherheit. Evtl. kann eine Patchworkdecke oder ein Wandbild als Kombination verschiedener Techniken entstehen.

Näharbeiten, die in der Einrichtung oder bei den Angehörigen anfallen, können von den Betreuten durchgeführt werden. Dazu gehört das Annähen abgerissener Knöpfe oder das Stopfen von Löchern in Tisch- oder Bettwäsche ebenso wie das Nähen von Vorhängen. So können sie alle, falls gewünscht, einen eigenen Beitrag leisten.

Collagen

Collagen lassen sich aus unterschiedlichsten Materialien herstellen. Eine Collage ist ein geklebtes Bild, das gemeinsam oder in Einzelarbeit hergestellt wurde. Als Unterlage bieten sich neben festem Karton Filzgrasteller an. Materialien, die sich zum Bekleben anbieten, sind Körner, Muscheln, Steine, Trockenblumen, Papier unterschiedlichster Farben und Arten, das gerissen werden kann, und Bilder aus Zeitschriften. Zur Materialsammlung kann auch ein Spaziergang genutzt werden.

Bilder und Motive aus Tonpapier

Aus Tonpapier werden nach Vorlagen oder eigenen Ideen Motive ausgeschnitten, geklebt und mit anderen Materialien wie Transparentpapier oder Krepppapier verbunden. Dies kann arbeitsteilig oder als Einzelarbeit geschehen. Die motorische Fertigkeit entscheidet über die Auswahl der Motive. Beliebt sind Schmetterlinge oder andere Tiere und Blumen.

Modellieren

Mit Modelliermassen wie Ton, Salzteig, Knete oder Fimo© werden z. B. Gefäße, Figuren, Perlen für Ketten, Broschen oder Türschilder hergestellt. Auch die Formen für die Blumengestecke lassen sich aus diesen Materialien herstellen.

Planung und Durchführung von Feiern, Festen und besonderen Anlässen 3

Gelungene Feste gehören mit zu den Höhepunkten im Leben eines Menschen. Sie sind ein Ort für soziale Kontakte und gegenseitiges Interesse. Sie unterbrechen den Alltag und erleichtern nicht nur den Zugang der Bewohner zueinander, sondern auch die Kontaktaufnahme zur Außenwelt, z. B. durch das Einladen von Gästen. Feste bieten eine Vielzahl an Reizen und aktivieren alle Sinne, ohne dass dies einer gezielten Aktion bedarf.

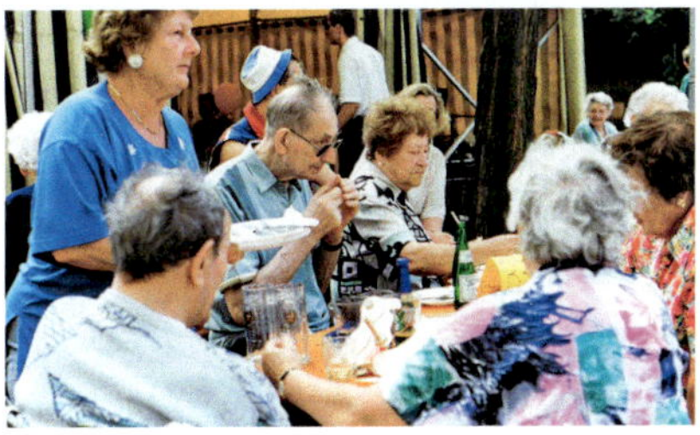

[1] Feiern ist in fast jeder Lebenslage möglich.

Feste und Feiern im Jahreslauf und Lebenslauf „Man soll die Feste feiern, wie sie fallen." 3.1

Im Verlaufe eines Jahres bieten sich immer wieder Gelegenheiten, gemeinsam Feste zu feiern. Da gibt es jahreszeitliche und religiöse Feiern wie ein Frühlings- oder Herbstfest oder Tanz in den Mai. Ostern, Advent und Weihnachten, Silvester, Fasching, Geburtstage, Jubiläen oder auch Feste wie der Muttertag bieten die Gelegenheit, Individuen zu vermitteln, dass sie als solche wahrgenommen und anerkannt werden. Auch an regionalen Festen können sich Einrichtungen mit Angeboten beteiligen oder eine ergänzende Feier in den eigenen Räumlichkeiten einrichten.

Ziele, Planung, Organisation und Durchführung (Projektarbeit) 3.1.1

Vom gemeinsamen Kaffeetrinken mit Musikbegleitung und Lesungen oder Theateraufführungen bis hin zum Grillabend gibt es unterschiedliche Möglichkeiten, die Mahlzeiten der Bewohner zum Fest werden zu lassen.

Als Zeitpunkt für Festivitäten bietet sich der Nachmittag an, so kann der Kaffee und das Abendessen mit in das Fest eingebunden werden. Zur Stimmung trägt ein buntes Programm mit einer Einführung, einem Abschluss und untermalender Musik bei. Die Dekoration, die Musik und evtl. gesungene Lieder werden dem Thema entsprechend ausgewählt. Das Programm spricht unterschiedliche Interessen an, ist aber nicht zu vielfältig, um keine Verwirrung zu stiften. Einer der Programmpunkte kann ein Basar sein, auf dem die Dinge angeboten werden, die beispielsweise in den Bastelgruppen hergestellt wurden. Auch Speisen, z. B. Kuchen oder Waffeln, sowie Lose können zu einem angemessenen Preis verkauft werden. Entscheidend ist, dass die Festivitäten auf die Bedürfnisse, Möglichkeiten und Wünsche der Teilnehmer ausgerichtet sind. Die Moderation ist den Teilnehmern angemessen und verzichtet auf Überforderung.

Die Zuständigkeiten für die Organisation, die Bewirtung, das Programm, Kontakte mit anderen Einrichtungen, die sich beteiligen möchten, sind frühzeitig zu klären und entsprechend den Interessen und Begabungen zu verteilen. Die Zusammenstellung eines Festkomitees aus unterschiedlichen Bereichen legt die Verantwortung fest und sichert einen relativ reibungslosen Ablauf. Dabei arbeiten möglichst viele Bewohner und Mitarbeiter zusammen und neue Kontakte und Gespräche werden möglich.

Mit dem Entwurf und der Herstellung der Dekoration kann frühzeitig begonnen werden, das steigert die Vorfreude und das Wissen um die gemeinsame Beteiligung.

Die Vorbereitung selbst ist eine sinnvolle Aktivierung. Gedichte, Lieder oder Musikstücke können frühzeitig eingeübt werden und das Üben erhält mit dem Wissen um das potenzielle Publikum einen zusätzlichen Sinn. Auch die Einladungen können beispielsweise als Plakate frühzeitig und gemeinsam gestaltet werden. Eine ansprechende Einladung gibt den Teilnehmern die Möglichkeit, sich darauf einzustellen und die Vorfreude zu genießen.

Einbindung der Angehörigen

Da auch für die Angehörigen ein Fest die Möglichkeit einer ungezwungenen Annäherung bedeutet und ihnen – sofern es gelingt – das Gefühl vermittelt, dass ihre älteren Verwandten gut aufgehoben sind, erscheint es angemessen, diese frühzeitig einzuladen und evtl. schon in Planung und Organisation einzubinden.

Festivitäten außerhalb der Einrichtung

Um den Kontakt zur Außenwelt aufrechtzuerhalten, ist es wichtig, nicht nur in der eigenen Institution zu feiern, sondern auch Angebote von erreichbaren Einrichtungen wahrzunehmen und beispielsweise gegenseitige Einladungen auszusprechen. Damit reduziert sich der Organisationsaufwand und die Zufriedenheit erhöht sich. Gerade zu den Feiertagen werden u. a. von Kirchen und Gemeinden Veranstaltungen angeboten, die sich bestimmten Altersgruppen zuwenden.

3.2 Ausflüge und Reisen

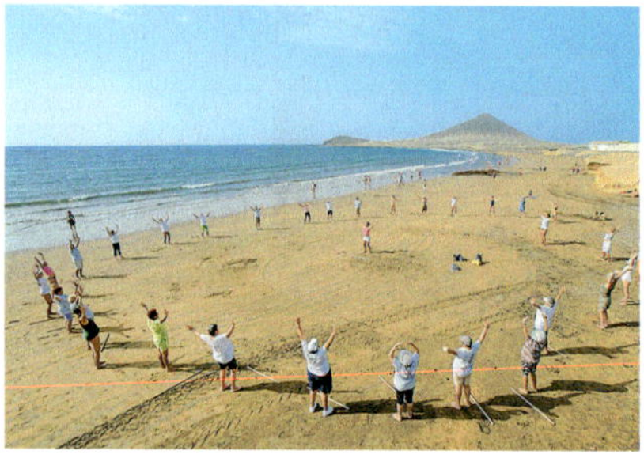

[1] Gemeinsame Bewegung am Meer

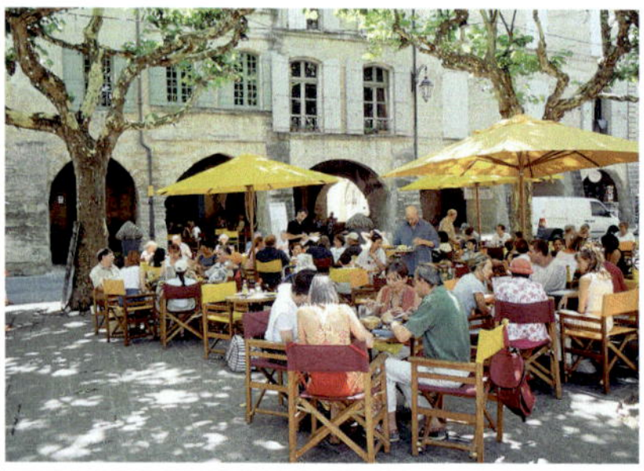

[2] Zum Kaffee ins Gartenlokal

Veranstaltungen, die außerhalb der Einrichtung stattfinden wie z. B. (Ganztags-)Ausflüge (→ Abb. 1, 2), **Kinobesuche**, **Lichtbildvorträge** über andere Länder und Kultur finden freudigen Anklang. Aber auch **Sportveranstaltungen**, **Zoo-** und **Zirkusbesuche** stoßen je nach Interesse auf Zuspruch. **Spaziergänge** oder **Wanderungen**, die sich entsprechend der Jahreszeit mit einem bestimmten Thema auseinandersetzen wie „Was blüht denn da?“ oder „Welche Pflanzen und Tiere gibt es bei uns?“ bieten die Möglichkeit in der Natur Erinnerungen wach werden zu lassen und Wissen zu reaktivieren.

Auf Grund der realen oder empfundenen Gebundenheit an die Räumlichkeiten der Institution oder der eigenen Wohnung ist ein Ausflug oder gar eine mehrtägige Reise ein ganz besonderes Erlebnis, von dem viele Menschen oft noch lange zehren und erzählen.

Die veränderte Umgebung ruft Erinnerungen wach, die miteinander geteilt werden können, und setzt zugleich neue Reize. Menschen, die seit Jahren in einem Heim leben, lernen sich kennen und empfinden eine nie erahnte Verbundenheit, die durch die gemeinsamen Erinnerungen über eine lange Zeit anhält.

Für die Veranstalter ist die Gestaltung einer solchen Aktivität eine große Herausforderung. Neben der Klärung der Finanzierung muss viel geplant werden: Zeitpunkt, Ziel, Mitfahrende, notwendige Begleitpersonen und Betreuer müssen dabei bedacht werden. Bei mehrtägigen Unternehmungen sind Transportmöglichkeiten, Mahlzeiten und Ruhepausen, eine seniorengerechte Unterkunft, Möglichkeiten der Rückkehr für einzelne Teilnehmer einzuplanen und Versicherungsfragen zu klären. Volkshochschulen, kirchliche Träger oder kommunale Einrichtungen bieten entsprechende Unternehmungen an und oftmals gleichzeitig Unterstützung bei der institutionsinternen Planung.

Seniorenreisen

Senioren werden zunehmend als zahlungskräftige Kunden entdeckt. So werden immer mehr spezielle Reisen oder Ausflüge für Senioren angeboten. Diese werden von Reiseanbietern organisiert und sind speziell auf die Bedürfnisse und Interessen von Senioren ausgerichtet. Vor einer Buchung ist das jeweilige Angebot jedoch genau zu prüfen. Den Anbietern werden im Vorfeld die jeweiligen Bedürfnisse mitgeteilt bzw. mit diesen abgesprochen. Wenn bei betreuten Personen Angehörige oder Betreuer nicht mit verreisen, muss die Reise besonders genau vorbereitet sein und Ansprechpartner gestellt werden. Im Programm finden sich Ausflüge für hilfsbedürftige Menschen, rollstuhlgerechte Ausflüge und Bus- oder Schiffsreisen. In der Kommunikation mit Kommunen, Gemeinden oder Wohlfahrtsverbände können Angebote für die örtlichen Einrichtungen geplant und bezuschusst werden. Dort liegen oft auch Informationen über seniorengerechte Unterkünfte vor. Eintägige Ausflüge werden zumeist für den Besuch von kulturellen Veranstaltungen und von Sehenswürdigkeiten genutzt. Auch der Besuch von Nachbarorten und Lokalitäten ist möglich.

online

Häuser auch für Senioren
www.ferienwerk.de
www.seniorenring.de
www.betreutes-reisen24.info

Bildungsangebote 3.3

Entsprechend dem Gedanken des lebenslangen Lernens haben bildungsorientierte Beschäftigungsangebote einen stärkeren Platz eingenommen. Das menschliche Leben ist vor dem Einstieg in das Berufsleben durch das vorbereitende Lernen geprägt. Während der Ausübung des Berufes gilt es, sich weiterzuentwickeln. Deshalb ist die Aufnahme von Informationen eine lebenslang eingeübte Fähigkeit, die sinnstiftend ist. Auf Grund der höheren Bildungschancen seit den Nachkriegsjahren ist die Anzahl der Menschen mit einem höheren Bildungsabschluss ansteigend. Deshalb wird sich die Ausrichtung der Bildungsangebote im Laufe der Zeit ändern.

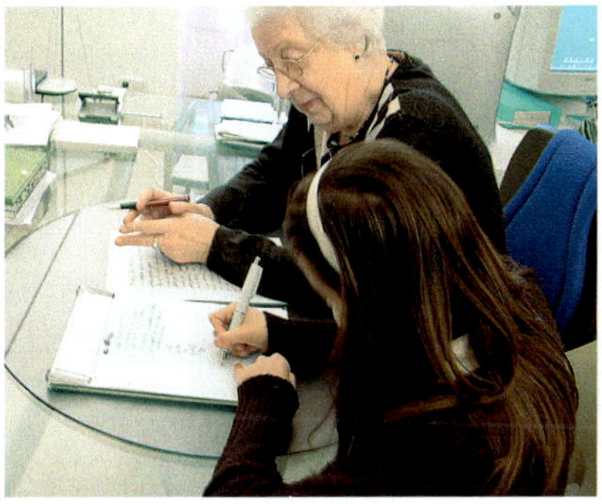

[1] Ältere Menschen haben oftmals mehr Zeit für die Hausaufgabenbetreuung als die Eltern.

Heute leben in den Heimen viele Menschen, die zeitlebens kaum eine Chance hatten, den Interessen nachzugehen, die sie außerhalb von Beruf und Familie bewegten. Und nun haben sie die notwendige Zeit und stehen vor der Frage, ob die Aufnahme neuen Wissens für sie denn noch lohnt und wie sie darauf zugreifen können. Um ihren Bedürfnissen gerecht zu werden, wird zuerst der gemeinsame Versuch unternommen, diese zu formulieren. Mögliche Wünsche wären: mitreden können bei politischen oder kulturellen Debatten, dem Enkel bei den Hausaufgaben helfen können (→ Abb. 1), mehr Eigenständigkeit im Umgang mit Ämtern und Papieren erlangen, anderen helfen, sich weiterzuentwickeln, Lebenshilfe erhalten oder einfach die Suche nach einer sinnvollen Beschäftigung. Darauf sind die Bildungsangebote abzustimmen. Als Orientierung gelten neben den Bedürfnissen auch die Vorkenntnisse, an die angeknüpft werden kann. So besteht häufig ein Bedürfnis nach **Beratung**, wie beispielsweise mit einer veränderten Lebenssituation oder einer Erkrankung umzugehen ist und wo man Hilfestellung bekommt. Auch die Bereiche Ernährung und rechtliche Beratung stoßen auf ein breites Interesse.

Da nicht alle Menschen in gleicher Weise gewohnt sind, Informationen aufzunehmen und zu verarbeiten, ist es wichtig, die Bildungsangebote so zu gestalten, dass sie das Interesse, ja die Neugierde der Teilnehmer wecken. So ist es für Lernungewohnte wenig hilfreich, ihnen einen sachlichen Flyer zu der gewählten Thematik zu reichen, ohne sie auf dem Weg der Annäherung an die Thematik zu begleiten. Das Material muss anschaulich sein und es müssen Möglichkeiten zu Rückfragen bestehen. Auf Grund des unterschiedlichen Bildungsstandes können sich die Teilnehmer auch gegenseitig helfen und motivieren.

Vorträge

Um die Interessen und Möglichkeiten der Zielgruppe zu erschließen und zu erfüllen, bietet es sich an, einzelne Vortragende in die Einrichtung einzuladen. Damit fallen keine zusätzlichen Wege an, die die Interessierten von der Teilnahme abhalten könnten. Die Auswahl der Vortragenden erfolgt mit dem Blick darauf, dass diese sich mit ihrer Sprache und den Inhalten auf das Publikum einstellen können. Im Mittelpunkt steht nicht die Informationsvermittlung, sondern **Alltagsnähe** und Umsetzbarkeit. Die Auswahl der Themenstellung erfolgt im Hinblick auf die Interessen und Bedürfnisse. Die Vermittlung ist möglichst anschaulich und klar strukturiert. Um eine ausschließlich passive Informationsaufnahme zu vermeiden, können immer wieder Elemente eingebaut werden, die Eigeninitiative erfordern, z. B. kleine thematische **Gesprächs-** oder **Diskussionsgruppen**. Bewohner von Institutionen können ihre eigenen Erfahrungen einbringen, indem sie einen Vortrag halten oder sich für das Pausenprogramm verantwortlich zeigen.

Um einen Erfahrungsaustausch zwischen den Generationen zu ermöglichen, bietet es sich an, entsprechende Veranstaltungen gemeinsam mit jungen Menschen, beispielsweise mit einer Schulklasse, durchzuführen. Zeitzeugen verhelfen dazu, Vergangenheit zu bewahren und im Dialog zwischen den Generationen zum besseren Verständnis der Gegenwart und zur Gestaltung der Zukunft beizutragen.

Mögliche Themen: aktuelle gesellschaftliche Entwicklungen, Stadt- und Landesgeschichte, soziale Sicherung, Erbangelegenheiten, Ernährungsberatung, EDV und Internetschulung, Wohnformen und mögliche Hilfestellungen im Alter, Hospizbewegung

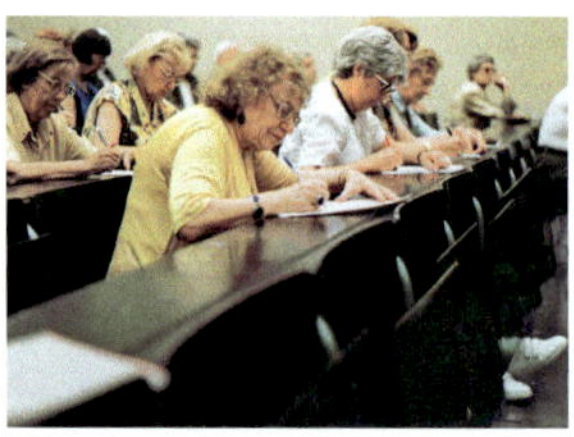

[1] Ältere Menschen nutzen vermehrt das Bildungsangebot an Hochschulen.

Seminare

Insbesondere **Volkshochschulen** bieten Kurse an, in denen Jung und Alt miteinander lernen, voneinander lernen und einander kennenlernen. Durch staatliche Förderungen sind sie für eine Vielzahl von Menschen finanzierbar und so kann der Begriff des „lebenslangen Lernens" wahr werden. Jeder Mensch lernt in beinahe jeder Lebenslage hinzu. Wie die Muskeln braucht auch das Gehirn Anregungen, um in Bewegung zu bleiben und weiterhin schnell reagieren zu können. Im Alter können Dinge gelernt werden, für die ein Leben lang keine Zeit war, seien es Sprachen, Politik, Geografie, der Austausch über Kultur und Kulturen oder auch handwerkliche Fähigkeiten. Hobbys können vertieft, die Inhalte der Freizeitbeschäftigung selbst bestimmt werden. Hobbys ersetzen vielfach die Beschäftigung des Berufslebens und können ähnliche Inhalte haben.

Altersverteilung der Seniorstudentinnen und -studenten an deutschen Hochschulen (Stand: 1994 und 2001, Angaben in %)

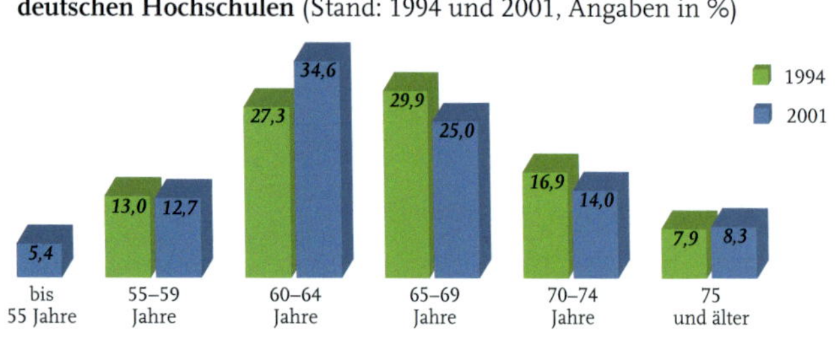

QUELLE: nach Saup, W., Studienführer für Senioren, herausgegeben vom BMBF, Bonn 2001 und BAGSO, Fakten und Felder der freien Seniorenarbeit, 1998.

[2] Altersverteilung der Seniorenstudentinnen

Senioren besuchen zunehmend **Universitäten** und absolvieren dort ein Seniorenstudium oder nehmen als Gasthörer gegen einen Unkostenbeitrag an Vorlesungen teil (→ Abb. 1 und 2). Was heute selbstverständlich ist, dass junge Menschen die Option haben, einen Hochschulabschluss zu machen, wurde insbesondere Frauen vor einigen Jahrzehnten noch erschwert, da ihr Aufgabenfeld im häuslichen Bereich gesehen wurde. Jetzt können sie sich im hohen Alter den Traum von einem Hochschulabschluss verwirklichen, den Kontakt zur Wissenschaft und zu jungen Menschen und deren Denkweisen offenhalten. Zudem beweisen sie der Gesellschaft, dass Alter nicht global mit geistigem Abbau einhergeht. Die Interessen gelten dabei vorwiegend den geisteswissenschaftlichen und geschichtlichen Fächern.

Medienangebote

4

Mit den klassischen Massenmedien verbringen alte Menschen sehr viel Zeit. Dazu zählen **Fernsehen**, **Radio** und **Zeitungen** bzw. **Zeitschriften** (→ Abb. 1). Aber auch das Internet nimmt zunehmend Einzug in die Freizeitaktivitäten älterer Menschen.

Die Aufgaben der Massenmedien sind neben der Unterhaltung auch die der Information und Bildung. Sie wirken durch die Form der Berichterstattung an der Meinungsbildung ihrer Konsumenten mit, üben stellvertretend Kritik an den aktuellen gesellschaftlichen Bedingungen und sind damit auch eine Art Kontrollinstanz.

Mediennutzung und Freizeitbeschäftigung
Tätigkeiten, die mehrmals pro Woche ausgeübt werden (Stand: 2004, Angaben in %)

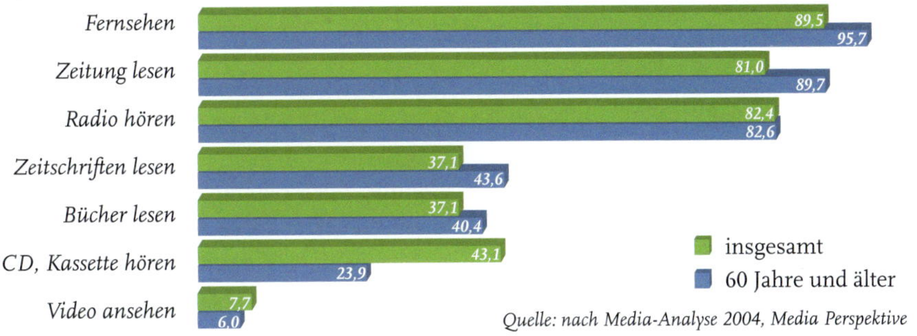

Quelle: nach Media-Analyse 2004, Media Perspektive

[1] Mediennutzung und Freizeitbeschäftigung

Fernsehen: Der Fernsehkonsum steigt mit dem Lebensalter kontinuierlich an. Durchschnittlich sehen Menschen ab 65 ca. fünf Stunden fern. Das Fernsehen mit seinen bewegten Bildern ermöglicht insbesondere immobilen Menschen, an dem Tagesgeschehen insofern teilzunehmen, als dass sie sehen, was in der Welt aktuell vor sich geht. Sie entspannen sich dabei und vergessen ihren eigenen Alltag. Das Fernsehprogramm gibt dem Tag eine gewisse Struktur. So beendet spätestens die **Tagesschau** um 20.00 Uhr die Aufgaben des Alltags und verschiedene **Serien** bieten Erholungsinseln und reduzieren die Einsamkeit und Langeweile. Die so genannten **Seifenopern** oder **Telenovelas** können mit ihrem festen Figurenstamm und geringen Veränderungen in der Handlung in den Beziehungsstrukturen für viele Menschen zum Familienersatz werden. Der Blick in den Fernseher ist in dem Moment vergleichbar mit dem Blick in das Wohnzimmer der Nachbarn. Inhalte und Verhaltensweisen der Figuren können als Gesprächsstoff dienen. Bei Interesse kann es sinnvoll sein, eine täglich ausgestrahlte Serie auszuwählen.

Manche lehnen das Fernsehen ab, weil es für sie mit zu viel Aufregung verbunden ist. Die Erzählweise des Fernsehens ist im Laufe der Zeit immer schneller geworden, sodass Ungeübtere dem Geschehen gar nicht mehr folgen können und infolge der Reizüberflutung unter Schlafstörungen leiden. Entscheidend ist deshalb eine sinnvolle Programmauswahl in Absprache mit dem Pflegebedürftigen.
Filmveranstaltungen finden einen großen Anklang und können als Reihe gestaltet oder thematisch, historisch oder chronologisch angelegt werden. Wenn möglich, sollten sie mit Hilfe eines Beamers auf eine Leinwand projiziert werden. Das verschafft eine **Kinoatmosphäre** und ermöglicht allen eine gute Sicht auf den Film.

Radio: Das Radio ist vorwiegend ein Begleitmedium. Musik untermalt Unterhaltungen und Aktivitäten, dient der Entspannung oder „jagt den Beat ins Blut". **Musik** ruft Erinnerungen wach. Daneben bietet es informative Anteile wie die **Nachrichten**. Einzelne Sender, z. B. Deutschlandradio oder Deutschlandfunk, senden **Hörspiele** und **kulturelle** oder **politische Beiträge**, die ebenso tagesstrukturierend sein können wie das Fernsehprogramm. Auf Grund seiner Erzählweise ist das Hörfunkprogramm beispielsweise für Menschen mit Sehschwächen leichter nachvollziehbar. Einzelne Pflegeeinrichtungen bieten zusätzlich spezielle Programme für ihre Bewohner an.

online

www.seniorennet.de
www.seniorenportal.de

Tageszeitung und Zeitschriften: Die Tageszeitung ist nach dem Fernsehen das meistgenutzte Medium. Die Herausgeber haben sich vielfach auf die demografischen Veränderungen eingestellt und eigene Seniorenseiten in ihr Programm aufgenommen. Auch Beilagen wie Programmzeitschriften, Magazine oder Rätselseiten treffen auf ein großes Interesse. Kundenzeitschriften, wie sie in Apotheken ausliegen, werden von Senioren ebenfalls sehr gerne gelesen und haben ihr Angebot primär auf ältere Menschen ausgerichtet.

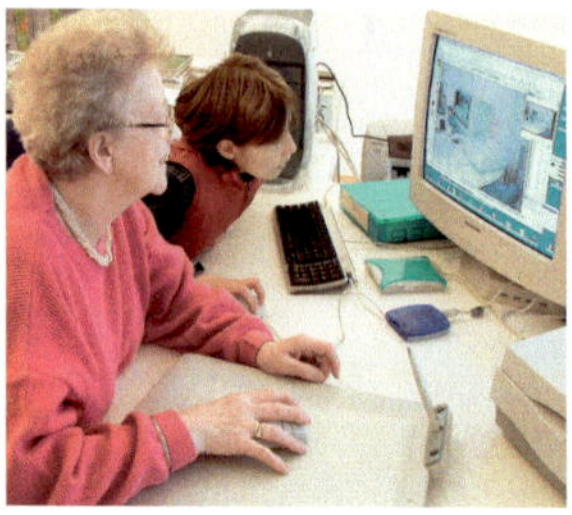

[1] Internetnutzung wird auch für ältere Menschen zunehmend selbstverständlich.

Hauszeitung: Es bietet sich an, eine eigene Hauszeitung als Sprachrohr für Bewohner und Mitarbeiter zu veröffentlichen. Sie bietet ein Forum für interne Mitteilungen, Veranstaltungshinweise, Fotos, Geschichten, Rätsel, kommunikativen Austausch und Unterhaltung.

Internet: Das Internet weckt als Informationsmedium, als Mittel zur Kontaktaufnahme und zur individuellen Weiterbildung zunehmend das Interesse älterer Menschen (→ Abb. 1). Das Statistische Bundesamt veröffentlichte 2005 Daten, die aufzeigen, dass ältere Menschen – die Anzahl der Männer ist dabei deutlich höher als die der Frauen – den Computer und das Internet zunehmend für sich entdecken. Eine Einführung in das Medium wird beispielsweise an Volkshochschulen oder Seniorenbüros angeboten. Bei einem generationsübergreifenden Angebot könnten Schüler den Interessierten die wichtigsten Griffe und Kniffe beibringen. Schwerpunkte und Voraussetzungen des Angebotes sollten bereits in der Ausschreibung deutlich werden. Sie gehen von der einfachen Einführung in die Textverarbeitung oder das Internet bis hin zu speziellen Kalkulationsprogrammen. Das Lerntempo passt sich den Senioren an.

Im Hinblick auf das interessante Angebot, insbesondere von und für ältere Menschen kann auch die Schwellenangst leichter überwunden werden.

Nach entsprechenden Einführungen ist ein ganztägiger Zugriff auf einen Computer von Vorteil, entsprechende CD-Roms z. B. mit Spielen sollten bereitliegen.

4.1 Hilfsmittel und Medien für Menschen mit Einschränkungen der Sinnesfunktionen

online

DBSV Deutscher Blinden- und Sehbehindertenverband e.V.
www.dbsv.org
Hörbüchereien für Blinde und Sehbehinderte in Deutschland
www.seh-netz.info/hoerbuecher/buechereien/index.php

Deutsche Hörfilm gGmbH
www.hoerfilm.de

Blinden- und Sehbehindertenverband Niedersachsen e. V.
www.blindenverband.de/aktiv

Inzwischen gibt es eine reiche Auswahl an Hörkassetten und Hör-CDs in den örtlichen Bibliotheken. Der **Blindenverband** bietet darüber hinaus auch einen umfangreichen Verleih an.

Texte in Blindenschrift: Texte in Brailleschrift können u. a. über den Blinden- und Sehbehindertendienst Niedersachsen bezogen werden.

Film und Fernsehen: beim Fernsehen zum Hören bzw. Hörfilm erläutern Einsprecher, was auf der Leinwand bzw. dem Bildschirm zu sehen ist. Voraussetzung, um die beschreibenden Texte zu hören, ist ein Stereofernseher. Die Erläuterungen finden sich auch auf einer Vielzahl von Filmen auf DVD.

Fernsehen für Hörgeschädigte: Das Fernsehen eignet sich neben den Zeitungen und Zeitschriften auch für Hörgeschädigte. Es wurden inzwischen spezielle Angebote eingerichtet wie die Nachrichten in Gebärdensprache auf Phönix oder das Magazin „Sehen statt Hören" des Bayerischen Rundfunks, das zeitversetzt auf weiteren öffentlich-rechtlichen Kanälen wiederholt wird. Untertitelungen bei anderen Sendungen sind durch „Untertitel für Gehörlose Tafel 150" gekennzeichnet. Außerdem gibt es noch Videotexte für Hörgeschädigte.

Freiwilliges Engagement alter Menschen 5

Freiwilligenarbeit ist eine Arbeit, die Menschen aus persönlichem Engagement in ihrer Freizeit tätigen, um damit anderen Menschen zu helfen. Sie tun dies innerhalb eines organisatorischen Rahmens meist in **sozialen Einrichtungen**, **Kirchengemeinden** oder **Vereinen** und erhalten dafür keine Entlohnung bzw. nur eine geringe Entschädigung. Im Blick auf die Selbsthilfe oder auf bürgerschaftliches Engagement wird deutlich, dass die Ziele über eine sinnvolle Beschäftigung hinausgehen.

Viele alte Menschen verfügen nicht nur über eine Menge Zeit, sondern sie haben auch ein Leben lang bestimmte Fähigkeiten beruflich oder im Alltag eingeübt, von denen sie auf Grund ihrer Lebensumstände kaum noch Gebrauch machen können. Werden ihnen Kontakte vermittelt zu Stellen, an denen sie ihr Können sinnvoll einsetzen können, trägt dies oft zu einer größeren Lebenszufriedenheit bei. So kann eine Frau, die ein Leben lang beruflich oder für ihre Familie gekocht hat, in einer Suppenküche viele Menschen mit ihren Kochkünsten glücklich machen. Ihr Leben erhält damit eine neue Perspektive und sie erfährt die Achtung ihrer Mitmenschen. Auch **Tauschbörsen** eignen sich, denn hier bekommt sie z. B. im Gegenzug beispielsweise Hilfe, wenn sie schwere Einkäufe nach Hause tragen muss.

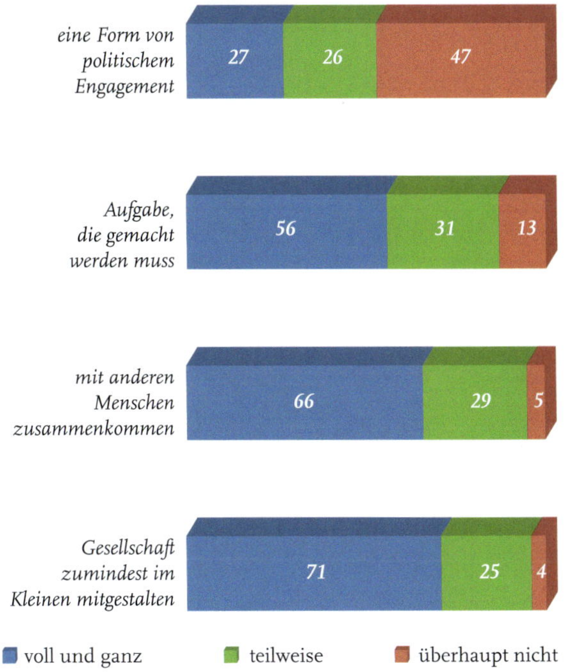

Quelle: nach Freiwilligensurvey 2004

[1] Motive für das freiwillige Engagement bei den über 65-Jährigen

Vereine, Verbände und Organisationen sind per se Institutionen oder Orte, an denen das Engagement des Einzelnen gebraucht wird und die gerade deshalb existieren, weil sich zahlreiche Menschen für sie einbringen. Die Kontaktpflege zu diesen außerhäusigen Trägern ist für Institutionen, in denen alte Menschen leben, notwendig, um einmal gewonnene Beziehungen aufrechtzuerhalten. Auf Grund der engen personellen und finanziellen Ressourcen im Gesundheitswesen ist die notwendige Aktivierung und Beschäftigung älterer Menschen nicht immer und überall möglich. Deshalb arbeiten Freiwillige mit daran, unterschiedliche Angebote aufrechtzuerhalten.

Wenn die Voraussetzungen von Bewohnern eines Heimes sehr unterschiedlich sind, kann es für diejenigen, die sich gut und mobil fühlen, ebenso wie für Angehörige eine Herausforderung sein, Programme im eigenen Haus mit zu gestalten. Wenn Einzelne über eine entsprechende Ausbildung verfügen, können sie auch eigene Veranstaltungen anbieten.

Besuchsdienste sind in der eigenen Einrichtung ebenso möglich wie beispielsweise in einem örtlichen Kinderkrankenhaus oder Kinderheim. Voraussetzung ist eine relative Kontinuität, da feste Ansprechpartner vonnöten sind und so eine bessere Vertrauensbasis aufgebaut werden kann. Im Rahmen des Besuchsdienstes sind Gespräche, Erzählungen, Lesungen oder Gesang einzusetzen.

Formen ehrenamtlicher Tätigkeit alter Menschen 5.1

Vielen ehrenamtlichen Tätigkeiten sind freiwillig Engagierte schon seit Jahrzehnten nachgegangen. Auf Grund eines grundsätzlichen Wertewandels in unserer Gesellschaft haben sich diese Tätigkeiten bzw. ihre Motive verändert. Wo früher noch Ehre und Ansehen das Selbstbewusstsein stärkten, geht es jetzt eher um den persönlichen Gewinn. So ein Gewinn ist der Kontakt mit anderen Menschen und die Möglichkeit, seine eigenen Fähigkeiten einzubringen und weiterzuentwickeln. Wenn der Weg zu der entsprechenden Einrichtung durch einen Umzug zu weit ist oder die körperlichen Möglichkeiten sich reduzieren, müssen viele Menschen auf eine liebgewonnene ehrenamtliche Tätigkeit verzichten.

Neueinstiege werden möglich durch die Kontaktaufnahme mit Koordinatoren und das Wahrnehmen von einführenden Schulungsangeboten. Weiterhin einzuhalten sind Rahmenbedingungen, z. B. klare zeitliche Absprachen. Dabei sollte der Zeitaufwand dahingehend abgeschätzt werden, dass er nicht zur Überforderung führt. Auch haftungsrechtliche und finanzielle Fragen, beispielsweise Fahrtkosten, sind im Vorfeld zu klären, ebenso die Möglichkeiten des Transports. Der Gewinn der Personen, die sich sozial engagieren, liegt in den neuen Kontakten, der Anerkennung und den Erfolgserlebnissen.

online

Bundesarbeitsgemeinschaft der Senioren-Organisationen
www.bagso.de

Die **Bundesarbeitsgemeinschaft der Senioren-Organisationen (BAGSO)** koordiniert im Auftrag des Bundesministerium für Familie, Senioren, Frauen und Jugend die Mitwirkung von Nichtregierungsorganisationen und damit die Mitwirkungsmöglichkeiten der Senioren. Damit erfüllen sie auf nationaler Ebene die Forderung des 2. Weltaltenplans, der in Madrid im April beschlossen wurde:

Die Verpflichtungen der UNECE-Staaten (Mitgliedstaaten der Wirtschaftskommission für Europa)

1. Einbeziehung der Dimension des Alterns in alle politischen Bereiche
2. Gewährleistung der vollen gesellschaftlichen Integration und Teilhabe der älteren Menschen
3. Förderung eines gerechten und nachhaltigen Wirtschaftswachstums, Angleichung der sozialen Sicherungssysteme
4. Unterstützung der Arbeitsmärkte bei der Anpassung an die Bevölkerungsalterung
5. Förderung von lebenslangem Lernen und Angleichung des Bildungssystems
6. Sicherstellung von Lebensqualität in jedem Lebensalter und Beibehaltung eines unabhängigen Lebens einschließlich Gesundheit und Wohlbefinden
7. (...)
8. Unterstützung von Familien, die ältere Menschen betreuen
9. Förderung der Solidarität zwischen den Generationen
10. (...)

Die zahlreichen Mitgliedsverbände der BAGSO engagieren sich auf unterschiedlichste Weise für Senioren und ermöglichen diesen wiederum eine Teilnahme an zahlreichen Projekten und ehrenamtlichen Tätigkeiten:

- soziales Engagement, solidarisches Füreinander-da-Sein, beispielsweise durch Hilfeleistungen wie Kinderbetreuung, Besuchs- und Hilfsdienste
- sozialrechtliche Betreuung von ehemaligen Berufskollegen und deren Hinterbliebenen
- Kultur, Kommunikation und Geselligkeit wie beim Tanz
- Förderung und Erhaltung von Gesundheit und Fitness
- Betreuung und Fürsorge im kirchlichen Bereich, Unterstützung bei der Bewältigung des Lebensalltags
- Interessenvertretungen
- politische Aktion in Seniorenverbänden
- Weitergabe von Erfahrung und Wissen an jüngere Generationen
- lebenslanges Lernen und
- Weiterbildung älterer Menschen

Im Rahmen des **3. Freiwilligensurvey (FWS) 2009** ergab sich eine zunehmende Anzahl von Menschen in Deutschland, die neben ihren beruflichen oder schulischen Verpflichtungen an Aktivitäten in Vereinen, Organisationen oder öffentlichen Einrichtungen teilnehmen (→Abb. 1). Die Altersgruppe ab 70 verzeichnet eine Zuwachsrate. Das **politische Interesse** älterer Menschen und die **Bereitschaft zur Gemeinschaftsaktivität** sind deutlich angestiegen.

Kontakte zum bürgerschaftlichen Engagement erhält man über das **Bundesnetzwerk Bürgerschaftliches Engagement (BBE).** Das bürgerschaftliche Engagement bezieht sich auf eine freiwillige Selbstverpflichtung der Bürger zum sozialen und politischen Engagement, zur aktiven Teilnahme am öffentlichen Leben. Die Formen und Möglichkeiten der Teilnahme sind vielfältig vom Ehrenamt über die Freiwilligenarbeit, die Beteiligung an Organisationen, Vereinen, Verbänden oder Einrichtungen. Engagierte Bürger gehören zumeist einem höheren Bildungsniveau an.

Netzwerke wie das **Bundesnetzwerk Bürgerschaftliches Engagement** haben den Zugang und die Aufwertung des bürgerlichen Engagements zum Ziel, damit diese wichtige gesellschaftliche Ressource bestmöglichst genutzt werden kann und diejenigen, die aktiv sind, eine entsprechende gesellschaftliche Anerkennung erhalten. Zur Vermittlung von ehrenamtlichen Tätigkeiten speziell für Senioren stehen Seniorenbüros (→S. 335) zur Verfügung.

Freiwillige Engagierte nach Altersgruppen
Bevölkerung ab 14 Jahren (Angaben in Prozent)

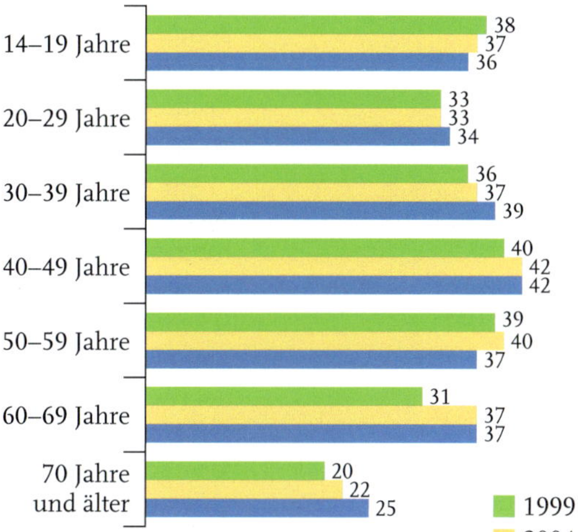

Quelle: Freiwilligensurveys 1999, 2004 und 2009

[1] **Freiwillig Engagierte in Deutschland**

online
Bundesnetzwerk Bürgerschaftliches Engagement
www.b-b-e.de

Selbsthilfegruppen 6

In Selbsthilfegruppen schließen sich Menschen gleichberechtigt zusammen, um sich gegenseitig zu helfen. Dabei kann es um lebenspraktische Dinge gehen, um den Umgang mit Erkrankungen oder schweren Verlusten, wie dem des Partners, der Kinder oder mit der zunehmenden Einsamkeit im Alter. Die Selbsthilfegruppen entstehen auf Grund eines gemeinsamen Problems, das für den Einzelnen sehr schwer zu tragen ist, und dem Bedürfnis, anderen seine Erfahrungen mitzuteilen, um ihnen den Leidensweg zu ersparen bzw. zu verkürzen. Sie basieren auf dem Gedanken „Geteiltes Leid ist halbes Leid" und der Bereitschaft, die selbst gewonnenen Erkenntnisse und Verarbeitungswege weiterzugeben.

Die Formen des Umgangs miteinander umfassen ein breites Spektrum: vom wöchentlichen Treffen über die Unterhaltung in Chat-Rooms bis hin zu überregionalen Veranstaltungen und Aktivitäten, wie die Grauen Panther sie anbieten.

Beratungsstellen
Manchmal ist es gut außerhalb des alltäglichen Umfeldes Rat zu suchen. Pflegekräfte können Betreuten Kontakte zu Beratungsstellen vermitteln, wie beispielsweise
- zu Beratungsstellen bei Hilfsorganisationen wie der Diakonie, AWO, Johanniter, Malteser, Caritas oder von Kirchengemeinden (auch online),
- der Telefonseelsorge oder auch der Evangelischen Briefseelsorge und
- zu dem politisch aktiven Seniorenverein Graue Panther e. V.

7 Seniorenvertretungen und Seniorenbeiräte

Seniorenvertretungen (SV) sind Sprachrohre ihrer Altersgruppe auf kommunaler Ebene sowie auf Landes- und Bundesebene. Sie werden eingerichtet mit dem Ziel, die Rechte und Mitwirkungsmöglichkeiten ihrer Altersgruppe in Politik und Gesellschaft zu stärken.

Die Anzahl der Seniorenvertretungen in Städten, Landkreisen und Gemeinden nimmt stetig zu, was ein Indikator für deren Notwendigkeit und für das politische Interesse der älteren Menschen ist. Ihre Einrichtung entspricht dem demografischen Wandel und gestaltet ihn in **Form der aktiven Bürgerarbeit** mit. Mitglieder der Seniorenvertretungen sind ehrenamtlich aktiv. Sie haben ähnlich wie Heimbeiräte (→ S. 435) mehr beratende als entscheidende Rechte bzw. Funktionen, aber auf kommunaler Ebene. Die kommunal gewählten Seniorenbeiräte sind eine mögliche Form der Seniorenvertretung. Ihre Arbeit wird als vorparlamentarisch bezeichnet, da sie mit den Vertretern aus Politik und Verwaltung zusammenarbeiten, deren Arbeit ergänzen und erweitern. Die delegierten oder gewählten Vertreter treten für die Belange ihrer Altersgruppe gegenüber Verbänden und Parteien ein. Sie setzen sich beispielsweise ein für Hilfen für pflegende Angehörige, bessere Wohn- und Lebensbedingungen in Alten- und Pflegeheimen sowie für räumliche und strukturelle Verbesserungen im öffentlichen Raum – wie beispielsweise rollstuhlgerechte Zugänge in öffentlichen Gebäuden und Niederflurbussen. Aber auch der Bau von altengerechten Wohnungen gehört mit zum Programm. Dazu erhalten sie ein Antrags- und Rederecht in politischen Ausschüssen. Sie selbst agieren freiwillig und im Sinne und Interesse der älteren Menschen auf örtlicher Ebene. In ihrer Meinungs- und Willensbildung sind sie parteiunabhängig, keinem Verband oder einer Konfession angeschlossen.

Seniorenbeiräte als Form der Seniorenvertretung haben folgende Aufgaben und Ziele:

- Sie beraten und informieren ältere Mitbürger zu allen Lebensfragen.
- Sie nehmen Beschwerden entgegen, bearbeiten diese und geben sie an die zuständigen Stellen weiter.
- Ihr Ziel ist eine konstruktive Zusammenarbeit mit allen (kommunalen) Gremien, bei denen sie sich für die Belange der Senioren einsetzen.
- Als Interessenvertretung sind sie parteipolitisch neutral, unabhängig und konfessionell neutral.

online

www.bagso.de/bag.html

Die Aufgaben und Rechte der Landesseniorenvertretung der einzelnen Bundesländer unterscheiden sich je nach Gesetzeslage der Bundesländer. Sie alle sind selbstorganisiert und freiwillig. Gebildet werden sie durch Wahl oder Delegation.

Aufgaben der Seniorenvertretungen

- Bündelungsfunktion: Sie bündeln die Interessen älterer Menschen auf kommunaler Ebene.
- Mittlerfunktion: Sie vermitteln die Interessen älterer Menschen gegenüber Politik, Verwaltung und Öffentlichkeit.
- Beobachterfunktion: Sie beobachten die Einhaltung der Rechte und Beachtung der Würde älterer Menschen.
- Beraterfunktion: Sie vermitteln die Perspektive älterer Menschen beratend an Politik, Verwaltung und Öffentlichkeit.

Bundesarbeitsgemeinschaft der Seniorenvertretungen (BAG SV) 7.1

Die Landesseniorenvertretungen schließen sich in der Bundesarbeitsgemeinschaft (BAG SV) zusammen. Diese wurde am 21. Mai 2004 als Verein gegründet. Sie setzt sich aus fünf Mitgliedern zusammen, die für zwei Jahre gewählt wurden. Ihre zentralen Aufgaben als Interessenvertretung sind die Vertretung und Unterstützung der Landesseniorenvertretungen auf Bundesebene. Auf bundespolitischer Ebene werden sie z. B. durch Stellungnahmen zu Gesetzesvorhaben und -planungen sowie Gremienmitarbeit aktiv. Außerdem kooperieren sie mit allen relevanten altenpolitischen Akteuren und vermitteln Informationen an Politik, Verwaltung und altenpolitische Akteure. Eine weitere Aktivität ist die **Öffentlichkeitsarbeit** für ältere Menschen. Zentrale Themen sind dabei Gesundheit, Altersversorgung, Pflege, Bildung im Alter, Altersdiskriminierung und die Umsetzung des EU-Rechtes auf nationaler Ebene.

Die Darstellung der BAG LSV erfolgt auf der Grundlage ihrer Selbstdarstellung die unter **www.bagso.de/bag.html** nachzulesen ist.

Seniorenbüros 7.2

Verbände oder Organisationen suchen vorrangig über Medien Freiwillige. Bei persönlicher Ansprache ist die Bereitschaft, sich zu engagieren, jedoch deutlich höher. Dem kommen die Seniorenbüros entgegen. Seniorenbüros sind **Kontakt- und Anlaufstellen** für ältere Menschen. Sie regen als Form der offenen Altenarbeit das gemeinsame Tun und damit Kontakte zwischen Menschen ab 50 Jahren an. Sie zeigen ihnen Möglichkeiten des Engagements auf und vermitteln Interessierte in die Tätigkeitsfelder des nachberuflichen Tuns und des ehrenamtlichen sozialen Engagements. Aber auch im Bereich der Selbsthilfegruppen und –aktivitäten und in der Fort- und Weiterbildung sind sie aktiv. Zudem unterstützen sie aktiv die **Integration älterer Menschen** in das soziale Netzwerk. Der tragende Gedanke ist dabei, dass nicht Aufgaben oder Aktivitäten zugewiesen werden, sondern die eigene Aktivität und bestehende Interessen sollen durch den Ausbau von Kontakten gefördert werden.

Unter **www.seniorenbueros.org** findet sich der Dachverband der Seniorenbüros, die Bundesarbeitsgemeinschaft Seniorenbüros e. V. (BaS), mit Links zu unterschiedlichen Seniorenbüros landesweit.

Der Heimbeirat 7.3

Als Mitglied des Heimbeirates ist es Heimbewohnern möglich, ein Ehrenamt auszufüllen, das sich mit den direkten persönlichen Belangen auseinandersetzt: in Form der Interessenvertretung der Senioren des Heimes. Durch die Novellierung des Heimgesetzes (2008) und die Heimmitwirkungsverordnung (**HeimmitwV**) verbesserten sich die Mitwirkungsmöglichkeiten der Heimbewohner hinsichtlich des Heimbetriebes.

Heimbeirat
2 S. 492

Über das Bundesministerium für Familie, Senioren, Frauen und Jugend können Broschüren über den Heimbeirat sowie über die Rechte von Heimbewohnern kostenlos bestellt werden.

online

Bundesministerium für Familie, Senioren, Frauen und Jugend
www.bmfsfj.de

Mitwirkung des Heimbeirates und des Heimfürsprechers

§ 29 Aufgaben des Heimbeirates
Der Heimbeirat hat folgende Aufgaben:

1. Maßnahmen des Heimbetriebes, die den Bewohnerinnen oder Bewohnern des Heims dienen, bei der Leitung oder dem Träger zu beantragen,
2. Anregungen und Beschwerden von Bewohnerinnen und Bewohnern entgegenzunehmen und erforderlichenfalls durch Verhandlungen mit der Leitung oder in besonderen Fällen mit dem Träger auf ihre Erledigung hinzuwirken,
3. die Eingliederung der Bewohnerinnen und Bewohner in dem Heim zu fördern,
4. bei Entscheidungen in Angelegenheiten nach den §§ 30, 31 mitzuwirken,
5. vor Ablauf der Amtszeit einen Wahlausschuss zu bestellen (§ 6),
6. eine Bewohnerversammlung durchzuführen und den Bewohnerinnen und Bewohnern einen Tätigkeitsbericht zu erstatten (§ 20),
7. Mitwirkung bei Maßnahmen zur Förderung einer angemessenen Qualität der Betreuung,
8. Mitwirkung nach § 7 Abs. 4 des Gesetzes an den Leistungs- und Qualitätsvereinbarungen sowie an den Vergütungsvereinbarungen und nach § 7 Abs. 5 des Gesetzes an den Leistungs-, Vergütungs- und Prüfungsvereinbarungen.

§ 30 Mitwirkung bei Entscheidungen
Der Heimbeirat wirkt bei Entscheidungen der Leitung oder des Trägers in folgenden Angelegenheiten mit:

1. Aufstellung oder Änderung der Musterverträge für Bewohnerinnen und Bewohner und der Heimordnung,
2. Maßnahmen zur Verhütung von Unfällen,
3. Änderung der Entgelte des Heims,
4. Planung oder Durchführung von Veranstaltungen,
5. Alltags- und Freizeitgestaltung,
6. Unterkunft, Betreuung und Verpflegung,
7. Erweiterung, Einschränkung oder Einstellung des Heimbetriebes,
8. Zusammenschluss mit einem anderen Heim,
9. Änderung der Art und des Zweckes des Heims oder seiner Teile,
10. umfassende bauliche Veränderungen oder Instandsetzungen des Heims,
11. Mitwirkung bei Maßnahmen zur Förderung einer angemessenen Qualität der Betreuung,
12. Mitwirkung nach § 7 Abs. 4 des Gesetzes an den Leistungs- und Qualitätsvereinbarungen sowie an den Vergütungsvereinbarungen und nach § 7 Abs. 5 des Gesetzes an den Leistungs, Vergütungs- und Prüfungsvereinbarungen.

§ 31 Mitwirkung bei Leistung von Finanzierungsbeiträgen

(1) Wenn von einer Bewohnerin oder einem Bewohner oder von Dritten zu ihren oder seinen Gunsten Finanzierungsbeiträge an den Träger geleistet worden sind, wirkt der Heimbeirat auch bei der Aufstellung der Haushalts- oder Wirtschaftspläne mit. Der Heimträger hat zu diesem Zweck dem Heimbeirat die erforderlichen Informationen zu geben. Erfolgt bei einem Heimträger, der mehrere Heime betreibt, eine zentrale Wirtschafts- und Rechnungsführung, so hat der Heimträger dem Heimbeirat am Ort des Heims die Unterlagen vorzulegen und die Auskünfte zu erteilen, die das Heim betreffen. Der Träger hat insbesondere anhand der in Satz 1 genannten Pläne über die wirtschaftliche Lage des Heims schriftlich zu berichten. Der Heimbeirat kann hierbei auch Auskünfte über die Vermögens- und Ertragslage des Heims und, sofern vom Träger ein Jahresabschluss aufgestellt worden ist, Einsicht in den Jahresabschluss verlangen.
(2) Finanzierungsbeiträge im Sinne des Absatzes 1 sind alle Leistungen, die über das für die Unterbringung vereinbarte laufende Entgelt hinaus zum Bau, zum Erwerb, zur Instandsetzung, zur Ausstattung oder zum Betrieb des Heims erbracht worden sind.
(3) Die Mitwirkung des Heimbeirates entfällt, wenn alle Ansprüche, die gegenüber dem Träger durch die Leistung von Finanzierungsbeiträgen begründet worden sind, durch Verrechnung, Rückzahlung oder in sonstiger Weise erloschen sind.

§ 32 Form und Durchführung der Mitwirkung des Heimbeirates

(1) Die Mitwirkung des Heimbeirates soll von dem Bemühen um gegenseitiges Vertrauen und Verständnis zwischen Bewohnerschaft, Leitung und Träger bestimmt sein.
(2) Zur Erfüllung seiner Aufgaben ist der Heimbeirat durch die Leitung oder durch den Träger ausreichend und rechtzeitig zu informieren und nach Möglichkeit auch fachlich zu beraten. Der Heimbeirat hat auch ein Mitwirkungs- und Informationsrecht, wenn ein Heimträger zentral für mehrere Heime oder ein Zentralverband für seine Mitglieder Maßnahmen und Entscheidungen im Sinne der §§ 29 und 30 der Verordnung trifft. Dem Heimbeirat sind am Ort des Heims die Unterlagen vorzulegen und die Auskünfte zu erteilen, die das Heim betreffen.
(3) Entscheidungen in Angelegenheiten nach den §§ 30, 31 hat die Leitung oder der Träger mit dem Heimbeirat vor ihrer Durchführung rechtzeitig und mit dem Ziel einer Verständigung zu erörtern. Anregungen des Heimbeirates sind in die Überlegungen bei der Vorbereitung der Entscheidungen einzubeziehen.
(4) Anträge oder Beschwerden des Heimbeiratessind von der Leitung oder vom Träger in angemessener Frist, längstens binnen sechs Wochen, zu beantworten. Der Träger hat die Antwort zu begründen, wenn er das Anliegen des Heimbeirates bei seiner Entscheidung nicht berücksichtigt hat.

§ 33 Mitwirkung des Heimfürsprechers
Die §§ 29 bis 32 gelten für die Mitwirkung des Heimfürsprechers entsprechend.

QUELLE: Ihre Rechte als Heimbewohnerinnen und Heimbewohner. Bundesministerium für Familie, Senioren, Frauen und Jugend, 2008, S. 91–92. Hinweis: Nach der Föderalismusreform 2006 sind die Länder für die Regelungen über Heimbeiräte zuständig. Teilweise haben sie bereits Neuregelungen erlassen.

Institutionelle und rechtliche Rahmenbedingungen beim altenpflegerischen Handeln berücksichtigen

3.1

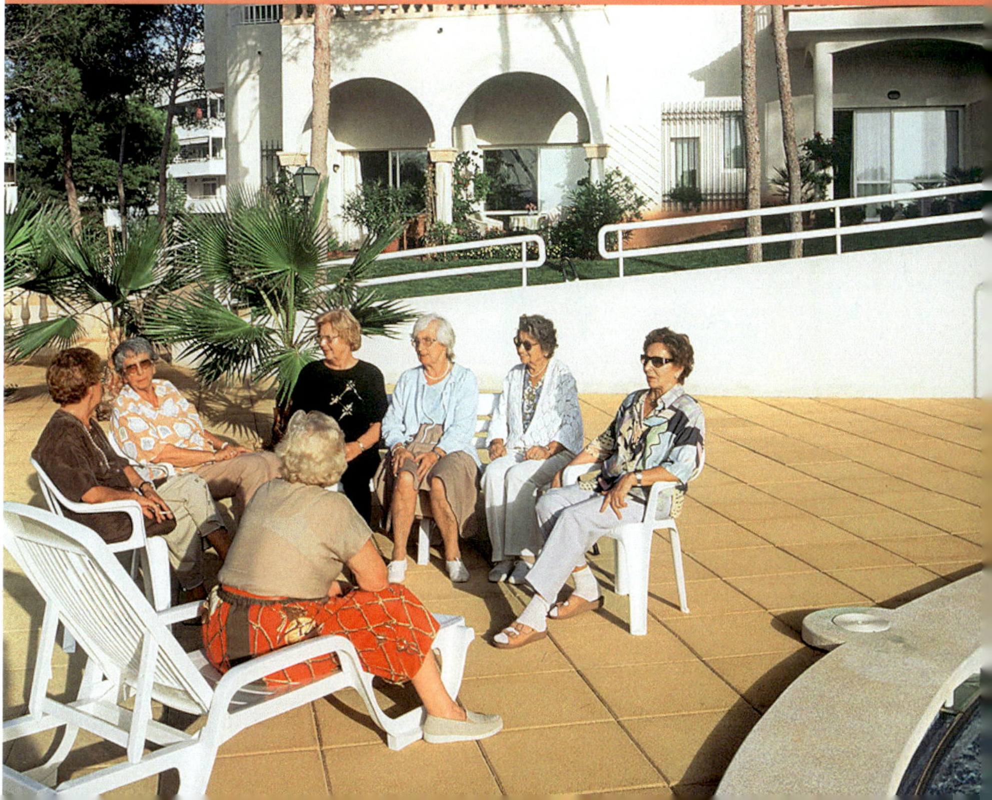

1 Systeme der sozialen Sicherung

1.1 Staat und Gesellschaft

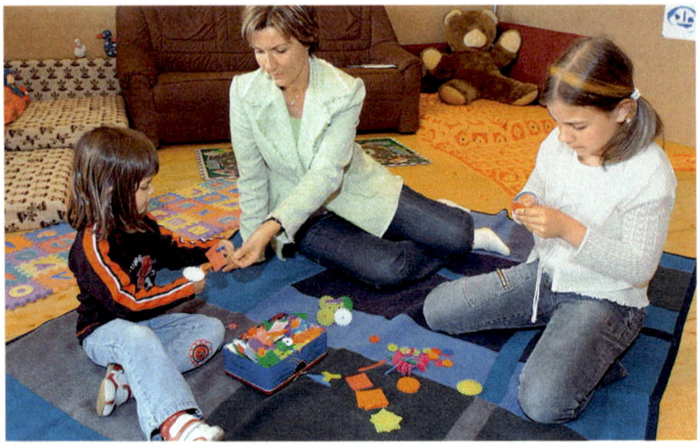

[1] Menschen sind soziale Wesen

Wir Menschen sind soziale Wesen. Wir sind also auf den Kontakt zu anderen Menschen angewiesen. Deshalb leben wir in der Regel in Gemeinschaften: als Paar, in der Familie, im Freundes-und Bekanntenkreis, Kollegium usw. Alle diese Gemeinschaften bilden zusammen die „Gesellschaft".

Der Begriff des Staates erfasst alle Menschen, die dauerhaft in einem bestimmten Staatsgebiet zusammenleben und einer Staatsgewalt unterworfen sind. Die rechtliche und politische Grundordnung des Staates Bundesrepublik Deutschland wird durch das Grundgesetz (GG) geregelt. Dort heißt es in Artikel 20:

§ (1) Die Bundesrepublik Deutschland ist ein demokratischer und sozialer Bundesstaat.
(2) Alle Staatsgewalt geht vom Volke aus. Sie wird vom Volke in Wahlen und Abstimmungen und durch besondere Organe der Gesetzgebung, der vollziehenden Gewalt und der Rechtsprechung ausgeübt.
(3) Die Gesetzgebung ist an die verfassungsmäßige Ordnung, die vollziehende Gewalt und die Rechtsprechung sind an Gesetz und Recht gebunden.

Der deutsche Staat ist also ein **sozialer und demokratischer Rechtsstaat**. Die Rechtsstaatlichkeit steht insbesondere für die Gewährleistung von Grundrechten der Bürger gegenüber dem Staat und die Regelung des Zusammenlebens durch Gesetze. Demokratie ist diejenige Staatsform, in der das Volk der alleinige Träger der Staatsgewalt ist. Die Sozialstaatlichkeit enthält den Auftrag an die drei Staatsgewalten, für soziale Gerechtigkeit und soziale Sicherheit im Staat zu sorgen (→ Abb. 2).

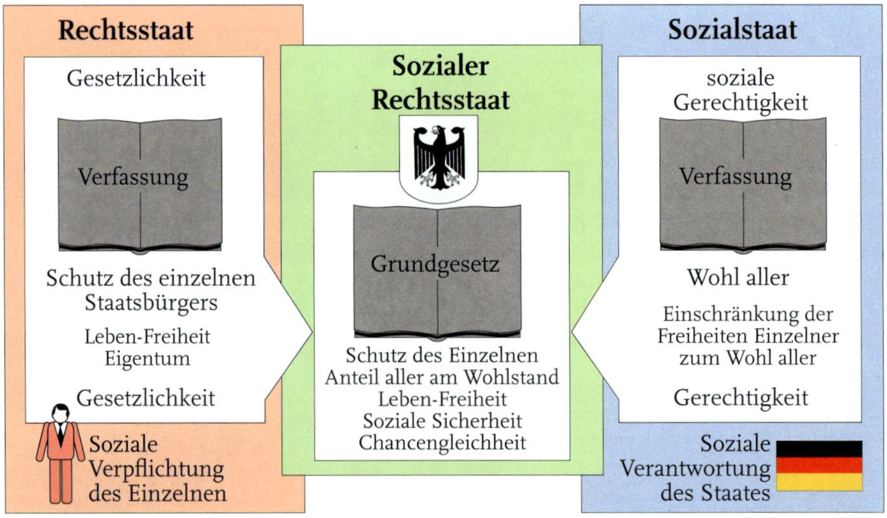

[2] Rechts- und Sozialstaat

Das Prinzip der Rechtsstaatlichkeit hat folgende Grundsätze:

- **Gewaltenteilung** (→ S. 441)
  Die Staatsgewalt wird von Gesetzgebung (Legislative: Parlament), vollziehender Gewalt (Exekutive: Regierung, öffentliche Verwaltung) und rechtsprechender Gewalt (Judikative: Gerichte) gemeinsam ausgeübt. Die Verteilung der Staatsaufgaben auf die drei Gewalten verhindert durch die gegenseitige Kontrolle, dass sich die staatliche Macht bei einzelnen staatlichen Organen konzentriert.

- **Bindung an Recht und Gesetz**
  Das Parlament ist bei der Gesetzgebung an die verfassungsmäßige Ordnung gebunden. Die Regierung, öffentliche Verwaltung und die Rechtsprechung sind an die Gesetze und das Recht gebunden.

- **Gewährleistung von Grundrechten des Bürgers gegenüber dem Staat**
  Das Grundgesetz (Verfassung) gewährleistet Freiheits- und Gleichheitsgrundrechte der Bürger gegenüber dem Staat. Diese Rechte dürfen nur dann und nur insoweit von staatlichen Organen eingeschränkt werden, wie dies vom Grundgesetz ausdrücklich zugelassen wird.

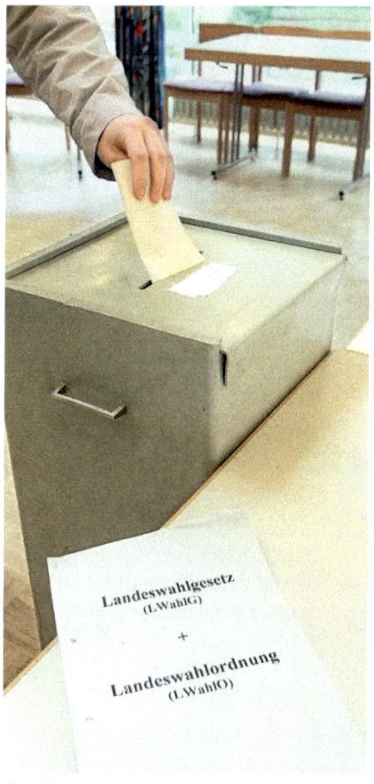

[1] Stimmabgabe bei Wahlen

Grundlagen der Demokratie

Der deutsche Staat ist eine **„repräsentative Demokratie"**. Das bedeutet, das Volk entscheidet nicht direkt über politische Fragen. Dafür werden „Volksvertreter" gewählt. Das Wahlrecht ist also eine wesentliche Grundlage der Demokratie. Die Bürger wählen die Abgeordneten für Parlamente (Bundestag, Landesparlamente). Der Deutsche Bundestag wiederum wählt den Bundeskanzler auf Vorschlag des Bundespräsidenten. Seine Aufgabe ist es, die Richtlinien der Politik zu bestimmen.

Wahlen sind **nur dann demokratisch**, wenn sie
- allgemein,
- unmittelbar,
- gleich,
- frei und
- geheim sind.

Volks- und Bürgerbegehren sind Formen der „direkten Demokratie". Sie werden in letzter Zeit häufiger, aber immer noch selten eingesetzt.

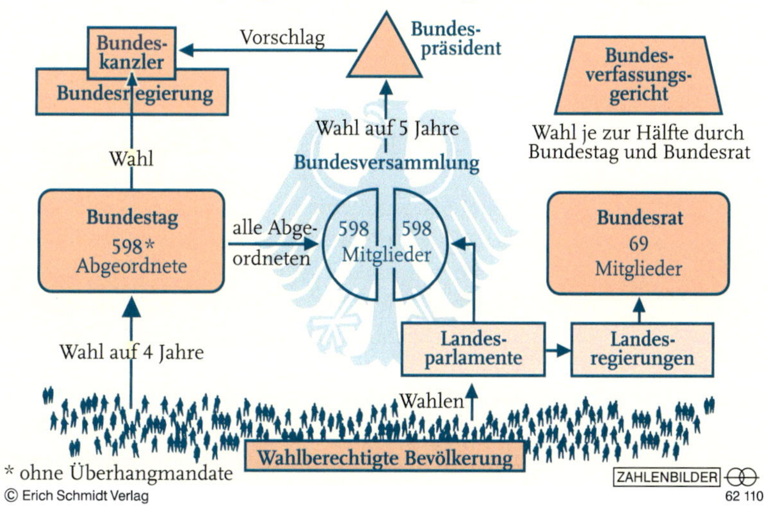

Die demokratische Staatsform wirkt sich auf alle unsere Lebensbereiche aus. Deshalb haben wir z. B. auch Mitbestimmungsrechte am Arbeitsplatz (Mitarbeitervertretungen, Personalräte), im Heim (→ Heimbeirat, S. 492) oder an Universitäten (Studentenvertretungen). Denn in einer Demokratie hat der Bürger das Recht, sich für die Belange der Gemeinschaft einzusetzen.

Grundrechte sind wesentlicher Bestandteil unserer rechtsstaatlichen Demokratie
Die Grundrechte sind im Grundgesetz festgelegt. Danach ist eine wichtige Funktion des Grundgesetzes die Sicherung von:

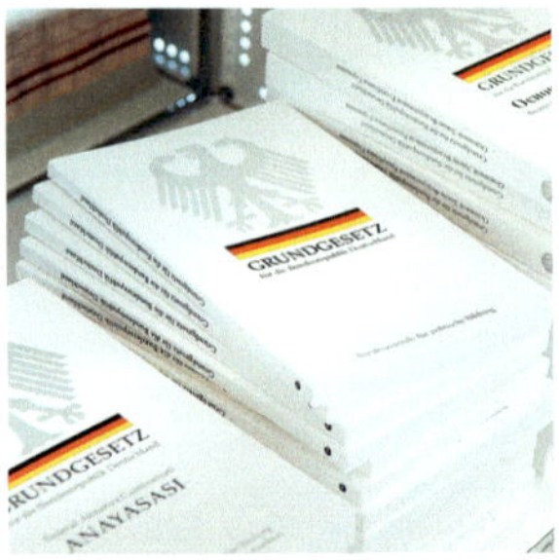

[1] Das Grundgesetz der Bundesrepublik Deutschland ist als deutsche, türkische und russische Ausgabe bei der Bundeszentrale für politische Bildung in Bonn erhältlich.

- **Freiheit**
  Jedem Menschen stehen verschiedene Freiheitsrechte zu, die ihn berechtigen, sich gegenüber staatlichen Eingriffen zu wehren. Diese Rechte können nur in den durch das Grundgesetz vorgegebenen Grenzen eingeschränkt werden (z. B. durch Gesetze).

- **Gleichheit**
  Alle Menschen sind vor dem Gesetz gleich – unabhängig von ihrem Geschlecht, ihrer Herkunft oder ihrer Religion. Der Staat darf also Menschen bei einer gleichen Sachlage nicht deshalb unterschiedlich behandeln, weil sie Mann oder Frau, Christen, Moslems oder Juden sind.

- **Rechtsschutz**
  Wird jemand durch die öffentliche Gewalt in seinen Rechten verletzt, hat er das Recht, von unabhängigen Gerichten überprüfen zu lassen, ob der Eingriff rechtmäßig oder rechtswidrig war. Auch in sonstigen rechtlichen Streitfällen kann jeder Bürger zur Klärung ein Gericht einschalten.

Grundgesetz für die Bundesrepublik Deutschland

Artikel 1–19
Die Rechte des Menschen

1 Schutz der Menschenwürde
2 Freiheit der Person
3 Gleichheit vor dem Gesetz
4 Glaubens- und Gewissensfreiheit
5 Freie Meinungsäußerung
6 Schutz der Ehe und Familie
7 Elternrechte, Staatliche Schulaufsicht
8 Versammlungsfreiheit
9 Vereinigungsfreiheit
10 Brief- und Postgeheimnis
11 Recht der Freizügigkeit
12 Freie Berufswahl
13 Unverletzlichkeit der Wohnung
14 Gewährleistung des Eigentums
15 Überführung in Gemeineigentum
16 Staatsangehörigkeit, Asylrecht
17 Petitionsrecht
18 Verwirkung der Grundrechte
19 Einschränkung der Grundrechte

Weitere Grundrechte
Art. 20: Widerstandsrecht
Art. 33: Gleicher Zugang zu öffentlichen Ämtern
Art. 38: Wahlrecht
Art. 101: Recht auf den gesetzlichen Richter
Art. 103: Anspruch auf rechtliches Gehör vor Gericht
Art. 104: Rechtsgarantie bei Freiheitsentziehung

Am 01. 09. 2006 trat die Föderalismusreform – die größte Verfassungsreform seit dem Inkrafttreten des Grundgesetzes – in Kraft. Dabei handelt es sich um die Neuordnung der Zuständigkeiten des Bundes und der Länder. Insgesamt wurden 25 Artikel des Grundgesetzes und 21 Bundesgesetze geändert. Nähere Informationen erhalten Sie unter **www.bundestag.de**.

Die Staatsgewalt ist in drei Bereiche eingeteilt. Diese Teilung wird Gewaltenteilung genannt und soll sicherstellen, dass die Staatsgewalten sich gegenseitig kontrollieren. Deshalb sind die drei Staatsgewalten unabhängig voneinander. Ziel der Gewaltenteilung ist, Machtmissbrauch durch Einzelne zu verhindern.

Gewaltenteilung
- Legislative (Parlament) = gesetzgebende Gewalt
- Exekutive (Regierung und Verwaltung) = gesetzausführende Gewalt
- Judikative (Gerichte) = rechtsprechende Gewalt

Legislative
Die Legislative ist für die **Gesetzgebung** zuständig. Das sind der Bundestag und die Landesparlamente. Die Gesetzgebungsbereiche von Bundestag (Bundesgesetze) und Landesregierungen (Landesgesetze) regelt das Grundgesetz in den Artikeln 73 und 74. In manchen Bereichen steht dem Bund die ausschließliche Gesetzgebungskompetenz zu. In anderen dürfen die Länder Gesetze erlassen, wenn der Bund von seinem Gesetzgebungsrecht keinen Gebrauch gemacht hat. Schließlich gibt es Bereiche der Gesetzgebung, in denen der Bundesgesetzgeber das Recht hat, Rahmenvorschriften für die Gesetzgebung der Länder zu erlassen (z. B. Landespflegegesetz).

Das **Gesetzgebungsverfahren** ist streng geregelt. Beim Erlass von Bundesgesetzen ist die Beteiligung des Bundesrates vorgeschrieben. Der Bundesrat vertritt dann im Gesetzgebungsverfahren die Interessen der Bundesländer.

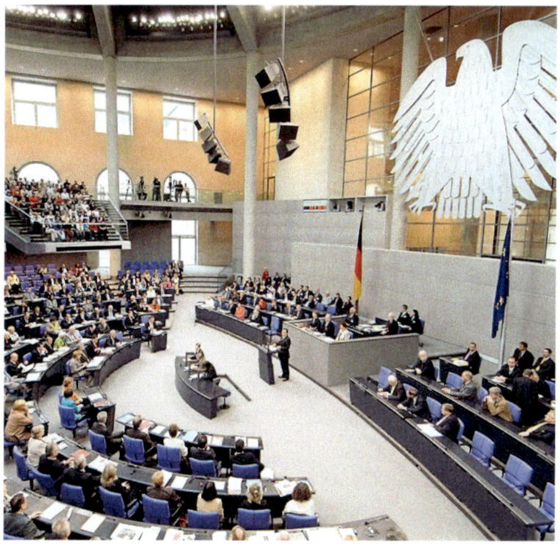

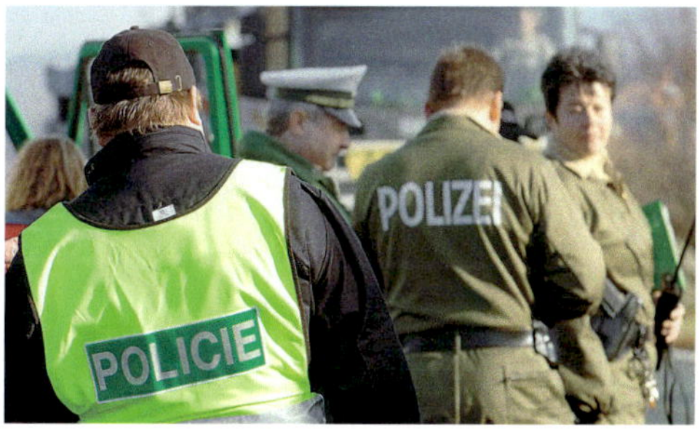

Exekutive
Die Exekutive besteht aus der Bundesregierung, den Landesregierungen sowie aus den öffentlichen Verwaltungsbehörden, die den Regierungen nachgeordnet sind. Die Verwaltung ist für die **Ausführung** der Bundes- und Landesgesetze zuständig. Zur Exekutive gehört z. B. die Polizei, die die Einhaltung der Gesetze überwacht.

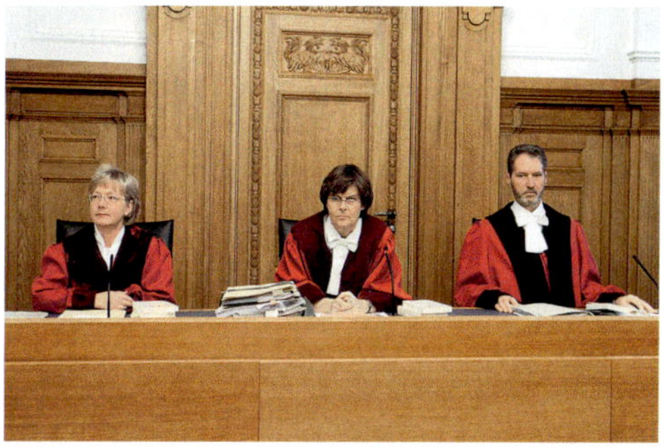

Judikative
Die Judikative sind die Gerichte. Sie **entscheiden Rechtsfragen**, in denen es zu Streit gekommen und eine Einigung der streitenden Parteien nicht möglich ist.

Es gibt verschiedene Gerichte mit unterschiedlichen Zuständigkeiten (z. B. Amtsgericht, Sozialgericht, Verwaltungsgericht). Die Gerichtsverfahren durchlaufen bei Bedarf unterschiedliche Instanzen (→ Haftungsrecht, S. 216).

1.2 Einführung in das Sozialrecht

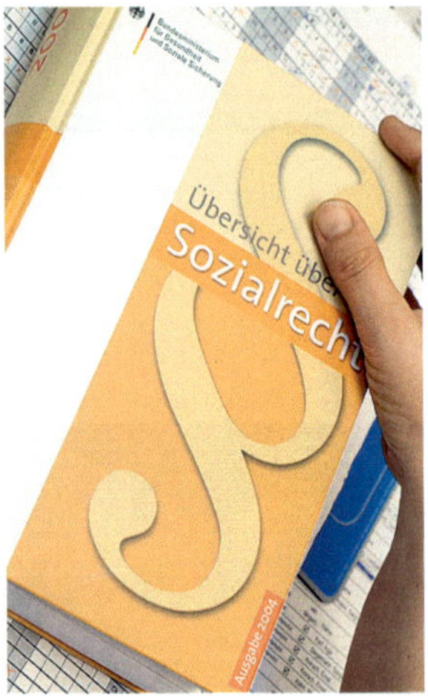

Eine wichtige Aufgabe des Sozialstaates (Artikel 20 Abs. 1 GG) ist die **Sicherung und Bereitstellung des elementaren, lebenswichtigen Bedarfs** seiner Bürger. Aus dieser Aufgabe hat sich unser Sozialrecht entwickelt. In das Sozialrecht fallen alle Regelungen, deren primäres Ziel es ist, **„soziale Gerechtigkeit"** und **„soziale Sicherheit"** herzustellen.

Die **Aufgaben des Sozialrechts** sind in **§ 1 SGB I** festgelegt. Es sind vor allem:
- Sicherung eines menschenwürdigen Daseins,
- Schaffung gleicher Voraussetzungen für die freie Entfaltung der Persönlichkeit, insbesondere auch für junge Menschen,
- Schutz und Förderung von Familie,
- Ermöglichung des Erwerbs des Lebensunterhaltes durch eine frei gewählte Tätigkeit,
- Abwendung oder Ausgleich für besondere Belastungen des Lebens, auch durch Hilfe zur Selbsthilfe.

Hilfen und Leistungen zur Umsetzung dieser Aufgaben werden bei uns auf drei Arten sichergestellt:
- **Vorsorge (soziale Sicherung):** Mit der Vorsorge werden typische soziale Risiken versichert, die zu einem Ausfall von Erwerbseinkünften führen (Alter, Arbeitslosigkeit, Krankheit, Pflegebedürftigkeit, Arbeitsunfall). Abhängig Beschäftigte unterliegen in der Regel der Versicherungspflicht. Sie müssen in Abhängigkeit von ihrem Einkommen Beiträge in die Sozialversicherung einzahlen (Kranken-, Arbeitslosen-, Renten- und Pflegeversicherung). Auch Menschen, die ihren Lebensunterhalt nicht selbst bestreiten können, weil sie keine Arbeit finden, sind als Bezieher von Arbeitslosengeld II pflichtversichert. Hier übernimmt der Träger der Hilfeleistung (Arbeitsagentur) anfallende Beiträge für die Kranken- und Pflegeversicherung, unter bestimmten Voraussetzungen auch die für die Rentenversicherung.
- **Soziale Entschädigung:** Entschädigungsleistungen sind einkommensunabhängige Sozialleistungen. Sie werden aus Steuermitteln finanziert. Voraussetzung für diese Leistungen ist, dass die berechtigte Person sich für den Staat oder das Gemeinwohl besonderen Risiken ausgesetzt und dabei Schaden erlitten hat, z. B. Zivildienstleistende.
- **Soziale Förderung und Hilfe:** Menschen, die ihre Existenzgrundlage nicht aus eigener (Arbeits-)Kraft sichern können, haben Anspruch auf staatliche Hilfen. Diese Hilfen sind einkommensabhängig und nachrangig (→ Subsidiaritätsprinzip, S. 447). Das heißt, **nur wenn sie keine anderen Möglichkeiten zur Deckung des Lebensunterhaltes haben** (durch vorrangige Kostenträger oder Unterhaltspflichtige), besteht ein Anspruch auf Sozialleistungen. Dies umfasst sowohl Leistungen, die der sozialen Förderung dienen (z. B. Wohngeld, Arbeitslosengeld II, Ausbildungsförderung [BAföG]), als auch soziale Hilfen (Eingliederungshilfe, Kinder- und Jugendhilfe).

Prinzipien der sozialen Sicherung

	Vorsorge (soziale Sicherung)	Soziale Entschädigung	Soziale Förderung und Hilfe
	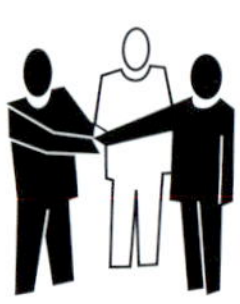	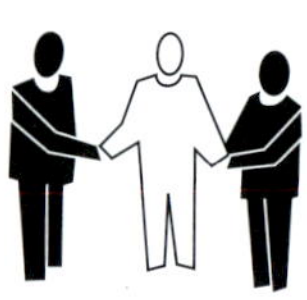	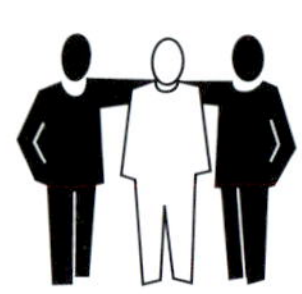
durch die ...	Sozialversicherung	öffentliche Versorgung	z. B. Sozialhilfe, Wohngeld
erhalten ...	Mitglieder der Sozialversicherung, wenn sie Versicherungsbeiträge gezahlt haben	bestimmte Bevölkerungsgruppen, wenn sie besondere Opfer oder Leistungen für die Gemeinschaft erbracht haben	alle Bürger, wenn sie bedürftig sind
finanziert durch ...	Versicherungsbeiträge und Staatszuschüsse	Steuermittel	Steuermittel

Träger der Sozialversicherung sind *Körperschaften des öffentlichen Rechts*. Körperschaften des öffentlichen Rechts unterliegen besonderen Verwaltungsverfahren. Diese Sonderregelung soll dazu beitragen, dass die Rechte der Versicherten besonders geschützt sind.

Die wichtigsten Sozialleistungsgesetze sind im Sozialgesetzbuch zusammengefasst, das mittlerweile aus insgesamt 12 *Büchern* besteht (→ Abb. 1).

Die Nummerierung der Sozialgesetzbücher (I – XII) hat keinen Bezug zu ihrer Entstehung. Das SGB II bekam z. B. erst im Jahr 2005 seinen Inhalt.

Manche Sozialleistungen befinden sich auch versteckt in anderen Gesetzen, wie z. B. das Kindergeld im Einkommensteuergesetz.

Vereinzelt gibt es Landesgesetze, die sich im weiteren Sinne mit sozialrechtlichen Themen befassen. Meist dienen sie der Ergänzung der Bundesgesetze. Zu nennen sind hier z. B. die Landespflegegesetze oder die Krankenhausgesetze.

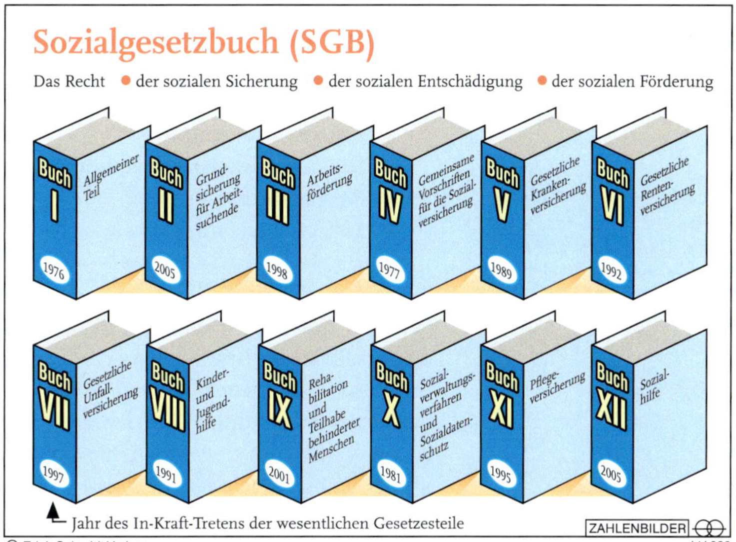
Sozialgesetzbuch (SGB)
Das Recht • der sozialen Sicherung • der sozialen Entschädigung • der sozialen Förderung
Buch I Allgemeiner Teil 1976
Buch II Grundsicherung für Arbeitsuchende 2005
Buch III Arbeitsförderung 1998
Buch IV Gemeinsame Vorschriften für die Sozialversicherung 1977
Buch V Gesetzliche Krankenversicherung 1989
Buch VI Gesetzliche Rentenversicherung 1992
Buch VII Gesetzliche Unfallversicherung 1997
Buch VIII Kinder- und Jugendhilfe 1991
Buch IX Rehabilitation und Teilhabe behinderter Menschen 2001
Buch X Sozialverwaltungsverfahren und Sozialdatenschutz 1981
Buch XI Pflegeversicherung 1995
Buch XII Sozialhilfe 2005
Jahr des In-Kraft-Tretens der wesentlichen Gesetzesteile
ZAHLENBILDER
 141 080

[1] Die Sozialgesetzbücher sind durchnummeriert und haben die o. g. Inhalte.

Unser *Sozialstaatsprinzip* dient dem Schutz der wirtschaftlich Schwachen. Es soll gewährleisten, dass die wirtschaftlich schwachen Mitglieder unserer Gesellschaft keine Not leiden müssen, ein menschenwürdiges Dasein führen können und eine angemessene Beteiligung am allgemeinen Wohlstand erhalten. Im Rahmen dieser sozialen Absicherung der wirtschaftlich Schwachen wurde der Begriff des *Existenzminimums* entwickelt. Das Existenzminimum wird als das Mindeste angesehen, das für die Sicherung und den Schutz der materiellen Existenz notwendig ist.
Die *Schwelle des Existenzminimums* darf im Sozialstaat nicht unterschritten werden.

Die für die Sozialleistungen zuständigen Behörden nennt man Sozialleistungsträger. Die Sozialleistungsträger sind gemäß der §§ 13 f. SGB I zur Aufklärung, Auskunft und Beratung der Hilfesuchenden **verpflichtet**.

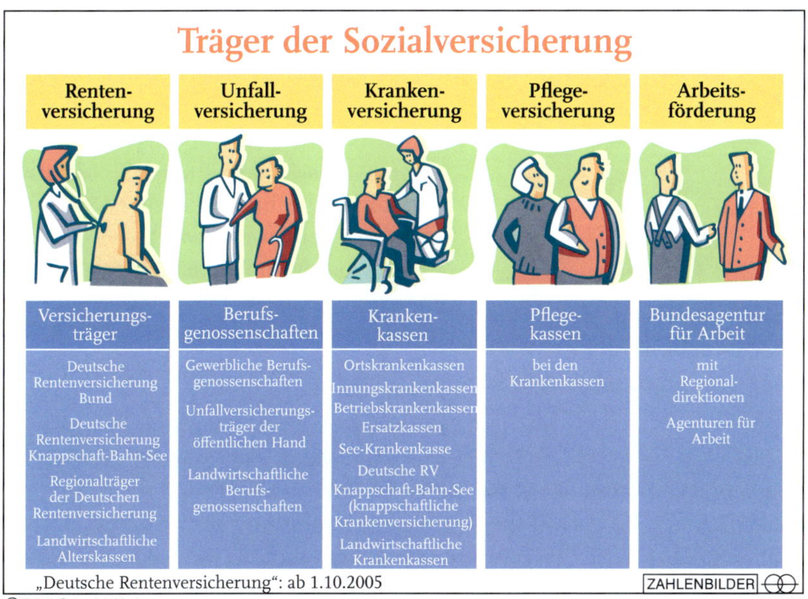
Träger der Sozialversicherung
Rentenversicherung
Unfallversicherung
Krankenversicherung
Pflegeversicherung
Arbeitsförderung
Versicherungsträger
Deutsche Rentenversicherung Bund
Deutsche Rentenversicherung Knappschaft-Bahn-See
Regionalträger der Deutschen Rentenversicherung
Landwirtschaftliche Alterskassen
Berufsgenossenschaften
Gewerbliche Berufsgenossenschaften
Unfallversicherungsträger der öffentlichen Hand
Landwirtschaftliche Berufsgenossenschaften
Krankenkassen
Ortskrankenkassen
Innungskrankenkassen
Betriebskrankenkassen
Ersatzkassen
See-Krankenkasse
Deutsche RV Knappschaft-Bahn-See (knappschaftliche Krankenversicherung)
Landwirtschaftliche Krankenkassen
Pflegekassen
bei den Krankenkassen
Bundesagentur für Arbeit
mit Regionaldirektionen
Agenturen für Arbeit
„Deutsche Rentenversicherung“: ab 1.10.2005
ZAHLENBILDER
 141 510

Überblick über das Sozialversicherungsrecht

Das Sozialversicherungssystem unterliegt bestimmten Prinzipien. Die wichtigsten Prinzipien sind:

- Versicherungspflicht
- Selbstverwaltung
- Sozialversicherungswahlen
- Beitragsfinanzierung
- Solidaritätsprinzip
- Äquivalenzprinzip
- Subsidiaritätsprinzip
- Freizügigkeitsprinzip
- Antragspflicht

Versicherungspflicht

Seit 2007 besteht in Deutschland eine Krankenversicherungspflicht für alle Bürger. In der **gesetzlichen** Krankenversicherung ist das die „freiwillige Versicherung". In der privaten Krankenversicherung ist dies der so genannte „Basistarif". Der Basistarif ähnelt von den Leistungen her der gesetzlichen Krankenversicherung. Die Beitragshöhe ist gesetzlich auf den Höchstbeitrag in der gesetzlichen Krankenversicherung begrenzt. Diese Versicherungsform wird vor allem von Selbstständigen und Freiberuflern genutzt. Arbeitnehmer sind in der gesetzlichen Sozialversicherung grundsätzlich pflichtversichert.

Arbeitnehmer, die eine bestimmte Einkommensgrenze überschreiten (→ Versicherungspflichtgrenzen, S. 447) können sich ebenfalls in der gesetzlichen Krankenversicherung freiwillig versichern oder eine private Krankenversicherung abschließen. Freiwillig gesetzlich versichern kann sich aber in der Regel nur, wer zuvor bereits pflicht- oder familienversichert war. Derzeit sind beinahe 90 Prozent der deutschen Bevölkerung in der Sozialversicherung pflicht- oder freiwillig versichert.

Selbstverwaltung

Die „Versicherungen" werden als „Versicherungs- oder Leistungsträger" bezeichnet. Sie sind rechtsfähige Körperschaften des öffentlichen Rechts mit Selbstverwaltung. Jeder Versicherungszweig hat sich zu Bundesverbänden zusammengeschlossen.

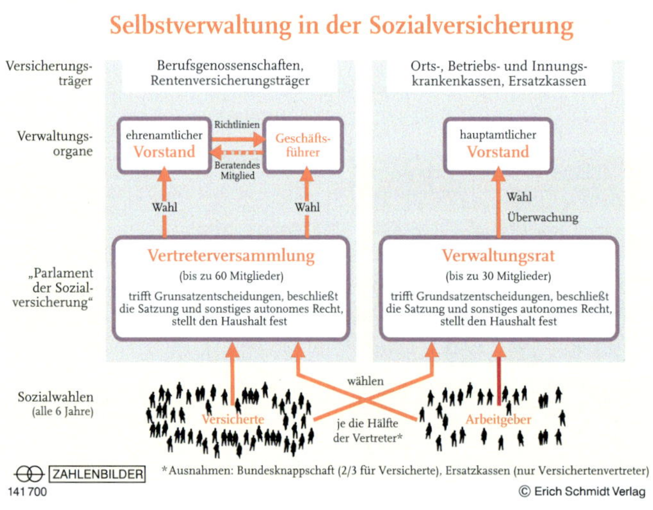

Die jeweiligen Versicherungsträger erfüllen die gesetzlichen Aufgaben als eigenverantwortliche Selbstverwaltung. **Eine Fachaufsicht oder Weisungsbefugnis des Staates besteht daher nicht.** Der Staat hat lediglich die Rechtsaufsicht über die Selbstverwaltungen.

Durch ihre Selbstverwaltung sind die Träger organisatorisch und finanziell selbstständig und führen die ihnen gesetzlich zugewiesenen Aufgaben eigenverantwortlich durch. Die Arbeitnehmer und Arbeitgeber werden durch gewählte Vertreter (→ Sozialwahlen, S. 445) unmittelbar an dieser paritätischen Selbstverwaltung beteiligt. Diese gewählten Vertreter bilden den Verwaltungsrat bzw. eine Vertreterversammlung. Der Verwaltungsrat und die Vertreterversammlung sind in der Regel zu jeweils 50 % mit Vertretern der Versicherten und der Arbeitgeber besetzt. Er stellt den Haushaltsplan fest, beschließt die Satzung und wählt und kontrolliert den Vorstand bzw. den Geschäftsführer. Der Verwaltungsrat wählt auch die Mitglieder des Vorstands. Der hauptamtliche Vorstand leitet dann das laufende Geschäft.

Sozialversicherungswahlen

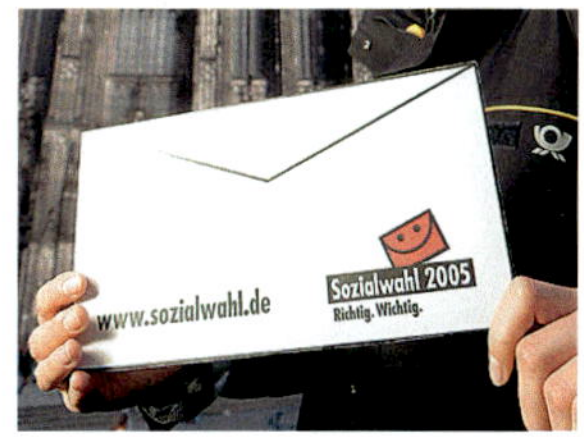

Alle sechs Jahre finden Sozialversicherungswahlen statt. Dabei wählen Versicherte und Arbeitgeber ihre Vertreter in der Selbstverwaltung der Sozialversicherungen (→ Verwaltungsrat bzw. die Vertreterversammlung, S. 444). Die Wahlen sind, wie es sich in einer Demokratie gehört, frei und geheim. Die Wahlberechtigten erhalten Vorschlagslisten von ihrer Sozialversicherung. Bei den Ersatzkassen werden die Selbstverwaltungsgremien ausschließlich aus Vertretern der Versicherten gebildet.

Beitragsfinanzierung

Die gesetzlichen Sozialversicherungen werden von den Beiträgen aller versicherten Mitglieder finanziert. Das heißt, dass alle, die der Versicherungspflicht unterliegen oder freiwillige Mitglieder sind, unabhängig davon, ob sie auch Leistungen aus der Versicherung erhalten, Beiträge zahlen müssen. Das nennt man „Solidarprinzip“. Denn nur wenn auch der Gesunde Beiträge einzahlt, kann die Behandlung der Erkrankten finanziert werden.

Mit Einführung des **Gesundheitsfonds** im Jahr 2009 wurde die Finanzierung der **gesetzlichen Krankenversicherungen** neu geordnet. Der Gesetzgeber legt den allgemeinen Beitragssatz für alle Versicherten fest.

Der gesetzliche festgelegte allgemeine Beitragssatz beträgt 15,5 % (2011). Der Arbeitgeber muss sich mit 7,3 % beteiligen, die restlichen 8,2 % trägt der Versicherte. Für Selbstständige, die freiwillig in der gesetzlichen Krankenversicherung versichert sind, gilt ein ermäßigter Beitragssatz. Aufgrund des ermäßigten Beitragssatzes haben diese Versicherten keinen Anspruch auf Krankengeld. Freiwillig Versicherte können aber auch den allgemeinen Beitragssatz bezahlen und erhalten dann ab der 6. Woche Krankengeld. Darüber hinaus können freiwillig Versicherte zur Absicherung des Krankheitsfalles auch einen Wahltarif bei Ihrer gesetzlichen Krankenversicherung abschließen.

Die im Gesundheitsfonds gesammelten Beiträge und ein Steuerzuschuss werden an die Kassen verteilt. Die Kassen erhalten für jeden Versicherten einen Grundbetrag. Je nach dem durchschnittlichen Krankenstand der Versicherten erhalten die Kassen darüber hinaus Zuschläge. Für die Zuschläge werden die 80 häufigsten und schwersten Krankheiten berücksichtigt. Sinken die Summe der Beiträge und Steuermittel aus dem Fonds auf unter 95 % der Ausgaben der Kassen, passt der Gesetzgeber den Beitragssatz an. Das heißt, er wird erhöht.

So funktioniert der Gesundheitsfonds

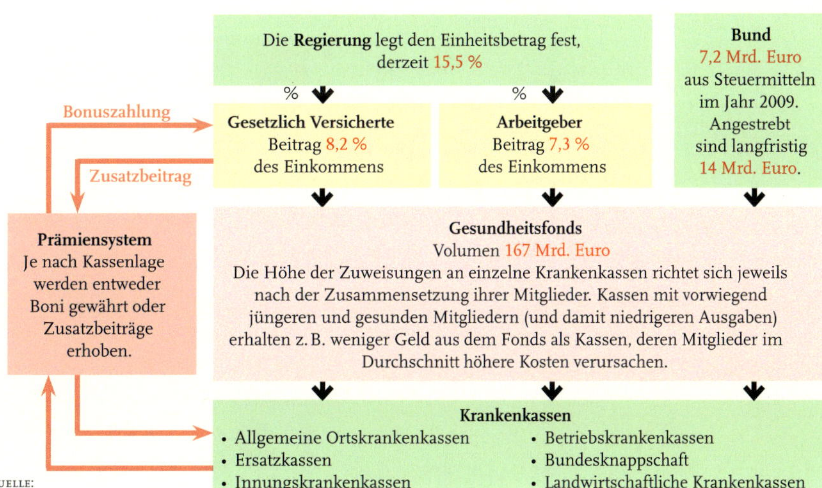

Quelle: Bundesgesundheitsministerium

Kommt eine Kasse mit den zugewiesenen Mitteln nicht aus, darf sie von den Mitgliedern einen Zusatzbeitrag in unbeschränkter Höhe erheben. Wenn der Zusatzbeitrag durchschnittlich 2 % des Einkommens übersteigt, erfolgt ein sogenannter Sozialausgleich.

Der Gesundheitsfonds wird im Bundesversicherungsamt verwaltet.

Bei der gesetzlichen **Unfallversicherung** bezahlt der Arbeitgeber die Beiträge allein in voller Höhe.

Die Beitragssätze für Rentenversicherung, Arbeitslosenversicherung und Pflegeversicherung werden ebenfalls vom Gesetzgeber festgelegt.

- **Die Beiträge zur Sozialversicherung für Auszubildende mit einem Lohn oder Gehalt von bis zu 325 Euro werden vom Arbeitgeber allein finanziert.**
- **Für pflichtversicherte Rentner übernimmt der Rentenversicherungsträger die Hälfte der Beiträge zur Krankenversicherung. Er überweist den Gesamtbeitrag direkt an die Krankenkasse. Freiwillig krankenversicherte Rentner zahlen ihren Beitrag dagegen selbst an ihre Krankenkasse. Sie erhalten auf Antrag einen Beitragszuschuss des Rentenversicherungsträgers.**

Beitragsbemessungsgrenze

Die Höhe der Beiträge richtet sich in der Sozialversicherung nach den beitragspflichtigen Einnahmen (Bruttogehalt) des Versicherten. Dies allerdings nur bis zu einer bestimmten Einkommensgrenze – der so genannten **„Beitragsbemessungsgrenze"**. Sie wird jedes Jahr vom Gesetzgeber neu angepasst. Das Arbeitsentgelt, das über die Beitragsbemessungsgrenze hinausgeht, wird nicht mehr für die Beitragsberechnung berücksichtigt. Die Beitragsbemessungsgrenze im Jahr 2011 beträgt 44 550 € (Jahresarbeitsentgelt).

online

Weitere Informationen und aktuelle Werte zur Beitragsbemessungsgrenze erhalten Sie unter **www. beitragsbemessungs-grenze-online.de**

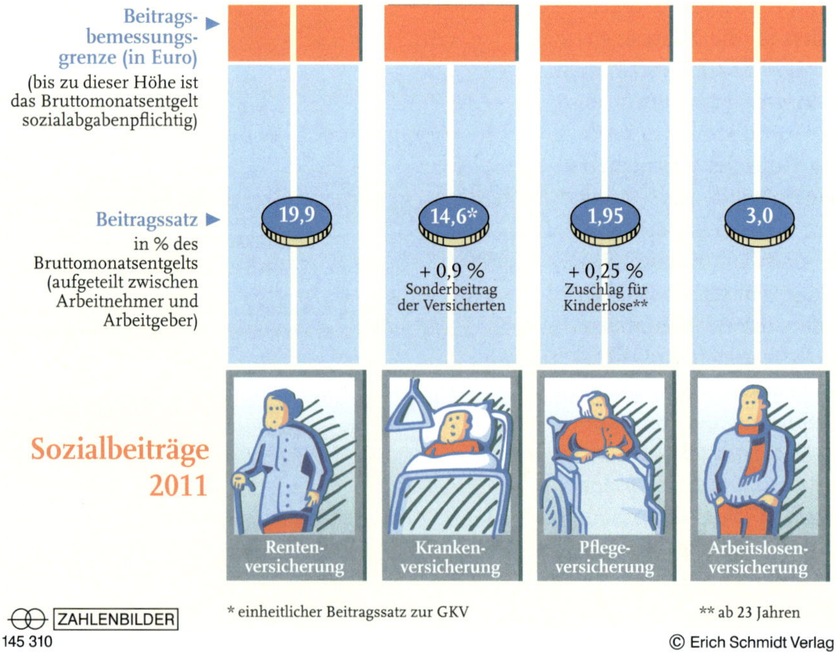

* einheitlicher Beitragssatz zur GKV

** ab 23 Jahren

Versicherungspflichtgrenze

Bei der gesetzlichen Krankenversicherung gibt es eine Versicherungspflichtgrenze. Diese wird jedes Jahr vom Gesetzgeber bundeseinheitlich festgelegt. Für 2011 beträgt die Versicherungspflichtgrenze 49 500 € (Jahresarbeitsentgeltgrenze).

Arbeitnehmer, die die Versicherungspflichtgrenze der gesetzlichen Krankenversicherung mit ihrem Einkommen während drei aufeinanderfolgenden Jahren übersteigen, können sich freiwillig in der gesetzlichen Kranken- und Pflegeversicherung versichern. Oder sie können eine private Krankenversicherung wählen. Arbeitnehmer, die wegen Überschreitens der Versicherungspflichtgrenze freiwillig oder privat versichert sind, haben Anspruch auf einen Beitragszuschuss des Arbeitgebers

online

Die aktuellen Werte der Versicherungspflichtgrenze finden Sie unter **www.versicherungspflicht-grenzen.auv.de**

Die Beiträge zu den gesetzlichen Sozialversicherungen werden ab 2011 zusammen als *Gesamtsozialversicherungsbeitrag* von den Arbeitgebern an eine Weiterleitungsstelle gezahlt. Diese übernimmt die Funktion der Einzugsstelle. Sie leitete die Beiträge dann an die einzelnen Versicherungsträger weiter.

Solidaritätsprinzip

Die Lebenssituation, die von der Sozialversicherung abgedeckt wird, also z. B. die Krankheit und die zeitweilige Arbeitsunfähigkeit, werden als das „versicherte Risiko" bezeichnet

Diese versicherten Risiken werden von allen Versicherten gemeinsam getragen. Unabhängig davon, wie viel die Versicherten in die Sozialversicherungen eingezahlt haben, sind sie in gleichem Umfang durch die Sozialversicherungen bei Eintritt des versicherten Risikos abgesichert

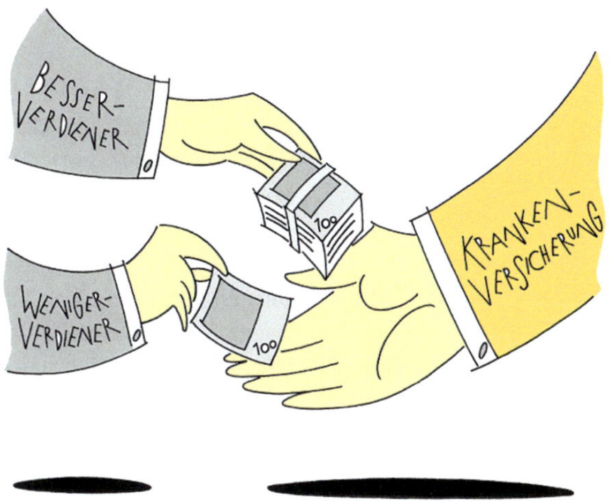

Das bedeutet, dass diejenigen, die ein höheres Einkommen haben, auf Grund des „Solidarprinzips" höhere Beiträge zahlen müssen, als jene mit einem geringen Einkommen. Die **Leistungen** aus der Sozialversicherung sind aber **für alle** – unabhängig von der Einkommenshöhe – **gleich.**

Ausnahme: Rentenversicherung. Hier richtet sich die Rentenhöhe nach der Dauer und Höhe der eingezahlten Beiträge (→ Äquivalenzprinzip, S. 447).

Beispielberechnung Beitragszahlung:

Arbeitnehmer A Bruttoeinkommen: **2400,00 €**
Beitragssatz der Krankenversicherung: **15,5 %**
Zu leistender Krankenkassenbeitrag: **372,00 €** (davon übernimmt 175,00 €, der Arbeitgeber). Vom Arbeitnehmer zu tragender Beitrag: 196,80 €

Arbeitnehmer B Bruttoeinkommen: **1000,00 €**
Beitragssatz der Krankenversicherung: **15,5 %**
Zu leistender Krankenkassenbeitrag: **155,00 €** (davon 73,00 €, der Arbeitgeber). Vom Arbeitnehmer zu tragender Beitrag: 82,00 €.

Arbeitnehmer A und B erhalten dennoch die gleichen Versicherungsleistungen.

Äquivalenzprinzip
In der gesetzlichen Sozialversicherung gilt nur für die **Rentenversicherung** das Äquivalenzprinzip. Dadurch wird das Verhältnis zwischen der Höhe der gezahlten Beiträge und der Höhe der Leistungen, die ein Versicherter erhält, berücksichtigt.

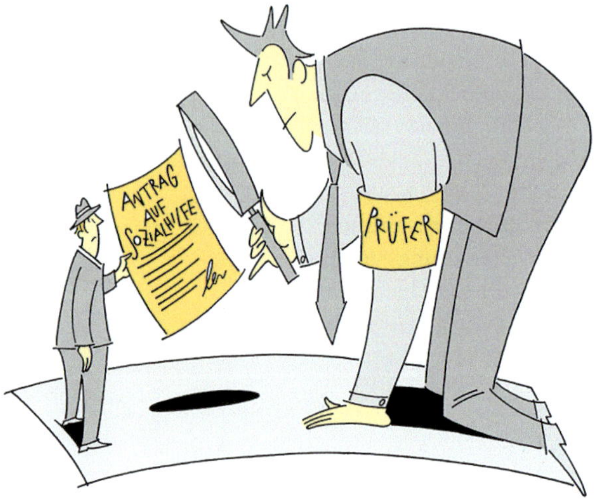

Subsidiaritätsprinzip
Im Bereich der sozialen Sicherung hat das Subsidiaritätsprinzip (Nachrangigkeitsprinzip) stets eine große Bedeutung. Deshalb prüfen die Leistungsträger immer, ob ein anderer Leistungsträger bei der Leistungsgewährung **Vorrang** hat.

Wenn ein Bürger z. B. Sozialgeld nach SGB XII (Sozialhilfe) beantragt, prüft das Sozialamt zunächst, ob ein anderer Leistungsträger für die Sicherstellung seines Unterhaltes in Frage kommt. Das kann unter Umständen seine Krankenversicherung sein, die ihm Krankengeld zahlen muss, die Agentur für Arbeit, die ihm eventuell Arbeitslosengeld II gewähren muss, oder ein Unterhaltsverpflichteter aus seiner Familie. Erst wenn feststeht, dass kein anderer zur Sicherstellung seines Lebensunterhaltes in Frage kommt, erhält er die „subsidiären" Leistungen nach SGB XII.

Freizügigkeitsprinzip
Das Prinzip der Freizügigkeit wurde innerhalb der Europäischen Union im Rahmen des Binnenmarkts eingeführt. Es bedeutet den freien Verkehr von Waren, Dienstleistungen und Kapital innerhalb der EU-Mitgliedsstaaten. Die Freizügigkeit soll jedem Bürger der Union die Möglichkeit geben, sich in allen EU-Mitgliedstaaten frei zu bewegen und aufzuhalten. Dieses Recht steht jedem Unionsbürger unabhängig von seinem Status als Arbeitnehmer zu.

Antragspflicht
Die Leistungen der sozialen Sicherung werden nur auf Antrag gewährt. Die Leistungen der Krankenversicherung werden durch Nachweis der Mitgliedschaft (Versichertenkarte) gewährt. Teilweise müssen aber auch Leistungen bei der Krankenversicherung beantragt werden, z. B. Zahnersatz, Krankenfahrten.

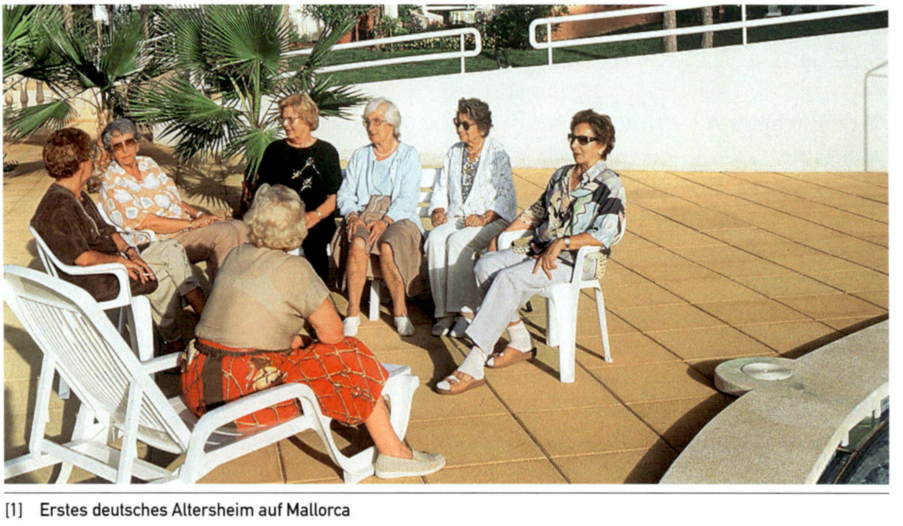

[1] Erstes deutsches Altersheim auf Mallorca

Die fünf Säulen der Sozialversicherung 1.3

Die für die Sozialversicherung zuständigen Fachministerien sind das Bundesministerium für Gesundheit (BMG) und das Bundesministerium für Arbeit und Soziales (BMAS). Ihre Aufgabe ist es, die Kranken- und Pflegeversicherung sowie die gesetzliche Rentenversicherung zu erhalten, zu sichern und weiterzuentwickeln.

Die einzelnen Versicherungszweige werden die „fünf Säulen der gesetzlichen Sozialversicherung" genannt.

Die fünf Säulen der gesetzlichen Sozialversicherung

SGB V	SGB VII	SGB VI	SGB III	SGB XI
Krankenversicherung	Unfallversicherung	Rentenversicherung	Arbeitslosenversicherung	Pflegeversicherung
1883 eingeführt von Otto von Bismarck, Gesetz seit 1911	1884	1889 Invaliditäts- und Altersversicherungsgesetz	seit 1927 Gesetz	seit 1995 Gesetz

Geschichte der Sozialversicherung

Unser Sozialstaatsprinzip geht auf Kaiser Wilhelm I. zurück. Der Staat soll damit die Existenzsicherung seiner Bürger gewährleisten.

Nach und nach führte Bismarck die Krankenversicherung, die Unfallversicherung und die Alter und Invaliditätssicherung (Rente) ein.

In der folgenden Zeit baute man das Sozialsystem u. a. mit der Arbeitslosenversicherung weiter aus. Alle Sozialversicherten erhielten einen Rechtsanspruch auf Sachleistungen wie freie ärztliche Behandlung, Arzneimittel sowie Geldleistungen (z. B. Krankengeld). Nach der Gründung der Bundesrepublik Deutschland wurde 1952 die Selbstverwaltung, die während des Nationalsozialismus abgeschafft wurde, wiederhergestellt.

Selbstverwaltung
2 S. 444

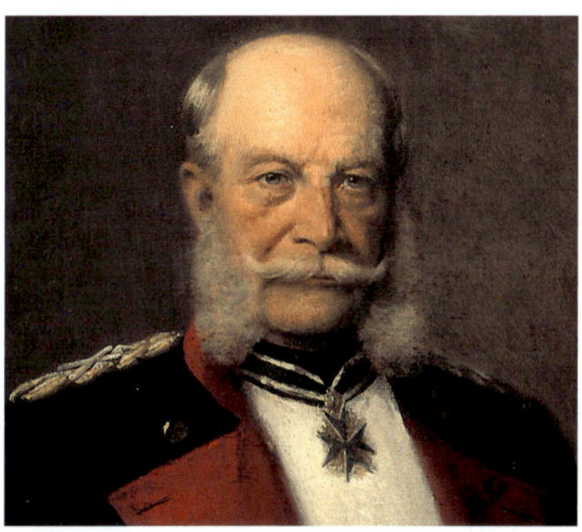

[1] Wilhelm I. (1797–1888)

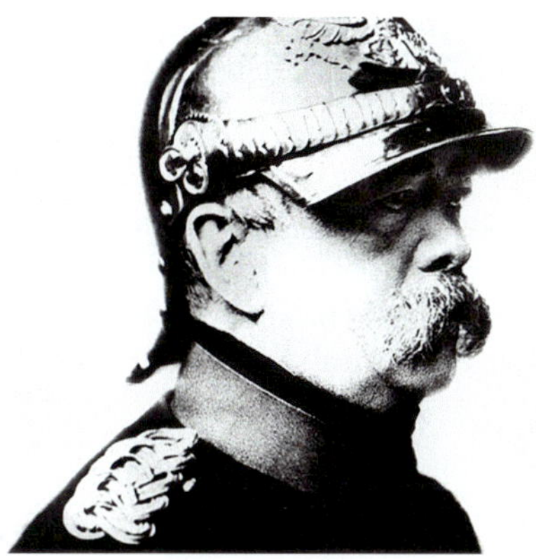

[2] Otto von Bismarck (1815–1898)

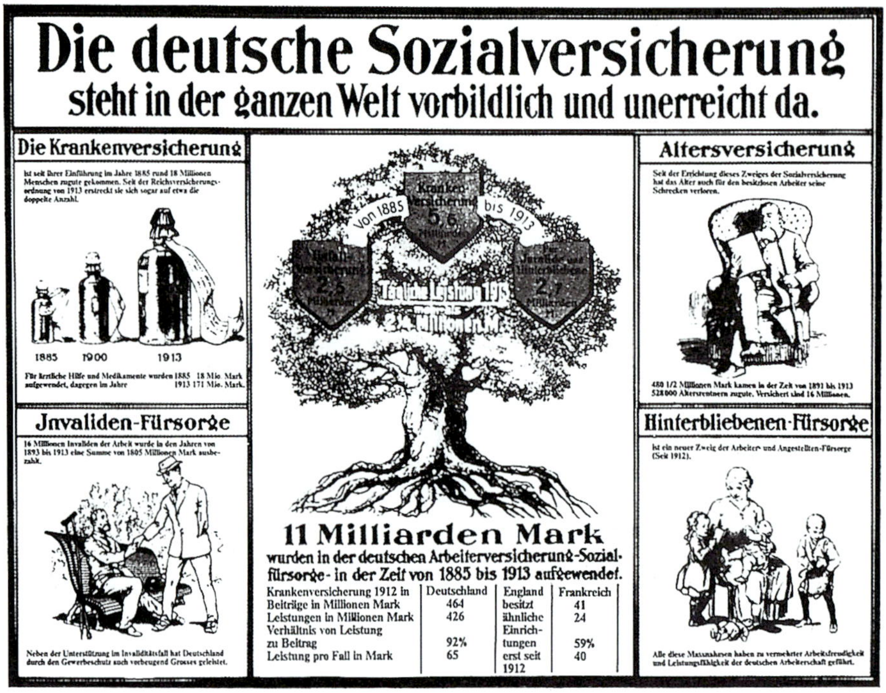
Die deutsche Sozialversicherung
steht in der ganzen Welt vorbildlich und unerreicht da.
Die Krankenversicherung
ist seit ihrer Einführung im Jahre 1885 rund 18 Millionen Menschen zugute gekommen. Seit der Reichsversicherungsordnung von 1913 erstreckt sie sich sogar auf etwa die doppelte Anzahl.
1885
1900
1913
Für ärztliche Hilfe und Medikamente wurden 1885 18 Mio. Mark aufgewendet, dagegen im Jahre 1913 171 Mio. Mark.
Invaliden-Fürsorge
16 Millionen Invaliden der Arbeit wurde in den Jahren von 1893 bis 1913 eine Summe von 1805 Millionen Mark ausbezahlt.
Neben der Unterstützung im Invaliditätsfall hat Deutschland durch den Gewerbeschutz auch vorbeugend Grosses geleistet.
Von 1885
bis 1913
11 Milliarden Mark
wurden in der deutschen Arbeiterversicherung-Sozialfürsorge- in der Zeit von 1885 bis 1913 aufgewendet.
Krankenversicherung 1912 in | Deutschland | England | Frankreich
Beiträge in Millionen Mark | 464 | besitzt | 41
Leistungen in Millionen Mark | 426 | ähnliche | 24
Verhältnis von Leistung | | Einrich- |
zu Beitrag | 92% | tungen | 59%
Leistung pro Fall in Mark | 65 | erst seit 1912 | 40
Altersversicherung
Seit der Errichtung dieses Zweiges der Sozialversicherung hat das Alter auch für den besitzlosen Arbeiter seine Schrecken verloren.
480 1/2 Millionen Mark kamen in der Zeit von 1891 bis 1913 528000 Altersrentnern zugute. Versichert sind 16 Millionen.
Hinterbliebenen-Fürsorge
Ist ein neuer Zweig der Arbeiter- und Angestellten-Fürsorge (Seit 1912).
Alle diese Massnahmen haben zu vermehrter Arbeitsfreudigkeit und Leistungsfähigkeit der deutschen Arbeiterschaft geführt.

Die gesetzliche Unfallversicherung gehört neben der Krankenversicherung zu den ältesten Säulen der Deutschen Sozialversicherung. Sie hat daher eine lange Tradition und gehört mit der Renten- und Krankenversicherung zu den ersten sozialen Absicherungen für Arbeitnehmer.

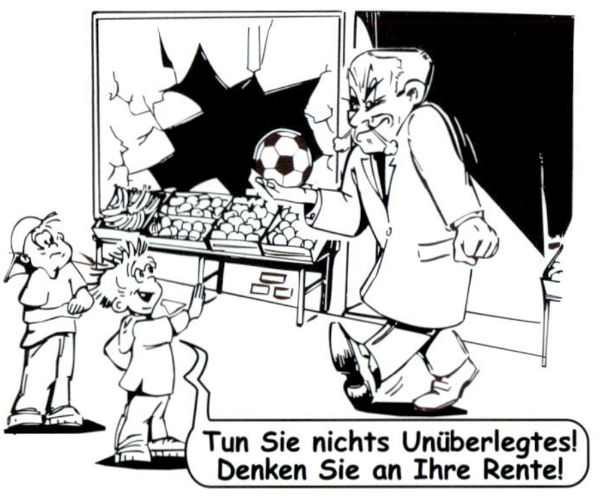
Tun Sie nichts Unüberlegtes!
Denken Sie an Ihre Rente!

Die Geschichte der **gesetzlichen Rentenversicherung** ist von grundlegenden Reformen geprägt. Die wichtigste Rechtsänderung war die große Rentenreform von 1957 unter Konrad Adenauer (1876 – 1967). Neuerungen waren unter anderem die Gleichstellung von Arbeitern und Angestellten, die „lohnbezogene" Rentenformel, wonach sich die Rente am Einkommen des Arbeitnehmers orientiert, sowie die Finanzierung der Rente durch die aktiv Versicherten (→ „Umlageverfahren" – „Der Generationenvertrag", S. 313).

Die **gesetzliche Pflegeversicherung** ist der jüngste Zweig der Sozialversicherung. Sie ist in zwei Stufen eingeführt worden. Seit Anfang 1995 sind Beiträge zur Pflegeversicherung zu leisten. Seit Mitte 1996 können Versicherte neben der häuslichen auch die stationäre Pflege als Versicherungsleistung in Anspruch nehmen.

Krankenversicherung 1.3.1

Aufgabe der Krankenversicherung ist die Gewährleistung (Prävention) und Wiederherstellung der Gesundheit sowie die Linderung der Folgen von Krankheit. Gesetzliche Grundlage für die Krankenversicherung ist das Fünfte Buch des Sozialgesetzbuches (SGB V).

Die wesentlichen Strukturprinzipien der Krankenversicherung sind Solidarität, **Sachleistung**, paritätische Finanzierung, Selbstverwaltung und **Pluralität**.

Organisationsstruktur

Sachleistungsprinzip: Der Versicherte muss nicht in Vorleistung treten, d. h., alle Sachleistungen werden von der Krankenkasse bezahlt. Diese Leistungen müssen jedoch zweckmäßig, ausreichend, notwendig und wirtschaftlich sein.
Pluralität: Das deutsche Gesundheitswesen ist geprägt durch eine Vielfalt von eigenständigen Leistungserbringern (z. B. Krankenhäuser) und im Wettbewerb stehenden Krankenkassen.

Die gesetzliche Krankenversicherung hat keinen einheitlichen Träger, sondern gliedert sich in sechs Kassenarten, die sich in Spitzenverbänden organisiert haben.

Sechs Träger gesetzlicher Krankenversicherungen und ihre Spitzenverbände
- Allgemeine Ortskrankenkassen, die im AOK-Bundesverband organisiert sind
- Ersatzkassen, die im Verband der Ersatzkassen e. V. organisiert sind
- Betriebskrankenkassen, die im BKK Bundesverband organisiert sind
- Innungskrankenkassen, die im IKK-Bundesverband organisiert sind
- Landwirtschaftliche Krankenkassen, die im LKK-Bundesverband organisiert sind
- Knappschaft Bahn See

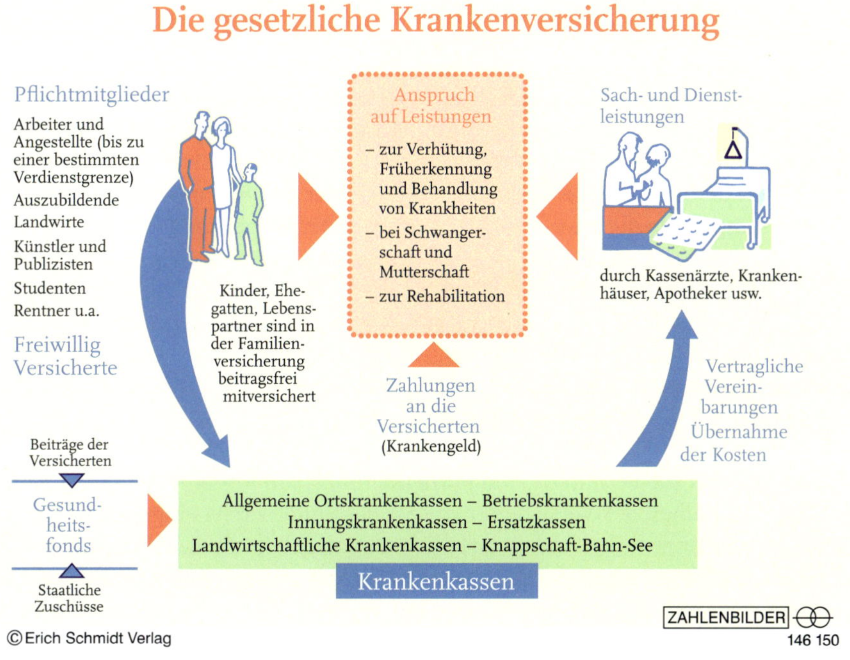

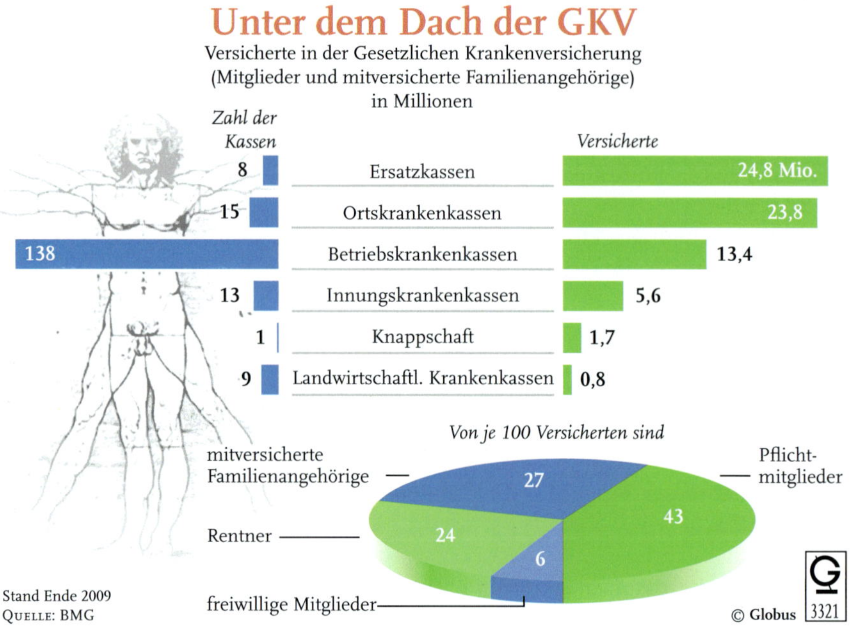

Versicherte

Versicherungspflichtgrenze
2 S. 447

Arbeitnehmer sind in der gesetzlichen Krankenversicherung grundsätzlich versicherungspflichtig, wenn ihr Jahresbruttogehalt die Höchstgrenze (Versicherungspflichtgrenze) nicht überschreitet. Versicherte können frei wählen, bei welcher Kasse sie sich versichern lassen möchten.

Leistungen

Als Solidargemeinschaft übernimmt die Krankenversicherung die Leistungen für die notwendige medizinische Hilfe im Falle einer Krankheit – mit Ausnahme beruflich bedingter Unfälle – und zahlt ein Krankengeld, wenn die Lohnfortzahlung des Arbeitgebers während einer längerfristigen Arbeitsunfähigkeit beendet ist. Das ist in der Regel nach sechs Wochen Arbeitsunfähigkeit wegen derselben Erkrankung der Fall.

Die Versicherten haben **Wahlfreiheit** unter allen zugelassenen Ärzten und Zahnärzten. Sie werden auch zu gesundheitsbewusster Lebensführung, frühzeitiger Beteiligung an gesundheitlichen Vorsorgemaßnahmen sowie zu aktiver Mitwirkung an Krankenbehandlung und Rehabilitation aufgefordert. Mit entsprechender Aufklärung und Beratung sollen die Krankenversicherungen ihre Mitglieder dabei unterstützen.

Der Auftrag der Krankenversicherung ist im SGB V gesetzlich festgelegt. Die in § 11 SGB V aufgezählten und in weiterführenden Paragraphen beschriebenen Leistungen definieren diesen Auftrag:

Leistungen der gesetzlichen Krankenversicherung

- **Verhütung und Früherkennung von Krankheiten (§§ 20 – 26 SGB V)**
  Leistungen zur Verhütung und Früherkennung von Krankheiten sollen helfen, die Gesundheit der Versicherten zu erhalten und bereits eingetretene Erkrankungen frühzeitig behandeln zu können. Dazu gehören z. B. Schutzimpfungen, Gesundheitsvorsorge von Schwangeren, Krebsvorsorge, Vorsorgeuntersuchungen von Kindern und die präventionsorientierte Zahnheilkunde zur Verhütung von Zahnerkrankungen. Die gesetzlichen Krankenkassen übernehmen bei notwendigen Vorsorgemaßnahmen bestimmte Kosten oder zahlen Zuschüsse, z. B.

zur Krebsvorsorge. Erwachsene haben ab Vollendung des 35. Lebensjahres alle zwei Jahre Anspruch auf einen Gesundheitscheck, vor allem zur Früherkennung von Herz-Kreislauf-Erkrankungen und Diabetes. Die notwendigen Vorsorgeuntersuchungen bei Kindern werden ebenfalls von der Krankenversicherung übernommen.

- **Krankenbehandlung (§§ 27–43b SGB V)**
  Zu den Leistungen im Krankheitsfall gehören:
  - ärztliche und zahnärztliche Behandlung,
  - Krankenhausbehandlung,
  - Arzneimittel, Verbandmittel, Heilmittel (z. B. Massagen) und Hilfsmittel (z. B. Hörgerät oder Rollstuhl),
  - Haushaltshilfe, wenn ein Versicherter, in dessen Haushalt ein Kind unter 12 Jahren lebt, ins Krankenhaus muss und den Haushalt nicht weiterführen kann,
  - häusliche Krankenpflege, wenn dadurch ein Krankenhausaufenthalt vermieden oder verkürzt werden kann,
  - kieferorthopädische Behandlung bei Versicherten bis zum 18. Lebensjahr,
  - Maßnahmen zur Vorsorge und Rehabilitation.
- **Krankengeld (§§ 44–51 SGB V)**
  Wegen derselben Krankheit wird Krankengeld nach Ablauf der sechswöchigen Lohnfortzahlung durch den Arbeitgeber für längstens 78 Wochen innerhalb einer Frist von drei Jahren gezahlt (Blockfrist). Diese Drei-Jahres-Frist ist eine starre Frist und beginnt grundsätzlich mit dem ersten Auftreten einer Erkrankung.
- **Persönliches Budget nach § 17 Abs. 2 bis 4 SGB IX (ab 01.01.2008)**
  Auf Antrag können Leistungen auch durch ein monatliches persönliches Budget ausgeführt werden. Damit soll dem Antragsteller in eigener Verantwortung ein möglichst selbstbestimmtes Leben ermöglicht werden. Budgetfähige Leistungen sind Leistungen, die sich auf alltägliche, regelmäßig wiederkehrende und regiefähige Bedarfe beziehen und als Geldleistungen oder durch Gutscheine erbracht werden können. Die Höhe des persönlichen Budgets soll die Kosten aller bislang individuell festgestellten zu erbringenden Leistungen nicht überschreiten. Sind mehrere Leistungsträger beteiligt, führt der Leistungsträger das Verfahren durch, bei dem als erster der Antrag eingegangen ist. Es kann also auch die Krankenversicherung leistungspflichtig sein, obwohl es sich um ein Gesetz des SGB IX handelt.
- **Folgende Leistungsträger können beteiligt sein:**
  - gesetzliche Krankenversicherung
  - gesetzliche Pflegeversicherung
  - Bundesagentur für Arbeit
  - gesetzliche Unfallversicherung
  - gesetzliche Rentenversicherung
  - Kriegsopferfürsorge
  - Jugendhilfe, Sozialhilfe
  - Integrationsämter

online
www.budget.paritaet.org

Versicherte müssen zu bestimmten Leistungen der Krankenkasse (Medikamente, Heil- und Hilfsmittel, Krankenhausbehandlung) eine Zuzahlung, den so genannten Eigenanteil zahlen. Der Höchstbetrag, den der einzelne Versicherte als Eigenanteil leisten muss beträgt grundsätzlich und unabhängig vom Einkommen 2 % des Bruttojahreseinkommens des Versicherten. Chronisch Kranke müssen dagegen 1 % ihres Bruttoeinkommens einsetzen.

Definition *„chronisch krank"*

Als schwerwiegend chronisch krank gilt seit dem 1. Januar 2005, wer sich in ärztlicher Dauerbehandlung befindet (nachgewiesen durch einen Arztbesuch wegen derselben Krankheit pro Quartal) und außerdem eines der folgenden Kriterien erfüllt:

- Es liegt eine Pflegebedürftigkeit der Pflegestufe 2 oder 3 nach dem zweiten Kapitel SGB XI vor.
- Es liegt ein Grad der Behinderung (GdB) von mindestens 60 % nach § 30 Bundesversorgungsgesetz (BVG) oder eine Minderung der Erwerbsfähigkeit (MdE) von mindestens 60 % nach § 56 Abs. 2 SGB VII vor.

Zusätzlich muss eine kontinuierliche medizinische Versorgung (ärztliche oder psychotherapeutische Behandlung, Arzneimitteltherapie, Versorgung mit Heil- und Hilfsmitteln) erforderlich sein, ohne die nach ärztlicher Einschätzung eine lebensbedrohliche Verschlimmerung der Erkrankung, eine Verminderung der Lebenser-wartung oder eine dauerhafte Beeinträchtigung der Lebensqualität durch die auf Grund der Krankheit nach Satz 1 verursachten Gesundheitsstörung zu erwarten ist.

Quelle: Richtlinie des Gemeinsamen Bundesausschuss nach § 91 SGB V, Stand: 01.01.2005

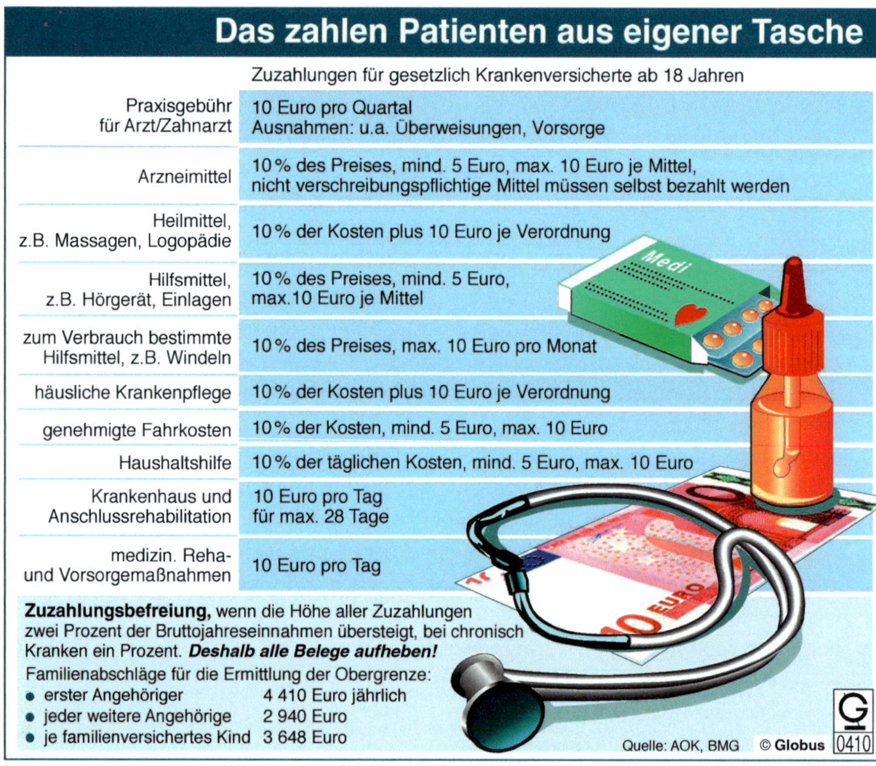

- Für patentgeschützte Arzneimittel gelten Festbeträge. Festbeträge stellen die maximalen Erstattungsbeträge für Arzneimittel durch die gesetzliche Krankenversicherung dar. Das heißt, verschreibt ein Arzt ein teureres Medikament, muss der Versicherte den Differenzbetrag selbst tragen. Ärzte sind verpflichtet, ihre Patienten auf diesen Sachverhalt hinzuweisen. Für Medikamente beträgt die Zuzahlung mindestens 5 € und höchstens 10 €. Medikamente, deren Preis mindestens 30 % unter dem geltenden Festbetrag liegen, sind von der Zuzahlung befreit. Welche Medikamente von der Zuzahlung befreit sind, können Sie im Internet recherchieren.

online

Hier finden Sie eine Liste zuzahlungsfreier Medikamente:
www.krankenkassen-ratgeber.de
➥ Medikamente und Co.
➥ Zuzahlungsfreie Medikamente

- Auch für Hilfsmittel wie orthopädische Einlagen, Hörgeräte, Kompressionsstrümpfe, Inkontinenzmittel u. Ä. gelten bundeseinheitliche Festbeträge. Für Hilfsmittel beträgt die Zuzahlung 10 %. Es sind mindestens 5 € und höchstens 10 € vom Versicherten zu zahlen.
- Der jährliche Zuzahlungshöchstbetrag für sozialhilfebedürftige Heimbewohner wird von den örtlichen Sozialhilfeträgern als Darlehen übernommen. Das Geld bekommt unmittelbar die zuständige Krankenkasse, der Heimbewohner wird dann von den Zuzahlungen für das laufende Jahr befreit. Die Rückzahlung des Darlehens an den Sozialhilfeträger erfolgt in kleinen Teilbeträgen über das gesamte Kalenderjahr verteilt. Die Teilbeträge werden jeden Monat direkt mit dem Barbetrag, den ein sozialhilfeberechtigter Heimbewohner bekommt, verrechnet.
- Die Vergütung von Krankenhausleistungen erfolgt durch Fallpauschalen. Das heißt, dass die Krankenhausleistungen nicht nach Tagessätzen, also Aufenthaltsdauer, sondern in Abhängigkeit von der durchgeführten Behandlung vergütet werden. Die Fallpauschalen richten sich nach der Schwere der Erkrankung (Diagnose) und den durchgeführten Eingriffen. Dieses diagnoseorientierte Fallpauschalensystem wird auch DRG (Diagnosis Related Groups) genannt.
- Bei den Kosten für Zahnersatz erhalten gesetzlich Versicherte einen „befundbezogenen Festzuschuss". Das heißt, bei Zahnersatz ist nicht die medizinische Versorgung im Einzelfall maßgeblich, sondern eine prothetische Regelversorgung bei bestimmten Befunden. Die Regelversorgung orientiert sich dabei an medizinisch notwendigen zahnärztlichen und zahntechnischen Leistungen.

DRG
1 S. 96

Krankentransportregelung
Fahrten zur ambulanten Behandlung werden nur von der Krankenkasse übernommen, wenn der Versicherte einen Schwerbehindertenausweis mit dem Merkzeichen „aG" (außergewöhnliche Gehbehinderung), „Bl" (blind) oder H (hilflos) hat oder in die Pflegestufe 2 oder 3 eingestuft ist.

Weitere Voraussetzungen für die Genehmigung der Kostenübernahme sind:

Der Versicherte muss an einer Grunderkrankung leiden, die eine bestimmte Therapie erfordert, die häufig und über einen längeren Zeitraum erfolgen muss. Die Behandlung oder der zu dieser Behandlung führende Krankheitsverlauf beeinträchtigen den Versicherten so sehr, dass ein Krankentransport zur Vermeidung von Schaden an Leib und Leben unerlässlich ist.

Ausnahmen: Fahrten zur ambulanten Dialyse, onkologischen Strahlentherapie oder onkologischen Chemotherapie können als Ausnahmefälle weiterhin von der Krankenkasse übernommen werden.

Bei planbaren Krankentransporten muss vorher eine Genehmigung der Krankenkasse eingeholt werden.

1.3.2 Pflegeversicherung

Pflegebedürftigkeit
2 S. 460

Die Pflegeversicherung ist eine Absicherung gegen die Folgen von Pflegebedürftigkeit. Es ist gesetzlich festgelegt, was „Pflegebedürftigkeit" heißt und wer hiernach pflegebedürftig ist.

Gesetzliche Grundlage für die Pflegeversicherung ist das Elfte Buch des Sozialgesetzbuches (SGB XI).

Organisationsstruktur

Körperschaften des öffentlichen Rechts
2 S. 442

Träger der sozialen Pflegeversicherung sind die Pflegekassen, die unter dem Dach der Krankenkassen angesiedelt sind. Das heißt, dass jeder Krankenkasse eine Pflegekasse angeschlossen ist. Zwar sind die Pflegekassen genauso wie die gesetzlichen Krankenversicherungen selbstständige Körperschaften des öffentlichen Rechts mit entsprechender Selbstverwaltung, doch sind die Selbstverwaltungsorgane der Pflegekassen gleichzeitig auch die Organe der Krankenkassen. Die Beschäftigten der Pflegekasse sind auch Arbeitnehmer der jeweiligen Krankenkasse.

Versicherte

Die Pflegeversicherung ist eine gesetzliche Pflichtversicherung. Im Grundsatz gilt: „Pflegeversicherung folgt der Krankenversicherung". Das bedeutet: Wer z. B. bei einer AOK gesetzlich krankenversichert ist, der gehört auch der sozialen Pflegeversicherung der AOK an. Dies gilt auch für mitversicherte Familienangehörige. Wer privat krankenversichert ist, muss auch eine private Pflegeversicherung bei seiner Krankenversicherung abschließen.

Besonderheiten der Finanzierung: Der aktuelle Beitragssatz zur Pflegeversicherung beträgt 1,95 % vom Bruttogehalt. Arbeitgeber und Arbeitnehmer übernehmen jeweils einen Anteil von 0,85 %.

Da im Bundesland Sachsen nicht wie im übrigen Bundesgebiet zur Finanzierung der Pflegeversicherung ein Feiertag abgeschafft wurde, zahlen die Arbeitnehmer hier einen höheren Anteil vom Einkommen: 1,475 %. Die Arbeitgeber übernehmen davon nur 0,475 %.

Kinderlose Versicherte zahlen ab dem 23. Lebensjahr einen um 0,25 % erhöhten Beitrag. Die Erhöhung von 0,25 % wird allein von den Versicherten getragen. Diese Regelung ist dem Artikel 6 GG, in dem der Schutz und die Förderung von Ehe und Familie vorgesehen ist, geschuldet.

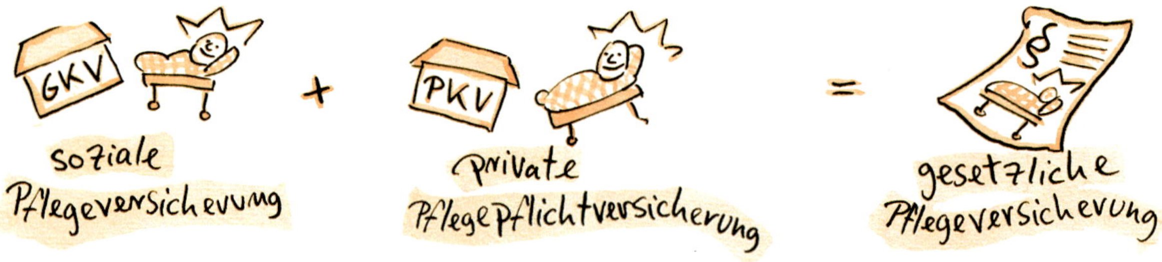

Leistungen

Die Pflegeversicherung soll dem Pflegebedürftigen ermöglichen, ein selbstbestimmtes Leben zu führen. Sie ist **keine Vollversicherung**, die alle Kosten, die aus der Pflegebedürftigkeit entstehen, deckt. Sie soll lediglich eine **soziale Grundsicherung** in Form von unterstützenden Hilfeleistungen sicherstellen. Die Eigenleistungen der Versicherten und anderer Träger werden durch sie nicht ersetzt.

Ein Grundsatz der Pflegeversicherung ist: **ambulant** vor **stationär**. Deshalb bietet die Pflegeversicherung für pflegende Angehörige spezielle Leistungen wie Pflegekurse, Beratung und eine soziale Absicherung.

Die Leistungen werden als Geld- oder Sachleistungen erbracht, mit denen die Grundpflege, Betreuungsleistungen für Demenzerkrankte und hauswirtschaftliche Versorgung finanziert werden.

Leistungen der Pflegekassen

- Aufklärung und Beratung (Pflegeberatung, Pflegestützpunkte) (§ 7 SGB XI)
- häusliche Pflegehilfe (§ 36 SGB XI)
- Pflegegeld für selbstbeschaffte Pflegehilfen (§ 37 SGB XI),
- häusliche Pflege bei Verhinderung der Pflegeperson, so genannte Verhinderungspflege (§ 39 SGB XI)
- Pflegehilfsmittel und technische Hilfen (§ 40 SGB XI),
- Zuschüsse zur pflegegerechten Gestaltung des Wohnumfeldes des Pflegebedürftigen (§ 40 Abs. 4 SGB XI),
- Tages- und Nachtpflege (§ 41 SGB XI),
- Kurzzeitpflege (§ 42 SGB XI)
- Vollstationäre Pflege (§ 43 SGB XI).
- soziale Sicherung der Pflegeperson (§§ 44 und 44a SGB XI)
- Zusätzliche Betreuungsleistungen (§ 45b SGB XI)
- Pflegekurse für Angehörige und ehrenamtliche Pflegepersonen (§ 45 SGB XI)

Organisieren die Pflegebedürftigen die Pflegeleistungen im ambulanten Bereich – also zu Hause – durch Pflegepersonen, die sie selbst besorgen, erhalten sie **Pflegegeld**.

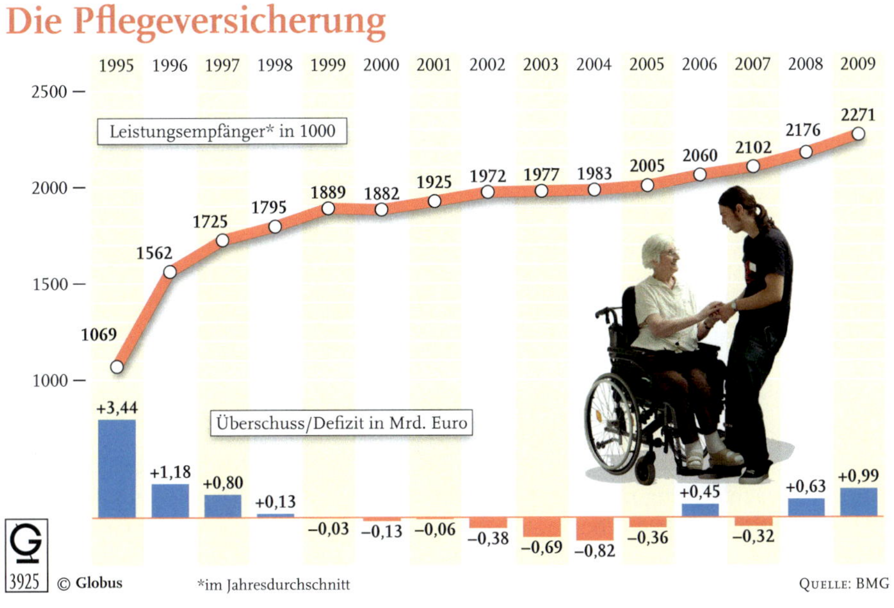

Wenn Angehörige oder Bekannte die Pflege übernehmen, erhalten diese durch die Pflegeversicherung eine soziale Absicherung. Sie gelten als „ehrenamtlich Pflegende" und sind während ihrer pflegerischen Tätigkeit renten- und unfallversichert. Voraussetzung ist, dass sie **mindestens 14 Stunden wöchentlich** die pflegebedürftige Person betreuen. Das Pflegegeld wird immer an den Pflegebedürftigen überwiesen, der entscheidet, was er damit macht.

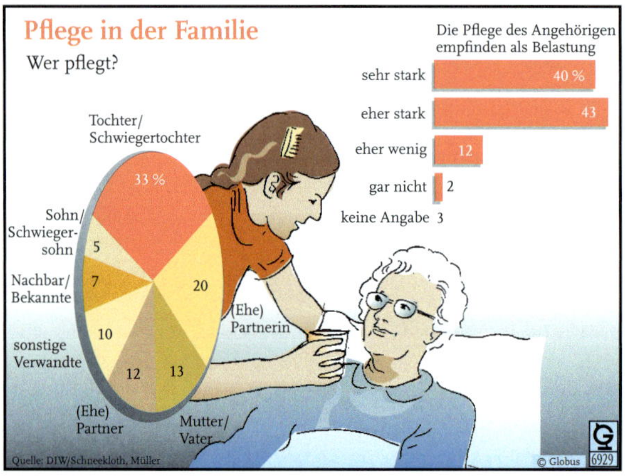

Die Hilfeleistungen können auch von professionellen Pflegediensten ausgeführt werden, deren Einsatz dann von den Pflegekassen als so genannte **Pflegesachleistung** (§ 36 SGB XI) bezahlt wird. Die Pflegesachleistungen werden vom eingesetzten **Pflegedienst direkt mit der Pflegekasse abgerechnet.**

Besonders schwer pflegebedürftige Menschen (so genannte Härtefälle) können bis zu 1918 € monatlich erhalten.

Kombinationsleistungen: Pflegebedürftige können sich auch für Kombinationsleistungen nach § 38 SGB XI entscheiden:

> „Nimmt der Pflegebedürftige die ihm nach § 36 Abs. 3 und 4 zustehende Sachleistung nur teilweise in Anspruch, erhält er daneben ein anteiliges Pflegegeld im Sinne des § 37. Das Pflegegeld wird um den Vomhundertsatz vermindert, in dem der Pflegebedürftige Sachleistungen in Anspruch genommen hat. An die Entscheidung, in welchem Verhältnis er Geld- und Sachleistung in Anspruch nehmen will, ist der Pflegebedürftige für die Dauer von sechs Monaten gebunden."

Beispiel *Berechnungsbeispiel Kombinationsleistung (Stand 2011)*
Zunächst wird berechnet, wie viel Prozent der Sachleistung ausgeschöpft wurde: z. B. bei Pflegestufe II werden vom Pflegedienst 686,40 € von 1040 € mit der Pflegekasse abgerechnet. Das sind also 66 % der Pflegesachleistung, die dem Pflegebedürftigen zustehen. Neben dieser Pflegesachleistung steht ihm ein Pflegegeld für selbst beschaffte Pflegepersonen von 430 € zu. Da er aber bereits 66 % der Pflegesachleistung verbraucht hat, hat er nur noch Anspruch auf 34 % des ihm zustehenden Pflegegeldes, also 146,20 €, die direkt an ihn ausgezahlt werden.
(Pflegesachleistung 1040 € – 686,40 € = 353,60 €, 686,40 € = 66 % von 1040 €, Restgeld = 34 % berechnet vom Pflegegeld von 430 € = 146,20 €).

Wenn die häusliche Pflege nicht ausreicht, kann die Pflege auch in teil- oder vollstationären Einrichtungen erfolgen. Für die **teilstationäre Pflege** (Tages- oder Nachtpflege) stehen die gleichen Leistungsbeträge (ohne die Härtefälle) wie für die ambulante Pflege zur Verfügung.

Seit dem 01.07.2008 können Pflegebedürftige bei der Nutzung der teilstationären Pflege 150 % des Leistungsumfangs nach SGB XI erhalten (§ 41 SGB XI):

Pflegebedürftige können ihre Ansprüche auf Tages- und Nachtpflege, Pflegegeld und Pflegesachleistung nach ihrer Wahl miteinander kombinieren. Wenn die Tagespflege in Verbindung mit Pflegegeld oder mit Pflegesachleistungen oder einer Kombination aus Pflegegeld und Pflegesachleistungen in Anspruch genommen wird, erhöht sich der Gesamtleistungsanspruch auf 150 %.

Selbst wenn der Pflegebedürftige das Leistungsbudget für die Tages- oder Nachtpflege vollständig ausschöpft, stehen ihm noch 50 % der Pflegesachleistung oder des Pflegegeldes zur Verfügung. Nimmt er dagegen die Leistungen der Tagespflege nur zu 50 % in Anspruch, behält er den vollen Sachleistungs- bzw. den vollen Pflegegeldanspruch.

Beispiel
Ein Pflegebedürftiger der Pflegestufe II hat Anspruch auf Leistungen der Tagespflege im Wert von 1040 € im Monat. Nimmt er davon 520 €, also 50 %, in Anspruch, hat er weiterhin einen Leistungsanspruch von 100 % des Pflegegeldes, der Pflegesachleistung oder der Kombinationsleistung. Das heißt, er erhält weiterhin z. B. sein Pflegegeld in Höhe von 430 €.

Beispielberechnungen zur 150-%-Regelung im teilstationären Bereich (Stand 2011)

Pflegestufe I

Anspruch aus der Pflegeversicherung:	Pflegegeld = 225 €		Pflegesachleistung = 440 €			
	Beispiel 1		**Beispiel 2**		**Beispiel 3**	
	Betrag €	%	Betrag €	%	Betrag €	%
Tagespflege	440 €	100 %	440 €	100 %	220 €	50 %
Pflegegeld	112,50 €	50 %	56,25 €	25 %		
Sachleistung (Pflegedienst)			110 €	25 %	440 €	100 %
Summe	**552,50 €**	**150 %**	**606,25 €**	**150 %**	**660 €**	**150 %**

Pflegestufe II

Anspruch aus der Pflegeversicherung:	Pflegegeld = 430 €		Pflegesachleistung = 1040 €			
	Beispiel 1		**Beispiel 2**		**Beispiel 3**	
	Betrag €	%	Betrag €	%	Betrag €	%
Tagespflege	1040 €	100 %	1040 €	100 %	520 €	50 %
Pflegegeld	215 €	50 %	107,50 €	25 %		
Sachleistung (Pflegedienst)			260 €	25 %	1040 €	100 %
Summe	**1255 €**	**150 %**	**1407,50 €**	**150 %**	**1560 €**	**150 %**

Pflegestufe III

Anspruch aus der Pflegeversicherung:	Pflegegeld = 685 €		Pflegesachleistung = 1510 €			
	Beispiel 1		**Beispiel 2**		**Beispiel 3**	
	Betrag €	%	Betrag €	%	Betrag €	%
Tagespflege	1510 €	100 %	1510 €	100 %	755 €	50 %
Pflegegeld	342,50 €	50 %	171,25 €	25 %		
Sachleistung (Pflegedienst)			377,50 €	25 %	1510 €	100 %
Summe	**1852,50 €**	**150 %**	**2058,75 €**	**150 %**	**2265 €**	**150 %**

Betriebswirtschaftliche Rahmenbedingungen in Einrichtungen der Altenhilfe
2 S. 495
Sozialhilfe
2 S. 471

In der **vollstationären Pflege** werden für Grund- und Behandlungspflege sowie hauswirtschaftliche Versorgung Pauschalen, die alle Pflegeleistungen enthalten, direkt an die Einrichtung gezahlt.

Unterkunft und Verpflegung muss der Heimbewohner aus eigenen Mitteln finanzieren. Ist dies nicht möglich, weil sein Einkommen und Vermögen zu gering ist, hat er Anspruch auf Sozialhilfe.

Rehabilitation vor Pflege

Grundsatz der Pflegeversicherung ist das Prinzip: Rehabilitation vor Pflege. In die-sem Zusammenhang veranlasst die Krankenkasse die Prüfung, welche Leistungen zur medizinischen Rehabilitation für den Versicherten in Betracht kommen. Ziel ist, Pflegebedürftigkeit zu überwinden, zu mindern oder ihre Verschlimmerung zu verhüten.

Auch bei der Begutachtung zur Pflegeeinstufung wird das Rehabilitationspotenzial des Pflegebedürftigen geprüft. Wenn Rehabilitationsmaßnahmen zur Verringerung oder Vermeidung von Pflegebedürftigkeit führen können, haben diese Vorrang vor der Einstufung in eine Pflegestufe. Der Pflegebedürftige ist hier zur Mitwirkung verpflichtet.

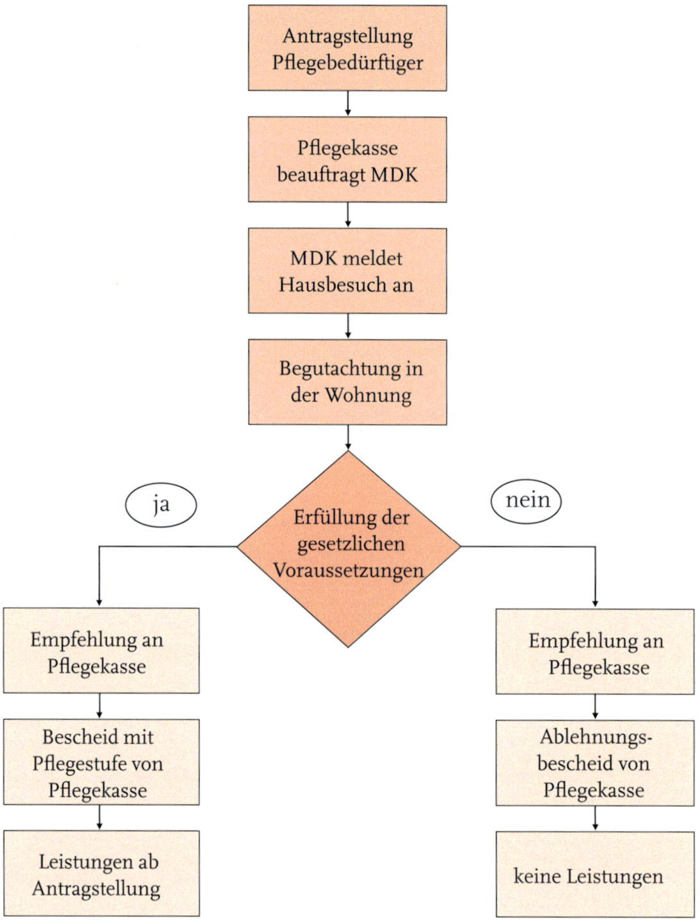

Pflegebedürftigkeit

Als „pflegebedürftig" gelten Versicherte, die wegen einer körperlichen, geistigen oder seelischen Krankheit oder Behinderung dauerhaft, d. h. voraussichtlich mindestens für sechs Monate, in erheblichem Maße Hilfe bei den Verrichtungen des täglichen Lebens brauchen (§ 14 SGB XI). Zudem müssen Versicherte eine bestimmte Vorversicherungszeit (5 Jahre) nachweisen und einen **Antrag auf Leistungen** gestellt haben.

Pflegestufen

Maßgebend dafür, welche Leistungen Pflegebedürftige erhalten, ist der Grad ihrer Hilfebedürftigkeit. Die Hilfebedürftigkeit und ihr Ausmaß sowie die Möglichkeit zur Rehabilitation zur Vermeidung von Pflegebedürftigkeit wird vom Medizinischen Dienst der Krankenversicherung (MDK) festgestellt.

online

Weitere Informationen zum Medizinischen Dienst der Krankenversicherung (MDK) finden Sie unter **www.mdk.de**

Um den unterschiedlichen Aufwand bei unterschiedlichen Pflegebedürftigen zu würdigen, hat der Gesetzgeber in § 15 SGB XI drei Pflegestufen festgelegt:

- **Pflegestufe I = erheblich pflegebedürftig**
  ... sind Personen, die bei der Körperpflege, der Ernährung oder der Mobilität für wenigstens zwei Verrichtungen aus einem oder mehreren Bereichen **mindestens einmal täglich** der Hilfe bedürfen und zusätzlich mehrfach in der Woche Hilfen bei der hauswirtschaftlichen Versorgung benötigen.
  Der Zeitaufwand, den ein Familienangehöriger oder eine andere nicht als Pflegekraft ausgebildete Pflegeperson für die erforderlichen Leistungen der Grundpflege und hauswirtschaftlichen Versorgung benötigt, muss wöchentlich im Tagesdurchschnitt mindestens 90 Minuten betragen; hierbei müssen auf die Grundpflege mehr als 45 Minuten entfallen.

- **Pflegestufe II = schwerpflegebedürftig**
  ... sind Personen, die bei der Körperpflege, der Ernährung oder der Mobilität **mindestens dreimal täglich** zu verschiedenen Tageszeiten der Hilfe bedürfen und zusätzlich mehrfach in der Woche Hilfen bei der hauswirtschaftlichen Versorgung benötigen.
  Der Zeitaufwand, den ein Familienangehöriger oder eine andere nicht als Pflegekraft ausgebildete Pflegeperson für die erforderlichen Leistungen der Grundpflege und hauswirtschaftlichen Versorgung benötigt, muss wöchentlich im Tagesdurchschnitt mindestens drei Stunden betragen; hierbei müssen auf die Grundpflege mindestens zwei Stunden entfallen.

- **Pflegestufe III = schwerstpflegebedürftig**
  ... sind Personen, die bei der Körperpflege, der Ernährung oder der Mobilität **täglich rund um die Uhr, auch nachts**, der Hilfe bedürfen und zusätzlich mehrfach in der Woche Hilfen bei der hauswirtschaftlichen Versorgung benötigen.
  Der Zeitaufwand, den ein Familienangehöriger oder eine andere nicht als Pflegekraft ausgebildete Pflegeperson für die erforderlichen Leistungen der Grundpflege und hauswirtschaftlichen Versorgung benötigt, muss wöchentlich im Tagesdurchschnitt mindestens fünf Stunden betragen; hierbei müssen auf die **Grundpflege mindestens vier Stunden** entfallen.

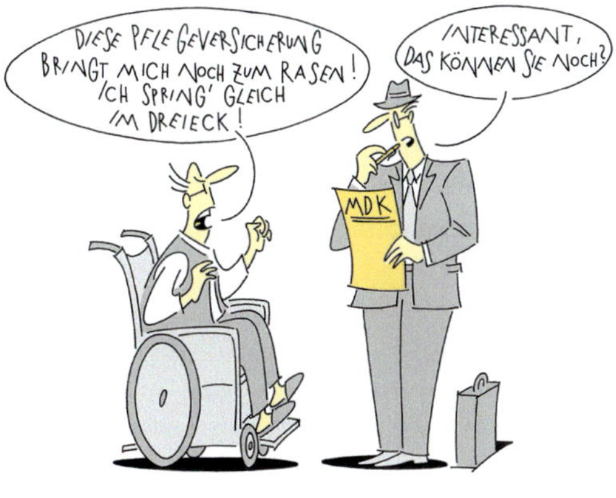
DIESE PFLEGEVERSICHERUNG BRINGT MICH NOCH ZUM RASEN! ICH SPRING' GLEICH IM DREIECK!
INTERESSANT, DAS KÖNNEN SIE NOCH?
MDK

Leistungen für Menschen mit erheblichem allgemeinen Betreuungsbedarf
Seit dem 01.07.2009 können auch Personen, die im Bereich der Grundpflege und Hauswirtschaft hilfebedürftig sind, deren Hilfebedarf für eine Pflegestufe nach SGB XI aber nicht ausreicht, Leistungen aus der Pflegeversicherung beziehen. Dies betrifft Menschen mit demenzbedingten Fähigkeitsstörungen, geistigen Behinderungen oder psychischen Erkrankungen. Voraussetzung ist, dass der Medizinische Dienst der Krankenversicherung im Rahmen der Begutachtung nach § 18 SGB XI Auswirkungen auf die Aktivitäten des täglichen Lebens festgestellt hat, die Auswirkungen der Erkrankung oder Behinderung sind. Darüber hinaus muss der notwendige Betreuungsbedarf dauerhaft zu einer erheblichen Einschränkung der Alltagskompetenz geführt haben (§ 45 a SGB XI).

Das Ausmaß der Einschränkung der Alltagskompetenz wird grundsätzlich während der Pflegeeinstufung mit festgelegten Assessments überprüft.

Je nach Umfang des erheblichen allgemeinen Betreuungsbedarfs können diese Personen zusätzliche Betreuungsleistungen in Anspruch nehmen. Die Leistungen der Pflegekasse sind dabei gestaffelt: je nach Ausmaß der Einschränkung bzw. des Betreuungsbedarfs erhalten Versicherte 100 € monatlich (Grundbetrag) oder 200 € monatlich (erhöhter Betrag). Der MDK empfiehlt der Pflegekasse nach festgelegten Kriterien, ob ein Versicherter den Grundbetrag oder den erhöhten Betrag erhält.

Dieses „Betreuungsgeld" wird nicht direkt an den Versicherten ausgezahlt. Es soll der Entlastung der Angehörigen dienen und ist deshalb zweckgebunden. Er kann nur für qualitätsgesicherte Betreuungsleistungen eingesetzt werden. Das sind folgende Leistungen:

1. Tages- oder Nachtpflege,
2. Kurzzeitpflege,
3. zugelassene Pflegedienste, wenn es sich um besondere Angebote der allgemeinen Anleitung und Betreuung und nicht um Leistungen der Grundpflege und hauswirtschaftlichen Versorgung handelt
4. nach Landesrecht anerkannten niedrigschwelligen Betreuungsangebote, die nach § 45 c gefördert oder förderungsfähig sind.

Eine Besonderheit ist, dass das monatliche Betreuungsgeld auch über das Jahr angespart werden kann, um damit z. B. einen mehrtägigen Aufenthalt in einer Kurzzeitpflegeeinrichtung zu finanzieren. Der angesparte Betreuungsbetrag eines Kalenderjahres (Januar – Dezember) kann zusätzlich zu den Leistungen des aktuellen Jahres bis zum 30.06. des Folgejahres verbraucht werden.

Beispiel
Wird der Betreuungsbetrag von monatlich 100 € von Juni bis Dezember eines Jahres vom Pflegebedürftigen nicht abgerufen, so hat er im Folgejahr bis zum 30.06. Anspruch auf 7 Monate x 100 € des Vorjahres = 700 € plus die jeweils zustehenden 100 € monatlich des laufenden Jahres. Der Pflegebedürftige könnte dann im März des Folgejahres 1000 € für zusätzliche, qualitätsgesicherte Betreuungsleistungen bei seiner Pflegekasse beantragen.

Nachfolgend eine Übersicht über die für Sie wichtigsten Regelungen des SGB XI, die Pflegefachkräfte im Gesetz nachlesen und für ihre Arbeit kennen sollten:

SGB XI	Titel	Inhalt
§2	Selbstbestimmung	Zielsetzung der Pflegeversicherung, Pflegebedürftigen ein selbstbestimmtes Leben zu ermöglichen
§3	Vorrang der häuslichen Pflege	
§7	Aufklärung und Beratung	Pflicht der Pflegekasse zur Aufklärung und Beratung der Versicherten
§14	Begriff der Pflegebedürftigkeit	Voraussetzungen von Pflegebedürftigkeit
§15	Stufen der Pflegebedürftigkeit	Definitionen der Pflegestufen
§18	Feststellung der Pflegebedürftigkeit	Verfahren zur Feststellung
§19	Begriff der Pflegepersonen	Definition Pflegeperson
§33	Leistungsvoraussetzungen	Antragsvoraussetzung, Vorversicherungszeiten
§36	Pflegesachleistung	Ambulante Pflege
§37	Pflegegeld für selbstbeschaffte Pflegehilfen	Selbstbeschaffte Pflegepersonen
§38	Kombination von Geldleistung und Sachleistung (Kombinationsleistung)	Ambulante Pflege
§39	Häusliche Pflege bei Verhinderung der Pflegeperson	Verhinderungspflege
§40	Pflegehilfsmittel und technische Hilfen	Voraussetzungen und Verfahren zur Gewährung
§42	Kurzzeitpflege	Voraussetzungen, Dauer
§43	Inhalt der Leistung	Leistungen bei vollstationärer Pflege
§44	Leistungen zur sozialen Sicherung der Pflegeperson	Rentenrechtliche Absicherung der privaten Pflegeperson
§45b	Zusätzliche Betreuungsleistungen	Betreuungsleistungen für Demenzerkrankte im ambulanten Bereich
§45c	Weiterentwicklung der Versorgungsstrukturen	Zielrichtung: Verbesserung der Versorgungskonzepte, insbesondere für Demenzerkrankte
§72	Zulassung zur Pflege	Voraussetzungen für einen Versorgungsvertrag
§73	Abschluss des Versorgungsvertrages	Form, Rechte, Pflichten durch den Versorgungsvertrag
§75	Rahmenverträge und Bundesempfehlungen zur pflegerischen Versorgung	Inhalt der Versorgungsverträge
§87b	Vergütungszuschläge für Pflegebedürftige mit erheblichem allgemeinem Betreuungsbedarf	Betreuungsleistungen für Demenzerkrankte mit erhöhtem Betreuungsbedarf
§88	Zusatzleistungen	Definition gesondert zu berechnender Zusatzleistungen
§89	Grundsätze für die Vergütungsregelung	Vergütung ambulanter Pflege
§112	Qualitätsverantwortung	Verpflichtung zur Beteiligung an Maßnahmen zur Qualitätssicherung
§113	Maßstäbe und Grundsätze zur Sicherung und Weiterentwicklung der Pflegequalität	Verpflichtung der Träger, dem Landesverband der Pflegekassen seine Leistungen/deren Qualität nachzuweisen
§113a	Expertenstandards zur Sicherung und Weiterentwicklung der Qualität in der Pflege	Verbindlichkeit der nationalen Expertenstandards für die professionelle Pflege
§114	Qualitätsprüfungen	Frequenz der Qualitätsprüfungen
§114a	Durchführung der Qualitätsprüfungen	Inhalt von Qualitätsprüfungen
§115	Ergebnisse von Qualitätsprüfungen	Verfahren für den Umgang mit den Ergebnissen aus Qualitätsprüfungen

Pflegezeitgesetz

Seit dem 01.07.2008 haben nahe Angehörige von Pflegebedürftigen jetzt die Möglichkeit, eine sogenannte Pflegezeit nach dem Pflegezeitgesetz (PflegeZG) in Anspruch zu nehmen.

Das PflegeZG gilt für abhängig Beschäftigte, deren naher Angehörige pflegebedürftig wird bzw. ist.

Alle abhängig Beschäftigten haben bei einer akut aufgetretenen Pflegebedürftigkeit eines nahen Angehörigen nach § 2 PflegeZG (kurzzeitige Arbeitsverhinderung) Anspruch darauf, ihrer Arbeit bis zu 10 Tagen fern zu bleiben, um eine bedarfsgerechte Pflege zu organisieren oder diese während dieser Zeit sicher zu stellen. Die kurzzeitige Pflegezeit muss dem Arbeitgeber vom Arbeitnehmer unverzüglich mitgeteilt werden. Der Beschäftigte muss hierbei dann auch die Dauer seiner kurzzeitigen Verhinderung angeben.

Wenn ein Arbeitgeber mehr als 15 Mitarbeiter beschäftigt, können die Mitarbeiter pflegebedingt eine bis zu 6 Monate dauernde Freistellung nach § 3 PflegeZG nehmen. Sinn der Pflegezeit ist, dass der Arbeitnehmer die Pflege des nahen Angehörigen in dieser Zeit selbst übernehmen kann.

Die Beschäftigten können zwischen einer vollständigen oder teilweisen Freistellung wählen. In welchem Umfang die Arbeitszeit wegen der Pflege reduziert wird, entscheidet der Angestellte. Für jeden zu pflegenden nahen Angehörigen besteht ein Anspruch auf eine Pflegezeit von maximal 6 Monaten.

Die Pflegezeit in Kürze

Pflegezeit ist nur bei Pflegebedürftigkeit naher Angehöriger möglich. Zu den nahen Angehörigen gehören:

- Eltern
- Großeltern
- Schwiegereltern
- Ehegatten, Lebenspartner oder Partner in einer eheähnlichen Gemeinschaft
- Geschwister
- Kinder, Adoptiv- und Pflegekinder
- Kinder, Adoptiv- und Pflegekinder des Ehepartners oder Lebenspartners
- Schwiegerkinder
- Enkelkinder

Es muss ein Nachweis über die Pflegebedürftigkeit vorliegen.
Bei der 6-monatigen Pflegezeit besteht eine Ankündigungsfrist.

Es besteht in der Regel kein Anspruch auf Fortzahlung der Vergütung. Die Pflegekasse gewährt in dieser Zeit auf Antrag Zuschüsse zur freiwilligen Kranken- und Pflegeversicherung.

Die Pflegezeit kann auch als Teilzeit genommen werden.

Ist der nahe Angehörige nicht mehr pflegebedürftig oder die Pflege für den Pflegezeitnehmer unzumutbar geworden oder wurde die Pflege von einer Einrichtung oder einem Pflegedienst übernommen, endet die Pflegezeit automatisch 4 Wochen nach Eintritt der veränderten Umstände.

Während der Pflegezeit ist der Beschäftigte unkündbar.

Mehrmalige Pflegezeiten sind nur bei unterschiedlichen nahen Angehörigen möglich.

Unfallversicherung 1.3.3

Die gesetzliche Unfallversicherung ist seit dem 1. Januar 1997 als das Siebte Buch des Sozialgesetzbuches (SGB VII) in Kraft getreten. Das SGB VII ersetzt damit die Vorschriften des bis dahin geltenden Dritten Buches der → RVO.

Grundsätze der Unfallversicherung
- Schutz des Versicherten und seiner Familie vor den Folgen von Arbeitsunfällen, Wegeunfällen auf dem kürzesten Weg zur und von der Arbeit und Berufskrankheiten
- ganzheitlicher Ansatz: Prävention, Rehabilitation und Entschädigungen aus einer Hand
- **Beitragsfinanzierung** durch Umlageverfahren **allein durch die Unternehmer** und die damit verbundene Ablösung der Unternehmerhaftung

Organisationsstruktur
Träger der gesetzlichen Unfallversicherung sind die Berufsgenossenschaften und die Unfallversicherungsträger der öffentlichen Hand, die Gemeindeunfallversicherungsverbände und die Unfallkassen. Alle haben das Prinzip der paritätischen Selbstverwaltung von Arbeitnehmern und Arbeitgebern gemeinsam. Während die Berufsgenossenschaften nach Branchen gegliedert sind, sind die Unfallversicherungsträger der öffentlichen Hand weitgehend regional organisiert. Für den Bereich des Gesundheitswesens ist die **Berufsgenossenschaft „Gesundheitsdienst und Wohlfahrtspflege"** zuständig.

paritätische Selbstverwaltung 2 S. 444

Selbstverwaltungsorgane der Unfallversicherung sind die Mitgliederversammlung und der Vorstand. Dies stellt sicher, dass die Interessen aller Beteiligten gewährleistet sind.

online

Weiter Informationen zur Berufsgenossenschaft „Gesundheitsdienst und Wohlfahrtspflege" finden Sie unter **www.bgw-online.de**

Versicherte
Die gesetzliche Unfallversicherung schützt folgende Personen:
- Arbeitnehmer
- Landwirte und ihre im Unternehmen mitarbeitenden Familienangehörigen
- Kinder, die Tageseinrichtungen besuchen
- Schüler und Studenten
- behinderte Menschen in Werkstätten für behinderte Menschen
- Helfer bei Unglücksfällen
- Zivil- und Katastrophenschutzhelfer
- Blut- und Organspender
- häuslich Pflegende und Haushaltshilfen
- Helfer bei nicht gewerbsmäßigen Bauarbeiten
- Personen, die für den Bund, ein Land, eine Gemeinde oder eine andere öffentlich-rechtliche Institution ehrenamtlich tätig sind sowie Zeugen vor Gericht
- Arbeitslose und Sozialhilfeempfänger bei Erfüllung ihrer Meldepflichten
- Strafgefangene und Entwicklungshelfer
- freiwillig versicherte Unternehmer

Für Beamte gelten besondere Vorschriften.

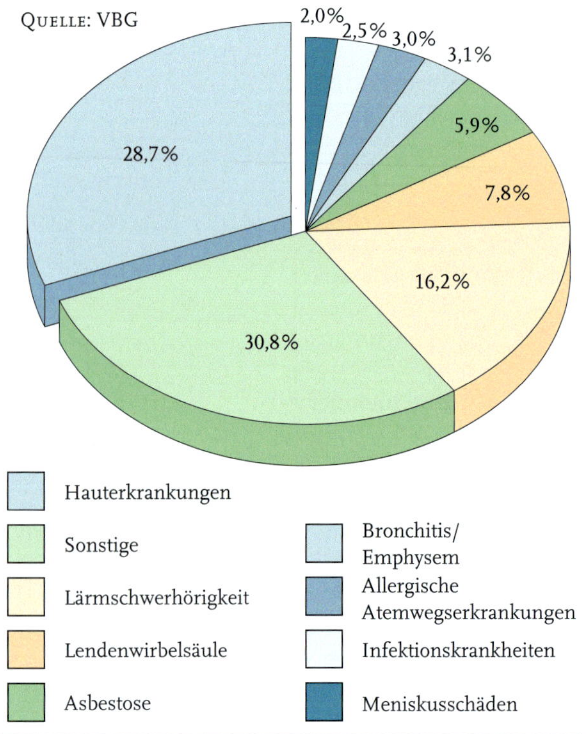

[1] Meldungen von Berufskrankheiten an die VBG 2009

Leistungen

Die gesetzliche Unfallversicherung hat vom Gesetzgeber einen **Präventionsauftrag**. Das bedeutet, dass sie vor allem die Aufgabe hat, Arbeitsunfälle und Berufskrankheiten sowie arbeitsbedingte Gesundheitsgefahren zu verhüten. Bei Arbeitsunfällen oder Berufskrankheiten soll sie die Gesundheit und die Leistungsfähigkeit wiederherstellen und die Versicherten oder ihre Hinterbliebenen durch Geldleistungen entschädigen.

Leistungen der Unfallversicherung

- umfassende Heilbehandlung
- Leistungen zur Teilhabe am Arbeitsleben (zum Beispiel Umschulung, Arbeitsplatzanpassung)
- Leistungen zur Teilhabe am Leben in der Gemeinschaft und ergänzende Leistungen
- Geldleistungen an Versicherte und Hinterbliebene

Voraussetzung für eine Rentenzahlung ist, dass die Erwerbsfähigkeit nicht vollständig wiederhergestellt werden kann, also eine **Erwerbsminderung von mindestens 20%** vorliegt.

Besonderheit der Finanzierung

Die gesetzliche Unfallversicherung finanziert sich **allein** aus den Beiträgen der **Arbeitgeber**. Die Höhe der Beiträge wird über ein Umlageverfahren ermittelt und durch das Unfallrisiko des Arbeitsplatzes bestimmt. Im Bereich der öffentlichen Hand tragen Bund, Länder und Gemeinden die Kosten.

Bei der gesetzlichen Unfallversicherung handelt es sich um eine **Pflichtversicherung** für den Arbeitgeber. Seine Angestellten sind damit gesetzlich versichert.

Arbeitsschutz
2 S. 611

Zukunft der Unfallversicherung

Die Arbeitgeber, die allein die gesetzliche Unfallversicherung finanzieren, fordern vom Gesetzgeber eine Einschränkung der Leistungen. Zur Diskussion steht insbesondere die Abdeckung von Wegeunfällen auf dem Weg zur und von der Arbeit. Zurzeit werden so genannte Wegeunfälle von der gesetzlichen Unfallversicherung abgedeckt. Die Arbeitgeber sehen in diesem Bereich die Zuständigkeit allein beim Arbeitnehmer, der dieses Risiko zukünftig privat absichern soll.

Darüber hinaus fordern die Arbeitgeberverbände, dass die Unfallversicherung privatisiert wird und den Arbeitgebern freigestellt wird, bei welcher Versicherung sie ihre Mitarbeiter gegen das Unfallrisiko am Arbeitsplatz absichern. Daraus erhoffen sich die Arbeitgeber günstigere Beiträge.

Ein Eckpunktepapier, das eine Kommission von Bund und Ländern erarbeitet hat, sieht vor, dass die Zahl der Berufsgenossenschaften von derzeit 26 auf 6 gesenkt werden soll. Der Hauptverband der Berufsgenossenschaften (HVBG) wehrt sich dagegen. Er befürchtet, dass die geplante Reform der Berufsgenossenschaften und damit der gesetzlichen Unfallversicherung die Prävention am Arbeitsplatz verschlechtern wird.

Rentenversicherung

1.3.4

Die gesetzliche Rentenversicherung dient der Absicherung des Lebensunterhaltes nach dem Ausscheiden aus dem Arbeitsleben wegen Alters und bei Erwerbsminderung wegen Behinderung oder Krankheit. Sie sichert zudem nach dem Tod des Versicherten die Hinterbliebenen ab (Ehepartner, minderjährige Kinder). Gesetzliche Grundlage für die Rentenversicherung ist das Sechste Buch des Sozialgesetzbuches (SGB VI).

Organisationsstruktur

Träger der gesetzlichen Rentenversicherung ist die **„Deutsche Rentenversicherung Bund“**. Zu den zentralen Aufgaben des Versicherungsträgers gehört die Beratung bei Gesetzesvorhaben, die Wahrnehmung gemeinsamer Angelegenheiten und die Aufklärung der Bevölkerung. Darüber hinaus hat die Dachorganisation die Funktion einer gemeinsamen Datenstelle der Rentenversicherungsträger. Alle in ihm organisierten Träger sind rechtsfähige Einrichtungen mit Selbstverwaltung.

Die „Deutsche Rentenversicherung“ (DRV) ist in eine „allgemeine Rentenversicherung“ und die „Deutsche Rentenversicherung Knappschaft-Bahn-See“ gegliedert. Alle Auskunfts- und Beratungsaufgaben der Rentenversicherungsträger werden von den Landesversicherungsanstalten wahrgenommen.

Versicherte

In der Rentenversicherung sind alle Personen, die in einem beruflichen, versicherungspflichtigen Beschäftigungsverhältnis stehen oder sich in der Berufsausbildung befinden, versicherungspflichtig.
Pflichtversichert sind:

- Arbeitnehmer und Auszubildende
- bestimmte Gruppen selbstständiger Personen wie zum Beispiel Handwerksmeister, Lehrer und Erzieher, Hebammen, Künstler, Publizisten
- Wehrdienstpflichtige und Zivildienstleistende
- nicht erwerbsmäßig tätige Pflegepersonen
- Bezieher bestimmter, so genannter Entgeltersatzleistungen wie Krankengeld, Arbeitslosengeld, Versorgungskrankengeld, Übergangs- und Unterhaltsgeld
- behinderte Menschen, die in Behindertenwerkstätten tätig sind
- Mütter oder Väter während der Zeit der Kindererziehung (für Geburten ab dem 01.01.1992 bis zu drei Jahren, für Geburten bis 31.12.1991 bis zu einem Jahr)

Landwirte sind grundsätzlich nicht in der gesetzlichen Rentenversicherung pflichtversichert. Sie haben eine eigene Rentenversicherung, die Alterssicherung der Landwirte.

Die Versicherten erhalten durch die Rentenversicherung einen lebenslangen Schutz. Auch Behinderte, die in anerkannten Werkstätten beschäftigt sind, sowie Wehr- und Zivildienstleistende sind versicherungspflichtig.

Selbstständige können pflichtversichert sein, wenn sie z. B. Handwerksmeister sind. Nach 18 Beitragsjahren kann sich der Handwerksmeister von dieser Pflicht auch befreien lassen. Selbstständige Künstler und Publizisten sind auf Antrag nach dem Künstlersozialversicherungsgesetz pflichtversichert. Voraussetzung ist dafür ein bestimmtes Jahresmindesteinkommen. Beamte sind grundsätzlich versicherungsfrei.

Leistungen

Die zentralen Bereiche der gesetzlichen Rentenversicherung sind: die **Zahlung von Renten** wegen Alters, verminderter Erwerbsfähigkeit und bei Tod des Ehepartners oder eines Elternteils bei Minderjährigen und Auszubildenden.

Die zweite Aufgabe der Rentenversicherung ist die **Rehabilitation**. Vorrangig soll die Erwerbsfähigkeit kranker und behinderter Menschen, wenn möglich, wiederhergestellt werden. Erst wenn dies nicht möglich ist, kommt es zu einer Rentenzahlung. Die Rente soll den Versicherten als Lohnersatz eine ausreichende Lebensgrundlage im Alter bieten.

Rentenarten
- Renten wegen Alters (beispielsweise Regelaltersrente)
- Renten wegen verminderter Erwerbsfähigkeit
- Renten wegen Todes (beispielsweise als Witwen-/Waisenrenten)

Renten sind in ihrer Höhe – anders als bei den anderen Säulen der Sozialversicherung – abhängig von der Höhe der eingezahlten Beiträge und der Dauer der Versicherungszeit (→ Äquivalenzprinzip, S. 448).

Altersrente

Jeder Versicherte kann sich bei Erreichen des 67. Lebensjahres vom aktiven Berufsleben zurückziehen und Altersrente beantragen. Voraussetzung für den Bezug von Altersrenten ist, dass Versicherte, die die Altersgrenze erreicht haben, eine **Mindestversicherungszeit** erfüllen und einen **Rentenantrag** gestellt haben. Bei Erfüllung bestimmter Voraussetzungen und unter Berücksichtigung von versicherungsmathematischen Abschlägen kann Rente auch vor dem 67. Lebensjahr beantragt werden.

Altersrenten
- Regelaltersrente ab dem 67. Lebensjahr
- Altersrente für langjährig Versicherte
- Altersrente für schwerbehinderte Menschen
- Altersrente wegen Arbeitslosigkeit oder nach Altersteilzeitarbeit
- Altersrente für langjährig unter Tage beschäftigte Bergleute
- Renten wegen verminderter Erwerbsfähigkeit

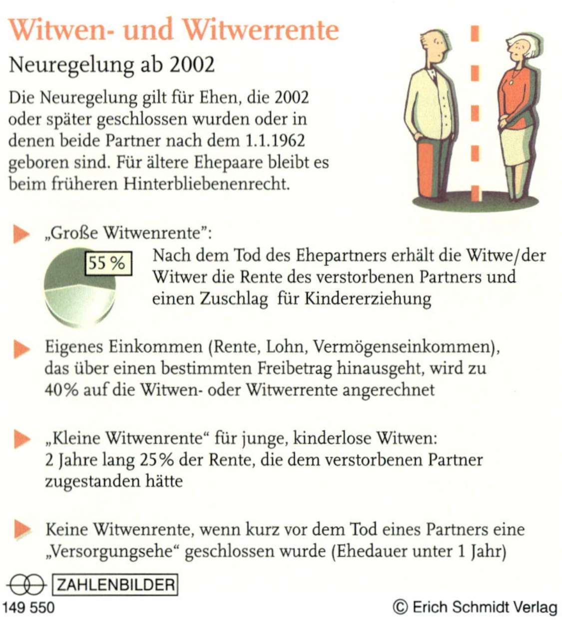

Bei **Erwerbsunfähigkeit** beziehungsweise Berufsunfähigkeit haben Versicherte Anspruch auf eine **Erwerbsminderungsrente**. Die Zahlung der Rente hängt davon ab, ob der Versicherte aus medizinischen Gründen nicht mehr arbeiten kann. Entscheidend ist dabei, wie viele Stunden er pro Tag im Rahmen einer 5-Tage-Woche arbeiten kann. Als vermindert erwerbsfähig gilt, wer nur noch **unter drei** beziehungsweise **zwischen drei und sechs Stunden täglich** arbeiten kann. Diese Versicherten erhalten dann entweder die volle Erwerbsminderungsrente (unter drei Stunden) oder die halbe Erwerbsminderungsrente (drei bis unter sechs Stunden).

Renten wegen Todes
- Kleine Witwen- oder Witwerrente
- Große Witwen- oder Witwerrente
- Erziehungsrente
- Rente an den geschiedenen Ehegatten (gegebenenfalls bei Scheidung vor dem 01.07.1977)
- Waisenrente

Leistungen zur Rehabilitation

Durch die Rehabilitation sollen frühzeitige Rentenzahlungen verhindert und die Arbeitskraft erhalten bzw. wiederhergestellt werden. Es gilt der **Grundsatz „Rehabilitation geht vor Rente“**. Zu den Leistungen gehören medizinische und andere Leistungen zur Teilhabe am Arbeitsleben, die die Erwerbsfähigkeit kranker oder behinderter Menschen günstig beeinflussen, wie beispielsweise Heilbehandlungen in einer Rehabilitationsklinik oder die Umschulung zu einem dem Leistungsvermögen angemessenen Beruf. Ziel der Rehabilitation ist es, Beeinträchtigungen der Erwerbsfähigkeit durch Krankheiten, körperlichen, geistigen oder seelischen Behinderungen entgegenzuwirken, sie zu verhindern oder zu überwinden, um möglichst eine dauerhafte Wiedereingliederung in das Erwerbsleben zu erreichen.

Arbeitslosenversicherung 1.3.5

Die Arbeitslosenversicherung soll die Sicherung der Existenz im Falle von Arbeitslosigkeit für einen befristeten Zeitraum der Arbeitssuche gewährleisten. Gesetzliche Grundlage hierfür ist das Dritte Buch des Sozialgesetzbuches (SGB III).

Organisationsstruktur

Träger der Arbeitslosenversicherung ist die Bundesagentur für Arbeit mit Sitz in Nürnberg. Sie unterliegt einer paritätischen Selbstverwaltung und hat neben der Existenzsicherung von unverschuldet arbeitslos gewordenen Arbeitnehmern auch die Aufgabe der Arbeitsvermittlung, Berufsberatung und Lehrstellenvermittlung.

paritätische Selbstverwaltung 2 S. 444

Für die Menschen, die keiner Erwerbstätigkeit nachgehen, weil sie keine Arbeit oder Ausbildungsstelle finden, sind regionale Stellen, die „Agenturen für Arbeit“ zuständig. Jedes Bundesland hat zudem eine „Regionaldirektion“.

Versicherte

In der Arbeitslosenversicherung sind alle Personen versichert, die einer bezahlten, mehr als geringfügigen Beschäftigung (auch Minijob) nachgehen. Das betrifft Arbeiter und Angestellte sowie Auszubildende. Für Beamte und Personen, die das 65. Lebensjahr vollendet haben, besteht Versicherungsfreiheit. Selbstständige können sich nur unter bestimmten Voraussetzungen auf Antrag gegen das Risiko der Arbeitslosigkeit versichern.

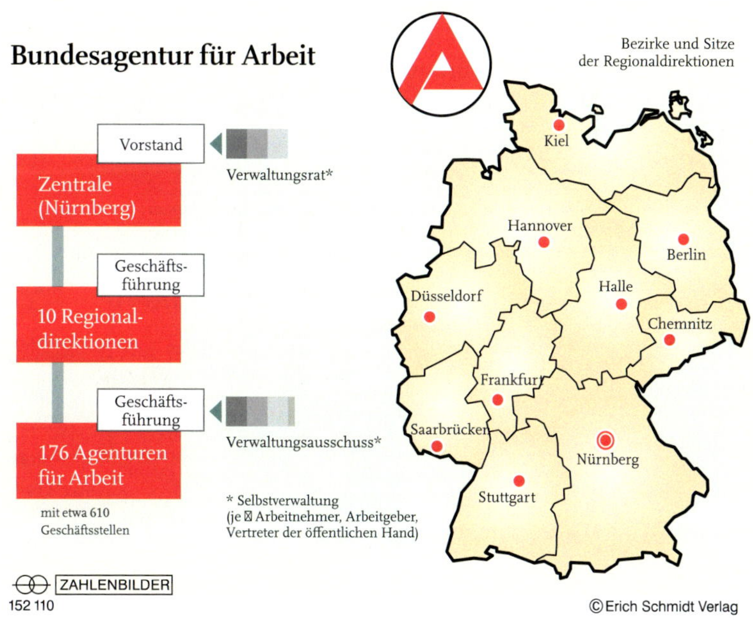

Leistungen

Zu den Leistungen der Arbeitslosenversicherung gehören Maßnahmen, die Arbeitslose unterstützen, wieder in Arbeits- und Ausbildungsverhältnisse zu kommen. Zudem wird der Lebensunterhalt während der Arbeitslosigkeit sichergestellt. Leistungen der Arbeitslosenversicherung erhalten sowohl Arbeitnehmer als auch Arbeitgeber. Für die Gewährung der Leistungen müssen die so genannten Anspruchsvoraussetzungen erfüllt sein.

Leistungen für Arbeitnehmer

- Unterstützung, Beratung und Vermittlung (z. B. Bewerbungskosten, Reisekosten, Vermittlungsgutschein) bei der Suche von Arbeitsstellen
- Maßnahmen zur Verbesserung der Eingliederungsaussichten, z. B. bei Behinderungen, längerer Krankheit
- Förderung zur Aufnahme einer Beschäftigung und Mobilitätshilfen (z. B. Übergangsbeihilfe, Ausrüstungsbeihilfe, Reisekostenbeihilfe, Fahrkostenbeihilfe, Trennungskostenbeihilfe, Umzugskostenbeihilfe)
- Förderung der Aufnahme einer selbstständigen Tätigkeit in Form von Überbrückungsgeld, Existenzgründungszuschuss
- Förderung der Berufsausbildung
- Förderung der beruflichen Weiterbildung
- Förderung der Teilhabe behinderter Menschen am Arbeitsleben (berufliche Rehabilitation)
- Entgeltersatzleistungen (Leistungen zum Lebensunterhalt wie Arbeitslosengeld, Teilarbeitslosengeld, Übergangsgeld, Kurzarbeitergeld, Insolvenzgeld)
- Leistungen nach dem Altersteilzeitgesetz
- Entgeltsicherung für ältere Arbeitnehmer

Leistungen, die sich an Arbeitgeber richten

- Förderung zur Einstellung von Arbeitnehmern: Einstellungszuschuss bei Neugründung und Vertretung
- Eingliederungszuschüsse bei Einstellung von Arbeitnehmern mit besonderen Vermittlungsproblemen
- Förderung der beruflichen Weiterbildung: Zuschuss zum Arbeitsentgelt für Ungelernte, Zuschuss zum Arbeitsentgelt für von Arbeitslosigkeit bedrohte Arbeitnehmer
- Förderung der Teilhabe behinderter Menschen am Arbeitsleben: berufliche Rehabilitation
- Leistungen zur beruflichen Eingliederung schwerbehinderter und ihnen gleichgestellter Menschen: (z. B. Zuschüsse zur Ausbildungsvergütung schwerbehinderter Menschen, Eingliederungszuschüsse für besonders betroffene schwerbehinderte Menschen, Probebeschäftigung)
- Kurzarbeitergeld
- Leistungen nach dem Altersteilzeitgesetz
- Förderung der Berufsausbildung (z. B. ausbildungsbegleitende Hilfen)
- Förderung von Einrichtungen zur beruflichen Aus- oder Weiterbildung oder zur beruflichen Rehabilitation
- Zuschüsse zu Sozialplanmaßnahmen

Besonderheiten der Finanzierung

Die Leistungen der Arbeitsförderung und die sonstigen Ausgaben der Bundesagentur für Arbeit werden durch Beiträge der Arbeitnehmer, der Arbeitgeber sowie durch Umlagen, Mittel des Bundes und sonstige Einnahmen finanziert. Arbeitnehmer und Arbeitgeber zahlen den Beitrag zur Arbeitsförderung je zur Hälfte (→ paritätische Finanzierung, S. 445). Der Beitragssatz beträgt zurzeit 3 % der Beitragsbemessungsgrundlage. Beitragsbemessungsgrundlage ist das Arbeitsentgelt der Beschäftigten (Bruttogehalt), das bis zur Beitragsbemessungsgrenze **(Stand 2011: 66.000 € / neue Bundesländer 57.600 €)** berücksichtigt wird.

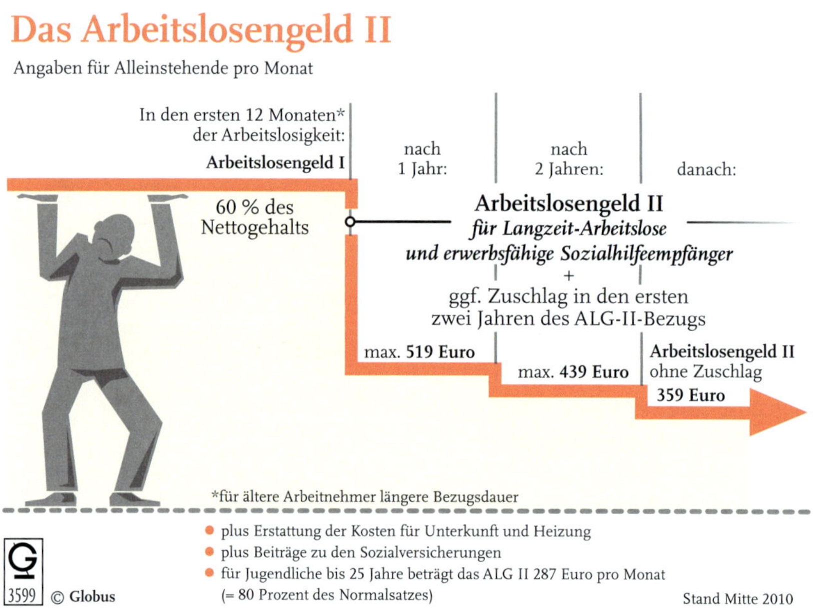
Das Arbeitslosengeld II
Angaben für Alleinstehende pro Monat
In den ersten 12 Monaten* der Arbeitslosigkeit:
Arbeitslosengeld I
60 % des Nettogehalts
nach 1 Jahr:
nach 2 Jahren:
danach:
Arbeitslosengeld II
für Langzeit-Arbeitslose und erwerbsfähige Sozialhilfeempfänger
+
ggf. Zuschlag in den ersten zwei Jahren des ALG-II-Bezugs
max. 519 Euro
max. 439 Euro
Arbeitslosengeld II ohne Zuschlag
359 Euro
*für ältere Arbeitnehmer längere Bezugsdauer
plus Erstattung der Kosten für Unterkunft und Heizung
plus Beiträge zu den Sozialversicherungen
für Jugendliche bis 25 Jahre beträgt das ALG II 287 Euro pro Monat (= 80 Prozent des Normalsatzes)
3599
© Globus
Stand Mitte 2010

Sozialhilferecht

Es handelt sich um ein steuerfinanziertes Fürsorgesystem, zu dem von den Antragsberechtigten keine Beiträge gezahlt werden.

Für Menschen, die nicht in der Lage sind, ihren Lebensunterhalt selbst zu erwirtschaften, gibt es das „Sozialgeld" (Sozialhilfe).

Der Sozialgeldbezug ist für die unterschiedlichen Gruppen von Bedürftigen in zwei verschiedenen Sozialgesetzbüchern geregelt: SGB II und SGB XII unterscheiden die Hilfeempfänger in Erwerbsfähige (Grundsicherung für Arbeitssuchende) und nicht Erwerbsfähige (Sozialhilfe). Für erwerbsfähige Hilfebedürftige und ihre Angehörigen gilt grundsätzlich das SGB II, für nicht Erwerbsfähige und ihre Angehörigen das SGB XII. Erwerbsfähig nach dem SGB II ist jeder, der mindestens drei Stunden täglich arbeiten kann (§ 8 SGB II).

Für Leistungen nach dem SGB II sind die Arbeitsagenturen zuständig.

Ein **Grundsatz** des SGB II ist das **„Fördern und Fordern"**. Die Arbeitsagenturen sollen den Arbeitssuchenden zielgerichtet Maßnahmen zur Eingliederung in den Arbeitsmarkt anbieten. Die Arbeitssuchenden werden eng an ihre Mitwirkungs- und Selbsthilfeverpflichtung gebunden.

Die Leistungen im **Sozialhilferecht** sind weitgehend pauschaliert. Die Hilfebedürftigen erhalten einen Regelbedarf, aus dem sie Anschaffungen (z. B. für Kleidung), selbst ansparen müssen.

Zudem gibt es **im Alter und bei Erwerbsunfähigkeit mit geringem Rentenbezug eine bedarfsorientierte Grundsicherung.**

Für Leistungen nach dem SGB XII sind die Sozialhilfeträger zuständig.

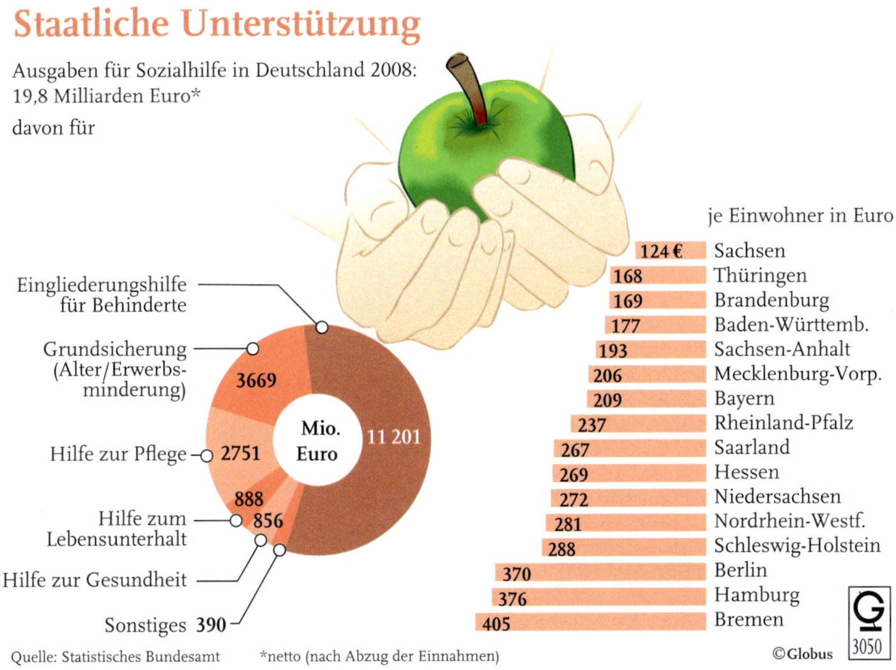

Die *Sozialhilfe* gehört nicht zu den Sozialversicherungen, sondern zur staatlichen Hilfeleistung. Sie ist *keine Versicherungsleistung*. Sozialhilfe wird aus den Steuereinnahmen finanziert. Bei Bedürftigkeit werden nur dann Leistungen gewährt, wenn kein anderer möglicher Kostenträger zuständig ist (→ Subsidiaritätsprinzip, S. 447).

Zielsetzungen des neuen Sozialhilferechts

- Die Leistungen werden auf den individuellen Bedarf des Hilfebedürftigen abgestimmt. Sie berücksichtigen dabei die individuelle Lebenslage des Hilfebedürftigen. Die Sozialhilfe umfasst die Miete, Beiträge zur Krankenversicherung und den so genannten Regelbedarf für den laufenden Lebensunterhalt (Nahrung, Strom, Kleidung) (§ 9 SGB XII). In besonderen Ausnahmefällen kann ein zusätzlicher, gesonderter Bedarf geltend gemacht werden (erhöhter Regelbedarf wegen aufwändiger, krankheitsbedingter Diät, Erstausstattung für Schulkinder u. Ä.).
- Die Sozialhilfe ist eine nachrangige Leistung (subsidiär) und wird erst dann erbracht, wenn alle anderen Möglichkeiten ausgeschöpft sind. Vorrangige Leistungen sind das Einkommen und Vermögen des Hilfebedürftigen und evtl. bestehende Unterhaltsansprüche und Ansprüche gegenüber vorrangigen Leistungsträgern, z. B. Grundsicherung für Arbeitssuchende, Krankengeld. Der Hilfesuchende ist verpflichtet, seine Arbeitskraft für die Sicherstellung seines Lebensunterhaltes einzusetzen (§ 2 SGB XII).
- Die Sozialhilfe muss dem Grunde nach nicht beantragt werden. Sobald dem Träger der Sozialhilfe bekannt wird, dass die Leistungsvoraussetzungen (Hilfebedarf) besteht, muss Sozialhilfe gewährt werden (§ 18 SGB XII).
- Leistungen der Grundsicherung im Alter und bei Erwerbsminderung müssen immer beantragt werden (§ 18 SGB XII).
- Die Leistungen werden als Dienstleistung, Geldleistung oder Sachleistung erbracht. Geldleistungen haben gegenüber Sachleistungen Vorrang (§ 10 SGB XII). Die Leistungserbringung beschränkt sich nicht nur auf finanzielle Unterstützung, sondern umfasst auch Beratung, Aktivierung und andere Unterstützungsformen, die den Hilfebedürftigen helfen sollen, von der Sozialhilfe unabhängig zu werden/sein (§ 11 SGB XII).
- Auch hier wird der Vorrang ambulanter vor stationärer Hilfe durch verschiedene Regelungen gestärkt. Leistungen stationärer Hilfe werden erst nach Prüfung von Bedarf, möglichen Alternativen (insbesondere ambulanter Hilfemöglichkeiten) und Kosten gewährt. Für stationär untergebrachte behinderte und/oder pflegebedürftige Personen wurde der bisher geltende Zusatzbarbetrag gestrichen. Dies soll eine Gleichstellung der Bezieher ambulanter und stationärer Leistungen garantieren.

Aktuelle Informationen zu Planungen und Neuerungen in unserer Sozialpolitik erhalten Sie auf den nachfolgenden Seiten im Internet:

- **www.sozialpolitik.com** „Schülerseite“ mit Wissensquiz im Auftrag des Bundesministerium für Arbeit und Soziales (BMAS) mit leicht verständlichen Informationen zur Sozialversicherung und Europa.
- **www.bundesregierung.de** Aktuelle Informationen zu den Reformprojekten.
- **www.bmas.bund.de** (Bundesministerium Arbeit und Soziales):Informationen zu Arbeitsmarkt; Arbeitsrecht, Arbeitsschutz, Soziale Sicherung, Teilhabe behinderter Menschen, Sozialhilferecht, Unfallversicherung.

Träger, Dienste und Einrichtungen des Gesundheits- und Sozialwesens 2

Gesundheitssystem 2.1

Mit unserem Gesundheitssystem soll eine möglichst umfassende Versorgung aller Bundesbürger sichergestellt werden. Es baut auf staatlichen und nicht staatlichen Institutionen des Bundes und der Länder auf. Das Gesundheitssystem umfasst ein System von Einrichtungen und gesundheitsbezogenen Dienstleistungen wie z. B. ärztliche und nicht ärztliche Versorgung, ambulante und stationäre Versorgung und Versorgung mit Arznei-, Heil- und Hilfsmitteln. Wesentlicher Aspekt des Gesundheitssystems ist eine Versorgungsstruktur in drei Bereichen:

Primär-Versorgung durch niedergelassene Ärzte:
Für die ambulante Versorgung Erkrankter sind die niedergelassenen Ärzte zuständig. Neben Allgemeinmedizinern und Hausärzten gibt es auch Fachärzte in eigenen Praxen. Dadurch haben wir in der Primär-Versorgung einen hohen Standard in der Diagnostik. Bei Bedarf veranlassen die niedergelassenen Ärzte die Einweisung in Krankenhäuser zur so genannten Akut-Versorgung.

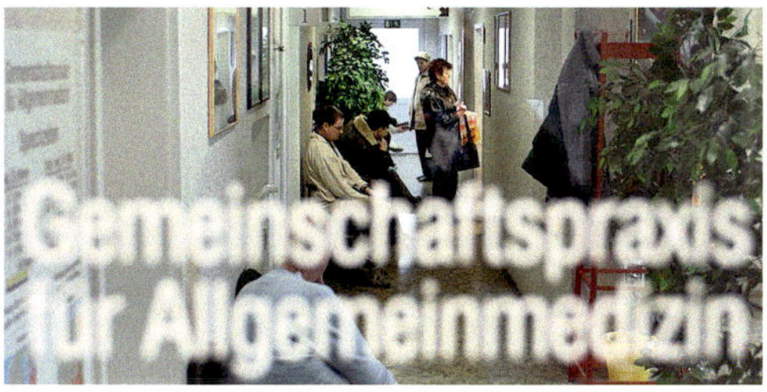

Akut-Versorgung in Krankenhäusern:
Mit ungefähr 2250 Akut-Krankenhäusern wird eine flächendeckende Versorgung in allen Regionen Deutschlands sichergestellt. Der größte Teil der Krankenhäuser (ca. 1600) ist auf die Grundversorgung von Patienten ausgerichtet. Weitere 450 Kliniken sind so genannte Kliniken der Maximal-Versorgung. Hier befinden sich hochspezialisierte Fachabteilungen, die für die Behandlung bestimmter Krankheitsbereiche (z. B. schwere Verbrennungen, Transplantation) notwendig sind. Insgesamt 48 Universitätskliniken befassen sich mit Forschung und Lehre.

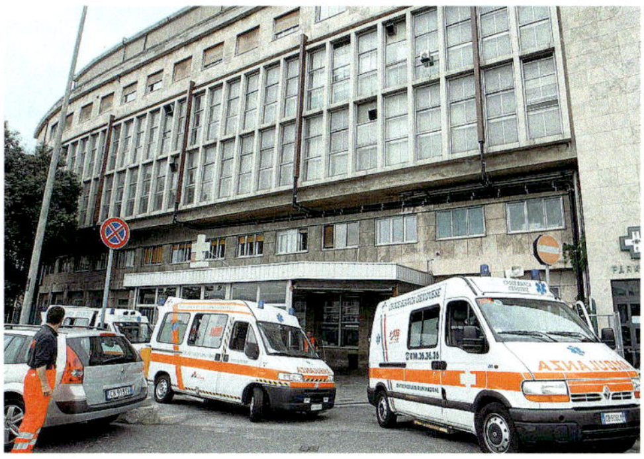

Nachsorge/Rehabilitation
Mehr als 1000 Rehabilitationskliniken übernehmen die Nachsorge im Anschluss an die Akut-Versorgung. In Rehabilitationskliniken sollen die Kranken die Fähigkeit zur Bewältigung ihres Alltags wiedererlangen. Müssen Menschen wegen der Art ihrer Behinderung weiterhin mit Einschränkungen leben, ist das Rehabilitationsziel das Erlernen des Umgangs mit diesen Behinderungen. So sollen auch Behinderte ein möglichst selbstbestimmtes Leben führen können.

Auch im ambulanten Bereich gibt es diverse Angebote, die sich ebenfalls um Nachsorge und Rehabilitation kümmern, z. B.:

- Tageskliniken
- niedergelassene Ergo- und Physiotherapeuten,
- ambulante Krankenpflegedienste,
- niedergelassene (ärztliche oder psychologische) Psychotherapeuten,
- Beratungsangebote, z. B. zur Ernährungsberatung bei Diabetes mellitus, Beratung zur Sondenernährung sowie Wundmanagement.

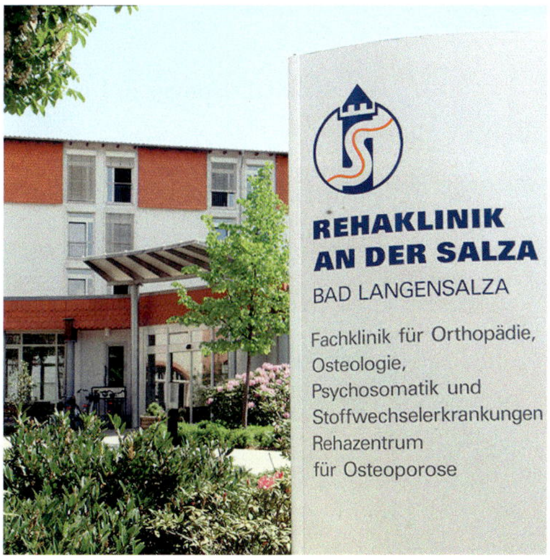

2.2 Altenhilfesystem

Durch eine immer höher werdende Lebenserwartung wird die Zahl alter Menschen, und damit die Zielgruppe der Altenhilfe, immer größer. Wichtigstes Ziel der Altenhilfe ist es, die Selbstständigkeit und Lebensqualität alter Menschen zu erhalten.

Die gesetzlichen Rahmenbedingungen für die Altenhilfe sind im SGB XII geregelt:

> § Die Altenhilfe soll dazu beitragen, Schwierigkeiten, die durch das Alter entstehen, zu verhüten, zu überwinden oder zu mildern und alten Menschen die Möglichkeit zu erhalten, am Leben in der Gemeinschaft teilzunehmen.
> (§71 Abs. 1 Satz 2 SGB XII)

Ein Sozialstaat wie der unsere ist per Grundgesetz verpflichtet, Angebote bereitzustellen, die auch den alten Menschen helfen, ihre Existenz nicht nur in finanzieller, sondern auch in sozialer Hinsicht zu sichern.

> §
> 1. Leistungen zu einer Betätigung und zum gesellschaftlichen Engagement, wenn sie vom alten Menschen gewünscht werden,
> 2. Leistungen bei der Beschaffung und zur Erhaltung einer Wohnung, die den Bedürfnissen des alten Menschen entspricht,
> 3. Beratung und Unterstützung in allen Fragen der Aufnahme in eine Einrichtung, die der Betreuung alter Menschen dient, insbesondere bei der Beschaffung eines geeigneten Heimplatzes,
> 4. Beratung und Unterstützung in allen Fragen der Inanspruchnahme altersgerechter Dienste,
> 5. Leistungen zum Besuch von Veranstaltungen oder Einrichtungen, die der Geselligkeit, der Unterhaltung, der Bildung oder den kulturellen Bedürfnissen alter Menschen dienen,
> 6. Leistungen, die alten Menschen die Verbindung mit nahestehenden Personen ermöglichen.
>
> (§71 Abs. 2 SGB XII)
>
> In Absatz 4 geht der Gesetzgeber sogar über die finanzielle Bedürftigkeit hinaus:
> „Altenhilfe soll ohne Rücksicht auf vorhandenes Einkommen oder Vermögen geleistet werden, soweit im Einzelfall Beratung und Unterstützung erforderlich sind."

Wohlfahrtspflege in Deutschland

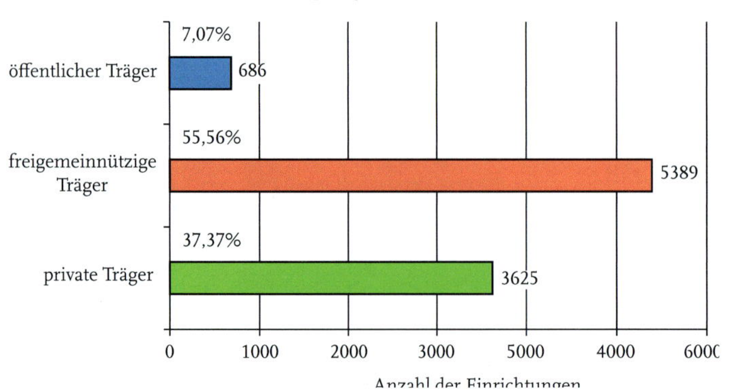

Diese Forderungen werden durch ein breites Netz der Altenhilfe erfüllt. Sie ist ein Teil der Wohlfahrtspflege. Die unterschiedlichen Angebote werden von verschiedenen Trägern übernommen:

1. Staat und Kommunen als öffentliche Träger,
2. privatwirtschaftliche Träger,
3. frei gemeinnützige Träger wie Arbeiterwohlfahrt, Deutscher Paritätischer Wohlfahrtsverband, DRK, Diakonisches Werk, Caritas, Zentrale Wohlfahrtsstelle der Juden in Deutschland.

Einrichtungen der Altenhilfe 2.2.1

Die Angebote der Altenhilfe werden – je nach Zielgruppe und Hilfebedarf – unterschiedliche Angebotsformen an:

- ambulante Altenhilfe
- Altentagesstätten, Altenclubs
- teilstationäre Einrichtungen
- stationäre Einrichtungen

Wohnformen im Alter
2 S. 379

Ambulante Altenhilfe
Die Leistungen erfolgen vorübergehend, gelegentlich oder auch dauerhaft. Sie gliedern sich in:

- ambulante Pflege,
- ambulante Krankenpflege,
- Haus- und Familienpflege (z. B. bei Krankheit der versorgenden Person – Verhinderungspflege),
- niederschwellige Betreuungsdienste für Demenzerkrankte,
- Hausnotruf,
- betreutes Wohnen,
- Essen auf Rädern,
- Rollstuhltransportdienste, Fahrdienste
- Beratungsstellen (z. B. Wohnberatung, Demenzzentren, Pflegeberatung) u.s.w.

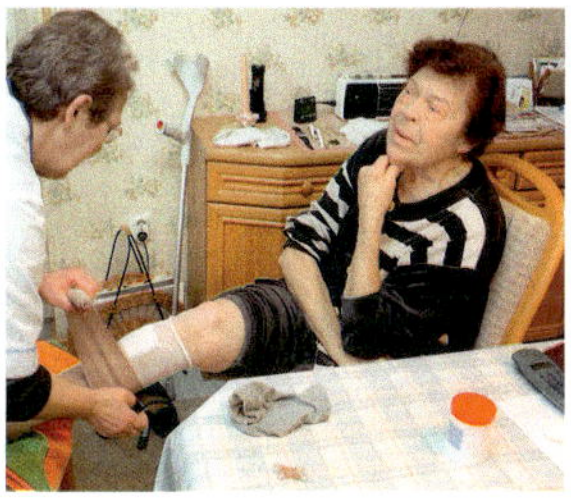

[1] Ambulante Pflege

Ziel der ambulanten Altenhilfe ist, Pflegebedürftigen so lange wie möglich ein selbstbestimmtes Leben in ihrer Wohnung zu ermöglichen. Der Einzug in ein Pflegeheim soll damit hinausgezögert werden. Das Angebot erstreckt sich über Hilfestellung im Alltag bis zu pflegerischen Maßnahmen. Auch die Beratung und Vermittlung von Hilfen wird durch die ambulante Altenhilfe abgedeckt.

Das ambulante Hilfesystem wird von den meisten älteren Menschen oft erst dann in Anspruch genommen, wenn Hilfeleistungen im somatischen (körperlichen) Bereich erforderlich sind. Bei sozialen Schwierigkeiten wenden sich eher die nahen Angehörigen an Beratungsstellen. Betreutes Wohnen bietet die Besonderheit, dass die baulichen Gegebenheiten behindertengerecht sind. Häufig sind die Wohnungen auch mit einem Hausnotrufsystem ausgestattet. Im Bedarfsfall kann ambulante Betreuung, Reinigung, Einkauf, Wäschedienst, Mahlzeitendienst, pflegerische Versorgung usw. „zugekauft“ werden.

Altentagesstätten, Altenclubs
Hierbei handelt es sich um stadtteilgebundene Einrichtungen, die vor allem folgende Angebote bereithalten:

- Beratung und Vermittlung,
- Freizeitgestaltung,
- Kommunikation,
- Kultur,
- Weiterbildung.

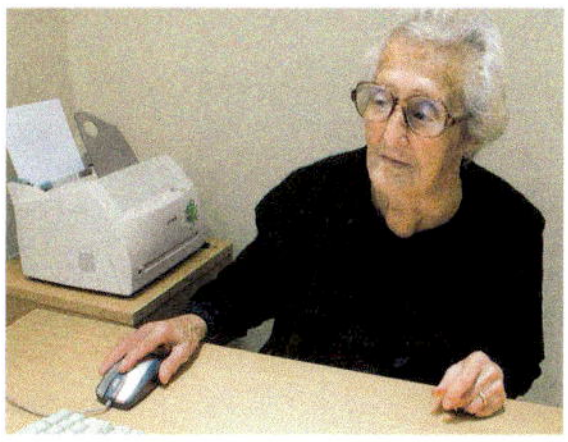

[2] Eine 92-jährige Frau nimmt an einem Computer-kurs für Senioren teil.

Mit diesen Angeboten soll die Zielgruppe schon zu einem Zeitpunkt angesprochen werden, zu dem sie noch aktiv und weitestgehend selbstbestimmt ist. Gefühlen von Vereinsamung und „Nutzlosigkeit“ nach der Erwerbsphase soll entgegengewirkt werden. Leider sind Menschen mit Kontaktschwierigkeiten mit diesem Angebot nur schwer zu erreichen.

Teilstationäre Einrichtungen

Zur teilstationären Altenhilfe gehören die Tages- und Nachtpflegeeinrichtungen. Die teilstationären Angebote sollen pflegende Angehörige entlasten und sind für pflegebedürftige Menschen interessant, die trotz ihres höheren Pflegebedarfs in ihrer Wohnung bleiben möchten. In der Tagespflege erhalten die Gäste regelmäßige Mahlzeiten, es wird für die Medikamenteneinnahme und pflegerische Maßnahmen (z. B. im Bereich Inkontinenz) gesorgt. Hausbesuche von Ärzten und Physiotherapeuten können dort erfolgen und werden durch die Mitarbeiter begleitet. Tagespflegegäste erhalten zudem ein anregendes und geselliges Angebot.

Der Tagespflegegast verlässt seine Wohnung nur stundenweise und kommt dann wieder nach Hause zurück. Dadurch können soziale Kontakte, z. B. zu Nachbarn bestehen bleiben.

Nachtpflegeeinrichtungen haben sich kaum durchgesetzt. Pflegebedürftige mit nächtlichem Hilfebedarf entscheiden sich meistens für eine vollstationäre Pflegeeinrichtung.

Stationäre Einrichtungen

Das Pflegeheim ist eine vollstationäre Einrichtung, in der i. d. R. kranke und pflegebedürftige Menschen wohnen. Das Wesen der vollstationären Altenhilfe ist die Rundum-Versorgung während 24 Stunden am Tag. Zum vollstationären Angebot gehören:

Unterkunft, Verpflegung, Hilfen zur Körperpflege, Beratung und Behördenhilfe, soziale Einzel- und Gruppenbetreuung und Veranstaltungen.

In den so genannten Altenheimen lebten die Menschen, die zwar versorgungs-, aber nicht pflegebedürftig waren. Auf Grund der Stärkung der ambulanten Pflege durch das Pflegeversicherungsgesetz gibt es keine reinen Altenheime mehr.

Struktur der Leistungserbringer in der Pflegeversicherung 2007 – Bundesgebiet

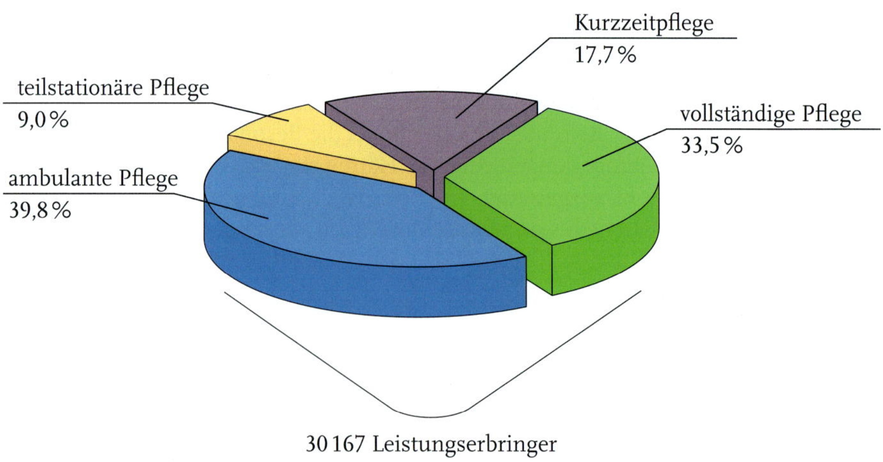

Quelle: VdAK/AEV – Eigene Darstellung und Berechnung

3 Vernetzung, Koordination und Kooperation im Gesundheits- und Sozialwesen

Altenhilfe

Das Angebot in der Altenhilfe bietet für alle erforderlichen Hilfen entsprechende Angebote. Die Strukturen dieser Hilfeangebote sind für alte, gebrechliche Menschen schwer zu durchschauen.

Aus diesem Grund hat der Gesetzgeber mit dem Pflegeweiterentwicklungs-Gesetz die Pflegeberatung als verpflichtende Leistung der Pflegekassen eingeführt. Es sollen auch regional orientierte (quartiersnahe) Pflegestützpunkte eingerichtet werden. Die Pflegeberatung und Pflegestützpunkte sollen Hilfesuchende bei der Organisation ihrer Pflege unterstützen. Dies soll in Form des Case-Managements erfolgen.

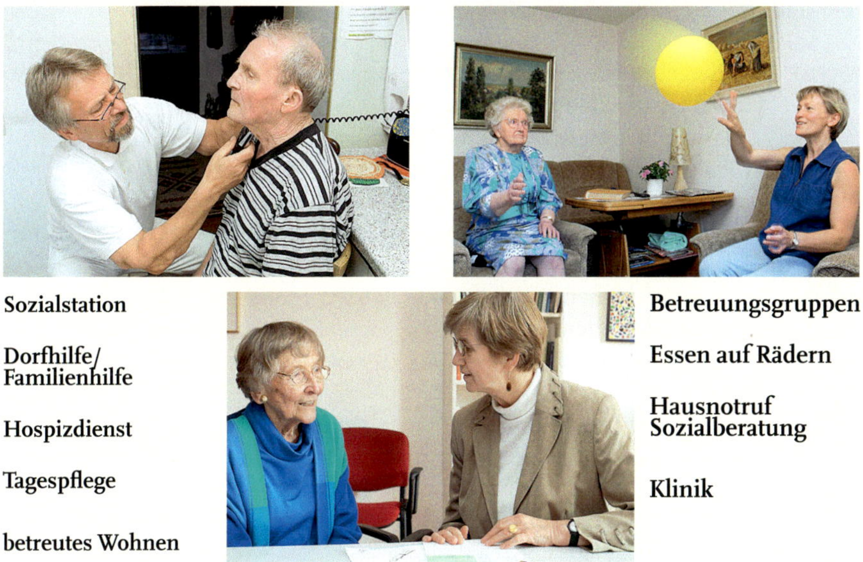
Sozialstation
Dorfhilfe/ Familienhilfe
Hospizdienst
Tagespflege
betreutes Wohnen
Betreuungsgruppen
Essen auf Rädern
Hausnotruf
Sozialberatung
Klinik

[1] Angebot der Altenhilfeeinrichtung

Einige Landespflegegesetze sehen daher die Einrichtung unabhängiger Beratungs- und Vermittlungsstellen vor:

> § **§4 Landespflegegesetz Nordrhein-Westfalen**
> „(1) Pflegebedürftige, von Pflegebedürftigkeit Bedrohte und ihre Angehörigen sind trägerunabhängig zu beraten und über die erforderlichen ambulanten, teilstationären, vollstationären und komplementären Hilfen zu informieren.
> 2) Die Beratung soll im Zusammenwirken von Kommunen, Pflegekassen und den anderen an der pflegerischen Versorgung Beteiligten erfolgen. Diese verständigen sich im Rahmen der Pflegekonferenzen über ein geeignetes Verfahren sowie über die Form der Unterstützung bei der Auswahl eines geeigneten Hilfeangebotes. Bei der Weiterentwicklung des Beratungsangebotes soll insbesondere auf gemeinsame und unabhängige Beratungsstellen und die Entwicklung von Fallmanagement (Case-Management) hingewirkt werden."

§

§ 4 Landespflegegesetz Mecklenburg-Vorpommern

„(1) Pflegebedürftige, von Pflegebedürftigkeit Bedrohte und ihre Angehörigen sind trägerunabhängig zu beraten und über die erforderlichen ambulanten, teilstationären, vollstationären und komplementären Hilfen zu unterrichten.

(2) Die an der pflegerischen Versorgung Beteiligten verständigen sich im Rahmen von Pflegekonferenzen über ein geeignetes Verfahren sowie über die Form der Unterstützung bei der Auswahl eines geeigneten Hilfeangebotes. Bei der Weiterentwicklung des Beratungsangebotes soll nach Möglichkeit auf gemeinsame und unabhängige Beratungsstellen und die Entwicklung von Fallmanagement hingewirkt werden."

Die Pflegekassen geben auf Nachfrage Verzeichnisse von Leistungserbringern heraus, die mit ihnen einen Versorgungsvertrag abgeschlossen haben. Sie sind ebenfalls zur Beratung der Hilfesuchenden verpflichtet.

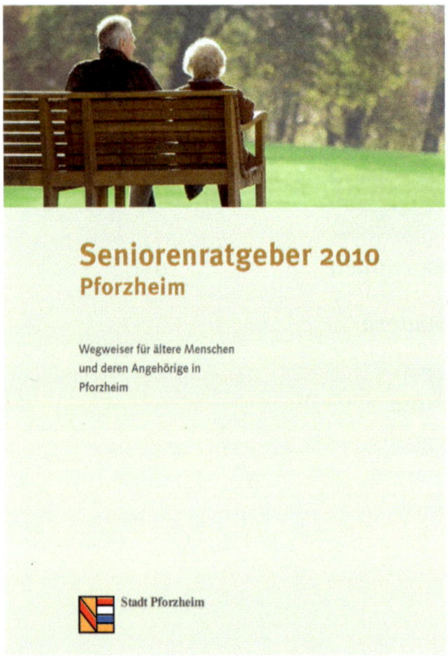

[1] Broschüre des Sozialamtes Pforzheim

Pflegebedürftige und/oder ihre Angehörigen können sich bei folgenden Stellen kostenlos beraten lassen:

- Pflegekasse,
- Sozialamt,
- sozial-psychiatrische Dienste der Städte oder Kreise,
- Pflegeberatungsstellen der Kommunen oder Länder (Pflegestützpunkte),
- Sozialdienste der Krankenhäuser,
- Pflegedienste,
- Pflegeheime.

Pflegebedürftige können die einzelnen Hilfeleistungen von verschiedenen Trägern der Altenhilfe zusammenstellen. Sie sind in der Wahl der Anbieter frei und können im ambulanten Bereich die unterschiedlichen Dienste nach ihren Bedürfnissen kombinieren. Es ist z. B. problemlos möglich, ein Tagespflegehaus der Diakonie zu besuchen, während der Pflegedienst der Caritas oder des DRK eingesetzt wird.

Große Träger haben ihre Pflegedienste häufig für bestimmte Regionen eines Stadtgebietes eingeteilt. So gewährleisten sie eine möglichst hohe Auslastung und Wirtschaftlichkeit der einzelnen Dienste. Die Zahl privater Anbieter im Bereich der ambulanten und vollstationären Pflege ist in den letzten Jahren stetig gestiegen. Seit dem Pflegeweiterentwicklungsgesetz können auch einzelne Pflegefachkräfte Versorgungsverträge mit den Pflegekassen abschließen. Auch Krankenhäuser sind dazu übergegangen, ihr Angebot auf die Altenhilfe auszuweiten. Manche (Krankenhaus-)Träger bieten den Hilfebedürftigen inzwischen ausgereifte Versorgungsnetze aus ambulanter, teil- und vollstationärer Pflege an.

Pflegeüberleitung, Schnittstellenmanagement 4

Pflegeüberleitung

Mit der Pflegeüberleitung sollen Versorgungsbrüche beim Wechsel einer Einrichtung in eine andere, z. B. vom Krankenhaus ins Pflegeheim oder umgekehrt, verhindert werden. In Akutsituationen, z. B. bei einer Einweisung ins Krankenhaus, werden die wichtigsten Informationen, z. B. Medikamentengabe, Hilfebedarf, Allergien, Ansprechpartner, für das Krankenhaus zusammengefasst und dem Patienten bzw. Sanitäter des Krankentransports mitgegeben. Bei planbaren Wechseln wird die Überleitung rechtzeitig geplant. In Kooperation mit dem Betroffenen und seinen Angehörigen sowie den intern und extern beteiligten Berufsgruppen und Einrichtungen wird der voraussichtliche Entlassungs- oder Wechseltermin und der Unterstützungsbedarf des Betroffenen abgestimmt. Durch die Pflegeüberleitung erhalten die Mitarbeiter der weiterbetreuenden Einrichtungen eine Pflegeübergabe unter Einbeziehung des Betroffenen und seiner Angehörigen. Dadurch kann der Hilfebedürftige nahtlos adäquat weiter gepflegt bzw. behandelt werden.

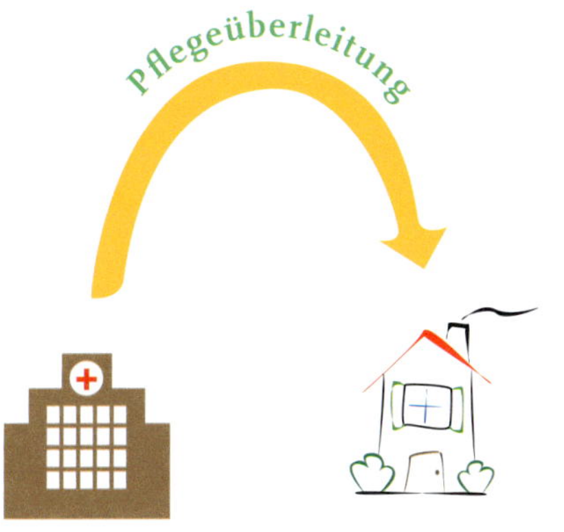

Die Pflegeüberleitung stellt aus pflegerischer Perspektive eine gezielte Vorbereitung von Patienten und Angehörigen sowie ein besserer Informationsaustausch zwischen den am Pflegeprozess Beteiligten sicher.

Überleitungspflege
1 S. 671

Schnittstellen

Von einer Schnittstelle spricht man, wenn zwei Handlungsabläufe aufeinander treffen. Schnittstellen entstehen also da, wo von einer Fachabteilung eine Leistung erstellt wird und die nächste (Fach-)Abteilung damit weiterarbeitet. Es gibt interne und externe Schnittstellen. **Schnittstellen** dienen der Vernetzung von Leistungen, damit diese ineinandergreifen und aufeinander aufbauen können. Um diese Vernetzung der Zusammenarbeit zu gewährleisten, müssen Schnittstellen koordiniert und organisiert werden. Man spricht dann vom Schnittstellenmanagement.

Eine Schnittstelle im Pflegeheim ist z. B. der Bereich **Hauswirtschaft ↔ Pflege**. Das Essen für die Bewohner wird in der Küche zubereitet und an die Pflegebereiche abgegeben. Die Pflegemitarbeiter reichen das Essen dann im Wohnbereich zum Bewohner weiter. Die eigentliche Schnittstelle – also der Punkt, an dem der Verantwortungsbereich der Küche aufhört und der Verantwortungsbereich der Pflege beginnt, muss einrichtungsintern definiert werden: Holt die Pflege den Essenswagen in der Küche ab oder wird er von der Küche bis zum Wohnbereich gebracht, wer übernimmt die Portionierung, wer sammelt die Speisetabletts wieder ein.

Schnittstellenmanagement
2 S. 364

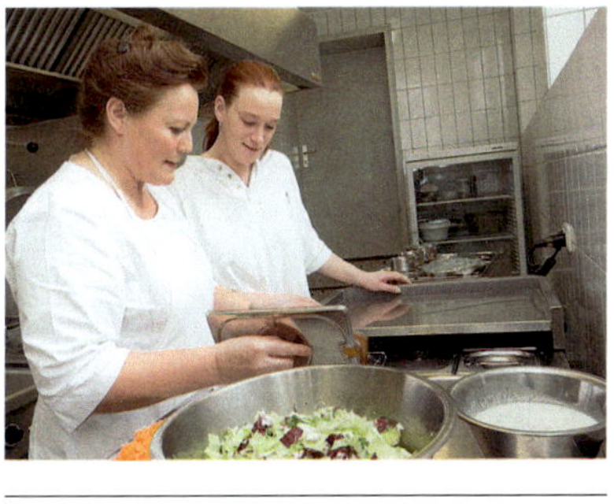

[1] Zubereitung des Essens in der Küche

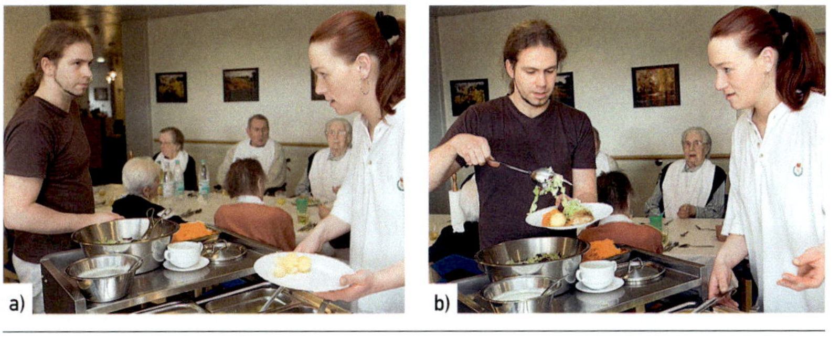

[2] Abgabe des Essens an die Pflegebereiche
a) Die Mitarbeiterin der Küche übernimmt die Portionierung.
b) Die Pflegefachkraft übernimmt die Portionierung.

Schnittstellen sind in der Praxis der Bereich mit dem größten Konfliktpotenzial. Werden Schnittstellen nicht adäquat geregelt, kann es bei Fehlern zu gegenseitigen Schuldzuweisungen der Arbeitsbereiche kommen. Darüber hinaus kann eine man-gelnde Schnittstellenkoordination zu Konkurrenzdenken führen, das wiederum einer guten Zusammenarbeit entgegensteht.

In jüngster Zeit wird statt von Schnittstellen auch von „Nahtstellen" gesprochen. Dies entspricht viel mehr der Tatsache, dass die Leistungen der einzelnen Bereiche nicht voneinander getrennt betrachtet werden können, sondern ineinander greifen müssen.

Schnittstellen im Bereich der ambulanten Pflege:	**Schnittstellen im vollstationären Bereich:**
intern: Pflegedienst ↔ Hauswirtschaftsdienst Pflegedienst ↔ Verwaltung (Abrechnung)	***intern:*** Pflege ↔ Hauswirtschaft Pflege ↔ Küche Pflege ↔ Sozialdienst
extern: Pflegedienst ↔ Hausarztpraxis	**extern:** Pflege ↔ Hausarztpraxis Pflege ↔ externer Physiotherapeut

Schnittstellen

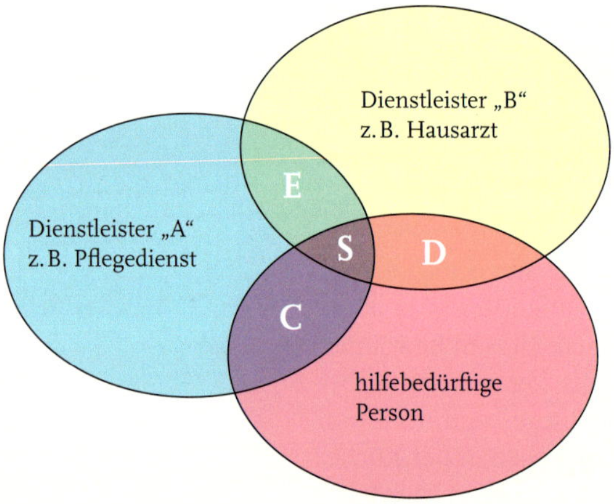

S = Schnittstelle: An diesem Punkt greift die angemessene Versorgung der hilfebedürftigen Person durch unterschiedliche Dienstleister ineinander. Die Versorgungsqualität der einzelnen Dienstleister steht in direkter Abhängigkeit zur Versorgungsqualität an der Schnittstelle. Sie ist also abhängig von der Versorgungsqualität und Abstimmung mit dem anderen Dienstleister.

C = alleiniger Versorgungsauftrag und Verantwortungsbereich zwischen Pflegedienst und hilfebedürftiger Person

D = alleiniger Versorgungsauftrag und Verantwortungsbereich zwischen Hausarzt und Patient

E = Kooperationsbereich Pflegedienst und Hausarztpraxis

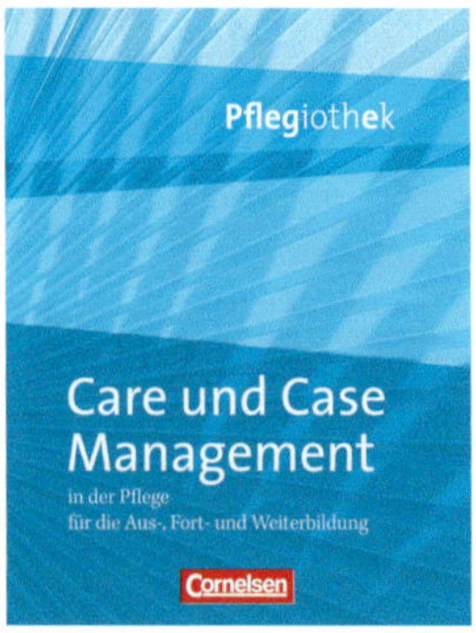

[1] Literatur zum Weiterlesen

Case-Management

Case-Management oder Unterstützungsmanagement wurde als Erweiterung der Einzelfallhilfe in den USA entwickelt. Bei uns hat es zu einer methodischen Neuorientierung in der sozialen Arbeit und im Gesundheitswesen geführt. Seit der Forderung des Gesetzgebers nach einem Case-Management im Bereich der Pflegeberatung, hat Case-Management einen hohen Stellenwert erhalten.

Case-Management bedeutet, dass Menschen mit Hilfebedarf den Zugang zu einem individuellen „Versorgungs-Paket" erhalten sollen.

Eine Zielsetzung des Case-Managements ist es, die **Zusammenarbeit unterschiedlicher Hilfesysteme zu organisieren, zu kontrollieren und auszuwerten.** Die Hilfe wird dabei am konkreten Unterstützungsbedarf der einzelnen Person ausgerichtet. Die betroffene Person wird an diesem Prozess beteiligt.

Der Case-Manager
- schätzt die Bedürfnisse des Hilfebedürftigen ein,
- koordiniert die Planung und Sicherung der medizinischen und sozialen Dienstleistungen,
- legt Prioritäten fest und
- erarbeitet bei Bedarf Standards bzw. legt diese fest und
- sorgt für deren Einhaltung.

Ziel dieser Verfahrensweise ist die Gewährleistung einer möglichst hohen Versorgungsqualität für den Betroffenen.

Case-Management – Komplexität des Hilfesystems

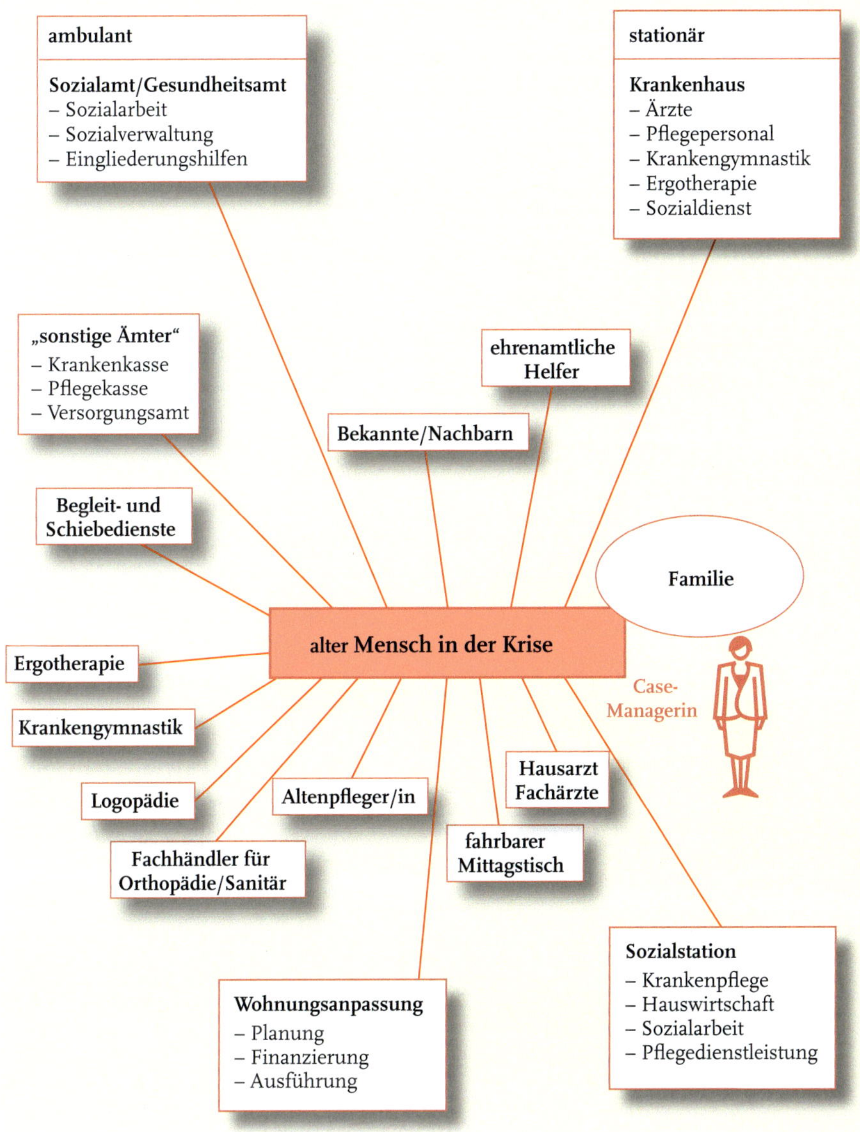

Wesentliche Aspekte des Case-Managements sind:

- die selbstständige und selbstbestimmte Lebensführung hilfebedürftiger Menschen,
- eine individuelle und zielgerichtete Hilfeplanung für die einzelne Person,
- die Vermittlung von Hilfen, die Überprüfung des Hilfeprozesses und ggf. die bedarfsgerechte Anpassung der Hilfen,
- Handlungen auf der Grundlage einer Vereinbarung (Vertrag) mit dem Hilfebedürftigen.
- Die Selbst- und Mitbestimmung der unterstützungsbedürftigen Person ist im gesamten Hilfeprozess ein sehr wichtiger Grundsatz.
- Der Hilfeprozess wird so gestaltet, dass die hilfebedürftige Person über jeden Vorgang Kenntnis hat.
- Der Case-Manager sieht sich als Anwalt der hilfebedürftigen Person.
- Gute Kooperation, Koordination und Kommunikation der Dienstleister sind wesentlich für Case Management.
- Die Vernetzung der professionellen und wenn vorhanden der familiären Ressourcen ist die Basis für ein funktionierendes Case Management.
- Ein Qualitätssicherungssystem zur Überprüfung des gesamten Prozesses ist wichtig. Dabei schätzt der Case-Manager die Wirtschaftlichkeit der Hilfen ein. Sein Fokus liegt zum einen auf der Zufriedenheit der zu versorgenden Person, zum anderen auf der effektiven und effizienten Nutzung der vorhandenen professionellen und familiären Ressourcen.

Hilfeplanung im Rahmen des Case-Managements

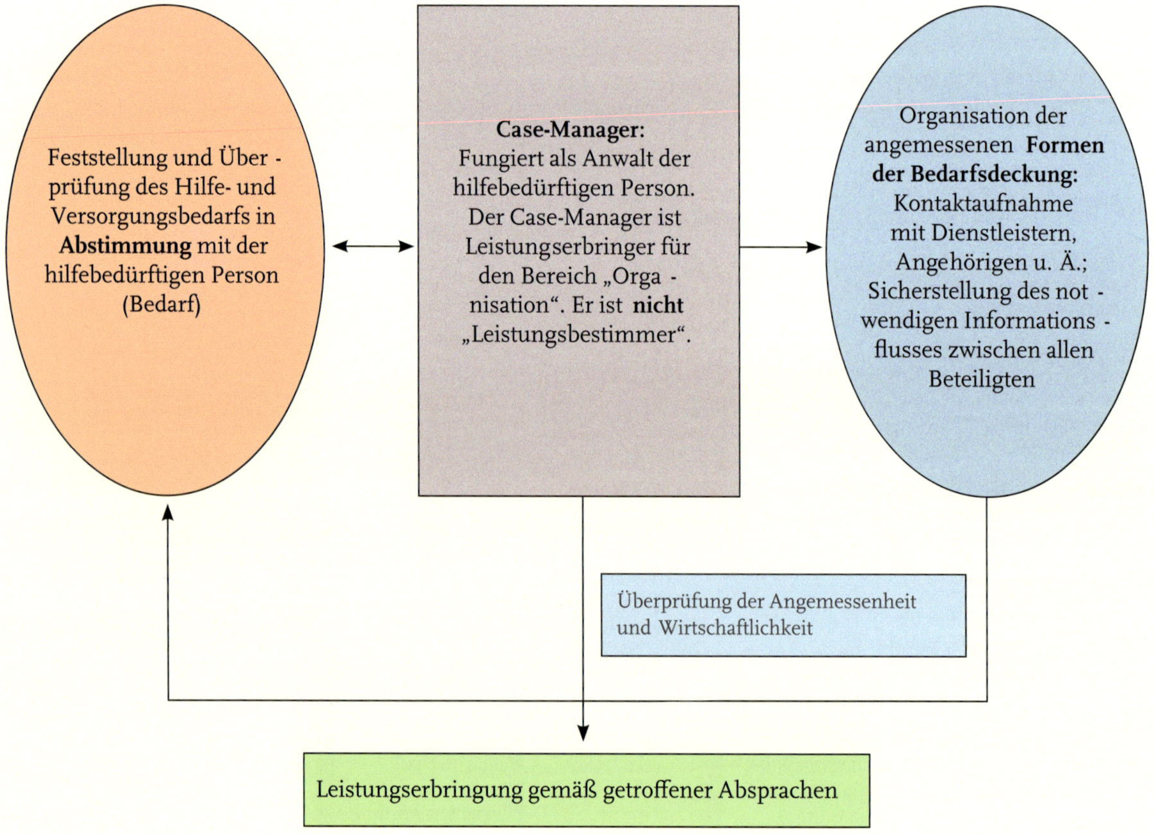

Europa

„Die Europäische Union (EU) ist ein Zusammenschluss demokratischer europäischer Länder, die sich der Wahrung des Friedens und dem Streben nach Wohlstand verschrieben haben. [...] Die Mitgliedstaaten der EU haben gemeinsame Organe eingerichtet. Teile ihrer einzelstaatlichen Souveränität haben sie diesen Organen übertragen, damit in bestimmten Angelegenheiten von gemeinsamem Interesse auf europäischer Ebene demokratische Entscheidungen getroffen werden können."
QUELLE: Internetportal „EUROPA" (http://europa.eu)

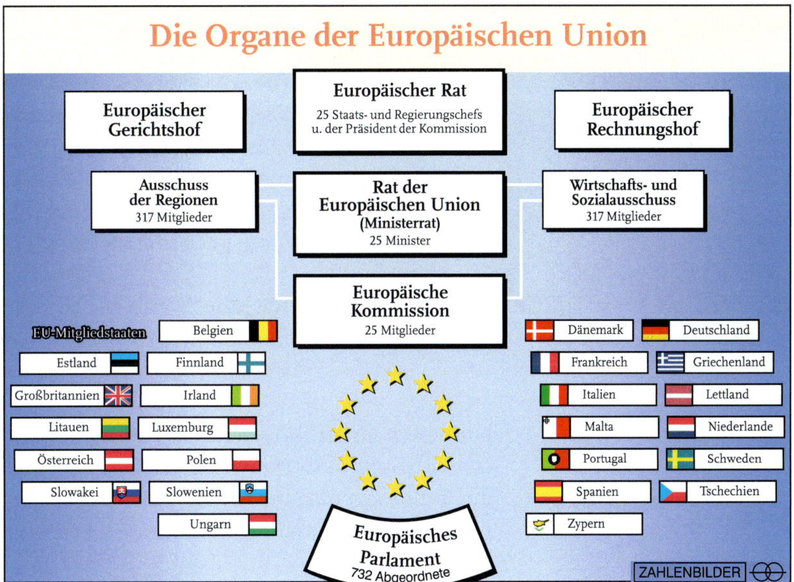

© Erich Schmidt Verlag 714 028

Der Europäische Rat

Der Europäische Rat ist das oberste Organ der EU, er legt Leitlinien und Ziele der EU-Politik fest. Er setzt sich gegenwärtig aus den Staats- und Regierungschefs der Mitgliedsländer, deren Außenministern sowie dem Präsidenten der Europäischen Kommission zusammen.

Die Europäische Kommission (EU-Kommission)

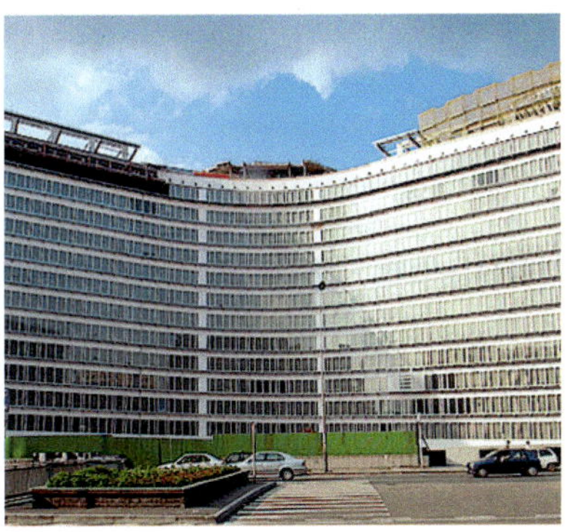

Sitz der EU-Kommission in Brüssel

Die Europäische Kommission schlägt Gesetze vor und kontrolliert deren Einhaltung. Die Mitglieder der EU-Kommission (Kommissare), die jeweils einem bestimmten Ressort vorstehen, werden von den Mitgliedsländern nominiert und durch das Europäische Parlament bestätigt.

Rat der Europäischen Union Ministerrat)

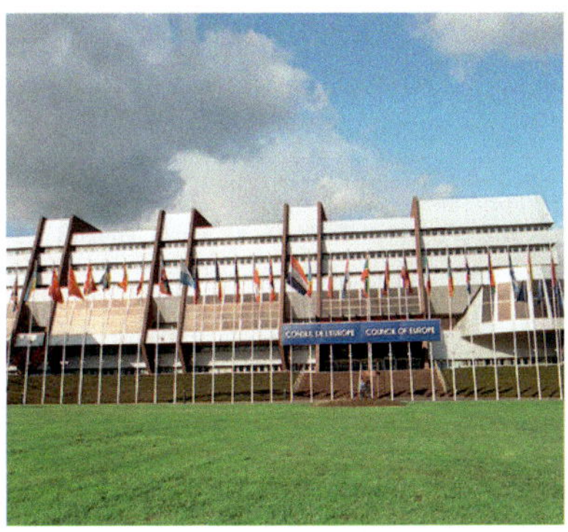

Sitz des Ministerrates in Brüssel

Der Rat der Europäischen Union beschließt zusammen mit dem Europäischen Parlament Gesetze. Er setzt sich aus den jeweiligen Fachministern der nationalen Regierungen zusammen.

Europäisches Parlament

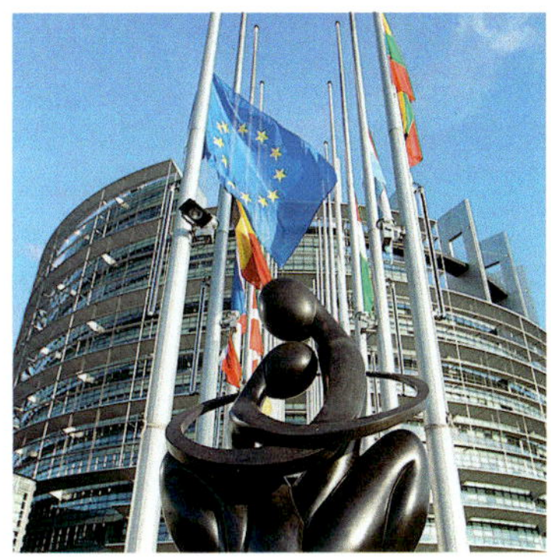

Sitz des Europäischen Parlaments in Straßburg / weitere Dienstorte Brüssel / Luxemburg

Das Europäische Parlament beschließt zusammen mit dem Ministerat Gesetze. Es wird alle fünf Jahre direkt von den Bürgern der Mitgliedstaaten gewählt.

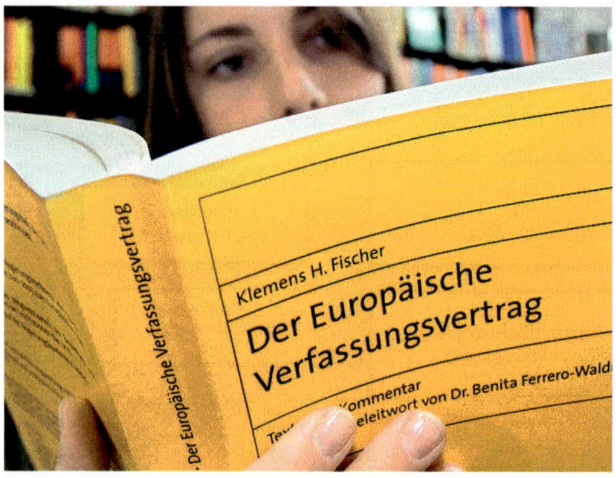

[1] Die Europäische Verfassung

Der Europäischen Union liegen zahlreiche europäische Verträge zugrunde. Diese sollen in Zukunft durch die so genannte **Europäische Verfassung** abgelöst werden.

Die Sozial- und Gesundheitspolitik wird auch künftig in nationaler Verantwortung bleiben. In der Praxis wird es aber immer häufiger notwendig, einzelstaatliche Ziele, Strategien und Aktivitäten transnational abzustimmen. Nur so können die knappen Finanzmittel sinnvoll eingesetzt und für die Versicherten eine optimale Versorgung gewährleistet werden.

Wichtige Werte wie soziale Gerechtigkeit, Solidarität und die Verfügbarkeit sozialer Dienstleistungen sollen auch in der EU bewahrt werden.

Um einen guten Informationsfluss zu gewährleisten und um in der gemeinschaftlichen Planung aktiv mitwirken zu können, haben die Deutsche Sozialversicherung und die Bundesagentur für Arbeit in Brüssel so genannte EU-Repräsentanzen. Deren Aufgabe ist die Information, Analyse und Politikbegleitung.

Die gesetzlichen Renten-, Kranken- und Unfallversicherungen haben seit 1993 eine **gemeinsame Europavertretung** in Brüssel. Diese informiert die nationalen Spitzenorganisationen über alle wichtigen Entwicklungen im europäischen Einigungsprozess. Darüber hinaus pflegt und vertieft sie den Kontakt zu den Europäischen Institutionen. Ihr ziel ist, das Fachwissen der Deutschen Sozialversicherung und die sie tragenden Prinzipien der Solidarität und Staatsferne in die gemeinschaftliche Politikbildung einzubringen.

Seit 2003 hat auch die **Bundesagentur für Arbeit** eine **eigenständige Repräsentanz** in Brüssel. Sie hat die Aufgabe, die Kontakte mit den Generaldirektionen „Beschäftigung und Soziales" sowie „Bildung und Kultur" und den für Arbeit und Soziales zuständigen Ausschüssen des EU-Parlaments zu intensivieren.

Die europäische Kooperation soll gegenseitiges Lernen und eine aktive Mitwirkung an der Entwicklung der europäischen Sozial- und Gesundheitspolitik fördern und gewährleisten. Die wichtigsten Netzwerke sind die „Europäischen Sozialversicherungsforen" und die „Arbeitsgemeinschaft European Social Insurance Partners".

Die Kooperation findet in Foren statt. In diesen Foren treffen sich Vorstände und Geschäftsführer der beteiligten nationalen Sozialversicherungen regelmäßig, um gemeinsam strategische Herausforderungen und Problemlösungen zu diskutieren.

Dabei geht es vor allem um die Wahrung des Prinzips der solidarisch orientierten, nicht nach Gewinn strebenden sozialen Sicherung, die auch den sich wandelnden Anforderungen der Gesellschaft Rechnung tragen muss.

In einer grenzüberschreitenden Zusammenarbeit wird ausgewertet, warum **Patienten Leistungen im Ausland** nachfragen. Zum einen sollen dabei die Vorteile für die „mobilen" Patienten herausgearbeitet, zum anderen die Folgen für das die Behandlung erbringende Gastland untersucht werden. Negative Auswirkungen dieser „mobilen Patienten" könnten z. B. sein, dass ausländische Patienten womöglich begrenzte Operations-Kapazitäten im Gastland belegen, die eigentlich für einheimische Patienten benötigt werden. Eine Folge wäre dann eine Ausweitung der u. U. bestehenden Wartelisten im Gastland. Dies könnte aufgrund eines notwendigen Kapazitätsausbaus einen Kostenanstieg verursachen.

Die gegenseitige Anerkennung von Berufsqualifikationen ist auch für die Heil- und Hilfsberufe ein wichtiger Bestandteil ihrer Grundfreiheiten in der Europäischen Union. Auch von Deutschland werden zunehmend Ärzte und Pflegekräfte im europäischen Ausland nachgefragt. Die Spitzenorganisationen der Deutschen Sozialversicherung fordern deshalb transparente Anerkennungsverfahren von Berufsqualifikationen. Diese Anerkennungsverfahren sollen aber auch weiterhin ein hohes Qualifikationsniveau von medizinischem Fachpersonal gewährleisten. Denn es wird ein gleichmäßig hohes Ausbildungsniveau in allen EU-Staaten gewünscht. Dazu soll eine dauerhafte hochrangige Gruppe für Gesundheitsdienste und medizinische Versorgung eingesetzt werden, die die Zusammenarbeit der Mitgliedstaaten erleichtert. Diese Gruppe ist für die Umsetzung von Empfehlungen verantwortlich und soll die Entwicklungsprozesse im europäischen Sozial- und Gesundheitswesen in Zukunft fortführen.

Repräsentative europäische Organisationen (aus den Bereichen Patienten, Leistungsanbieter, Kostenträger und Public Health) die keiner Regierung angehören, sollen als dauerhafte Vertreter der Interessen von Versicherten und Patienten einbezogen und als gleichberechtigte Partner in der zukünftigen Arbeitsgruppe zu einer stärkeren Problem- und Praxisorientierung beitragen.

Public Health
1 S. 42

Aufgabenschwerpunkte der Sozial- und Gesundheitspolitik in Gegenwart und Zukunft
Ein großes Problem unseres Sozialsystems ist eine hohe Arbeitslosigkeit und geringe Geburtenrate. Denn das Einkommen der Sozialversicherungen ist wesentlich von den eingezahlten Beiträgen der Mitglieder abhängig.

Geld vom Amt

Von je 1 000 Einwohnern Deutschlands zwischen 15 und 64 Jahren erhalten Lohnersatzleistungen wegen:

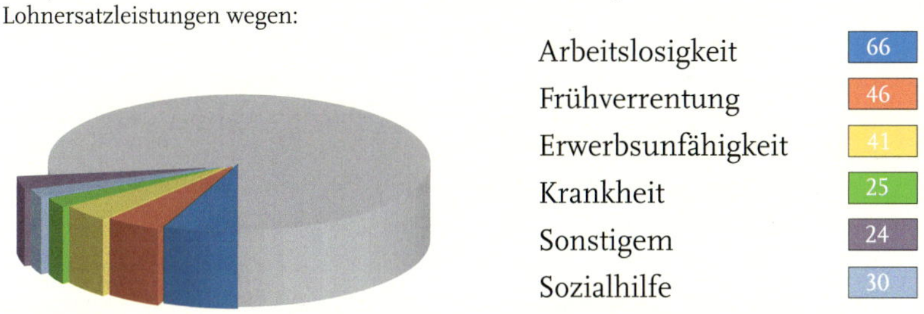
Arbeitslosigkeit 66
Frühverrentung 46
Erwerbsunfähigkeit 41
Krankheit 25
Sonstigem 24
Sozialhilfe 30

Quelle: OECD-Studie 2003

Das bedeutete: Je mehr Menschen arbeitslos oder erwerbsunfähig sind, desto we-niger Beiträge gehen in den Sozialversicherungen ein. Die **Einnahmen der Sozialversicherungen sinken**.

Aus den Sozialversicherungsbeiträgen der versicherungspflichtig Beschäftigten werden wiederum die Leistungen finanziert, die diejenigen erhalten, die wegen Krankheit oder schlechter Konjunktur nicht erwerbstätig sind. Die **Ausgaben der Sozialversicherungen erhöhen sich**.

Darüber hinaus gehen bei hoher Arbeitslosigkeit auch die Steuereinnahmen zurück. Aus den Steuereinnahmen wird wiederum die Arbeitslosenhilfe nach SGB II, die Sozialhilfe nach SGB XII und der Zuschuss zum Gesundheitsfonds finanziert.

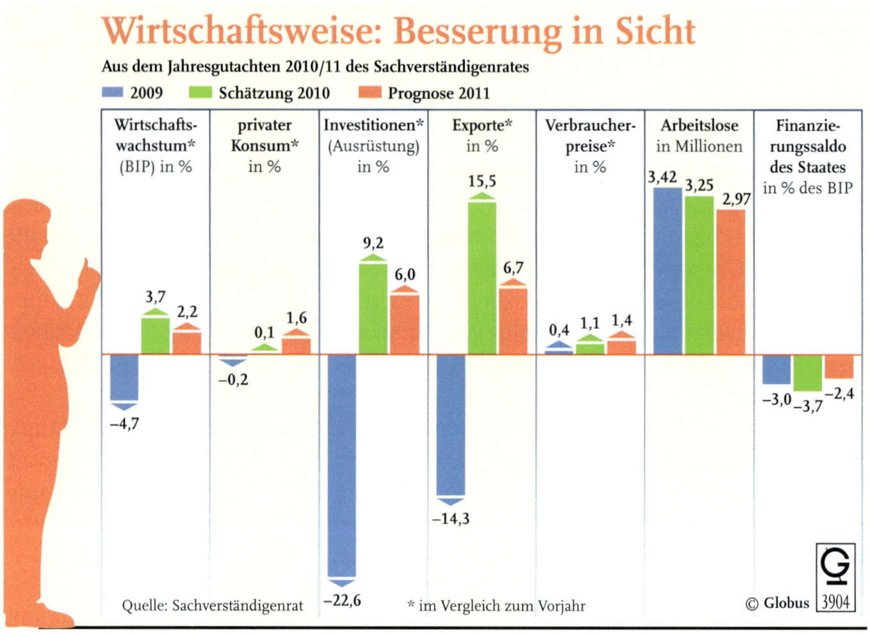

Zuzahlungen im Bereich der Krankenversicherung
2 S. 454
Selbstverwaltung
2 S. 444

Bei rückläufiger Konjunktur durch mangelnde Binnennachfrage (der Umsatz im eigenen Land) sehen Arbeitgeber und einzelne politische Parteien immer wieder weiteren Veränderungsbedarf bei den Lohnnebenkosten (Sozialabgaben) und in der Lockerung des Kündigungsschutzes. Deshalb müssen Arbeitnehmer inzwischen auch Teile der Kranken- und Pflegeversicherung allein tragen. Eine Lockerung der Kündigungsschutzregeln soll die Motivation der Unternehmer, Arbeitnehmer einzustellen, erhöhen. Durch den gelockerten Kündigungsschutz könnten sie Mitarbeiter bei „Flauten" dann schneller kündigen.

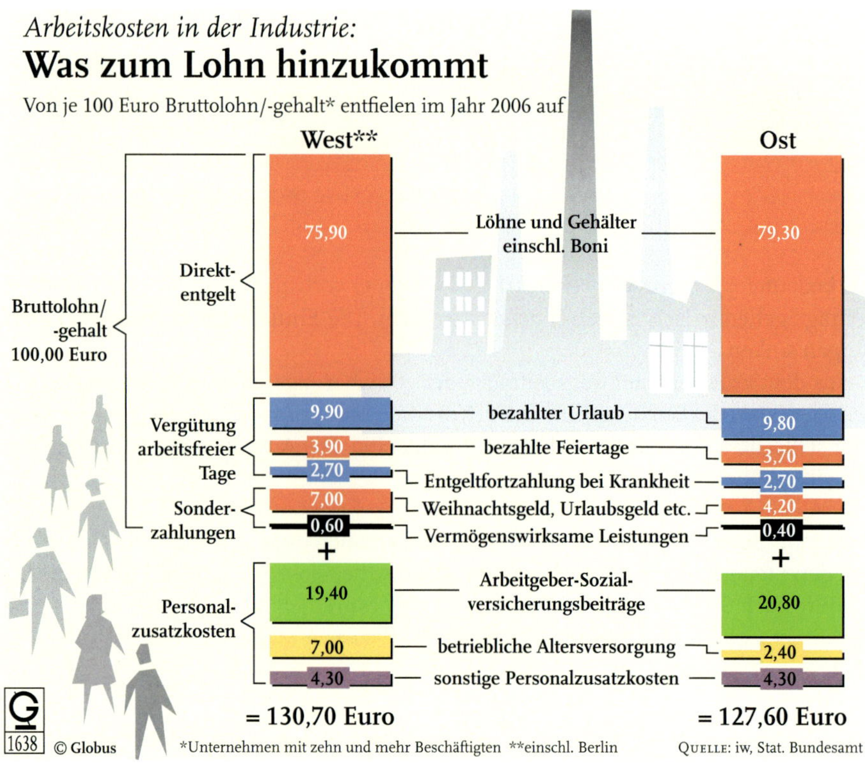

Rechtliche Rahmenbedingungen altenpflegerischer Arbeit 5

Vertragsrecht 5.1

Ein Vertrag besteht aus zwei inhaltlich übereinstimmenden Willenserklärungen von mindestens zwei Personen. Häufig einigen sich die Vertragspartner darüber, einander bestimmte Leistungen gewähren zu wollen. Schließt beispielsweise eine Pflegefachkraft mit einer Pflegeeinrichtung einen Arbeitsvertrag, so verpflichtet sich die Pflegefachkraft, ihre Arbeit vorschriftsgemäß zu erbringen, und der Träger der Pflegeeinrichtung verpflichtet sich zur Vergütung dieser Arbeitsleistung. Ein Vertrag ist für die vertragsschließenden Parteien verbindlich. Diese Bindung ist unabhängig davon, ob der Vertrag schriftlich oder mündlich abgeschlossen wurde. Die allgemeinen Regelungen zum Vertrag stehen im |BGB.

BGB

2 S. 207

Der Vertrag zwischen Pflegefachkraft und Pflegeeinrichtung ist ein **Arbeitsvertrag**. Das Besondere an Arbeitsverträgen sind zahlreiche Schutzvorschriften zugunsten der Arbeitnehmer, die auf Grund ihrer Stellung unterlegen sind. Sie gewährleisten, dass auch die Arbeitnehmerinteressen ausreichend berücksichtigt werden. Die Vereinbarungen in einem Arbeitsvertrag sind nur dann für beide Parteien verbindlich, wenn sie nicht gegen diese Schutzvorschriften verstoßen.

Juristisch gesehen kann auch der Arbeitsvertrag mündlich geschlossen werden. Ein schriftlicher Arbeitsvertrag ist nur dann zwingend erforderlich, wenn eine Rechtsvorschrift, z. B. in einem Tarifvertrag, dies ausdrücklich vorsieht.

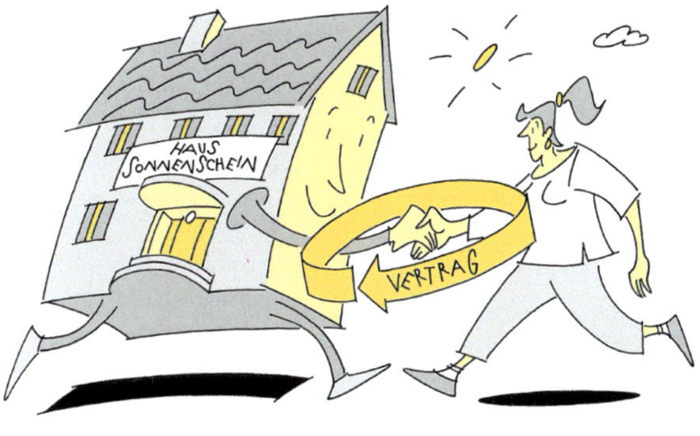

Ist kein schriftlicher Arbeitsvertrag geschlossen worden, muss der Arbeitgeber dem Arbeitnehmer aber binnen eines Monats nach Aufnahme der Arbeit eine unterschriebene Niederschrift über die wesentlichen Arbeitsbedingungen aushändigen (§ 2 Nachweisgesetz).

Zur Nachweispflicht im Rahmen einer solchen Niederschrift oder als Arbeitsvertrag gehören folgende Angaben:

- Name und Anschrift der Vertragsparteien,
- Zeitpunkt des Beginns des Arbeitsverhältnisses,
- vorhersehbare Dauer des Arbeitsverhältnisses (Befristung oder unbefristet),
- Beschreibung der zu leistenden Tätigkeit,
- Zusammensetzung und Höhe des Arbeitsentgelts, auch Zuschläge oder Zulagen,
- Fälligkeit des Arbeitsentgelts,
- vereinbarte Arbeitszeit,
- Dauer des jährlichen Erholungsurlaubes,
- Kündigungsfristen,
- Hinweise auf Tarifverträge, Betriebs- oder Dienstvereinbarungen.

5.2 Arbeitsrecht

Arbeitnehmer werden durch arbeitsrechtliche Vorschriften geschützt. Diese sind in Gesetzen, Rechtsverordnungen, Tarifverträgen und Betriebsvereinbarungen festgelegt.

Im Arbeitsrecht wird zwischen Individualarbeitsrecht und Kollektivarbeitsrecht unterschieden. Das **Individualarbeitsrecht** betrifft das Verhältnis zwischen Arbeitgeber und Arbeitnehmer. Gegenstand sind also der Arbeitsvertrag und die verschiedene Schutzvorschriften, die zugunsten des Arbeitnehmers für diesen Vertrag gelten. Zum **Kollektivarbeitsrecht** gehören die Angelegenheiten, die die Arbeitnehmerseite als Gesamtheit und ihr Verhältnis zur Arbeitgeberseite betreffen. Hier geht es in erster Linie um die Mitwirkung der Arbeitnehmer an der Gestaltung ihrer Arbeitsbedingungen. Darüber hinaus sollen damit die Voraussetzungen geschaffen werden, dass auch auf der gemeinschaftlichen Ebene Arbeitnehmerinteressen durchgesetzt werden können.

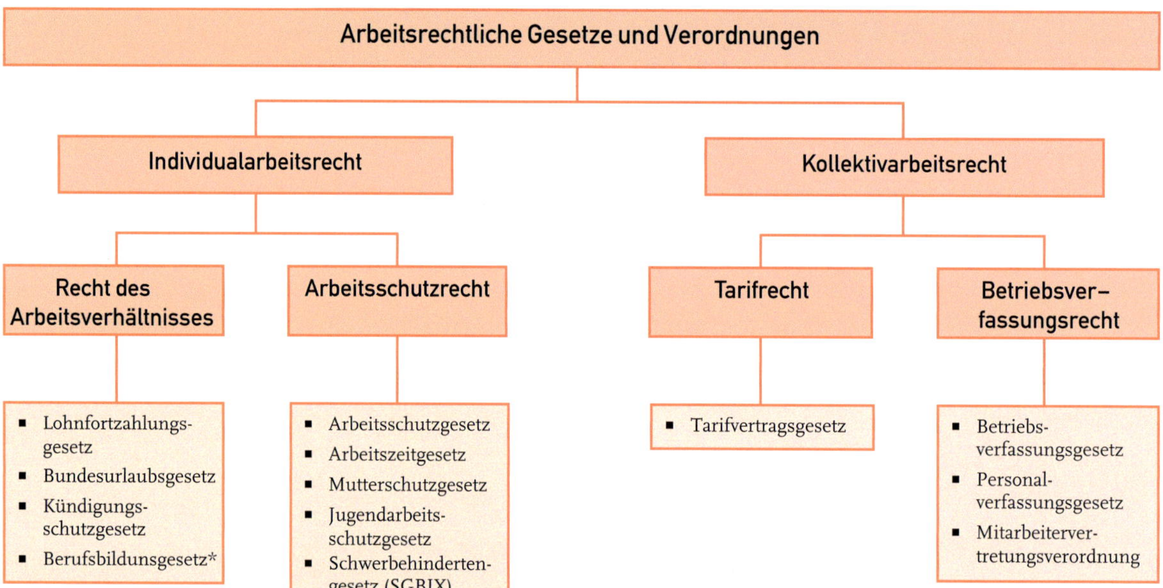

* Die Ausbildung zum Altenpfleger/Altenpflegerin regelt das Altenpflegegesetz, ein Gesetz des öffentlichen Rechts.

nach: Thomas Klie: Rechtskunde. Das Recht der Pflege alter Menschen, 9. Auflage, Vincentz Verlag, Hannover 2010, S. 499

5.3 Erbrecht

Jeder Mensch hat das Recht, seinen letzten Willen schriftlich in einem Testament festzulegen. Er kann jede ihm beliebige Person, Organisation, Stiftung u. Ä. zu seinem Erben bestimmen.

Besteht kein Testament, tritt die gesetzliche Erbfolge ein. Das heißt, dass Verwandte des Verstorbenen (Erblasser) als Erben in einer gesetzlich festgelegten Hierarchie in Frage kommen. Familienangehörige, die nicht direkt mit dem Erblasser verwandt, also verschwägert oder angeheiratet sind, gehören nicht in die gesetzliche Erbfolge. Neben den Verwandten des Erblassers gehört auch sein Ehepartner zu den gesetzlichen Erben. Sind keine gesetzlichen Erben vorhanden und fehlt ein anderslautendes Testament des Erblassers, erbt der Staat.

Die gesetzliche Erbfolge, also wer vor wem erbt, wenn kein Testament vorliegt, richtet sich nach einer gesetzlich bestimmten Ordnung:

Erben 1. Ordnung: direkte Abkömmlinge des Erblassers, also Kinder, Enkelkinder und Urenkel

Wenn es jemanden gibt, der zu dieser Gruppe der Erben gehört, sind die nachfolgenden Verwandten nicht erbberechtigt, wenn kein anderslautendes Testament vorliegt. Auch innerhalb dieser Ordnungsgruppe besteht eine Rangfolge: Die Enkel- und Urenkelkinder können nur dann erben, wenn ihre jeweiligen Eltern bereits verstorben sind. Ansonsten erben die Abkömmlinge in direkter Nachfolge, also die Kinder des Erblassers.

Erben 2. Ordnung: Eltern des Erblassers und seine Geschwister und deren Kinder

Die jeweils „nachrangigen" Angehörigen, also die Geschwister und deren Kinder haben nur dann ein Erbrecht, wenn die Eltern bereits verstorben sind. Zudem sind Verwandte der 2. Ordnung nur dann erbberechtigt, wenn es keine Verwandten der 1. Ordnung gibt.

Erben 3. Ordnung: Großeltern, Onkel, Tanten, Cousinen usw.

Die Verwandten dieser Ordnung treten nur dann in die Erbfolge ein, wenn es keine Verwandten der vorherigen Ordnung gibt.

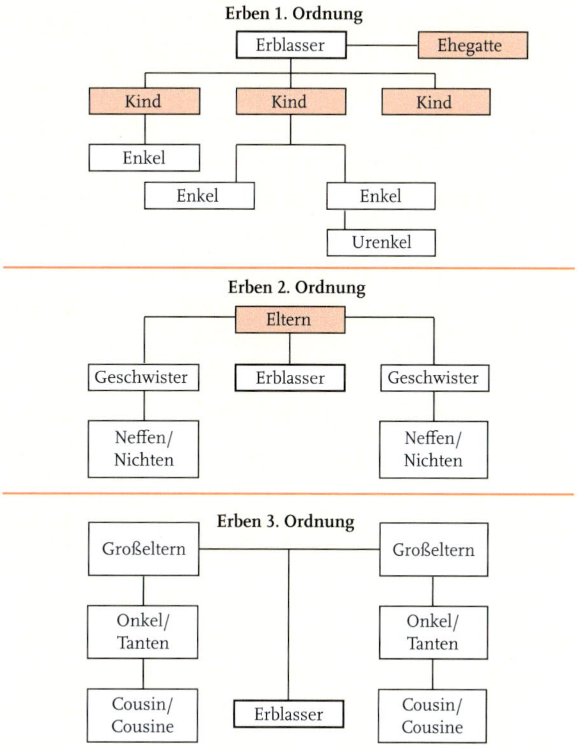

Eine Besonderheit des **Erbrechts ist der Ehepartner.** Da der Ehepartner nicht mit dem Erblasser verwandt ist, ist er auch nicht in das Ordnungssystem einbezogen. Er gehört bei Eintritt der gesetzlichen Erbfolge trotzdem immer zu den erbberechtigten Personen. Die Höhe seines Erbteils richtet sich danach, welcher Ordnung die erbberechtigten Verwandten des Erblassers angehören. Der Ehepartner des Erblassers erbt neben den Erben der 1. Ordnung ¼, neben den Erben der 2. Ordnung ½ und neben den Erben der 3. Ordnung ½ des Erblasservermögens.

Das Ordnungssystem folgt also dem Prinzip, dass nahe Verwandte vor entfernteren Verwandten zur Erbfolge berufen sind.

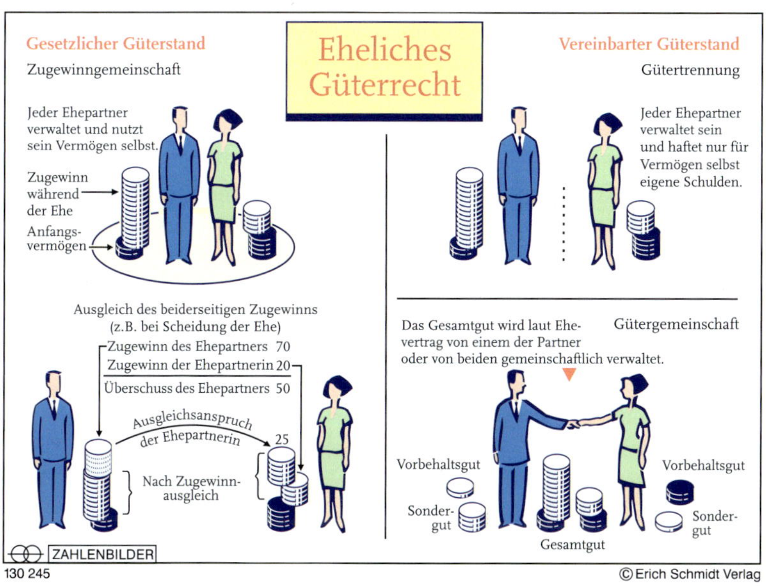

Eheliches Güterrecht
Gesetzlicher Güterstand
Zugewinngemeinschaft
Jeder Ehepartner verwaltet und nutzt sein Vermögen selbst.
Zugewinn während der Ehe
Anfangsvermögen
Ausgleich des beiderseitigen Zugewinns (z.B. bei Scheidung der Ehe)
Zugewinn des Ehepartners 70
Zugewinn der Ehepartnerin 20
Überschuss des Ehepartners 50
Ausgleichsanspruch der Ehepartnerin
25
Nach Zugewinnausgleich
Vereinbarter Güterstand
Gütertrennung
Jeder Ehepartner verwaltet sein und haftet nur für Vermögen selbst eigene Schulden.
Gütergemeinschaft
Das Gesamtgut wird laut Ehevertrag von einem der Partner oder von beiden gemeinschaftlich verwaltet.
Vorbehaltsgut
Sondergut
Gesamtgut
Vorbehaltsgut
Sondergut
ZAHLENBILDER

130 245 © Erich Schmidt Verlag

Wenn kein Ehevertrag zwischen den Eheleuten geschlossen wurde, geht der Gesetzgeber davon aus, dass eine Zugewinngemeinschaft besteht. Da auch diese mit dem Tod des Erblassers aufgelöst wird, erhöht sich der Erbteil des überlebenden Ehepartners. Er bekommt dann, neben den Erben der 1. Ordnung ½ des Erbes, neben den Erben der 2. Ordnung und den Großeltern ¾ des Erbes.

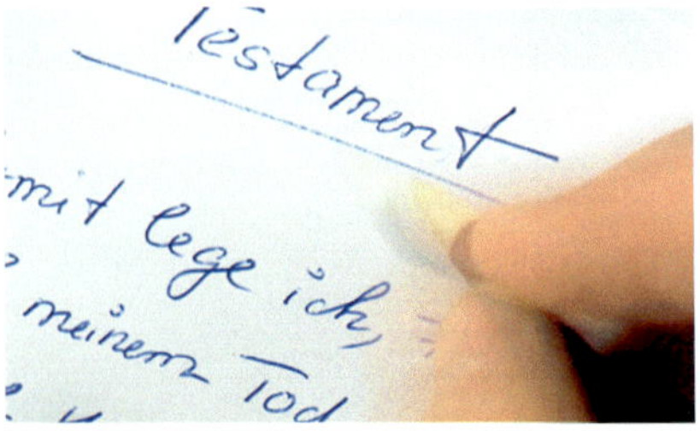

[1] Handschriftliches Testament

Das deutsche Erbrecht sichert auch enterbten Familienangehörigen durch den so genannten **Pflichtteilanspruch** einen Anteil an der Erbschaft zu.

Die Erbschaft, der so genannte Nachlass, umfasst alle vermögensrechtlichen Positionen des Verstorbenen. Zu diesen Vermögenswerten gehören auch Schulden. Möchte ein Erbe die Erbschaft nicht haben, weil der Erblasser überwiegend Schulden hinterlässt, kann er die Erbschaft „ausschlagen“.

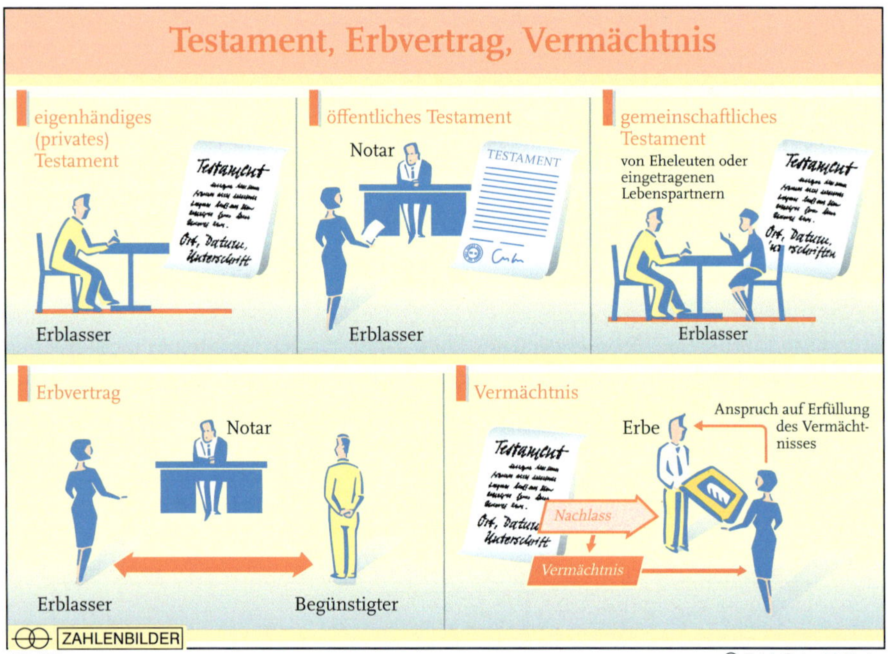

130 117

Damit ein **Testament** rechtsgültig ist, müssen bestimmte Voraussetzungen erfüllt sein:

- Es muss vom Erblasser eigenhändig geschrieben und unterschrieben sein. (Alternativ kann das Testament als Niederschrift eines Notars errichtet werden.)
- Es sollte Datum und Ort der Erstellung enthalten.
- Das Testament sollte als solches benannt sein: „Testament“, „Letzter Wille“ o. Ä.
- Ehepartner dürfen ein gemeinsames Testament abfassen. In diesem Fall gelten erleichterte Formanforderungen. Ein Ehepartner darf das Testament für beide handschriftlich aufschreiben. Es genügt, wenn der andere Ehepartner die Niederschrift mit unterschreibt.
- Der Erblasser darf nicht testierunfähig sein. Testierunfähig ist,wer nicht im Besitz seiner geistigen Kräfte ist und die Folgen seines Handelns nicht beurteilen kann.
- Wurde der Erblasser zur Abfassung des Testaments gezwungen, kann das Testament angefochten werden.

Für **Ausnahmesituationen** hat der Gesetzgeber die Möglichkeit des so genannten „Nottestaments" vorgesehen. Voraussetzungen hierfür sind:

- Der Erblasser ist zu schwach, um sein Testament handschriftlich zu verfassen. Darüber hinaus muss die Gefahr bestehen, dass ein Notar nicht mehr rechtzeitig zur Stelle sein kann.
- Das Nottestament wird vom Erblasser mündlich vor dem Bürgermeister oder einer Person, die zu dessen Vertretung befugt ist, erklärt.
- Es müssen zwei Zeugen hinzugezogen werden.
- Weder der Bürgermeister noch die Zeugen dürfen im Testament als Erben bedacht sein.
- Besteht so ernste Todesgefahr, dass es nicht mehr möglich ist, den Bürgermeister oder seinen Vertreter hinzuzuziehen, kann der Erblasser das Nottestament auch mündlich vor drei Zeugen (nicht: Ehepartner und Verwandte des Erblassers in gerader Linie) erklären.

Nach drei Monaten verliert das Nottestament seine Gültigkeit, wenn der Erblasser noch lebt.

Landesheimgesetze 5.4

Das Heimgesetz galt für Pflegeheime sowie für Tages-, Nacht- und Kurzzeitpflegeeinrichtungen gleichermaßen.

Das bundesweit geltende Heimgesetz (HeimG) wurde 2006 mit der Föderalismusreform abgelöst. Jetzt sind die einzelnen Bundesländer für die Gesetzgebung zuständig. Sie haben also eine eigene Gesetzgebungskompetenz in diesem Bereich. Das Bundesheimgesetz gilt so lange in einem Bundesland fort, wie dieses kein eigenes Heimgesetz verabschiedet hat.

Im Landesheimgesetz sind die heimrechtlichen Verordnungen z. B. Heimmitwirkungsverordnung, Heimpersonalverordnung und Heimmindestbauverordnung geregelt. Das Landesheimgesetz gilt für Einrichtungen, die dem Zweck dienen, ältere Menschen, pflegebedürftige oder behinderte Volljährige aufzunehmen, ihnen Wohn-raum zu überlassen sowie Betreuung und Verpflegung zur Verfügung zu stellen oder vorzuhalten. Inwieweit neue Wohnformen, wie z. B. Haus- und Wohngemeinschaften darunter fallen, regelt jedes Bundesland eigenständig.

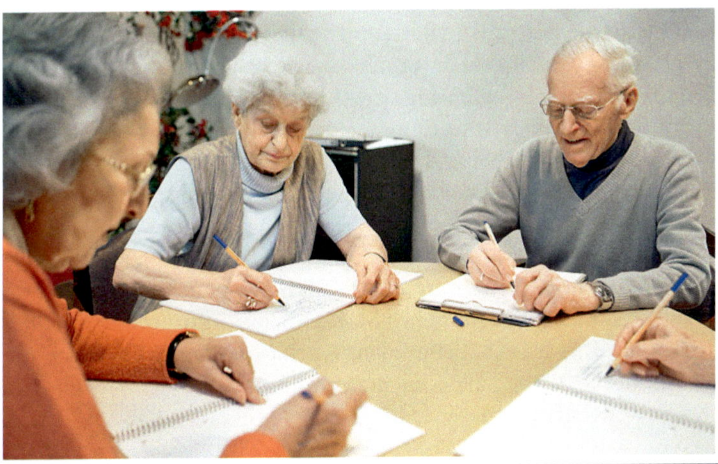

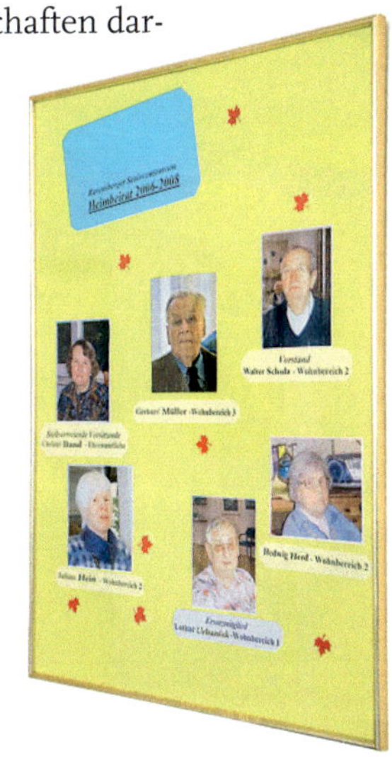

[1] In den Heimmitwirkungsverordnungen ist unter anderem die Einrichtung von Heimbeiräten vorgesehen.

online

Eine Übersicht über die Gesetzgebungsverfahren der Länder zum Heimrecht finden Sie unter **www.bagfw-qualitaet.de/gesetze-vertraege/**

Die **Zielsetzungen** der meisten Landesheimgesetze sind:

- die Würde sowie die Interessen und Bedürfnisse der Verbraucher zu schützen,
- die Selbstständigkeit, die Selbstbestimmung und die Selbstverantwortung der Verbraucher zu wahren und zu fördern,
- die Einhaltung der Pflichten zu sichern, die der Träger der Einrichtung gegenüber den Bewohnern hat
- die Mitwirkung der Bewohner zu sichern,
- eine dem allgemein anerkannten Stand der fachlichen Erkenntnisse entsprechende Qualität des Wohnens und der Betreuung zu sichern,
- die Beratung in Heimangelegenheiten zu fördern,
- die Zusammenarbeit der für die Durchführung dieses Gesetzes zuständigen Behörden mit den Trägern und deren Verbänden, den Pflegekassen, dem medizinischen Dienst der Krankenversicherung sowie den Trägern der Sozialhilfe zu fördern.

Medizinischer Dienst der Krankenversicherung
2 S. 515

BGB
2 S. 207

Geschäftsfähigkeit
Geschäftsfähigkeit ist die Fähigkeit, rechtlich bindende Willenserklärungen abzugeben (z. B. Verträge schließen)

Mit dem Heimgesetz sorgen die Länder dafür, dass die Heime staatlich und damit unabhängig überwacht werden. Gleichzeitig sollen Bürokratie und unnötige Doppelprüfungen abgeschafft werden. Für die Überwachung ist die Heimaufsicht zuständig. In den meisten Entwürfen bzw. in bereits verabschiedeten Landesheimgesetzen, z. B. in NRW, ist vorgesehen, dass die Heimaufsicht sich bei der Wahrnehmung ihrer Aufgaben mit dem Medizinischen Dienst der Krankenversicherung (MDK) abstimmen soll. Heimaufsicht und MDK haben dazu das Recht, ihre Informationen auszutauschen, um ihre jeweiligen Aufgaben wahrzunehmen. Die Heimaufsicht ist verpflichtet, jedes Heim mindestens einmal im Jahr zu prüfen. Hat der MDK eine Einrichtung im Rahmen der Qualitätsprüfung nach §§ 112, 114 SGB XI in einem Jahr bereits überprüft, kann die Heimaufsicht auf eine Überprüfung dieses Heimes noch im gleichen Jahr verzichten.

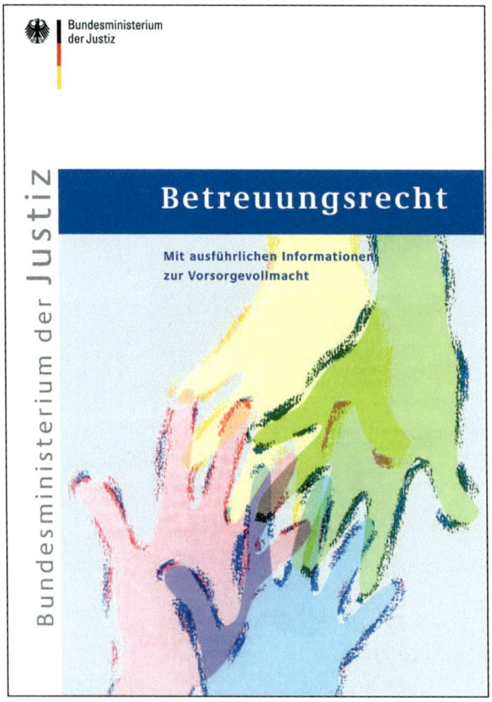

[1] Broschüre des Bundesministeriums der Justiz über das Betreuungsrecht

Betreuungsrecht

Ist ein Mensch auf Grund einer Krankheit, z. B. Demenz oder Behinderung, nicht mehr in der Lage, bestimmte Angelegenheiten seines Alltags selbst zu regeln, kann eine gesetzliche Betreuung erforderlich sein (§§ 1896 ff. BGB). Die Frage nach einem gesetzlichen Betreuer stellt sich insbesondere dann, wenn jemand z. B. nicht mehr in der Lage ist, in eine Behandlungsmaßnahme einzuwilligen. Dann benötigen die behandelnden Ärzte einen Ansprechpartner, der berechtigt ist, für den Betroffenen zu entscheiden.

Oft wird die gesetzliche Betreuung mit psychosozialer Betreuung verwechselt. Während die psychosoziale Betreuung auf die direkte und persönliche Begleitung eines Menschen ausgerichtet ist, übernimmt der gesetzliche Betreuer die rechtliche Vertretung eines Hilfebedürftigen. Nicht der persönliche Kontakt steht im Vordergrund, sondern die Durchsetzung der Interessen der unter Betreuung stehenden Person.

Die gesetzliche Betreuung ist im BGB geregelt. Trotz Betreuung soll dem Betreuten ein hohes Maß an Selbstbestimmung erhalten bleiben. Die Geschäftsfähigkeit eines Betreuten wird durch die Betreuerbestellung allein nicht beeinflusst.

Gründe für eine gesetzliche Betreuung

Kann ein Volljähriger auf Grund einer Krankheit oder einer körperlichen, geistigen oder seelischen Behinderung seine Angelegenheiten ganz oder teilweise nicht selbst besorgen, wird eine Betreuung eingerichtet (§ 1896 BGB).

Eine gesetzliche Betreuung ist jedoch nicht erforderlich, wenn der Betroffene zu gesunden Zeiten z. B. mit einer Vorsorgevollmacht einen Vertreter bestimmt hat. Reichen die getroffenen Bestimmungen einer Vorsorgevollmacht in der individuellen Situation nicht aus, kann vom Betreuungsgericht für den nicht geregelten Bereich trotz Vorsorgevollmacht ein gesetzlicher Betreuer eingesetzt werden.

Anregung einer gesetzlichen Betreuung

Die Bestellung eines Betreuers kann vom Betroffenen selbst beantragt oder vom zuständigen Betreuungsgericht von Amts wegen vorgenommen werden. Eine gesetzliche Betreuung kann z. B. auch von Angehörigen, Nachbarn, einem Heim oder dem Arzt der betroffenen Person beim Betreuungsgericht angeregt werden. Das Betreuungsgericht gehört zum zuständigen Amtsgericht.

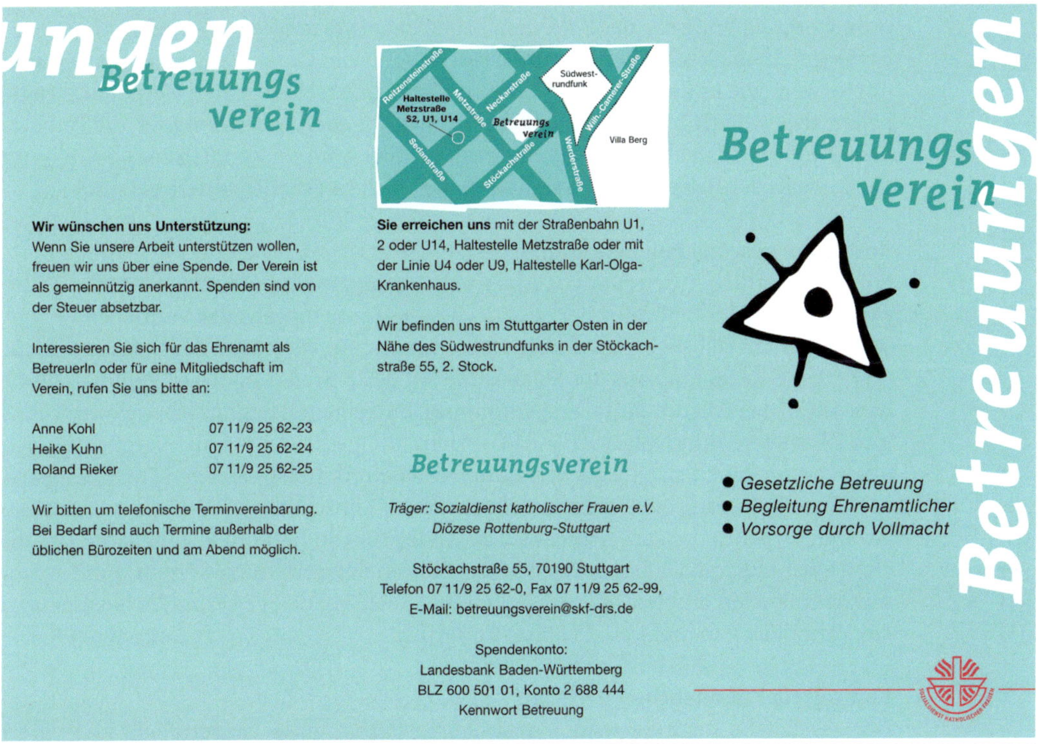

ungen
Betreuungs verein
Wir wünschen uns Unterstützung:
Wenn Sie unsere Arbeit unterstützen wollen, freuen wir uns über eine Spende. Der Verein ist als gemeinnützig anerkannt. Spenden sind von der Steuer absetzbar.
Interessieren Sie sich für das Ehrenamt als BetreuerIn oder für eine Mitgliedschaft im Verein, rufen Sie uns bitte an:
Anne Kohl 07 11/9 25 62-23
Heike Kuhn 07 11/9 25 62-24
Roland Rieker 07 11/9 25 62-25
Wir bitten um telefonische Terminvereinbarung. Bei Bedarf sind auch Termine außerhalb der üblichen Bürozeiten und am Abend möglich.
Haltestelle Metzstraße S2, U1, U14
Metzstraße
Neckarstraße
Südwest-rundfunk
Betreuungs verein
Sedanstraße
Stöckachstraße
Werderstraße
Villa Berg
Sie erreichen uns mit der Straßenbahn U1, 2 oder U14, Haltestelle Metzstraße oder mit der Linie U4 oder U9, Haltestelle Karl-Olga-Krankenhaus.
Wir befinden uns im Stuttgarter Osten in der Nähe des Südwestrundfunks in der Stöckachstraße 55, 2. Stock.
Betreuungsverein
Träger: Sozialdienst katholischer Frauen e.V. Diözese Rottenburg-Stuttgart
Stöckachstraße 55, 70190 Stuttgart
Telefon 07 11/9 25 62-0, Fax 07 11/9 25 62-99,
E-Mail: betreuungsverein@skf-drs.de
Spendenkonto:
Landesbank Baden-Württemberg
BLZ 600 501 01, Konto 2 688 444
Kennwort Betreuung
Betreuungs verein
Betreuungen
• Gesetzliche Betreuung
• Begleitung Ehrenamtlicher
• Vorsorge durch Vollmacht

[1] Faltblatt eines ehrenamtlichen Betreuungsvereins

Einrichtung einer gesetzlichen Betreuung

Der Betroffene wird zunächst durch das Betreuungsgericht von der Eröffnung des Verfahrens unterrichtet. Falls erforderlich, bestellt das Gericht einen Verfahrenspfleger, der die Rechte des Betroffenen in dem Betreuungsverfahren wahren soll. Vor der Bestellung eines Betreuers muss das Gericht den Betroffenen persönlich anhören und sich einen unmittelbaren Eindruck von ihm verschaffen. In der Regel erhalten auch die Familienangehörigen des Betroffenen Gelegenheit, sich zu äußern. Die Betreuungsbedürftigkeit wird i. d. R. durch einen Sachverständigen geprüft. Nach Abschluss des Verfahrens wird der Betroffene vom Gericht über die Entscheidung informiert.

Bestimmung des Betreuers

Betreuer kann ein Verwandter oder eine Vertrauensperson sein, aber auch ein Berufsbetreuer oder ein ehrenamtlicher Betreuer. Berufsbetreuer können freiberuflich tätig oder bei einem Betreuungsverein angestellt sein. Der Betroffene kann sich seinen Betreuer grundsätzlich aussuchen. Der Wille des Betroffenen hat für das Gericht oberste Priorität (§ 1897 Abs. 4 BGB). Ausnahme: der Wille des Betroffenen würde ihm selbst Schaden zufügen oder der vorgeschlagene Betreuer ist aus anderen, nachweislichen Gründen nicht geeignet.

Aufgaben des gesetzlichen Betreuers

Der Umfang der Betreuung und die Verpflichtungen des Betreuers sind in § 1901 BGB geregelt. Die Aufgaben werden vom zuständigen Richter des Betreuungsgerichts für jeden Einzelfall festgelegt. Diese Aufgaben nennen sich „Aufgabenkreise", und umfassen z. B. die Vermögenssorge, Gesundheitssorge, das Aufenthaltsbestimmungsrecht usw. Entscheidend für die Festlegung der Aufgabenkreise ist allein der individuelle Hilfebedarf des Betroffenen.

Der Betreuer muss die Wünsche des Betreuten beachten und nach Möglichkeit auch umsetzen. Die Wünsche des Betreuten haben dabei Vorrang vor den Auffassungen des Betreuers. In die Rechte des Betreuten soll sowohl vom Gericht als auch vom Betreuer nur so weit, wie es zu seinem Wohl unumgänglich ist, eingegriffen werden. Betreute haben also weiterhin das Recht auf einen abweichenden Lebensstil und auf Verwirrtheit. Ein Eingriffsrecht oder eine Eingriffsverpflichtung für den Betreuer besteht nur dann, wenn der Betreute durch sein Verhalten sich selbst oder andere gefährdet.

Kosten der gesetzlichen Betreuung

Ein ehrenamtlicher Betreuer hat Anspruch auf Ersatz seiner Aufwendungen. Diese werden, wenn der Betreute über entsprechendes Einkommen oder Vermögen verfügt, vom Betreuten selbst bezahlt. Reicht Einkommen und Vermögen des Betreuten nicht, erfolgte die Bezahlung aus der Staatskasse. Ist der Betreuer in dieser Funktion beruflich tätig, hat er Anspruch auf eine **Vergütung**. Einzelheiten finden sich im Vormünder- und Betreuervergütungsgesetz (VBVG). Demzufolge richtet sich die Vergütung nach der Betreuungsdauer und Lebenssituation des Betroffenen (vermögend oder mittellos, in eigener Wohnung oder in einer vollstationären Einrichtung) und wird als Pauschale gezahlt. Der Stundensatz richtet sich nach der für die Betreuung nutzbaren beruflichen Qualifikation des Betreuers. Für das Führen der Betreuung werden vom Gericht nur dann Kosten erhoben, wenn der Betreute nach Abzug der Verbindlichkeiten über ein Vermögen von mehr als 25.000 Euro verfügt.

Kontrolle des gesetzlichen Betreuers

Der gesetzliche Betreuer wird – unabhängig davon, ob er freiberuflich oder ehrenamtlich tätig ist – durch das Betreuungsgericht kontrolliert. Zu Beginn einer Betreuung muss der gesetzliche Betreuer ein Vermögensverzeichnis vorlegen. Für bestimmte Handlungen, z. B. freiheitseinschränkende Maßnahmen, Wohnungs- oder Heimplatzkündigung, muss er vorher bei Gericht eine Genehmigung einholen. Erst mit der gerichtlichen Genehmigung wird ein genehmigungspflichtiges Rechtsgeschäft auch wirksam.

Dauer einer gesetzlichen Betreuung

Die Betreuung wird beendet, wenn ihre Gründe wegfallen. Das kann der Fall sein, wenn eine Krankheit sich so bessert, dass der Betroffene sich wieder selbst um seine Angelegenheiten kümmern kann (§ 1908 d BGB). Eine Betreuung muss nach einer, bei der Einrichtung der Betreuung festgelegten Frist gerichtlich überprüft werden. Diese Frist darf vom Richter auf maximal 7 Jahre festgelegt werden.

Betriebswirtschaftliche Rahmenbedingungen in Einrichtungen der Altenhilfe

6

Alle Einrichtungen der Altenpflege, die mit den |Pflegekassen und |Sozialhilfeträgern einen Versorgungsvertrag abschließen, verpflichten sich nach §72 SGB XI zu einer wirtschaftlichen Leistungserbringung. Wirtschaftliche Leistungserbringung heißt, dass die Einrichtungsträger verpflichtet sind, ihre Leistungen so zu gestalten, dass ein angemessenes Preis-Leistungs-Verhältnis besteht. Die Wirtschaftlichkeit der Einrichtungen kann von den Landesverbänden der Pflegekassen überprüft werden.

Pflegekassen
2 S. 457
Sozialhilfeträger
2 S. 471

Um ein angemessenes Preis-Leistungs-Verhältnis sicherzustellen, vereinbaren die Einrichtungsträger mit Vertretern der Pflegekassen und den Sozialhilfeträgern in Pflegesatzverhandlungen Pflegesätze (§85 SGB XI). In diesen Verhandlungen wird die Höhe der Pflegesätze und deren Gültigkeitsdauer vereinbart.

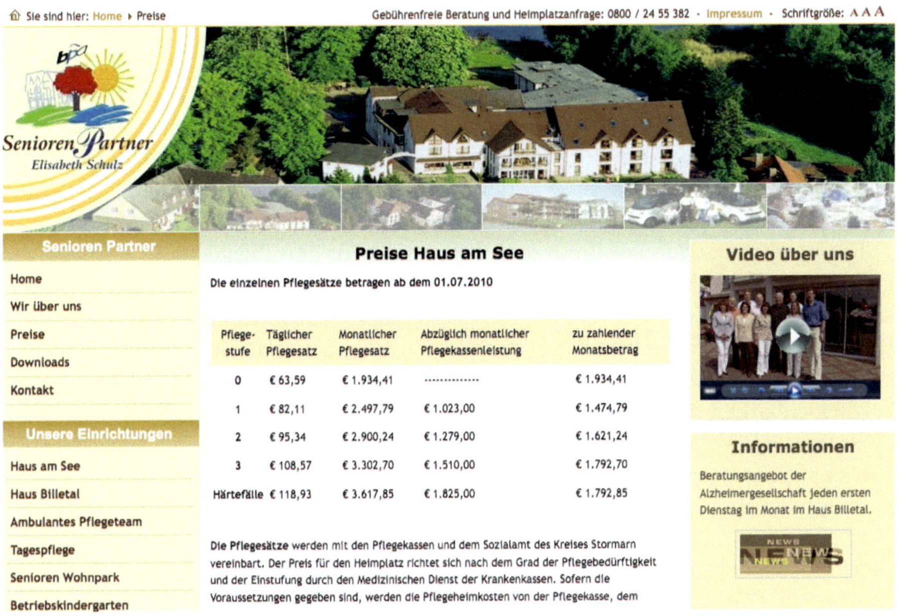
Sie sind hier: Home ▸ Preise
Gebührenfreie Beratung und Heimplatzanfrage: 0800 / 24 55 382 · Impressum · Schriftgröße: A A A
Senioren Partner
Elisabeth Schulz
Senioren Partner
Home
Wir über uns
Preise
Downloads
Kontakt
Unsere Einrichtungen
Haus am See
Haus Billetal
Ambulantes Pflegeteam
Tagespflege
Senioren Wohnpark
Betriebskindergarten
Preise Haus am See
Die einzelnen Pflegesätze betragen ab dem 01.07.2010
Pflegestufe | Täglicher Pflegesatz | Monatlicher Pflegesatz | Abzüglich monatlicher Pflegekassenleistung | zu zahlender Monatsbetrag
0 | € 63,59 | € 1.934,41 | .... | € 1.934,41
1 | € 82,11 | € 2.497,79 | € 1.023,00 | € 1.474,79
2 | € 95,34 | € 2.900,24 | € 1.279,00 | € 1.621,24
3 | € 108,57 | € 3.302,70 | € 1.510,00 | € 1.792,70
Härtefälle | € 118,93 | € 3.617,85 | € 1.825,00 | € 1.792,85
Die Pflegesätze werden mit den Pflegekassen und dem Sozialamt des Kreises Stormarn vereinbart. Der Preis für den Heimplatz richtet sich nach dem Grad der Pflegebedürftigkeit und der Einstufung durch den Medizinischen Dienst der Krankenkassen. Sofern die Voraussetzungen gegeben sind, werden die Pflegeheimkosten von der Pflegekasse, dem
Video über uns
Informationen
Beratungsangebot der Alzheimergesellschaft jeden ersten Dienstag im Monat im Haus Billetal.
NEWS

[1] Website einer Pflegeeinrichtung zum Thema „Pflegesätze“

Für die Pflegesatzverhandlung muss der Einrichtungsträger Art, Inhalt, Umfang und Kosten seiner Leistungen, für die er eine Vergütung beansprucht, durch Pflegedokumentationen und andere geeignete Nachweise rechtzeitig vor Beginn der Pflegesatzverhandlungen darlegen.

In den Pflegesatzverhandlungen werden alle Kosten berücksichtigt, die dem Träger durch die Leistungserbringung entstehen. Das sind vor allem die Personalkosten, die bei allen Einrichtungen den höchsten Kostenanteil ausmachen. Aber auch Sachkosten, wie z. B. Kosten für Verbrauchsmittel spielen bei der Pflegesatzverhandlung eine Rolle.

Wenn es im Einzelfall zur Beurteilung der Wirtschaftlichkeit und Leistungsfähigkeit erforderlich ist, muss der Einrichtungsträger auf Verlangen einer Vertragspartei auch zusätzliche Unterlagen vorlegen und entsprechende Auskünfte erteilen. Das können z. B. Angaben zum Jahresabschluss sein, die für die Vergütung erheblich sind. Darüber hinaus können Informationen zur personellen und sachlichen Ausstattung der Einrichtung einschließlich der Kosten sowie zur tatsächlichen Stellenbesetzung und den Gehältern der Pflegefachkräfte angefordert werden. Soweit es sich um personenbezogene Daten handelt, müssen diese vom Einrichtungsträger anonymisiert werden.

Eine Pflegesatzvereinbarung wird geschlossen, wenn zwischen dem Träger des Pflegeheimes und der Mehrheit der Kostenträger, die an der Pflegesatzverhandlung teilgenommen haben, eine Einigung erzielt ist. Die Pflegesatzvereinbarung muss schriftlich abgeschlossen werden. Für die Pflegesatzvereinbarung haben die Verhandelnden sechs Wochen Zeit. Können sich die Vertragsparteien in diesem Zeitraum nicht einigen, werden die Pflegesätze von einer Schiedsstelle (§ 76 SGB XI) auf Antrag einer Vertragspartei unverzüglich festgesetzt.

Ist ein Einrichtungsträger bei der Pflegesatzverhandlung von Voraussetzungen ausgegangen, die sich im Pflegesatzzeitraum unerwartet ändern, z. B. erhebliche Erhöhung der Betriebskosten oder Gehälter, hat er die Möglichkeit, die Pflegesätze auch während der laufenden Vertragszeit neu zu verhandeln. Voraussetzung ist allerdings, dass diese „anderen Voraussetzungen" unvorhersehbar waren und nicht nur eine Fehlkalkulation des Einrichtungsträgers.

Die Pflegesätze werden im Bereich der pflegebedingten Aufwendungen nach Pflegestufen gestaffelt. Bei Hotel- und Investitionskosten zahlen alle Pflegebedürftigen einer Einrichtung unabhängig von der Pflegestufe den gleichen vereinbarten Satz.

Hotel- und Investitionskosten
2 S. 497

Vergütungsvereinbarung für den ambulanten Bereich
Die Vergütung von ambulanten Pflegediensten erfolgt nach so genannten Leistungskomplexen. Die Pflegeleistungen werden in insgesamt 26 Leistungskomplexe unterteilt. Diesen Leistungskomplexen werden jeweils Punktzahlen zugeordnet. Die Höhe der Pflegevergütung ergibt sich aus der Summe der Punktwerte und den ihnen zugeordneten Beträgen, wie sie im Pflegesatzverfahren festgelegt wurden.

Die Vergütung nach Leistungskomplexen heißt für den Pflegedienst, dass die Vergü-tung unabhängig vom Zeitaufwand erfolgt. Es werden mehrere typische gemeinsam erbrachte Leistungen zu Leistungskomplexen zusammengefasst, für die der Pflege-dienst eine festgelegte Vergütung erhält. Grund dieser Form der Vergütung ist die einfache Handhabung in der verwaltungsmäßigen Umsetzung sowie eine gute Vor-hersehbarkeit der entstehenden Kosten für den einzelnen Pflegebedürftigen. Da diese Form der Vergütung unabhängig vom tatsächlichen Zeitaufwand ist, besteht das wirtschaftliche Interesse der Pflegedienste, dass der Einsatz der Pflegefachkraft beim jeweiligen Pflegebedürftigen möglichst kurz ist.

Leistungsbeschreibung des Pflegedienstes: „Zur Stelle"

	Leistungskomplex Leistungsbeschreibung	Euro	Punkte*
01	Ganzwaschung	17,22	410
02	Teilwaschung	9,24	220
03	Ausscheidung	4,20	100
04	selbstständige Nahrungsaufnahme	4,20	100
05	Hilfe bei der Nahrungsaufnahme	10,50	250
06	Sondenernährung bei implantierter Magensonde	4,20	100
07	Lagern/Betten	4,20	100
08	Mobilisation	7,56	180
09	Behördengänge und Arztbesuche	15,12	360
10	Beheizen des Wohnraums	2,52	60
11	Einkaufen (Abrufempfehlung bis zu zweimal je Woche)	6,30	150
12	Zubereiten von warmen Speisen	6,30	150
13	Reinigung der Wohnung (Abrufempfehlung alle 14 Tage)	22,68	540
14	Waschen und Pflegen der Wäsche und Kleidung	15,12	360
15	Hausbesuchspauschale	1,70	
15 a	erhöhte Hausbesuchspauschale	4,40	
16	Erstgespräch (Aufnahmegespräch)	21,00	500
17	Beratungsgespräch nach § 37.3 je nach Stufe	16,00 21,00	500
18	große Grundpflege mit selbstständiger Nahrungsaufnahme	25,62	610

	Leistungskomplex Leistungsbeschreibung	Euro	Punkte*
19	große Grundpflege	18,90	450
20	kleine Grundpflege mit selbstständiger Nahrungsaufnahme	18,90	450
21	kleine Grundpflege	12,18	290
22	große hauswirtschaftliche Versorgung	31,92	760
23	große Grundpflege mit Lagern/Betten	21,84	520
24	große Grundpflege m. Lagern/Betten u. Hilfe bei der Nahrungsaufnahme	31,08	740
25	kleine Grundpflege mit Lagern/Betten	14,70	350
26	kleine Grundpflege mit Lagern/Betten und Hilfe bei der Nahrungsaufnahme	24,36	580

* Momentaner Punktwert des Pflegedienstes beträgt 0,042 Euro, Multiplikator mit der Punktzahl.

Zusammensetzung des Heimentgelts
Das Heimentgelt ist der tägliche Satz, den ein Bewohner an das Heim für Unterkunft und Verpflegung, pflegebedingte Aufwendungen (Pflegekosten) und Investitionskosten (§ 82 SGB XI) zahlen muss.

Unterkunft und Verpflegung: Diese Kosten umfassen die hauswirtschaftliche Versorgung wie Wäschepflege, Hausreinigung (z. B. Personalkosten, Wasch- und Putzmittel), Nebenkosten (z. B. Strom, Wasser, Heizung), Lebensmittel usw.
Pflegebedingte Aufwendungen (Pflegekosten): Pflegebedingten Aufwendungen sind vor allem die Personalkosten für das Pflege- und Betreuungspersonal (Grund- und Behandlungspflege, Sozialdienst), aber auch Kosten für zum Verbrauch bestimmte Pflegehilfsmittel (z. B. Handschuhe, Desinfektionsmittel).
Investitionskostenpauschale: Die Investitionskostenpauschale deckt die Kosten für Gebäude, Grundstücke und andere Anlagegüter (z. B. EDV-Anlage, Telefonanlage) oder für deren Miete, Pacht, Nutzung oder Mitbenutzung ab, wenn diese nicht durch eine öffentliche Förderung vollständig gedeckt sind. Die Investitionskostenpauschale wird in den Landespflegegesetzen geregelt. Zur Finanzierung der Investitionskostenpauschale erhalten Bewohner von vollstationären Pflegeeinrichtungen unter bestimmten Voraussetzungen ein Pflegewohngeld als Zuschuss vom Sozialhilfeträger. Für die Berechnung und Gewährung von Pflegewohngeld gelten die Vorschriften für die Anrechnung von Einkommen und Vermögen nach dem SGB XII. Allerdings steht dem Heimbewohner ein um 50 € höherer Selbstbehalt pro Monat zu sowie ein höherer Vermögensfreibetrag von 10 000 €.

Heimentgelt im Seniorenzentrum Feierabend:

	Pflegestufe 1	Pflegestufe 2	Pflegestufe 3
Pflegekosten	36,34 €	51,74 €	67,77 €
Hotelkosten	23,02 €	23,02 €	23,02 €
Investitionskosten	11,42 €	11,42 €	11,42 €
Ausbildungskosten*	0,92 €	0,92 €	0,92 €
Einzelzimmerzuschlag	3,27 €	3,27 €	3,27 €
= Heimentgelt pro Tag	**74,97 €**	**90,37 €**	**106,40 €**
Heimentgelt pro Monat	2280,59 €	2749,06 €	3236,69 €
Anteil der Pflegekasse	1023,00 €	1279,00 €	1510,00 €
Verbleibende Kosten	**1257,59 €**	**1470,06 €**	**1726,69 €**

* Stationäre Einrichtungen, die Auszubildende beschäftigen, dürfen einen Ausbildungszuschlag erheben.

Seit dem 01.07.2008 können vollstationäre Einrichtungen einen mit den Pflegekassen für ihre Bewohner mit erhöhtem Betreuungsaufwand nach § 45 a SGB XI einen Betreuungszuschlag vereinbaren.

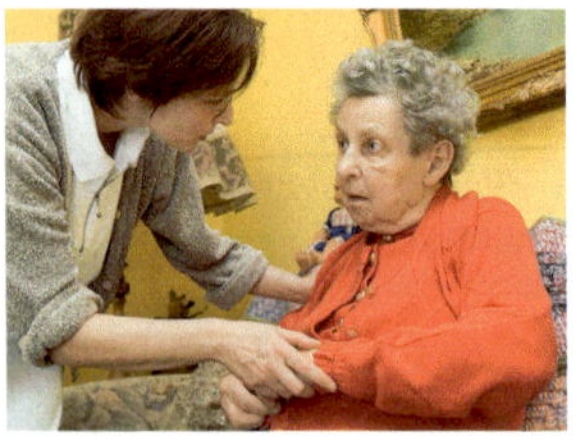

Beispiel

a) Frau Mensch ist von ihrer Pflegekasse in Pflegestufe 1 eingestuft worden. Sie hat sich für den Bezug von Pflegesachleistungen entschieden. Jeden Tag kommt zu ihr morgens der Pflegedienst „Zur Stelle" (→ S. 496), der ihr beim Aufstehen, Waschen und Ankleiden hilft (große Grundpflege). Abends wird sie von ihrer Tochter versorgt.

Für den Monat August mit 31 Tagen berechnet der Pflegedienst seine Leistungen wie folgt:

31 × Leistungskomplex 1 (Ganzwaschung) à 17,22 €	533,82 €
31 × Leistungskomplex 15 (Hausbesuchspauschale) à 1,70 €	52,70 €
abzüglich der Leistungen der Pflegekasse für Pflegestufe 1	– 440,00 €
von Frau Mensch zu zahlen:	**146,52 €**

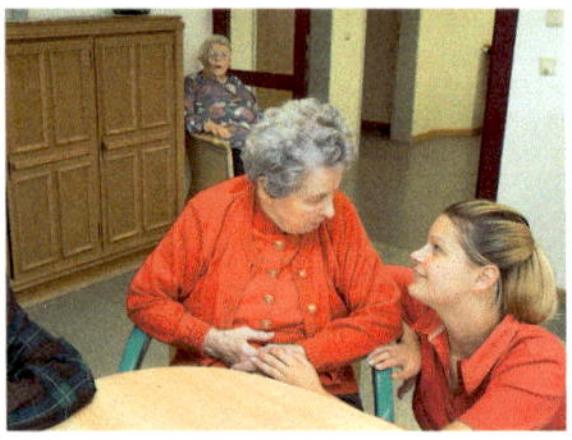

Frau Mensch muss für ihre Pflege also 166,52 € aus eigener Tasche bezahlen, da die Pflegekasse die Pflegeleistungen nur bis zu dem Höchstbetrag der Pflegestufe 1, also 420,00 € übernimmt.

b) Wenn Frau Mensch sich entscheidet, in das Seniorenzentrum Feierabend (→ S. 497) zu gehen, sieht ihre Abrechnung der Pflegekosten ganz anders aus, denn sie bezahlt einen Tagessatz für alle Leistungen, die sie erhält:

Pflegekosten	31 Tage à	36,34 €	1 126,54 €
Hotelkosten	31 Tage à	23,02 €	713,62 €
Investitionskosten	31 Tage à	11,42 €	354,02 €
Ausbildungskosten	31 Tage à	0,92 €	28,52 €
Einzelzimmerzuschlag	31 Tage à	3,27 €	101,37 €
abzüglich der Leistungen der Pflegekasse für pflegebedingte Aufwendungen			– 1023,00 €
von Frau Mensch zu zahlen:			**1301,07 €**

Frau Mensch muss im Pflegeheim also 1301,07 € aus eigener Tasche bezahlen. Wenn ihr Vermögen nicht mehr als 10 000 € beträgt und ihre Rente niedrig ist, hat sie Anspruch auf Pflegewohngeld. Reicht ihr Einkommen und das Pflegewohngeld für die Bezahlung der Heimkosten nicht aus, kann sie beim Sozialamt Hilfe in Einrichtungen nach SGB XII beantragen. Sie erhält dann aber nur noch ein monatliches Taschengeld von ca. 89,70 €. Gleichzeitig wird geprüft, ob das Einkommen oder Vermögen der Tochter von Frau Mensch und gegebenenfalls ihres Ehemannes so hoch ist, dass sie unterhaltspflichtig ist.

An qualitätssichernden Maßnahmen in der Altenpflege mitwirken

3.2

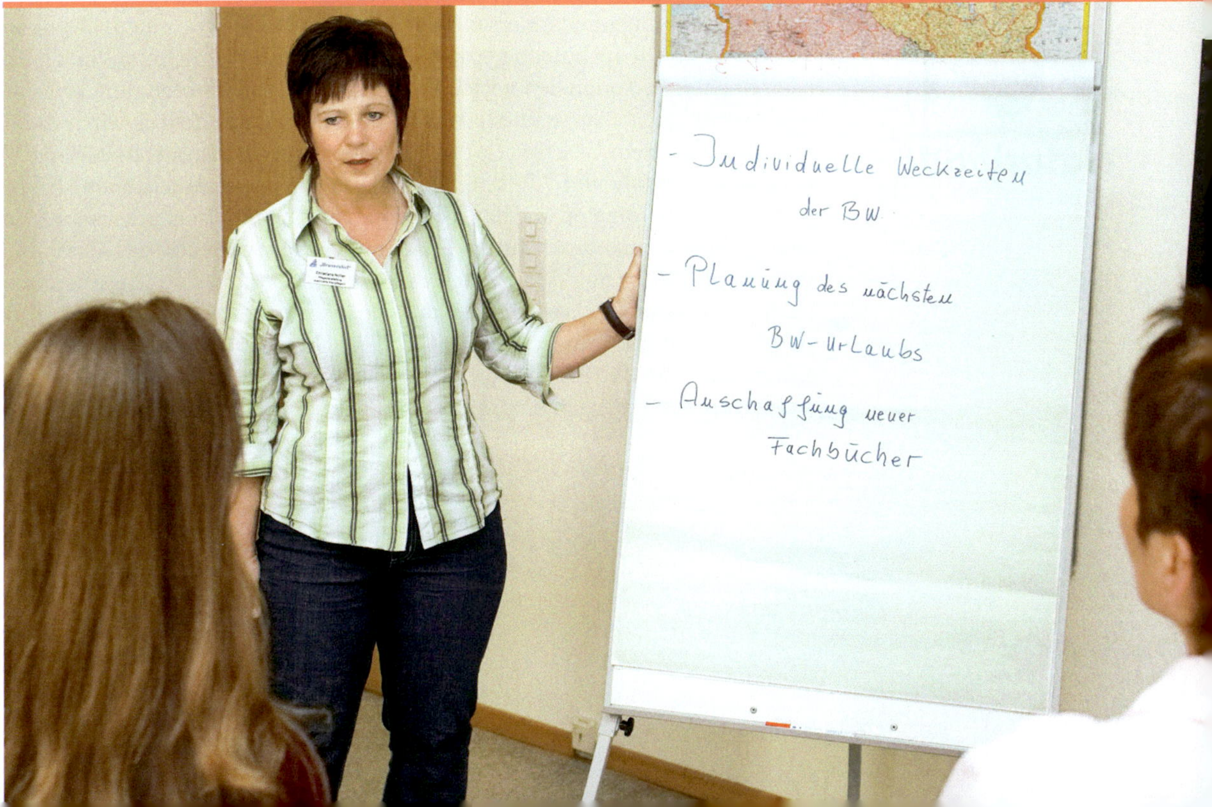

1 Qualitätsdefinitionen

1.1 Was ist Qualität?

Der Begriff der Qualität hat insbesondere in den letzten Jahren Einzug in unseren Alltag genommen. Wir hören von der Qualitätsoffensive, kaufen 1A-Qualität im Supermarkt und verlassen uns darauf, dass uns in guten Geschäften nur Qualitätsware angeboten wird. Wir als Konsumenten verbinden mit dem Begriff der Qualität etwas Positives. Dennoch fällt es uns schwer, den Begriff Qualität im Alltag genauer zu definieren.

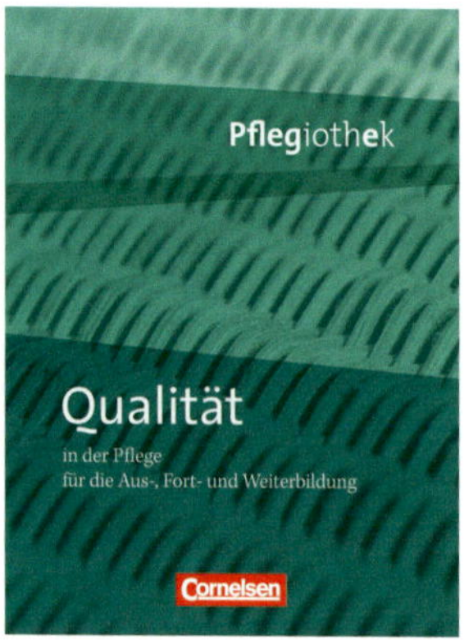

[1] Literatur zum Weiterlesen

Was ist Qualität?

„Qualität ist eine Sache des Anstandes."
Theodor Heuss

„Qualität ist die Relation zwischen realisierter Beschaffenheit und geforderter Beschaffenheit."
Walter Geiger

„Qualität ist die Gesamtheit von Eigenschaften und Merkmalen eines Produktes oder einer Dienstleistung, die sich auf deren Eignung zur Erfüllung festgelegter oder vorausgesetzter Erfordernisse beziehen."
DIN ISO 9004

„Qualität ist, wenn die Kunden zurückkommen und nicht die Produkte."
Brian Rothery

„Qualität ist das Gegenteil des Zufalls."
Klaus Zumwinkel

[2] Naturland

Zusammengefasst beschreibt Qualität die Güte eines Produktes. Doch auch darüber, was Güte ist, scheiden sich die Geister: So wird die Qualität oder Güte eines Weines von einem Weinkenner anders eingeschätzt werden, als von einem Weinkonsumenten, der vielleicht auch noch gern süße Weine mag. Oder nehmen Sie die Lieblingsspeisen einer Person in den verschiedenen Entwicklungsstufen: Fast jedes Kind liebt Nudeln mit Tomatensoße und hält es für eine Delikatesse. Jedoch wird eine Tomatensoße, die nach dem Geschmack Erwachsener zubereitet wurde, in der Regel am Kindergeschmack scheitern. Frischer Basilikum oder Knoblauchzehen, frische, noch nicht verkochte Tomaten und hausgemachte Nudeln mit Biss werden beim Nachwuchs wenig Begeisterung hervorrufen. Zusammengefasst bedeutet das, dass an die Güte eines Produktes immer bestimmte Erwartungen geknüpft sind. Diese können sowohl subjektiver Natur sein, z. B. der persönliche Geschmack, oder auch durch andere definiert sein, z. B. das Gütezeichen von Verbraucherschutzorganisationen. Werden die Erwartungen an das Produkt erfüllt, sprechen wir von Qualität oder guter Qualität, werden die Erwartungen an das Produkt nicht erfüllt, von schlechter oder fehlender Qualität.

Qualität in verschiedenen Ansätzen 1.2

Der Qualitätsbegriff kann aber auch auf einen Prozess oder eine Leistung angewandt werden, z. B. die elektronische Kontoführung durch die Hausbank oder das Recycling des Hausmülls. Ist die Einschätzung und Betreuung von Kunden involviert, so sprechen wir von einer kundenbezogenen Leistung, z. B. einem Haarschnitt beim Frisör. Eine weitere Rolle spielt der Wert der erbrachten Leistung, auch Kosten-Nutzen-Verhältnis genannt. Je nachdem, auf wen oder was die Qualitätsmerkmale ausgerichtet sind, wird von vier verschiedenen Ansätzen (→ Abb. 1) gesprochen:

- produktbezogener Ansatz
- prozessbezogener Ansatz
- kundenbezogener Ansatz
- wertbezogener Ansatz

Diese unterschiedlichen Ansätze verdeutlichen bereits die Schwierigkeit, Qualität näher zu definieren oder gar bestimmten Merkmalen zuzuordnen. Besonders problematisch wird es, wenn der Dienstleistungsgedanke mit ins Spiel kommt. Auch wenn für bestimmte Dienstleistungen feste Standards gelten, spielt hier die subjektive Wahrnehmung des Kunden für die Qualitätsbestimmung eine besondere Rolle.

Dienstleistung
definiert eine Leistung, die nicht mit der Herstellung eines Produktes zu beschreiben ist. Sie kann einen materiellen Anteil haben und je nach Ausrichtung standardisiert oder individualisiert sein.

Beispiel
Die Bedienung in einem Restaurant erbringt in der Regel folgende Leistungen: Begrüßung der Gäste, Anreichen der Karte, Aufnehmen der Bestellung, Servieren, Kassieren. Wir können davon ausgehen, dass so gut wie alle Bedienungen diese Ansprüche an ihre Dienstleistung erfüllen. Dennoch sind wir von der einen Bedienung mehr begeistert als von der anderen. Auch wird die Einschätzung von Person zu Person variieren: Während Frau Peter sich sehr freut, wenn die Bedienung immer freundlich lächelt, ist Frau Andersen der Meinung, das „dieses aufgesetzte Grinsen nicht echt ist!".

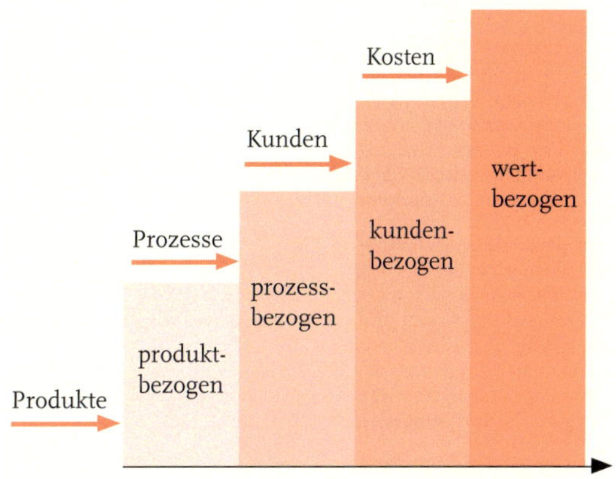

[1] Ansätze des Qualitätsbegriffes

Auch hier zeigt sich also, dass die Erfüllung von Qualitätsansprüchen an gewisse Erwartungen gebunden sind, die durch „harte" Faktoren (z. B. ein fest geplanter Arbeitsprozess) und durch „weiche" Faktoren (z. B. die Persönlichkeit oder das Auftreten einer Person) gekennzeichnet sind.

Eine besondere Situation entsteht in der Pflege, wo neben dem Dienstleistungsgedanken auch die Verantwortung für die pflegeabhängige Person sowie der menschliche Aspekt der Fürsorge eine Rolle spielen.

Was ist Pflegequalität? 1.3

Insbesondere durch die Einführung der Pflegeversicherung sind im betriebswirtschaftlichen Sinne pflegebedürftige Menschen und ihre Angehörigen in den Einrichtungen des Gesundheitswesens zu Kunden oder Klienten geworden. Wir sprechen in diesem Zusammenhang auch vom Pflegeklienten. Obwohl dieser kundenbezogene Ansatz für die Definition von Pflege nicht ausreichend ist, beschreibt er das wirtschaftliche Verhältnis zwischen den Anbietern bzw. Erbringern von Pflegeleistungen und den Empfängern von Pflegeleistungen.

Im Zuge dieser Reformmaßnahmen sind im neu entstandenen Pflegemarkt die Leistungsempfänger (Pflegebedürftigen) und insbesondere auch die Kostenträger (z. B. die Einrichtung, aber auch die Pflege- oder Krankenkassen) immer kritischer geworden. Durch zusätzliche Forderungen des Gesetzgebers (→ rechtliche Grundlagen, S. 504) wurden jetzt in fast allen Pflegeeinrichtungen Stellen für Qualitätsmanagement geschaffen.

VERORDNUNG (EG) Nr. 2257/94 DER KOMMISSION
vom 16. September 1994
zur Festsetzung von Qualitätsnormen für Bananen
(Text von Bedeutung für den EWR)

DIE KOMMISSION DER EUROPÄISCHEN GEMEINSCHAFTEN —

gestützt auf den Vertrag zur Gründung der Europäischen Gemeinschaft,

gestützt auf die Verordnung (EWG) Nr. 404/93 des Rates vom 13. Februar 1993 über die gemeinsame Marktorganisation für Bananen (1), geändert durch die Verordnung (EG) Nr. 3518/93 der Kommission (2), insbesondere auf Artikel 4,

in Erwägung nachstehender Gründe:

Gemäß der Verordnung (EWG) Nr. 404/93 sind gemeinsame Qualitätsnormen für frische Bananen (ausgenommen Mehlbananen) festzulegen, um die Versorgung des Marktes mit Erzeugnissen gleichbleibender und zufriedenstellender Qualität zu gewährleisten, insbesondere bei Bananen aus der Gemeinschaft, deren Qualität noch weiter verbessert werden muß.

Wegen der Vielfalt der in der Gemeinschaft angebotenen Sorten und Vermarktungsweisen sind Mindestnormen für grüne, nicht gereifte Bananen festzulegen, unbeschadet der späteren Festlegung von Normen auf einer anderen Handelsstufe. Wegen der besonderen Merkmale und Vermarktungsweisen von Feigenbananen sind diese vom Geltungsbereich der Gemeinschaftsnormen auszunehmen.

Die Bananenerzeugermitgliedstaaten der Gemeinschaft wenden derzeit auf ihrem Hoheitsgebiet einzelstaatliche Normen für Bananen auf den verschiedenen Handelsstufen an. Im Hinblick auf die angestrebten Ziele erscheint es angebracht, die jeweils geltenden Bestimmungen für deren Erzeugung weiterhin zuzulassen auf den Handelsstufen, die der Stufe grüner, nicht gereifter Bananen nachgeordnet sind, soweit sie den Gemeinschaftsnormen nicht entgegenstehen und den freien Verkehr mit Bananen in der Gemeinschaft nicht behindern.

Schwierige Produktionsbedingungen in den Gemeinschaftsregionen Madeira, Azoren, Algarve, Kreta und Lakonien können aufgrund klimatischer Einflüsse dazu führen, daß die Bananen dort nicht die vorgeschriebene Mindestlänge erreichen. Solche Erzeugnisse können vermarktet werden, sind jedoch in die Güteklasse II einzustufen.

Der Verwaltungsausschuß für Bananen hat nicht innerhalb der ihm von seinem Vorsitzenden gesetzten Frist Stellung genommen -

[1] Textausschnitt der „Bananenverordnung"

Um sich aber überhaupt mit der Qualität von Pflegeleistungen auseinanderzusetzen, muss Pflegequalität definiert werden. Und dies gestaltet sich – wie schon beim allgemeinen Qualitätsbegriff – sehr schwierig. Folgende Probleme verhindern das Zustandekommen einer allgemein gültigen Pflegequalitätsdefinition:

- Es gibt keine allgemein gültige Definition für Pflege.
- Pflegequalität unterscheidet sich in den verschiedenen pflegerischen Leistungsebenen.
  Beispiel: Pflegehandlungen in einer gerontopsychiatrischen Einrichtung im Vergleich zu pflegerischen Leistungen in einer intensivmedizinischen Einrichtung.
- Eine sachgemäß durchgeführte pflegerische Leistung muss nicht zu dem erwarteten Ergebnis führen.
  Beispiel: Trotz guter Hautpflege und regelmäßiger Umlagerung entsteht ein Dekubitus.
- Pflegeleistungen umfassen häufig eine Vielzahl von Handlungen, die nicht eindeutig voneinander zu trennen oder zu definieren sind.
- Die subjektiven Bewertungsmaßstäbe des Kunden können im Gegensatz zum pflegerischen Fachwissen stehen.Beispiel: Die konsequente Einhaltung eines Mobilisierungsplans wird von einem pflegebedürftigen Menschen als lästig empfunden, während das Übernehmen von Alltagshandlungen durch eine andere Person als gute und fürsorgliche Pflege wahrgenommen wird.
- Die Kunden zahlen die erbrachten Leistungen in der Regel nicht selbst. Ein – in anderen Wirtschaftszweigen übliches – Abwägen von Kosten-Nutzen-Rechnungen findet nicht statt. Der Kunde erwartet immer die beste Leistung. Der Kostenträger sieht lediglich den finanziellen Aspekt.

Im Gegensatz zu Waren, die z. B. im Supermarkt erworben werden können, sind Qualitätskriterien für Pflegeleistungen nicht eindeutig definierbar. Dennoch müssen diese Qualitätskriterien zur Qualitätssicherung erarbeitet werden. Dies kann immer nur – wie auch bei Qualitätskriterien für andere Produkte – eine Konsensentscheidung sein. Wie schwierig eine solche Konsensfindung in einem Gesetz umzusetzen ist, zeigt in einem nicht pflegerischen Zusammenhang die in den 1990er Jahren berühmt gewordene Bananenverordnung.

Die gängigste, jedoch sehr abstrakte Definition für Pflegequalität stammt bereits aus dem Jahr 1966 von dem amerikanischen Wissenschaftler Avedis Donabedian:

„Pflegequalität ist der Grad der Übereinstimmung zwischen Ergebnis und zuvor formuliertem Pflegeziel."

Diese Definition geht davon aus, dass Ziele formuliert werden, um im Anschluss an die eigentliche Maßnahme festzustellen, ob diese Ziele erreicht worden sind (→ Evaluation, 1 S. 77).

Beispiel
Bei einer Studie wird festgestellt, dass im Seniorenheim Rosengarten eine überdurchschnittliche Anzahl von Bewohnerinnen gestürzt ist. Es steht fest, dass zusätzliche Maßnahmen zur Sturzprävention notwendig sind. Die Pflegedienstleitung erarbeitet in Zusammenarbeit mit der Qualitätsbeauftragten und den Bereichsleiterinnen einen Maßnahmenkatalog in Abstimmung mit dem Expertenstandard Sturzprävention. Als Ziel wird die Verringerung der Stürze festgesetzt.
Nach einem Jahr nimmt die Einrichtung wieder an dieser Studie teil. Die Anzahl der Stürze hat sich halbiert, die Pflegequalität ist gestiegen.

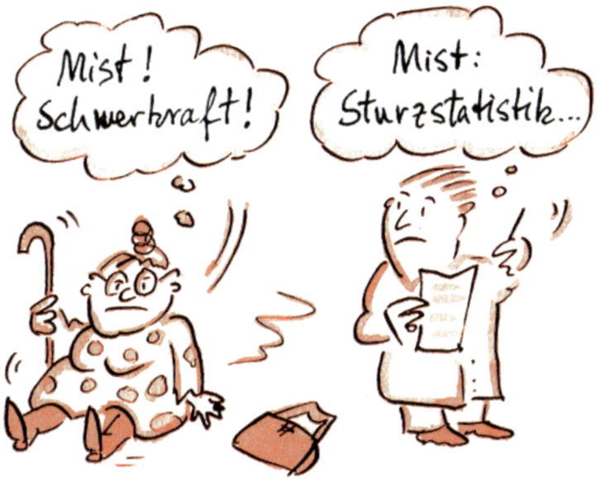

Weiterhin geht Donabedian davon aus, dass Qualität nicht nur als Ganzes existiert, sondern in Struktur-, Prozess- und Ergebnisqualität unterschieden werden kann (→ Qualitätsdimensionen, S. 505). Dies ermöglicht die Betrachtung von Pflegequalität aus verschiedenen Perspektiven. Struktur-, Prozess- und Ergebnisqualität können sich gegenseitig bedingen, sind aber nicht zwingend abhängig voneinander.

kausal
ursächlich, zusammenhängend

Beispiel
Die Verbesserung der Arbeitsbedingungen durch Erhöhung des Personalschlüssels (Strukturqualität) kann eine größere Zufriedenheit der Bewohnerinnen (Ergebnisqualität) zur Folge haben. Es kann aber auch das Gegenteil eintreten oder die Zufriedenheit der Bewohnerinnen verändert sich überhaupt nicht. Dies zeigt, dass nicht automatisch ein kausaler Zusammenhang zwischen zwei Ereignissen – hier die Verbesserung der Arbeitsbedingungen und die Bewohnerzufriedenheit – existieren muss.

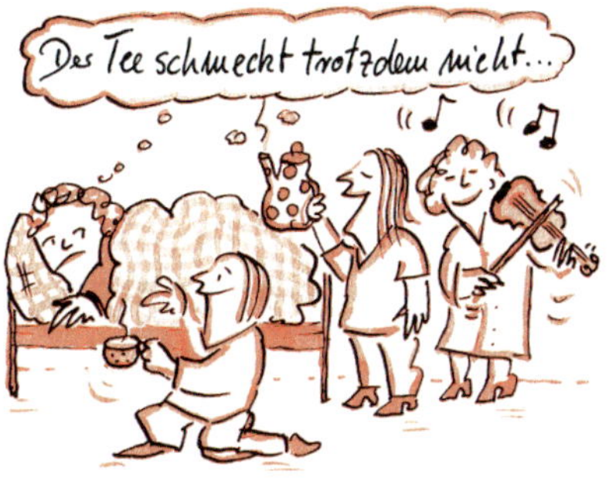

Jedoch ist die Definition von Donabedian auch nicht explizit für die Pflege erarbeitet worden. Sie gilt für die gesamte medizinisch-pflegerische Versorgung (im Englischen care = Pflege). Im Endeffekt müssen Maßstäbe zur Qualitätssicherung und damit zur Definition von Pflegequalität immer situationsspezifisch festgelegt werden. Dies kann in den einzelnen Einrichtungen, aber auch durch die Träger oder den Gesetzgeber geschehen.

2 Rechtliche Grundlagen

Insbesondere in den vergangenen 20 Jahren wurden in Deutschland verschiedene rechtliche Grundlagen zur Sicherung der Pflegequalität geschaffen. Die Formulierungen in den Gesetzen sind teilweise sehr vage und ihre Umsetzung in der Praxis mit Schwierigkeiten verbunden. Im Folgenden werden die wichtigsten rechtlichen Grundlagen kurz erläutert.

Soziale Pflegeversicherung

Im *Sozialgesetzbuch (SGB) XI Soziale Pflegeversicherung* wurden Maßstäbe zur Qualität und Qualitätssicherung erarbeitet. Dies bildet die Grundlage für alle Maßnahmen der Qualitätsentwicklung und -sicherung in Pflegeeinrichtungen. Im weiteren Verlauf des Gesetzestextes wird dargelegt, dass mit den Trägern der Einrichtungen Leistungs- und Qualitätsvereinbarungen getroffen werden müssen, die u. a. die Ausstattung der Einrichtungen sowie die Qualifizierung der Mitarbeiter regeln.

Pflegequalitätssicherungsgesetz

Das umgangssprachlich Pflegequalitätssicherungsgesetz genannte „Gesetz zur Qualitätssicherung und zur Stärkung des Verbraucherschutzes in der Pflege“ von 2001 nahm wesentliche Änderungen und Ergänzungen im SGB XI vor. Vor allem die Verbraucherrechte wurden durch dieses Gesetz gestärkt.

Der Qualitätsbegriff aus SGB XI und dem Pflegequalitätssicherungsgesetz bezieht sich ausschließlich auf die Pflege in ambulante und stationäre Pflegeeinrichtungen, nicht jedoch in Krankenhäusern, Behinderteneinrichtungen oder Rehabilitationsstätten.

Gesetzliche Krankenversicherung

Im *SGB V Gesetzliche Krankenversicherung* werden die Leistungserbringer zur Qualitätssicherung und -weiterentwicklung verpflichtet. Dies bezieht jedoch alle im Rahmen des SGB V erbrachten Dienstleistungen mit ein (z. B. ärztliche Tätigkeiten). Dem Gesetz entsprechend müssen die Leistungen dem jeweiligen Stand der wissenschaftlichen Erkenntnis entsprechen und in der fachlich gebotenen Qualität erbracht werden. Krankenhäuser sind verpflichtet, ein einrichtungsinternes Qualitätsmanagement zu betreiben.

Rehabilitation und Teilhabe behinderter Menschen

Das *SGB IX Rehabilitation und Teilhabe behinderter Menschen* verpflichtet die Träger von Rehabilitations- und Behinderteneinrichtungen zur Sicherung und Weiterentwicklung der Qualität ihrer Leistungen, insbesondere zur barrierefreien Leistungserbringung und zur Gestaltung eines effektiven Qualitätsmanagements.

Landesheimgesetz

2006 lösten die Landesheimgesetze (LHeimG) das bundesweit geltende Heimgesetz ab. Allen Landesheimgesetzen ist jedoch gemein, dass sie von den Heimträgern eine Leistungserbringung nach dem allgemein anerkannten Stand fachlicher Erkenntnisse erwarten. In ihnen ist die Ausgestaltung des Heimvertrags geregelt. Dieser ist die Grundlage für das Geschäftsverhältnis zwischen Heimbewohner und Heim. Auf seiner Basis können Qualitätsansprüche von Bewohnern geltend gemacht werden.

Konzepte und Methoden der Qualitätsentwicklung 3

Qualitätsstufen 3.1

Die Pflege wird nach einem Modell von Fiechter & Meier (1981) in vier Qualitätsstufen unterteilt:

- optimale Pflege – Stufe 3: Hierbei kommt den Klienten/Bewohnern eine erstklassige Pflege zuteil. Die Klienten/Bewohner werden bei Entscheidungen mit einbezogen und können selbstbestimmt agieren.
- angemessene Pflege – Stufe 2: Hierbei kommt den Klienten/Bewohnern eine gute Pflege zuteil. Die Klienten/Bewohner werden individuell versorgt.
- Routinepflege – Stufe 1: Hierbei kommt den Klienten/Bewohnern eine ausreichende Pflege zuteil. Die Klienten/Bewohner werden routinemäßig versorgt.
- gefährliche Pflege – Stufe 0: Hierbei kommt den Klienten/Bewohnern eine mangelhafte Pflege zuteil. Die Klienten/Bewohner erleiden Schaden.

Jede Einrichtung kann ihre pflegerischen Leistungen nach diesen Qualitätsstufen bewerten. Allerdings sind die Übergänge bei dieser Zuteilung fließend, es fehlen exakte Kriterien, um die Pflegequalität messen zu können.

Qualitätsdimensionen 3.2

Laut der Definitionen von Avedis Donabedian besteht Pflegequalität aus drei Qualitätsdimensionen:

- **Strukturqualität:** Hierbei handelt es sich um die Qualität der Rahmenbedingungen für die pflegerische Arbeit. Dazu gehören Personalschlüssel, vorhandene Materialien und Hilfsmittel, bauliche Eigenheiten der Einrichtung, aber auch z. B. das Angebot von Fort- und Weiterbildungen.
- **Prozessqualität:** Hierbei handelt es sich um die Qualität der durchgeführten Arbeitsprozesse. Dazu gehören in der Pflege z. B. die Versorgungsabläufe in der Körperpflege, aber auch aktivierende Maßnahmen bei der Mobilisation oder die Durchführung von Beschäftigungsangeboten.
- **Ergebnisqualität:** Hierbei handelt es sich um die Qualität des erreichten Pflegeziels. Dazu gehören z. B. ein verbesserter Hautzustand oder eine niedrigere Sturzrate in der Einrichtung, aber auch die Zufriedenheit der Klienten/Bewohner oder eine gewisse Kontinuität von Evaluationsmaßnahmen.

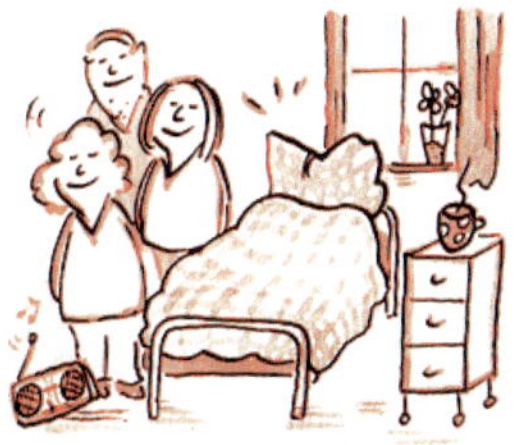

[1] Strukturqualität

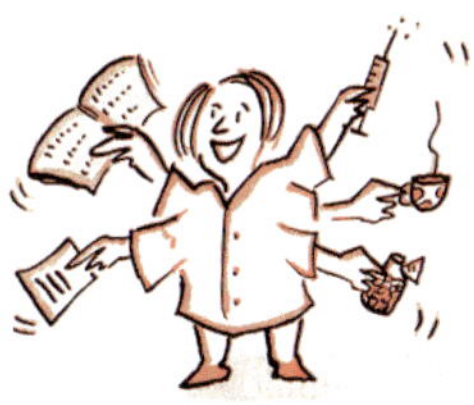

[2] Prozessqualität

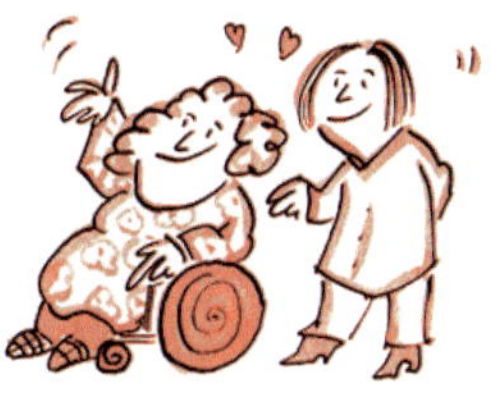

[3] Ergebnisqualität

3.3 Qualitätsmanagementsysteme

3.3.1 Entwicklung und Herkunft des Qualitätsmanagements

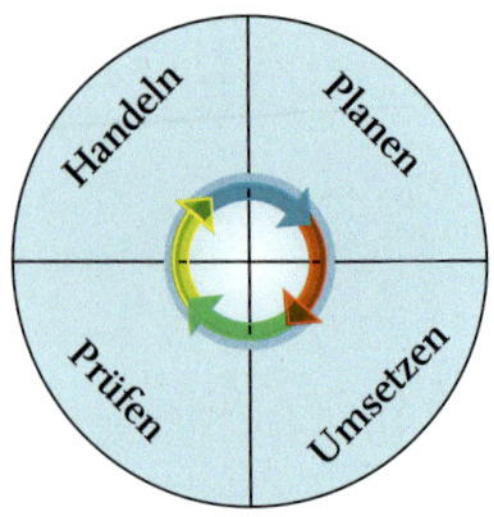

[1] Der Deming-Zyklus

Qualitätsmanagement stammt ursprünglich aus der Industrie. Zur Hochzeit der Industrialisierung in der ersten Hälfte des 20. Jh. begannen Pioniere in den Wirtschaftswissenschaften, sich über den Qualitätsbegriff sowie die Umsetzung von Qualitätsansprüchen Gedanken zu machen. So stellte z. B. der Physiker Williams Edward Deming fest, dass 94% aller Fehler durch das Management verursacht werden. Um dieses Problem anzugehen, entwickelte er den so genannten Deming-Zyklus, der bis heute Grundlage für prospektive Qualitätsmanagementsysteme ist. **Prospektives Qualitätsmanagement** bedeutet, dass vor der Handlung das gewünschte Ziel in Form von Standards und Kriterien vorgegeben, also geplant wird.

Zu den Grundsätzen des Qualitätsmanagements gehören:
- **Kundenorientierung:** Die Ansprüche der Kunden müssen regelmäßig ermittelt und im Arbeitsprozess umgesetzt werden.
- **Führungsaufgaben:** Die Mitarbeiter des Qualitätsmanagements sind dafür verantwortlich, dass das Qualitätsmanagementsystem ständig geprüft und verbessert wird.
- **Einbeziehung der Mitarbeiter:** Die Mitarbeiter des Qualitätsmanagements beziehen alle Mitarbeiter der Einrichtung, z. B. durch regelmäßige Gespräche oder Schulungen, in ihre Arbeit mit ein.

Prinzipiell unterscheidet man zwei Methoden des Qualitätsmanagements:

	Zentrale oder traditionelle Methode	Dezentrale oder dynamische Methode
	TOP DOWN	BOTTOM UP
	Das Management trifft die Entscheidungen und gibt die erarbeiteten Vorgaben an die Mitarbeiter weiter.	Die Mitarbeiter erarbeiten Vorschläge und gebend diese an das Management weiter.
Vorteile	Professionelle Entscheidungen, schnelle Umsetzung	Professionalisierung und Motivation der Mitarbeiter, mittel- und langfristiger Nutzen
Nachteile	Akzeptanz der Entscheidungen häufig niedrig, da Entwicklung von „außen“, Lösung der Probleme häufig im Nachhinein, Entscheidungen veralten schnell	Hoher Personal- und Zeitaufwand, Motivationsanstrengung, die Implementierung von Entscheidungen kann nicht sofort erfolgen

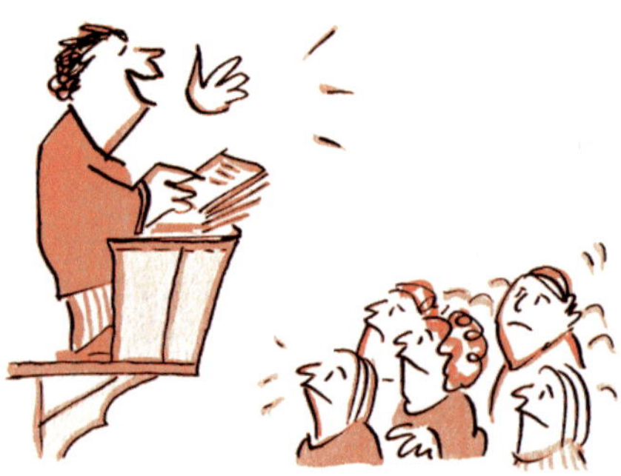

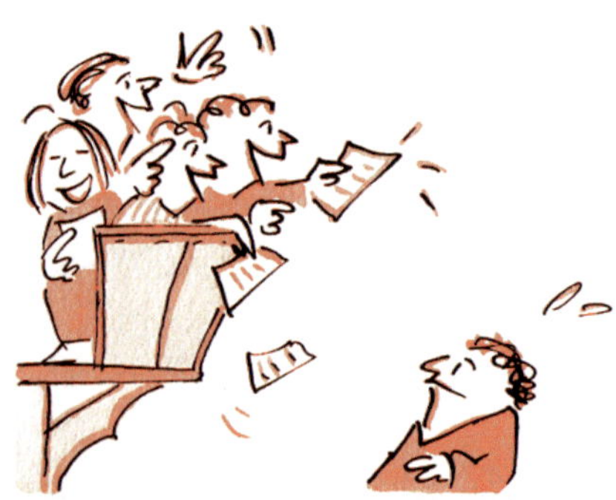

Im modernen Qualitätsmanagement werden beide Methoden eingesetzt.

DIN EN ISO 9000 ff. 3.3.2

Der Begriff DIN EN ISO 9000 ff. steht für eine Reihe von Institutionen, die sich um die Entwicklung und Sicherung von Qualitätsstandards von Produkten und Dienstleistungen bemühen.

DIN	**EN**	**ISO**	**9000 ff., z. B. 9000:2005**
↓	↓	↓	↓
Deutsches Institut für Normung e.V.	Europäische Norm	International Organization for Standardization	9000er Reihe veröffentlicht ab 12/2005

Diese Normenreihe (9000er Reihe) beschreibt Vorgehensweisen und Überlegungen zum Qualitätsmanagement und zur Qualitätssicherung. So ist zum Beispiel in der DIN EN ISO 9004:2005 unter Punkt 3.7 der Qualitätsbegriff beschrieben als „die Gesamtheit von Eigenschaften und Merkmalen eines Produktes oder einer Dienstleistung, die sich auf deren Eignung zur Erfüllung festgelegter oder vorausgesetzter Erfordernisse beziehen."

Qualitätsmanagement wird definiert als „derjenige Aspekt der Gesamtführungsaufgabe, welcher die Qualitätspolitik festlegt und verwirklicht."

Obwohl die Normenreihe 9000 ff. aus der Industrie stammt, können Aspekte hieraus durchaus in der Altenpflege angewendet werden. Wählt eine Einrichtung die DIN EN ISO 9000 ff. als Qualitätsmanagementsystem, müssen die entsprechenden Normen auf die Altenpflegeeinrichtung übertragen werden.

Beispiel
Unter dem Punkt Qualitätsziele heißt es in der DIN EN ISO Norm, dass Qualitätsziele messbar sein müssen. Das bedeutet für eine Altenpflegeeinrichtung, dass Zielvorgaben auch für die Pflege konkret formuliert sein müssen. Hier bietet es sich an, vermehrt mit Pflegeassessmentinstrumenten (z. B. Pflegeabhängigkeitsskala, Barthel-Index) zu arbeiten, um die Ergebnisse der pflegerischen Arbeit nicht nur zu dokumentieren, sondern auch messbar und damit transparent zu machen.

Pflegeassessmentinstrumente
1 S. 70

Total Quality Management (TQM) 3.3.3

Total Quality Management (TQM) steht für ein umfassendes Qualitätsmanagement. Der Grundgedanke dieses Systems stammt aus dem Bereich der Organisations- und Personalentwicklung. TQM fand in den 1990er Jahren vermehrt Aufmerksamkeit durch Unternehmen, die die Qualität ihrer Produkte oder Dienstleistungen langfristig verbessern wollten.

Dieses Qualitätsmanagementsystem legt seine Schwerpunkte u. a. auf Kundenzufriedenheit und die Einbindung von Mitarbeitern. Das Qualitätsmanagement definiert sich über die Beziehung vom Unternehmen zu seinen Kunden. Es ist ein sehr umfassendes Konzept, dass in neun Elemente (→ Abb. 1) untergliedert ist.

1. Führung
2. Politik und Strategie
3. Mitarbeitereinbindung
4. Partnerschaft und Ressourcen
5. Prozesse
6. Ergebnisse bezogen auf Mitarbeiter
7. Ergebnisse bezogen auf Kunden
8. Ergebnisse bezogen auf Gesellschaft
9. Schlüsselergebnisse

[1] 9 Elemente des TQM

TQM versteht sich nicht als ein einmaliges Projekt, sondern als ein kontinuierlicher Verbesserungsprozess. Zur Einführung des TQM-Konzeptes können wiederum andere Systeme, wie z. B. die DIN EN ISO 9000:2005 hinzugezogen werden. Das hierzulande bekannteste TQM-Modell ist das EFQM-Modell für Excellence.

EFQM-Modell für Excellence

online

www.deutsche-efqm.de

Auch EFQM ist ein Qualitätsmanagementsystem, dass ursprünglich nicht aus der Pflege oder dem Gesundheitswesen stammt. EFQM steht hier für die European Foundation for Quality Management (Europäische Stiftung für Qualitätsmanagement). Das ist eine Organisation, die ihren Sitz in Brüssel hat und in Deutschland u. a. durch die Deutsche Gesellschaft für Qualität e. V. vertreten wird. Das EFQM-Modell für Excellence bietet die Möglichkeit, als Prüfungsinstrument, z. B. bei einer Zertifizierung, eingesetzt zu werden. Das Modell besteht aus neun Kriterien, die in Ergebnis- und Befähigerkriterien unterteilt sind (→ Abb. 1).

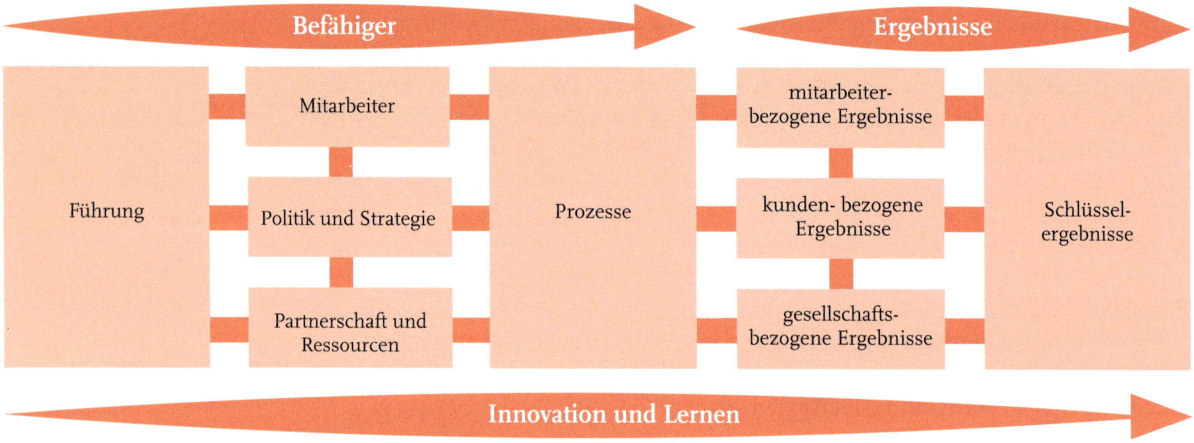

[1] EFQM-Modell für Excellence

3.3.4 Zertifizierung von Einrichtungen

zertifizieren
certus lat. = sicher, bescheinigen

Einrichtungen der Altenpflege können sich durch eine externe Organisation zertifizieren lassen. Diese Organisation muss zur Zertifizierung berechtigt sein und führt in der Regel sowohl die Beratung während des Zertifizierungsprozesses wie auch die Prüfung durch. Zertifizierungen erfolgen freiwillig und zusätzlich zu den Qualitätsprüfungen durch die Pflegekassen. Die Einrichtungen versprechen sich in der Regel neben einer Qualitätsverbesserung auch einen Marktvorteil. Durch ein Siegel einer anerkannten Organisation können sie ihre Klienten von einem hohen Leistungsniveau überzeugen. Welche Organisation oder auch welches Qualitätsmanagementsystem im Endeffekt gewählt wird, ist abhängig von dem gewünschten und machbaren finanziellen wie zeitlichen Aufwand. Die Einführung eines Qualitätsmanagementsystems ist dabei unabhängig von einer Zertifizierung.

online

Weitere Informationen zu KTQ®
finden Sie unter
www.ktq.de

Ein Beispiel für eine solche externe Zertifizierungsorganisation ist KTQ® (Kooperation für Transparenz und Qualität im Gesundheitswesen). KTQ® bietet Einrichtungen des Gesundheitswesens sowohl Beratung als auch Prüfung ihres Qualitätsmanagementsystems an. Allerdings wird KTQ® überwiegend von Krankenhäusern und Einrichtungen in der Rehabilitation genutzt. Altenpflegeeinrichtungen sind in der Regel dann betroffen, wenn sie an einen Versorgungsverbund oder ein Krankenhaus angeschlossen sind.

Qualitätsentwicklung 3.4

Die Qualitätsentwicklung betrifft die gesamte Einrichtung. Alle Mitarbeiter sind daran beteiligt. In der Regel wird die Organisation der Qualitätsentwicklung von einer Stelle aus koordiniert, dem Qualitätsmanagement.

Zur Qualitätsentwicklung gehört eine Reihe von Arbeitsschritten, die schematisch so dargestellt werden können:

- **Wunsch nach Qualitätsverbesserung:** Dies ist der Ausgangspunkt der Qualitätsentwicklung. Die Gründe dafür liegen auf der Hand: Kosten vermindern, Kundenzufriedenheit steigern, -Mitarbeitermotivation erhöhen, Konkurrenzdruck begegnen, Prüfungen und Sanktionen der Pflegekassen vermeiden.
- **Qualitätsanalyse:** Der Ist-Zustand der gegenwärtig in der Einrichtung praktizierten Dienstleistungsqualität wird ermittelt.
- **Qualitätsplanung:** Der Soll-Zustand der in Zukunft zu praktizierenden Dienstleistungsqualität wird ermittelt und theoretisch festgelegt.
- **Qualitätslenkung:** Der Ist-Zustand wird in den Soll-Zustand Schritt für Schritt überführt.
- **Qualitätskontrolle:** Es wird kontrolliert, ob der Soll-Zustand erreicht wurde.

(Quelle: Barth, Myriam: Qualitätsentwicklung und -sicherung in der Altenpflege. Urban und Fischer, München 1999, S. 66/67)

Bei der **Qualitätsanalyse** wird der Ist-Zustand der Pflegequalität ermittelt. Folgende Bereiche sind dazu wesentlich:

- allgemeine Standortbeschreibung (Lage, Name und Art der Einrichtung)
- Pflege (Pflegemodell, Pflegeleitbild)
- Dokumentationssystem (Formulare, Praktikabilität, Vollständigkeit)
- Organisation (Personalschlüssel, Dienstplangestaltung, Stellenbeschreibungen)
- Kommunikationsstrukturen (z. B. Abb. 2)
- Kundenanalyse (Einbezug von Bewohnern und Angehörigen, Ressourcenförderung, individuelle Wünsche und Bedürfnisse)

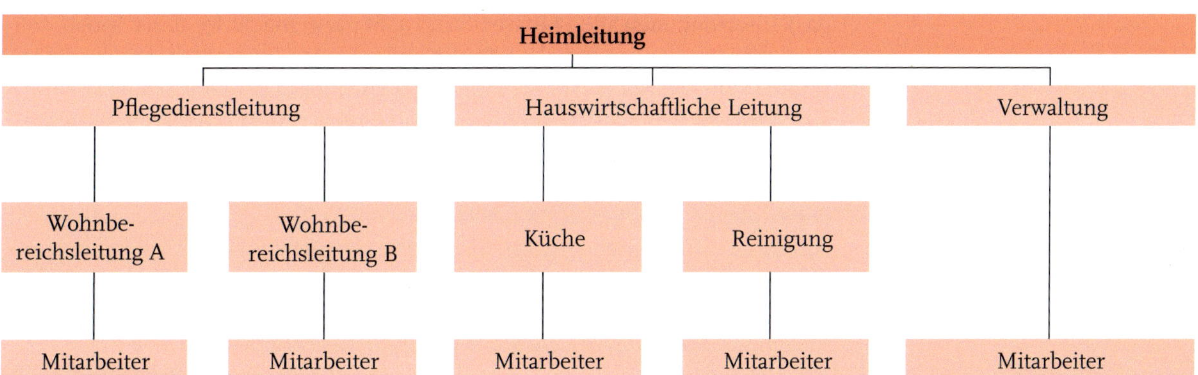

[1] Anhand eines solchen Organigramms können Kommunikationsstrukturen erarbeitet werden: Wer kommuniziert wann und zu welchem Anlass mit wem und warum?

Audit
Untersuchungsverfahren, das der Analyse von Prozessabläufen dient, audire lat. = hören, anhören

Um die Daten zu diesen Bereichen zu erfassen, können Fragebögen, Checklisten oder auch interne |Audits eingesetzt werden.

Wichtig ist, dass solche Qualitätsanalysen nicht als Kontrolle verstanden werden, sondern als Chance und Beginn zur Qualitätsverbesserung. Qualitätsmanagement bedarf der Unterstützung aller Mitarbeiter und dient im Resultat den Bewohnern der Einrichtung.

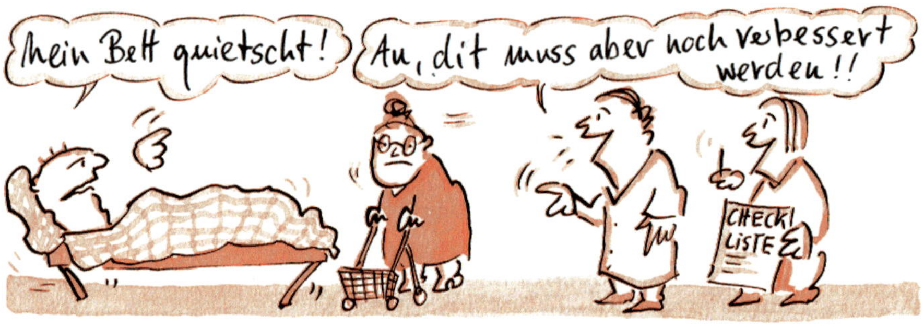
Mein Bett quietscht!
Au, dit muss aber noch verbessert werden!!
CHECKLISTE

Pflegemodell
1 S. 24 ff.
Pflegedokumentation
1 S. 87 ff.
Pflegeplanung
1 S. 79 ff.
Pflegeprozess
1 S. 66 ff.

Bei der **Qualitätsplanung** werden z. B. in einem Qualitätshandbuch Standards und Leitlinien für die optimale Ausführung der Dienstleistungen festgehalten. Ziel dieser Standards und Leitlinien ist, dass sie in der Praxis umgesetzt werden. Weiterhin werden im Rahmen der Qualitätsplanung u. a. ein |Pflegemodell ausgewählt bzw. das vorhandene auf Praktikabilität überprüft, ein Pflegeleitbild entworfen bzw. das vorhandene überarbeitet, das Leistungsangebot der Einrichtung analysiert und festgehalten sowie Elemente der |Pflegedokumentation entwickelt und vereinheitlicht. In der täglichen pflegerischen Arbeit gehört zur Qualitätsplanung die Erstellung und regelmäßige Überarbeitung von |Pflegeplanungen sowie das Arbeiten nach den Vorgaben des |Pflegeprozesses. Es empfiehlt sich, dass bei der Qualitätsplanung alle Berufsgruppen einer Einrichtung beteiligt sind.

Supervision
2 S. 514, S. 627 ff.
Dienstplangestaltung
2 S. 520
Stellenbeschreibung
2 S. 519

Die **Qualitätslenkung** bezieht sich auf einen kontinuierlichen Prozess. Hierbei werden verschiedene Instrumente eingesetzt. Dazu gehören:

- **Einhaltung des Informationsflusses in der Einrichtung:** Damit gewährleistet ist, dass Informationen allen Mitarbeitern zugängig gemacht werden können, sollten neben der kontinuierlichen Kommunikation im Tagesgeschehen feste Termine zu Besprechungen eingehalten werden. Hierzu gehören z. B. Teambesprechungen (bereichsübergreifend oder bereichsintern), Dienstübergaben, Schulungen, aber auch |Supervision, Fallbesprechungen oder Angehörigenabende.
- **Dienstplangestaltung:** Im Dienstplan werden im Idealfall Pflegebedarf und Personalangebot aufeinander abgestimmt. Die |Dienstplangestaltung ist ein komplexes Geschehen, bei der gesetzliche, organisatorische und individuelle Vorgaben aufeinander abgestimmt werden müssen.
- **Stellenbeschreibungen:** Eine Stelle ist die kleinste organisatorische Einheit in der Altenpflegeeinrichtung. In der |Stellenbeschreibung wird zwischen Arbeitgeber und Arbeitnehmer verbindlich festgelegt, welche Aufgaben und Kompetenzen der Arbeitnehmer übernimmt.
- **Einarbeitungskonzepte** für neue Mitarbeiterinnen.

Neben Qualitätsprüfungen durch externe Organisationen (z. B. MDK oder Zertifizierungsorganisation) muss der Prozess der Qualitätsplanung und -lenkung regelmäßig innerhalb der Einrichtung überprüft werden. Diese (interne) Form der Qualitätsprüfung wird auch **Qualitätskontrolle** genannt und liefert Erkenntnisse über die Wirksamkeit der zur Qualitätsplanung und -lenkung eingesetzten Instrumente. Instrumente zur Qualitätskontrolle sind z. B. Pflegevisite und innerbetriebliches Vorschlagswesen.

Methoden und Maßnahmen der Qualitätssicherung 3.5

Grundsätzlich werden Methoden und Maßnahmen der Qualitätssicherung in interne und externe Qualitätssicherung unterteilt. Zur internen Qualitätssicherung gehören alle Maßnahmen der Einrichtung und der in der Einrichtung tätigen Mitarbeiter, die zum Erhalt oder der Verbesserung der Qualität der Leistungen beitragen. Zur externen Qualitätssicherung gehören alle Maßnahmen von externen Anbietern oder Beratern, die zum Erhalt oder der Verbesserung der Qualität der Leistungen beitragen.

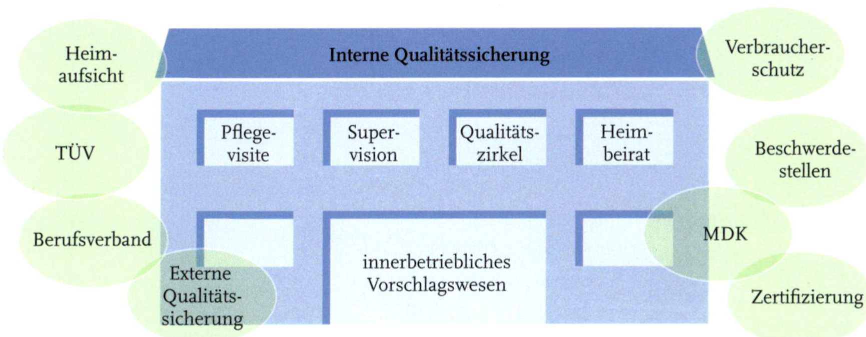

[1] Interne und externe Qualitätssicherung

Innerbetriebliches Vorschlagswesen (IBV) 3.5.1

Das Innerbetriebliche Vorschlagswesen ist eine Form der Informationssammlung von Vorschlägen zum Erhalt oder der Verbesserung der Leistungsqualität einer Einrichtung. Dazu gehört auch, die Mitarbeiter zu motivieren, ihre Vorschläge z. B. dem Qualitätsmanagement mitzuteilen.

Beispiel
In Ihrer Einrichtung ist es üblich, die Ganzkörperwaschung bei allen pflegebedürftigen Bewohnern während des Frühdienstes durchzuführen. Das führt zu einer überdimensionalen Arbeitsbelastung der Frühdienstmitarbeiter. Weiterhin haben Sie in Gesprächen mit Pflegebedürftigen und deren Angehörigen festgestellt, dass einige Bewohnerinnen eine Ganzkörperwaschung am Abend vorziehen würden. Sie schlagen Ihrer Wohnbereichsleitung vor, diese Pflegebedürftigen am Abend zu waschen und dafür eine zusätzliche Pflegefachkraft dem Spät- oder Zwischendienst zuzuteilen. Die Wohnbereichsleiterin ist über Ihre Anregung erfreut und sichert Ihnen zu, den Vorschlag bei der nächsten Teambesprechung auf die Tagesordnung zu setzen.

Durch das IBV können Ideenpotenziale der Mitarbeiter aufgedeckt werden. Mögliche Missstände werden schnell aufgedeckt und Vorschläge zur Verbesserung direkt an zuständige Stellen weitergeleitet. Ein langer Dienstweg kann hierbei verhindert werden.

3.5.2 Pflegevisite

Auch die Pflegevisite ist eine Form der Informationssammlung. Visiten sind uns aus dem Krankenhaus bekannt. Dort geht das medizinische und pflegerische Fachpersonal zum Patienten ans Bett und informiert sich über das aktuelle Befinden.

Dieses Prinzip kann auch auf die Altenpflege übertragen werden. Pflegevisiten sollten in regelmäßigen Abständen stattfinden und nach einem festen Schema erfolgen. Sie bieten die Möglichkeit, die Wirksamkeit des Pflegeprozesses zu evaluieren und Änderungen an der Pflegeplanung vorzunehmen. Weiterhin dient die Pflegevisite dem persönlichen Austausch mit dem Klienten/Bewohner. Hierbei kann der Klient/Bewohner Wünsche äußern sowie Verbesserungsvorschläge oder Kritik anbringen.

Seniorenresidenz am Stadtpark	**Pflegevisite einschließlich Überprüfung der Pflegedokumentation und der Umsetzung des Pflegeprozesses**	Logo

Datum:________ Uhrzeit von:_______ bis:________

Pflegeeinrichtung/Wohnbereich:___ _______Bewohner:______________Pflegestufe:____

Bezugspflegekraft:___ _______ ____ Visiteur:__ _______ ______

Fragen / Anforderungen	**Bewertung** + erfüllt / vorhanden – teilweise erfüllt / vorhanden Ø nicht erfüllt / nicht vorhanden t.n.z. trifft nicht zu	**Bemerkung**	**Mängel** **Beseitigung bis Termin:**
Bewohnerdokumentation:			
1) Informationssammlung: 1.1 Besonderheiten und Merkmale 1.2 allgemeine Anamnese 1.3 Angaben zum Betreuung 1.4 FEM (wenn notwendig u. keine Alternativen: Genehmigung Amtsgericht b. nicht zustimmungsfähigen Bewohnern vorhanden?) 1.5 eingeschränkte Alltagskompetenz (Assessment) 1.6 Dekubitusbeurteilung n. Braden 1.7 Ernährungszustand / PEMU 1.8 Kognition/ Kommunikation 1.9 Schmerzbeurteilung 1.10 Sturzrisikoerfassung 1.11 Kontinenzsituation (allgemeine Anamnese) 1.12 medizinische Diagnosen 1.13 pflegerische Diagnosen 1.14 Informationen zur Biographie			

Seniorenresidenz am Stadtpark	**Pflegevisite einschließlich Überprüfung der Pflegedokumentation und der Umsetzung des Pflegeprozesses**	Logo

Fragen / Anforderungen	**Bewertung** + erfüllt / vorhanden – teilweise erfüllt / vorhanden Ø nicht erfüllt / nicht vorhanden t.n.z. trifft nicht zu	**Bemerkung**	**Mängel** **Beseitigung bis Termin:**
2) Pflegeplanung: 2.1 Ressourcen / Fähigk eiten eingeschätzt? 2.2 Probleme angemessen formuliert? 2.2.1 bei Einsatz Antidekubitusmatratze: Härtegrad dokumentiert? 2.2.2 Einschätzung des Kontrakturrisikos/ Kontrakturprophylaxe (indiv. Bewegungs-Lagerungsplan, aktiv/passive Bewegungsübungen) 2.2.3 bei Sturzrisik o: Sturzpräventive Maßnahmen geplant? 2.2.4 bei demenzieller Beeinträchtigung: Maßnahmen zu Tagesstruktur/ Beschäftigung/Entspannung geplant? 2.6 alle AEDL berücksichtigt? 2.7 Ziele evaluierbar formuliert? 2.8 Leistungen mit Verweis auf Pflegestandards 2.9 Leistungen entsprechen der PS			
3) Durchführung der Pflege: 3.1 zeitnahe Leistungserfassung 3.2 vollständige Leistungserfassung 3.3 Vitalwerte / Größe / Gewicht o Bilanzierung o Ernährung			

[1] Formular zur Dokumentation von Pflegevisiten (Beispiel)

Seniorenresidenz am Stadtpark	Pflegevisite einschließlich Überprüfung der Pflegedokumentation und der Umsetzung des Pflegeprozesses	Logo

Fragen / Anforderungen	**Bewertung** + erfüllt / vorhanden – teilweise erfüllt / vorhanden Ø nicht erfüllt / nicht vorhanden t.n.z. trifft nicht zu	Bemerkung	Mängel Beseitigung bis Termin:
4) Berichte: 4.1 richtig zugeordnet 4.2 verständlich geschrieben			
5) Ärztliche Verordnungen 5.1 Medikation vollständig 5.2 Bedarfsmedikation mit Bedarfsgrund und Tageshöchstdosierung hinterlegt? 5.2 Anordnungen vom Arzt un 5.3 Arztunterschrift/Kürzel au „Ärzte"?			
6) Wunddokumentation: 6.1 Lagerungsprotokoll 6.2 Beschreibung 6.3 Foto 6.4 Kontrolle			
7) Freiheitsentziehende Maßn 7.1 Genehmigung 7.2 Dokumentation			
8) Evaluation der Pflegeplanun 8.1 Termin gerecht 8.2 Dokumentation			

Seniorenresidenz am Stadtpark	Pflegevisite einschließlich Überprüfung der Pflegedokumentation und der Umsetzung des Pflegeprozesses	Logo

Fragen / Anforderungen	**Bewertung** + erfüllt / vorhanden – teilweise erfüllt / vorhanden Ø nicht erfüllt / nicht vorhanden t.n.z. trifft nicht zu	Bemerkung	Mängel Beseitigung bis Termin:
9) Pflegezustand des Bewohners			
9.1 wirkt gepflegt (Finger-/Zehennägel, Bart, Frisur, Hautzustand, Zehenzwischenräume,) 9.2 Kleidung sauber u. unbeschädigt 9.3 Hilfsmittel - Notwendige vorhanden? - b. Wechseldruckmatratze: Härtegrad dem Körpergewicht angemessen? - Mundpflegeset am Bett bei immobilen Bewohnern?			

Seniorenresidenz am Stadtpark	Pflegevisite einschließlich Überprüfung der Pflegedokumentation und der Umsetzung des Pflegeprozesses	Logo

Fragen / Anforderungen	**Bewertung** + erfüllt / vorhanden – teilweise erfüllt / vorhanden Ø nicht erfüllt / nicht vorhanden t.n.z. trifft nicht zu	Bemerkung	Mängel Beseitigung bis Termin:
11) Bewohnerzimmer			
11.1 aufgeräumt (soweit im pflegerischen Verantwortungsbereich), sauber 11.2 hat Wohncharakter 11.3 Name an der Zimmertüre 11.4 Pflegeutensilien im Doppelzimmer m. Namen beschriftet/gekennzeichnet 11.5 Hilfsmittel mit Namen beschriftet 11.6 Hilfsmittel sauber u. funktionsfähig			
12) Geräte			
funktionstüchtig, Prüfstand aktuell: 12.1 O_2-Gerät 12.2 BZ-Gerät 12.3 RR-Gerät 12.4 Personenwaage /Lifter 12.5 Aufrichthilfe			

Seniorenresidenz am Stadtpark	Pflegevisite einschließlich Überprüfung der Pflegedokumentation und der Umsetzung des Pflegeprozesses	Logo

Fragen / Anforderungen	**Bewertung** + erfüllt / vorhanden – teilweise erfüllt / vorhanden Ø nicht erfüllt / nicht vorhanden t.n.z. trifft nicht zu	Bemerkung	Mängel Beseitigung bis Termin:
13) Umgebungs-/funktionsbereich			
aufgeräumt/sauber/funktionsfähig: 13.1 Küche (Lebensmittel abgedeckt?) 13.2 Lagerräume 13.3 Pflegearbeitsräume 13.4 Pflegebad 13.5 Dienstzimmer 13.6 Medikamenten-/Medicalprodukteschrank 13.7 Hilfsmittel 13.8 Etagenflur/Aufenthaltsbereiche einschl. Mobiliar 13.9 Eingangsbereich/Balkon/Terrasse			

Ergänzungen: ______________________________

Mit Bezugspflegekraft besprochen am: __________ Unterschrift Bezugspflegekraft: __________ __________

Unterschrift Vorgesetzter: ______________________

[1] Formular zur Dokumentation von Pflegevisiten (Beispiel)

3.5.3 Supervision

Supervision
2 S. 627 ff.

Unter Supervision versteht man verschiedene Formen von Beratungskonzepten. Diese können der Fortbildung, Team- oder Arbeitsorganisation oder der Verhaltenssteuerung dienen. Im pflegerischen Bereich kommt der Supervision häufig die Bedeutung zu, schwierige und problematische Arbeitsbeziehungen (Personal untereinander, Pflegefachkraft und Klienten/Bewohner) in Gruppen- oder Einzelsitzungen zu reflektieren und mögliche Lösungen zu schaffen. Supervisionen können intern oder extern angeboten werden. Sie werden durch speziell ausgebildete Supervisoren durchgeführt.

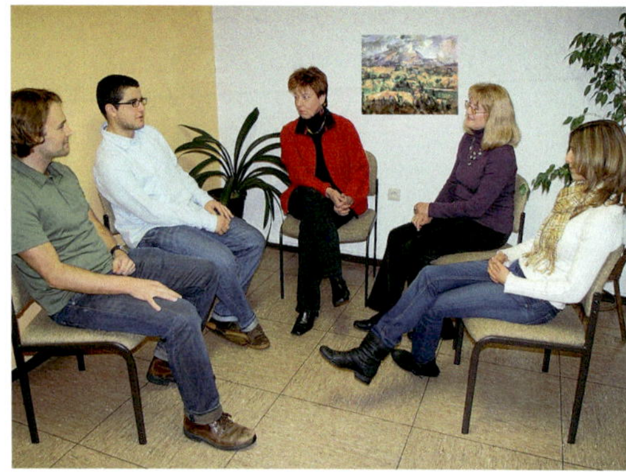

[1] Supervision

3.5.4 Qualitätszirkel

online

http://www.mds-ev.org/index2.html

➥ MDK-Anleitung zur Qualitätsprüfung in der stationären Pflege

➥ MDK-Anleitung zur Qualitätsprüfung in der ambulanten Pflege

➥ Qualitätsprüfungsrichtlinie

Im Qualitätszirkel treffen sich Mitarbeiter der Einrichtung in regelmäßigen Abständen, um Maßnahmen zur Qualitätssicherung zu planen und zu evaluieren. Dies geschieht in der Regel unter Leitung eines Moderators, der die zu bearbeitenden Themenfelder vorgibt. Qualitätszirkel dienen als Schnittstelle zwischen interner und externer Qualitätssicherung sowie zwischen der Führungs- und Mitarbeiterebene einer Einrichtung.

Während der Sitzungen sollte nach einem festen Schema gearbeitet werden, um optimale Ergebnisse zu erzielen. Eine Möglichkeit für eine solche Gesprächsstruktur ist:

1. Analyse von Stärken und Schwächen des zu bearbeitenden Themenfeldes
2. Entwicklung von möglichen Lösungsstrategien sowie Ermittlung aller an einer solchen Strategie beteiligten Personen
3. Diskussion über mögliche Methoden zur Implementierung
4. anschließende Implementierung in der Praxis
5. systematische Evaluation der Praxiserfahrungen im Qualitätszirkel

Methoden zur Implementierung
1 S. 39

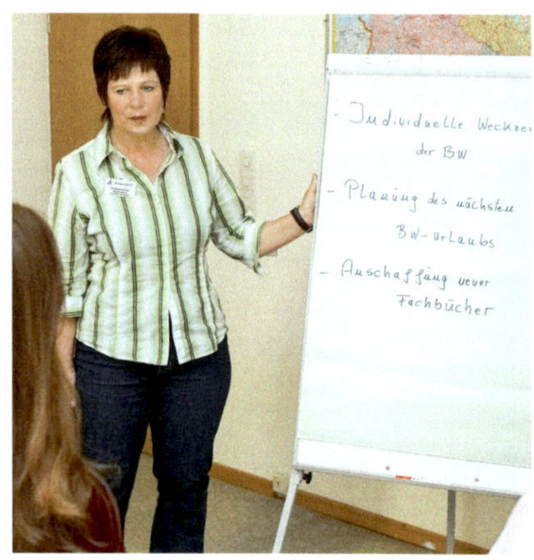

[2] Qualitätszirkel zur Planung und Evaluation von Qualitätssicherungsmaßnahmen

Heimbeirat 3.5.5

Der Heimbeirat ist ein von Gesetzes wegen zugesicherte Institution des Heimwesens, zu dessen Mitgliedern Bewohner, aber auch externe Personen (z. B. Angehörige) gehören können. Der Heimbeirat besitzt ein Mitwirkungsrecht, aber kein Mitbestimmungsrecht. Im Rahmen der Qualitätssicherung obliegt dem Heimbeirat die Aufgabe der Informationssammlung und -weiterleitung. So können Vorschläge und Anregungen, aber auch Kritik an den Heimbeirat gesendet werden, der diese dann wiederum dem Qualitätsmanagement mitteilt.

Heimbeirat
2 S. 435
Mitbestimmungsrecht
2 S. 208

MDK 3.5.6

Der Medizinische Dienst der Krankenversicherungen (MDK) hat auf Grundlage des SGB XI das Recht, jederzeit Prüfungen der Pflegequalität in den Einrichtungen durchzuführen. Bei den so genannten Routineprüfungen müssen die Einrichtungen mindestens zwei Wochen vorher informiert werden. Während der Qualitätsprüfung gehen die Prüfer nach einer Richtlinie vor, die auf Basis der „gemeinsamen Grundsätze und Maßstäbe zur Qualität und Qualitätssicherung einschließlich des Verfahrens zur Durchführung von Qualitätsprüfungen“ erarbeitet wurde (→ Online-Hinweis).

online

Weitere Informationen zum Heimbeirat finden Sie unter:
http://www.bmfsfj.de/Kategorien/Publikationen/publikationsliste.html

Berufsverbände 3.5.7

Die verschiedenen Berufsverbände in der Pflege wirken insbesondere durch ihre beratende Funktion in Gremien bei der externen Qualitätssicherung mit. Diese Gremien können auf kommunaler, Landes- oder Bundesebene agieren. Ebenso haben sich die meisten Berufsverbände in der Pflege eine Qualitätssicherung und -verbesserung auf ihre Statuten geschrieben.

Berufsverbände
2 S. 537

Verbraucherschutz 3.5.8

Der Verbraucherschutz in Deutschland ist durch die Verbraucherzentralen organisiert. Die Verbraucherzentrale Bundesverband (VZBV) vertritt die Interessen der Verbraucher gegenüber Politik, Wirtschaft und Öffentlichkeit und versteht sich als Stimme der Verbraucher.

Die Verbraucherzentralen sehen ihre Tätigkeiten darin, die Anliegen der Verbraucher in die Öffentlichkeit zu tragen und damit auf die Politik einzuwirken. Im Bereich der Pflegequalität hat der VZBV zum Beispiel zum Pflegequalitätsgesetz Stellung genommen (→ S. 516).

Weiterhin können sich die Verbraucher (in diesem Fall Bewohner, Klienten oder deren Angehörige) bei Fragen, Anregungen oder Kritik an der Pflege in einer Einrichtung an örtliche Verbraucherzentralen wenden. Der Bereich Pflege bildet innerhalb des VZBV das Referat 3.3., welches dem Fachbereich Gesundheit und Ernährung untersteht.

online

Verbraucherzentrale Bundesverband
www.vzbv.de

Verbraucherzentrale
Bundesverband e.V. vzbv

6. April 2001

Stellungnahmen des vzbv

1. **Stellungnahme zum Entwurf eines Gesetzes zur Qualitätssicherung und zur Stärkung des Verbraucherschutzes in der Pflege (Pflege-Qualitätssicherungsgesetz – PQsG) (Seite 1 – 10)**
2. **Stellungnahme zum Entwurf eines dritten Gesetzes zur Änderung des Heimgesetzes (Seite 11 – 17)**

1.

Stellungnahme zum Entwurf eines Gesetzes zur Qualitätssicherung und zur Stärkung des Verbraucherschutzes in der Pflege (Pflege-Qualitätssicherungsgesetz – PQsG)

Grundsätzliches

Der Bundesverband der Verbraucherzentralen und Verbraucherverbände e.V. (vzbv) begrüßt die Absicht des Bundesministeriums für Gesundheit, viele der von etlichen Betroffenen aufgezeigten Umsetzungsprobleme des Pflegeversicherungsgesetzes zu beseitigen. Allerdings haben die Verbraucherverbände große Zweifel, ob die dazu im vorgelegten Pflege-Qualitätssicherungsgesetz vorgesehenen Instrumente tatsächlich geeignet sind, das Ziel einer Stärkung des Verbraucherschutzes sowie einer verbesserten Qualität in der Pflege zu erreichen. Insbesondere fehlt dem Gesetzentwurf eine Definition von Mindestleistungen, die die Anbieter zu erbringen

1

[1] Auftaktseite zur Stellungnahme des VZBV

online

Verbraucherzentrale
Bundesverband
www.vzbv.de

Weiterhin können sich die Verbraucher (in diesem Fall Bewohner, Klienten oder deren Angehörige) bei Fragen, Anregungen oder Kritik an der Pflege in einer Einrichtung an örtliche Verbraucherzentralen wenden. Der Bereich Pflege bildet innerhalb des VZBV das Referat 3.3., welches dem Fachbereich Gesundheit und Ernährung untersteht.

TÜV 3.5.9

TÜV steht für „Technischer Überwachungsverein". Es gibt verschiedene TÜV-Gruppen (z. B. TÜV-Süd, TÜV-Nord), die ihre Ursprünge in der Zeit der Industrialisierung hatten und heute unterschiedliche Aufgaben in der Überprüfung und Zertifizierung von Produkten, Prozessen und Dienstleistungen wahrnehmen. So ist den meisten der TÜV hauptsächlich durch die obligatorische Autoüberprüfung mit der dazugehörigen Plakette bekannt. Der Pflege-TÜV ist ein Prüfsystem, das praxisnah von Pflegeeinrichtungen gemeinsam mit dem TÜV entwickelt worden ist. Es soll den Pflegeeinrichtungen ermöglichen, den Stand ihrer Qualitätsentwicklung festzustellen. Der Pflege-TÜV basiert auf den gesetzlichen Grundlagen des SGB XI.

AWO: Mit einem „Sehr gut" den Pflege-TÜV bestanden!

Altenwohnzentrum Pauline-Ahlsdorff-Haus deutlich besser als der Landesdurchschnitt / Einrichtung gehört zu den drei besten in Wilhelmshaven 07.07.2010

Das Transparenzverfahren für die Benotung von Pflegeeinrichtungen ist bundesweit in vollem Gang, in Niedersachsen sind gut die Hälfte aller Einrichtungen benotet und die Ergebnisse sind veröffentlicht. „Für die Bewohnerinnenn und Bewohner und deren Angehörige wie auch für die Auswahl einer Einrichtung ist eine Überprüfung der Pflegequalität und vor allem die Veröffentlichung der Ergebnisse eine hervorragende Sache", so Uwe Wessels, Einrichtungsleiter des AWO Altenwohnzentrums „Pauline-Ahlsdorff-Haus" in der Wilhemshavener Rheinstraße. „Das Ergebnis mit der Gesamtnote 1,2 , zu der der Medizinische Dienst (MDK) nach eingehender Prüfung kam, freut uns natürlich und ist eine Anerkennung für das gesamte Team", so Uwe Wessels. „Ein hoher Qualitätsanspruch und das Engagement der Mitarbeiterinnen und Mitarbeiter zahlen sich eben aus". Mit der Note 1,2 gehört das AWO Altenwohnzentrum zu den am besten bewerteten in Wilhelmshaven. Seit Juli 2009 werden Altenhilfeeinrichtungen systematisch vom MDK im Auftrag der Landesverbände der Pflegekassen untersucht, um Pflegemissstände, die in den letzten Jahren für Schlagzeilen sorgten, zu vermeiden. Mit der Benotung liegt das „Pauline", wie die Einrichtung landläufig genannt wird, deutlich besser als der Landesdurchschnitt der niedersächsischen stationären Einrichtungen, der bei 2,1 liegt.

Dicker Fragenkatalog

Einen dicken Fragenkatalog brachten die Prüfer, die unangemeldet die AWO Einrichtung besuchten, mit. Die Qualität wurde wie bei allen Überprüfungen in vier Kriterien erfasst: Pflege/medizinische Versorgung (Note 1,3), Umgang mit demenzkranken Bewohnern (Note 1,3), soziale Betreuung/Alltagsgestaltung sowie Wohnen (Note 1,0), Verpflegung, Hauswirtschaft und Hygiene (Note 1,0). Des Weiteren wurden 15 der 283 Bewohner im AWO Altenwohnzentrum in der Rheinstraße nach ihrem Wohlbefinden befragt (Note 1,4). 19 Bewohner wurden untersucht, um die durchgeführte Pflege zu kontrollieren. Bei der Dokumentation wurde überprüft, ob diese mit der Realität übereinstimmt.

Politik muss bei Benotung nacharbeiten

Der Sozialreferent der AWO Wohnen & Pflegen Weser-Ems GmbH, die Träger des Altenwohnzentrums „Pauline-Ahlsdorff-Haus" ist, Eckart Kroon, zeigt sich über das gute Ergebnis ebenfalls sehr erfreut und in der guten Arbeit der AWO bestätigt: „Qualität in der Pflege und menschliche Zuwendung stehen bei uns an erster Stelle, das beweist sich jetzt auch in der sehr guten Benotung". Eckart Kroon begrüßt in diesem Zusammenhang die Anstrengungen, eine vergleichbare Bewertung der Pflegeeinrichtungen als Orientierungshilfe auch für zukünftige Bewohnerinnen und Bewohner zu schaffen, sieht aber auch kritische Punkte in dem Bewertungssystem. Besonders die Konzentration auf die Strukturen und Formalismen gehen zu Lasten der Bewohnerversorgung. Als sehr problematisch sieht die AWO die bundesweit sehr unterschiedliche Vergütung der Pflegeleistungen. Niedersachen belegt den letzten Platz bei der Höhe der Pflegesätze in den alten Bundesländern.

QUELLE: AWO Bezirksverbund Weser-Ems e. V., awo-ol.de

Heimaufsicht 3.5.10

Die Heimaufsichtsbehörde überprüft, ob die Verordnungen der Landesheimgesetze eingehalten werden.

Landesheimgesetz
2 S. 491

Sie ist weiterhin dazu verpflichtet, Kritik an den Zuständen einer Einrichtung durch Angehörige, Klienten/Bewohnern oder Personal nachzugehen. Die Heimaufsicht sieht den Schwerpunkt ihrer Tätigkeit im Bereich der Beratung der Heimbewohner und ihrer Angehörigen, der Heimträger und Beschäftigten in den Heimen (→ Online-Hinweis).

online

Weitere Informationen zur Heimaufsicht finden Sie unter: **www.heimaufsicht.de**

4 Fachaufsicht

Fachaufsicht in der Altenpflege bedeutet, die fachliche Qualität der Pflege kontinuierlich zu wahren. Dies ist in erster Linie Aufgabe der Pflegefachkraft selbst. Sie ist verpflichtet, sich regelmäßig fortzubilden (→ Fort- und Weiterbildungen, S. 532) und damit auf dem neuesten Stand des fachlichen Wissens zu halten. Weiterhin obliegt es ihr, dieses Wissen im Pflegealltag umzusetzen.

Möglichkeiten zur Fortbildung sind:

- Lesen von Fachzeitschriften, z. B. Altenpflege, Pflegezeitschrift, Heilberufe, Pflege
- Teilnahme an internen Fortbildungen, z. B. interne Schulungen
- Teilnahme an externen Fortbildungen, z. B. in Fort- und Weiterbildungsinstituten
- Teilnahme an Weiterbildungen, z. B. Weiterbildung zur Praxisanleiterin

Ein wichtiges Instrument der Fachaufsicht ist weiterhin die Pflegedokumentation. Durch die Anwendung des Pflegeprozesses und die damit verbundene Dokumentation der Pflegetätigkeiten, ist der Informationsfluss und -austausch mit Kolleginnen und anderen Disziplinen (z. B. Physiotherapeuten, Ärzten) gesichert. Eventuell auftretende fachliche Fehler können somit rechtzeitig erkannt und behoben werden.

Regelmäßige Pflegevisiten ermöglichen die systematische Auswertung der Pflegeplanung. Geplante Pflegemaßnahmen sowie Pflegeziele können hierbei in regelmäßigen Abständen evaluiert und auf den neuesten Stand gebracht werden. Pflegevisiten dienen ebenso zum fachlichen Austausch mit Kolleginnen.

In der hierarchischen Aufteilung einer Einrichtung steht an oberster Stelle der pflegerischen Fachaufsicht die Pflegedienstleitung. Ihren Aufgabenbereich nennt man auch Pflegemanagement.

4.1 Pflegemanagement

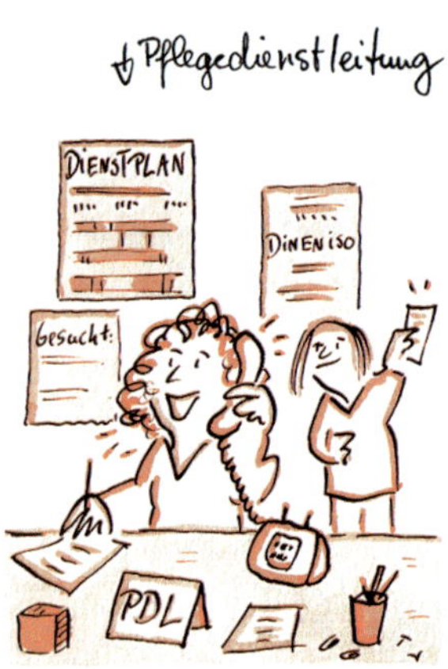

Die Pflegedienstleitung einer Einrichtung, kurz PDL, ist in der Regel eine Pflegefachkraft mit einer zusätzlichen Ausbildung (Weiterbildung oder Studium). In größeren Einrichtungen (z. B. Klinikverbünden) kann die Pflegedienstleitung auch aus einem Stab von Fachkräften bestehen. Häufig wird die Qualitätsbeauftragte dem Pflegemanagement zugeteilt. Je nach Art und Größe der Einrichtungen variieren die Aufgaben der Pflegedienstleitung: In kleinen Einrichtungen oder ambulanten Pflegediensten übernimmt die Pflegedienstleitung teilweise auch die direkte Pflege und Betreuung von Bewohnerinnen oder Klienten; in großen Einrichtungen stehen Personalführung und Koordination im Vordergrund. Während die Heimleitung jedoch in der Regel mit wirtschaftlichen und/oder repräsentativen Aufgaben betraut ist, ist das Aufgabengebiet der Pflegedienstleitung durch ihren direkten Bezug zur Pflege und zu den Mitarbeiterinnen in der Pflege gekennzeichnet.

Zum Aufgabengebiet der Pflegedienstleitung gehören u. a.:

- Entwicklung und Kontrolle von Arbeitsabläufen und Arbeitsorganisation
- Personalführung
- Koordination des Informationsflusses
- Überprüfung und/oder Leitung der Dienstplangestaltung
- Qualitätsentwicklung und -sicherung (evtl. in Zusammenarbeit mit der Qualitätsbeauftragten)
- Koordination mit externen Stellen (z. B. Warenwirtschaft, ausbildende Pflegeschule)
- Erstellung von Stellenbeschreibungen

Die Pflegedienstleitung kann Teile dieser Aufgaben an Stations- oder Wohnbereichsleitungen delegieren. Der exakte Aufgabenbereich einer Pflegedienstleitung ist durch die Stellenbeschreibung (→ S. 21, Abb. 1) geregelt. Zum reibungsfreien Ablauf einer Einrichtung gehört der kontinuierliche Informationsfluss zwischen Pflegedienstleitung und Pflegefachkräften.

Stellenbeschreibung 4.2

Durch das Pflegeversicherungsgesetz ist vorgeschrieben, dass jede Einrichtung Stellenbeschreibungen vorweisen muss. In diesen Stellenbeschreibungen sind die Aufgaben und Kompetenzen der Arbeitnehmerinnen verbindlich festgehalten. Dies gilt sowohl für Mitarbeiterinnen in der Pflege als auch für Mitarbeiterinnen in der Hauswirtschaft oder anderen Bereichen einer Einrichtung. Die Stellenbeschreibung bietet damit für die Mitarbeiterinnen einen rechtlichen Rahmen ihres Zuständigkeitsbereiches.

Bereich **Ambulante Pflege**	**Stellenbeschreibung** für Pflegedienstleitung	**Ausgabe: 2001** **Seite 1**

Stellenbezeichnung: Pflegedienstleitung	**Vorgesetzte Stelle:** Geschäftsführer Abteilungsleiter Sozialarbeit
Stelleninhaber:	**Vorgesetzte:** ....
Vertritt:	**Qualifikation:** - Abgeschlossene Ausbildung als Krankenschwester - Ausbildung zur Pflegedienstleiterin - Leitungserfahrung - Organisatorische Fähigkeiten

I. Ziele der Position

- Erbringung kontinuierlich professioneller Pflegeleistungen mit den Mitarbeitern für Patienten im ambulanten Bereich
- Entwicklung von Pflegekonzepten und Qualitätssicherung bei gleichzeitiger wirtschaftlicher Betriebsführung
- Sicherstellung des Pflegeprozesses
- Beratung von Patienten und deren Angehörigen
- Kommunikation mit allen an der Pflege und Betreuung beteiligten Berufsgruppen
- Professionelle Mitarbeiterführung, Beratung und Schulung von Mitarbeitern

Gültig ab: **nächste Überprüfung:**

Unterschriften:

....

Stelleninhaber Vorgesetzter

Bereich **Ambulante Pflege**	**Stellenbeschreibung** **für Pflegedienstleitung**	**Ausgabe: 2001** **Seite 2**

I. Hauptaufgaben

1. Professionelle Planung mit den Mitarbeitern in Übereinstimmung mit dem Pflegeleitbild und den Standards der Einrichtung
2. Wahrnehmung der Aufgaben einer professionellen Mitarbeiterführung
3. Mitentwicklung und Vorgabe des Pflegekonzeptes und fachlicher Standards
4. Vorgabe bestimmter Arbeitsmethoden, Entwicklungen und Durchsetzung einheitlicher Pflegetechniken
5. Ständige Weiterentwicklung des Pflegekonzeptes, der Qualitätsrichtlinien und Standards
6. Umsetzung und Überwachung der Qualitätsrichtlinien
7. Wirtschaftliches Arbeiten in der Pflege sicherstellen
8. Aufnahmegespräch mit Kunden und Angehörigen
9. Begutachtung der sozialen Situation und Festlegung, welche Art von Pflege und Betreuung notwendig ist, welche weiteren Gesundheitsdienste erforderlich sind
10. Information der Kunden und Familienangehörigen über die notwendigen Pflegeleistungen und andere Dienste/ Leistungen, die mit der Pflege im Zusammenhang stehen
11. Finanzierungsgespräche mit Kunden und Familienangehörigen
12. Abschluß von Pflegeverträgen
13. Organisation der Aufnahme
14. Erstellung eines Aufnahmeprotokolls und einer Pflegeanamnese
15. Dienstübergaben
16. Kontakte und Gespräche mit dem medizinischen Dienst
17. Überwachung der Einhaltung der Arbeitsschutzbestimmungen:
    - in der Pflege
    - bei der Verkehrssicherheit
    - bei der Gesundheitsvorsorge
    - bei Unfällen und Erste Hilfe
18. Verantwortung für die Qualität der Pflegedurchführung
19. Überwachung der Pflegequalität durch regelmäßige Pflegevisiten
20. Durchführung oder Planung innerbetrieblicher Fortbildungsveranstaltungen
21. Berufliche Fortbildung durch Teilnahme an Seminaren, Qualitätszirkeln, Studium von Fachliteratur zum beruflichen Wissenserwerb, Ausbau vorhandener Fähigkeiten

[1] Stellenbeschreibung einer Pflegedienstleitung

4.3 Dienstplangestaltung

online

http://www.agmav.diakonie-wuerttemberg.de/arbeitsrecht/
www.gesetze-im-internet.de/arbzg/
www.gesetze-im-internet.de/bundesrecht/betrvg/gesamt.pdf

Der Dienstplan ist Grundlage des Stationsbetriebes. Er wird von einer erfahrenen Fachkraft (z. B. Stationsleitung) gefertigt. In der Regel wird ein Dienstplan für einen Monat erstellt und gibt den Mitarbeiterinnen, aber auch der Pflegedienstleitung sowie eventuell externen Prüfern Auskunft über:

- Anzahl und vollständige Namen der Mitarbeiterinnen der Station bzw. des Wohnbereiches oder der Schicht
- Soll- und Ist-Arbeitszeit
- Leitungsfunktionen (z. B. Stationsleitung, Schichtleitung) und Qualifikation der Mitarbeiterinnen (z. B. Altenpflegerin, Altenpflegehelferin, Zivildienstleistende)
- geleistete Über- oder Minusstunden

Die Dienstplangestaltung unterliegt rechtlichen Auflagen (→ Online-Hinweise). Diese sind im

- Arbeitszeitgesetz (ArbZG),
- Mitarbeitervertretungsgesetz (MAVG) und
- Betriebsverfassungsgesetz (BetrVG) festgehalten.

Weiterhin ist die Dienstplangestaltung von Tarifverträgen, Dienstformen und Dienstzeiten abhängig.

Tarifverträge variieren innerhalb der Bundesländer sowie zwischen den Trägern der Einrichtungen. In Tarifverträgen sind in der Regel neben den allgemeinen Rechten und Pflichten der Arbeitnehmerinnen die Arbeits- und Urlaubszeiten sowie das Arbeitsentgelt geregelt.

Tarifvertrag
für Auszubildende des öffentlichen Dienstes (TVAöD)
- Allgemeiner Teil -

vom 13. September 2005

Zwischen

der Bundesrepublik Deutschland,
vertreten durch das Bundesministerium des Innern,

und

der Vereinigung der kommunalen Arbeitgeberverbände,
vertreten durch den Vorstand,

einerseits

und

andererseits

wird Folgendes vereinbart:

§ 1
Geltungsbereich

(1) Dieser Tarifvertrag gilt für

a) Personen, die in Verwaltungen und Betrieben, die unter den Geltungsbereich des TVöD fallen, in einem staatlich anerkannten oder als staatlich anerkannt geltenden Ausbildungsberuf ausgebildet werden,

b) Schülerinnen/Schüler in der Gesundheits- und Krankenpflege, Gesundheits- und Kinderkrankenpflege, Entbindungspflege und Altenpflege, die in Verwaltungen und Betrieben, die unter den Geltungsbereich des TVöD fallen, ausgebildet werden,

c) Auszubildende in Betrieben oder Betriebsteilen, auf deren Arbeitnehmerinnen/Arbeitnehmer der TV-V oder der TV-WW/NW Anwendung findet,

d) Auszubildende in Betrieben oder Betriebsteilen, auf deren Arbeitnehmerinnen/Arbeitnehmer ein TV-N Anwendung findet, soweit und solange nicht eine anderweitige landesbezirkliche Regelung getroffen wurde (Auszubildende).

(2) Dieser Tarifvertrag gilt nicht für

a) Schülerinnen/Schüler in der Krankenpflegehilfe und Altenpflegehilfe,

b) Praktikantinnen/Praktikanten und Volontärinnen/Volontäre,

c) Auszubildende, die in Ausbildungsberufen der Landwirtschaft, des Weinbaues oder der Forstwirtschaft ausgebildet werden,

d) körperlich, geistig oder seelisch behinderte Personen, die aufgrund ihrer Behinderung in besonderen Ausbildungswerkstätten, Berufsförderungswerkstätten oder in Lebenshilfeeinrichtungen ausgebildet werden.

(3) Soweit in diesem Tarifvertrag nichts anderes geregelt ist, gelten die jeweils einschlägigen gesetzlichen Vorschriften.

- 2 -

[1] Tarifvertrag für Auszubildende des öffentlichen Dienstes

Unter **Dienstformen** versteht man die Verteilung der Dienstzeiten auf die Wochentage. Die für die jeweilige Einrichtung geltende Dienstform wird zwischen Arbeitgeber und Mitarbeitervertretung oder Betriebsrat abgestimmt. Folgende Dienstformen werden in der Altenpflege genutzt:

- 3-Schichtdienst: Einteilung eines Werktages in Früh-, Spät- und Nachtdienst. Dieser 3-Schichtdienst kann noch durch verschiedene Zwischendienste ergänzt werden. Sie decken den Personalbedarf zu Stoßzeiten.

Beispiel
Im Seniorenwohnheim Waldesruh wird der 3-Schichtdienst durch einen Zwischendienst von 8–15.30 Uhr ergänzt. Die Pflegefachkraft, die Zwischendienst hat, unterstützt die Bereichspfleger beim Anreichen der Nahrung während des Frühstücks, Mittagessens und Kaffeetrinkens. Sie übernimmt keinen eigenen Bereich. Den Mitarbeiterinnen in den drei Schichten sind in ihren Bereichen bestimmte Aufgaben zugeteilt. So übernimmt der Frühdienst bei allen Pflegebedürftigen die Körperpflege, während der Spätdienst so genannte Nebentätigkeiten erledigt (z. B. Wäsche auffüllen, Apothekenbestellung). Der Nachtdienst überarbeitet die Pflegedokumentation. Er hält fest, an welchen Stellen Eintragungen fehlen und informiert den Frühdienst darüber.

Die Dauer sowie Beginn und Ende der Schichten werden einrichtungsintern geregelt. So überwiegt bei einer 40-Stunden-Woche die gleichmäßig über alle Schichten verteilte Arbeitszeit von 8 Stunden. Bei der 38,5 Stunden-Woche dauert der Früh- und Spätdienst häufig 7,5 Stunden und der Nachtdienst 9 Stunden. Zu der reinen Arbeitszeit werden die vom Gesetzgeber vorgeschriebenen Pausen addiert. Diese werden nicht als Arbeitszeit berechnet.

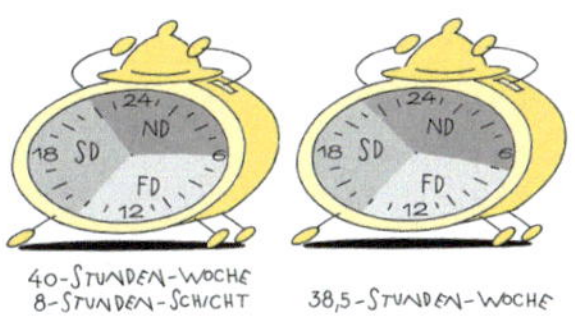

- Geteilter Dienst: In Einrichtungen – vor allem im ambulanten Pflegebereich und am Wochenende – wird noch ein so genannter geteilter Dienst (Teildienst) eingesetzt. Dieser besteht z. B. aus 4 Stunden Arbeitszeit am Morgen und 4 Stunden Arbeitszeit am Abend. Obwohl diese Dienstform zunächst für den Arbeitsablauf in der Einrichtung günstig erscheint, bringt er erhebliche Nachteile für die Arbeitnehmerinnen mit sich (z. B. schlechte Tagesplanung, doppelter Anfahrtsweg, Bereichspflege kaum durchführbar).
- Dauernachtdienst: In einigen Einrichtungen wird mit so genannten Dauernachtwachen gearbeitet. In diesen Fällen arbeitet ein Großteil der Pflegefachkräfte während des Tages in einem 2-Schichtsystem. Einige Pflegefachkräfte arbeiten ausschließlich im Nachtdienst. Hier wechseln sich dann freie Tage und Arbeitstage in einem festen Rhythmus ab. Obwohl diese Dienstform für die Dienstplangestaltung von Vorteil ist, birgt sie für die Dauernachtwachen gesundheitliche Risiken. Ebenso fehlt den Nachtdiensten häufig ein Bezug zu den Bewohnerinnen, die sie lediglich während der Nachtstunden erleben.

Die *Dienstzeiten* werden wieder innerhalb der Einrichtungen abgestimmt. Sie sind abhängig von den organisatorischen Abläufen. Ebenso werden tarifliche Grundlagen berücksichtigt (z. B. Zuschläge für Nachtarbeit).

Beispiel bei einer 5-Tage- und 40-Stunden-Woche:

Frühdienst:	6.00 Uhr – 14.30 Uhr
Teildienst:	6.00 Uhr – 10.00 Uhr und 18.00 Uhr – 22.00 Uhr
Zwischendienst:	8.00 Uhr – 16.30 Uhr
Spätdienst:	14.00 Uhr – 22.30 Uhr
Nachtdienst:	22.00 Uhr – 6.30 Uhr

Überschneidungszeiten bieten die Möglichkeit einer ausführlichen Dienstübergabe.

Arbeitnehmer	Status	Wochenarbeitsstunden	Stundenvortrag Vormonat	1.	2.	3.	4.	5.	6.	7.	8.	31.	Soll	Ist	Total
									WE						
Ulla Musterfrau	Altenpflegefachkraft	40	15	F	F	F	F	fr	F	F	F	U			
Änderungen															
Stunden				8	8	8	8		8	8	8	8	184	184	
Karin Sonnenschein	Altenpflegefachkraft	40	30	F	F	F	F	F	F	S	S	F			
Änderungen															
Stunden				8	8	8	8			8	8	8	184	192	
Ulrich Mustermann	Altenpflegefachkraft	40	16	S	S	S	S	S	S	S	fr	fr			
Änderungen															
Stunden				8	8	8	8	8	8	8			184	176	
Luise Regentau	Altenpflegefachkraft	40	-8	F	F	F	F	F	fr	F	F	S			
Änderungen															
Stunden				8	8	8	8	8		8	8	8	184	184	
Karla Morgenruh	Altenpflegefachkraft	40	0	S	S	S	S	S	N	N	N	N			
Änderungen															
Stunden				8	8	8	8	8				8	184	200	
Horst Abendrot	Altenpflegehelfer	40	24	Z	Z	Z	Z	Z	Z	Z	fr	S			
Änderungen															
Stunden				8	8	8	8	8	8	8		8	184	216	
Christel Michel	Altenpflegehelferin	40	30	N	N	N	N	N	fr	fr	F	F			
Änderungen															
Stunden				8	8	8	8	8			8	8	184	176	
Kevin Potzlow	Altenpflegehelfer	40	5	F	F	F	F	F	fr	F	Z	F			
Änderungen															
Stunden				8	8	8	8	8				8	184	192	
Sonja Weber	Altenpflegehelferin	40	8	fr	fr	fr	fr	fr	S	S	S	S			
Änderungen															
Stunden									8	8	8	8	184	152	

Legende: F = Frühdienst, 6.00 – 14.30; S = Spätdienst, 14.00 – 22.30; N = Nachtdienst, 22.00 – 6.30; Z = Zwischendienst, 10 – 18.30; fr = frei; U = Urlaub

Berufliches Selbstverständnis entwickeln

4.1

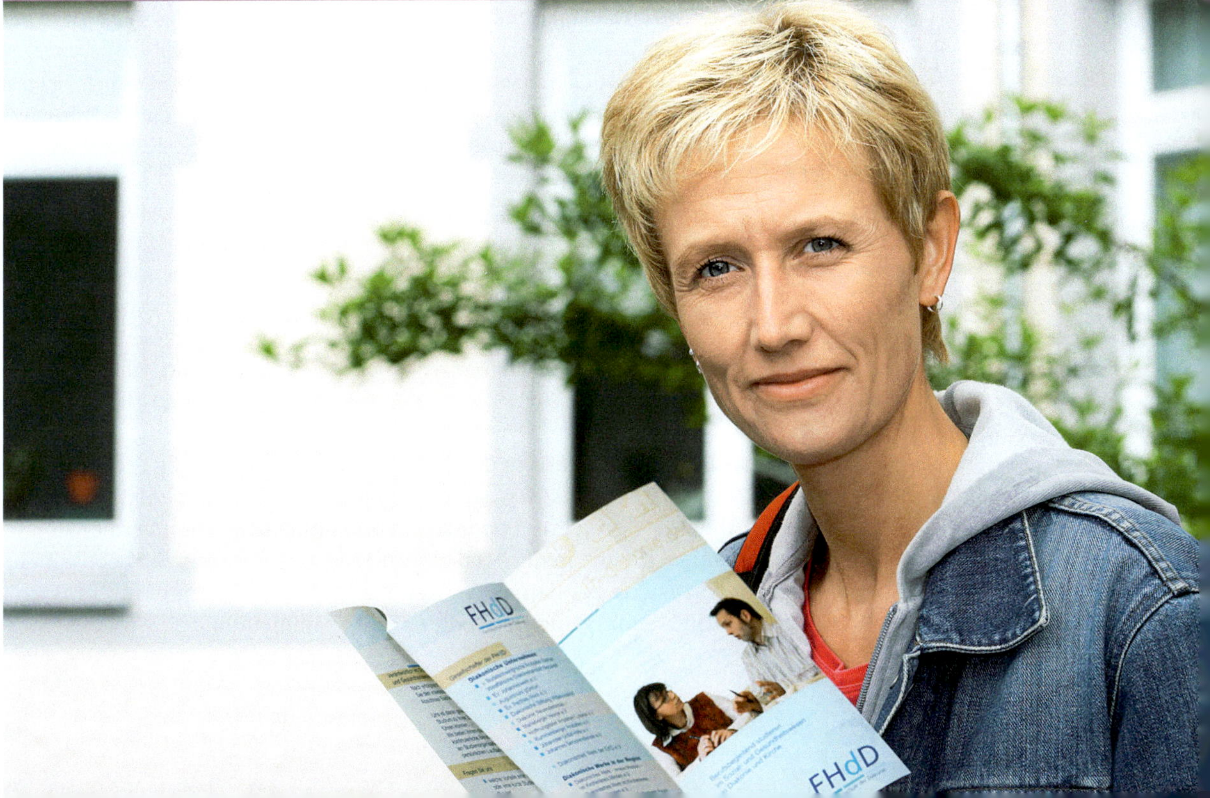

1 Geschichte der Pflegeberufe

1.1 Geschichtliche Entwicklung der Pflege

Die Pflege kranker oder hilfsbedürftiger Menschen ist seit jeher in unserer Gesellschaft verankert. Wenn an dieser Stelle von der geschichtlichen Entwicklung der Pflege die Rede ist, sind damit die Pflegeberufe im Allgemeinen gemeint. Eine Ausdifferenzierung von Alten-, Kranken- und Kinderkrankenpflege fand erst im letzten Jahrhundert statt.

Die Geschichte der Pflege in Europa ist eng mit der christlichen Tradition der Nächstenliebe verbunden. So verstanden Nonnen und Mönche in Stiften, Abteien oder Klöstern sich als Helfer in der Not. Sie sammelten und entwickelten über die Jahrhunderte ein medizinisches und pflegerisches Wissen, das der Allgemeinbevölkerung zugutekam. In Klostergärten wurden Heilkräuter angepflanzt, Hospize und später auch Hospitäler waren zur Pflege von Alten, Kranken und Gebrechlichen an kirchliche Einrichtungen angeschlossen.

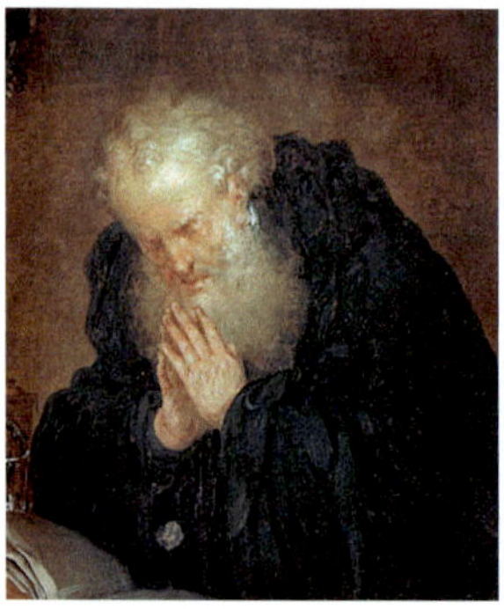

[1] Hl. Benedict von Nursia

Benedict von Nursia, von dessen Namen das englische Wort für Pflegekräfte „Nurse“ abgeleitet ist, gilt als Begründer der organisierten klösterlichen Pflege. Der nach ihm benannte Benediktinerorden beruft sich auf von ihm verfasste Ordensregeln.

So heißt es zum Beispiel im Kapitel 36 der Benediktinerregeln:

„**Kapitel 36:**

1 Die Sorge für die Kranken muss vor und über allem stehen: man soll ihnen so dienen, als wären sie wirklich Christus;
2 hat er doch gesagt: „Ich war krank und ihr habt mich besucht“,
3 und: Was ihr einem dieser Geringsten getan habt, das habt ihr mir getan.“
4 Aber auch die Kranken mögen bedenken, dass man ihnen dient, um Gott zu ehren, sie sollen ihre Brüder, die ihnen dienen, nicht durch übertriebene Ansprüche traurig machen.
5 Doch auch solche Kranke müssen in Geduld ertragen werden; denn durch sie erlangt man größeren Lohn.
6 Daher sei es die Hauptsorge des Abtes, dass sie unter keiner Vernachlässigung zu leiden haben.
7 Die kranken Brüder sollen einen eigenen Raum haben und einen Pfleger, der Gott fürchtet und ihnen sorgfältig und eifrig dient.
8 Man biete dem Kranken, sooft es guttut, ein Bad an; den Gesunden jedoch und vor allem den Jüngeren erlaube man es nicht so schnell.
9 Die ganz schwachen Kranken dürfen außerdem zur Wiederherstellung ihrer Gesundheit Fleisch essen. Doch sobald es ihnen besser geht, sollen sie alle nach gleichem Brauch auf Fleisch verzichten.
10 Der Abt sehe es als Hauptsorge an, dass die Kranken weder vom Cellerar noch von den Pflegern vernachlässigt werden. Auf ihn fällt zurück, was immer die Jünger verschulden.“

Cellerar
Mitbruder, der für die hauswirtschaftlichen Belänge zuständig ist

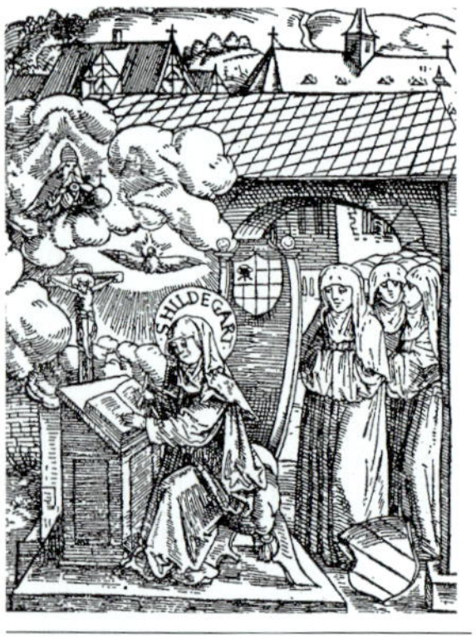

[2] Hildegard von Bingen

Hildegard von Bingen wird in der Geschichte der Pflege häufig erwähnt. Sie lebte im 11. Jahrhundert, stammte aus adligem Hause, trat dem Benediktinerorden bei und wurde Äbtissin. Neben ihren politischen und philosophischen Verdiensten wurde sie auch für ihre Arbeiten in der Medizin und Biologie bekannt: Sie beobachtete Kranke und systematisierte zur damaligen Zeit vorhandenes Wissen in ihrem Buch „Causae et Curae“ (Entstehung und Behandlung von Krankheiten).

Medizinische und pflegerische Aufgaben wurden im Mittelalter noch nicht voneinander getrennt. Mönche und Nonnen nahmen sich der Kranken gleichermaßen an. Erst während der Renaissance im 14. und 15. Jahrhundert bildete sich die Berufsgruppe der Mediziner heraus, während die Pflege weiterhin von Nonnen und Mönchen sowie in den Familien durchgeführt wurde. Seit dieser Zeit werden Mediziner an den Universitäten Europas ausgebildet.

online

Die Diakonie in Kaiserswerth bei Düsseldorf existiert auch noch heute als soziales Zentrum mit vielen Angeboten (z. B. Krankenhaus, Altenheim) sowie als Aus-, Fort- und Weiterbildungszentrum. **www.kaiserswerther-diakonie.de**

Die Entwicklung eines eigenständigen Pflegeberufes beginnt im 19. Jahrhundert. **Friederike und Theodor Fliedner** gaben alleinstehenden Frauen die Möglichkeit, sich zu Diakonissen (→ Abb. 1) ausbilden zu lassen. Die Ausbildung fand in Kaiserswerth statt und beinhaltete bereits medizinische und pflegerische Themen. Die aus dieser Bewegung entstandene Diakonie setzte sich zum Ziel, den sozialen Problemen der Industrialisierung entgegenzutreten. So wurden Kinder, Kranke und Alte, sowie Gefangene und Obdachlose betreut. In psychiatrischen Anstalten, damals als „Irrenhäuser" bezeichnet, arbeiteten weiterhin vornehmlich männliche Wärter bzw. Krankenwärter ohne eine pflegerische oder medizinische Ausbildung. Die in Kaiserswerth ausgebildeten Diakonissen gehörten so genannten Mutterhäusern an, in denen sie auch nach dem Ausscheiden aus ihrem Berufsleben bis zum Tode lebten.

Neben der Versorgung von Pflegebedürftigen in der allgemeinen Bevölkerung mussten durch die immer blutiger werdenden Kriege auch mehr Kriegsverwundete versorgt werden. In diesem Zusammenhang organisierte Florence Nightingale im Krimkrieg 1854 die Versorgung verwundeter Soldaten. Auch die Gründung des Roten Kreuzes 1864 durch **Henry Dunant** (→ Abb. 2) diente primär der Ausbildung und Organisation von Männern und Frauen zu Pflegepersonal für den Kriegsfall.

Florence Nightingale
1 S. 22

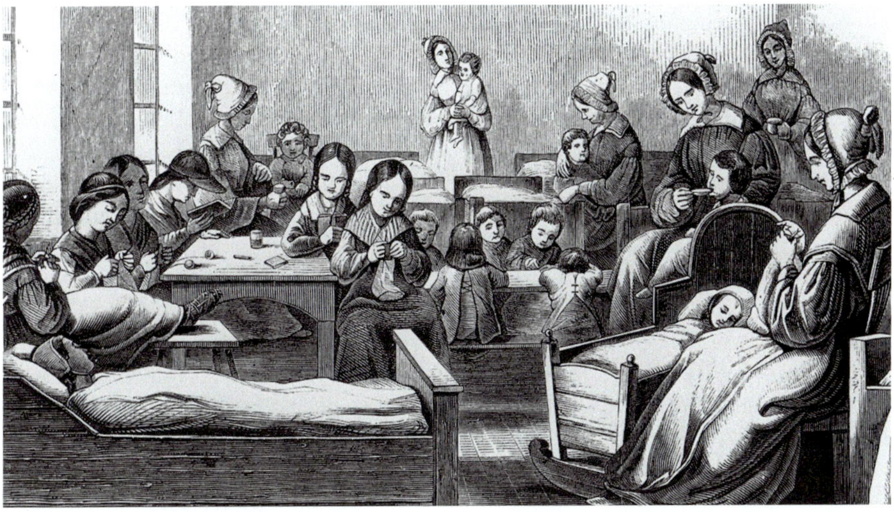

[1] Diakonissen bei ihrer Arbeit in Kaiserswerth

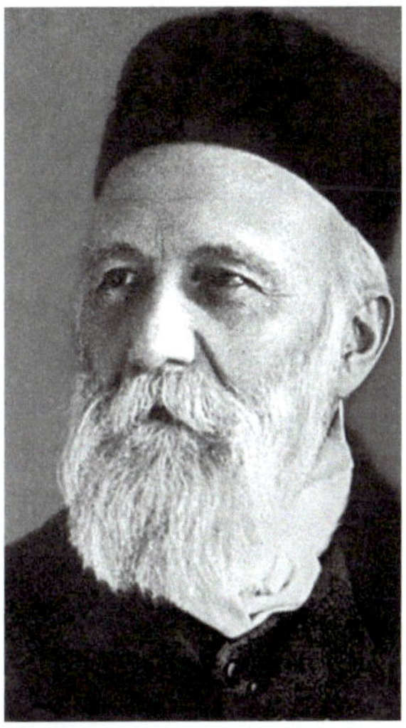

[2] Henry Dunant

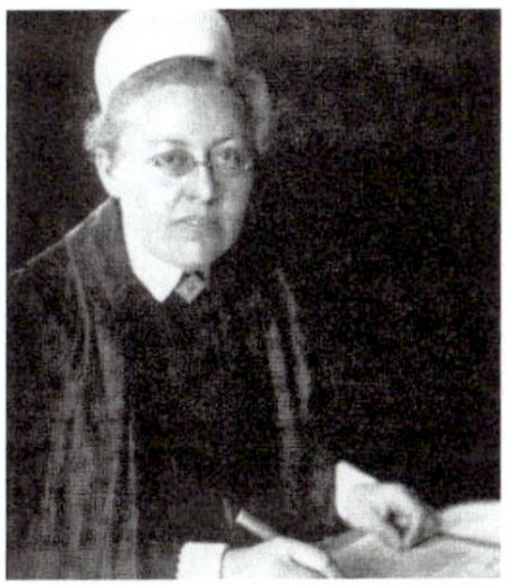

[3] Agnes Karll

So waren bis ins 20. Jahrhundert hinein die Krankenpflege und damit auch die Pflegekräfte an religiöse oder weltlich-politische Ziele und Organisationen geknüpft. Erst durch **Agnes Karll** (→ Abb. 3) gewann die freiberufliche Krankenpflege an Bedeutung. Sie gründete 1903 die Berufsorganisation der Krankenpflegerinnen Deutschlands, aus der 1946 der Deutsche Berufsverband für Pflegeberufe (DBfK) entstand. Mit der Gründung ihrer Berufsorganisation wollte Agnes Karll den gesellschaftlichen und finanziellen Status der so genannten freien Krankenschwestern aufwerten.

Deutscher Berufsverband für Pflegeberufe
2 S. 537

Agnes Karll hatte ihre Ausbildung beim Roten Kreuz absolviert und arbeitete als freie Krankenschwester. Im Gegensatz zu den Krankenschwestern, die an Mutter- oder Ordenshäuser gebunden waren, arbeiteten die freien Krankenschwestern in Privathaushalten gegen Bezahlung. Allerdings waren sie in Zeiten ohne Beschäftigung oder durch Krankheit ohne ein Einkommen und lebten daher häufig in Armut. Auch ihr gesellschaftlicher Status war schlecht, da sie im Gegensatz zu den Diakonissen und Ordensschwestern ihren Beruf nicht nur aus Hingabe, sondern auch aus finanziellen Gründen ausübten. Agnes Karll war maßgeblich an der Gründung des International Council of Nursing (ICN), des Weltkrankenpflegebundes, beteiligt. 1909 wurde sie dessen Präsidentin.

International Council of Nursing
2 S. 537

Gewerkschaften
2 S. 538

Während der Weimarer Republik konnten sich die Gewerkschaften erstmals ohne Angst vor politischer Verfolgung frei entfalten. In der Folge erkämpften die Gewerkschaften mehr Arbeitsrechte für Pflegekräfte. Neben ersten Tarifverträgen wurde 1924 auch der 8-Stunden-Tag in Krankenhäusern eingeführt.

Berufsverbände
2 S. 537

Nach der Machtübernahme der Nationalsozialisten 1933 wurden alle bestehenden Berufsverbände der Pflege gleichgeschaltet. Das bedeutete, dass die nationalsozialistische Regierung bestehende Verbände auflöste und deren Mitglieder in NS-nahe Verbände eintreten sollten. Dies war jedoch nur so genanntem „arischem“ Pflegepersonal vorbehalten. Ab 1933 wurde tausenden von jüdischen Ärzten und Pflegekräften entweder Berufsverbot erteilt oder diese wurden so lange schikaniert, bis sie ihren Beruf aufgaben.

Ebenso begann ein dunkles Kapitel der Pflegeberufe: Hunderte von Pflegekräften waren an den Massentötungen von Schwerkranken und Behinderten beteiligt, der so genannten Euthanasie. In der nationalsozialistischen Wertvorstellung hatte „unwertes“ Leben kein Recht auf eine Existenz. Pflegekräfte und Ärzte töteten in der Zeit zwischen 1939 und 1941 mehr als 70 000 Menschen mit Behinderungen oder Erbkrankheiten. Diese geplanten Tötungsaktionen, die unter dem Namen T4 bekannt wurden, wurden noch lange nach dem Zweiten Weltkrieg in der Öffentlichkeit verschwiegen. Erst in den Achtzigerjahren des letzten Jahrhunderts begann eine systematische Aufarbeitung dieser Taten.

T4
Die Abkürzung geht auf die Adresse in Berlin zurück, an welcher diese Aktion von Regierungsmitgliedern beschlossen wurde, der Tiergartenstr. 4

Den Tötungsaktionen gingen Zwangssterilisationen und -abtreibungen voraus. Hintergrund war die Überzeugung der Nationalsozialisten, dass das deutsche Volk gesund und stark sein sollte. Diese ideologische Grundlage der Volksgesundheit wurde Rassenhygiene genannt.

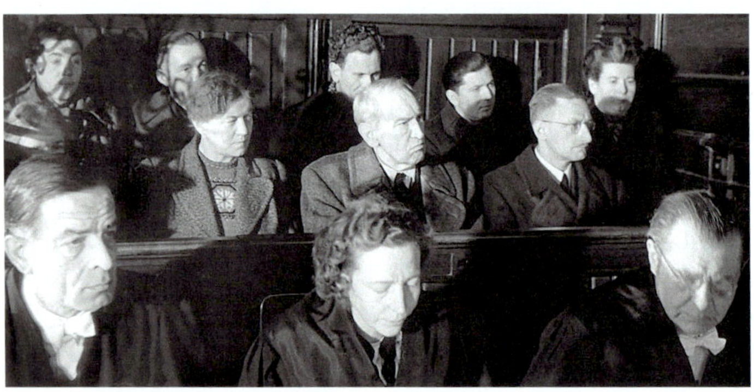

[1] Unter den auf diesem Bild zu sehenden Hauptangeklagten bei dem Euthanasie-Prozess 1947 in Frankfurt am Main befinden sich neben Ärzten auch mehrere Krankenschwestern und -pfleger der Heil- und Pflegeanstalt Hadamar.

Auf Grund des Drucks der Öffentlichkeit und der Kirchen wurde diese erste Phase der Euthanasie 1941 eingestellt. Die Tötungen fanden jedoch weiterhin statt: Patienten starben in den folgenden Jahren an Hunger, Kälte und Vernachlässigung. Diese Zeit wird auch die zweite Phase der Euthanasie genannt.

Noch in den ersten Jahren der Nachkriegszeit verhungerten hunderte von Insassen psychiatrischer Anstalten. Essensrationen wurden von Pflegekräften entweder gar nicht oder nur teilweise an hilflose und pflegebedürftige Menschen weitergereicht.

Nach dem Zweiten Weltkrieg wurden Berufsorganisationen in der Pflege neu gegründet. Mit dem zunehmenden Fortschritt in der Medizin nahm der Anspruch an die Ausbildung in den Pflegeberufen immer mehr zu. 1951 wurde in der DDR die Pflegeausbildung neu geregelt und an zentralen Fachschulen angesiedelt. 1957 wurde in der BRD das erste bundeseinheitliche Krankenpflegegesetz mit einer Ausbildungsordnung beschlossen. Auch hier gab es vermehrt Neugründungen von staatlichen Krankenpflegeschulen, die unabhängig von kirchlichen oder anderen Trägern waren und durch die Kommunen finanziert wurden. Trotz der Bemühungen, den Krankenpflegeberuf attraktiver zu gestalten, kam es bereits in den Sechzigerjahren zu einem ersten Pflegenotstand. Dies lag unter anderem an der rückläufigen Bedeutung der kirchlichen Träger und Mutterhäuser. Es gab immer weniger Frauen, die bereit waren, sich dem Ordensleben und den damit verbundenen Regeln anzupassen. Durch die demografischen Veränderungen wurde der Bedarf an speziell für alte Menschen ausgebildetem Pflegepersonal immer größer. Ab 1960 wurden erste Lehrgänge in der Altenpflege angeboten.

Exkurs *Euthanasie*

Der Ausdruck „Euthanasie" kommt aus der griechischen Antike und meint ursprünglich einen „leichten, schönen Tod ohne äußere Einwirkung", bürgerte sich dann als Bezeichnung für verschiedene Formen der Sterbehilfe ein (von der Linderung von Leiden vor dem Tod über Hilfe zum Sterben durch Unterlassung lebensverlängernder Maßnahmen bis zur Tötung auf Verlangen) und wurde im Nationalsozialismus zur Tarnung eines Mordprogramms missbraucht. Bestandteil nationalsozialistischer Ideologie war neben der Verfolgung ethnischer, religiöser, politischer Minderheiten (zum Beispiel Juden, „Zigeuner", Zeugen Jehovas, Homosexuelle, Kommunisten) auch das Vorgehen gegen Behinderte, denen man die Lebensberechtigung absprach. Gesetzliche Maßnahmen bildeten 1933 den Anfang einer sozialdarwinistischen Bevölkerungspolitik, die Auslese nach dem „Recht des Stärkeren" betreiben wollte. Nach der Besetzung Polens wurde dort ein Mordprogramm gegen arbeitsunfähige Insassen von Pflegeanstalten praktiziert. Ein mobiles „Sonderkommando" tötete mit Kohlenmonoxid. In Posen wurden Geisteskranke in einer Gaskammer ermordet. Eine SS-Einheit erschoss in einem polnischen Waldgebiet Kranke aus Pommern und Westpreußen.

Im Reichsgebiet begann die Mordaktion Ende Oktober 1939 unter großer Geheimhaltung. Formale Grundlage bildete erst eine mündliche Ermächtigung Hitlers, die dann, auf einem Briefbogen der Privatkanzlei des „Führers" schriftlich fixiert, auf den 1. September 1939 zurückdatiert wurde. „Ermächtigt" waren Karl Brandt, Hitlers Leibarzt, und Philipp Bouhler, der Chef der „Kanzlei des Führers", unheilbar Kranken bei „kritischster Beurteilung ihres Krankheitszustands den Gnadentod" zu gewähren. Meldepflicht für missgestaltete Neugeborene bestand ab August 1939, Meldebögen und ärztliche Gutachter sorgten für ein geordnetes Verfahren des nun einsetzenden Massenmords, der in den Anstalten Bernburg, Brandenburg, Grafeneck, Hadamar, Hartheim und Sonnenstein betrieben wurde. Unter der Tarnbezeichnung „Aktion T 4" war eine nahezu perfekt arbeitende Organisation tätig, die in einer Villa in der Berliner Tiergartenstraße 4 ihre Zentrale hatte.

Eigene Standesämter beurkundeten den Tod, die Leichen wurden sofort eingeäschert. Erkennbar falsche Angaben zur Todesursache weckten bei der Benachrichtigung von Angehörigen oft deren Misstrauen, der ständige Betrieb der Krematorien in den Euthanasie-Anstalten erregte die Aufmerksamkeit der Umgebung. Die Justizbehörden erhielten im Sommer 1940 erst durch Hinweise aus der Bevölkerung Kenntnis von den Vorgängen. Reichsjustizminister Franz Gürtner (1881–1941), den sowohl die Vorgänge selbst als auch das Fehlen einer gesetzlichen Grundlage beunruhigten, drängte auf die Einstellung der heimlichen Tötung Geisteskranker. Sein Nachfolger Otto Georg Thierack (1849–1946) warb dagegen bei nachgeordneten Stellen um Verständnis und Unterstützung der „Euthanasie". Proteste aus der Bevölkerung wurden von den Kirchen aufgenommen. Der Bischof von Münster, Clemens August Graf von Galen, machte am 3. August 1941 den Krankenmord zum Thema einer Predigt. Daraufhin wurden die Tötungen erwachsener Behinderter eingestellt, die Kinder-„Euthanasie" mit unauffälligeren Methoden wie Injektionen oder Verhungernlassen dauerte an, ebenso die planmäßige Tötung kranker KZ-Häftlinge mit Giftgas in der „Aktion 14f 13" (so genannt wegen eines Aktenzeichens). Bis zum offiziellen Stopp der „Euthanasie“ im Sommer 1941 sind 70000 Kranke getötet worden, danach noch einmal 50000. Die „Aktion Gnadentod“, die auch öffentlich propagiert wurde, zum Beispiel durch den Spielfilm „Ich klage an“ (1941), war nur das Vorspiel einer Bevölkerungspolitik des systematischen Massenmords. Die Erfahrungen und das Personal der Aktion T4 wurden wenig später, 1942, unmittelbar in den Vernichtungslagern in Polen bei der „Endlösung der Judenfrage“ eingesetzt.

QUELLE: Wolfgang Benz: Bundeszentrale für politische Bildung (Hrsg.), „Information zur politischen Bildung aktuell“ 2001. Argumente gegen rechtsextreme Vorurteile, S. 5.

1.2 Entwicklung des Altenpflegeberufs

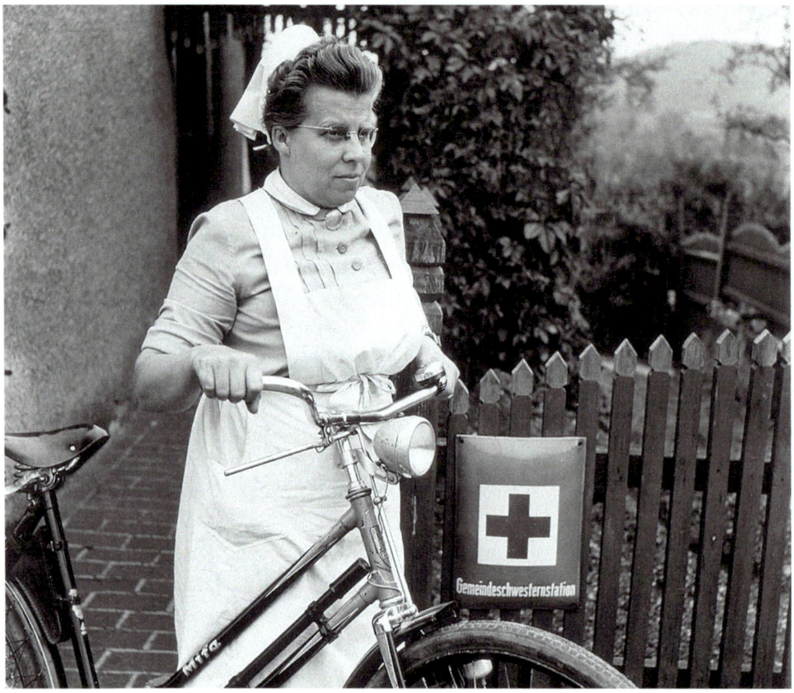

[1] Gemeindeschwester in den 1950er-Jahren

Neben den Diakonissen, die als Gemeindeschwestern auch auf dem Land fachkundige Unterstützung bei der Pflege von alten und kranken Menschen zu Hause boten, wurden bereits Ende des 19. Jahrhunderts alte Menschen in ersten Alten- und Pflegeheimen betreut. Aber erst durch die Neustrukturierung der Gesellschaft nach dem Zweiten Weltkrieg (→ Singularisierung, → Individualisierung 1 S. 18 ff.) bestand vermehrter Bedarf an Alten- und Pflegeheimen.

Sowohl in der BRD als auch in der DDR kam es zu einer Ausdifferenzierung und Spezialisierung in den Gesundheitsberufen. So gab es berufliche Neuordnungen, z. B. für Logopäden, Physiotherapie oder die Kinderkrankenpflege.

Dennoch begann der Beruf der Altenpflege zuerst mit ungelerntem Pflegepersonal. Die Betreuung alter Menschen galt als typisch weibliche Tugend, für welche es keiner gesonderten Ausbildung bedurfte. Doch bald schon führten die ersten Einrichtungen interne Schulungen durch.

In den 1960er-Jahren gab es erste Ausbildungskurse für die Altenpflege. Es folgten in der Öffentlichkeit politische Diskussionen über die Notwendigkeit einer professionellen Altenpflege. 1974 wurde in der BRD die erste Berufsorganisation der Altenpflege gegründet, der Deutsche Berufsverband für Altenpflege e. V. (DBVA).

Deutscher Berufsverband für Altenpflege e. V.
2 S. 537

Nach der politischen Wende und dem Zusammenbruch der DDR traten auch in den neuen Bundesländern länderweite Ausbildungsverordnungen für die Altenpflege in Kraft. So gab es Ende der 1990er-Jahre in jedem Bundesland eine eigene Altenpflegeausbildung, die sowohl in Dauer als auch Inhalt unterschiedlich gestaltet war.

Bereits Mitte der 1980er-Jahre begann die damalige Bundesregierung die Erarbeitung eines einheitlichen Gesetzesentwurfs für die Altenpflege. Erst Ende 2002 wurde dieses Gesetz endgültig verabschiedet und konnte in Kraft treten. Seit 01. 08. 2003 werden die ersten Altenpflegerinnen in Deutschland nach einer bundesweit einheitlichen Ausbildungs- und Prüfungsverordnung ausgebildet.

Berufsgesetze der Pflegeberufe 2

Altenpflegegesetz 2.1

Das Altenpflegegesetz (AltPflG) ist am 1. August 2003 in seiner heute gültigen Fassung in Kraft getreten. Es regelt in seinem Gesetzestext, wer sich Altenpfleger oder Altenpflegerin nennen darf, wie die Ausbildung geregelt ist, wer die Ausbildung durchführen darf, wer die Ausbildung finanziert und wer für die Ausbildungsangelegenheiten zuständig ist. In der Ausbildungs- und Prüfungsverordnung für den Beruf der Altenpflegerin und des Altenpflegers (AltPflAPrV) werden die Gliederung der Ausbildung, Prüfungsmodalitäten sowie Ausbildungs- und Prüfungsinhalte geregelt. Dieses Altenpflegegesetz ist das erste bundesweit einheitliche Gesetz für die Berufe in der Altenpflege. Es ist eine Reihe von europäischen Richtlinien in diesem Gesetz umgesetzt worden (→ Europäische Union, S. 483).

Berufsbezeichnung 2.1.1

Im § 1 und § 2 des AltPflG ist festgehalten, dass die Berufsbezeichnung „Altenpflegerin" oder „Altenpfleger" gesetzlich geschützt ist. Nur die Personen dürfen die Berufsbezeichnung tragen, die

- die Ausbildung nach diesem Gesetz sowie die Prüfung absolviert haben,
- sich keines Vergehens schuldig gemacht haben, aus dem sich die Unzuverlässigkeit für diesen Beruf ergibt, und
- gesundheitlich zur Ausübung dieses Berufes geeignet sind.

Ausbildung 2.1.2

Die Ausbildung in der Altenpflege soll Menschen dazu befähigen, eine selbstständige und eigenverantwortliche Pflege einschließlich der Beratung, Begleitung und Betreuung alter Menschen durchzuführen. So sind als Ziele für die Berufsausbildung u. a. folgende Punkte benannt:

„1. die sach- und fachkundige, den allgemein anerkannten pflegewissenschaftlichen, insbesondere den medizinisch-pflegerischen Erkenntnissen entsprechende umfassende und geplante Pflege,
2. die Mitwirkung bei der Behandlung kranker alter Menschen einschließlich der Ausführung ärztlicher Verordnungen,
3. die Erhaltung und Wiederherstellung individueller Fähigkeiten im Rahmen geriatrischer und geronto-psychiatrischer Rehabilitationskonzepte,
4. die Mitwirkung an qualitätssichernden Maßnahmen in der Pflege, der Betreuung und der Behandlung,
5. die Gesundheitsvorsorge einschließlich der Ernährungsberatung,
6. die umfassende Begleitung Sterbender,
7. die Anleitung, Beratung und Unterstützung von Pflegekräften, die nicht Pflegefachkräfte sind,
8. die Betreuung und Beratung alter Menschen in ihren persönlichen und sozialen Angelegenheiten,
9. die Hilfe zur Erhaltung und Aktivierung der eigenständigen Lebensführung einschließlich der Förderung sozialer Kontakte und
10. die Anregung und Begleitung von Familien- und Nachbarschaftshilfe und die Beratung pflegender Angehöriger."

Die schulische Ausbildung findet an Berufsfachschulen statt, die praktische Ausbildung in stationären oder ambulanten Pflegeeinrichtungen sowie bis zu 500 Stunden in psychiatrischen Kliniken, geriatrischen Rehabilitationseinrichtungen, Einrichtungen der offenen Altenhilfe sowie in geriatrischen Fachabteilungen.

2.2 Krankenpflegegesetz

Das Krankenpflegegesetz (KrPflG) ist in Wort und Struktur ähnlich wie das Altenpflegegesetz aufgebaut. Es ist am 1. Januar 2004 in seiner heute gültigen Fassung in Kraft getreten. Es regelt in seinem Gesetzestext, wer sich

- Gesundheits- und Krankenpflegerin,
- Gesundheits- und Krankenpfleger,
- Gesundheits- und Kinderkrankenpflegerin,
- Gesundheits- und Kinderkrankenpfleger,
- Gesundheits- und Krankenpflegehelferin oder
- Gesundheits- und Krankenpflegehelfer

nennen darf, wie die Ausbildung geregelt ist, wer die Ausbildung durchführen darf, wer die Ausbildung finanziert und wer für die Ausbildungsangelegenheiten zuständig ist. In der Ausbildungs- und Prüfungsverordnung für die Berufe in der Krankenpflege (KrPflAPrV) werden die Gliederung der Ausbildung, Prüfungsmodalitäten sowie Ausbildungs- und Prüfungsinhalte geregelt. Dieses Krankenpflegegesetz ist eine Neuordnung des Gesetzes von 1985. In ihm sind eine Reihe von europäischen Richtlinien umgesetzt worden (→ Europäische Union, S. 483).

In Bezug auf die Ausbildungsziele gibt es einige Unterschiede zum Altenpflegegesetz. So sind folgende Ausbildungsziele benannt:

„(1) Die Ausbildung für Personen nach § 1 Abs. 1 Nr. 1 und 2 soll entsprechend dem allgemein anerkannten Stand pflegewissenschaftlicher, medizinischer und weiterer bezugswissenschaftlicher Erkenntnisse fachliche, personale, soziale und methodische Kompetenzen zur verantwortlichen Mitwirkung insbesondere bei der Heilung, Erkennung und Verhütung von Krankheiten vermitteln. Sie bezieht sich auf die heilende Pflege, die unter Einbeziehung präventiver, rehabilitativer und palliativer Maßnahmen auf die Wiedererlangung, Verbesserung, Erhaltung und Förderung der physischen und psychischen Gesundheit der Patientinnen und Patienten auszurichten ist. Dabei sind die unterschiedlichen Pflege- und Lebenssituationen sowie Lebensphasen und die Selbstständigkeit und Selbstbestimmung der Patientinnen und Patienten zu berücksichtigen.

(2) Die Ausbildung für die Pflege nach Absatz 1 soll insbesondere dazu befähigen,

1. die folgenden Aufgaben eigenständig auszuführen:
   a) Erhebung und Feststellung des Pflegebedarfs, Planung, Organisation, Durchführung und Dokumentation der Pflege,
   b) Evaluation der Pflege, Sicherung und Entwicklung der Qualität der Pflege,
   c) Beratung, Anleitung und Unterstützung von Patientinnen und Patienten und ihrer Bezugspersonen in der individuellen Auseinandersetzung mit Gesundheit und Krankheit,
   d) Einleitung lebenserhaltender Sofortmaßnahmen bis zum Eintreffen der Ärztin oder des Arztes,
2. die folgenden Aufgaben im Rahmen der Mitwirkung auszuführen:
   a) eigenständige Durchführung ärztlich veranlasster Maßnahmen,
   b) Maßnahmen der medizinischen Diagnostik, Therapie oder Rehabilitation,
   c) Maßnahmen in Krisen- und Katastrophensituationen,
3. interdisziplinär mit anderen Berufsgruppen zusammenzuarbeiten und dabei multidisziplinäre und berufsübergreifende Lösungen von Gesundheitsproblemen zu entwickeln.“

Heilerziehungspflege 2.3

Im Unterschied zur Alten- und Krankenpflege ist die Heilerziehungspflege nicht bundesweit einheitlich geregelt. So gibt es in den einzelnen Bundesländern unterschiedliche Ausbildungsverordnungen. Es existiert jedoch eine bundeseinheitliche Rahmenvereinbarung. In der Regel erfolgt die Ausbildung in einer 2- bis 3-jährigen schulischen Vollzeitausbildung, der sich ein Praxisjahr (Praktikum, Anerkennungsjahr) anschließt. Auch die Zugangsvoraussetzungen sind nicht einheitlich geregelt, ähneln aber der für die anderen Pflegeberufe. Die Berufsbezeichnung „Heilerziehungspflegerin" oder „Heilerziehungspfleger" ist staatlich anerkannt und damit geschützt.

	Altenpflege	Krankenpflege	Heilerziehungspflege
Schulische Zulassungsvoraussetzungen	Realschulabschluss oder ein als gleichwertig anerkannter Abschluss, Hauptschulabschluss mit abgeschlossener Alten- oder Krankenpflegehelferausbildung (mind. 2 Jahre)	Realschulabschluss oder ein als gleichwertig anerkannter Abschluss, Hauptschulabschluss mit abgeschlossener Berufsausbildung von mindestens 2 Jahren oder Alten- oder Krankenpflegehelferausbildung (mind. 1 Jahr)	bundesweit nicht einheitlich geregelt, meist Nachweis eines mittleren Schulabschlusses oder eines als gleichwertig anerkannten Bildungsabschlusses
Mindestalter	16	keine Vorgaben (i. d. R. 16)	bundesweit nicht einheitlich geregelt
Ausbildungsdauer	3 Jahre Vollzeit oder bis zu 5 Jahren Teilzeit	3 Jahre Vollzeit	bundesweit nicht einheitlich geregelt
Theoretischer Unterricht	2100 Stunden	2100	i. d. R. 2 Jahre, mind. 2400 Stunden
Praktischer Unterricht	2500 Stunden	2500	i. d. R. 1 Jahr Praktikum bzw. Anerkennungsjahr, mind. 1200 Stunden Praxis
Arbeitsfelder	▪ Altenpflegeheim ▪ Seniorenwohnheim ▪ ambulante Pflege ▪ Gerontopsychiatrie ▪ Geriatrie ▪ Tagesklinik/-pflege ▪ Kurzzeitpflege ▪ MDK/Heimaufsicht	alle Einrichtungen der Pflege, z. B. Krankenhäuser, ambulante Pflege	▪ Wohnstätten für Menschen mit Behinderung ▪ Werkstätten für Menschen mit Behinderung ▪ familienunterstützender Dienst ▪ familienentlastender Dienst ▪ Frühförderung ▪ psychiatrische Einrichtungen ▪ ambulante Pflegedienste ▪ offene Behindertenarbeit ▪ integrative Kindergärten ▪ Einrichtungen der Kinder- und Jugendhilfe

[1] Übersicht zu den Pflegeberufen

2.4 Fort- und Weiterbildungsmöglichkeiten

Fort- und Weiterbildung in der Pflege dienen der Erweiterung oder Festigung der beruflichen Qualifikation. Im Gegensatz zu anderen Berufsfeldern werden in der Pflege Bildungsangebote

a) als **Fortbildungen** bezeichnet, wenn sie bereits vorhandene berufliche Kenntnisse und Fertigkeiten erweitern, vertiefen oder erneuern. Man unterscheidet zwischen internen und externen Angeboten. Interne Fortbildungen (→ Abb. 1) werden vom Arbeitgeber angeboten, während externe Fortbildungen in der Regel den Besuch einer Bildungseinrichtung erfordern. Weiterhin kann sich jede Pflegefachkraft, z. B. durch das Lesen von Fachzeitschriften, selbst fortbilden. Andere Beispiele für Fortbildungen sind Auffrischungskurse zum Verabreichen von Injektionen oder zur Pflegedokumentation sowie zur Einführung eines neuen Pflegedokumentationssystems.

b) als **Weiterbildungen** bezeichnet, wenn sie für erweiterte berufliche Tätigkeiten qualifizieren, wie Praxisanleitung, Leitungsfunktion, Qualitätsmanagement, Fachausbildung für spezielle Pflegebereiche (z. B. Gerontopsychiatrie).

Auf Grund des stetig ansteigenden Umfanges von Fachwissen in den Pflegeberufen ist die kontinuierliche Fort- und Weiterbildung von Pflegefachkräften unerlässlich. Durch das Pflegeversicherungsgesetz sind Träger von Pflegeeinrichtungen verpflichtet, die fachliche Eignung von Mitarbeitern durch berufsbezogene Fort- und Weiterbildungen zu sichern.

online

www.pflegestudium.de

Eine andere Weiterbildungsmöglichkeit sind **pflegebezogene Studiengänge**, z. B. Pflegemanagement, Pflegepädagogik oder Pflegewissenschaft. Diese Studiengänge werden an Fachhochschulen und Universitäten deutschlandweit angeboten. Die Zugangsvoraussetzungen müssen an den einzelnen Einrichtungen erfragt werden. Obwohl in der Regel eine (Fach-)Hochschulreife vorausgesetzt ist, können unter bestimmten Bedingungen auch Pflegefachkräfte mit niedrigeren Schulabschlüssen zum Studium aufgenommen werden.

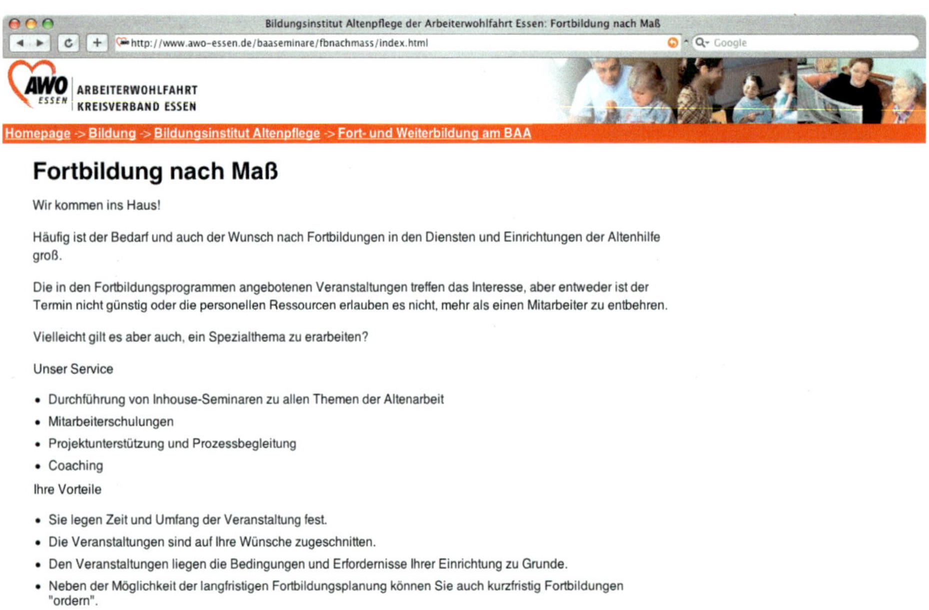

Bildungsinstitut Altenpflege der Arbeiterwohlfahrt Essen: Fortbildung nach Maß

http://www.awo-essen.de/baaseminare/fbnachmass/index.html

AWO ESSEN ARBEITERWOHLFAHRT KREISVERBAND ESSEN

Homepage -> Bildung -> Bildungsinstitut Altenpflege -> Fort- und Weiterbildung am BAA

Fortbildung nach Maß

Wir kommen ins Haus!

Häufig ist der Bedarf und auch der Wunsch nach Fortbildungen in den Diensten und Einrichtungen der Altenhilfe groß.

Die in den Fortbildungsprogrammen angebotenen Veranstaltungen treffen das Interesse, aber entweder ist der Termin nicht günstig oder die personellen Ressourcen erlauben es nicht, mehr als einen Mitarbeiter zu entbehren.

Vielleicht gilt es aber auch, ein Spezialthema zu erarbeiten?

Unser Service

- Durchführung von Inhouse-Seminaren zu allen Themen der Altenarbeit
- Mitarbeiterschulungen
- Projektunterstützung und Prozessbegleitung
- Coaching

Ihre Vorteile

- Sie legen Zeit und Umfang der Veranstaltung fest.
- Die Veranstaltungen sind auf Ihre Wünsche zugeschnitten.
- Den Veranstaltungen liegen die Bedingungen und Erfordernisse Ihrer Einrichtung zu Grunde.
- Neben der Möglichkeit der langfristigen Fortbildungsplanung können Sie auch kurzfristig Fortbildungen "ordern".

[1] Angebot für intern durchgeführte Fortbildungen

Professionalisierung der Altenpflege: Berufsbild und Arbeitsfelder 3

Pflegeberufe im nationalen und internationalen Bereich 3.1

In Deutschland sind die Gesundheitsberufe in **Heilberufe** und **Heilhilfsberufe** unterteilt. Zu den Heilberufen gehören die Heilpraktiker und die Ärzte aller Fachrichtungen. Zu den Heilhilfsberufen gehören die Pflegeberufe, aber auch therapeutische Berufe, wie z. B. Physiotherapie, Ergotherapie oder Logopädie.

Die Pflegeberufe sind in Deutschland seit dem letzten Jahrhundert in Altenpflege, Krankenpflege und Kinderkrankenpflege unterteilt. Ihre Ausbildung findet mit Ausnahmen getrennt voneinander statt.

Durch die Neuordnung der Berufsgesetze sind seit einigen Jahren **integrative Ausbildungen** möglich. So sind die Inhalte der Krankenpflege- und der Kinderkrankenpflege zu zwei Dritteln identisch und können zusammen unterrichtet werden. Weiterhin gibt es einige Modellversuche in Deutschland, in denen in so genannten **generalistischen oder generalisierten Ausbildungen** Alten-, Kranken- und Kinderkrankenpflege gemeinsam unterrichtet werden. Zusätzlich gibt es inzwischen ca. 40 Bachelor-Studiengänge für Pflege, deren Inhalte auf dem Alten- bzw. Krankenpflegegesetz aufbauen.

Im internationalen Vergleich ist die Pflegeausbildung als Grundausbildung an Hochschulen bzw. Universitäten angesiedelt (z. B. als Bachelor-Studiengänge). Eine Differenzierung bzw. Spezialisierung, z. B. zur Alten- oder Kinderkrankenpflege, erfolgt dann in weiterführenden Studiengängen.

In der Europäischen Union besteht seit den 1970er-Jahren die Pflicht der gegenseitigen Anerkennung von Berufsabschlüssen, jedoch sah die Realität für in Deutschland ausgebildete Pflegefachkräfte lange Zeit anders aus. In der Regel wurden die Berufsabschlüsse im europäischen Ausland nicht anerkannt. Dies lag unter anderem an der fehlenden akademischen Ausbildung sowie dem geringeren theoretischen Ausbildungsanteil.

Durch die Neuordnung der Berufsgesetze sind die Ausbildungsstunden an die europäischen Anforderungen angeglichen worden. Dennoch ist es insbesondere für Altenpflegefachkräfte besonders schwierig im Ausland tätig zu werden, da das Berufsfeld Altenpflege in dieser Form in anderen Ländern nicht existiert.

Sozialpflegerisches oder gesundheitspflegerisches Profil? 3.2

Die Altenpflege verstand sich über viele Jahre als sozialpflegerischer Beruf. Damit unterschied er sich in vielen Bereichen von dem Beruf der Krankenpflege, der dem medizinisch-gesundheitspflegerischen Bereich zuzuordnen war. Die Altenpflege distanzierte sich teilweise ganz bewusst von krankheitsorientierten Pflegeansätzen, wie sie in vielen Einrichtungen der Krankenpflege traditionell zu finden waren.

In den Diskussionen um die Neuordnung eines bundesweit einheitlichen Altenpflegegesetzes wurde vermehrt der Wunsch laut, sich den demografischen Veränderungen in der Gesellschaft wie auch dem Klientelwandel in den Einrichtungen der Altenhilfe anzupassen. Es sollte ein größerer Anteil an gesundheitspflegerischen Aspekten in die Ausbildung mit aufgenommen werden.

Im Zuge der Entstehung der AltPflAPrV versuchte der Gesetzgeber, einen Kompromiss auszuarbeiten: Sozialpflegerische Lerninhalte blieben Bestandteil der Ausbildung, wurden allerdings um einen großen Stundenanteil medizinisch-gesundheitspflegerischer Inhalte ergänzt.

Der heutige Aufgabenbereich von Altenpflegefachkräften umfasst also sowohl sozialpflegerische als auch gesundheitspflegerische Tätigkeiten.

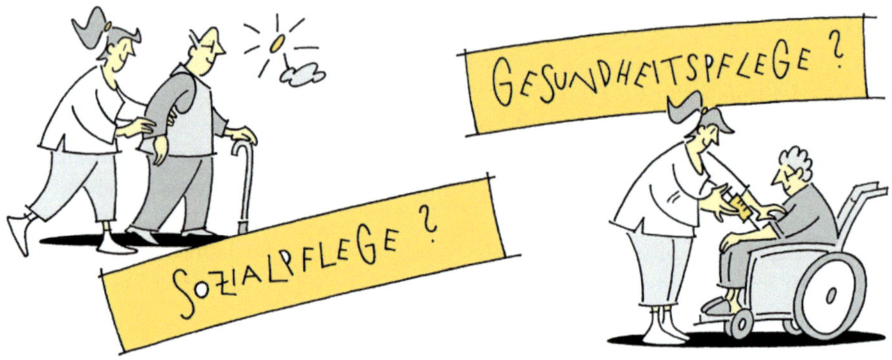

3.3 Arbeitsfelder der Altenpflege

Die Arbeitsfelder der Altenpflege sind heute vielfältiger als je zuvor. Die Merkmale einer modernen Altenpflege sind gerade der mannigfaltige Einsatz von Fachkräften. Kurz gesagt, Altenpflegefachkräfte können überall dort eingesetzt werden, wo alte Menschen einer professionellen und individuellen Betreuung, Beratung und Pflege bedürfen. Die in der Grafik dargestellten Arbeitsfelder dienen lediglich der Übersicht und werden in der Zukunft mit Sicherheit noch erweitert werden.

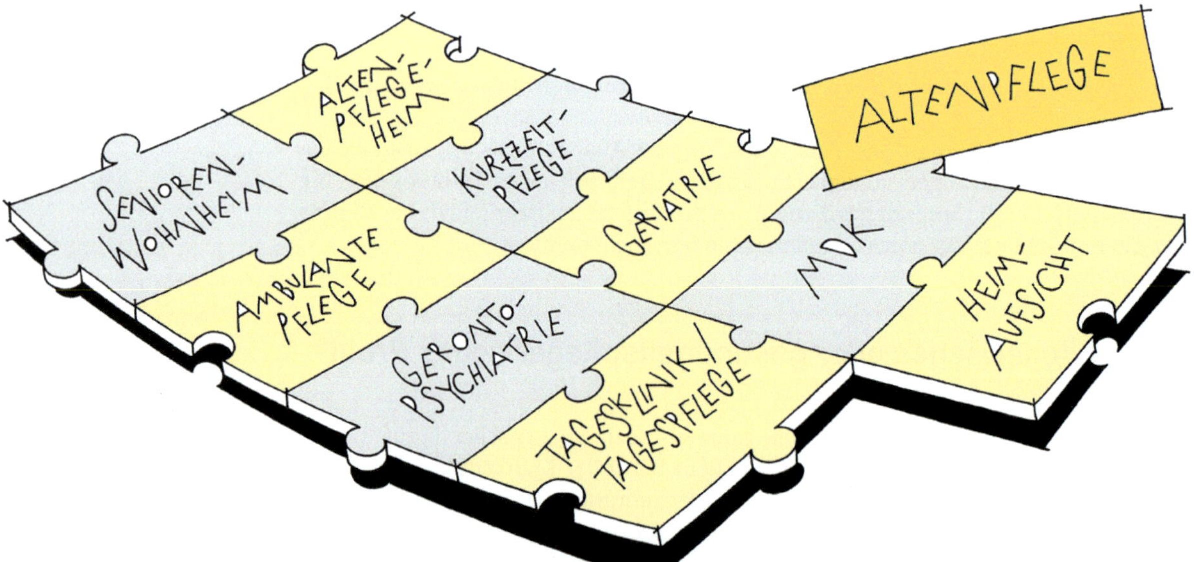

„In der Mitte drin" – Arbeitsfelder und Tätigkeitsabläufe

Rund um die Uhr: An Werk-, Sonn- und Feiertagen sind beruflich Pflegende für kranke und hilfebedürftige Menschen im Einsatz und beobachten sorgfältig deren körperliches und seelisches Befinden. Sie waschen und betten Patienten, kleiden sie an, bereiten Medikamente vor und verabreichen diese, wechseln Verbände, helfen bei ärztlichen Untersuchungen und Eingriffen, bedienen und überwachen medizinische Apparate, leiten Schüler an, beraten Patienten und deren Angehörige. Sie spenden Trost und machen Mut. Es ist eine Fülle an Tätigkeiten, die Pflegekräfte in ihrem Berufsalltag bewältigen und koordinieren müssen. Doch es ist auch ein Aspekt, der die Attraktivität dieses Berufes ausmacht. (...) Im folgenden Text sollen nun wichtige Themen, die zum Phänomen Arbeitsfelder und Tätigkeitsabläufe von beruflich Pflegenden gehören, näher betrachtet werden.

Vielzahl der Tätigkeiten und deren Koordination
Die Koordination der einzelnen Tätigkeiten im Arbeitsalltag erleben beruflich Pflegende auf der einen Seite als Herausforderung. (...) Auf der anderen Seite stellt es für sie auch eine Belastung dar. (...)

Pflegekräfte, die in ihrer Einrichtung Tätigkeiten eigenverantwortlich koordinieren können, betrachten die Abstimmung unterschiedlicher Aufgaben eher als positiven Gesichtspunkt ihrer Tätigkeit.

Wo Pflegende jedoch durch Routine und „eingefahrene Gleise" beengt werden, wo eigenverantwortliches Handeln und Veränderungen unerwünscht sind, wird es als Belastung empfunden.

Unterbrechung der Tätigkeit
Der Vielzahl von Aufgaben gerecht zu werden, die verschiedenen Tätigkeiten miteinander in Einklang zu bringen, dies oftmals unter Zeitdruck, sind Herausforderungen, vor denen beruflich Pflegende täglich in ihrem Pflegealltag stehen. Erschwerend hinzu kommen ständige Unterbrechungen ihres Tätigkeitsablaufes. (...)

In der von uns durchgeführten Studie geben nahezu alle Pflegekräfte an, dass sie bei gerade begonnenen Tätigkeiten laufend unterbrochen werden, zum Beispiel durch eingehende Telefonate, Notfälle oder Fragen von Angehörigen, Ärzten und anderen Berufsgruppen.

Störungen des Arbeitsablaufes gehören zum Berufsalltag dazu und beruflich Pflegende stellen sich darauf ein. (...) Die Planung von Tätigkeitsabläufen muss auf Grund von Unterbrechungen oftmals wieder verworfen werden. (...) Sich immer wieder, trotz aller Störungen, in die gerade durchgeführte Tätigkeit hineinzuversetzen erfordert viel Konzentration.

(...) Die vorangestellten Ausführungen zeigen, dass Unterbrechungen von Tätigkeitsabläufen im Pflegealltag nichts Ungewöhnliches sind. Sie zeigen jedoch auch, dass beruflich Pflegende diese unterschiedlich erleben, die einen als Belastung ihres Arbeitsalltages und die anderen als Herausforderung, der sie sich nur allzu gerne stellen. Hinzu kommt, dass Unterbrechungen in Abhängigkeit zum Arbeitsfeld stehen. Während im Krankenhaus zahlreiche Einflüsse zu Störungen führen, fühlen sich ambulant tätige Pflegekräfte dagegen nur sehr selten oder gar nicht in ihren Tätigkeitsabläufen gestört.

Ansprechpartner sein
Ein Grund, warum beruflich Pflegende in der Arbeit unterbrochen werden, liegt darin, dass sie sehr häufig als Gesprächspartner gesucht werden. Sie erleben sich als „erste" Ansprechperson für Patienten, Angehörige, Kollegen, Ärzte und andere Berufsgruppen, (...), das gilt sowohl für das Krankenhaus, das Altenheim als auch für die ambulante Pflegeeinrichtung. In den geführten Interviews fielen in diesem Zusammenhang, neben dem bereits zitierten Wort *„Bindeglied"*, die Begriffe *„zentrale Figur"* und *„Schnittstelle"*.

Allen Pflegekräften kommt hier eine herausragende Bedeutung zu. Sie sind in den Einrichtungen an nahezu allen Prozessabläufen rund um die Versorgung pflegebedürftiger Menschen beteiligt. Insofern ist es verständlich und gut, dass sie als erste Ansprechpartner von allen Prozessbeteiligten gesucht werden. (...)

Beruflich Pflegende wirken verantwortlich bei der Heilung, Erkennung und Verhütung von Krankheiten mit. Dabei berücksichtigen sie die unterschiedlichen Pflege- und Lebenssituationen sowie Lebensphasen, die Selbstständigkeit und Selbstbestimmung der Menschen. Ihre Aufgabenpalette reicht von der eigenverantwortlichen Erhebung und Feststellung des Pflegebedarfs, der Planung, Organisation, Durchführung und Dokumentation der Pflege über die Beratung, Anleitung und Unterstützung von zu pflegenden Menschen und ihrer Bezugspersonen bis hin zur Durchführung ärztlich veranlasster Maßnahmen und fachübergreifender Zusammenarbeit mit anderen Berufsgruppen. Dies zeigt, obwohl nicht mal alle Aufgaben an dieser Stelle benannt wurden, wie breit das Aufgabenspektrum gefächert ist. Daneben gibt es Aufgaben, die beruflich Pflegende nicht ihrem eigentlichen Aufgabengebiet zuordnen und dennoch oftmals durchführen.

→

Berufsfremde Tätigkeiten
Pflegekräfte setzen sich in ihrem Berufsalltag kritisch mit der Ausübung bestimmter Tätigkeiten auseinander. (...) In diesem Zusammenhang wird auch von so genannten pflegefremden Tätigkeiten gesprochen, wobei nicht unerwähnt bleiben soll, dass es im Bereich der Pflege bisher nicht gelungen ist, sich auf eine einheitliche Bestimmung hinsichtlich pflegefremder und pflegetypischer Tätigkeiten zu einigen.

(...) Die Gründe, warum beruflich Pflegende pflegefremde Tätigkeiten durchführen, sind unterschiedlich. Einige übernehmen diese von sich aus und anderen werden solche Tätigkeiten durch die Einrichtung vorgegeben. Außerdem kommt es nach den Aussagen von Pflegekräften recht häufig vor, dass andere Berufsgruppen, insbesondere ärztliches Personal, sie mit derartigen Aufgaben beauftragen. Doch es sind nicht nur manuelle Tätigkeiten, die von den Pflegeberufen in diesem Zusammenhang erbracht werden. Die Aussage: *„Also, man denkt eigentlich schon über sein Aufgabengebiet hinaus"* beschreibt, dass auch das Mitdenken für andere Berufsgruppen beziehungsweise das Denken über das eigentliche Aufgabengebiet hinaus, zum Wohle oder im Interesse der Patienten, dazugehört.

Anleitung von Schülern, Patienten und Angehörigen
Ein Bereich, welcher dagegen ganz eindeutig zu den Aufgaben der Pflegeberufe gehört und immer mehr an Bedeutung gewinnt, ist die Anleitung. Unsere Studie beschäftigte sich bei diesem Thema mit der Anleitung von Schülern, die sich in der Ausbildung zu einem Pflegeberuf befinden, Patienten und Angehörigen. Alle Studienteilnehmer geben an, Erfahrungen mit der Anleitung von Schülern gemacht zu haben.

Viele empfinden dies als eine Bereicherung ihres Arbeitsalltages. (...) Als Beweggründe für die Anleitung von Schülern nennen Pflegekräfte zum einen, dass sie es besser machen wollten, als sie es selbst in ihrer Ausbildung erfahren haben, und zum anderen, dass es ihnen Freude macht, Erfahrungen weiterzugeben.

(...) Hinsichtlich der Anleitung von Patienten und deren Angehörigen gibt es sehr unterschiedliche Erfahrungen und somit vielfältige Aussagen. Beruflich Pflegende erleben jedoch überwiegend, dass die Anleitung sowohl von den Patienten als auch von den Angehörigen positiv angenommen wird. (...)

Pflege und Technik
Bei vielen Aufgaben erfahren beruflich Pflegende Unterstützung durch den Einsatz von Technik. (...)
Mit jedem Arbeitsfeld variiert auch der Technikeinsatz. So ist die technische Ausstattung einer Intensivstation mit komplexen medizinischen Apparaten notwendigerweise eine andere als die eines ambulanten Pflegedienstes in der Häuslichkeit eines Patienten. Unabhängig vom Arbeitsfeld sehen alle beruflich Pflegenden den Technikeinsatz in der Pflege als Hilfe für ihre Tätigkeit an. Sie erachten technische Geräte aber auch nur dann als sinnvoll, wenn sie problemfrei funktionieren. (...) Denn ansonsten würde aus der Unterstützung wohl schnell eine Belastung werden.

Hilfe durch Vorschriften und Standards
Für eine ganze Reihe von pflegerischen Verrichtungen gibt es Vorschriften wie Durchführungsverordnungen und Hygienevorschriften, die Handlungsanweisungen für Pflegekräfte darstellen. Daneben gibt es zahlreiche Pflegestandards als Richtlinien für verschiedene Tätigkeiten. Beruflich Pflegende äußern hinsichtlich der Vorschriften und Standards unterschiedliche Meinungen. Einige Pflegende empfinden diese für ihren Berufsalltag als nicht hilfreich. Die meisten der Befragten geben jedoch an, dass sie ihnen als Richtlinie, Orientierung und Arbeitshilfe nützlich sind. (...)

Einige Teilnehmer weisen auch darauf hin, dass die Individualität des Patienten und jeweils unterschiedliche Situationen sich oftmals gar nicht mit Standards vereinbaren lassen. (...) Hier [in der ambulaten Pflege, Anm. d. Red.] wird die Arbeit von den häuslichen Gegebenheiten bestimmt und ist häufig auch davon abhängig, was der Hausarzt verordnet oder nicht. Viele Pflegende sehen das Problem vor allem im Übermaß an Vorschriften und Standards. (...)

Gestaltung des Arbeitsablaufes
Trotz all der zu erledigenden Aufgaben und Vorschriften betonen beruflich Pflegende jedoch, dass sie ihren Arbeitsablauf, *„natürlich immer in gewissen Grenzen"*, die ihnen vor allem durch die Arbeitsorganisation der jeweiligen Einrichtung vorgegeben sind, eigenverantwortlich gestalten können. (...)

Beruflich Pflegende planen diesen Ablauf, reagieren auf Änderungen, setzen Prioritäten und tragen die Verantwortung für ihr Handeln. (...)

QUELLE: Thüringer Ministerium für Soziales, Familie und Gesundheit (Hrsg.): Projekt „24 Stunden Pflege". Ein Bericht über beruflich Pflegende, 2005

Berufsverbände und Organisationen der Altenpflege 4

Pflegeorganisationen und Interessenvertretungen 4.1

Berufsverbände haben grundsätzlich das Ziel, die Belange ihres eigenen Berufsstandes zu vertreten. In der Regel sind sie so genannte Körperschaften des Privatrechts, die sich durch die Beiträge ihrer Mitglieder finanzieren. Die Mitgliedschaft in Berufsverbänden ist stark eingeschränkt. So sind nur Personen zugelassen, die die jeweilige Berufsbezeichnung tragen dürfen. Berufsverbände haben einen Einfluss als Lobbygruppen, wenn z. B. neue Gesetze auf den Weg gebracht werden. Weiterhin vertreten sie die Interessen ihrer Mitglieder in der Öffentlichkeit. Zum Beispiel waren verschiedene Berufsverbände der Pflege an der Neuentstehung bzw. Neuordnung des Altenpflegegesetzes sowie des Krankenpflegegesetzes beteiligt.

Berufsbezeichnung
2 S. 529

Lobby
Lobby, Angehörige von Interessengruppen aus Wirtschaft und Politik, die Versuchen, die Abgeordneten eines Parlaments zu beeinflussen

Berufsverbände können bundesweit durch entsprechende Landes- oder Regionalgruppen organisiert sein. Ebenso können Berufsverbände auch nur in einzelnen Regionen tätig sein oder internationale Zusammenschlüsse bilden. Häufig sind verschiedene Organisationen in so genannten Dachverbänden zusammengefasst.

Die Mitglieder von Berufsverbänden haben die Möglichkeit, vergünstigt an Fort- und Weiterbildungsmöglichkeiten teilzunehmen. Weiterhin geben Berufsverbände gleichzeitig einen Versicherungsschutz, z. B. in arbeitsrechtlichen Belangen.

Im Gegensatz zu anderen Ländern gibt es in Deutschland nicht einen Verband, der die Stimmen aller Pflegefachkräfte vertritt. Verschiedene Berufsverbände agieren unabhängig voneinander oder sind in Dachverbänden organisiert. An dieser Stelle sollen einige Berufsverbände der Pflege genannt werden.

Der **ICN** (International Council of Nursing), der Weltbund der Pflegeberufe, ist die größte internationale Vereinigung von Pflegeberufen. Er wurde 1899 gegründet. Der ICN vertritt Pflegende in 128 Ländern und hat seinen Sitz in Genf.

Der **DBVA** (Deutscher Berufsverband für Altenpflege e. V.) ist ein Berufsverband, der ausschließlich die Altenpflege vertritt. Er hat u. a. zum Ziel, Verbesserungen in der Altenpflege zu fördern, neue Pflegekonzepte zu erarbeiten sowie das Berufsbild weiterzuentwickeln. Ebenso vertritt und fördert er die beruflichen Belange seiner Mitglieder. Der DBVA hat seinen Sitz in Duisburg und ist in Landesverbände untergliedert.

Der **DBfK** (Deutscher Berufsverband für Pflegeberufe e. V.) vertritt als Berufsverband alle Pflegeberufe. Er gehört verschiedenen Verbänden an (z. B. ICN, DPR) und besteht aus Landesverbänden. Unterschiedliche Referate vertreten die Themen Gesundheit/Ausland, Pflege im Krankenhaus und ambulante Pflege. Der Sitz der Bundesgeschäftsstelle ist in Berlin.

Der **DPR** (Deutscher Pflegerat e. V. – Bundesarbeitsgemeinschaft Pflege- und Hebammenwesen) ist Dachverband der bedeutensten Berufsverbänden in der Pflege mit Sitz in Berlin.

online

Die Homepage des ICN ist lediglich in den Sprachen Englisch, Spanisch und Französisch verfügbar.
www.icn.ch
www.dbva.de
www.dbfk.de
www.deutscher-pflegerat.de
www.kda.de

Außer Berufsverbänden gibt es noch weitere **Interessenvertretungen** bestimmter gesellschaftlicher Gruppen. Grundgedanke von Interessenvertretungen ist, dass Menschen ein generelles Mitbestimmungsrecht bei gesellschaftlichen und politischen Entscheidungen haben. Da dies für Einzelpersonen oft nicht umsetzbar ist, können Interessenvertretungen als Zusammenschluss vielen Menschen als Sprachrohr dienen. Ein Beispiel für eine Interessenvertretung ist das Kuratorium deutscher Altenhilfe (**KDA**). Das KDA vertritt die Interessen von Senioren in Deutschland. Neben der politischen Tätigkeit sind durch das KDA wichtige Projekte für die Altenhilfe entwickelt und finanziert worden.

4.2 Gewerkschaften

Auch **Gewerkschaften** vertreten die Interessen von Arbeitnehmern bestimmter Berufsgruppen. In Deutschland existiert heute das Recht, sich in Gewerkschaften zu organisieren. Das war nicht immer so. Zum Beispiel waren während der Zeit des Dritten Reiches Gewerkschaften sowie die Mitgliedschaft in Gewerkschaften verboten.

Zusätzlich zu den Zielen von Berufsverbänden vertreten Gewerkschaften die Arbeitnehmer in Tarifverhandlungen. Das heißt, sie entscheiden mit über Arbeitszeiten, Arbeitsdauer, Arbeitsentgelt und andere Vertragsinhalte. Gewerkschaften haben in Deutschland einen großen politischen Einfluss. Während im 19. Jahrhundert einzelne Berufsgruppen jeweils eigenen Gewerkschaften zugeordnet waren, werden heute alle Mitarbeiter eines Betriebes durch eine Gewerkschaft vertreten.

Beispiel
Obwohl in einer großen Pflegeeinrichtung auch Handwerker, Köche und Gärtner arbeiten, ist für diese Mitarbeiter nicht die berufseigene Gewerkschaft tätig, sondern die Gewerkschaftsabteilung bei ver.di, die für Pflegeeinrichtungen zuständig sind.

online
www.verdi.de

Mitarbeiter des Gesundheitswesens werden durch die Gewerkschaft **ver.di** (Vereinte Dienstleistungsgewerkschaft) vertreten, die wiederum Mitglied des Deutschen Gewerkschaftsbundes (DGB) ist. Ver.di ist in Fachbereiche, abhängig von der Berufsbranche des Arbeitgebers (z. B. Bildung, Gesundheit), aufgeteilt. In der Regel ist für die Pflegeberufe der Fachbereich „Gesundheit, soziale Dienste, Wohlfahrt, Kirchen" zuständig.

4.3 Pflegekammer

Seit einigen Jahren wird in Deutschland die Einführung einer Pflegekammer kontrovers diskutiert. So genannte Kammern sind Körperschaften öffentlichen Rechts. Sie haben die Aufgabe, einzelne Berufsgruppen auf staatlicher Ebene zu vertreten. Hierzu gehört unter anderem die Aufgabe, an der Entstehung von Berufsgruppen beteiligt zu sein. Es gibt z. B. die Industrie- und Handelskammer, Ärztekammer und Anwaltskammer. Hier sind alle Mitglieder einer Berufsgruppe (teilweise verpflichtend) vertreten.

Eine Pflegekammer soll folgende Aufgabenbereiche übernehmen:

- Abnahme von Prüfungen
- Benennung von Gutachtern und Sachverständigen
- Beratung der Gesetzgeber durch Beteiligung an gesetzgebenden Verfahren
- berufliche Aus-, Fort- und Weiterbildung
- Diskussion und Einführung allgemein gültiger Berufsethik für Pflegende
- Erhaltung und Erreichen von Pflegequalität
- Registrierung aller Berufsangehörigen und Verteilung von Lizenzen
- Stellen von Ombudsleuten zur Schlichtung von Streitigkeiten innerhalb der Berufsgruppe

Professionalisierung
1 S. 31

Befürworter einer Pflegekammer argumentieren, dass die Einführung einer Pflegekammer Grundlage für weitere Professionalisierungsmaßnahmen sei. Nur durch eine Pflegekammer könnten die Pflegeberufe ihrer Stimme in der Gesellschaft genügend Gewicht geben. Gegner einer Pflegekammer argumentieren, dass durch die Einführung einer Pflegekammer nur der bürokratische Aufwand erhöht würde, ohne in der Pflegepraxis wirklich etwas zu ändern.

Teamarbeit und Zusammenarbeit mit anderen Berufsgruppen 5

Was ist ein Team? 5.1

Der Begriff **Team** stammt aus dem Englischen und bedeutet Mannschaft oder Arbeitsgruppe. Aus dem heutigen modernen |Management sind die Begriffe Team und Teamarbeit nicht mehr wegzudenken. Warum wird aber so häufig von Team gesprochen? Warum gibt es kein deutsches Wort für Team? Wie bei vielen |Anglizismen liegt auch hier die Ursache in der fehlenden Übersetzungsmöglichkeit. Begriffe wie Gruppe oder Gespann beinhalten nicht alle Merkmale des Wortes Team. Von einem Team ist häufig dann die Rede, wenn eine Gruppe im Sport oder in Betrieben mehr oder weniger erfolgreich zusammenarbeitet. Damit ist ein Team erst einmal eine Organisationseinheit aus mehreren Menschen, die ein gemeinsames Ziel verfolgen.

Management
1 S. 539

Anglizismen
Englische oder Amerikanische Wörter, die ins Deutsche übernommen worden sind.

Obwohl es vielfältige Definitionen des Begriffes Team gibt, hat sich in der Organisationslehre für das betriebliche Wesen die folgende Unterscheidung zwischen Team und Arbeitsgruppe durchgesetzt.

Die Mitglieder eines Teams	Die Mitglieder einer Arbeitsgruppe
▪ haben einen gemeinsamen Zweck, gemeinsame Ziele und einen gemeinsamen Arbeitseinsatz ▪ tragen gemeinsam Verantwortung ▪ ergänzen sich in ihren Fähigkeiten ▪ regeln Abläufe und Aufgabenverteilungen selbstverantwortlich (innerhalb ihrer Möglichkeiten)	▪ führen dieselben Arbeitsaufgaben durch ▪ stehen in einer unmittelbaren Arbeitsbeziehung zueinander ▪ werden durch eine Leitungsperson geführt (Gruppenleitung) ▪ können zu einem Team werden

In Teams soll auf |Synergieeffekte zurückgegriffen werden. **Teamarbeit** bedeutet also, dass sich jeder mit seinen jeweiligen Kompetenzen und Kapazitäten einbringt, um zu gemeinsamen Arbeitsergebnissen zu kommen.

Synergie
griech. = Bündelung von Kräften

In der Praxis ist häufig von guten oder schlechten Teams die Rede. Gemeint sind aber jeweils Arbeitsgruppen, die den Prozess der **Teamentwicklung** mehr oder weniger erfolgreich durchlaufen haben. Der Begriff Teamentwicklung macht bereits deutlich, dass ein Team kein statisches Gebilde ist, das einfach für einen gewissen Zeitraum zusammengestellt werden kann. Ein Team ist vielmehr ein dynamisches Gebilde, das sich kontinuierlich weiterentwickelt.

Francis & Young haben in ihrem grundlegenden Werk zur Organisationspsychologie die Teamentwicklung anhand einer Teamentwicklungsuhr dargestellt. In dieser Uhr sind vier Phasen dargestellt, in deren Verlauf sich Teammitglieder zusammenfinden:

- Formierungsphase
- Nahkampfphase
- Organisierungsphase
- Verschmelzungsphase

Häufig kann die An- oder Abwesenheit einer Person bereits zu einer erfolgreichen Teambildung beitragen.

Beispiel
Die Auszubildende Mandy ist seit zwei Tagen im Wohnbereich II eingeteilt. So richtig glücklich ist sie nicht. Die Stimmung im Team ist einfach schlecht. Es ist nicht nur die viele Arbeit, das kennt sie ja auch von den anderen Wohnbereichen. Aber irgendwie hat sie den Eindruck, dass die Mitarbeiterinnen nicht miteinander auskommen. Ständig hört sie Getuschel, es besteht eine gereizte Stimmung. Heute hat sie gehört, wie die Wohnbereichsleiterin sagte: „Morgen kommt endlich Frau Gutmann wieder!“ Frau Gutmann war schwer krank und nach einer Operation noch drei Wochen zu einer Anschlussheilbehandlung gewesen. Am nächsten Tag scheinen alle wie ausgewechselt. Die Stimmung ist super!

Mandy wundert sich, ob das wirklich alleine an der Anwesenheit von Frau Gutmann liegen kann. Sie beobachtet Frau Gutmann und das Team für einige Tage und stellt fest, dass Frau Gutmann eine Art besitzt, die einfach keine schlechte Stimmung aufkommen lässt. Auch wenn sich jemand über eine Kollegin beschwert, schafft sie es immer wieder, durch ihr ruhiges und ausgleichendes, aber trotzdem auch bestimmendes Wesen den Problemen auf den Grund zu gehen.

Mandy macht die Arbeit in diesem Wohnbereich jetzt so viel Spaß, dass sie am liebsten ihre gesamte Ausbildung hier absolvieren möchte

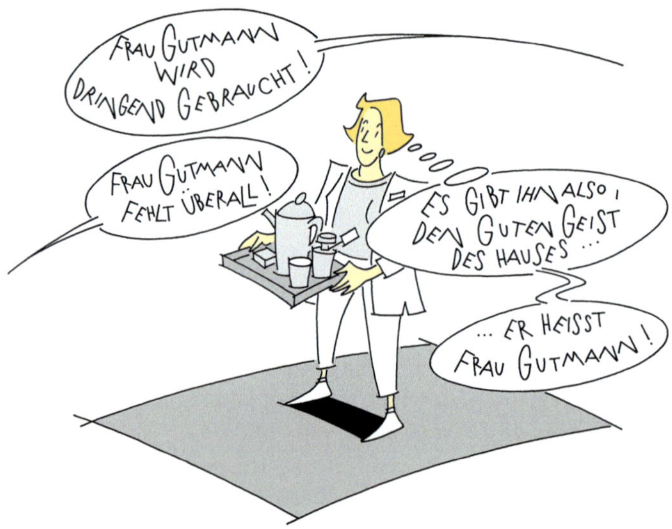
FRAU GUTMANN WIRD DRINGEND GEBRAUCHT!
FRAU GUTMANN FEHLT ÜBERALL!
ES GIBT IHN ALSO, DEN GUTEN GEIST DES HAUSES ...
... ER HEISST FRAU GUTMANN!

Um in einem Team zusammenarbeiten zu können, benötigt man die Handlungskompetenz **Teamfähigkeit**. Merkmale dieser Kompetenz sind z. B.:

- emotionale Intelligenz
- Kommunikationsfähigkeit
- Kooperationsfähigkeit
- Kritikfähigkeit
- Selbstdisziplin
- Toleranz

Manchen Menschen wird unterstellt, sie hätten keine Teamfähigkeit. Die Kolleginnen im Team sind z. B. der Meinung, dass diese Person einfach nicht in einem Team arbeiten kann, ein richtiger Einzelkämpfer ist. In solchen Situationen ist die besondere Kommunikationsfähigkeit aller Teammitglieder gefragt. In besonders schwierigen Fällen sollte ein Supervisor herangezogen werden.

Supervisor
2 S. 514, S. 625

Kooperation mit anderen Berufsgruppen 5.2

Alte oder pflegebedürftige Menschen werden von einer Vielzahl von Berufsgruppen betreut. Diese Berufsgruppen sind entweder Bestandteil des Gesundheitssystems (z. B. Physiotherapie, Logopädie, Ärzte), oder agieren außerhalb bzw. ergänzend zum Gesundheitssystem (z. B. Seelsorger, Orthopädietechnik). Alle Aufgaben dieser Berufsgruppen zusammen können zu einer optimalen Versorgung der Pflegebedürftigen führen. Hierzu sind allerdings nicht nur eine professionelle Ausbildung und ein hohes Maß an Wissen und Können von Nöten, sondern auch die Kooperation und Kommunikation zwischen den einzelnen Gruppen.

Beispiel
Herr Sondergeld hat einen Schlaganfall erlitten. Nachdem er erst im Krankenhaus versorgt wurde und eine Anschlussheilbehandlung in Anspruch nahm, wird er jetzt in einer Kurzzeitpflegeeinrichtung versorgt, bis seine Wohnung barrierefrei umgebaut worden ist. Herr Sondergeld ist sehr froh, dass er bereits wieder viele Dinge selbstständig durchführen kann. Für andere Tätigkeiten benötigt er noch die Unterstützung der Pflegekräfte.

Einmal in der Woche kommt sein Hausarzt vorbei und untersucht ihn. Schließlich muss er jetzt ganz schön viele Medikamente einnehmen. Zweimal die Woche kommt eine Physiotherapeutin. Sie übt mit ihm insbesondere das Laufen. Er humpelt immer noch so, da sein rechtes Bein ihm wie ein Fremdkörper erscheint. Er wird wohl weiterhin auf einen Rollstuhl angewiesen sein. Doch der Rollstuhl aus der Klinik ist ein richtiges Monstrum. Die Mitarbeiterin vom MDK hatte zugestimmt, dass er einen angepassten Rollstuhl benötigt. Als dann das Rezept ausgeschrieben war, kam Herr Weingartner, der Orthopädietechniker. Herr Weingartner hatte ganz genau Maß genommen, damit sein eigener Rollstuhl dann richtig passt. Wenn er den dann hat, wird die Physioterapeutin mit ihm auch ein Rollitraining absolvieren. Das macht sie aber in einer Gruppe. Da wird er dann vielleicht noch mit anderen Betroffenen Kontakt aufnehmen können.

Gott sei Dank koordiniert seine Bezugspflegerin Frau Ahlbek alle Termine. Donnerstags kommt nämlich auch noch die Logopädin zum Sprach- und Schlucktraining und mittwochs wird er vom Gemeindegottesdienst zum Bibelkreis abgeholt.

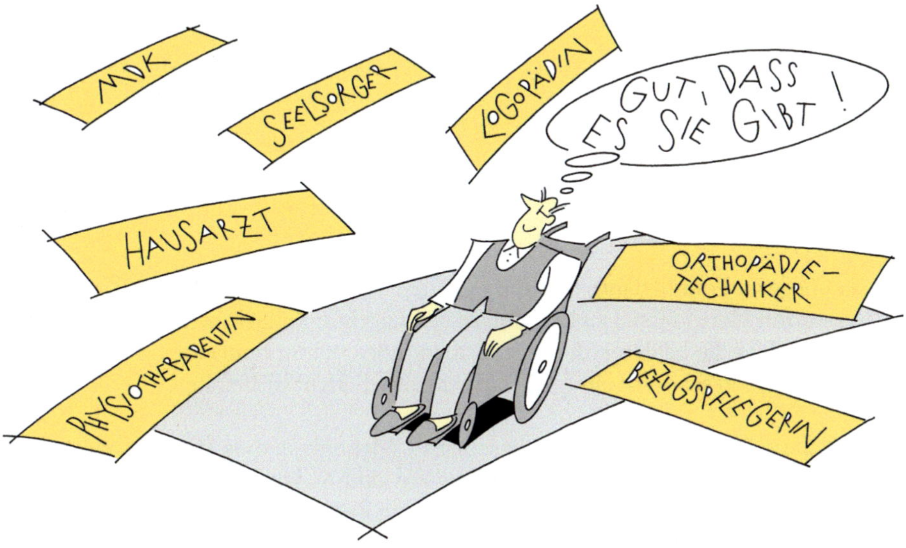

6 Ethische Herausforderungen in der Altenpflege

Pflegerelevante Grundlagen der Ethik
1 S. 53

Pflegefachkräfte in der Altenpflege stoßen fast täglich auf ethische Herausforderungen. Hierbei können verschiedene Konstellationen betroffen sein.

- **Pflegefachkräfte untereinander**

Beispiel
Seit einiger Zeit fehlen immer wieder Medikamente. Zu Beginn war es der Altenpflegerin Frau Heußel selbst gar nicht aufgefallen – schließlich fällt immer mal wieder eine Tablette auf den Boden und man muss die Medikamente neu stellen. Aber schließlich gab es auch Unregelmäßigkeiten bei der Opiateabrechnung. Damit wurde die Situation auch bei Teambesprechungen angesprochen. Gestern nun kam Frau Heußel viel zu früh zu ihrem Frühdienst. Sie wollte in aller Ruhe noch einen Kaffee trinken und mit dem Nachtdienst Frau Stein ein wenig plaudern. Als sie ins Dienstzimmer kam, fuhr Frau Stein erschrocken hoch. Sie stand gerade am Opiateschrank. Frau Heußel wusste sofort, was los war, doch sie kann doch ihre Kollegin nicht einfach verraten?

- **Pflegefachkräfte und andere Berufsgruppen**

Beispiel
Herr Söhnke wird bereits lange durch Ihre ambulante Pflegestation betreut. Er leidet seit Jahren an den Folgen seines Schlaganfalls. Er hatte sich nie so richtig erholt. Jetzt hatte er auch bereits zwei Lungenentzündungen gehabt. Seit vier Wochen ist er zwar wieder zu Hause, doch er isst und trinkt nicht mehr richtig. Seine Frau ist deshalb sehr besorgt. Im Team sind sich besonders die erfahrenen Pflegefachkräfte einig, dass er bald sterben wird. Heute erfahren Sie nun, dass der Hausarzt die Legung einer PEG angeordnet hat. Im Team entsteht eine Diskussion, was das noch soll – diese Quälerei, der Tod ist doch etwas Natürliches, muss man das denn künstlich hinauszögern?

- **Pflegefachkräfte und Pflegebedürftige**

Beispiel
Sie konnten Herrn Minker noch nie so richtig leiden. Er war Ihnen recht unsympathisch mit seiner sehr herrischen Art. Eines Tages erfahren Sie von einer Kollegin hinter vorgehaltener Hand, dass Herr Minker 15 Jahre im Gefängnis saß. Er soll Aufseher in einem KZ gewesen sein. Sie sind schockiert – natürlich haben Sie Filme im Fernsehen gesehen, aber Sie sind nie jemandem begegnet, der wirklich an den Gräueltaten beteiligt war. Wie sollen Sie Herrn Minker jetzt noch gegenübertreten? Auf der anderen Seite hat er aber auch für seine Taten gebüßt.

- **Persönliche und professionelle Normen und Wertvorstellungen**

Beispiel
Altenpflegerin Frau Meisner ist streng gläubig. Als Frau Richter sie bittet, sie in das Zimmer von Herrn Sippel zu bringen, ist sie unsicher: Kolleginnen haben ihr bereits berichtet, dass die beiden eine Affäre haben. Aber richtig findet sie das nicht! Auch wenn die beiden schon alt sind, sie sind schließlich nicht verheiratet!

Für all diese Situationen ist es von besonderer Wichtigkeit, dass Pflegefachkräfte sich ihres persönlichen Wertverständnisses bewusst sind. So können sie in kritischen Situationen dieses reflektieren und in Gesprächen zu Entscheidungsfindungen kommen.

Reflexion der beruflichen Rolle und des eigenen Handelns 7

Berufswahl und Motivation 7.1

Die Zeiten sind vorbei, in denen man davon ausging, dass der Beruf der Altenpflege eine wenig qualifizierte Tätigkeit sei. Heute gilt die Altenpflege als ein moderner Beruf, der vielseitige Kompetenzen benötigt. Altenpflege ist eine personenbezogene Dienstleistung, die insbesondere durch die demografischen Veränderungen unserer Gesellschaft immer mehr an Bedeutung gewinnt.

Durch das Inkrafttreten des bundesweit einheitlichen Altenpflegegesetzes ist der Beruf der Altenpflegefachkraft nicht nur staatlich geschützt, sondern auch ein professionelles Arbeitsfeld. Altenpflege ist die Pflege alter Menschen. Hierzu sind nicht nur „formale" Bedingungen wie gesundheitliche Eignung und Schulabschluss notwendig, sondern neben einem guten Allgemeinwissen und Organisationstalent auch eine hohe persönliche und soziale Kompetenz.

So entscheiden sich immer mehr junge Menschen, den Beruf der Altenpflegefachkraft zu erlernen. Im Vordergrund steht für sie häufig ein zukunftsträchtiges Arbeitsfeld. Insbesondere in strukturschwachen Regionen Deutschlands ist der Bedarf an Altenpflegefachkräften weiterhin hoch. Auch dort, wo durch die Schließung von Industriestandorten kaum noch Arbeit zu finden ist, müssen alte Menschen versorgt werden.

Dabei steht nicht nur die rein pflegerische Versorgung alter Menschen im Vordergrund, sondern auch die Betreuung und Beratung von Senioren und deren Angehörigen. Die Arbeitsfelder haben sich verschoben. Auch wenn die Arbeit in Alten- und Pflegeheimen immer noch den Hauptanteil darstellt, nimmt die ambulante Pflege, aber auch die Tages- und Kurzzeitpflege einen immer größeren Raum ein (→ Tab. 1). Viele Berufsanfänger schätzen aber auch die vielseitige Arbeit mit den Menschen. Altenpflege wird nicht umsonst als Arbeit mit Hand, Herz und Verstand bezeichnet.

Vielen jungen Menschen bedeutet die menschliche Seite des Berufes besonders viel. Ein Händedruck einer Bewohnerin oder ein „Danke schön" für eine Handreichung kann für die berufliche Zufriedenheit sehr wichtig sein.

[1] Altenpflegeplätze in Heimen, Kurzzeit- und Tagespflegeeinrichtungen

	Altenpflegeplätze in Einrichtungen für alte Menschen (in Tausend)		
Jahr	Plätze in Altenwohn-, Altenheim- und Pflegeeinrichtungen	Plätze in Kurzzeitpflegeeinrichtungen	Plätze in Tagespflegeeinrichtungen
1986	3660	28	20
1988	3827	28	20
1990	3906	28	20
1992	3505	44	32
1994	3895	72	70
1996	3724	92	102
1998	3971	145	116
2000	4046	145	128
2002	4257	182	128
2004	4478	214	140

7.2 Rollenerwartungen und Rollenkonflikte

Beispiel

Altenpflegerin Frau Wosnitz hat wieder einen anstrengenden Tag vor sich. Sie hat heute Frühdienst und muss daher bereits um 4.30 Uhr aufstehen. Nachdem sie geduscht und sich angezogen hat, frühstückt sie kurz und bereitet anschließend das Frühstück für ihren Mann und ihre zwei Kinder vor und schmiert für alle die Brote zum Mitnehmen in die Schule und an den Arbeitsplatz.

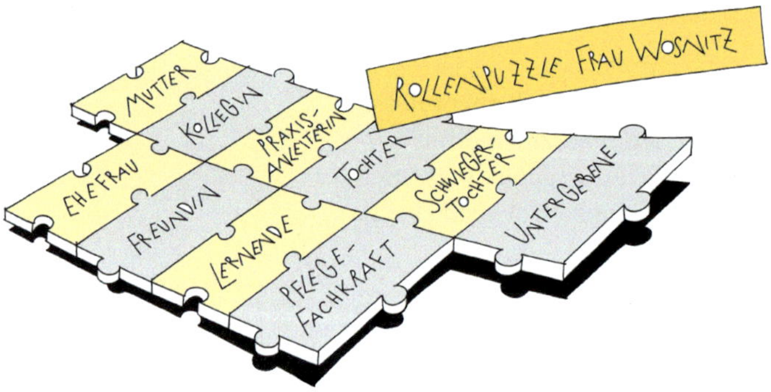

Da klingelt es an der Tür. Ihre Kollegin und beste Freundin Frau Saidin wartet bereits im Auto auf sie, um mit ihr gemeinsam zur Arbeit zu fahren. Kurz tauschen Sie sich über die Kinder und das Wochenende aus. Frau Wosnitz erzählt vom Besuch der Schwiegereltern. Sie beschwert sich ein wenig darüber, dass die Schwiegermutter sie immer bevormundet und gleichzeitig ihren Mann in den Himmel lobt. Man kann es ihr einfach nicht recht machen.

Bei der morgendlichen Übergabe wird die neue Auszubildende Patrizia vorgestellt. Bereits letzte Woche hatte die Stationsleitung Frau Wosnitz darum gebeten, die Praxisanleitung zu übernehmen. Ganz glücklich ist Frau Wosnitz nicht darüber, da sie ihren Praxisanleiterkurs noch nicht fertig absolviert hat. Aber wer soll es sonst machen? Die Kolleginnen haben gar keine Erfahrung in der Anleitung von Schülerinnen.

Die Neue scheint sehr nett zu sein. Sie erinnert sie ein wenig an ihre Tochter.

Frau Wosnitz zeigt ihr kurz den Wohnbereich und dann geht es schon los. Sie ist heute morgen für vier Bewohnerinnen zuständig und freut sich, dass sie durch die Schülerin ein wenig Unterstützung erfährt. Sie stellt den Bewohnerinnen Patrizia vor und erläutert alle Pflegemaßnahmen. Als sie zur Intimpflege keine Handschuhe benutzt, fragt Patrizia, ob das einen Grund habe. Schließlich haben sie in der Schule gelernt, dass man zur Intimpflege Handschuhe benutzen soll. Frau Wosnitz bittet sie darum, das Thema außerhalb des Bewohnerzimmers zu diskutieren und hat dadurch auch noch ein wenig Zeit, über diese Frage nachzudenken. Eigentlich hat Patrizia recht. Da kann sie noch richtig was dazulernen.

Der Frühdienst vergeht heute wie im Fluge. Durch die zusätzliche Anleitung der Schülerin kommt sie kaum zum Frühstücken. Auch empfindet sie die Bewohnerinnen heute als recht anstrengend. Sie konnte es keiner Recht machen.

Im Anschluss an den Frühdienst fährt sie mit dem Bus zu ihren Eltern. Montags hilft sie ihrer Mutter immer beim Putzen und Bügeln. Ihre Mutter klagt wieder ihr Leid über ihre Rückenschmerzen und erwartet guten Rat. Frau Wosnitz hat ihr schon häufig erklärt, dass sie keine Ärztin ist und daher auch nichts gegen ihre Rückenschmerzen machen kann. Aber ihre Mutter akzeptiert das nicht. Sie ist dann immer enttäuscht von ihrer Tochter und weist darauf hin, dass sie im Altenheim ja auch immer allen hilft.

Als Frau Wosnitz am Abend nach Hause kommt, ist sie ziemlich müde. Trotzdem muss sie sich noch um die Hausaufgaben ihres Sohnes kümmern. Erst neulich hatte sie ein Lehrer-Eltern-Gespräch und wurde darauf hingewiesen, dass ihr Sohn die Hausaufgaben häufig vergisst. Leider arbeitet ihr Mann auch immer sehr lange, sodass diese lästige Aufgabe meistens an ihr hängen bleibt.

Als ihr Mann nach Hause kommt, teilt sie ihm als erstes mit, wie erschöpft sie ist. Ihr Mann nimmt sie daraufhin in den Arm und sagt ihr, dass er sie dafür bewundert, wie gut sie das alles immer schafft. In dem Moment fühlt sie sich gleich besser und nimmt mit ihrer letzten Energie die Zubereitung des Abendbrotes in Angriff.

Was ist eine Rolle?

Am Fallbeispiel von Frau Wosnitz kann man erkennen, dass jeder Mensch in seinem Alltag verschiedene Rollen annimmt. Dabei ist der Begriff der Rolle an dieser Stelle nicht gleichzusetzen mit der Schauspielerrolle am Theater. Unter Rolle wird in der Soziologie vielmehr das menschliche Verhalten in unterschiedlichen Alltagssituationen verstanden.

Definition
Eine soziale Rolle ist ein Bündel von Verhaltensweisen, das mit einer bestimmten gesellschaftlichen Aufgabe oder Position verbunden ist. Ein Mensch kann mehrere soziale Rollen einnehmen.

Was sind Rollenerwartungen?

Von einer Person, die eine bestimmte Rolle einnimmt, wird vom Umfeld (z. B. Familie, Arbeitgeber) erwartet, dass sie der Rolle gerecht wird. Dabei werden sowohl Ansprüche an das Handeln, als auch an das Auftreten oder die Persönlichkeit gestellt.

Im Fall von Frau Wosnitz erwartete die Auszubildende Patrizia von ihr eine fachlich fundierte Antwort auf ihre Frage. Patrizia sah Frau Wosnitz als Pflegefachkraft und Praxisanleiterin, die ihr auf ihre fachlichen Fragen antworten kann.

Rollenerwartungen sind häufig an bestimmte Attribute (Eigenschaften) geknüpft. Diese können zwar individuell variieren, sind aber häufig von bestimmten gesellschaftlichen Rollenbildern geprägt. Am Beispiel von Frau Wosnitz soll dies verdeutlicht werden:

Rolle	Exemplarische Attribute
Mutter	fürsorglich, unterstützend, lenkend, verständnisvoll
Ehefrau	liebevoll, unterstützend
Kollegin	fachkompetent, nett, umgänglich, fleißig
Freundin	verständnisvoll, tolerant, freundlich
Praxisanleiterin	fachkompetent, pädagogisch geschult, „allwissend“
Pflegefachkraft	fachkompetent, freundlich, hilfsbereit, geduldig
Tochter	unterwürfig, hilfsbereit, unterstützend
Schwiegertochter	perfekt
Untergebene	angepasst oder kritisch

Generell kann man private Rollen von beruflich oder sozial definierten Rollen unterscheiden. Private Rollen betrifft das familiäre und freundschaftliche Umfeld (z. B. Mutter, Tochter, Freundin). Die berufliche Rolle wird i. d. R. durch die Berufs- oder Stellenbeschreibung definiert. Gleichzeitig können aber auch gesellschaftliche (soziale) Definitionen mit einfließen. So ist z. B. das Rollenbild der Altenpflegerin in unserer Gesellschaft geprägt durch den Anspruch an Hilfsbereitschaft, Freundlichkeit und Geduld. Die nötige Fachkompetenz spielt dabei häufig nur eine geringe Rolle. Gleichzeitig ist genau diese Fachkompetenz durch die Berufsgesetze und damit die berufliche Rolle vorgeschrieben.

Rollenbilder können also sowohl durch |Vorurteile oder |Stereotype entstehen, als auch durch klar definierte Vorgaben (z. B. Gesetze).

Vorurteile, Stereotype
2 S. 276

Rollenkonflikte entstehen dann, wenn eine Person sich zwischen verschiedenen Rollenbildern, Rollenerwartungen oder der eigenen Fähigkeit, diese zu erfüllen, hin und her gerissen wird. Man unterteilt Rollenkonflikte in

- **Intra-Rollen-Konflikt:** Der Betroffene befindet sich in einer Rolle, an die unterschiedliche Erwartungen gestellt werden. Im Fall von Frau Wosnitz hatte die Schülerin Patrizia an sie als Pflegefachkraft die Erwartung, dass sie hygienisch arbeitet, während Frau Wosnitz an ihre eigene Fachkompetenz die Erwartung gestellt hat, bewohnerorientiert zu pflegen.
- **Inter-Rollen-Konflikt:** Der Betroffene befindet sich im Konflikt zwischen zwei Rollen, an die jeweils unterschiedliche Rollenerwartungen geknüpft sind. So erwartete die Lehrerin von Frau Wosnitz Sohn von ihr als Mutter, dass sie sich um die Erledigung der Hausaufgaben kümmert, während Frau Wosnitz durch ihre Rolle als Tochter und Pflegefachkraft bereits so erschöpft war, dass sie eigentlich nur noch schlafen wollte.

Um Rollenkonflikten (→ Individuelle und soziale Konflikte, S. 572) vorzubeugen oder sie lösen zu können, ist die Fähigkeit zur Rollendistanz notwendig. **Rollendistanz** beschreibt hierbei die Kompetenz, die eigene Rolle sowie die daran geknüpften Rollenbilder und Rollenerwartungen distanzierend und reflektierend zu betrachten.

Eine andere Maßnahme zur Prävention von Rollenkonflikten wird **Ambiguitätstoleranz** genannt. Hiermit ist die Fähigkeit des Einzelnen gemeint, Mehrdeutigkeiten oder Uneindeutigkeiten in einer Situation auszuhalten und damit handlungsfähig zu bleiben. So kennt Frau Wosnitz die Art ihrer Schwiegermutter, weiß aber auch, dass sie daran nichts ändern kann und macht „gute Miene zum bösen Spiel".

Burnout-Syndrom
2 S. 582

Sowohl Rollendistanz als auch Ambiguitätstoleranz gelten als wichtige persönliche Kompetenz, die der Entwicklung eines Burnout-Syndroms vorbeugen können.

Lernen lernen

4.2

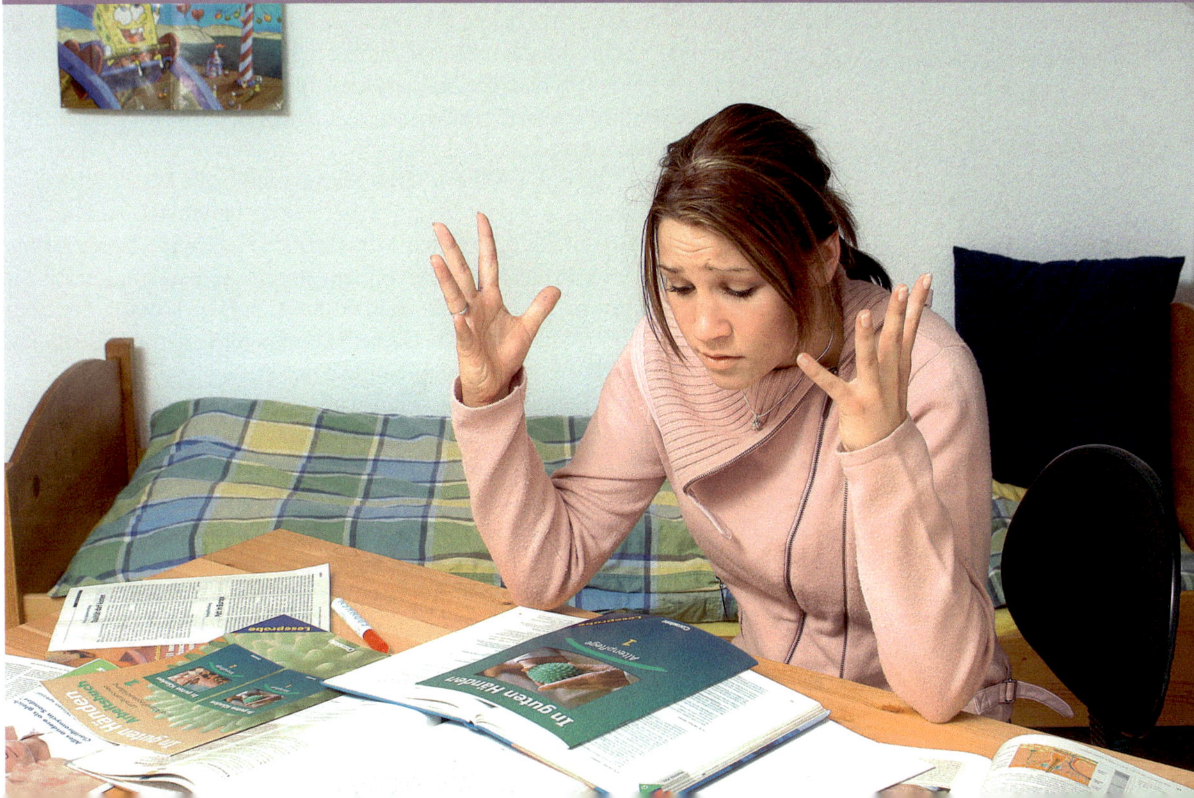

1 Lernprozesse und Lerntheorien

Warum Lernen lernen?

Lernen ist ein lebenslanger Prozess. Gelernt wird eigentlich immer und in jedem Alter. Was Lernende dabei aufnehmen und wie tief es sich einprägt, hängt wesentlich von Emotionen und Motivationen sowie vom Umfeld, in dem gelernt wird, ab – aber auch von der Struktur des Gedächtnisses. Eine mögliche Einteilung ist die folgende in:

- das explizite Gedächtnis, das Sachwissen speichert, und
- das implizite Gedächtnis, das Verhalten und Handlungswissen speichert.

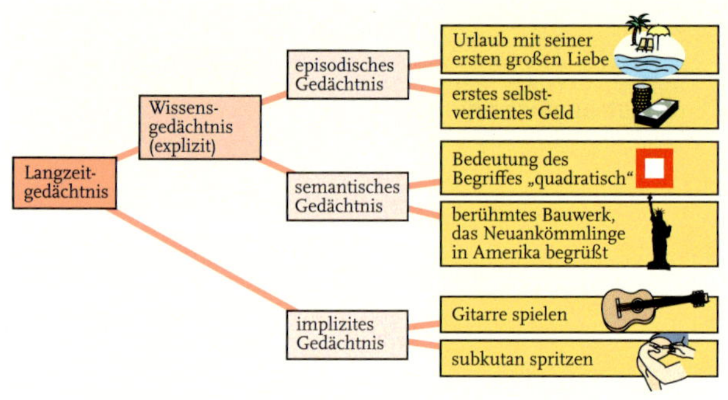

Die physiologische Grundlage des Gedächtnisses bildet das Gehirn. Dessen elektrodynamische und biochemische Mechanismen bewerkstelligen die Informationsverarbeitung und deren Speicherung. Das Gehirn besteht aus einer neuronalen Netzstruktur, die die Ablage von neuem Wissen in verschiedenen Arealen des Gehirns und Verknüpfungen mit bestehenden Inhalten ermöglicht. Es ist deshalb für die optimale Organisation der eigenen Lernbedingungen und Lernprozesse hilfreich, die Abläufe im Gehirn zu kennen, um die Lernziele und den Einsatz von Hilfsmitteln und Techniken bewusst zu steuern und ein bestimmtes Ziel, wie das Bestehen einer Prüfung, zu erreichen. Wie bei einer gut sortierten Bibliothek findet auch unser Gedächtnis die Inhalte leichter wieder, die an einem definierten Platz stehen und miteinander verknüpft sind. Ebenso kann dieses Wissen dazu beitragen, den Umgang mit Pflegebedürftigen angemessen und zielführend zu gestalten.

Neurone
1 S. 108
Gehirn
1 S. 176–181

Beispiel

Schülerin Silvia kommt zur Morgenpflege in das Zimmer der 86-jährigen Frau Prof. Knapp. Wie beinahe jeden Morgen sieht sie voll Ehrfurcht auf die Bücher, die die Wände des gesamten Zimmers bis an die Decke bestücken. Frau Knapp sitzt schon an ihrem überfüllten Schreibtisch und sortiert ihre Unterlagen. Sie ist ungehalten, da sie Silvia für eine Studentin hält, die bei ihr eine Diplomarbeit geschrieben hatte. Streng blickt sie sie über ihre Lesebrille hinweg an. „Und haben Sie Ihr Konzept endlich fertig?" Silvia ist erst einmal sprachlos und versucht, sie dann zu beschwichtigen: „Aber Frau Knapp, ich möchte Sie nur waschen." Frau Knapp schiebt die Waschschüssel von sich: „Papperlapapp, Ausreden. Wo ist Ihr Entwurf?" Silvia beugt sich zu Frau Knapp und blickt ihr in die Augen: „Es gibt gleich Frühstück." Frau Knapp lacht: „Mädchen, wo haben Sie nur immer Ihren Kopf. Der Termin steht schon so lange fest." Sie nimmt einen Block von ihrem Schreibtisch: „Setzen Sie sich. Mir scheint, Sie brauchen da noch ein wenig Motivation und Hilfe. Danach können Sie ja gerne frühstücken." Silvia ist neugierig geworden und setzt sich zu ihr. Frau Knapp beginnt, ihr eine mögliche Vorgehensweise zur Erstellung der Diplomarbeit zu erläutern und das so gut, dass Silvia beinahe die anderen Bewohner vergisst. Später fragt sie sich, warum Frau Knapp noch so viel aus ihrer Zeit als Professorin weiß, aber nicht, dass sie jetzt im Altenheim ist. Sie überlegt, was sie tun kann, damit sie selbst möglichst viel in ihrem Gedächtnis archivieren und darauf zurückgreifen kann. Gerade jetzt, wo sie in ihrer Ausbildung viel in begleiteter Eigeninitiative und in Kleingruppen erarbeitet, ist es ihr wichtig, dass die Informationsmenge und deren Vernetzung in ihrem Gedächtnis eine hohe Qualität erreicht. Dabei ist ihr klar: Lernen ist nicht nur Arbeit, es soll auch Spaß machen.

Der Lernprozess und das Gehirn

1.1

Das Gehirn befindet sich in einem stetigen und höchst dynamischen Prozess der Informationsaufnahme und -verarbeitung. Dieser Prozess ist oft nicht bewusst und kann nur anhand seiner Ergebnisse – also dem Gewussten oder Gekonnten – nachvollzogen werden; sei es im Alltag oder bei einer Prüfung. Die hochspezialisierte Aufgabe der Verarbeitung zahlloser Sinneseindrücke aus der Umwelt erfolgt durch Nervenzellen (Neurone). Deren Anzahl ändert sich nach der Geburt kaum noch, doch bildet sich ihre Effektivität erst im Laufe der Entwicklung aus und ist im Grunde nie abgeschlossen. Insbesondere die Stimulation der Nervenzellen in den ersten Lebensjahren ist für die Ausprägung des neuronalen Netzwerkes von großer Bedeutung. Es werden Verknüpfungen der Nervenzellen hergestellt, die sich zu Gedächtnisspuren verfestigen. Diese Verknüpfung erfolgt mittels Dendriten und Axonen, den Fortsätzen vom Zellkörper. Die Dendriten nehmen dabei eingehende Informationen auf und leiten sie der Nervenzelle zu. Die Axone wiederum senden die empfangenen und verarbeiteten Informationen der Nervenzelle über ihre Endknöpfchen an eine andere Nervenzelle weiter (→ 1 S. 108 f.). Da sich Nervenzellen nicht gegenseitig berühren, erfolgt die Übertragung des elektrischen Informationssignals chemisch durch Botenstoffe (Neurotransmitter) über den Spalt (Synapse) zwischen Dendriten und Endknöpfchen der Axone. Die Ausschüttung der Botenstoffe wird dabei durch einen Impuls im Neuron (Aktionspotential) ausgelöst. Sie werden dann von einem anderen Neuron empfangen, verarbeitet und evtl. wieder weitergeleitet. Durch häufige Nutzung dieser Prozesse, d. h. durch Übung und Wiederholung von Lerninhalten, steigert sich die Geschwindigkeit der Informationsvermittlung über die Synapsen, die auch physisch an Stärke gewinnen. Dadurch kommt es zu der erwähnten Gedächtnisspur. Die Gedächtnisspur bleibt auch dann oft erhalten, wenn die Verknüpfungsfähigkeit der Nervenzellen nachlässt oder eingeschränkt ist, und neue Informationen nicht oder kaum noch aufgenommen und verarbeitet werden können. Dies erklärt auch, warum ältere Menschen zwar einerseits ein hervorragendes Gedächtnis anderseits aber keine Erinnerung an aktuelle Vorgänge in der Gegenwart haben können.

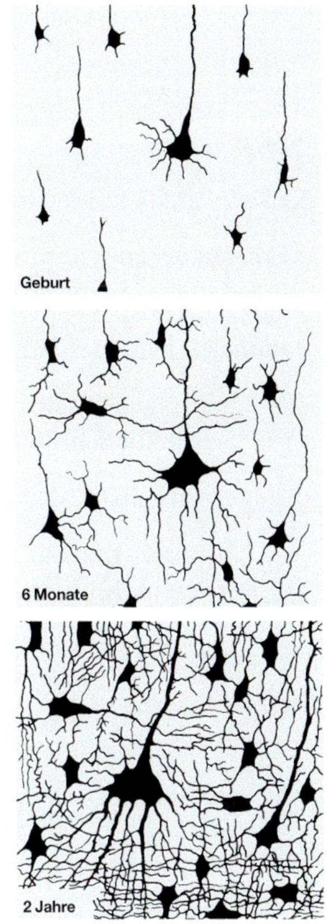

[1] Ausschnitt aus der Großhirnrinde des Menschen.

Zur Vermittlung zwischen motiviertem Verhalten, emotionalen Zuständen und Gedächtnisprozessen ist ein bestimmter Teil des Gehirns zuständig: das **limbische System**. Es ist u. a. eine Art Kontrollsystem und Archivar, das neue Informationen begutachtet und bereits bestehenden Verknüpfungen zuordnet. Dieser Vorgang verändert sich mit der entsprechenden Motivation und positiven Emotionen.

Das limbische System besteht aus drei Strukturen:

- dem **Hippocampus**, der für die Aufnahme expliziter, d. h. bewusst fassbarer Gedächtnisinhalte zuständig ist,
- der **Amygdala** (Mandelkern), die die Aufnahme von Gedächtnisinhalten emotional kontrolliert und formt, und
- dem **Hypothalamus**, der die physiologischen Prozesse des motivationalen Verhaltens steuert.

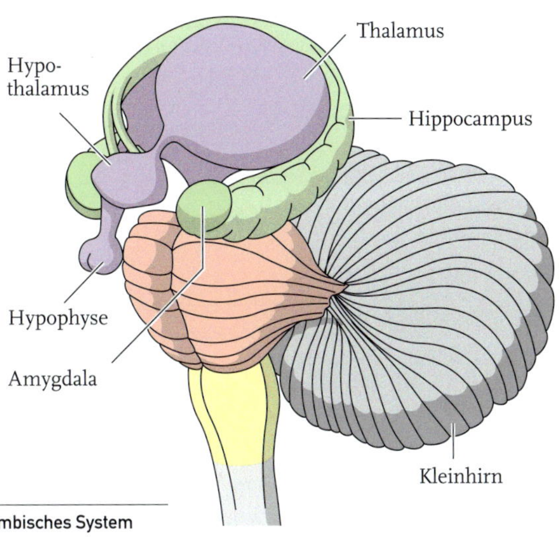

[2] Limbisches System

Rechte und linke Hirnhälfte

Das Gehirn ist ein komplexes Netzwerk mit zwei symmetrischen Großhirnhälften (Hemisphären). Diese stehen durch den Balken (*Corpus callosum*) mit seinem massiven Netzwerk aus Nervenfasern miteinander in Verbindung und tauschen Informationen aus. Entscheidend sind ihre unterschiedlichen Schwerpunkte der Informationsverarbeitung. Die linke Hälfte ist bei den meisten Menschen primär für begriffliches Denken und die rechte eher für das bildhaft-schöpferische Denken zuständig.

Linke Gehirnhälfte (Hemisphäre)

Fähigkeiten zum Rechnen, Lesen und Schreiben

rationales, logisches Denken

linear /analytisch: Schritt für Schritt

regelhaft

abstraktes Denken, Denken in Symbolen

Sprachzentrum

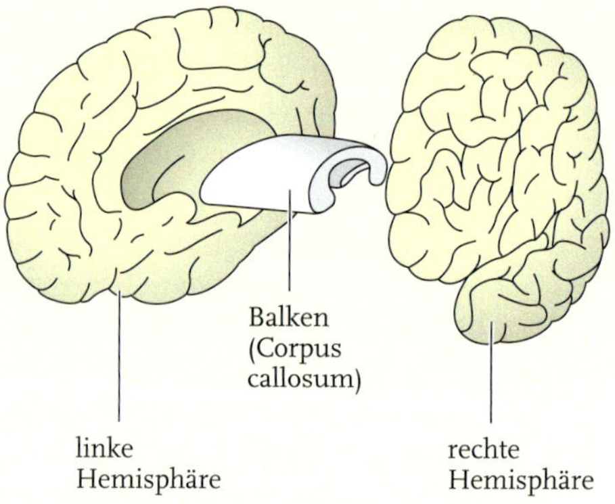

Rechte Gehirnhälfte (Hemisphäre)

Sprachverständnis, räumliches Vorstellungsvermögen, Musikverständnis

kreatives, intuitives Denken

ganzheitlich

gestaltend

anschauliches Denken, in Bildern oder auch Klängen

Die Verknüpfung und Nutzung der komplementären (sich ergänzenden) Gehirnhälften ist bei jedem Menschen individuell verschieden und macht auch ein Stück weit seine Einzigartigkeit aus. Deutlich wird dies daran, dass jeder Mensch eine unterschiedliche Wahrnehmung und einen individuellen Lernstil hat. Für jeden Menschen aber gilt, dass beim Lernen beide Gehirnhälften aktiviert werden sollen, um die bearbeitete Thematik möglichst breit zu erfassen. Damit wird vermieden, nur die linke Hemisphäre anzusprechen und in ausschließlich logischen oder linearen Zusammenhängen zu denken. Wenn zusätzlich beispielsweise eine bildliche Vorstellung von den Inhalten entsteht, wird die Behaltensleistung erhöht.

Menschen mit einer Linkshirndominanz	Menschen mit einer Rechtshirndominanz
▪ können sich sprachlich gut ausdrücken	▪ lassen sich eher von ihren Gefühlen leiten
▪ sind in der Sprache auf Exaktheit fixiert	▪ haben ihren Schwerpunkt im intuitiven, ganzheitlichen Denken.
▪ können sehr gut mit Symbolen (Zahlen, Buchstaben, Rechenzeichen) umgehen	▪ haben eine große Fantasie
▪ ziehen Fachliteratur vor	▪ ziehen schöngeistige Literatur vor (innere Bilder entstehen aus den gelesen Texten)
▪ sammeln alle ihnen verfügbaren Fakten, bevor sie eine Entscheidung fällen	▪ schweifen während eines Vortrages schnell mit den Gedanken vom Thema ab, besonders wenn der Vortragende sein Thema nicht visualisiert
▪ haben eine große Sachkenntnis	▪ werden von Mustern, Farben und Formen stark angesprochen
▪ gehen logisch und linear vor	▪ haben Schwierigkeiten, ihre Gedanken in eine logische Reihenfolge zu bringen
▪ können ihre Gedanken gut zu Papier bringen	▪ verstehen Körpersprache, erfühlen Gedanken
▪ beginnen eine Sache geradlinig von Anfang an und bleiben so lange dabei, bis sie ein logisches Ergebnis gefunden haben	▪ müssen Dinge anfassen bzw. eine Sache tun, damit sie sie verstehen

Dreispeichermodell

Der Prozess der Verarbeitung und Speicherung von Informationen kann mit Hilfe des psychologischen Dreispeichermodells des Gedächtnisses beschrieben werden.
Es unterscheidet

- sensorisches Gedächtnis (Ultrakurzzeitgedächtnis)
- Kurzzeit- oder Arbeitsgedächtnis
- Langzeitgedächtnis

Das **sensorische Gedächtnis** nimmt die Informationen und Reize der Sinne auf. Seine Speicherdauer ist sehr kurz, weshalb es auch **Ultrakurzzeitgedächtnis** genannt wird. Da nicht alle Informationen bewusst aufgenommen werden, verankert das sensorische Gedächtnis nur die Informationen, denen eine gezielte Aufmerksamkeit bzw. Emotionen zugewandt werden. So wird eine Reizüberflutung vermieden. Das **Kurzzeitgedächtnis** nimmt als Arbeitsspeicher einen begrenzten Anteil des bereits bearbeiteten Informationsmaterials auf, überprüft es auf seine Relevanz, sortiert es und speichert es einige Minuten ab. Das Kurzzeitgedächtnis kann mit einem Mal nur sieben Elemente (+/−2) behalten und speichert v. a. visuell und akustisch. Um das Wissen nicht wieder zu verlieren, gilt es, im Lernprozess die Verankerung durch bestimmte Techniken zu festigen, wie z. B. in der Form von Wiederholung und vor allem dem aktiven Bearbeiten und Einbinden in bestehende Kontexte. Damit wird dem Kurzzeitgedächtnis vermittelt, welche Informationen wichtig sind, wo eine Abspeicherung lohnend erscheint. Wenn zu schnell neue Informationen aufgenommen werden, wird der Speicher quasi überschrieben. Gespeichertes Wissen hingegen befindet sich im **Langzeitgedächtnis**, das über eine große Speicherkapazität verfügt. Dort können Informationen dauerhaft, d. h. unter Umständen lebenslang abgelegt werden. Darin finden sich alle Erinnerungen und Erkenntnisse, vorwiegend in Form von Begriffen und Bedeutungen (semantisches Gedächtnis). Abrufbar werden die Informationen dann, wenn man mit ähnlichen Inhalten konfrontiert wird und damit auf den aktiven Speicher zugreift. Deshalb kann einmal gelerntes Wissen, auch wenn es scheinbar vergessen wurde, wieder erinnert werden. Somit vollziehen sich Lernprozesse, die sich auf vorhandenes Wissen beziehen, schneller als beim erstmaligen Lernen.

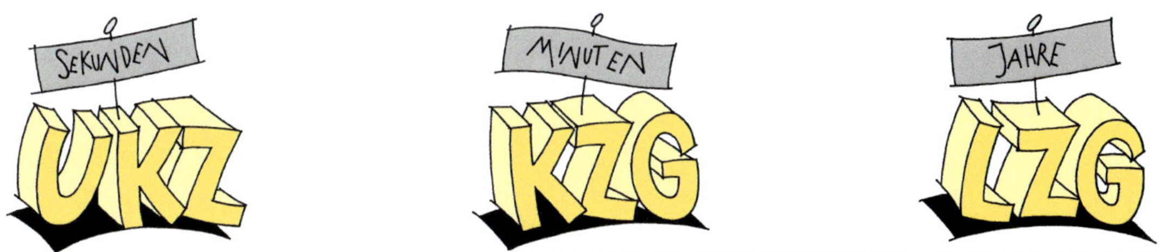

Sensorisches oder Ultrakurzzeitgedächtnis (UKZ)	Kurzzeit- oder Arbeitsgedächtnis (KZG)	Langzeitgedächtnis (LZG)
Informationen bzw. Wahrnehmungen werden aus der Umwelt aufgenommen und kreisen für Sekunden durch die Nervenbahnen.	Informationen, die auf Grund von Verknüpfungen, Emotionen oder Lernprozessen bewusst wahrgenommen oder herausfiltriert wurden, werden für einige Sekunden bis Minuten abgespeichert.	Die Informationen werden mit bestehendem Wissen verknüpft und langfristig – bis zu lebenslang – abgespeichert.

[1] Dreistufiges Speichermodell des menschlichen Gedächtnisses

Zu der Abstraktion, die ein solches Modell mit sich bringt, ist zu ergänzen, dass die Lerninhalte nicht von einem Ort an einen anderen weitergereicht werden, sondern dass die Informationen bei häufigerem Gebrauch besser fixiert werden, da sie an unterschiedlichsten Arealen des Gehirns anknüpfen und sich verbinden. Trotz dieser kleinen Schwäche des Modells ist es im Lernzusammenhang sehr hilfreich.

1.2 Lerntheorien

Klassische Konditionierung (Signallernen oder Reiz-Reaktions-Lernen)

Ob die Angst des kleinen Kindes vor der Schwester im weißen Kittel oder die der alten Dame vor Hunden – beide Reaktionen gehen auf Phänomene des klassischen Konditionierens zurück. Das Kind erinnert sich evtl. an eine Situation, in der es von der Mutter allein im Krankenhaus zurückgelassen wurde und dort unangenehme Untersuchungen über sich ergehen lassen musste. Die alte Dame hingegen hat Hunde nicht als Teil der Familie, sondern in seinem Einsatz als Militärhund im Zweiten Weltkrieg kennen gelernt. Beide wollen sie nur ungern an die zu Grunde liegende Situation erinnert werden.

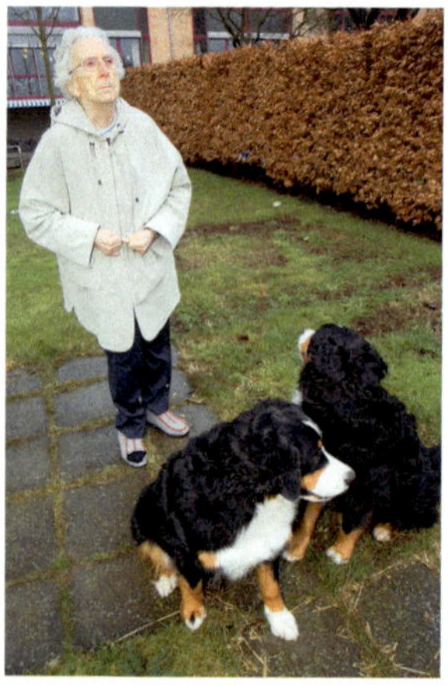

[1] Ältere Dame hat Angst vor Hunden

Dieser Erinnerungseffekt kann auch positiv genutzt werden. Der russische Physiologe und Lerntheoretiker Iwan Petrowitsch Pawlow (1849–1936) erforschte den Lernprozess bei Hunden. Dabei ging er davon aus, dass der Speichelfluss eines Hundes beim Anblick von Futter (unkonditionierter oder unbedingter Reiz) eine natürliche (unkonditionierte oder unbedingte) Reaktion ist. Ein Glockenton für sich hingegen löste keine Reaktion aus. Pawlow kombinierte die beiden Reize miteinander, indem die Glocke immer dann ertönte, wenn das Futter gereicht wurde. So wurde der Glockenton zum Signal (bedingten Reiz) für das Futter, der eine bedingte Reaktion, den Speichelfluss, auslöste.

Das klassische Konditionieren bedeutet dementsprechend, dass die natürliche Reaktion auf einen natürlichen Reiz an einen anderen Reiz gebunden werden kann. Das gilt auch für Worte und Begriffe. Beispielsweise kann ein Pflegebedürftiger als Abwehrreaktion bei einer unsensibel durchgeführten Mundpflege seine Lippen aufeinanderpressen. Wenn dies eine häufige Erfahrung ist, reicht allein das Wort „Mundpflege" aus, damit der Pflegebedürftige als Reaktion die Lippen aufeinanderpresst. Ähnliches lässt sich gerade in der Pflege auch für Emotionen beobachten.

Die vegetativen Reaktionen, die ausgelöst werden, treten automatisch auf, sie folgen dem Reiz. Da reicht so manches Mal der einfache Gedanke daran, dass die Situation angenehm oder auch unangenehm werden könnte, um bestimmte Stimmungen und Emotionen hervorzurufen. Allerdings führt die klassische Konditionierung nicht zum Erlernen neuer Verhaltensweisen, sondern bestehende, reflexhafte Verhaltensweisen werden durch einen neuen Reiz ausgelöst. Der Reiz kann gelöscht bzw. überschrieben werden, wenn er mehrfach mit anderen Gegebenheiten in Verbindung gebracht wird. Beispielsweise, wenn das Kind mit Ängsten vor dem Pflegepersonal die Pflegenden als sehr positiv erlebt.

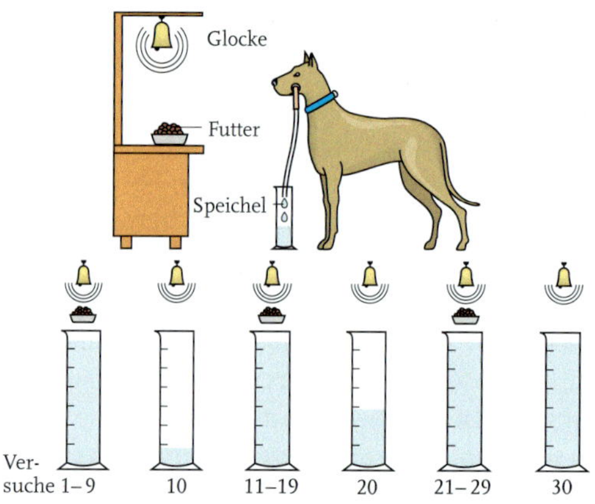

Im Rahmen des Signallernens wird ein ursprünglich neutraler Reiz, z. B. das Hören einer Glocke, mit einer neuen Bedeutung verknüpft. Diese zieht eine bestimmte Reaktion nach sich, die mit dem Reiz an sich nichts zu tun hat.

Verstärkungslernen (operantes oder instrumentelles Konditionieren)

Der amerikanische Psychologe Edward Thorndike (1874–1949) konnte bereits durch Versuche mit Katzen und Hunden zeigen, dass sich die Auftrittswahrscheinlichkeit von Verhaltensweisen dann steigert, wenn sie positive Konsequenzen haben. Die Verstärkung beruht darauf, dass ein positiver Aspekt des Verhaltens in den Mittelpunkt rückt. Gelernt wird am Erfolg. Der amerikanische Psychologe und bedeutende Behaviorist Burrhus Frederik Skinner (1904–1990) suchte durch viele Experimente mit der so genannten Skinner-Box nach den Gesetzmäßigkeiten, anhand derer aus den Konsequenzen eines bestimmten Verhaltens gelernt wird. Das Lernen folgt nach seinen Erkenntnissen nicht nur auf die Reizbedingungen, wie beim klassischen Konditionieren, sondern auf die Konsequenzen (auch Verstärker genannt), die einem bestimmten Verhalten folgen. Bei einer positiven Konsequenz wird das Verhalten, das oft durch Versuch und Irrtum gefunden wird, übernommen. So könnte die Mutter ihr ängstliches Kind oder die Tochter ihre verängstigte Mutter im Altenheim mit einem Gegenstand oder einer Verhaltensweise ablenken, die vertraut und v. a. positiv besetzt ist und ihr Verhalten bzw. Handeln darauf lenken. Bei negativen Konsequenzen, wenn es beispielsweise zu Auseinandersetzungen oder Konflikten kommt, wird das Verhalten immer seltener eingesetzt. Der Begriff des instrumentellen Konditionierens verweist auf den bewussten Einsatz von Verhaltensweisen, um bestimmte Konsequenzen (wie beispielsweise Zuwendung bei Schmerzäußerung) zu erreichen. Für Pflegende gilt es zu erschließen, worauf das Verhalten der Pflegebedürftigen in bestimmten Situationen beruht, welche positive Konsequenz sie mit ihrem Verhalten zu erreichen suchen. Mit dem gewonnenen Wissen kann beispielsweise durch Lob oder Belohnung positives bzw. erwünschtes Verhalten verstärkt und negatives Verhalten vermindert werden.

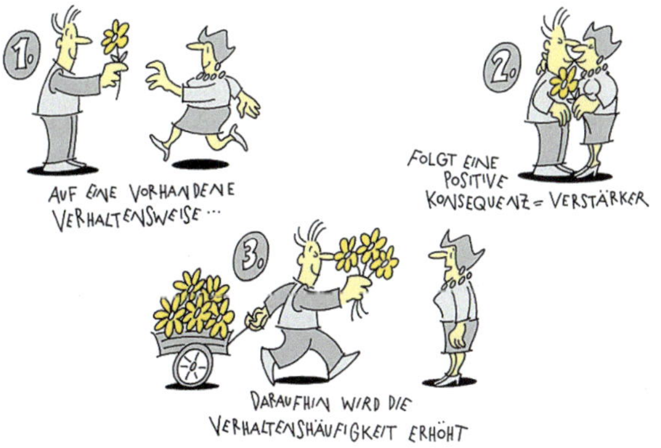

Unter Verstärkungslernen versteht man das Lernen durch persönliche Erfahrungen. Verhalten wird als Instrument eingesetzt, um so bestimmte Ziele zu erreichen.

Lernen am Modell (Imitationslernen)

Das Lernen am Modell beschreibt eine Komponente des Lernens, die darauf beruht, dass nicht jeder Mensch alle Handlungsoptionen und deren Konsequenzen für sich selbst neu erschließen muss. Insbesondere kleine Kinder lernen, indem sie das Verhalten anderer Menschen beobachten, imitieren und erproben. Die Auswahl der Vorbilder vollzieht sich wie auch im späteren Alter teils ganz gezielt. Den Hintergrund für die Auswahl eines Vorbildes bildet einerseits ein emotionaler und andererseits ein sozialer Aspekt: Es fällt leichter, ein Modell zu imitieren, zu dem ein positives Verhältnis (Zuneigung und Vertrauen) besteht und mit dem eine Ähnlichkeit empfunden wird. Verstärkt wird die Bereitschaft zur Nachahmung, wenn das Verhalten des Vorbildes durch Belohnungen Dritter gefördert wird. Hinsichtlich der sozialen Komponente fließt der Blick auf den entsprechenden sozialen Status, die damit verbundene Anerkennung und Macht mit ein.

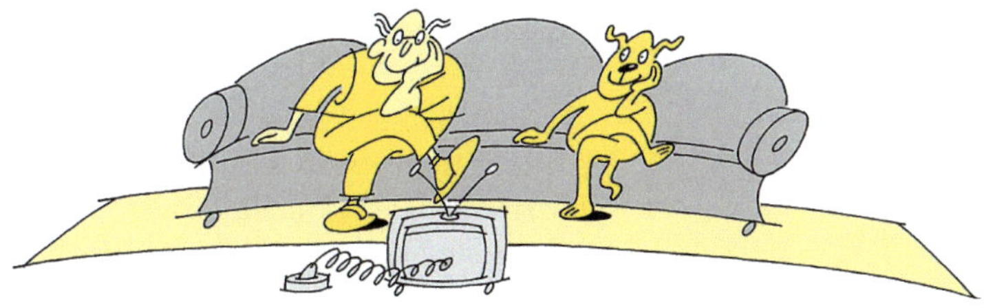

Pflegebedürftige müssen oft den Umgang mit Situationen erlernen, die ihnen bis dahin fremd waren. Pflegende können ihren Wissensvorsprung dabei nutzen und das erwünschte Verhalten vorführen, um die Pflegebedürftigen zur Selbstständigkeit und Selbsthilfe anzuleiten (→ Beratung und Anleitung, S. 46).

Das Modelllernen knüpft an die Fähigkeit des Menschen an, durch Beobachtung zu lernen und dadurch neue Verhaltensweisen auszubilden.

1.3 Neue Lernformen in pflegerischen Ausbildungen

Handeln, kommunizieren und reflektieren ist das, was den Menschen in seiner Identität ausmacht. Es ist gleichzeitig die Grundlage für eigenverantwortliches Lernen. Neuere Lerntheorien gehen davon aus, dass der Lernprozess keine passive Wissensaufnahme, sondern eine aktive Wissenskonstruktion ist. Dabei entsteht Wissen durch Erkenntnis. Der Lernende reproduziert nicht nur Fakten und Definitionen, sondern er überträgt das Erarbeitete auf seine eigene Lebenswelt. In den Anfängen scheint dies ein mühsamer und schwer nachvollziehbarer Prozess zu sein.

Ein wichtiges Ziel der Ausbildungs- und Prüfungsverordnung des Altenpflegegesetzes von 2003 ist es, dass die Lernenden während der Ausbildung **berufliche Handlungskompetenz** erlangen. Diese ergibt sich aus dem sicheren Umgang mit pflegerischem Wissen, der Umsetzung des Wissens in pflegerische Tätigkeiten (Wissenstransfer) und der Fähigkeit, sich in der komplexen Arbeitswelt zurechtzufinden.

Berufliche Handlungskompetenz wiederum gliedert sich auf in weitere Kompetenzen:

- **Personalkompetenz:** Fähigkeit und Bereitschaft zur Selbsteinschätzung, zur Reflexion, zur persönlichen Weiterentwicklung, zum Umgang mit Neuem und mit den eigenen Wünschen und Bedürfnissen.
- **Methodenkompetenz:** sicherer Umgang mit Lern- und Arbeitstechniken, eigenständige Zielsetzung, Wissensaneignung und -umsetzung und das Vermögen, mit dem Blick auf Handlungsalternativen Entscheidungen zu treffen.
- **Fachkompetenz:** Umsetzung des Gelernten in der Praxis, das Können und der Wille, beruflich relevantes Wissen anzuwenden und zu begründen, berufliche Probleme zu erkennen, auszuwerten und angemessen darauf zu reagieren.
- **Sozialkompetenz:** Fähigkeit und Bereitschaft zur Arbeit im Team bzw. in der Gruppe, seinen Gegenübern empathisch und verständnisvoll gegenüberzutreten, interessiert zuzuhören, mit Konflikten konstruktiv umzugehen und sowohl Feedback zu geben als auch annehmen zu können.

Eigenverantwortliches Lernen hilft, in der Schule Sicherheit im Umgang mit beruflichem Wissen zu erlangen. Dazu eignet sich das Lernen mit Fällen und Lernsituationen. Lernsituationen orientieren sich an Herausforderungen der Praxis, an dem, was in Theorie und Praxis benötigt wird. Sie fordern zur Problembearbeitung heraus und beziehen dabei aktuelle Texte und wissenschaftliche Erkenntnisse mit ein.

Bildung hat viel mit Persönlichkeitsentwicklung zu tun. So geht es heute weniger darum, ein bestimmtes Wissen zu lernen und wiedergeben zu können, sondern darum, Situationen zu verstehen und die Erkenntnisse daraus auf andere Situationen übertragen zu können. Weiterhin ist es wichtig, sich eigenständig und im Austausch mit Anderen neues Wissen anzueignen und Veränderungen im pflegerischen Aufgabenfeld mitzubekommen. Im Unterricht werden deshalb berufsrelevante Fälle bzw. Handlungssituationen zum Anlass der gemeinsamen Auseinandersetzung. Lehrende schaffen beim Lernen mit Lernsituationen den passenden Rahmen. Sie stehen bei Fragen als Lernbegleiter zur Seite, machen Lernangebote wie vertiefende Vorträge und geben Rückmeldungen zu Ergebnissen und Arbeitsweisen der Gruppe. Durch den Methodenwechsel werden verschiedene Lernkanäle und Lerntypen angesprochen. Kompetenzen wie eine fachlich sichere Argumentation werden so eingeübt und weiter entwickelt, was wiederum das Lernen erleichtert. Der Vorteil des Lernens mit Fällen ist die Möglichkeit, (neue) Vorgehensweisen in Gedanken oder im Rollenspiel auszuprobieren, ohne dass Fehler zu einer Gefahr für Betreute werden könnten. So wird auch dies auch zum Erfahrungswissen, das sich Alltag festigt. Zur Festigung werden beispielsweise Praxisaufträge genutzt, der Austausch mit Praxisanleitenden und Mentoren.

Emotionen

1.4

Emotionen sind Befindlichkeiten, die den Körper, das Erleben und das Verhalten beeinflussen. Deswegen wirken sie sich auf das menschliche Lernen und Handeln aus. Sie entscheiden mit darüber, was wahrgenommen wird, wie das Wahrgenommene interpretiert und erinnert wird. Welchen Ausdruck die Emotionen finden, ist mitbestimmt durch kulturelle Einflüsse und soziale Regeln. So dürfen beispielsweise in europäischen Kulturen Kinder ihre Gefühle offener ausleben als ältere Menschen. Alle Altersgruppen jedoch kennen starke positive Gefühle wie Liebe, Freude und Begeisterung, aber auch negative Gefühle wie Trauer, Angst, Hilflosigkeit, Scham- oder Schuldgefühle in unterschiedlicher Ausprägung. In der Pflege ergeben sich viele Momente der intensiven Nähe und des Vertrauens. Pflegende lernen mit ihren eigenen Emotionen umzugehen und auf emotionale Äußerungen der Pflegebedürftigen zu reagieren. Mit der richtigen Mischung aus Anteilnahme und erforderlicher Distanz werden Krisensituationen ein Stück weit gemeinsam überwunden oder durchlebt. Wenn eine Situation einen Menschen besonders stark emotional berührt, äußert sich dies in körperlichen und mentalen Veränderungen, vom Herzrasen bis zum Tagtraum.

Emotionen
emovere lat.= erschüttern

Wahrnehmung
1 S. 60

nonverbale Kommunikation
2 S. 15

Emotionstheorien untersuchen, welche psychologischen und physiologischen Reaktionen die Emotionen auslösen. Zentrales Organ des emotionalen Erlebens ist neben dem Cortex die Amygdala als wesentlicher Bestandteil des limbischen Systems. Die Amygdala bewertet die eintreffenden Informationen und wirkt dadurch als Filter für das Gedächtnis. Besonders intensiv reagiert die Amygdala auf negative Erfahrungen, auf Furcht und Ärger. Neue Wissensaufnahmen werden dann blockiert bzw. zu Gunsten lebenserhaltender Reaktionen zurückgestellt. Kreativität tritt so in den Hintergrund. Wissen, das sich hingegen mit positiven emotionalen Situationen oder Gefühlen verknüpft, wird leichter behalten. Die Amygdala wirkt dann nicht als Blockierer, sondern der Hippocampus öffnet sich zur Wissensaufnahme. Positives Denken verstärkt demnach die Aufnahme und Fixierung von Wissen, Ängste können sie hemmen.

limbisches System
1 S. 549

Starke Emotionen können zu kurzfristigen Leistungsverbesserungen führen. Das gilt sowohl für einen gewissen Druck als auch für die Freude am Lernen. Wenn der Prozess des Lernens unter Druck zu lange andauert, kommt es jedoch zu Stressreaktionen, die sich in einer abfallenden Leistungskurve äußern. Chronischer Stress kann pathologische Reaktionen wie Ermüdung, neuronalen Zelltod und ein erhöhtes Krankheitsrisiko nach sich ziehen. Auch kreative Lösungen werden unter chronischem Stress, wie bei Angst, kaum mehr gefunden.

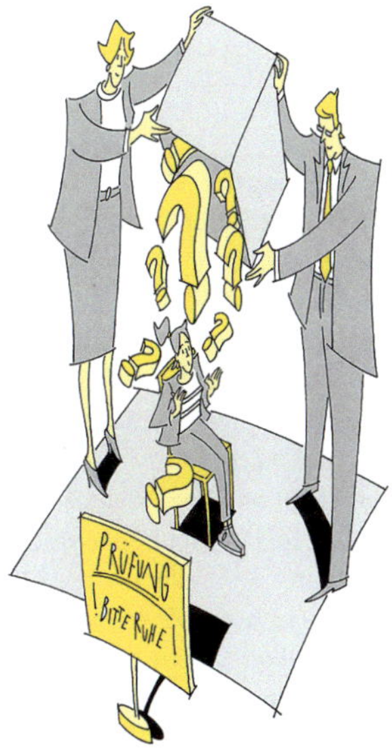

In furchtauslösenden Situationen wie bei Prüfungen, kann länger verankertes Wissen besser abgerufen werden als neu aufgenommenes. Bei einem so genannten Blackout sind v. a. die frisch aufgenommenen Gedächtnisinhalte mit einem Mal nicht mehr abrufbar. Den Hintergrund dafür bildet auch die verstärkte Ausschüttung von Stresshormonen. Durch sie kann die Wirkung der Neurotransmitter an den Synapsen herabgesetzt werden, was zu einer Blockade der Informationsübertragung führt. Das erklärt auch, warum die Inhalte nach einer Entspannung der Situation wieder abgerufen werden können. Mit dem Bewusstsein, dass Leistungsüberprüfungen auch dazu dienen, den eigenen Kenntnisstand abzuschätzen – und einer ausreichenden Vorbereitung mit Entspannungsphasen – kann ein ganzer Teil der Ängste reduziert werden. Um mit einer gelasseneren Haltung in Prüfungen gehen zu können, gilt es, während der Ausbildung kontinuierlich das persönliche Wissen zu erweitern und zu wiederholen. Regelmäßige Klausuren dienen diesem Zweck. Bei blockierenden Ängsten sollte der Rat einer vertrauten Lehrkraft hinzugezogen werden, damit diese entsprechende Begleitung und Unterstützung leisten kann.

1.5 Motivation

Motivation
motio lat.= Bewegung

Emotionen und Motivation sind eng miteinander verbunden. Sie beide sind Antriebskräfte des menschlichen Handelns. Die Motivationspsychologie beschäftigt sich mit der Frage nach dem Motiv bzw. dem Beweggrund für ein bestimmtes Verhalten. Menschliches Verhalten braucht demnach einen Antrieb. Diese von außen zumeist nicht erkennbaren Auslöser werden eingeteilt in primäre und sekundäre Motive und resultieren aus Bedürfnissen.

Bedürfnishierarchie von Maslov
1 S. 43

Primäre Motive sind angeboren und werden auch als biologische Triebe bezeichnet. Zu ihnen gehören Durst, Hunger, Sauerstoffaufnahme und Schlafbedürfnis.
Sekundäre Motive hingegen werden erst im Laufe des Lebens auf Grund von Erfahrungen ausgeprägt und ihre Wichtigkeit variiert von Mensch zu Mensch. Zu ihnen gehört das Bedürfnis nach Anerkennung, nach Sicherheit und nach dem Kontakt mit anderen Menschen. Nicht alle Motive sind den Handelnden zu jeder Zeit bewusst. In gewissem Sinne können sie jedoch durch Reflexion gesteuert werden.

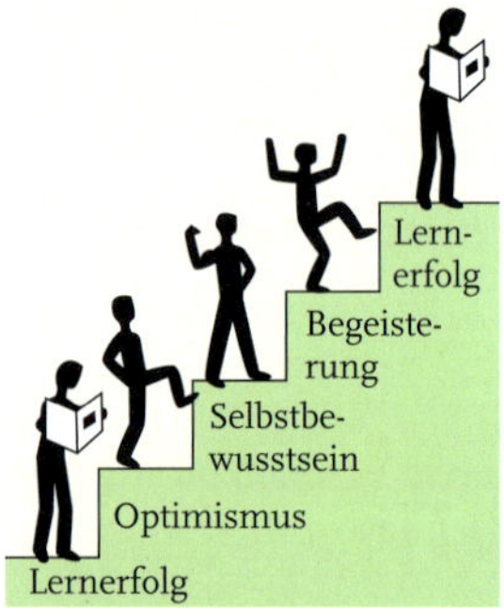

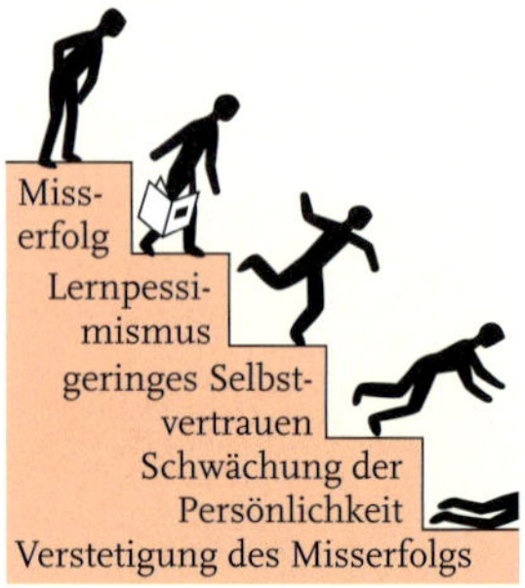

Als Leistungsmotivation wird das Streben bezeichnet, Tätigkeiten zu einem positiven Ergebnis zu bringen und die Bereitschaft, Handlungen für eine gewisse Dauer auszuführen. Wir streben danach, bestimmten Menschen in unserem Umfeld zu gefallen, Erfolge zu haben oder auch Misserfolge zu verhindern. Das erhöht die Bereitschaft, Leistung zu erbringen. Ursache dafür ist u. a. die Erkenntnis, dass die Anerkennung eines Menschen von seiner Leistung abhängt. Die Leistungsmotivation verändert sich unter bestimmten Einflüssen wie der Chance auf Erfolg, Anerkennung oder anderen Anreizen, aber auch der Furcht vor Misserfolg. Die Reaktion auf diese Anreize hängt von den individuellen Bedürfnissen und Werten ab. Ausgelöst wird sie durch zwei Motivationstypen:

- **Intrinsische Motivation:** d. h., die Motivation wirkt von innen heraus. Dabei befriedigt die Handlung selbst ein Bedürfnis. Die durchgeführte Tätigkeit, wie z. B. das Ausüben eines Sports, ist gleichzeitig der Lohn. Angeregt wird die intrinsische Motivation durch den Wunsch nach Selbstverwirklichung und Unabhängigkeit oder durch Neugier. Auch das Gewissen mit seinen verinnerlichten Normen und Werten ist hier anzusiedeln.
- **Extrinsische Motivation:** Handlungen werden angeregt durch die Hoffnung auf einen bestimmten Lohn wie Anerkennung, Lob oder gute Noten. Die Belohnung kann z. B. darin bestehen, dass am Ende einer Lerneinheit ein Kinobesuch steht. Sie kann aber auch durch Druck z. B. der Angst vor einer Strafe oder sozialer Isolation ausgelöst werden.

Steigerung der Selbstmotivation:
- persönliche Motivatoren herausfinden
- demotivierende Aspekte herausfinden und diese reduzieren oder uminterpretieren
- Sinn und Zweck einer Aufgabe erschließen und vor Augen halten
- erreichbare Ziele setzen
- die Fortschritte erkennen und positiv bewerten
- erreichte Ziele und damit Erfolge feiern und sich selbst belohnen

Im Zusammenhang mit dem Lernen ist es wichtig, zu wissen, dass eine Unterforderung ebenso zu Motivationsverlusten führen kann wie eine Überforderung. Optimale Voraussetzungen zum Lernen bilden persönliches Interesse und das Vertrauen darauf, dass die Situation mit entsprechendem Einsatz gelöst oder bestanden werden kann.

Zum Motivationsproblem kann eine unpassende Erwartungshaltung werden. Wenn der Selbstanspruch zu hoch ist, kann ein scheinbar zu langsam eintretender Lernerfolg zur Blockade führen. Nach einer kurzen Entspannungsphase ist dann ein Neuanfang mit kleineren Lernschritten zur erleichterten Einarbeitung meist die richtige Lösung.

Wenn der Wunsch nach einem gemütlichen Abend mit Freunden mit dem Wissen um die Vorbereitungsnotwendigkeiten für eine Klausur in Konflikt gerät, kommt es zu Motivationskonflikten. Das bedeutet, dass Prioritäten gesetzt werden müssen, wenn zwei oder mehrere Motive auf unterschiedliche Zielsetzungen ausgerichtet sind.

Lerntechniken und Arbeitsmethoden 2

Konzentrationsfähigkeit 2.1

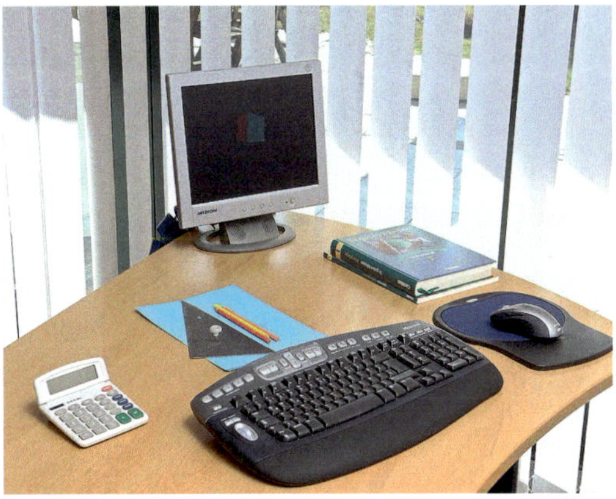

Die Konzentrationsfähigkeit ist neben den Sinnesleistungen maßgeblich für die Informationsaufnahme. Sie ist abhängig vom Interesse, von der Bereitschaft und der Notwendigkeit zu lernen, von der jeweiligen Stimmungslage und den Gefühlen, von dem gesundheitlichen Befinden und der Lernumgebung mit ihren evtl. ablenkenden Reizen. Das bedeutet, dass es wichtig ist, auf der einen Seite Orte zur Freizeitgestaltung und auf der anderen Seite einen festen Arbeitsplatz zu haben. Der Arbeitsplatz sollte übersichtlich organisiert sein und das Lernmaterial in Zugriffsnähe gelagert werden. Ablenkungen wie Lärm sind möglichst zu reduzieren. Hinzu kommt ausreichender Schlaf, frische Luft, eine ausgewogene und regelmäßige Ernährung und eine ausreichende Flüssigkeitszufuhr.

Die gute Nachricht: Konzentrationsfähigkeit kann geübt werden. Nicht immer ist es leicht, alle Nebengedanken und Störfaktoren auszublenden und sich ganz und gar auf eine Sache zu konzentrieren. Da gilt es, für die Erarbeitung einer Lernaufgabe eine vergleichbare Spannung zu entwickeln – wie bei der Lösung eines Falles in einem Krimi. Es ist wichtig, sich gedanklich einzustellen, sich zu konzentrieren. Eine positive Haltung zum Lernprozess und zur eigenen Leistungsfähigkeit sowie die weitestmögliche Befreiung von Zeitdruck sind wichtige Helfer.

Ein klares Lernziel vor Augen hilft, die Aufgabenstellung und den Weg, es zu erreichen, zu erfassen. Frustrationen können vermieden werden, wenn schon zu Beginn klar ist, dass der Lernprozess seine Zeit dauern wird, deshalb aber nicht aussichtslos ist.

Beim Vorliegen von Hemmnissen und Konzentrationsstörungen gilt es, diese zu ergründen und für eine bestimmte Zeit im wahrsten Sinne des Wortes zur Seite zu legen.

Der Einstieg in eine Aufgabe oder ein Lerngebiet wird leichter, indem Fragen gestellt werden, die eine gewisse Neugierde auf den Stoff auslösen: „Was ist das Besondere an der Thematik?", „In welchem Zusammenhang ist das Wissen hilfreich?". Sowohl im Blick auf die gesamte Ausbildung als auch bei der Bearbeitung einzelner Themenbereiche hilft eine Einteilung der angestrebten Ergebnisse in Teilziele. Gerade beim Lernen von trockenem Stoff ist der Blick auf ein Ziel, das damit erreicht werden kann, ein Erleichterungsfaktor (→ Verstärkungslernen, S. 553). Durch den verringerten Druck ist die Aufteilung des Lernstoffes in überschaubare Etappen deutlich effektiver als massives Lernen. So kann das Erreichen eines Teilziels zu einem konzentrationssteigernden Erfolg werden, anstatt den Druck mit Blick aufs Ganze zu verstärken. Wenn über die eigene Lerngrenze (oft bei ca. 60–90 Minuten) hinaus gelernt wird, kann sogar ein Teil des zuvor aufgenommenen Wissens wieder verlorengehen.

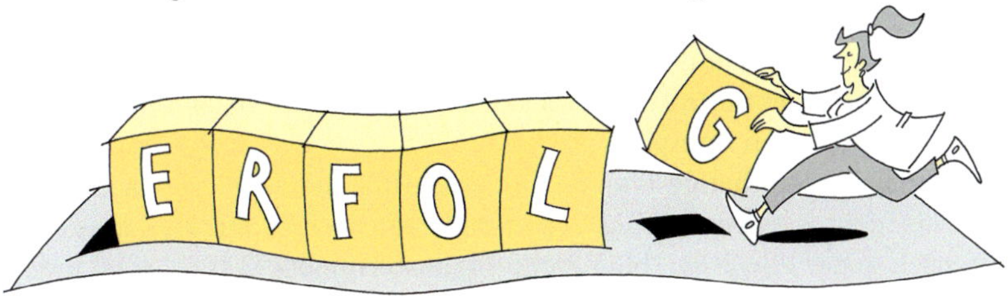

2.2 Lerntypen

Ein Lerntyp bezeichnet das individuell am effektivsten ausgeprägte Lernverhalten (Informations- oder Aufnahmeverhalten). Er ist geprägt durch Gewohnheiten, erlebte und vorgelebte Lernkulturen, die eigene Lernbiografie, die hinsichtlich des Lernens ausgeprägten Aufnahmekanäle und die Koordination der Sinnesorgane. So nehmen die einen die Informationen besonders gut auf, die sie hören (auditiver oder akustischer Typ), andere hingegen die, die sie sehen (visueller Typ) und wieder andere können die Dinge am besten in ihrem Gedächtnis abspeichern, die sie anfassen, mit den Händen begreifen (taktiler Typ). Wenn der Lernstoff auf diese Kanäle hin ausgearbeitet ist, kann er besonders gut aufgenommen und behalten werden. Um das Lernen zu erleichtern, kann beispielsweise der akustische Typ die Lerninformationen laut lesen, der visuelle Typ eine Zeichnung anfertigen und der taktile Typ ein Experiment durchführen. Letztlich sind alle Menschen Mischtypen. Auf Grund der unterschiedlichen Gewichtung ist es dennoch sinnvoll zu wissen, über welche Kanäle man selbst am meisten aufnimmt. Beim Lernen sollten möglichst viele Sinne angesprochen werden. Die **sinnvolle Kombination** der Lernkanäle führt durch die verstärkte Vernetzung der Neurone zu besseren Lernergebnissen.

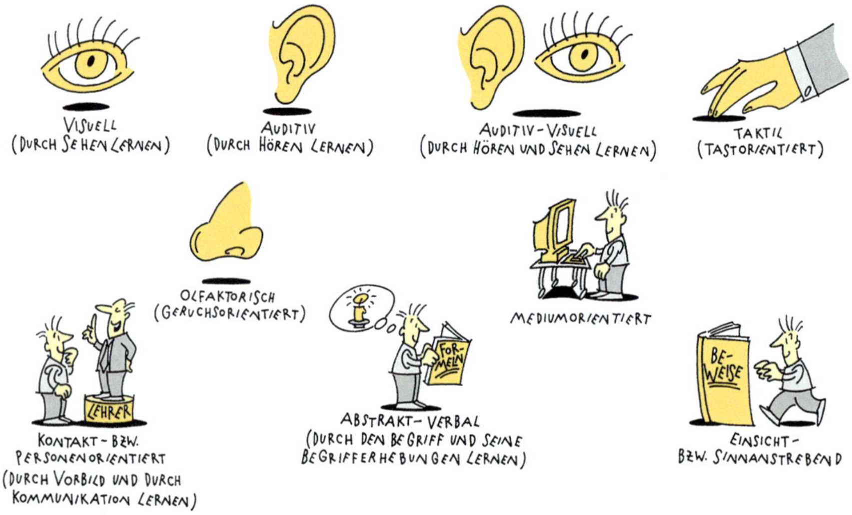

Beispiel

Verstanden und gelernt werden soll das in der Pflege gebräuchliche Modell des Menschen als „bio-psycho-sozio-spirituellem Wesen“ :

- Der **visuelle Typ** muss ein Bild oder eine Schemazeichnung vor sich haben. In diesem Fall eine Schemazeichnung, auf der alle vier Ebenen des Menschen eingezeichnet sind.
- Der **auditive Typ** kann sich durch bloßes Hören merken, dass der Mensch in der Pflege als „bio-psycho-sozio-spirituelles Wesen“ verstanden wird.
- Dem **abstrakt-verbal denkenden Typ** genügt der Begriff „bio-psycho-sozio-spirituelles Wesen“.
- Der **kontakt- bzw. personenorientierte Typ** benötigt „seine Lehrkraft“. Von unsympathischen Lehrkräften nimmt er keine Erklärungen an.
- Der **mediumorientierte Typ** entwickelt am liebsten selbstständig ein Modell vom Menschen am Computer.
- Der **einsichtanstrebende Typ** benötigt unbedingt den Beweis. Bekommt er den Beweis nicht, hat dieser Typus Schwierigkeiten, sich zu merken, dass der Mensch in der Pflege als „bio-psycho-sozio-spirituelles Wesen“ verstanden wird.

Gedächtnistechniken 2.3

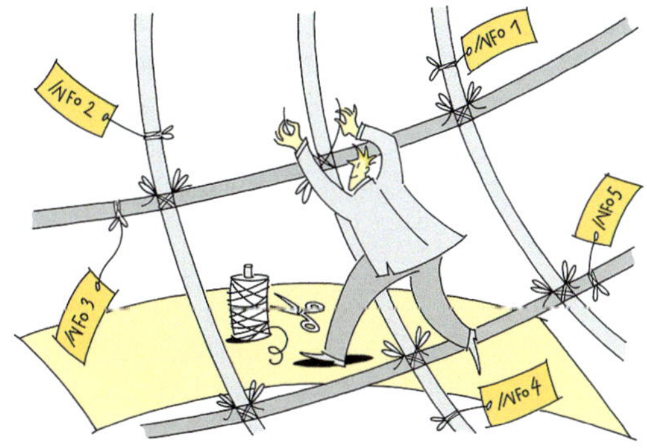

Ein Training der Konzentrationsfähigkeit ist in jedem Alter möglich, ja notwendig. Eine Verbesserung der Gedächtnisleistungen kann sowohl auf der Ebene der Informationsaufnahme als auch der Speicherung erfolgen, aber auch der Abruf der Informationen kann trainiert werden.

Die Informationsspeicherung ist, wie beschrieben, abhängig davon, wie die Informationen organisiert und verknüpft sind, mit welchen Gefühlen sie in Verbindung stehen und wie sie gespeichert wurden. Nachfolgend werden Möglichkeiten beschrieben, die der Organisation und damit Ordnung der Informationen dienen.

Ziel ist es, den Lernstoff in eine logische Struktur zu bringen, mit deren Hilfe das Lernen oder die Wissensaufnahme auch komplexer Inhalte wesentlich erleichtert wird. Ein weiterer Erfolgsfaktor ist die Verknüpfung mit bestehendem Wissen.

Eselsbrücken

Schon die alten Griechen nutzten Mnemotechniken zur Vorbereitung ihrer Reden (Rhetorik), da ihnen nicht wie heute Papier oder gar Computer zur Verfügung standen. Sie entwickelten ausgeklügelte Systeme zum Umgang mit dem Material, das sie präsentieren wollten. Eines davon ist das Umsetzen von komplexen Inhalten in Bilder und Symbole, wie bei den Eselsbrücken. Zu den Eselsbrücken gehören Merksätze, Merkworte, Reime und sogar Rhythmen.

Mnemo
Mneme gr. = Gedächtnis

Beispiel für eine Eselsbrücke, mit der man sich merken kann, ob die Krümmung von Sammellinsen (→ 1 S. 410) konvex oder konkav ist: konve**x** = Pode**x** (Linsenwölbung nach außen). Gerade wenn die Sprüche witzig oder auch irrsinnig sind, bleiben sie im Gedächtnis. Es kommt darauf an, kreativ zu sein.

Wiederholung

Ein klassisches Muster, das bei richtiger Anwendung sehr effektiv ist, ist die Wiederholung. Damit der Stoff abrufbar bleibt, gilt es, bestimmte Rhythmen zu beachten:

1. Wiederholung schon kurz nach der ersten Aufnahme der neuen Informationen
2. Wiederholung am darauffolgenden Tag, meist dauert diese nur wenige Minuten, da der Inhalt noch so präsent ist
3. Wiederholung nach etwa einer Woche
4. Wiederholung nach etwa einem Monat

Nicht das langweilende und aufzehrende Herunterzählen der Fakten ist der Sinn dieser Wiederholungen, sondern dass sie in unterschiedliche Kontexte eingebettet werden. So kann es sinnvoll sein, sich den Verdauungszyklus im Rahmen bestimmter Erkrankungen noch einmal anzusehen, wenn sich diese auf Ernährungsstörungen zurückführen lassen. Als Wiederholung gilt auch, wenn einer Freundin Fragen zum richtigen Essverhalten beantwortet werden oder ein Artikel gelesen wird, der entsprechende Erinnerungen weckt. Wiederholung kann also auch Spaß machen oder ungezielt geschehen. Wichtig ist nur, dass die Fakten nicht tief im Archiv des Gedächtnisses verschwinden und bei Bedarf erst lange gesucht werden müssen.

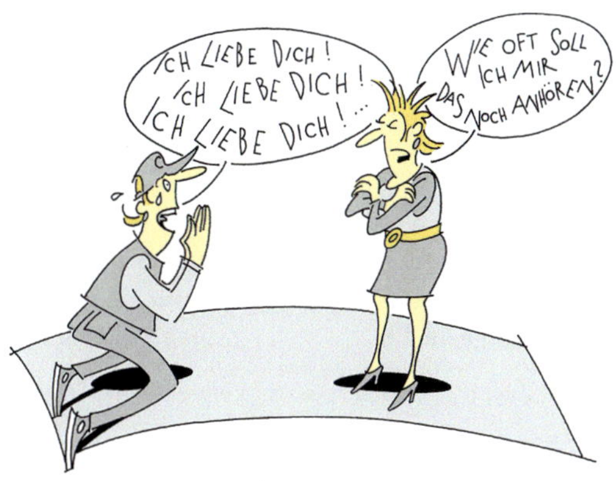

Fremdwörter

Die Sprache der Medizin, und zu großen Teilen auch der Pflege, ist geprägt durch eine Vielzahl an Fremdwörtern. Um Informationen sinnvoll und schneller aufnehmen zu können, sollten die Fremdwörter verstanden werden. Deshalb ist es wichtig, die Bedeutung fraglicher Begriffe zu recherchieren. Mit der Zeit werden sie vertraut und behindern den Denkfluss nicht mehr. Außerdem wird es leichter, Wörter aus ihrer Zusammensetzung zu erschließen. Dazu werden die einzelnen Silben und Bestandteile als solche betrachtet. Das Wort „Neurotransmitter“ setzt sich zusammen aus: Neuron (Nervenzelle) und Transmitter (Überträgersubstanz). Daraus lässt sich erschließen, dass die im Nervensystem wirksame Überträgersubstanz von Neuronen gebildet wird.

Lernkartei

Zur Unterstützung des Lernprozesses hinsichtlich der evtl. unübersichtlich erscheinenden Menge an neuen Begriffen kann neben einem Vokabelheft eine Lernkartei angelegt werden. Schon während des Unterrichts wird die Bedeutung des Wortes erfragt und notiert. Zur Kontrolle wird das Wort in einem gängigen fachspezifischen Nachschlagewerk nachgeschlagen.

Die übliche Form der Karteikarten ist DIN A 6, zum Vokabellernen können sie auch kleiner sein. Die Farbe der Karte kann nach Fachgebieten variiert werden. In der Kopfzeile der Karte wird bei größeren Zusammenhängen das Fachgebiet und das Thema (evtl. mit Nummerierung) eingetragen. Auf der Vorderseite wird dann z. B. eine Frage oder ein Fremdwort eingetragen und auf der Rückseite die Antwort bzw. die Übersetzung. Als Aufbewahrungs- und Sortierungssystem kann ein Karteikasten genutzt werden. Dazu werden Karten mit neuen Informationen jeweils in das hinterste von vier Fächern (Fach 0) gesteckt. Wenn die Inhalte einer Karte gut abrufbar sind, kommt die Karte in das davorliegende Fach. Diejenigen, die nicht gewusst wurden, gehen zurück in das hinterste Fach. Bei einer weiteren Wiederholung kommen die gewussten Karten wieder ein Fach nach vorn und die noch zu lernenden ein Fach zurück. Mit Erfolg abgeschlossen ist der Prozess, wenn alle Karten im vordersten Fach sind.

Chunking (Neuordnen und Klumpen bilden)

Wie beschrieben ist es dem Gedächtnis nicht möglich, eine unüberschaubare Menge an neuen Informationen innerhalb einer kurzen Zeit aufzunehmen. Deshalb gilt es diese so zu bündeln, dass die Anzahl von Einzelinformationen reduziert wird. Es fällt meist schwer, eine Zahlenreihe wie die folgende auswendig zu lernen: **3 6 5 0 0 7 2 9 2 3**. Mit der zusätzlichen Vorstellung, soeben **365** Millionen und **72 923** Euro im Lotto gewonnen zu haben, würde dies evtl. ganz leichtfallen. Unabhängig von der verständlichen emotionalen Reaktion auf eine solche Mitteilung hat das einfachere Merken an dieser Stelle auch damit zu tun, dass die Information neu geordnet und als ganze aufgenommen wird. Die Zahlen werden in Gruppen (Chunks) zusammengefasst und erhalten so eine zusätzliche Bedeutung.

[1] Lernen mit Karteikarten

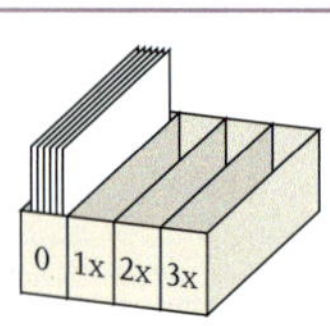

Alle Karten mit neuen Informationen werden in das hinterste Fach (Fach 0) gesteckt.

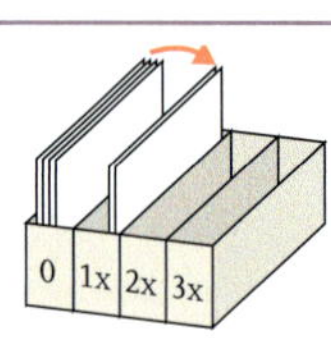

Sobald der Inhalt der Karteikarte erinnert wird, kommt sie in das dahinterliegende Fach.

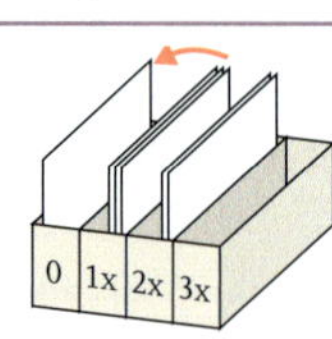

Wenn die Inhalte aus dem 2. Fach wiederholt werden, wandern die Karteikarten, deren Inhalt gewusst wurde, weiter, die anderen kommen zurück in Fach 0.

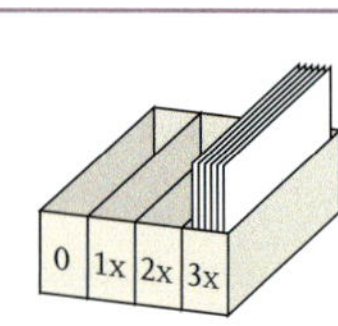

Dieser Vorgang wird so lange wiederholt, bis alle Karten im letzten Fach sind.

Mindmapping

Die Gedankenlandkarten ähneln in ihrer Netzstruktur den Verknüpfungen unseres Gehirns und helfen, schwierige Zusammenhänge übersichtlich darzustellen. Der Vorteil von Mindmaps ist, dass bei ihrer Entwicklung beide Gehirnhälften aktiviert werden. Diese Methode kann dazu verwandt werden, einströmende Ideen zu sortieren (wie z. B. beim Brainstorming während einer Gruppenarbeit) und so Lösungen zu finden. Sowohl zur Prüfungsvorbereitung als Themenaufriss oder für Präsentationen, aber auch um Unterrichtsinhalte zusammenzufassen kann ein Mindmap genutzt werden. Zu Beginn und mittig (Papier im Querformat) steht eine zentrale Aussage oder ein bestimmendes Stichwort. Von dort gehen Äste mit wichtigen Stichpunkten aus. Wie bei einem Baum muss deutlich werden, welches tragende Äste sind und welche als Zweige (Einzelheiten oder spezielle Informationen) und Nebenzweige eher am Rand stehen. Vorgegangen wird vom Einzelnen zum Speziellen und vom Abstrakten zum Konkreten. Querverbindungen von Informationen ergeben weitere Verzweigungen.

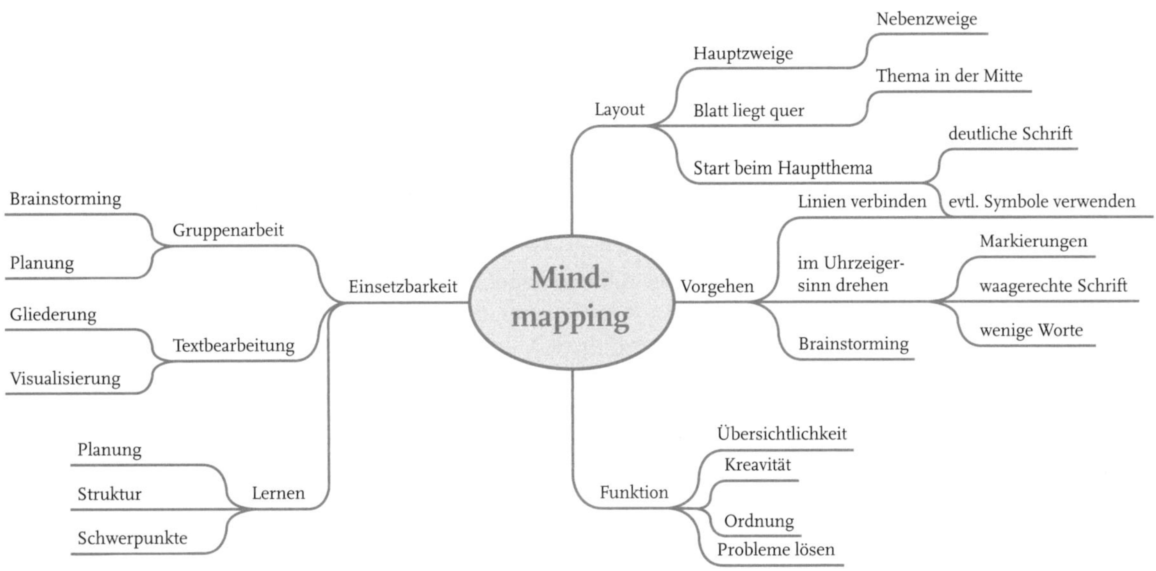

Wie viele Stichpunkte ein Mindmap verträgt und wann es noch als übersichtlich angesehen werden kann, ist von der eigenen Wahrnehmung abhängig. Grundsätzlich ist im Sinne der Lesbarkeit die Reduktion auf das Wesentliche notwendig. In einem ersten Durchlauf kann es sinnvoll sein, alle einströmenden Ideen zu notieren, um sie dann in einem weiteren Durchlauf auf ihre Stichhaltigkeit zu überprüfen.

Lerntagebuch

Das Lerntagebuch kann zu einem treuen Ausbildungsbegleiter werden. In ihm wird der Lernstand möglichst täglich, mindestens aber wöchentlich aufgezeichnet. Der gelernte Stoff wird in Kürze dargestellt, außerdem offenstehende Fragen und Unklarheiten. Die Einträge können kurz gehalten werden und aufs Wesentliche beschränkt. Ein Heft oder ein fester Ordner garantieren, dass die Notizen wiedergefunden werden können. Wie das Tagebuch formal angelegt wird, entscheidet sich nach den eigenen Bedürfnissen und Ideen. Fragen wie die folgenden werden als Mittel der Strukturierung genutzt: „Was habe ich heute getan und was habe ich dabei gelernt?, „Was werde ich wie weiterhin umsetzen?“, „Welche Fragen stehen noch offen, was muss ich nachschlagen?“. Ein Zeitrahmen von fünf bis zehn Minuten reicht für die Eintragungen zumeist aus. Das Lerntagebuch kann zu einem Freund werden, mit dem man über das Gelernte spricht und es dabei festigt.

2.4 Methodik und Technik des Lesens und Schreibens

Lese- und Markierungstechniken

Entscheidend beim Lesen von Texten unterschiedlichster Art ist die selektive Aufmerksamkeit. Die zentralen Aspekte des Stoffs müssen identifiziert und die im aktuellen Zusammenhang relevanten Informationen erkannt werden. Eine kritische Haltung und der Abgleich der eigenen Zielsetzungen mit denen der Autoren regen die Aufmerksamkeit an.

Eine erste Orientierung zum Einstieg bietet ein Blick auf die Klappentexte von Büchern, Zusammenfassungen und das Inhaltsverzeichnis. Wenn klar ist, welche Kapitel notwendige Informationen enthalten, können diese erst einmal überflogen werden. Dabei helfen Zwischenüberschriften, Randbemerkungen, Signalwörter und erläuternde Zeichnungen, Bilder und Diagramme. Jetzt kann entschieden werden, welche Beiträge genauer gelesen werden müssen. Bei dem genaueren Lesen ist es hilfreich, sich wesentliche Informationen zu markieren. Dabei gilt „weniger ist mehr", d. h., es sollten nicht mehr als 20 % des Textes markiert werden, um eine Übersichtlichkeit zu gewährleisten. Die Selbstdisziplinierung, wirklich die wesentlichen Informationen auszuwählen, ist darüber hinaus wesentlich für den Lernerfolg, da sie ein konzentriertes Lesen voraussetzt. Unterstrichen werden sollte dann, wenn der Sinnzusammenhang verstanden ist, denn dann reduziert sich das Bedürfnis, sehr viel anzustreichen, von selbst. Zudem können orientierende Stichpunkte an den Rand geschrieben werden. Wenn das Buch einer Bibliothek gehört, sollte in keinem Falle etwas darin markiert werden. In diesem Falle kann neben gezielten Kopien ein Exzerpt angefertigt werden. Dieser Auszug des wesentlichen Textes fasst den Sachverhalt kurz und prägnant zusammen. Die Niederschrift ist dementsprechend reduziert auf die wichtigsten Fakten und gewährleistet einen schnellen Überblick. Unterstützt werden kann sie durch eigene Zeichnungen oder den Text zusammenfassende Strukturen (vgl. Mindmap). Bei Wissenslücken, die sich während des Lesens eröffnen, kann im Buch nachgeschlagen oder weitere Literatur hinzugezogen werden.

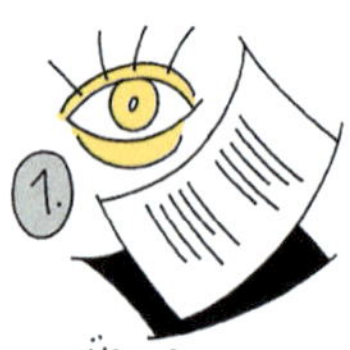

ÜBERBLICK VERSCHAFFEN

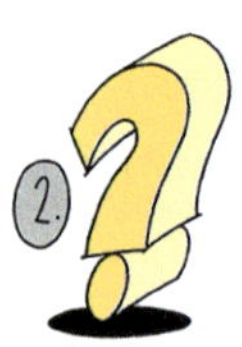

FRAGEN STELLEN

DETAILINFORMATIONEN AUFNEHMEN

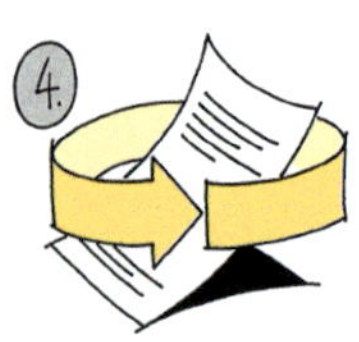

WICHTIGES REKAPITULIEREN UND ZUSAMMENFASSEN

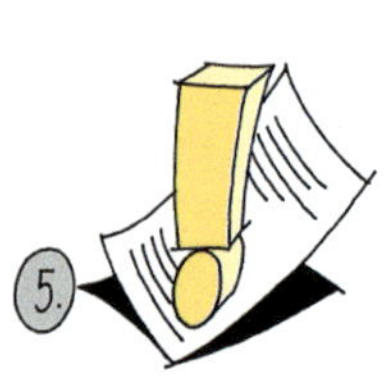

NACHBEARBEITEN UND REFLEKTIEREN

Fünf-Schritt-Lese- und -Erarbeitungstechnik

1. Überblick verschaffen: Der Text wird zur Orientierung mit Blick auf Kapitel-Überschriften, Untertitel, Zusammenfassungen oder Hervorhebungen im Fließtext überflogen.
2. Fragen stellen: Es wird gesammelt, was speziell an dem Text interessiert, beispielsweise was die zentralen Aussagen und Positionen des Verfassers sind, was er Neues beschreibt. So wird das Interesse an dem Text vertieft, was ein oberflächliches Lesen verhindert.
3. Detailinformationen aufnehmen – Text mit Zielsetzung lesen: Immer wieder wird reflektiert, ob der Sinn verstanden wurde, Markierungen werden gesetzt und die Beantwortung der in Schritt 2 gestellten Fragen überprüft, Kernaussagen werden evtl. markiert oder notiert und Fachwörter nachgeschlagen, um das Textverständnis zu gewährleisten.
4. Wichtiges rekapitulieren und zusammenfassen: In Stichworten und mit Hilfe von geeigneten Schlagwörtern wird das Wesentliche wiederholt und aufgezeichnet, um so Informationen auf das Wesentlich zu reduzieren.
5. Nachbearbeiten und reflektieren unter Fragestellungen wie: „Was wurde Neues erarbeitet?", „Welche Zusammenhänge können erschlossen werden?"

Mitschriften und Protokolle anfertigen 2.5

Mitschriften

Die Mitschrift im Unterricht, bei einer Gruppenarbeit oder einer Vorlesung ist ein erster Schritt der Informationsverarbeitung. Deshalb muss sie auch nach bestimmten Regeln geschehen. Ziel ist es nicht, jedes Wort der Sicherheit halber zu Papier zu bringen, sondern aktiv zu entscheiden, welche Information relevant und von Dauer ist. So wird das Gedächtnis entlastet. Je übersichtlicher und strukturierter die Mitschrift ist, desto hilfreicher ist sie.

Mitgeschrieben werden:

- Informationen, die evtl. nur an dieser Stelle in dieser Form vermittelt werden,
- Informationen, auf die der Votragende seine Betonung legt,
- Informationen, die für den eigenen Lernprozess oder Themengebiete, mit denen man sich auseinandersetzt, relevant sind; weiterhin
- Grundaussagen, Schwerpunkte, Fachbegriffe und Definitionen,
- wesentliche Argumente, die den Sprecher zu seiner Sicht auf die dargestellten Dinge veranlassten und
- Daten, die das Dargestellte unterstreichen und untermauern.

Dabei müssen keine vollständigen Sätze formuliert werden, Stichworte reichen oft aus. Bei häufig auftretenden Begriffen können Abkürzungen verwendet werden. Es ist anzuraten, sich von Anfang an die in der Fachsprache gängigen Abkürzungen anzueignen und keine eigenen zu entwickeln.

Wenn Dozenten von sich aus nicht formulieren, was ihnen wichtig erscheint, wird nachgefragt. Offenstehende Fragen sollten ebenfalls notiert werden, um sie im Rahmen des Lernvorgangs mit beantworten zu können. Zur Mitschrift werden DIN-A-4-Blätter genutzt. Karierte Blätter erleichtern die Einteilung (evtl. verfügen sie auch bereits über einen markierten rechten und linken Rand). In der Kopfzeile wird das Lernfeld und evtl. das Fach notiert, das Unterrichtsthema, das Datum und die Seitenzahl. So finden sich in der Prüfungsvorbereitung alle Blätter in ihrer richtigen Reihenfolge wieder. Ideal wäre trotz des hohen Zeitaufwandes, die Mitschrift zu Hause auszuarbeiten.

Ausgeteilte **Kopien**, die nicht beschriftet sind, können nicht wahllos abgeheftet werden. Sie sind zuvor folgendermaßen zu beschriften: Datum, Lernfeld oder Fach, Thema, Dozent und dann entsprechend einzuheften. Wenn die Inhalte der Kopien im Unterricht nicht explizit durchgesprochen wurden, wird ihr Inhalt zumeist dennoch vorausgesetzt, weshalb sie zu Hause durchgelesen werden sollten.

Protokolle

Bei Protokollen von Sitzungen oder Gruppenarbeiten wird neben den Namen der Anwesenden und den wesentlichen Inhalten fixiert, wer welche Aufgaben übernommen hat und bis wann diese zu erledigen sind. Außerdem werden Beschlüsse notiert. Ein Ergebnisprotokoll enthält nicht jeden einzelnen Schritt der Sitzung, sondern die wesentlichen Beiträge,

Modul: Pflegequalität — Datum: 12.06.2010
Gruppe: POL A
Moderation: Peter — Protokollantin: Frauke

PROTOKOLL

Qualität messen

- *Brainstorming zur Frage:* Was ist ein Indikator?
  - zeigt etwas an (Chemie - Lackmuspapier),
  - etwas sehr Konkretes/etwas Messbares
  - objektiv
  - ein Teil von etwas Gesamten
  - über Indikatoren ist die Messung eines Konstruktes möglich, Indikatoren müssen das Konstrukt genau wiedergeben,
  - Indikatoren „sind direkt wahrnehmbare Phänomene, mit deren Hilfe man begründet auf das Vorliegen der nicht unmittelbar wahrnehmbaren Phänomene schließen zu dürfen glaubt" (Lamnek, 1993).
- *Brainstorming zur Frage:* Was sind Indikatoren für Pflegequalität:
  - Indikatoren müssen richtig definiert sein, ...
    Während Brainstorming taucht die Frage auf: Ist die Anzahl der Stürze eher ein Indikator für Pflegequalität oder eher ein Kriterium?
  - Bsp: Pflegequalität anhand von Sturzereignissen
  - Merkmal: Sicherheit
  - Kriterium: Sturz, gibt aber auch noch andere, z.B. Vermeidung von Infektionen
  - Indikatoren: Anzahl der Stürze, Anzahl der OSH-Frakturen
  - Fazit der Gruppe: ja, Anzahl der Stürze ein Indikator für Pflegequalität sein
- *Diskussion der Fragen:*
  - Ist es sinnvoll, die Anzahl der Stürze als Indikator für Pflegequalität zu nehmen?
    Meinungen:

Erkenntnisse und Pläne in Stichpunkten oder Sätzen. Das muss im Gegensatz zum Verlaufsprotokoll nicht streng chronologisch geschehen, sondern kann auch inhaltlich angeordnet sein. Das Protokoll wird zumeist als Einstieg in die nächste Sitzung gemeinsam besprochen. Dabei aufgedeckte Fehler oder Missverständnisse werden umgehend verbessert.

2.6 Lernen in Gruppen

Voraussetzung für eine erfolgreiche Gruppenarbeit sind eine klare Aufgabenstellung, eine arbeitsbereite, arbeitsfähige Gruppe und gutes Informationsmaterial. Der Arbeitsauftrag und das erforderliche Informationsmaterial werden zumeist durch die Lehrkräfte gestellt. Die Einteilung der Gruppe erfolgt nach dem Zufallsprinzip, nach Interesse oder durch die Lehrkraft. Im Sinne des Lernerfolges wechselt die Zusammensetzung immer wieder.

Gruppenarbeit ermöglicht ein gezieltes Einüben von Lernen in sozialen Zusammenhängen. Voraussetzung für ein gutes Arbeitsergebnis ist ein gutes Lernklima. Dieses basiert mit darauf, dass den Gruppenmitgliedern die Vorteile von Gruppenarbeit bekannt sind. Sie bestehen u. a. darin, dass durch die geringere Anzahl der Teilnehmer mehr Raum für die einzelne Meinung bleibt und am Ende der selbstorganisierten Erarbeitung eine gemeinsame Verantwortung für das Ergebnis steht. Die Arbeit kann geteilt werden, Lernformen variieren und ein produktiver Austausch wird möglich. Insbesondere in der Pflege ist es außerdem wichtig, Fähigkeiten im Bereich der Teamarbeit weiterzuentwickeln.

Grundregeln
Teilnehmer
- respektieren und unterstützen sich gegenseitig
- hören einander zu und lassen sich ausreden
- gehen aufeinander ein, achten einander
- bringen ihr Können und Wissen ein
- bleiben an der Aufgabenstellung/haben das Ziel vor Augen
- arbeiten und diskutieren zielstrebig
- halten Termine und Absprachen ein
- sind pünktlich
- sprechen offen über auftretende Probleme

Die unterschiedlichen Erfahrungen und Arbeitsweisen der Gruppenmitglieder können eine breitere Herangehensweise an ein Thema ermöglichen, als es einer Einzelperson in derselben Zeit gelingen kann. Außerdem können die einzelnen Mitglieder voneinander profitieren, indem sie sich gegenseitig in dem anleiten, was ihnen jeweils am leichtesten fällt. Mögliche Nachteile einer Gruppenarbeit wie der größere Zeitaufwand und eventuelle zwischenmenschliche Unstimmigkeiten oder Kooperationsprobleme sollen nicht vergessen werden, die Vorteile überwiegen jedoch zumeist. Problematisch wird die Gruppenarbeit, wenn durch mangelnde Beteiligung und Kommunikation oder Missstimmungen die Aufgabe nicht oder nur wenig zufriedenstellend erledigt werden kann. Auch dominante Gruppenmitglieder können für die Gruppe problematisch werden. Disziplin, gegenseitige Akzeptanz, Offenheit und Kooperation, auch in Krisensituationen, ermöglichen einen Entwicklungsprozess sowohl für die Gruppe als auch für die einzelnen Mitglieder. Voraussetzungen dafür werden geschaffen, indem **gemeinsam Grundregeln** vereinbart werden.

Bei einer Gruppenarbeit ist die Arbeit aller Mitglieder entscheidend für das Gesamtergebnis. Deshalb sind die abgesprochenen Vorbereitungen einzuhalten. Sie werden der Gruppe vorgestellt, um dann gemeinsam zu entscheiden, welche Aspekte in welcher Form in die Präsentation einbezogen werden sollen. Es ist sinnvoll, immer wieder Rücksprache mit den Dozenten zu halten, um den eigenen Lernstandpunkt reflektieren zu können.

Möglicher Verlauf einer Gruppenarbeit:

1. **Vorbereitung: Was ist konkret zu tun?**
   - Ankommen (beispielsweise Tische so stellen, dass mit der ganzen Gruppe Blickkontakt möglich ist)
   - Lesen der Arbeitsaufgabe, des Fallbeispiels o. Ä.
   - Klärung von evtl. aufkommenden Fragen oder Verständnisschwierigkeiten
   - evtl. Rollenverteilung wie Moderation und Protokoll
2. **Wie soll vorgegangen werden? Was ist das Ziel?**
   - Erarbeitung der Fragestellungen und Zielsetzungen, unter denen die Aufgabe bearbeitet werden soll
3. **Durchführung: Wie werden welche Aspekte in welcher Aufgabenverteilung bearbeitet?**
   - Wissensinput (z. B. Sammlung von Texten, Informationen, evtl. benötigten Bildern)
   - Systematisierung und Auswahl der gesammelten Beiträge
   - Überdenken, wie hilfreich die Fragestellungen sind und inwiefern das Informationsmaterial sich darauf bezieht; Konkretisierung und eventuelle Neubewertung der Fragen und Ziele
   - Erarbeitung der Lernziele in Einzelarbeit, Untergruppen oder in der Gruppe
   - Vorstellung und Diskussion der Arbeitsergebnisse mit Blick auf die Zielsetzung
4. **Abschluss: Wie soll das Ergebnis aussehen und präsentiert werden?**
   - Zusammenstellung und Verdichtung des Arbeitsergebnisses
   - Endgültige Absprache und Vorbereitung der Präsentation
5. **Bewertung: Wie ist die gemeinsame Arbeit verlaufen?**
   - Evaluation/Feedback: Reflexion des Gesamtablaufes und des Gruppenprozesses

Rollen, Regeln und Aufgabenverteilung

Bei der Rollenverteilung zu Beginn der Gruppenarbeit sind folgende Positionen zu vergeben:

- Moderator zur Leitung des Treffens
- Protokollant
- Präsentierende
- evtl. Ergebniskontrolle (im Hinblick auf die Aufgabenstellung)
- Rollenwächter (achtet auf die Einhaltung der Rollen)
- Zeitwächter, um die Aufgaben in der zur Verfügung stehenden Zeit fertigstellen zu können.

Die Kontrolle der Ergebnisse kann bei einer kleineren Gruppe mit von dem Moderator übernommen werden. Dieser gliedert den Sitzungsverlauf und achtet darauf, dass alle Teilnehmer zu Wort kommen, alle mitarbeiten und keiner abschweift (er erkennt möglichst auch, wann eine kleine Pause notwendig ist). Inhaltlich hält er sich in größeren Gruppen zurück, fasst bestehende Meinungen zusammen und reflektiert sie, ohne zu kommentieren. In kleineren Gruppen arbeitet er mit, um den Erfahrungs- und Wissensspielraum groß genug zu halten.

Eine unabdingbare Basis für eine erfolgreiche Gruppenarbeit ist eine klare Zielsetzung, Gleichberechtigung in der Gruppe und eine Rotation in der Rollenverteilung (so kann jedes Gruppenmitglied alle Rollen einüben). Ziel ist nicht, eine Rolle am Ende der Ausbildung bis ins Kleinste erfahren zu haben und ausfüllen zu können, sondern die persönliche Flexibilität und Entwicklung der notwendigen Kompetenzen. Je erfahrener die Gruppen oder Teams in der Zusammenarbeit sind, desto leichter fällt es ihnen, selbst ihre Vorgehensweise zu bestimmen und kritisch zu reflektieren.

Erst einmal sind alle Beiträge gleichwertig, jeder sollte die Chance bekommen, seine Meinung zu äußern. Alle Gruppenmitglieder werden mit Achtung behandelt und bringen ihre jeweilige Begabung mit ein.

Feedback
2 S. 53

Feedback

Richtig eingesetztes Feedback bietet einer Gruppe sowie dem Individuum die Chance, sich zu entwickeln. Beim Geben von Feedback wird mit positiven Aspekten begonnen, Wahrnehmungen und Vermutungen sind deutlich voneinander abgegrenzt. Die Rückmeldung erfolgt ausführlich, genau, konkret, direkt, gut nachvollziehbar und wertschätzend. Das Verhalten des Angesprochenen wird nicht gedeutet oder durch Verbesserungsvorschläge ausführlich kommentiert.

Derjenige, der das Feedback erhält, hört zu, statt sich zu verteidigen und sein Verhalten oder seine Ansichten zu erklären – auch wenn es schwerfällt. Wenn es ihm zu viel wird, macht ein „Stopp" dies der Gruppe klar. Die Umsetzung des Gehörten, der Umgang damit liegt in der Eigenverantwortung desjenigen, der das Feedback erhalten hat.

Präsentation der Ergebnisse

Die Präsentation ist eine Möglichkeit, das erarbeitete Wissen mit anderen zu teilen und eigene Ergebnisse darzustellen. Meist liegt eine klare Aufgabe wie beispielsweise die Bearbeitung eines Fallbeispiels zu Grunde und damit sind bestimmte Erwartungen verknüpft. Die Präsentation der Ergebnisse vermittelt dem Zielpublikum einen Überblick über die als wesentlich erachteten Erkenntnisse und Informationen in einem logischen Ablauf. Zur Unterstützung der Argumentation und zur abwechslungsreichen Gestaltung des Vortrages können audiovisuelle Hilfen hinzugezogen werden wie z. B. Tageslicht-Projektoren, Flip-Charts, Computer und Beamer. Zum sicheren Umgang mit der Technik, dem Ablauf und mit möglichen Rückfragen kann die Präsentation in der Kleingruppe geübt werden.

Gruppenmitglieder, die Ängste haben, vor dem Publikum zu reden, können zuerst kleine und dann immer größere Beiträge übernehmen, um so die Ängste abzubauen. Der Kontakt mit dem Publikum ist wichtig. Zu Beginn sollte angesagt werden, wann auf Fragestellungen eingegangen oder auf Verständnisprobleme reagiert wird. Gesprochen wird laut und deutlich und nicht zu schnell – mit dem Blick zu den Zuhörenden.

Die Folien, Plakate oder andere Materialien sind möglichst übersichtlich zu gestalten. Dazu gehört eine ausreichende Schriftgröße (z. B. bei einer Power Point-Folie ca. die Schriftgröße 18) und eine klar nachvollziehbare Gliederung. Auch bei Bildern ist es wichtig, dass die Zuhörenden gut erkennen, worauf es den Vortragenden ankommt. Eine eigene Zeichnung ist evtl. übersichtlicher als ein schwer zu kopierendes Bild.

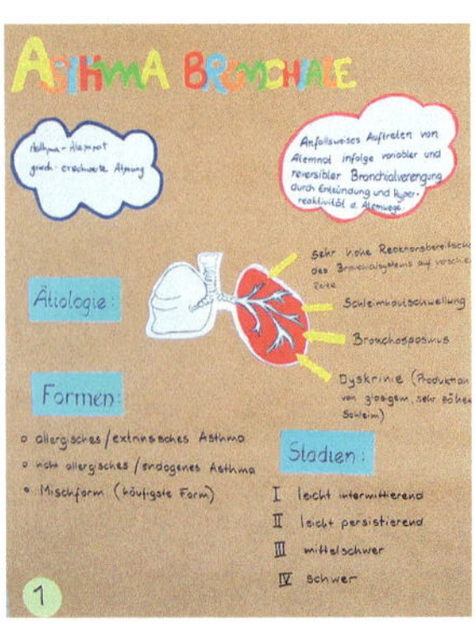

[1] Möglichkeit der Ergebnispräsentation

Gerade bei größeren Themengebieten ist es sinnvoll, ein Handout mit den wesentlichen Punkten zu verteilen. Dessen Gliederung hilft den Vortragenden sowie dem Publikum, konzentriert bei der Sache zu bleiben. Die Länge sollte zumeist nicht mehr als 1–2 Seiten betragen.

Die von den Dozenten vorgegebene Zeit ist möglichst einzuhalten; zum einen zur Übung der Selbstdisziplin und zum anderen, damit noch genug Raum für Diskussionen, Nachfragen und folgende Gruppen bleibt.

Rückfragen aus dem Publikum werden freundlich und offen entgegengenommen, von den Gruppenmitgliedern beantwortet und gegebenenfalls im Plenum diskutiert. Häufig befürchtet die Gruppe Fragen aus dem Publikum. Doch durch eine gute Vorbereitung und dadurch, dass jedes Gruppenmitglied sich mit der Thematik beschäftigt hat, stellt es meistens kein Problem dar, auf Fragen zu antworten. Lücken sind dabei zulässig, denn niemand ist allwissend – aber viele können durch die aufkommenden Fragen lernen.

Zeitmanagement 3

Leistungskurve und Biorhythmus 3.1

Die Konzentrationsfähigkeit und Leistungsbereitschaft eines Menschen ist abhängig von Gewohnheiten und vom persönlichen Biorhythmus. So gibt es Nachteulen oder Morgenmuffel, während andere frühmorgens ihre bevorzugten Lernzeiten haben. Forschungen zufolge liegen gemeinsame Leistungshochs gegen 11:00 Uhr vormittags und um 16:00 Uhr nachmittags. Leistungstiefs hingegen werden früh um 8:00 Uhr angesiedelt, nachmittags um 14:00 Uhr und nachts gegen 2:00 Uhr. Da dies statistische Werte sind, zeigen sie einen orientierenden Mittelwert. Die Reaktionen des eigenen Organismus gilt es dennoch zu erschließen.

Zeit- und Arbeitspläne 3.2

Wenn es vom Dienstplan her möglich ist, sollten feste Lernzeiten geplant werden. Um mögliche Lernzeiten zu erkennen, kann zur Konzeption ein Zeitplan angelegt werden. In diesem wird notiert, welche und wie viel Zeit für die Ausbildung (Theorie oder Praxis) aufgebracht wird und welche anderen Termine in einer typischen Woche ihren Raum benötigen. Dieser Zeitplan wird wie ein Stundenplan im Zweistundenrhythmus angelegt und umfasst den Zeitrahmen von 8:00 bis 22:00 Uhr. Wenn die Erstellung nicht durch den Schichtwechsel so erschwert ist, dass er wöchentlich gewechselt werden müsste, ist jetzt auf den ersten Blick zu erkennen, wo sich noch Freiräume zum Lernen finden. Bei der Entscheidung für eine Lernzeit ist immer auf die persönliche Leistungskurve zu achten, um optimale Lernerfolge zu gewährleisten.

Schon bei der Planung kann mit bedacht werden, dass beim Lernen vom Einfachen zum Schwierigen übergegangen wird. Der Stoff wird gegliedert, um nicht zu große Lernmengen auf einmal aufnehmen zu müssen. Um die Ermüdung hinauszuzögern, wird zudem zwischen den Stoffgebieten und Tätigkeiten gewechselt. Arbeits- und Erholungsphasen sind klar zu trennen.

Pausen

Wenn die Gedanken in die Ferne schweifen, erholt sich das Gehirn für einen Moment und speichert die neuen Informationen ab. Einzuplanen sind weiterhin:

- kleine Pausen von 3–5 Minuten nach ca. 30 Minuten
- Entspannungspausen möglichst außerhalb des Arbeitszimmers von 15–20 Minuten nach 90 Minuten
- ausführliche Erholungspausen mit einer völlig anderen Tätigkeit im Zeitrahmen von 1–3 Stunden nach ca. 4 Stunden Lernarbeit.

Der sichere Umgang mit einem Kalender ist in jedem Falle hilfreich, denn so können Aufgaben beispielsweise über einen Monat verteilt langfristig geplant werden. Am jeweiligen Tag ist zu entscheiden, welche Aufgabe oder Tätigkeit Vorrang hat. Diese Entscheidungsfindung orientiert sich an anstehenden Abgabeterminen oder anderen Dringlichkeiten. Im Mittelpunkt steht dann nicht mehr die Pflicht, eine große Aufgabe zu bewältigen, sondern in dem Erreichen von Teilzielen wird die bis dahin erbrachte Leistung greifbarer. Auch wenn der Plan nicht genau eingehalten werden kann, ist die Planung ein hilfreicher Denkprozess und damit eine wichtige Vorarbeit.

4 Lernen mit neuen Informations- und Kommunikationstechnologien

Als Grundlage zur Unterrichtsvorbereitung ist das in der jeweiligen Schule gängige Lehrbuch sehr hilfreich, aber es reicht nicht aus, sich nur auf eine Quelle zu konzentrieren. Pflege zeichnet sich aus durch Entwicklungsprozesse und ist kontinuierlich im Umbruch. Das bedeutet, dass ein einzelnes Lehrbuch nie alle aktuellen Erkenntnisse reflektieren und bündeln kann und deshalb bei bestimmten Fragestellungen weiterführende Literatur/Fachliteratur hinzugezogen werden sollte. Bestimmte Aspekte sind so aus unterschiedlichen Blickwinkeln zu sehen oder tiefer zu erarbeiten. Um die richtige Literatur aufzufinden, gibt es im Unterricht und in Lehrbüchern Literaturhinweise oder Empfehlungen.

4.1 Recherche in der Bibliothek

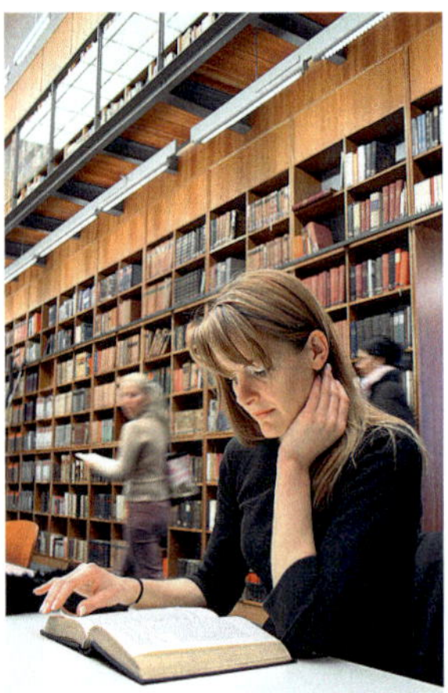

[1] Recherchieren in der Bibliothek

Der Besuch einer Bibliothek kann eine wertvolle Erfahrung sein. Wenn dort noch eine Handsuche (ohne Computer) erfolgen muss oder eine größere Bibliothek besucht wird, lohnt es sich, an einer Führung teilzunehmen, um wirklich alle Ressourcen ausschöpfen zu können.

Zu Beginn der Recherche muss feststehen, welche Informationen gesucht werden sollen. Mit einer klaren Fragestellung können gerade bei Stoffgebieten mit einem breiten Literaturangebot sinnvolle Eingrenzungen erfolgen. Aktuelle Informationen zur Berufspolitik, zu Wandlungen in der Pflege und neuen Erkenntnissen aus Forschung und Praxis bieten Fachzeitschriften und die Recherche im Internet. Fachzeitschriften spiegeln aktuelle berufspolitische Diskussionen wider und bieten auch zum Lernen immer wieder sehr übersichtlich gestaltete Artikel zu verschiedenen Themenbereichen. Bei der Entscheidung, ob es sich lohnt, sich ausführlicher mit einem bestimmten Artikel oder einer Studie auseinanderzusetzen, helfen die vornan stehenden Abstracts. In diesen Zusammenfassungen findet sich der Inhalt und die wesentlichen Erkenntnisse in Kürze.

Zum Einstieg in eine Thematik kann in einem Fachlexikon nachgeschlagen werden. Wenn dann spezielle Literatur benötigt wird, stehen in den Bibliotheken unterschiedliche Kataloge zur Verfügung: zum einen **Autorenkataloge**, wenn der Autor bereits bekannt ist, und zum anderen **Sachkataloge**, um Texte zu einem bestimmten Themengebiet, Stichwort oder Schlagwort zu finden. Die Arbeit mit dem Sachkatalog ist erst dann sinnvoll, wenn bereits ein Überblick erarbeitet wurde. Die Kataloge sind inzwischen zumeist digitalisiert. Bei einer Vielzahl von Bibliotheken kann der Bestand deshalb auch online abgerufen werden (OPAC), sodass schon vom eigenen Rechner aus zu erschließen ist, wo ein bestimmtes Medium auszuleihen oder einzusehen ist. Suchfelder finden sich dort beispielsweise zu Autor, Titel oder Thema. Das gilt auch für die Register, die bei Zeitschriften zusätzlich Heftnummer, Jahreszahl und Datum enthalten. Vergleichbar sind Quellenangaben angelegt: Autor, Titel, Zeitschrift, Jahrgang (Publikationsjahr), Heftnummer, Seitenzahl.

Wenn bestimmte Bücher ausgewählt wurden, können diese in Ausleihbibliotheken nach den Bedingungen des Hauses mitgenommen werden. In Präsenzbibliotheken hingegen können sie nur im Lesesaal eingesehen werden.

Datenbankgestützte und internetbasierte Literaturrecherche 4.2

Hinsichtlich dem zur evidenzbasierten (auf neuen wissenschaftlichen Ergebnissen beruhenden) Pflege notwendigen Blick auf aktuelle Studien und Erkenntnisse ist ein unbefangener Umgang mit dem Computer für die Recherche im Internet sehr hilfreich.

Literatursuche
1 S. 36

Um einen Überblick über die Angebote des Internets (World Wide Web), aktuelle Artikel und Studien zu erhalten werden am besten mehrere Suchmaschinen genutzt. Die Suchmaschinen Google, Bing und Yahoo (**www.google.de**, **www.bing.de**, **www.yahoo.de**) und im deutschsprachigen Raum Metager (**www.metager.de**) ermöglichen eine ergebnisreiche Suche. Da die Trefferanzahl teilweise sehr hoch und damit unübersichtlich ist, kann beispielsweise mit der Einstellung „nur deutschsprachige Seiten" eine gewisse Reduktion und damit einhergehend eine Zeitersparnis erreicht werden. Entscheidend ist außerdem der gezielte Einsatz von **eindeutigen Suchwörtern**. Um diese zu finden, ist eine klare Fragestellung notwendig. Die Suchmaschinen verwenden für die Kombination der Suchbegriffe unterschiedliche Verknüpfungen (wie „und" oder „oder"). Diese werden dort jeweils erläutert und sind inzwischen sehr benutzerfreundlich.

Bei der Suche nach Informationen zu bestimmten Krankheitsgebieten – wie beispielsweise Diabetes mellitus, Parkinson, Alzheimer oder Multiple Sklerose – gibt es sehr gute und aktuelle Literatur und Links auf den Homepages der entsprechenden Verbände, Organisationen oder Selbsthilfegruppen. Wie bei sonstiger Literatur müssen Zitate als solche gekennzeichnet werden. Da die Inhalte der Homepages häufig wechseln oder die Homepages ganz verschwinden, ist es wichtig, sich die URL (Uniform Ressource Locator) als Quellenbeleg mit dem Datum des Zugriffs umgehend genau zu notieren. Sie erscheint in dem oberen Feld, in dem die gesuchten Internetadressen eingegeben werden und muss vollständig übernommen werden. Damit kann die WWW-Seite immer wieder ohne den Einsatz einer Suchmaschine direkt abgerufen werden.

online

www.deutsche-diabetes-gesellschaft.de
www.parkinson-selbsthilfe.de
www.deutsche-alzheimer.de
www.dmsg.de/index.php

Auf der Suche nach speziellen Titeln besteht die Möglichkeit, die Suchmaske von Buchhandlungen zu Hilfe zu nehmen. Über die Eingabe des Suchbegriffs werden dann die gelisteten Titel aufgeführt. Teilweise sind diese mit einer kurzen Inhaltsangabe versehen. Unter den Adressen **www.buchhandel.de** oder **www.libri.de** können relevante Bücher gefunden werden.

Eine weitere Möglichkeit, besonders auch Artikel aus medizinischen und pflegerischen Fachzeitschriften zu recherchieren, ist es, die Datenbank des Deutschen Instituts für Medizinische Dokumentation unter den Adressen **www.dimdi.de/static/de/db/recherche** oder **www.pubmed.com** zu nutzen. Hier erscheinen die Überschriften sowohl deutscher als auch englischer Zeitschriftenartikel. Um an den Volltext zu kommen, ist entweder ein Besuch einer medizinischen Bibliothek oder der bezahlte Zugang notwendig.

Beurteilung von Internetartikeln

Im Internet finden sich Milliarden von Texten. Diese sind von sehr unterschiedlicher Qualität. Es gibt keine Kontrollinstanz, die die Qualität von Dokumenten automatisch überprüft. Experten gehen davon aus, dass ca. 90 % der Informationen im Internet als Datenmüll bezeichnet werden können. Deshalb reicht ein oberflächliches Surfen nicht aus. Um zu verhindern, dass Dinge gelernt werden, die falsch oder veraltet sind, gilt es zuverlässige Daten zu finden. Durch die richtigen Suchbegriffe und deren Verknüpfung kann die Menge an Treffern bereits gesteuert und reduziert werden. Doch um die gefundenen Dateien verwenden zu können, müssen sie kritisch beurteilt werden. Dieser Prozess kann deutlich länger dauern als die Suche selbst, ist jedoch in jedem Falle notwendig und kann trainiert werden.

Formale Kriterien wie die Frage nach der Herkunft der Texte, den Autoren und deren Zielen können helfen, die Menge an zu lesenden Texten zu reduzieren: Sie wirken als Filter im Blick auf die Brauchbarkeit und Qualität.

Kriterien zur Überprüfung	Erläuterung der Kriterien als Hilfsmittel zur kritischen Beurteilung und Auswertung der gefundenen Texte
Erster Eindruck	Wie brauchbar und interessant erscheint die Seite, der Text? Struktur: Aufbau und Übersichtlichkeit, Überschriften.
Zielgruppe	Für wen ist der Text geschrieben oder die Seite eingerichtet? Laien oder Fachpersonen, Verbindung mit Produktangeboten (eine Trennung von Werbung und Inhalt bzw. thematischen Beiträgen ist notwendig und vertrauensfördernd).
Inhalt	Sind die beschriebenen Informationen für die Fragestellung wichtig? Thematischer Bezug (Relevanz), Informationsgehalt, Neuigkeitswert, Glaubwürdigkeit, Freiheit von Fehlern.
Verständlichkeit	Wie verständlich und damit einsetzbar ist der Text? Klarheit in der Formulierung, Umgang mit Fachsprachen, ergänzendes Glossar.
Aktualität	Wie aktuell sind die Daten? Vergleich mit vorhandenem Wissen, wie z. B. aktuellen Studien. Medizinische und pflegerische Informationen veralten schnell. Die letzte Überarbeitung der Homepage sollte nicht länger als ein Jahr zurückliegen. Die Texte selbst können auch nach mehreren Jahren noch relevant sein.
Fachkenntnis (Authentizität)	Wer ist für den Inhalt der Seite verantwortlich? Benennung von Informationsquellen, der Ausbildung und Erfahrung der Verfasser auf dem Themengebiet (z. B. Expertenwissen oder persönliche Betroffenheit), ihrer Motivation sowie Zielsetzung. Benennung der Institution, der die Autoren angehören.
Glaubwürdigkeit Transparenz	Wie glaubwürdig sind die Inhalte und Zusammenhänge? Herkunft der Daten; Verzicht auf großartige Versprechungen, Zusammenarbeit mit pflegerischem und medizinischem Fachpersonal.
Verlinkung	Mit welchen Internetseiten sind die Inhalte verknüpft und was sagt das über die Inhalte aus? Welche weiteren Suchmöglichkeiten ergeben sich daraus?
Visuelle Darstellung	Wie sind die Inhalte bearbeitet und ergänzt? Mittel zur Illustration wie Fotos oder Grafiken.
Herkunft des Textes	Kann durch die Herkunft erschlossen werden, wie gut der Text ist? Texte aus Bibliotheken oder Zeitschriften sind bereits überprüft. Texte auf Homepages von Universitäten und wissenschaftlichen Instituten lassen auf eine hohe Qualität schließen.
Objektivität	Wie klar und fundiert ist die Meinungsbildung der Verfasser? Einbeziehung unterschiedlicher Aspekte, Ansichten und Informationsquellen, Literaturangaben und Verweise.

Es sollten der Vollständigkeit halber immer mehrere Quellen miteinander verglichen werden. Sie können zudem durch Erfahrungen ergänzt und untereinander diskutiert werden.

Mit Krisen und schwierigen Situationen umgehen

4.3

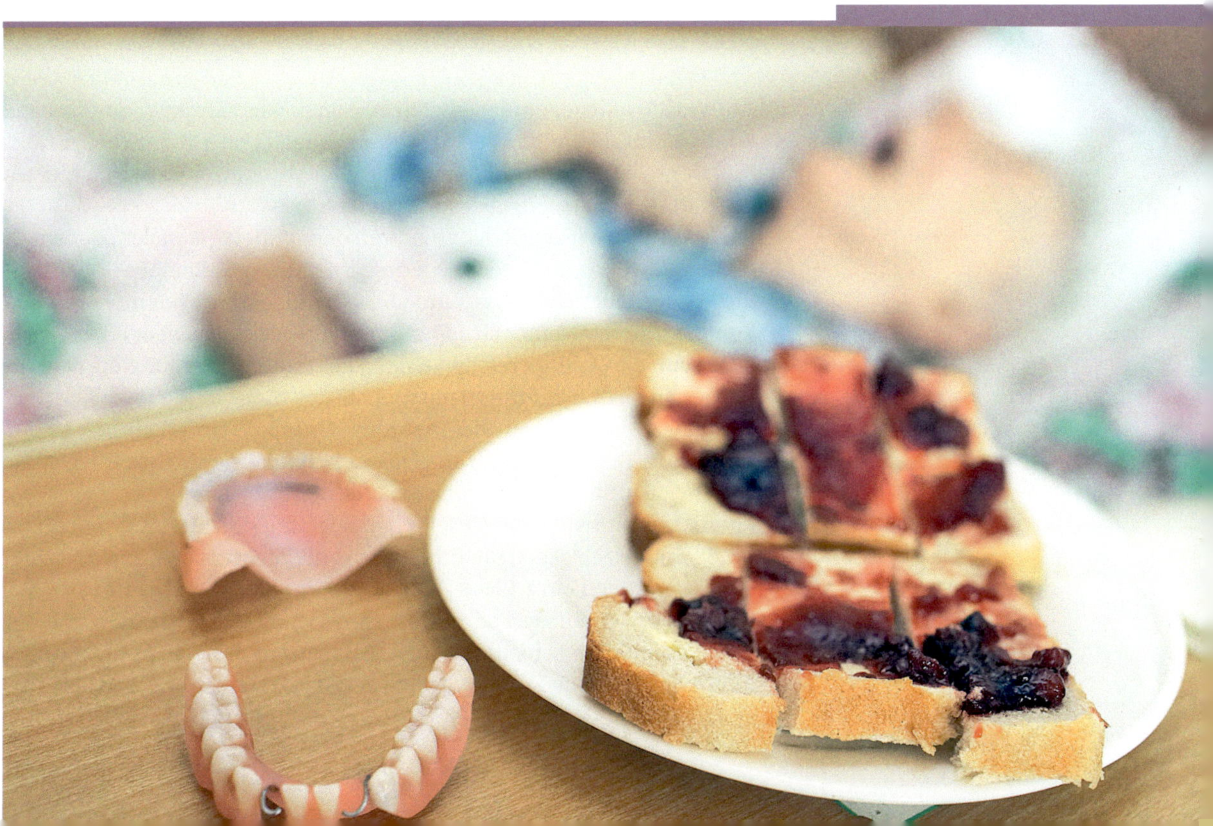

1 Berufstypische Konflikte und Befindlichkeiten

1.1 Individuelle und soziale Konflikte

Wir erleben tagtäglich Konflikte auf allen Ebenen: Die abendlichen Nachrichten im Fernsehen berichten uns von den Kriegen in der Welt, am Arbeitsplatz kommt es regelmäßig zu Auseinandersetzungen, in der Familie wird gestritten. Da Konflikte für alle Menschen innerhalb einer sozialen Gemeinschaft alltäglich zu sein scheinen, wird von vielen Menschen behauptet, dass Konflikte zum Menschsein dazugehören. Doch im schlimmsten Fall sind Gewalt und Tod zu beklagen, in anderen Fällen kommt es zu Verletzungen der Persönlichkeit oder zu einer sinkenden Arbeitsmoral.

1.1.1 Was ist ein Konflikt?

Konflikt
configere lat. = kämpfen, aneinandergeraten

Konflikte sind Bestandteile des menschlichen Lebens. Sie entstehen, wenn der Wunsch nach etwas nicht umsetzbar ist. Man spricht immer dann von einem Konflikt, wenn zwei Parteien zur selben Zeit gegensätzlich oder unvereinbar sind. Konflikte sind also gegensätzliche oder unvereinbare Interessen.
Konflikte entstehen immer dann, wenn

- zwei Elemente oder Parteien
- unterschiedliche Interessen oder Standpunkte
- gleichzeitig durchsetzen wollen und
- dadurch eng miteinander verbunden sind.

Elemente oder Parteien können hierbei sowohl Personen, Gruppen oder Organisationen sein als auch zwei Bereiche der eigenen Persönlichkeit (so genannte innerseelische Konflikte).

1.1.2 Konfliktformen

Konflikte werden anhand der beteiligten Personen oder Gruppen unterschieden in

- Konflikt innerhalb einer Person (intrapersonaler oder individueller Konflikt), z. B. wenn der persönliche Wunsch nach mehr Freizeit dem Pflichtbewusstsein gegenüber dem Arbeitgeber widerspricht,
- Konflikt zwischen zwei oder mehr Personen (interpersonaler oder sozialer Konflikt), z. B. wenn eine Altenpflegerin gerne nur im Frühdienst arbeiten möchte, die Kollegen dieses Arbeitszeitmodell aber nicht mitragen möchten,
- Konflikt innerhalb einer Gruppe, eines Unternehmens oder einer Organisation, z. B. wenn ein Wohnbereich in einer Altenpflegeeinrichtung die gemeinsamen Pflegestandards nicht umsetzen möchte,
- Konflikte zwischen zwei oder mehreren Gruppen, Unternehmen oder Organisationen, z. B. wenn ein Berufsverband sich für eine gewisse Pflegephilosophie entscheidet und andere Berufsverbände diese ablehnen,
- Konflikte innerhalb einer Gesellschaft oder eines Staates, z. B. wenn ein Teil der Bevölkerung sich gegen die Erhöhung von Pflegeversicherungsbeiträgen ausspricht, während ein anderer Teil der Bevölkerung dieses befürwortet, und
- Konflikte zwischen zwei oder mehr Gesellschaften oder Staaten, z. B. wenn zwei Staaten unterschiedliche Auffassungen von Menschenrechten haben.

Man ordnet verschiedene Konfliktformen also danach ein, **wer** daran beteiligt ist.

Konfliktanalyse, Konfliktlösungsstrategien und Konfliktvermeidung 1.2

Konflikte können sowohl negative als auch positive Auswirkungen im gesellschaftlichen Miteinander haben.

- **Konflikte stabilisieren das Bestehende:** Ist sich eine Gruppe einig geworden, können alle Personen oder Gruppen ausgeschlossen werden, die diese Einigkeit stören. Dieses Schicksal erfahren viele Menschen, die Neuerungen durchsetzen wollen. Möchte zum Beispiel eine Altenpflegeschülerin ihr frisches „Schulwissen" im Praxiseinsatz umsetzen, kann es passieren, dass sich alteingesessene Altenpflegerinnen dagegen wehren.
- **Konflikte erzeugen Komplexität:** Auseinandersetzungen bringen verschiedene Interessen und Kenntnisse zu Tage und führen so zu kontinuierlichen Aushandlungsprozessen. Dadurch kann eine Gruppe beim Fällen von Entscheidungen immer mehrere Lösungsmöglichkeiten berücksichtigen. Hat zum Beispiel eine Bewohnerin in einer Altenpflegeeinrichtung eine schlecht heilende Wunde, so können Ärzte und Pflegefachkräfte theoretisches und Erfahrungswissen in die Diskussion einbringen, um eine geeignete Intervention im Rahmen des Wundmanagements zu finden.
- **Konflikte sorgen für Gemeinsamkeiten im Zusammenleben:** Durch das Austragen von Konflikten sind Menschen gezwungen, miteinander zu kommunizieren. Das Einbringen von eigenen Interessen ist Bestandteil jeder Demokratie.
- **Konflikte sorgen für Veränderungen:** Konflikte sind für die Entwicklung von Fortschritt unerlässlich. Neues Pflegewissen wird bei der Implementierung in die Praxis immer auf Widerstand stoßen. Können aber die Vorteile, z. B. gegenüber einer neuen Pflegemaßnahme, deutlich gemacht und Kritiker überzeugt werden, ist die Pflegemaßname für den pflegerischen Alltag einsetzbar.

Demokratie
2 S. 439

Um herauszufinden, welche Rolle ein Konflikt spielt, muss er erst einmal analysiert werden (Konfliktanalyse). Weiterhin unterscheidet man zwischen Konfliktvermeidung (ein Konflikt taucht gar nicht erst auf) und Konfliktlösung (ein bestehender Konflikt wird geschlichtet).

Konfliktanalyse 1.2.1

Zur Konfliktanalyse gehören folgende Leitfragen:
Wer nimmt an dem Konflikt teil?
Wie äußert sich der Konflikt?
Warum findet ein Konflikt statt?
Ein Konflikt kann an verschiedenen **Symptomen** erkannt werden. Diese Symptome werden in die Dimensionen

- offen oder verdeckt,
- verbal oder nonverbal,
- aktiv oder passiv,
- bewusst oder nicht bewusst eingeteilt.

Eine Schwierigkeit im Erkennen von Konflikten besteht darin, die eigentliche Konfliktursache aufzudecken. Diese ist nämlich selten der offensichtliche Streitgegenstand (offenes Symptom). So sind gerade im Anfangsstadium eines Konfliktes die Anzeichen eher unterschwellig erkennbar (verdecktes Symptom) und können daher auch fehlgedeutet werden.

Beispiel
Altenpflegerin Frau Meister arbeitet seit zwei Jahren im Wohnbereich II. Sie ist als zuverlässig und einfühlsam bekannt. Doch seit einigen Tagen erscheint sie zunehmend unpünktlich zu den Diensten, ist unfreundlich zu den Kolleginnen und Bewohnerinnen und erledigt ihre Aufgaben nur halbherzig. Die Kolleginnen mauscheln schon: Frau Meister hat wohl keine Lust mehr zu arbeiten. Ist ja auch kein Wunder, bei den Zuständen. Aber so jemand ist nicht tragbar. Schon jetzt weigern sich einige Kolleginnen, mit Frau Meister in einem Team zusammenzuarbeiten.
Erst durch Zufall erfahren die Kolleginnen, dass die Tochter von Frau Meister schwer erkrankt ist. Frau Meister hatte Angst davor, sich krankschreiben zu lassen, und ihr ganzer Jahresurlaub war bereits verbraucht. Sie befürchtete eine Kündigung, wenn sie sich freinehmen würde.

Die Kolleginnen von Frau Meister sahen in ihrem Verhalten eine generelle Unlust am Arbeiten. Der offensichtliche Konfliktgegenstand war die schlechte Arbeitsmoral von Frau Meister. Doch die eigentliche Ursache lag in dem innerseelischen Konflikt von Frau Meister selbst.

Menschen unterscheiden sich darin, wie sie mit Konflikten umgehen. Während einige Menschen die offene Konfrontation suchen (aktives Symptom für einen Konflikt), so hüllen sich andere Menschen lieber in Schweigen und ziehen sich zurück (passives Symptom für einen Konflikt).

Neben den verbalen Symptomen eines Konfliktes, die für jeden hörbar sind, sind es oft die kleinen nonverbalen Symptome, die auf die Anbahnung eines Konfliktes hinweisen. So sind bereits abschätzige Handbewegungen oder ein bestimmter Blick Anzeichen für einen schwelenden Konflikt. Auch spielt der Tonfall in bestimmten Unterhaltungen eine Rolle. Der Ton macht eben die Musik.

Ob ein Konflikt bewusst oder unbewusst im Raum steht, ist abhängig davon, ob die beteiligten Parteien offen zu dem Konfliktthema Position beziehen. Gerade in der Auseinandersetzung mit Vorgesetzten tendieren Mitarbeiter dazu, mit ihrer Meinung „hinterm Berg zu halten".

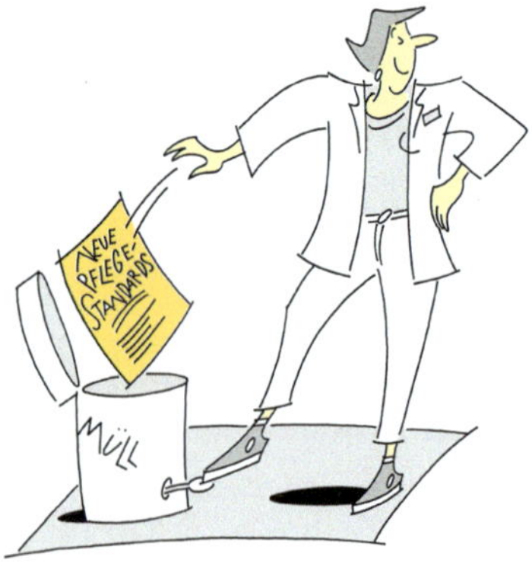

Beispiel
Im Seniorenheim Waldblick ist im Rahmen einer Zertifizierung ein Qualitätshandbuch erarbeitet worden. Hierin ist unter anderem eine Anzahl von neuen Pflegestandards mit aufgenommen worden. Die Mitarbeiterinnen sind empört. Keiner hat dies mit ihnen besprochen. Die Stimmung im Haus ist geladen. Schließlich beschließen die Mitarbeiter von Wohnbereich III, die neuen Standards zu ignorieren.
Während der im Rahmen der Zertifizierung durchgeführten Audits kommt zu Tage, dass die Pflegestandards nicht umgesetzt wurden. Die Pflegedienstleitung ist entsetzt. Warum hat ihr keiner etwas davon gesagt?

Die Symptome eines Konflikts sind häufig erst im Nachhinein richtig zu deuten. Doch kann die Einteilung der Symptome in die oben genannten Dimensionen hilfreich sein, um entstehende Konflikte bereits im Vorfeld zu analysieren oder im Nachhinein aus den begangenen Fehlern zu lernen. Es muss immer zwischen dem offensichtlichen Anlass und dem Grund des Konfliktes unterschieden werden. Das Ziel jeder Konfliktanalyse muss die Suche nach dem Grund des Konfliktes sein.

Eine besondere Form der Konfliktsymptome sind die so genannten **Killerphrasen.** Hierunter versteht man Aussagen, die der gegnerischen Konfliktpartei signalisieren „SO GEHT ES NICHT!“ Killerphrasen blockieren jede Form von Kompromissen oder kreativem Denken. Sie wirken demotivierend und verschlechtern häufig das Betriebsklima. Gebräuchliche Killerphrasen sind z. B.:

- „Alles Theorie, in der Praxis sieht alles ganz anders aus!“
- „Sie denken wohl, Sie haben die Weisheit mit Löffeln gefressen?“
- „Sie wissen ja gar nicht, was hier los ist!“
- „Das funktioniert eh' nicht!“
- „Das versuchen Sie mal unseren Bewohnern klarzumachen!“

Um einen Konflikt eingehender analysieren zu können, muss der Grund oder Ursprung des Konflikts, das Warum, betrachtet werden. Anhand der **Ursache** können Konflikte folgendermaßen unterschieden werden:

- Ein **Ziel- oder Interessenkonflikt** entsteht dann, wenn zwei oder mehr Elemente oder Parteien unterschiedliche Ziele oder Interessen verfolgen.

  Beispiel
  Die Angehörigen einer Pflegebedürftigen in der ambulanten Pflege möchten, dass der Pflegedienst dreimal täglich tätig wird. Auf Grund der zugeteilten Pflegestufe kommt die Pflegeversicherung nur für zwei Besuche täglich auf.

  Während die Angehörigen als Ziel die bestmögliche Versorgung der pflegebedürftigen Person im Kopf haben, richtet sich der Pflegedienst nach den Vorgaben des MDK.

- Ein **Bewertungskonflikt** liegt dann vor, wenn die am Konflikt beteiligten Elemente oder Parteien zwar die gleichen Ziele verfolgen, diese jedoch auf unterschiedliche Art und Weise erreichen wollen.

  Beispiel
  Sowohl die Pflegedienstleitung als auch die Pflegefachkräfte möchten, dass die Bewohnerinnen optimal versorgt sind. Während die Pflegefachkräfte der Meinung sind, dass hierzu unbedingt mehr Personal eingestellt werden muss, vertritt die Pflegedienstleitung die Meinung, dass sich an Arbeitsorganisation und -abläufen etwas ändern muss.

- Ein **Verteilungskonflikt** liegt dann vor, wenn sich die am Konflikt beteiligten Elemente oder Parteien nicht einigen können, wie persönliche, finanzielle oder technische Ressourcen verteilt werden.

  Beispiel
  In der bundesdeutschen Öffentlichkeit wird immer wieder diskutiert, wie die Rentengelder verteilt werden. Manche Parteien wollen die Höhe der Rentenzuteilung davon abhängig machen, ob der Rentenempfänger eigene Kinder hat.

- Ein **Beziehungskonflikt** liegt dann vor, wenn es in einer Beziehung zu unterschwelligen oder offenen Störungen kommt.

  Beispiel
  In einer Pflegebeziehung kommt es zu Kommunikationsstörungen. Die pflegebedürftige Person reagiert hierauf mit aggressivem Verhalten.

Rollenerwartungen
2 S. 544

- Ein **Rollenkonflikt** liegt dann vor, wenn Menschen entweder widersprüchliche Rollenerwartungen an sich selbst haben oder widersprüchlichen Rollenerwartungen von außen ausgesetzt sind.

Beispiel
Eine Altenpflegerin soll immer wieder am Wochenende arbeiten (berufliche Rolle), aber auf der anderen Seite muss sie ihre Kinder betreuen (Elternrolle).

- Ein **Machtkonflikt** liegt dann vor, wenn ein Element oder eine Partei ihre Machtposition nutzt, um etwas durchzusetzen.

Beispiel
In einer Altenpflegeeinrichtung versucht die Pflegedienstleitung, ihre Sichtweise gegenüber dem Pflegepersonal durchzusetzen, und nutzt hierzu ihre Machtposition.

1.2.2 Konfliktlösungsstrategien

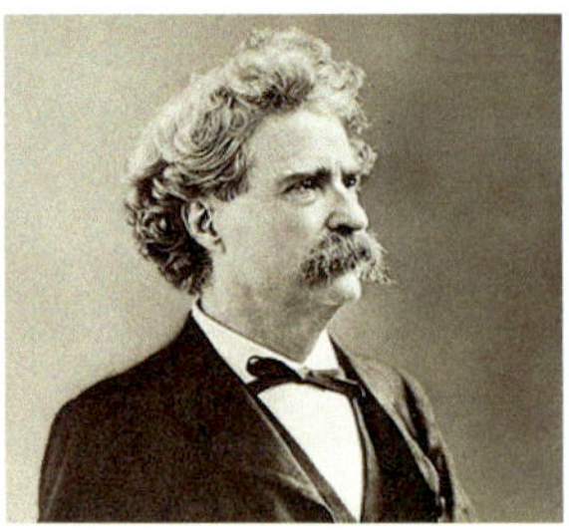
[1] Mark Twain

> Streite dich nie mit einem Dummkopf; es könnte sein, dass die Zuschauer den Unterschied nicht bemerken.
>
> — (Mark Twain, 1835–1910, amerikanischer Schriftsteller)

Menschen nutzen unterschiedliche Mechanismen und Strategien, um bewusst oder unbewusst auf Konflikte zu reagieren. In diesem Zusammenhang wird von Konfliktbewältigungsstrategien gesprochen. Einige Menschen denken lösungsorientiert, während andere mit **Abwehr, Aggression** oder **Resignation** auf konfliktbeladene Situationen reagieren. Abwehr oder Aggression kann offen oder verdeckt gezeigt werden.

Negative Konfliktlösungsstrategien

Negative Konfliktbewältigungsstrategien führen häufig dazu, dass Frust aufgestaut und der Konflikt verschärft wird.

- Bei der **Idealisierung der eigenen Person** hat der Betroffene stets Recht und kann alles.

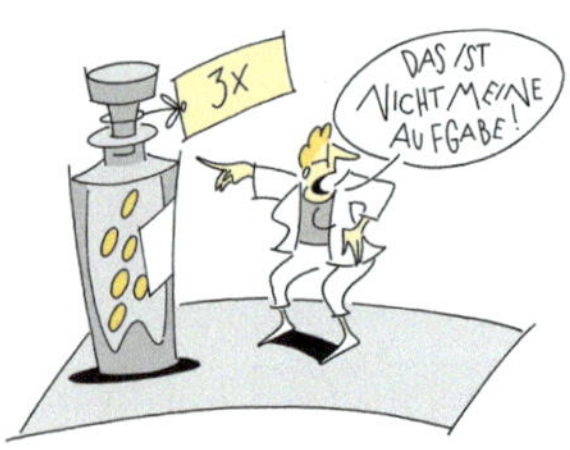
3x
DAS IST NICHT MEINE AUFGABE!

Beispiel
Schüler Anton ist im heutigen Frühdienst mit Altenpflegerin Frau Markow eingeteilt. Während der Frühstückspause klingelt Herr Katzler in Zimmer 21. Frau Markow bittet Anton, zu ihm zu gehen. Herr Katzler weist Anton darauf hin, dass er seine Morgenmedikamente noch nicht erhalten hat. Als Anton dies Frau Markow mitteilt, wird sie richtig wütend: „Das ist einfach nicht meine Aufgabe! Das sollte doch Frau Henzig machen! Wie oft muss ich das noch sagen.

- Bei der **Verallgemeinerung und Projektion** versucht der Betroffene, anderen die Schuld zuzuweisen oder eigene Fehler auf andere zu projizieren.

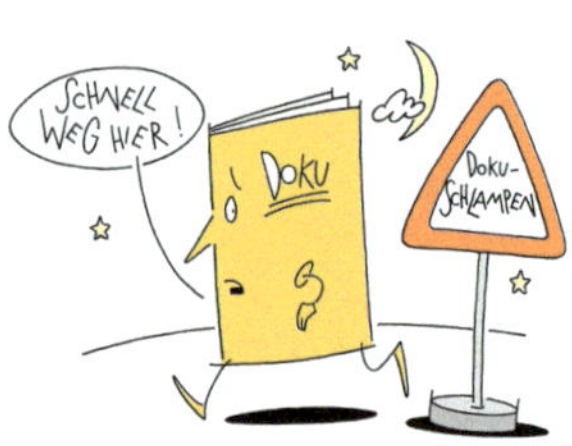
SCHNELL WEG HIER!
DOKU
DOKU-SCHLAMPEN

Beispiel
Altenpflegeschülerin Susanne arbeitet seit einigen Wochen mit ihrer Praxisanleiterin Frau Mauerstein zusammen. Sie hat schon häufiger beobachtet, dass Frau Mauerstein die Dokumentation vernachlässigt. Nachdem bei einer Teambesprechung das Thema angesprochen wurde, schimpft Frau Mauerstein auf die Kolleginnen: „Na toll, immer wieder dasselbe. Die anderen schlampen bei der Doku rum und wir bekommen alle eins auf den Deckel!“

- Mit Hilfe der **Ersatzbefriedigung** werden unbefriedigte Bedürfnisse umgewandelt und durch Eratzhandlungen ausgetauscht.

Beispiel
Im Seniorenheim ist Kaffeepause. Eine Angehörige hat eine Torte mitgebracht. Altenpfleger Herr Scharfenberg langt gut zu. Beim dritten Stück Torte auf seinem Teller schauen seine Kollegen schon etwas verwundert. Entrüstet ruft er: „Na was denn, wenn einen hier schon keiner lobt, muss man sich ja wenigstens selbst was Gutes tun!

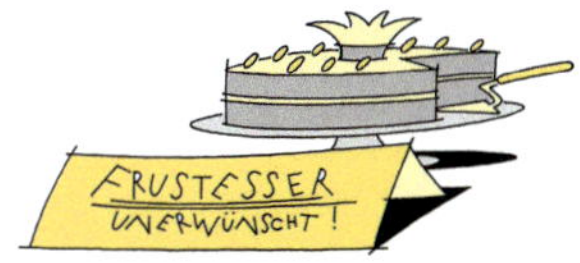

Abhängig von der Persönlichkeit können manche Menschen auch mit **Resignation** auf Konflikte reagieren. Hierbei richten die Betroffenen die aufgestaute Energie nicht nach außen, sondern gegen sich selbst. Dieses Verhalten zeigen besonders häufig Menschen mit einem geringen Selbstwertgefühl. Die Betroffenen setzen sich in Konfliktsituationen nicht zur Wehr, sondern ertragen die empfundene Frustration.

Beispiel
Im Wohnbereich II herrscht ein sehr offener und salopper Umgangston. Schülerin Svantje ist davon irritiert. Heute zieht ihre Praxisanleiterin schon das zweite Mal in ihrem Beisein über sie her: „Stellt euch mal vor, die Svantje ist ja selbst zum Waschen nicht zu gebrauchen. Heute hat sie bei Frau Obermayer glatt die Waschschüssel fallen gelassen!“ Svantje traut sich nicht zu protestieren. Traurig geht sie nach Hause. Am Ende ihres Praxiseinsatzes steht in ihrer Beurteilung, dass sie eine mangelnde Kommunikationsfähigkeit besitzt. Svantje findet zwar, dass dies nicht gerechtfertigt ist, schließlich loben die Bewohnerinnen sie immer dafür, dass sie so ruhig und freundlich ist. Aber was soll sie sich beschweren, es nutzt ja eh nichts.

Aus dieser Resignation können langfristig Lethargie und Verlust von sozialen Kontakten folgen. Am Ende eines solchen Prozesses stehen Apathie und Burnout-Syndrom.

Konstruktive Konfliktlösungsstrategien

Im Gegensatz zu negativen Bewältigungsstrategien steht die konstruktive Konfliktbearbeitung. Hierbei folgen auf die empfundene Frustration
1. das Erkennen des Konflikts,
2. die Suche nach einer Aussprache,
3. die Aussprache selbst,
4. die zu einem möglichen Kompromiss oder Konsens führt.

Ist eine Person nicht in der Lage, diese Form der Problemlösung alleine durchzuführen, können bei interpersonalen Konflikten Vermittler eingeschaltet werden. Dies können Personen aus dem Kollegenkreis oder auch professionelle Vermittler, so genannte Mediatoren, sein.

Bei intrapersonalen Konflikten können Gesprächstherapien oder Einzelsupervisionen professionelle Hilfestellung geben.

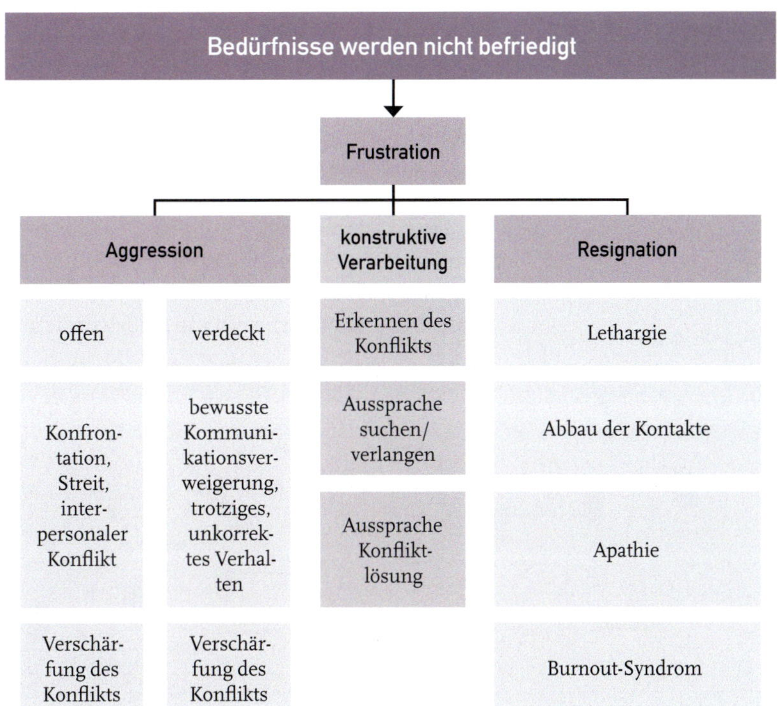

[1] Konfliktlösungsstrategien

Das Eskalationsmodell von Glasl

Verschärft sich ein Konflikt, spricht man auch von Eskalation. Friedrich Glasl hat in diesem Zusammenhang ein Ebenenmodell der Konflikteskalation entwickelt. In diesem Modell beschreibt er drei verschiedene Ebenen des Konfliktausgangs.

Ebene I: „Win-Win", beide Parteien gehen als Gewinner aus dem Konflikt hervor.
Ebene II: „Win-Lose", eine Partei steht als Gewinner, eine Partei als Verlierer da.
Ebene III: „Lose-Lose", beide Parteien gehen als Verlierer aus dem Konflikt hervor.

Diesen drei Ebenen sind neun Stufen wie in → Abb. 1 zugeordnet. Sie beziehen sich auf die Situation nach der Beendigung des Konflikts.

Stufe 1: Verhärtung, die Standpunkte der Konfliktparteien verhärten sich, es gibt allerdings noch keine starren Parteien oder Lagerbildung.
Stufe 2: Debatte: Der Konflikt wird in Streitgesprächen offen ausgetragen. In den Argumentationsstrukturen findet sich ein Denken in Schwarz-Weiß-Schablonen (alles ist entweder gut oder schlecht, es gibt nichts dazwischen).
Stufe 3: Taten statt Worte, in dieser Phase kommen die Parteien zu dem Schluss, dass Diskussionen nicht mehr weiterhelfen, und lassen Taten folgen. Es kommt zu aggressivem Verhalten und daraus resultierenden persönlichen Kränkungen.
Stufe 4: Koalitionen, es kommt zu einer Ausweitung des Konflikts. Beide Parteien versuchen, in der Öffentlichkeit als gut dazustehen. Sie tun dies, indem sie sich gegenseitig in stereotype Rollenmuster drängen und versuchen, Anhänger in Koalitionen an sich zu binden.
Stufe 5: Gesichtsverlust, hierbei versucht eine Partei, den Gegner öffentlichkeitswirksam bloßzustellen. Der gegnerischen Partei werden Moral und Werte abgesprochen.
Stufe 6: Drohstrategien, das Gewaltpotenzial der Parteien erhöht sich. Mindestens eine Partei versucht, durch Drohgebärden die jeweilige Gegenpartei einzuschüchtern. Handlungs- und Entscheidungsspielräume nehmen immer weiter ab.
Stufe 7: Begrenzte Vernichtung, hierbei setzt mindestens eine Partei gezielte Gewaltaktionen, so genannte begrenzte Vernichtungsschläge, ein. Dadurch wird das Sicherheitsgefühl der Gegenpartei erschüttert. Die Konfliktparteien beziehen ihr Selbstwertgefühl nur noch aus bewusster Zerstörungslust.
Stufe 8: Zersplitterung, hierbei steigern sich die Dimensionen der gegenseitigen Vernichtungsaktionen. Ziel dieser Vernichtungsaktionen ist die Zersplitterung des gegnerischen Systems. Es wird versucht, die Hauptakteure des Konflikts von ihren Unterstützern zu trennen.
Stufe 9: Gemeinsam in den Abgrund, auf dieser letzten Stufe sehen die Konfliktparteien nur noch die totale Konfrontation als Ausweg. Der Preis der Vernichtung des Gegners beinhaltet jetzt auch die Selbstvernichtung.

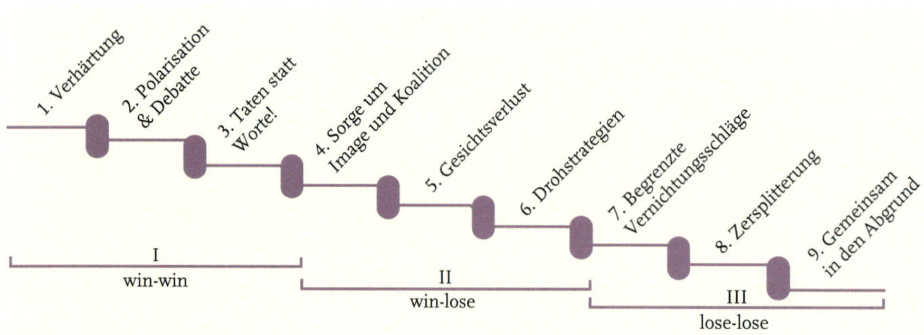

[1] Eskalationsstufen nach Glasl

Ein Konflikt kann an jeder Stufe entweder beendet werden oder weiter eskalieren.

Mit diesem Modell können so gut wie alle Konflikte beschrieben werden. Gegner des Modells kritisieren jedoch, dass es keine Handlungsalternativen zur Konfliktlösung vorgibt.

Konfliktvermeidung

1.2.3

Wie bereits dargestellt wurde, können Konflikte auch einen bestimmten Nutzen für das gesellschaftliche Miteinander haben. Sie dienen der Darlegung der Interessen von Personen oder Gruppen. Dennoch können Konflikte auch die Handlungsfähigkeit, insbesondere in einem Betrieb oder einer Einrichtung, lähmen, die Unterdrückung von Konflikten kann zu schweren psychischen Störungen führen (→ Burnout-Syndrom, S. 582). Aus diesem Grund ist es wichtig, sich mit Maßnahmen zur Konfliktvermeidung auseinanderzusetzen. Solche Maßnahmen werden **Konfliktmanagement** genannt.

Konfliktmanagement darf dabei nicht als ein Instrument zur Eindämmung aller Konflikte verstanden werden.

Es sieht sich eher in einer pragmatischen Rolle. Konflikte, die z. B. das Betriebs- oder Arbeitsklima belasten, sollen analysiert und die Beteiligten an eine Lösung herangeführt werden. Tauchen in einer Einrichtung bestimmte Konflikte gehäuft auf, kann durch Konfliktmanagement herausgefunden werden, ob bestimmte institutionelle Faktoren hierbei eine Rolle spielen (z. B. Personalmangel, Hierarchien |Führungsstile). Der Einsatz von regelmäßigen Supervisionen oder bestimmten Kommunikationsmodellen (z. B. |Themenzentrierte Interaktion) können hierbei der langfristigen Eindämmung von Konflikten in einer Einrichtung oder einem Betrieb dienen.

Führungsstile
2 S. 508
Themenzentrierte Interaktion
2 S. 26

Abhängig von den Konfliktebenen spricht man von Konfliktprävention
- durch Persönlichkeitsentwicklung,
- in Beziehungen und
- in Gruppen.

Konfliktprävention durch Persönlichkeitsentwicklung

Für die persönliche Konfliktprävention ist es von entscheidender Bedeutung, sich selbst mit den eigenen Stärken und Schwächen zu kennen. Dies ist Grundlage dafür, die eigenen Stärken weiter auszubauen und den eigenen Schwächen zu begegnen. Dadurch können innere Konflikte bearbeitet werden, bevor sie zu äußeren Konflikten werden.

Die Auseinandersetzung mit folgenden Fragen kann der Selbstreflexion und Persönlichkeitsentwicklung dienen.

Fragen zur Selbstreflexion und Persönlichkeitsentwicklung
- Wie sieht mein Lebensplan aus?
- Welche Glaubenssätze habe ich? Schränken sie mich ein oder stärken sie mich?
- Was ist mein bevorzugter Arbeitsstil?
- Was ist meine berufliche Motivation?
- Wie treffe ich Entscheidungen?
- Was sind meine inneren Entscheidungskonflikte?
- Wie kann ich positive Entscheidungen fällen?
- Bin ich mit mir selbst im Reinen?
- Was ist mein Lebensziel?
- Was sind meine Träume und Wünsche?
- Wie möchte ich Lebensziel, Träume und Wünsche erreichen?
- Wie setze ich meinen persönlichen Erfolg durch?
- Wie entspanne ich mich?

Konfliktprävention in Beziehungen

Der Pflegeberuf ist ein Beziehungsberuf. Die pflegerische Beziehung zwischen Pflegefachkraft und Pflegebedürftigem sowie zwischen Pflegefachkräften untereinander steht im Vordergrund des beruflichen Handelns. Daher sind Beziehungskonflikte auch besonders häufig im beruflichen Alltag zu finden.

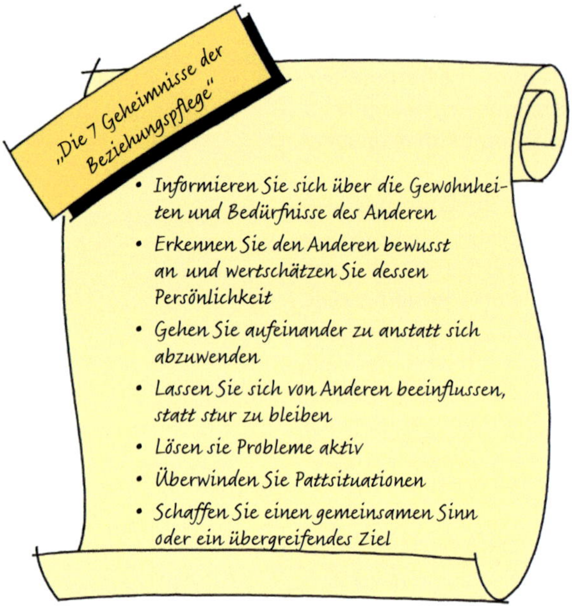

Folgende Möglichkeiten der Konfliktprävention bieten sich in pflegerischen Beziehungen an:

- Erkennen Sie Ursachen für Ihre Antipathie anderen Menschen gegenüber und suchen Sie aktiv nach Eigenschaften, die Sie am anderen mögen.
- Drücken Sie Ihre Wertschätzung gegenüber anderen Menschen aus.
- Sprechen Sie ihre eigenen Wünsche und Sorgen offen an.
- Gehen Sie mögliche Probleme offen an.
- Vermeiden Sie Killerphrasen, Abwertungen von anderen Menschen, abfällige Bemerkungen über andere Menschen und ständige Rechtfertigungen.
- Suchen Sie aktiv das Gespräch.
- Reflektieren Sie regelmäßig die Rollenmuster in den Beziehungen und klären Sie dadurch auftretende Missverständnisse.
- Reden Sie nicht hinter dem Rücken von anderen.
- Klären Sie mögliche Grüppchenbildung innerhalb des Teams.

Konfliktprävention in Gruppen

Teamentwicklungsprozess
2 S. 539

Unabhängig davon, ob eine Arbeitsgruppe bereits den Teamentwicklungsprozess abgeschlossen hat oder nicht, können gerade in Gruppen am Arbeitsplatz immer wieder bestimmte Konflikte auftauchen. Um diesen vorzubeugen, können folgende Präventionsmethoden sinnvoll sein:

- Versuchen Sie, Freiräume zur Teamentwicklung bestehen zu lassen. Dies gilt insbesondere in Stresszeiten.
- Stellen bzw. fordern Sie verbindliche, klare und geteilte Ziele auf.
- Klären Sie Rollen, Kompetenzen und Regeln zur Zusammenarbeit mit der Möglichkeit, diese regelmäßig zu reflektieren und zu überarbeiten.
- Wählen bzw. fordern Sie angemessene Führungsstile.
- Treffen Sie sich in regelmäßigen Abständen zu konstruktiven Gesprächen. Nutzen Sie solche Sitzungen zu individuellem und Gruppen-Feed-back.

Führungsstile
2 S. 506

1.3 Konfliktgespräch

Kommunikation und Gesprächsführung
2 S. 12
Transaktionsanalyse
2 S. 28
Supervision
2 S. 627 f.

Neben professionellen Methoden eines Konfliktgesprächs (z. B. Transaktionsanalyse, Supervision) können Konflikte auch innerhalb eines Teams durch Kommunikation gelöst werden. Ziel eines solchen Konfliktgesprächs ist die konstruktive Verarbeitung eines Konfliktes sowie eine Kompromisslösung oder Konsensfindung. Voraussetzung ist hierbei, dass

1. der Konflikt erkannt ist,
2. die Beteiligten zu einem Gespräch bereit sind,
3. die Beteiligten Einfluss auf die Problemlösung haben und
4. eine eventuelle Mittlerperson von allen Beteiligten anerkannt ist und akzeptiert wird.

Man unterscheidet Konfliktgespräche in einem interpersonalen Konflikt umgangssprachlich in „4-Augen-Gespräche“ und „6-Augen-Gespräche“. Während das „4-Augen-Gespräch“ von den beiden beteiligten Personen alleine geführt wird, ist beim „6-Augen-Gespräch“ eine weitere (neutrale) Person anwesend, die eine Mittlerrolle einnimmt.

Eine solche Mittlerperson hat folgende Aufgaben:

- Sie soll die eigenen Wahrnehmungen schildern, ohne Partei zu ergreifen, z. B.: „Ich stelle fest, dass dieser Aspekt für Partei A von großer Bedeutung ist.“
- Sie soll methodische Hilfestellungen geben, z. B.: „Welche Reaktion hätten Sie von Ihrem Gegenüber erwartet?“

Die Mittlerperson darf hierbei nicht den Konflikt der beteiligten Parteien lösen. Die Konfliktparteien müssen selber einen Lösungsweg finden.

Folgende Kommunikationstechniken können unter anderem angewendet werden:

- Spiegeln: Die Mittlerperson gibt die Inhalte und Emotionen wider, die sie aus dem Gespräch herausgehört hat, z. B.: „Frau Reuter hat deutlich gemacht, dass sie über die bestehende Situation sehr traurig ist.“
- Doppelung: Die Mittlerperson formuliert die Inhalte der einen Partei so um, dass die andere Partei sie versteht, z. B.: „Ich sage jetzt einmal in meinen Worten, was Frau Reuter eben gerade formuliert hat. Frau Reuter sagt mir im Anschluss, ob meine Auslegung richtig ist.“
- Senden von Ich-Botschaften, z. B.: „Als ich festgestellt habe, dass euer Streit in diese Richtung gegangen ist, war ich sehr enttäuscht.“

Ich-Botschaften
2 S. 26

Wie bei jeder Kommunikation spielen auch die Körperhaltung sowie weitere Aspekte der nonverbalen Kommunikation eine Rolle. Dies trifft insbesondere dann zu, wenn verbale und nonverbale Kommunikation nicht kongruent zueinander sind.

Berufsanspruch und Berufswirklichkeit 1.4

Viele Menschen beginnen die Altenpflegeausbildung mit einer hohen Berufsmotivation. Sie identifizieren sich mit den Berufszielen der Altenpflege und möchten eine gute Arbeit leisten. Häufig sind sie bereits in den ersten Tagen ihrer Praxisausbildung enttäuscht. Sie erkennen, dass sich ihre Ideale von der Realität unterscheiden.

Berufseinsteiger sollten sich zu Beginn ihrer Tätigkeit bewusst machen, welchen Anspruch sie selber an den Beruf stellen und was Bestandteil ihrer eigenen Berufsmotivation ist. Hierzu gehört z. B. auch die Reflexion der eigenen Lebensgeschichte.

Eine realistische Einschätzung der eigenen Ansprüche kann Frustrationen im Berufsalltag entgegenwirken. Es gilt sich zu verdeutlichen, dass das Berufsziel immer vom Berufsalltag abweichen wird. Dennoch ist ein solches Ziel von großer Bedeutung, da es der einzelnen Person zur Orientierung während des täglichen Handelns dient.

Helfersyndrom 1.5

Das Helfersyndrom ist ein (wissenschaftlich nicht eindeutig belegter) Komplex von Verhaltensweisen, der durch einen besonders aufopferungsvollen und selbstlosen Umgang mit anderen Menschen gekennzeichnet ist. Hiervon sind vor allem Menschen aus sozialen Berufen betroffen (z. B. Sozialarbeiter, Ärzte, Pflegefachkräfte).

Altruismus
Es spielt nur das Wohlbefinden der anderen eine Rolle (Gegensatz zu Egoismus).

Ein ausgeprägtes Helfersyndrom (|Altruismus)kann in der Pflege zu einer übertriebenen, regressionsfördernden Pflege führen. Die betroffene Pflegeperson nimmt einen Alleinvertretungsanspruch ein („nur ich kann so gut pflegen“). Die Pflege ist nicht an den Bedürfnissen der Pflegebedürftigen orientiert, sondern an dem Wunsch der „helfenden Person“, in ihrer Arbeit Anerkennung zu finden. Langfristig kann dies zu einer Entmündigung von Pflegebedürftigen führen.

Beispiel
Angelika wollte schon immer Altenpflegerin werden. Sie kommt aus einer Großfamilie und hat das Zusammensein mit ihren Großeltern immer sehr genossen. Als ihre Großeltern pflegebedürftig wurden, unterstützte sie ihre Mutter bei der Pflege. Auch ihr Berufspraktikum hat sie in einem Altenheim absolviert. Es machte ihr auch dort Spaß, den alten Leuten zur Hand zu gehen und ihnen zu helfen.
Seit drei Monaten absolviert sie nun eine Ausbildung zur Altenpflegerin. Sie hat ihren ersten Praxiseinsatz hinter sich gebracht und freut sich bereits auf das Auswertungsgespräch. Sie ist sich sicher, dass ihre Praxisanleiterin sie loben wird. Schließlich hat sie sich sehr aufopferungsvoll um ihre Bewohner gekümmert. Sie ist manchmal sogar nachmittags wiedergekommen, um mit einigen Bewohnern spazieren zu gehen.
Während des Auswertungsgesprächs wird sie immer enttäuschter. Ihre Praxisanleiterin macht ihr deutlich, dass sie noch bestimmte Aspekte der aktivierenden Pflege lernen muss. Es sei eben wichtig, die Bewohner zu motivieren und ihnen nicht alles abzunehmen.
Angelika sieht das nicht ein. Schließlich waren ihr alle Bewohner immer so dankbar, dass sie endlich einmal gut gepflegt worden sind.

Das Helfersyndrom ist eine stressfördernde (|Stress, S. 620) Einstellung, das zum Burnout-Syndrom führen kann. Daher sollten Pflegefachkräfte zu Beginn ihres Berufslebens ihr eigenes Verhalten und den eventuell vorhandenen Wunsch „zu helfen“ kritisch reflektieren.

1.6 Burnout-Syndrom

1.6.1 Was ist das Burnout-Syndrom?

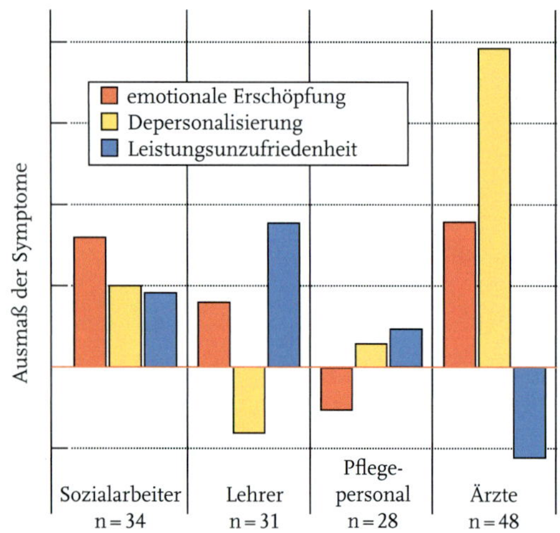

[1] Burnout-Muster verschiedener Berufsgruppen

Erstmals wurde das Burnout-Syndrom durch den Psychoanalytiker Helmut Freudenberger beschrieben.

Burnout kommt aus dem Englischen und bedeutet „ausgebrannt sein“. Das meist schleichend verlaufende Syndrom ist durch eine tief greifende chronische physische und psychische Erschöpfung gekennzeichnet.

Hierdurch sind die Lebensqualität und die Leistungsfähigkeit der Betroffenen erheblich beeinträchtigt. Überaus häufig sind engagierte Personen aus den sozialen, „helfenden“ Berufsgruppen betroffen, die im pflegenden, therapeutischen und lehrenden Bereich tätig sind und eine hohe emotionale Bindung an ihren Beruf aufweisen.

Aber auch Führungspersonen aus dem Management- und Wirtschaftsbereich sind gefährdet.

In der Literatur finden sich über 120 Symptome, die im Zusammenhang mit dem Burnout-Syndrom zu beobachten sind. Der Prozess des Burnout-Syndroms ist schleichend. Bei manchen Patienten kann es bis zu 20 Jahren dauern, bis die Krankheit im Vollbild erscheint.

Die Symptome unterscheidet man anhand der Form ihrer Ausprägung:

- **physische Symptome:**
  z. B. Gefühl eines nicht mehr enden wollenden Erschöpfungszustandes, häufiger Kopfschmerz, Magen-Darm-Probleme, Atembeschwerden, Appetitmangel, Schlaflosigkeit, plötzliche, unkontrollierte Änderungen des Körpergewichtes, ständige Erkältung, vermehrter Alkohol-, Tabak- und/oder Drogenkonsum

- **emotionale Symptome:**
  Reizbarkeit, Betroffener wirkt deprimiert, Hegen von Verfolgungsgedanken, negatives Selbstbild (Unzufriedenheit mit den Vorgängen in sich selbst und um sich herum), negative Einstellung gegenüber beruflichen Veränderungen oder auch der Arbeit ganz allgemein

- **verhaltensbezogene Symptome:**
  erhöhte Fehlzeiten, Unfähigkeit/Unlust, produktiv zu arbeiten, verminderte Bereitschaft, Verantwortung zu übernehmen, Gefühl, alles alleine schaffen zu müssen, dadurch zunehmende Isolierung von Kollegen, Albträume bezüglich Arbeit und Patienten, die durchaus am Schlaf hindern können, erhebliche Veränderungen in den Beziehungen zu anderen (z. B. Partner/Freunde klagen darüber, ignoriert zu werden), viele Betroffene können weder abschalten noch entspannen, erhöhtes Schlafbedürfnis, erhöhte Neigung zu Suchtverhalten (Übermaß an Essen, Alkohol, Tabak, Beruhigungs-/Aufputschmitteln)

Das Auftreten einzelner Symptome kann bereits als Warnsignal verstanden werden.

Man geht heute davon aus, dass Menschen, die häufig unter Disstress leiden, besonders gefährdet sind, am Burnout-Syndrom zu erkranken. Das Burnout-Syndrom wird in unterschiedlichen Phasen beschrieben. Tab. 1 (→ S. 584) zeigt eine Übersicht über die am häufigsten genutzten Modelle.

Disstress
2 S. 620

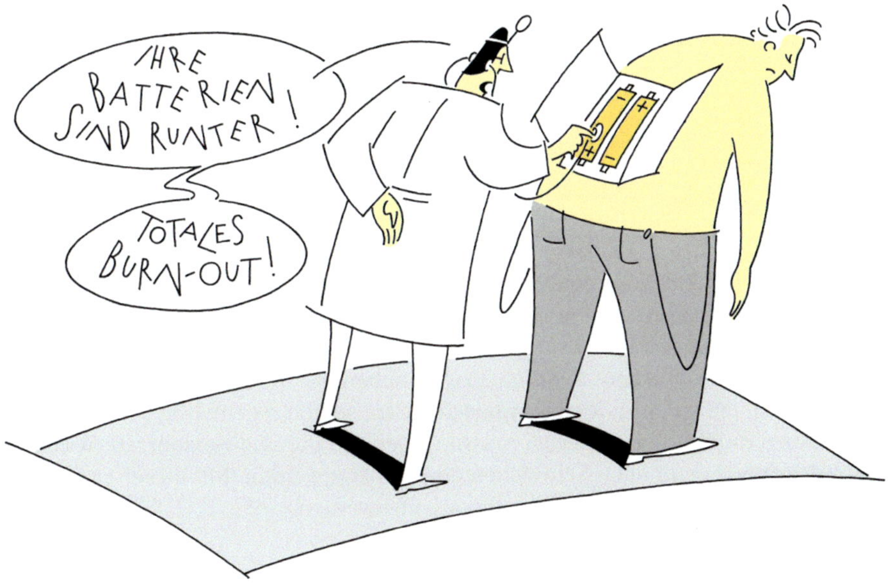

12-Phasen-Modell nach Freudenberger und North

1. Phase: hoher Ehrgeiz, verbissener Tatendrang, Leistungsdruck
2. Phase: Steigerung des Engagements, Demonstration der eigenen Unentbehrlichkeit
3. Phase: hohe Einsatzbereitschaft, eigene Bedürfnisse werden ignoriert
4. Phase: erste körperliche Signale, Verdrängen wahrgenommener Konflikte
5. Phase: beginnende Isolation, Vernachlässigung von Familie und Freunden, nur der Beruf ist wichtig
6. Phase: weitere Meidung sozialer Kontakte, Leugnung der eigenen Überforderung, Wesensänderung verstärkt sich, Misstrauen, Zynismus und Aggressivität
7. Phase: Hoffnungslosigkeit und Orientierungslosigkeit nehmen zu, häufig Suchtmittelkonsum
8. Phase: emotionaler Rückzug, deutliche Wesensänderung, Minderung des Engagements
9. Phase: Entpersönlichung, eigene Bedürfnisse werden nicht wahrgenommen, fehlende Motivation
10. Phase: Gleichgültigkeit und innere Leere, Gefühl der Nutzlosigkeit, Ängste
11. Phase: Motivation und Eigeninitiative sind verloren, starke Erschöpfung, Depressionen
12. Phase: medizinischer Notfall! lebensbedrohende völlige physische und psychische Erschöpfung, Suizidgefahr

5-Phasen-Modell nach Müller-Timmermann

1. Phase: Enthusiasmus und Idealismus
2. Phase: Realismus und Pragmatismus
3. Phase: Stagnation und Überdruss
4. Phase: Frustration und Depression
5. Phase: Apathie und Verzweiflung

10-Phasen-Modell nach Fengler

1. Phase: Freundlichkeit und (Über-)Idealismus
2. Phase: Überforderung (meist nicht wahrgenommen)
3. Phase: geringer werdende Freundlichkeit
4. Phase: Schuldgefühle darüber
5. Phase: vermehrte Anstrengungen
6. Phase: Erfolglosigkeit
7. Phase: Hilflosigkeit
8. Phase: Hoffnungslosigkeit
9. Phase: Erschöpfung, Abneigung gegen Klienten – Mitarbeiter – Schüler, Apathie
10. Phase: Burnout-Syndrom = Selbstbeschuldigung, Zynismus, psychosomatische Reaktionen, Fehlzeiten, Unfälle etc.

[1] Unterschiedliche Phasenmodelle zum Burnout-Syndrom

1.6.2 Prophylaxe des Burnout-Syndroms

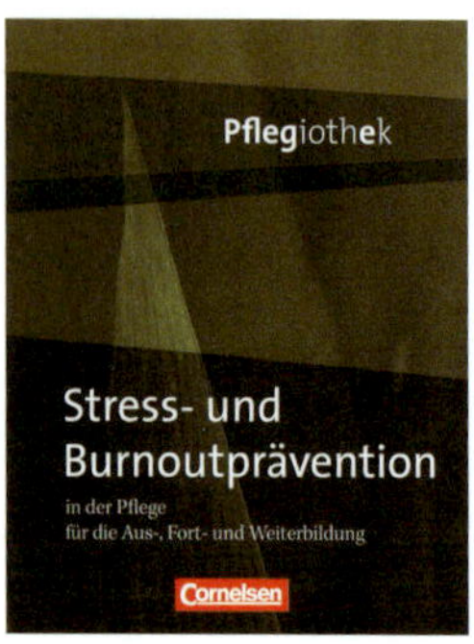

Um die Entstehung des Burnout-Syndroms effektiv bekämpfen zu können, bedarf es zuerst der Schaffung eines allgemeinen Problembewusstseins. Hierzu ist es notwendig, in den Schulen und Einrichtungen der Altenhilfe eine Aufklärung über Ursachen und Symptome des Burnout-Syndroms zu betreiben.

Menschen, die zu einer Risikogruppe gehören, sollten regelmäßig genaue Situationsanalysen durchführen. Hierbei müssen eigene Kräfte und Ressourcen, Wünsche und Bedürfnisse, aber auch Schwächen eingeschätzt werden. Mit dieser Erkenntnis sollte die individuelle Tagesplanung überarbeitet werden.

[2] Literatur zum Weiterlesen

Besonders wichtig ist in diesem Zusammenhang auch eine allgemein gesunde Lebensführung. Dem Körper müssen Erholungspausen gegönnt werden (z. B. regelmäßige Pausen, erholsamer Jahresurlaub).

Für Mitarbeiter von betroffenen Berufsgruppen kann es sinnvoll sein, Strategien zur Stressbewältigung zu erlernen und regelmäßig anzuwenden. Alarmsignale des Körpers müssen als Warnzeichen wahrgenommen werden. Sind bereits erste Symptome zu erkennen, sollte professionelle Hilfe (z. B. Supervisor, Psychologe) eingeschaltet werden.

Supervisor
2 S. 629

1.7 Coolout-Phänomen

Unter Coolout-Phänomen wird ein Verhaltenskomplex verstanden, das Pflegefachkräfte in ihrem Berufsalltag betrifft. Pflegefachkräfte „machen sich kalt“ gegenüber Konfliktsituationen. Diese Konflikte bestehen in der Regel zwischen dem Anspruch an eine gute Pflege und der Pflegewirklichkeit. Hierbei stellt das Coolout-Phänomen im eigentlichen Sinn die Fähigkeit dar, im pflegerischen Alltag handlungsfähig zu bleiben.

So sprechen Pflegefachkräfte z. B. von bedürfnisorientierter Pflege und sehen keinen Widerspruch zu ihrer Arbeit. Die Bedingungen des Alltags werden von den Pflegenden nicht hinterfragt. Auszubildende übernehmen bestimmte Arbeitstechniken (z. B. schnelles, angeblich effizientes Arbeiten) und werfen den Lehrenden in der Schule vor, dass die Theorie einfach nicht mit der Praxis vereinbar sei.

Beispiel
Am Wochenende arbeiten drei Personen im Frühdienst und müssen 20 Bewohnerinnen versorgen. Um die Arbeit zu bewältigen, werden „heute die Füße mal nicht gewaschen, daran ist ja noch keiner gestorben“.

Andere Pflegefachkräfte erkennen zwar die Widersprüche zwischen Berufsanspruch und der Berufsrealität, sehen sich aber nicht in der Lage, etwas dagegen zu tun.

Beispiel
„Klar hat Frau Sommer immer Schmerzen, wenn ich sie drehe oder lagere, aber was soll ich denn dagegen tun? Schließlich bin ich ja nicht der Arzt.“

Das Coolout-Phänomen betrifft die meisten Pflegefachkräfte. Im Gegensatz zum Burnout-Syndrom scheitern die Pflegefachkräfte nicht an ihrem Berufsalltag, sondern handeln scheinbar pragmatisch. Bereits Berufsanfänger werden „immun“ gegen die beruflichen Widersprüche und lernen, im Alltag zu funktionieren.

1.8 Mobbing

Mobbing ist ein Phänomen, das Menschen an ihrem Arbeitsplatz oder in der Schule heimsuchen kann. Es wird geschätzt, dass in Deutschland ungefähr eine Million Menschen davon betroffen sind.

Mobbing umschreibt dabei die gezielte Schikane und/oder Ausgrenzung der betroffenen Person. Es findet unabhängig von den Hierarchien in einem Betrieb oder einer Schule statt. So können Kollegen sich gegenseitig mobben, ein Vorgesetzter einen Untergebenen, aber auch ein Untergebener einen Vorgesetzten.

online

Die Bundesanstalt für Arbeitsschutz und Arbeitsmedizin hat zum Thema Mobbing eine Broschüre „Wenn aus Kollegen Feinde werden ..." herausgebracht.
www.baua.de
➥ Publikationen
➥ Broschüren

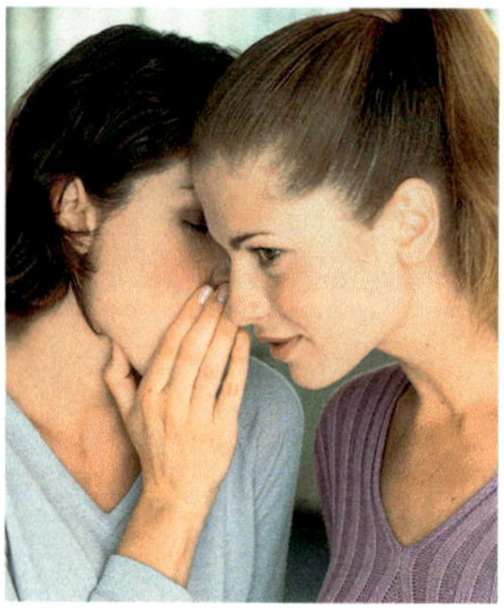

Mobbing führt bei den betroffenen Personen im fortgeschrittenen Stadium zu ernsthaften psychischen und physischen Erkrankungen. Es ist daher nicht als Kavaliersdelikt zu verstehen.

Mobbing findet in vier aufeinanderfolgenden Phasen statt:
Phase 1: Ein ungelöster Konflikt steht im Raum. In diesem Zusammenhang kommt es zu vereinzelten verbalen Angriffen und Schuldzuweisungen.
Phase 2: Der Psychoterror beginnt. Der ursprüngliche Konflikt wird nebensächlich, die betroffene Person wird immer häufiger Opfer von Angriffen. Dies geht mit dem Verlust des Selbstwertgefühls, Angst und Isolation einher.
Phase 3: Arbeitsrechtliche Sanktionen folgen. Der Psychoterror eskaliert. Die betroffene Person wird immer unsicherer, kann sich nicht mehr konzentrieren, begeht Fehler. Der Arbeitgeber reagiert hierauf mit Abmahnung, Versetzung oder Androhung der Kündigung.
Phase 4: Der Ausschluss wird vollzogen. Die betroffene Person kündigt oder es wird ihr gekündigt.

Folgende Angriffe gehören zu den Mobbinghandlungen:
- Der Mobber setzt Gerüchte oder Unwahrheiten über die betroffene Person in Umlauf.

Beispiel
„Hast du schon gehört, die Ahsenbach hat 'ne Affäre mit der Heimleitung."

- Der Mobber bewertet die Arbeitsleistung der betroffenen Person falsch.

Beispiel
„Die Ahsenbach bekommt einfach nichts gebacken. Ich weiß gar nicht, warum die überhaupt eingestellt wurde. Hat jemand schon mal deren Examen gesehen? Wer weiß, ob die überhaupt bestanden hat."

- Der Mobber hänselt, beleidigt oder stichelt die betroffene Person ständig. Dabei wird häufig auf körperlichen Eigenschaften (zu groß, zu dick, zu hässlich) herumgeritten. Der Mobber nutzt dabei Unterstellungen, die schwer zu widerlegen sind.

Beispiel
„Na, heute mal wieder im Röckchen? Ich würde mit deiner Figur eher auf die weiten Kasacks zurückgreifen. Aber na ja, die Alten mögen es ja immer ein wenig griffiger!"

- Der Mobber verweigert der betroffenen Person wichtige Informationen.

Beispiel
Bei der Übergabe zum Nachtdienst erfährt Frau Ahsenbach nicht, dass Herr Hähnlein ins Krankenhaus eingewiesen wurde. Als sie sein Bett leer auffindet, wird sie ganz panisch, dass er vielleicht weggelaufen sein könnte, und ruft die Polizei. Es soll eine Suchaktion gestartet werden. Die Polizisten bitten um Unterlagen zur Person. Als Frau Ahsenbach in die Dokumentation schaut, stellt sie entsetzt den Grund von Herrn Hähnleins Abwesenheit fest. Ihr ist das den Polizisten gegenüber so peinlich.

- Die betroffene Person wird massiv ausgegrenzt und vom restlichen Kollegenkreis isoliert.

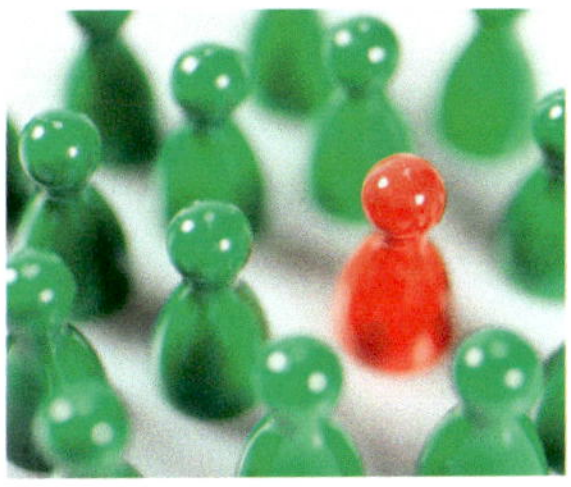

Beispiel
Im Wohnbereich I ist es eigentlich üblich, zusammen zu frühstücken. Doch Frau Ahsenbach wird nie dazu gerufen. Als sie anfangs immer noch versuchte, dies zu überspielen, und sich der Frühstücksrunde einfach anschloss, erntete sie nur eisiges Schweigen.

- Der Mobber stellt die betroffene Person als unfähig dar.

Beispiel
„Die Ahsenbach ist wirklich zu nichts zu gebrauchen! Wisst ihr, was sie heute schon wieder gebracht hat ...?"

- Die betroffene Person wird an ihrer Arbeit gehindert oder es werden ihr Aufträge entzogen.

Beispiel
„Der Ahsenbach können wir wirklich keine Bewohner mehr zuteilen. Ich würde vorschlagen, dass sie sich um die Bettpfannen und Müllsäcke kümmert, bis die Chefin endlich eine Entscheidung getroffen hat."

Frauen, Auszubildende und ältere Beschäftigte gehören zu den am meisten betroffenen Personengruppen. Gleichzeitig ist die Pflege ein Berufsfeld, in dem Mobbing statistisch überdurchschnittlich häufig anzutreffen ist. Dabei führen die sozialen Berufe insgesamt die Liste der vom Mobbing am meisten betroffenen Berufsgruppen an. Daher ist es besonders wichtig, dass im Pflegebereich Mobbingprävention betrieben wird. Dies kann z. B. durch ein gutes Arbeitsklima, die Einführung eines Beschwerdemanagements und durch Aufklärung über Mobbing und seine Folgen geschehen.

Mobbingbetroffenen können folgende Maßnahmen empfohlen werden:
- frühzeitig sich zur Wehr setzen
- Vorgesetzte oder den Betriebsrat informieren. Mobbing ist ein Kündigungsgrund!
- eventuell eine Aussprache mit dem Mobber suchen
- ein Mobbingtagebuch führen, in welchem alle Angriffe mit Datum und Uhrzeit festgehalten werden

online
Unter diesem Link finden Sie eine Liste mit Beratungsstellen in Deutschland.
http://wiki.mobbing-gegner.de/Mobbing/Links/SoliServ

Wenn Auszubildende oder Pflegefachkräfte sich im Betrieb oder in der Schule gemobbt fühlen, können sie sich an eine der zahlreichen Beratungsstellen wenden.

Mobbing hat Folgen

Wer ständig „wie Luft" behandelt wird oder sich Gerüchten zur Wehr setzen muss, braucht schon ein sehr dickes Fell, um sich nicht verunsichern zu lassen. In der Regel lösen regelmäßige feindselige Attacken im Berufsalltag starke negative Gefühle bei den Betroffenen aus, die sich auf Persönlichkeit sowie Arbeits- und Leistungsverhalten auswirken. 44 Prozent der Befragten mit Mobbingerfahrung gaben an, dass sie krank wurden, 20 Prozent sogar länger als sechs Wochen. Die Krankheitsbilder reichten von typischen Stresssymptomen wie Schlafstörungen und Kopfschmerzen bis hin zu |Depressionen und |Krebserkrankungen. Wie mit Mobbing umgegangen wurde, hing von der Persönlichkeit der Gemobbten ab. Ein knappes Drittel wechselte den Arbeitsplatz im Betrieb, fast ein Viertel kündigte von sich aus.

Depressionen
1 S. 452
Krebserkrankungen
1 S. 639

1.9 Sexuelle Belästigung am Arbeitsplatz

Straftatbestand
2 S. 219

Sexuelle Belästigung ist ein Straftatbestand. Für Arbeitnehmer wird dieser innerhalb des Beschäftigtenschutzgesetzes (BSchG), dem Gesetz zum Schutz der Beschäftigten vor sexueller Belästigung am Arbeitsplatz, geregelt. Hierin wird eine sexuelle Belästigung wie folgt definiert:

online

http://bundesrecht.juris.de/bundesrecht/bschg/gesamt.pdf

§ „Sexuelle Belästigung am Arbeitsplatz ist jedes vorsätzliche sexuell bestimmte Verhalten, das die Würde von Beschäftigten am Arbeitsplatz verletzt. Dazu gehören

1. sexuelle Handlungen und Verhaltensweisen, die nach den strafgesetzlichen Vorschriften unter Strafe gestellt sind, sowie
2. sonstige sexuelle Handlungen und Aufforderungen zu diesen, sexuell bestimmte körperliche Berührungen, Bemerkungen sexuellen Inhalts sowie Zeigen und sichtbares Anbringen von pornografischen Darstellungen, die von den Betroffenen erkennbar abgelehnt werden."

QUELLE: BSchG § 2, Abs. 2

Unter sexueller Belästigung werden also folgende Handlungen verstanden:

- Handlungen oder Bemerkungen, welche die Sexualität einer Person betonen
- jede sexuelle Äußerung, die eine einschüchternde, beleidigende, unangenehme und/oder bedrohliche Arbeitsatmosphäre schafft
- jedes bewusste oder unbewusste Verhalten eines Vorgesetzten, das eine sexuelle Handlung oder Annäherung eines Untergebenen erzwingt; dies kann z. B. unter Androhung eines Arbeitsplatzverlustes oder unter Anbieten eines Arbeitsplatzes oder einer besseren Stellung geschehen
- jede wiederholte und von den Betroffenen ungewollte verbale oder physische sexuelle Annäherung

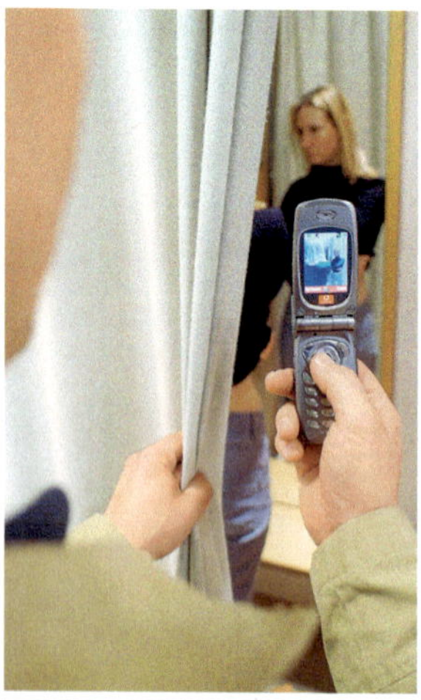

[1] Sexuelle Belästigung kann sich in vielfältigen Formen zeigen.

Ob ein Verhalten als sexuelle Belästigung gilt, ist dabei immer abhängig von der subjektiven Wahrnehmung. Dennoch sollte jegliches Verhalten, das die Sexualität einer Person in irgendeiner Form diskriminiert oder angreift, unterbunden werden. Eine Geste angeblicher Akzeptanz, z. B. Lachen bei einem anzüglichen Witz, kann auch das Zeichen von fehlendem Selbstvertrauen darstellen. Werden solche „verbalen Ausrutscher" in einem Betrieb toleriert, sinkt die Schwelle für sexuelle Übergriffe.

Wissenschaftliche Untersuchungen haben ergeben, dass 72 % aller Frauen bereits mindestens einmal in ihrem Leben sexuell belästigt worden sind. In der Regel werden Frauen von Männern sexuell belästigt. Zur sexuellen Belästigung von Frauen durch Frauen sowie Männern durch Frauen oder andere Männer gibt es kaum statistische Zahlen. Insbesondere Männer geben jedoch eine selbst erfahrene sexuelle Belästigung selten offen zu. In einer von der DGB-Jugend München in Auftrag gegebenen Studie gab fast die Hälfte aller weiblichen Auszubildenden an, bereits mindestens einmal am Arbeitsplatz oder in der Berufsschule belästigt worden zu sein.

online

Studie der DGB-Jugend München zur sexuellen Belästigung von weiblichen Auszubildenden
www.azuro-muenchen.de
➡ Umfragen
➡ Sexuelle Belästigung

Personen, die sexuell belästigt werden, neigen häufig zu defensiver Gegenwehr: Sie versuchen, die belästigende Person zu meiden, ignorieren die sexuelle Belästigung oder versuchen gar, scherzhaft mit der Situation umzugehen. Erwiesenermaßen führen diese Maßnahmen nicht zum erwünschten Erfolg.

Fühlt sich eine Person am Arbeitsplatz sexuell belästigt, wird empfohlen, aktiv und offensiv vorzugehen. Personen, die sexuell belästigt werden, sollten in folgender Weise reagieren:

- Stellen Sie die belästigende Person laut und deutlich zur Rede und verbitten Sie sich weitere sexuelle Annäherungen.
- Drohen Sie an, sich bei einem erneuten Übergriff bei Vorgesetzten zu beschweren. Machen Sie Ihre Drohung wahr.
- Kündigen Sie an, die Tat weiterzuerzählen.
- Kündigen Sie an, den Täter anzuzeigen.
- Setzen Sie sich nur im äußersten Notfall körperlich zur Wehr.

Eine Besonderheit in Pflegeberufen stellen sexuelle Übergriffe durch Pflegebedürftige dar. Hierbei muss unterschieden werden zwischen Pflegebedürftigen, die in ihrer kognitiven Leistungsfähigkeit nicht eingeschränkt sind, und Pflegebedürftigen, die auf Grund einer Erkrankung oder durch die Einnahme bestimmter Medikamente ein verändertes Sexualverhalten zeigen.

Allgemein müssen im Umgang mit Pflegebedürftigen, die ein enthemmtes Sexualverhalten zeigen oder Pflegefachkräfte sexuell belästigen, folgende grundlegende Gedankengänge berücksichtigt werden.

- Jeder Mensch verfügt über sexuelle Wünsche (→ Sexualität im Alter, S. 322).
- Die Sehnsucht nach Liebe, Geborgenheit und Zärtlichkeit ist bis ins hohe Alter und unabhängig von kognitiver Leistungsfähigkeit vorhanden.
- Für alleinstehende Menschen ist Selbstbefriedigung häufig die einzige Möglichkeit, Sexualität zu erleben. Insbesondere in Einrichtungen fehlt es an Rückzugsräumen, um Sexualität ausleben zu können.
- Bestimmte Pflegehandlungen (z. B. während der Körperpflege) können von Pflegebedürftigen, insbesondere denen mit kognitiven Veränderungen, als sexuelle Handlung wahrgenommen werden.
- Bestimmte Medikamente können unter Umständen zu sexueller Enthemmung führen (z. B. |Nootropika)

Nootropika
hirndurchblutungsfördernde Medikamente, die bei Demenzerkrankungen eingesetzt werden

Bei sexuellen Belästigungen durch Pflegebedürftige ohne kognitive Einschränkungen sollten Pflegefachkräfte freundlich, aber bestimmt reagieren und die bereits genannten offensiven Reaktionen anwenden.

Werden Pflegefachkräfte durch Pflegebedürftige mit kognitiven Einschränkungen sexuell belästigt, können folgende Verhaltensweisen sinnvoll sein:

- Verbitten Sie sich freundlich, aber bestimmt die sexuelle Belästigung.
- Besprechen Sie einen solchen Vorfall im Team und suchen Sie nach gemeinsamen Lösungsstrategien.
- Führen Sie Pflegehandlungen nur im Beisein einer zweiten Person durch.
- Überlegen Sie, ob nicht andere Pflegefachkräfte für einen gewissen Zeitraum die Betreuung des Pflegebedürftigen übernehmen können.
- Besprechen Sie mit dem behandelnden Arzt, ob der Pflegebedürftige Medikamente erhält, die eine sexuelle Enthemmung als Nebenwirkung haben, und ob es hierzu Alternativen gibt.
- Kündigen Sie insbesondere alle Pflegemaßnahmen an, die von Pflegebedürftigen als sexuelle Handlung wahrgenommen werden könnten (z. B. Waschen des Genitalbereiches).
- Ziehen Sie sich aus dem Zimmer zurück, wenn Sie bemerken, dass der oder die Pflegebedürftige masturbiert.
- Halten Sie sexuelle Vorkommnisse in der Pflegedokumentation fest.

Eine Besonderheit stellt die Betreuung in der ambulanten Pflege dar. Hier sollten Pflegefachkräfte nicht zögern, bei sexuellen Übergriffen sofort Hilfe zu holen oder die Wohnung zu verlassen.

2 Spannungen in der Pflegebeziehung

2.1 Sympathie und Antipathie

Sympathie und Antipathie sind die zwei Gegenpole unseres Gefühlslebens. Finden wir einen Menschen sympathisch, dann mögen wir ihn, empfinden wir Antipathie, dann mögen wir ihn nicht. Sympathie und Antipathie empfinden Menschen immer. Sie haben aber im Laufe ihrer Erziehung und Sozialisation gelernt, mit diesen Gefühlen umzugehen. In unserer Gesellschaft wird Antipathie nicht unbedingt immer offen gezeigt, um andere nicht vor den Kopf zu stoßen.

Sympathie und Antipathie sind Gefühle, die einseitig sein können. Das bedeutet, dass ein Mensch einem anderen Menschen gegenüber Sympathie oder Antipathie empfinden kann, ohne dass dies erwidert wird. Gleichzeitig ist die Ausprägung dieser Gefühle unterschiedlich stark. Man kann jemanden sympathisch, weniger sympathisch oder gar nicht sympathisch finden, was dann auch in Antipathie umschlagen kann.

Vorurteile
2 S. 276
Stereotype
2 S. 276

Vorurteile und Stereotype können unseren wahren Gefühlen im Weg stehen. Dennoch sind sich die Wissenschaftler seit einigen Jahren einig, dass für das Empfinden von Sympathie und Antipathie auch so genannte Pheromone zuständig sind.

Pheromone
werden von unserem hormonellen System abgesondert. Es sind Duftstoffe, die der biochemischen Kommunikation zwischen den Lebewesen dienen.

Von Menschen, die sich für den Altenpflegeberuf entscheiden, wird eine grundsätzliche Sympathie für alte und pflegebedürftige Personen erwartet. Das bedeutet nicht, dass Pflegefachkräfte alle zu pflegenden Menschen sympathisch finden müssen. Dasselbe trifft auch für die Pflegebedürftigen zu. Es können in einer Pflegebeziehung einseitig oder beidseitig Gefühle von Antipathie aufkommen. Dennoch sollten Pflegefachkräfte in der Lage sein, professionell zu handeln. Nehmen negative Emotionen überhand, können hieraus ernsthafte Konflikte resultieren. Deshalb sollten Pflegefachkräfte ihre Gefühle reflektieren, um rechtzeitig alternative Lösungsstrategien zu nutzen.

Konfliktvermeidung
2 S. 579

Reflexionsfragen zum persönlichen Umgang mit Sympathie und Antipathie

- Reflektieren Sie Ihre Beziehungen: Empfinde ich Sympathie oder Antipathie?
- Finde ich jemanden sympathisch: Bedränge ich die Person mit meiner Sympathie?
- Finde ich eine Person besonders sympathisch: Vernachlässige ich aus diesem Grund andere? Verhalte ich mich anderen gegenüber ungerecht?
- Empfinde ich jemandem gegenüber Antipathie: Kann ich die Ursache herausfinden?
- Empfinde ich jemandem gegenüber eine Antipathie: Beeinflusst dies mein professionelles Handeln?

2.2 Macht und Ohnmacht

Auch Macht und Ohnmacht sind Begriffe, die ein gegensätzliches Wortpaar beschreiben. Macht und Ohnmacht beschreiben die Fähigkeit, Dinge zu beeinflussen oder sie nicht beeinflussen zu können. Sie sind soziale Aspekte unseres zwischenmenschlichen Alltags. In der Auseinandersetzung mit den Phänomenen Macht und Ohnmacht ist in der Pflege weiterhin der Begriff Empowerment eingeführt worden.

2.2.1 Macht

Innerhalb eines sozialen Gefüges (z. B. Paar, Gruppe, Staat) finden Beziehungen zueinander auf unterschiedlichen Ebenen statt. Macht bezeichnet hierbei die Fähigkeit, die jeweilige andere Person oder Gruppe beeinflussen zu können.

Der Machtbegriff wird in der Wissenschaft seit Jahrtausenden diskutiert. Insbesondere die Philosophen haben sich sowohl in der Antike als auch in der Zeit der Aufklärung mit diesem Phänomen auseinandergesetzt. Dies betraf hauptsächlich die politische oder Staatsebene. Ende des 19. Jahrhunderts bis Mitte des 20. Jahrhunderts kamen durch die Bearbeitung des Machtbegriffs aus soziologischer Sicht neue Fragestellungen auf (z. B. „Wie beeinflusst uns Macht in unserem täglichen Sein?").

Die heute geläufigste Definition von Macht stammt von dem Soziologen und Wirtschaftswissenschaftler Max Weber (→ Abb. 1). Nach ihr ist Macht die Fähigkeit, eigene Interessen gegen fremde Interessen mit folgenden Funktionen durchzusetzen:

- **Handlungsmacht** – Sie beschreibt alle Aktionen, die zu einer Veränderung der Umwelt führen, z. B. wenn eine Pflegefachkraft einen Pflegebedürftigen gegen seinen Willen wäscht.
- **Entscheidungsmacht** – Sie beschreibt den Einfluss auf die Entscheidung einer Person, z. B. wenn eine Pflegefachkraft einem Pflegebedürftigen sagt, dass es nur eine Wahl zwischen dem Durchführen der Körperpflege und dem Im-Bett-liegen-Bleiben gibt.
- **Mobilisierungsmacht** – Sie beschreibt die Fähigkeit, sich Unterstützung von anderen zu holen, z. B. wenn ein Pflegebedürftiger sich nicht waschen lassen will und die Pflegefachkraft Kolleginnen zur Hilfe holt.
- **Verfügungsmacht** – Sie beschreibt die Möglichkeit der Nutzung von Dingen, die jemand besitzt, z. B. wenn die Pflegefachkraft zum Händewaschen in einer Wohnung die teure Seife benutzt.
- **Definitionsmacht** – Sie beschreibt den Einfluss einer Person oder Institution auf die Definition eines Sachgegenstandes, z. B. wenn ein berühmter Professor Pflege als Dienstleistung definiert.

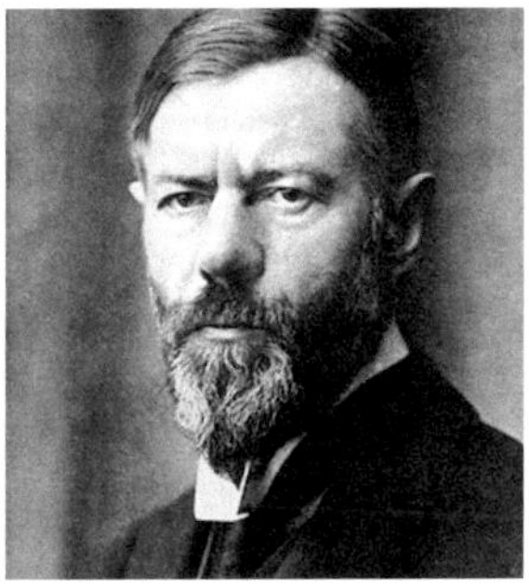

[1] Max Weber (1864–1920)

Für die Pflege spielt auch der Machtbegriff des französischen Philosophen Michel Foucault (→ Abb. 2) eine Rolle. Foucault ging davon aus, dass Macht im Verhältnis zwischen Gruppen, Personen oder Staat besteht. Nach seiner Definition sind Machtbeziehungen überall da, wo es Gesellschaft gibt. Seine Thesen gewannen vor allem dadurch an Bedeutung, dass er in seinem Werk „Wahnsinn und Gesellschaft" die Behandlung von Psychiatriepatienten beanstandete. Seine Standpunkte lösten in den 1970er-Jahre und 1980er-Jahren viele Diskussionen aus, die in Deutschland zu einer Psychiatriereform führte und den Status und die Behandlung von psychisch kranken Menschen in Kliniken verbesserte. Es folgte eine Auflösung der so genannten Nervenheilanstalten und die Gründung von psychiatrischen Kliniken, die auf einem modernen Verständnis von Gesundheit und Medizin basierte. Macht wird dadurch ausgeübt, dass man Strafen oder Liebesentzug androht, dass man Schuldgefühle weckt oder ganz offensichtlich andere Menschen beeinflusst und manipuliert. Geht man von Foucaults Definition aus, ist jede Pflegebeziehung von Macht gekennzeichnet.

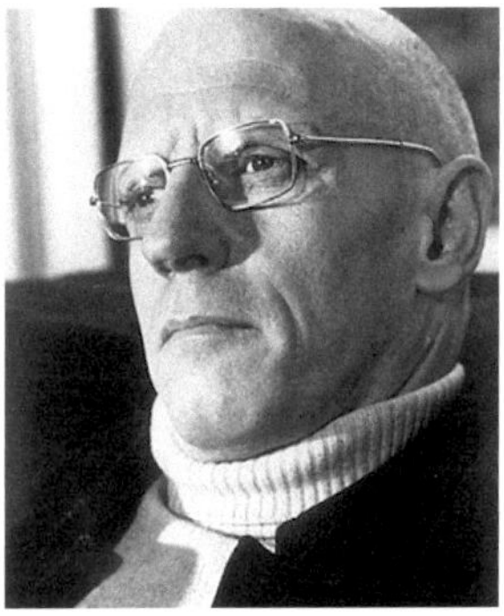

[2] Michel Foucault (1926–1984)

Beispiel

Altenpfleger Herr Wickert will Frau Bähnisch zum Mittagessen in den Speisesaal bringen. Frau Bähnisch äußert aber, dass sie noch keinen richtigen Appetit habe. Daraufhin entgegnet Herr Wickert: „Ach, das wäre schade, heute gibt es Spargel und der schmeckt doch aufgewärmt gar nicht."

Auch wenn der Altenpfleger keine böse Absicht, sondern eine Aktivierung zum Ziel hatte, ist Frau Bähnisch in ihrer Entscheidung, erst später essen zu wollen, beeinflusst worden. Macht ist in diesem Zusammenhang also erst einmal ein wertfreier Begriff. Macht kann aber auch missbraucht werden. Auf dieser Basis wird immer wieder kritisiert, dass insbesondere in professionellen Pflegebeziehungen die Macht von den Pflegenden ausgeht. Hierauf reagieren Pflegebedürftige mit Ohnmacht.

2.2.2 Ohnmacht

Pflegebedürftige sind auf die Hilfe und Unterstützung von Pflegefachkräften angewiesen. Sie müssen diese Hilfsbedürftigkeit artikulieren. Stellen sie fest, dass niemand ihnen ihren Wünschen oder Bedürfnissen entsprechend zur Hand geht, empfinden sie Ohnmacht oder Hilflosigkeit. Diese resultiert dabei aus der Macht, die die andere Person oder Institution über einen hat.

Man kann die Reaktionen der Betroffenen hierauf unterteilen: Die Betroffenen resignieren und widersprechen nicht, oder die Betroffenen widersprechen und der Widerspruch wird ignoriert. Aus beiden Reaktionen resultiert eine erneute Ohmacht.

Beispiel
Frau Messerschmidt wird nach der Behandlung einer Gebärmutterkrebserkrankung von einer ambulanten Pflegestation betreut. Sie wird jeden Tag in der Klinik ambulant bestrahlt. Als Nebenwirkung dieser Bestrahlung leidet sie unter heftigen Durchfällen. Beim Aufnahmegespräch betont sie, dass sie zu geschwächt ist, um nachts alleine auf die Toilette zu gehen. Daraufhin stellt die Pflegefachkraft fest, dass sie ja wohl eine Windel brauche. Frau Messerschmidt ist entsetzt! Sie hatte gehofft, dass sich auch nachts jemand um sie kümmern könnte! Sie hat Angst, dass sich durch den Stuhlgang in der Windel ihre Operationswunde infizieren könnte. Und wie stellt sich das diese Frau überhaupt vor? Soll sie die ganze Nacht in ihrem eigenen Kot liegen? Frau Messerschmidt fühlt sich der Pflegefachkraft gegenüber so hilflos, schließlich hat sie das mit der Windel ganz selbstverständlich gesagt, als ob es keine andere Möglichkeit gebe.

Regression
1 S. 397
2 S. 329

Viele Pflegebedürftige sehen sich in ihrer Ohnmacht gefangen. Sie verhalten sich zunehmend passiv und werden dadurch immer weiter in die Hilflosigkeit gedrängt. Hieraus können Regression und Aggression entstehen. Die Pflegebeziehung wird immer problematischer. Die Bestrebungen hin zu einer bedürfnisorientierten Pflege versuchen, gegen diese Macht-Ohmacht-Beziehung in der Pflege anzugehen. Eine weitere Möglichkeit, diesem Teufelskreis zu entkommen, bietet das Empowerment.

2.2.3 Empowerment

Empowerment ist ein ressourcenorientierter Ansatz, der die Stärkung vorhandener Potenziale zum Ziel hat. Hierbei geht es nicht nur um körperliche Fähigkeiten (z. B. selbstständiges Anziehen), sondern auch und insbesondere um die Wiedererlangung von Entscheidungs- und Wahlfähigkeit. Hierbei steht zum einen die einzelne Person im Mittelpunkt (z. B. individuelles Beratungsgespräch), zum anderen aber auch die soziale Gruppe (z. B. politische oder Öffentlichkeitsarbeit zur Verbesserung der Lebensumstände). Hierzu gehört z. B. die Reduzierung von hierarchischen Strukturen in Einrichtungen. Gleichzeitig hat Empowerment zum Ziel, das Mitsprache- und Mitbestimmungsrecht auf öffentlicher Ebene zu verstärken.

Für die Pflege ist Empowerment dabei auf drei Ebenen von Bedeutung:

- Empowerment der Pflegebedürftigen
- Empowerment der Angehörigen
- Empowerment der Pflege als Profession

online

www.empowerment.de

Beispiel
Das Prinzip „Hilfe zur Selbsthilfe" ist durch das Erste Sozialgesetzbuch festgehalten. Es ist ein Grundgedanke des Empowerments, Menschen durch Maßnahmen der Aufklärung und Unterstützung zu größerer Selbstständigkeit zu führen.

Ekel und Scham 2.3

Beispiel
Schülerin Eva schreckt zurück, als sie die Tür zu Frau Englers Zimmer öffnet. Es riecht sehr stark nach Stuhlgang. Eva möchte am liebsten davonlaufen, doch sie nimmt sich zusammen und tritt ein. Frau Engler sitzt völlig entkleidet in ihrem Bett und strahlt Eva an. Stolz zeigt sie auf ihren Nachttisch: Dort steht ein Schneemann – in Braun. Sie hat sich selbst ausgeräumt und mit ihrem Stuhlgang gespielt. Eva freut sich weniger über das Geschenk, nachdem sie jedoch alles gereinigt hat, lacht sie herzlich. Frau Engler, die doch etwas unsicher war, ist erleichtert.

Eine zentrale Kompetenz Pflegender ist ihr Takt- und Schamgefühl hinsichtlich der Intimsphäre anderer Personen, um Verunsicherungen und Kränkungen möglichst zu vermeiden. Der Erhalt der Würde ist Grundlage einer vertrauensvollen Beziehung. Sowohl emotional als auch körperlich vollziehen sich in der Pflege Annäherungen, die in unserer Kultur zwischen Fremden nicht üblich sind. Es gibt immer wieder Situationen, die bei Pflegebedürftigen sowie bei Pflegenden unangenehme Gefühle wie Scham, Ekel und Peinlichkeit aufkommen lassen. Dieses Gefühl beschreibt nicht nur eine ästhetische Abwehr. Wie schwer und schambesetzt es ist, mit einem Male eine Abhängigkeit zu erfahren, die bis zur völligen Nacktheit und damit auch Schutzlosigkeit geht, erfahren viele der Pflegebedürftigen.

Scham entsteht durch die Konfrontation mit Dingen, die sich sonst im Verborgenen vollziehen. Pflegende dringen z. B. bei der digitalen Ausräumung in den Körper von Personen ein, die Schwierigkeiten mit der Ausscheidung haben. Dasselbe gilt für das Katheterisieren. Außerdem sehen Pflegende kotverschmierte Körper und andere Dinge, die ihre Abwehr hervorrufen. Je nach Beziehung zwischen den Betroffenen wird darüber offen kommuniziert, sodass sich die Situation entspannen kann, oder es wird schweigend darüber hinweggegangen. Grundsätzlich ist es wichtig, die Wertschätzung den Bewohnern gegenüber aufrechtzuerhalten.

digitale Ausräumung
1 S. 292

Der Kontakt mit folgenden Elementen kann zu Reaktionen von Scham und Ekel führen:

- Körperkontakt beim Waschen trotz möglicher Gerüche und körperlichen Abneigungen
- Zahnprothesen
- nasse Küsse
- Urin
- Schleim (vaginal, rektal)
- Stuhlgang
- Verwachsungen oder künstliche Darmausgänge, Wunden
- Erbrochenes
- Ejakulat im Bett, Erektionen bei der Körperpflege oder morgendliche (physiologische) Erektion

In scham- oder ekelbesetzten Situationen gilt es, sich die erforderliche Zeit zu nehmen und sich mit den eigenen Gefühlen auseinanderzusetzen. Aus angestauten und unterdrückten Emotionen können Abwehr oder Aggression resultieren, die auf einem Gefühl der Hilflosigkeit basieren. Beim Umgang mit Ausscheidungen können zur Entlastung und zum Selbstschutz Einmalhandschuhe genutzt werden, gegebenenfalls auch Schutzkleidung. Gefühle wie Scham und Ekel zu unterdrücken oder zu verleugnen entspringt einem falsch verstandenen Berufsethos. Diese Reaktionen sind natürlich, es gilt nur Wege zu finden, angemessen mit ihnen umzugehen und so die eigenen Emotionen in Balance zu halten.

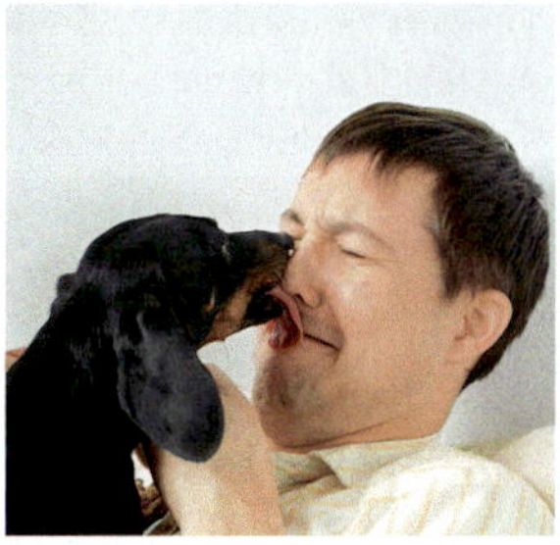

3 Gewalt in der Pflege

Wir Prinzessinnen auf der Erbse

Es gibt so Tage, an denen ich denke, die strahlende Sonne sei durch einen Gelbfilter getrübt! Da liege ich nun seit Jahren rund um die Uhr in der Waagerechten; das Skelett löst sich langsam und schmerzhaft auf, chronisch krank, akut krank, rundum pflegebedürftig und ... finde mich bemitleidenswert. Auf mein Klingeln wird „überhaupt nicht" reagiert; eine zaghafte Bitte ergibt eine lausefreche Jungmädchenantwort. Ich ärgere mich über Vergesslichkeiten, zugeknallte Türen. Kennen Sie das? Was Wunder!

Es gibt so Tage,
da ist die Sonne ganz gemächlich untergegangen, und jetzt dämpft ein sommerlich sanfter Nieselregen alle harten Geräusche; man hat mir erfreuliche Post auf die Bettdecke gelegt. Von einer Stationsbesprechung wird mir hintertragen: „Schämt ihr euch nicht, der armen Frau G. zuzumuten, dass ...". Gutes Essen hat's gegeben; ich bin sorgfältig gewaschen worden (da Mittwoch: einschließlich meiner Füße!), das Bett wurde frisch bezogen; ich habe hilfsbereite junge Menschen um mich. Und ich denke: „Was willst du eigentlich noch? Du hast es doch gut hier!"

Es gibt so Tage,
Sie – liebe Leides(?)genossInnen – wissen, worauf ich hinauswill? Und wissen, dass es an uns, an unserer jeweiligen Insgesamt-Verfassung liegt, wie wir das Menschlich-Allzumenschliche an den uns betreuenden Pflegekräften auffassen und auffangen!

Aus meiner eigenen Erfahrung sehe ich zwei Hauptprobleme. Zunächst der weite Generationenunterschied. Traditionen und Konventionen, wie wir sie – gerade noch! – erlebten und für gut hielten, sind zerbrochen; den jähen Wechsel zu den sehr-viel-Jüngeren können wir kaum verarbeiten! Wörter, die für uns mit einem Tabu versehen waren und bis vor kurzem vermieden wurden – heute gehören sie zur Alltagssprache. Ebenso solche Themen, die für uns zum Allerintimsten gehörten, die werden jetzt lautstark und auf dem Flur vor meiner Tür verhandelt. Und so weiter ...

Problem zwei: Das ist die Abhängigkeit von den jungen Pflegerinnen (für mich das wirklich Schlimme!). Wir sind ja so hilflos, so ausgeliefert den Launen, dem Temperament – aber auch der Haus- und Arbeitsordnung „unseres" Heims. Wie dem entgehen? Zum Beispiel, wenn wir uns von uns aus auf diese Jugend einstellen, eben nicht gleich bei jedem „Scheiße!" aus den Pantinen kippen, sie also lächelnd – wenn nicht anders, so doch innerlich – sein lassen, wie sie sind. Anerkennen, dass die allermeisten wirklich engagiert sind. Dass auf dem Arbeitsmarkt gute Pflegekräfte tatsächlich vorhanden sind, aber nicht bezahlt werden können/sollen. Dass Pflegeabteilungen deshalb unterbesetzt sind und sie tatsächlich viel und ernsthaft zu tun haben. Dass sie zumeist hervorragend ausgebildet sind. Dass sie – Ausnahmen bestätigen die Regel – durchweg freundlich und höflich sind.

Wenn Sie hören: „Gott sei Dank – gleich Feierabend!" Oder „Noch drei Tage, dann habe ich Urlaub; endlich weg hier!", dann nehmen Sie's nicht gleich als Beleidigung. Fragen Sie besser: „Haben Sie heute noch was Hübsches vor?" oder: „Werden Sie verreisen? Wohin soll's denn gehen?" (...)

Bitte, bitte nicht „meckern" oder „motzen"! Wie so oft empfohlen: Erstmal drüber schlafen; anderntags ist fast immer der Ärger verblasst, oft sogar zerplatzt.
Sollte es Ihnen immer noch das Herz abdrücken: Mit lächelnder Diplomatie kommen Sie glänzend weiter!

In ganz harten Fällen (erlebe ich hier in unserem Altenheim ca. zweimal per anno!), wo es wirklich um Grundsätzliches, um Dauerbelastung geht, muss man sich allerdings durchsetzen, finde ich. Eine böse Arbeit ... Es liegt uns Alten, Kranken, Geschwächten nun mal nur selten. Aber wenn: Ruhigbleiben ist dann oberste Pflicht (Selbstbeherrschung, Selbstdisziplin lassen sich lernen!). Vorher überlegen, welche Sätze wen überzeugen sollen! Mit einem neutralen Mitmenschen zunächst besprechen. Vor allen Dingen: hartnäckig bleiben, hartnäckig, hartnäckig. Auch wenn sich das über einen größeren Zeitraum hinzieht – freilich immer mit gemäßigter Stimme. Schriftlich, sollte es Ihnen mehr liegen als die nie recht kontrollierbare, aufufernde mündliche Auseinandersetzung.
Die Drohung: „Möchten Sie wirklich, dass ich mich höheren Ortes beschwere?" sollte mit Abstand das allerletzte Mittel sein, muss dann aber auch – bei für Sie negativem Erfolg – durchgeführt werden.

Nochmals und als Schlussbilanz:
Leicht ist es gerad nicht, in einem Altenheim als „Pflegling" untergekrochen zu sein; es kommt jedoch weiterhin auf uns an, wie wir behandelt werden und was wir daraus machen! Gerade wir Empfindlichen, wir Prinzessinnen auf der Erbse ...

Bad Nauheim 1998

QUELLE: Unbekannte Verfasserin: „Wir Prinzessinnen auf der Erbse", aus Hirsch, Rolf D. & Fussek, C (Hrsg.): Gewalt gegen pflegebedürftige alte Menschen in Institutionen: Gegen das Schweigen. Berichte von Betroffenen, Bonn: 2001, S. 59 ff.

3.1 Gewalttheorien

Gewalt hat viele Formen. Gewalt wird in den verschiedenen Wissenschaften auch unterschiedlich definiert. Grundsätzlich ist Gewalt eine gegen Sitte und Recht verstoßende Anwendung an Personen. In der Psychologie geht man davon aus, dass Gewalt der Ausdruck von Aggressionen ist.

Aggressivität wiederum ist definiert als direkte oder indirekte Schädigung von anderen Personen.

Zur Entstehungsform von Gewalt und Aggression gibt es verschiedene Theorien. Man unterscheidet unter anderem die Triebtheorien (z. B. von Freud oder Lorenz), die davon ausgehen, dass die Aggression von innen heraus ausgelöst wird, von den Frustrations-Aggressions-Theorien, die davon ausgehen, dass die Aggression von außen ausgelöst wird. Im Folgenden soll ein kurzer Überblick über die bekanntesten Gewalttheorien gegeben werden.

Die psychoanalytische Triebtheorie 3.1.1

Sigmund Freuds (→ Abb. 1) Psychoanalyse basiert auf der Vorstellung, dass Menschen von zwei entgegengesetzten Trieben gesteuert werden: dem Lebenstrieb (Selbsterhaltungstrieb) und dem Todestrieb (Selbstzerstörungstrieb). Das menschliche Leben und Handeln basiert auf der Balance aus diesen beiden Trieben. Aggression und daraus resultierende Gewalt ist aus Todestrieb abgeleitet. Dadurch, dass dieser Todestrieb nach außen gelenkt wird (Aggression gegen andere), hält er den Menschen von der Selbstzerstörung ab.

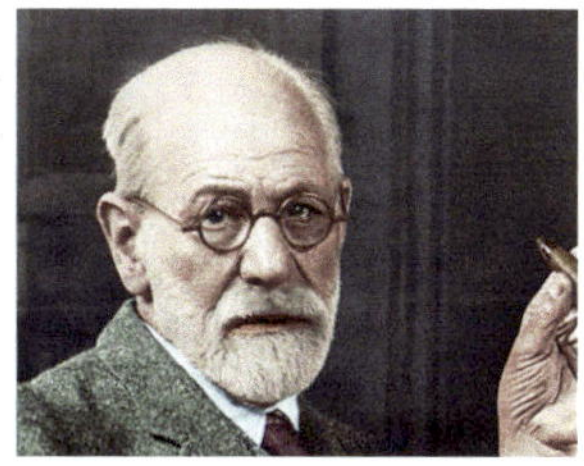

[1] Sigmund Freud

Die Dampfkesseltheorie 3.1.1

Die von dem Verhaltensbiologen Konrad Lorenz (→ Abb. 2) aufgestellte Dampfkesseltheorie geht davon aus, dass Aggression eine arterhaltende Funktion darstellt. Lorenz beobachtete Tiere und stellte fest, dass sie ohne aggressives Verhalten lebensunfähig seien. Aggressive Impulse stauen sich demnach so lange auf, bis sie sich entladen (das Ventil ist geöffnet). Auf Phasen der Aggression folgen Ruhephasen. Äußere Reize können dieses Ventil zwar öffnen, sind aber nicht die Ursache der Aggression. Aggression ist nach Lorenz angeboren. Die Dampfkesselfunktion wird zwar immer wieder zitiert, ist aber in der Wissenschaft nicht akzeptiert. Eine Kritik ist, dass Lorenz davon ausgeht, dass Aggression angeboren ist.

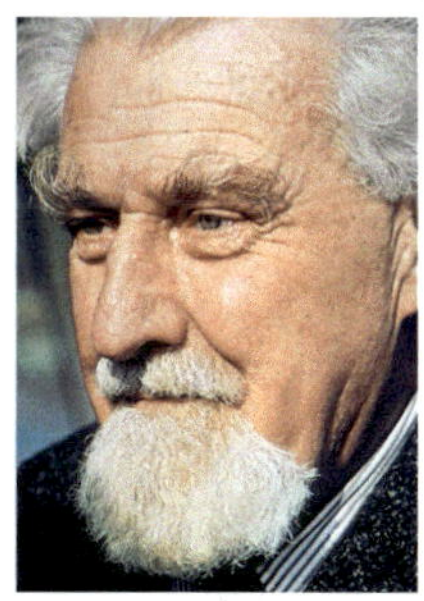

[2] Konrad Lorenz

Die Frustrations-Aggressions-Theorie 3.1.3

Diese in den 1930er-Jahren entwickelte Theorie besteht aus zwei Thesen, die Wissenschaftler der Yale Universität in den USA aufgestellt hatten:

1. Aggression ist immer eine Folge von Frustration.
2. Frustration führt immer zu einer Form der Aggression.

In den folgenden Jahren wurde diese Theorie widerlegt, da andere Wissenschaftler zeigen konnten, dass Menschen auf Frustration auch anders (z. B. mit Regression) reagieren können. In der Folge wurde diese klassische Frustrations-Aggressions-Theorie vielfach verändert.

Die Frustrations-Antriebs-Theorie 3.1.4

Diese Theorie wurde von dem Soziologen Albert Bandura entwickelt. Sie nimmt an, dass Frustration generell zu einem gesteigerten Antrieb des Körpers führt. Dieser Antrieb des Organismus zeigt sich z. B. in Erregung. Ein gesteigerter Antrieb kann zu Aggression führen, muss aber nicht.

3.2 Ursachen, Erscheinungs- und Ausdrucksformen von Gewalt

Alle Gewalttheorien gehen davon aus, dass Aggression oder Aggressivität die Grundlage für Gewalt ist. Aggression kann sich in verschiedenen Formen zeigen!

- offene, körperlich ausgetragene Form, z. B. körperliches Bedrohen, Schlagen
- offene, verbale oder nonverbale Form, z. B. Spotten, Beleidigen, Schreien, Gestik und Mimik
- verdeckte Form, z. B. Gewaltfantasien
- indirekte Form, z. B. Verleumdung, Mobbing, Schikanen, Sachbeschädigung
- emotionale Form, z. B. Stress, Ärger, Wut, Hass

3.2.1 Formen der Gewalt

Spricht man über Gewalt, werden in der Regel drei Formen der Gewalt voneinander unterschieden. Sie können alle sowohl auf physischer als auch auf psychischer Ebene angewendet werden:

- **direkte Gewalt**, z. B. Schlagen, Zwangsernährung, Fixierung, Beschimpfen, Verletzung der Intimsphäre, Bloßstellung vor anderen
- **strukturelle Gewalt**, z. B. Heimordnung, Erwartung der Unterwerfung, Verweigerung von Genussmitteln, Verurteilung von sexuellen Handlungen, feste Essenszeiten. Hierbei ist zu berücksichtigen, dass bestimmte Vorgaben (z. B. Essenszeiten, Heimordnung) sowohl als notwendige Lebensstrukturierung als auch als maßregelnde Schikane empfunden werden können.
- **Gewalt durch Unterlassen**, z. B. unterlassene Toilettenbegleitung, kein Anreichen von Essen oder Getränken, Ignorieren von Bedürfnissen, fehlende Kommunikation

Auch wenn in der Öffentlichkeit Gewalt häufig in der Form der direkten Gewalt und hier primär in der physisch ausgeübten Gewalt wahrgenommen wird, sind im Pflegealltag vor allem Formen der strukturellen Gewalt und der Gewalt durch Unterlassen zu finden. Gewalt findet hier auf allen Beziehungsebenen statt:

- zwischen Pflegefachkraft und Pflegebedürftigen, z. B. Verweigerung des Toilettengangs
- zwischen Pflegebedürftigen und Pflegefachkraft, z. B. massive Beschimpfung
- zwischen Pflegebedürftigen untereinander, z. B. verwirrte Mitbewohner werden aus dem Speisesaal vertrieben
- zwischen Pflegefachkräften untereinander, z. B. Mobbing

3.2.2 Risikofaktoren für Gewalt gegen ältere Menschen

Ein weiteres Phänomen sind gewalttätige Übergriffe im häuslichen Bereich, vor allem auch dort, wo Angehörige pflegen. In einer 1991 in Deutschland durchgeführten Studie wurde festgestellt, dass über 3 % aller zu Hause gepflegten Menschen bereits mindestens einmal Opfer von häuslicher Gewalt wurden (diese Zahl beinhaltet nur den Anteil der Körperverletzungen).

Die Ursachen scheinen vielfältig zu sein. Insbesondere in der Pflege werden in diesem Zusammenhang immer wieder die berufliche Überforderung wie auch die institutionellen Rahmenbedingungen genannt. Weitere Erklärungsansätze können die Persönlichkeit von Täter und Opfer sowie die Umwelt liefern (→ Tab. 1, S. 597).

Opfer	Täter	Unmittelbarer sozialer Bereich	Übergreifender gesellschaftlicher Bereich
▪ eingeschränkte sprachliche und kognitive Fähigkeiten ▪ Analphabetismus ▪ körperliche Behinderung ▪ sehr hohes Alter ▪ weibliches Geschlecht ▪ geringes Einkommen	▪ Alkohol- und Drogenmissbrauch ▪ psychische Erkrankungen ▪ fehlende Selbstkontrolle ▪ Depressionen ▪ Lebenskrisen ▪ übermäßige Belastung	▪ wechselseitige Abhängigkeitsbeziehungen zwischen Täter und Opfer ▪ unfreiwillige Pflegebeziehung ▪ schwierige emotionale Familienbeziehungen	▪ Diskriminierung von alten Menschen ▪ negative gesellschaftliche Einstellung gegenüber alten Menschen und Behinderten

[1] Beispiele für Risikofaktoren für Gewalt gegen ältere Menschen

Freiheitsentziehende Maßnahmen 3.2.3

Eine besondere Form der Gewaltanwendung ist die Freiheitsentziehung. Hierbei unterscheidet man in legitime (rechtmäßige) und illegitime (unrechtmäßige) Freiheitsentziehung. So ist z. B. der Staat berechtigt, sicherheitsgefährdende Personen durch die Polizei festnehmen zu lassen. Auch in der medizinisch-pflegerischen Arbeit ist es unter Umständen zulässig, Menschen zum Eigen- oder Fremdschutz zu fixieren und ihnen damit die Freiheit zu entziehen.

Definition
Fixierung bezeichnet eine Einschränkung des Körpers oder eines Körperteils auf einen bestimmten Ort. Fixierung kann in unterschiedlicher Form erfolgen:
- mechanische Fixierung
- faktische Fixierung
- chemische Fixierung durch Verabreichung von Medikamenten

Für die Einordnung der genannten Maßnahmen als Freiheitsentziehung spielt es keine Rolle, ob der Betroffene aktuell den Willen zur Fortbewegung hat. Entscheidend ist vielmehr, ob er seinen aktuellen Aufenthaltsort verlassen könnte, wenn er dies wollte. Auch wer einen Schlafenden einschließt oder eine Person, die nicht beabsichtigt, ihren derzeitigen Aufenthaltsort in absehbarer Zeit zu verlassen, entzieht daher einem Menschen die Freiheit. (Der Schlafende könnte aufwachen und sein Bett verlassen wollen, die Person, die ihren Aufenthaltsort nicht verändern will, könnte ihre Meinung ändern.) Anders ist es dagegen bei einem Komapatienten, der keinen Willen zur Fortbewegung entwickeln kann.

Mechanische Fixierung
Unter mechanischen Fixierungsmaßnahmen versteht man z. B. Gurte (Bauchgurte am Stuhl); Bettgurte (Fixierung am Bett); festgesteckte Decken; Stecktische, die, vor dem Stuhl angebracht am Aufstehen hindern, und Bettseitenteile.

Faktische Fixierung
In manchen Einrichtungen wird gelegentlich zu Mitteln gegriffen, die nicht als Fixierungsmaßnahmen offensichtlich erkennbar sind. Das betrifft z. B. das Abschließen von Türen, schwer zu bewegende Türgriffe, Trickschlösser und das Aufstellen von Hindernissen, sodass eine Tür nicht geöffnet werden kann. Den Betroffenen wird dadurch gezielt die Möglichkeit genommen, nach eigenem Willen ihren Aufenthaltsort zu verändern. Auch besonders tief liegende, in der Sitzfläche nach hinten zur Rückenlehne vertiefte Sessel, aus denen sich der Bewohner aus eigener Kraft nicht mehr erheben kann, zählen zu den Beispielen für eine „faktischen Fixierung".

Chemische Fixierung durch Verabreichung von Medikamenten

Verschiedene Psychopharmaka und Neuroleptika werden bei der Behandlung von gesteigerter Unruhe und gesteigertem Bewegungsdrang eingesetzt. Soweit die Behandlung mit diesen Medikamenten dazu führt, dass der Betroffene nicht mehr in der Lage ist, sich frei zu bewegen, z. B. weil er auf Grund des Medikamentes zu „gedämpft" ist, handelt es sich ebenfalls um eine freiheitsentziehende Maßnahme.

Eigen- und Fremdschutz

Von Eigen- und Fremdschutz ist dann die Rede, wenn die betroffene Person vor sich selbst geschützt oder andere Personen vor ihr geschützt werden müssen. Hierzu gehören die folgenden Verhaltensweisen:

- aggressives Verhalten gegen sich selbst (Autoaggression), insbesondere physische Aggressivität
- aggressives Verhalten gegen andere, insbesondere physische Aggressivität
- Weglauftendenzen bei fehlender Orientierung
- motorische Unruhe bei gleichzeitiger kognitiver oder psychischer Beeinträchtigung

Stellen Sie eine der oben genannten Verhaltensweisen fest, sollten Sie dem Pflegeprozess entsprechend folgendermaßen vorgehen:

1. **Ursachenforschung:** Versuchen Sie den Grund dieser Verhaltensweise herauszufinden.
   - Ist die Verhaltensweise Symptom einer zu Grunde liegenden Krankheit?
   - Ist die Verhaltensweise Nebenwirkung eines bestimmten Medikaments?
   - Ist die Umgebung nicht an die betroffene Person angepasst (z. B. zu wenig oder zu viele Reize, zu wenig oder zu viel Bewegungsmöglichkeiten, zu wenig oder zu viel Licht)?
   - Ist mein eigenes pflegerisches Verhalten nicht angemessen?
   - Wird im Team nicht an „einem Strang gezogen" und die betroffene Person ist durch unterschiedliche Verhaltensformen verwirrt?
   - Sind Nahrungs- und Flüssigkeitszufuhr angemessen? (Auf mögliche Verwirrtheit durch Dehydration achten!)
   - Leidet der Betroffene unter Schmerzen, die nicht bekämpft oder artikuliert werden können?

2. **Planung und Durchführung von Maßnahmen:** Versuchen Sie, die Ursachen anzugehen. Sinnvoll ist es, diese Themen im Team zu besprechen. Sind medizinisch-diagnostische Aspekte relevant, sollte die behandelnde Ärztin hinzugezogen werden. Auch arbeitsorganisatorische Aspekte könnten von Bedeutung sein, z. B. Personalschlüssel oder Kompetenzverteilung. Können Angehörige in die Arbeit mit einbezogen werden?

   Sturzprophylaxe
   1 S. 360

   Werden Sie prophylaktisch tätig: Sturzprophylaxe (z. B. durch Hüftprotektoren), Verletzungsprophylaxe (z. B. durch Anziehen entsprechender Kleidung), Dehydrationsprophylaxe.

3. **Evaluation der Maßnahmen:** Waren die durchgeführten Maßnahmen erfolgreich? Ist dies nicht der Fall, folgt der nächste Schritt.

Eine freiheitsentziehende Maßnahme kommt immer nur als letztes Mittel in Betracht.

4. **Prüfen Sie die Notwendigkeit und Zulässigkeit von freiheitsentziehenden Maßnahmen.**

Rechtliche Aspekte

Ziehen Sie eine freiheitsbeschränkende Maßnahme in Betracht, so müssen Sie sich der Tatsache bewusst sein, dass das Recht auf persönliche Fortbewegungsfreiheit ein verfassungsrechtlich garantiertes Grundrecht ist. Eingriffe sind nur unter bestimmten Voraussetzungen zulässig. Liegen diese nicht vor und entziehen Sie einem Menschen dennoch die Freiheit, so machen Sie sich wegen Freiheitsberaubung nach § 239 Strafgesetzbuch (StGB), ggf. auch wegen Nötigung nach § 240 StGB und wegen Körperverletzung nach § 223 StGB strafbar.

1) Freiheitsentziehung mit Einwilligung des Betroffenen

Ein Eingriff ist zunächst dann zulässig, wenn er mit Einwilligung des Betroffenen erfolgt. Das setzt allerdings voraus, dass dieser auch einwilligungsfähig ist. Dazu muss er die nötige Einsichts- und Urteilsfähigkeit besitzen, um die Tragweite der Maßnahme zu erkennen. Er muss nicht geschäftsfähig sein. Der Umstand, dass der Betroffene unter Betreuung steht, schließt seine Einwilligungsfähigkeit grundsätzlich nicht aus. Umfasst der Aufgabenkreis des Betreuers jedoch die Entscheidung über freiheitseinschränkende Maßnahmen, kann es sich um eine zu betreuende Person handeln, die rechtskräftig nicht einwilligungsfähig ist.

Der Umgang mit dem geäußerten Willen des Bewohners ist oftmals schwierig. Einerseits muss sein **Selbstbestimmungsrecht gewahrt werden**, andererseits darf die Berufung auf dieses Recht nicht dazu führen, dass die Schwelle für freiheitsentziehende Maßnahmen bei verwirrten und kranken Menschen herabgesetzt wird, indem leichtfertig von einer Einwilligungsfähigkeit ausgegangen wird. Bestehen **Zweifel** daran, **ob der Betroffene die Bedeutung der Maßnahme erkennt, muss auf jeden Fall das Betreuungsgericht eingeschaltet werden** (siehe unter 2).

Über den Willen eines einwilligungsfähigen Menschen dürfen Sie sich in keinem Fall hinwegsetzen, mag er auch in Ihren Augen unvernünftig sein. Dies schließt auch die Ausübung von körperlichem oder psychischem Zwang aus, um den Bewohner doch noch zu einer Einwilligung zu bewegen. Sie dürfen ihn bitten und überreden, sich anders zu entscheiden, ihn aber nicht unter Druck setzen. Das Gleiche gilt für einen Betreuer, Bevollmächtigten oder einen Arzt. Nur bei akuter Gefahrenlage darf – sofern alle Voraussetzungen vorliegen – kurzzeitig in die Freiheit des Betroffenen eingegriffen werden.

akute Gefahrenlage
2 S. 601

2) Freiheitsentziehung ohne Einwilligung des Betroffenen

Ist der Bewohner nicht einwilligungsfähig, so kann die Einwilligung stattdessen vertretungsweise von einer anderen Person erklärt werden. Dies ist entweder eine Person, die der Bewohner zuvor dazu bevollmächtigt hat, oder ein vom Gericht bestellter Betreuer. Mit der so genannten **Vorsorgevollmacht** ernennt der Betroffene vorsorglich für den Fall, dass er vorübergehend oder auf Dauer nicht mehr in der Lage sein sollte, eigenverantwortlich Entscheidungen zu treffen, eine andere Person zu seinem Bevollmächtigten. Andere als die genannten Personen haben in Fragen der Freiheitsentziehung keine Entscheidungsbefugnis, und zwar auch dann nicht, wenn sie ein enges persönliches Verhältnis zum Bewohner haben.

Da die Entscheidung für einen Freiheitsentzug einen **besonders weit gehenden Eingriff in die Rechte des Betroffenen** bedeutet, **unterliegt** sie der **betreuungsgerichtlichen Kontrolle.** Eine entsprechende Maßnahme darf also **auch mit Zustimmung des Vertreters grundsätzlich erst dann durchgeführt werden, wenn das Betreuungsgericht geprüft hat, ob alle gesetzlichen Voraussetzungen vorliegen.** Lediglich dann, wenn die Freiheitsentziehung einmalig erfolgt und nur von kurzer Dauer ist, kann die Einwilligung des Bevollmächtigten oder Betreuers genügen. Nur in eng begrenzten Ausnahmefällen, in denen eine gegenwärtige Gefahrensituation vorliegt, kann ein kurzzeitiger Freiheitsentzug auch ohne Einwilligung rechtmäßig sein.

a) Freiheitsentziehung mit Genehmigung des Betreuungsgerichts
Für Personen, die in Fragen der Aufenthaltsbestimmung bzw. hinsichtlich ihrer Unterbringung unter rechtlicher Betreuung stehen, sind die Voraussetzungen, unter denen ihnen die Bewegungsfreiheit entzogen werden darf, in § 1906 des Bürgerlichen Gesetzbuches (BGB) geregelt. Entsprechende Anwendung findet die Vorschrift für den Fall, dass der Betroffene einer anderen Person eine schriftliche Vollmacht für die Einwilligung in solche Maßnahmen erteilt hat (§ 1906 Abs. 5 BGB).

Grundvoraussetzung für freiheitsentziehende Maßnahmen nach § 1906 BGB ist, dass sie zum Wohl des Betreuten erforderlich sein müssen,

- weil auf Grund seiner psychischen Krankheit oder geistigen oder seelischen Behinderung die Gefahr besteht, dass er sich selbst tötet oder erheblichen gesundheitlichen Schaden zufügt, oder
- weil eine Untersuchung des Gesundheitszustands, eine Heilbehandlung oder ein ärztlicher Eingriff notwendig ist, der ohne die Maßnahme nicht durchgeführt werden kann, und der Betreute auf Grund einer psychischen Krankheit oder geistigen oder seelischen Behinderung die Notwendigkeit der Maßnahme nicht erkennen oder nicht nach dieser Einsicht handeln kann.

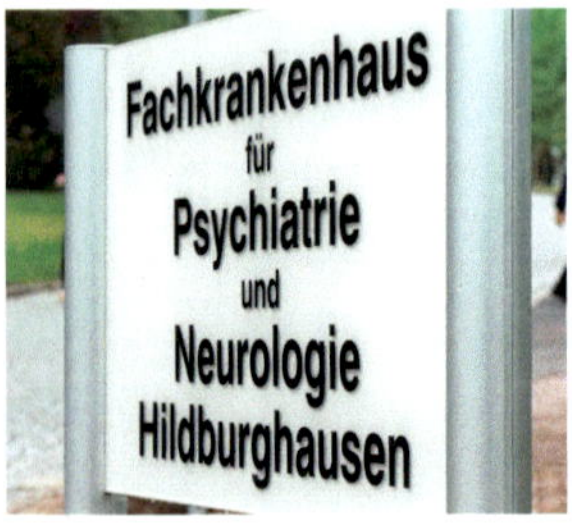

Dabei müssen Dauer und Maß des Eingriffs in einem angemessenen Verhältnis zum angestrebten Ziel stehen. Das heißt, sobald der Grund für den Eingriff entfällt, muss auch der Eingriff bzw. die Maßnahme beendet werden. Dies auch dann, wenn die Dauer einer Genehmigung noch weiter läuft. Freiheitsentziehende Maßnahmen, die diese Voraussetzungen erfüllen, können zwar mit Einwilligung des Betreuers oder des Bevollmächtigten vorgenommen werden. Allerdings muss das Betreuungsgericht immer zuvor seine Genehmigung erteilen. Ohne die Genehmigung ist die Maßnahme nur dann zulässig, wenn mit ihrem Aufschub Gefahr (für den Betroffenen) verbunden ist. In diesem Fall muss die Genehmigung unverzüglich nachgeholt werden. Eine Genehmigung muss auch dann eingeholt werden, wenn Betreute, die bereits untergebracht sind, einer Fixierungsmaßnahme unterzogen werden sollen, die über die bereits erfolgte Freiheitsentziehung (geschlossene Unterbringung) hinausgeht.

Ein psychisch Kranker kann nach § 1906 BGB oder § 10 PsychKG NW untergebracht werden. Unterbringung bedeutet, eine Person gegen ihren Willen oder im Zustand der Willenlosigkeit dauerhaft in einem abgegrenzten Lebensraum festzuhalten, z. B. einem geschlossenen psychiatrischen Krankenhaus oder einer sonstigen geschlossenen Einrichtung. Einen Menschen unterzubringen bedeutet, ihm dauerhaft seine Bewegungsfreiheit zu entziehen. Die Unterbringung ist deshalb nur unter engen Voraussetzungen zulässig. Jedes Bundesland hat ein Gesetz, das die Unterbringung von psychisch Kranken ermöglicht, die andere oder sich selbst in erheblichem Maße gefährden. In den Unterbringungsgesetzen werden staatliche Maßnahmen beschrieben, um psychisch Kranke notfalls zur Therapie zu zwingen.

Die Genehmigungspflicht entfällt nach § 1906 Abs. 4 BGB nur dann, wenn dem Betroffenen die Freiheit nicht über einen längeren Zeitraum und auch nicht regelmäßig entzogen werden soll.

Die Formulierung „entzogen werden soll" schließt solche Maßnahmen von der Genehmigungspflicht aus, die zwar zu einem Freiheitsentzug führen, aber nicht zu diesem Zweck vorgenommen werden. Allerdings genügt für eine Genehmigungspflicht, dass sie zumindest auch diesem Zweck dienen sollen. Nur dann, wenn die Maßnahme ausschließlich z. B. zu Heilzwecken vorgenommen wird und der Freiheitsentzug lediglich eine (ungewollte) Nebenfolge ist, entfällt die Genehmigungspflicht.

Beispiel
Einem Bewohner wird ein starkes Schmerzmittel ausschließlich zu dem Zweck verabreicht, dass er seine Schmerzen besser ertragen kann. Das Mittel versetzt ihn in einen gedämpften Zustand, der es ihm unmöglich macht, sein Bett zu verlassen. Die Maßnahme ist nicht genehmigungspflichtig. Werden dagegen Sedativa verabreicht, um den Heimbewohner ruhigzustellen und damit das Pflegepersonal zu entlasten, liegt darin auch dann ein Freiheitsentzug, wenn mit der Medikamentenvergabe zusätzlich ein Heil- oder sonstiger Zweck verfolgt wird.

Die Abgrenzung kann im Einzelfall schwierig sein, weil letztlich nicht nachprüfbar ist, zu welchen Zwecken Medikamente genau verabreicht werden und ob ihre Nebenfolgen in Kauf genommen oder erwünscht sind. Umso wichtiger ist es, in diesen Situationen einen kritischen Blick zu entwickeln.

Probleme bereitet auch die Frage, wann von einem „längeren Zeitraum" gesprochen werden kann. Teilweise wird vorgeschlagen, den Zeitraum nicht einheitlich, sondern in Abhängigkeit von der Schwere des Eingriffs zu bestimmen. Bei mechanischen Fixierungen sollte bereits bei einer Dauer von wenigen Stunden eine Genehmigungspflicht angenommen werden. Bei weniger einschneidenden Eingriffen kann der Zeitraum dagegen etwas großzügiger bemessen werden. Von einer Genehmigungspflicht ist aber nach überwiegender Auffassung dann auszugehen, wenn die Maßnahme voraussichtlich über das Ende des folgenden Tages hinaus andauern wird. In dringenden Fällen kann das Gericht auch Eilentscheidungen treffen. Ist ein Betreuer noch nicht vorhanden, so besteht die Möglichkeit, einen vorläufigen Betreuer einzusetzen. Nur wenn selbst dies zu lange dauern würde, weil es zum Schutz des Betroffenen erforderlich erscheint, die Fixierung möglichst zeitnah vorzunehmen, kann das Betreuungsgericht diese ausnahmsweise (vorläufig) selbst anordnen.

Unter weniger einschneidenden bzw. weniger körpernahen Eingriffen versteht man z. B. das Einschließen.

b) Freiheitsentziehung in akuten Gefahrensituationen
Ohne Mitwirkung des Betreuungsgerichts kann eine Freiheitsentziehung neben den bereits genannten Ausnahmefällen nur dann gerechtfertigt sein, wenn der Betroffene sich selbst oder einen Dritten konkret gefährdet. Zu unterscheiden sind Notwehr/Nothilfe (§ 32 Strafgesetzbuch) und Notstand (§ 34 Strafgesetzbuch), wobei der Notstand im Bereich der Altenpflege regelmäßig eine größere Rolle spielen wird.

§ **Notwehr, § 32 StGB**
In Notwehr handelt, wer sich selbst gegen einen gegenwärtigen rechtswidrigen Angriff verteidigt oder einem Dritten zur Hilfe kommt, der einem solchen Angriff ausgesetzt ist (Nothilfe). Voraussetzung für die Notwehr ist, dass eine Notwehrlage besteht und die Verteidigungshandlung den gesetzlichen Anforderungen genügt.

Notwehrlage:
Eine Notwehrlage besteht immer dann, wenn ein Angriff erfolgt, der gegenwärtig und rechtswidrig ist. Ein Angriff ist ein willensgetragenes menschliches Verhalten, durch das eine Verletzung rechtlich geschützter Güter (z. B. körperliche Unversehrtheit) oder Interessen droht. Gegenwärtig ist der Angriff, wenn er unmittelbar bevorsteht oder gerade stattfindet. Ein einmaliger Schlag durch den Bewohner ist mit der vollzogenen Handlung beendet. Muss die Pflegefachkraft nicht unmittelbar mit einer Wiederholung rechnen, ist das Merkmal der Gegenwärtigkeit nicht mehr erfüllt, sodass Gegenreaktionen der Pflegefachkraft, also das Festhalten des Bewohners, auch nicht mehr durch Notwehr gerechtfertigt sind. Rechtswidrig ist der Angriff des Bewohners, wenn er seinerseits nicht gerechtfertigt ist.

Notwehrhandlung:
Die Verteidigungshandlung muss zur Abwehr eines konkreten Angriffs geeignet und erforderlich sein. Stehen mehrere geeignete Maßnahmen zur Abwendung des Angriffs zur Verfügung, so ist nur das mildeste Mittel im Sinne des Notwehrrechts erforderlich. Die Verteidigung muss außerdem rechtlich geboten sein. Diese Voraussetzung soll gewährleisten, dass das Notwehrrecht in solchen Fällen eingeschränkt oder gar nicht ausgeübt werden darf, in denen es sozialethisch nicht gerechtfertigt ist, einer Person das volle Notwehrrecht einzuräumen. Das heißt, wenn der Angriff z. B. durch einen erkennbar unzurechnungsfähigen Bewohner/Patienten erfolgt, muss sich die Verteidigung auf bloße Schutzmaßnahmen beschränken und es darf nicht in die Rechte des Angreifers (Bewohner/Patienten) eingegriffen werden.

Das beeinträchtigte und das geschützte Rechtsgut können auch ein und derselben Person zustehen.

§ **Rechtfertigender Notstand, §34 StGB**
Beim rechtfertigenden Notstand richtet sich die Handlung nicht gegen einen Angriff, sondern zielt darauf, eine gegenwärtige Gefahr für ein notstandsfähiges Rechtsgut (Leben, Leib, Freiheit, Ehre usw.) abzuwenden. Eine Person, die im Notstand handelt, greift in ein fremdes Rechtsgut ein, um ein anderes vor einer Verletzung zu schützen. Gerechtfertigt ist der Eingriff dann, wenn er zum Schutz des Rechtsguts geeignet und erforderlich ist und das geschützte Interesse das beeinträchtigte wesentlich überwiegt. Dabei sind die betroffenen Rechtsgüter und der Grad der ihnen drohenden Gefahren mit zu berücksichtigen. Im Falle des Notstands wird also – anders als bei der Notwehr – eine Interessenabwägung vorgenommen.

Beispiel
Ein Bewohner reißt sich die PEG-Sonde heraus, sodass er nicht mehr mit notwendiger Nahrung und Medikamenten versorgt werden kann. Durch eine Fixierung wird er daran gehindert, sich die Sonde erneut herauszureißen. Auf diese Weise wird seine Versorgung und Behandlung sichergestellt.

Mit der Fixierungsmaßnahme wird zwar in die Fortbewegungsfreiheit des Bewohners eingegriffen, dies geschieht aber, um sein Leben und seine körperliche Unversehrtheit zu schützen. Ist der Bewohner hinsichtlich des Eingriffs durch die PEG-Sonde einwilligungsfähig, so muss sein Wille jedoch respektiert werden. Es darf also weder die Sonde gelegt noch eine Fixierung vorgenommen werden. Eine dennoch vorgenommene Fixierung kann in diesem Fall nicht durch Notstand gerechtfertigt werden, denn dies würde das Selbstbestimmungsrecht des Bewohners verletzen.

Ist er dagegen einwilligungsunfähig und gibt es keine andere Möglichkeit, seine Versorgung sicherzustellen, so wäre die Fixierung wegen Notstands gerechtfertigt, denn das Interesse an der Aufrechterhaltung des Lebens und der körperlichen Unversehrtheit des Bewohners wird größeres Gewicht haben als das Interesse an seiner Bewegungsfreiheit.

Allerdings gilt dies nur, solange die Gefahr besteht, dass er sich die Sonde erneut herausreißt. Es wäre unzulässig, die **Fixierung vorsorglich** auch dann **weiter aufrechtzuerhalten**, wenn der Bewohner z. B. eingeschlafen ist.

Es muss in jedem Einzelfall eine Abwägung der höherwertigen Rechtsgüter (z. B. Recht auf Freiheit und Unversehrtheit gegenüber dem Recht auf Leben und Gesundheit) erfolgen.

Genehmigungsverfahren

Besteht eine gesetzliche Betreuung und soll dem Bewohner mit Zustimmung des Betreuers für längere Zeit oder regelmäßig die Freiheit entzogen werden, **muss der Betreuer eine Genehmigung der konkreten Maßnahme beim Betreuungsgericht beantragen**. Ein förmlicher Antrag ist nicht erforderlich. Gleiches gilt, wenn der Bewohner einer anderen Person eine Vorsorgevollmacht erteilt hat.

Betreuung
2 S. 494

Im Genehmigungsverfahren prüft das Gericht, ob die gesetzlichen Voraussetzungen für die freiheitsentziehende Maßnahme vorliegen. Liegen sie vor, muss das Gericht die Genehmigung erteilen. Der Bevollmächtigte oder Betreuer ist andererseits nicht verpflichtet, von der erteilten Genehmigung auch Gebrauch zu machen. Aufgabe des Gerichts ist es demnach nicht, selbst über eine Freiheitsentziehung zu entscheiden, sondern es prüft vielmehr, ob die Entscheidung des einwilligenden Vertreters rechtmäßig ist. Eine eigene Anordnung kommt nur in eng begrenzten Ausnahmefällen in Betracht, wenn kein Vertreter vorhanden ist und selbst die Bestellung eines vorläufigen Betreuers nicht abgewartet werden kann.

Für die Genehmigung durch das Betreuungsgericht ist Grundvoraussetzung, dass ein ärztliches Zeugnis vorliegt, aus dem sich die Notwendigkeit der freiheitsentziehenden Maßnahme und die Diagnose ergibt, welche die Maßnahme erforderlich macht.

Das Gericht muss neben anderen Personen (z. B. dem Ehegatten des Betroffenen und dem Betreuer) auch den Betroffenen selbst (diesen persönlich) anhören, bevor es die Freiheitsentziehung genehmigt (§ 319 FamFG). Von der Anhörung kann nur dann abgesehen werden, wenn sich aus einem ärztlichen Gutachten ergibt, dass die Anhörung zu erheblichen Nachteilen für die Gesundheit des Betroffenen führen würde oder wenn der Betroffene nach dem unmittelbaren Eindruck des Gerichts offensichtlich nicht in der Lage ist, seinen Willen kundzutun (§ 319 i. V. m. § 34 Abs. 2 FamFG).

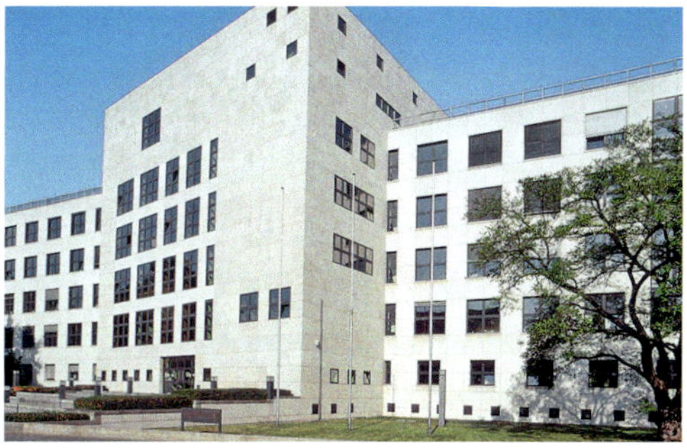

[1] Betreuungsgericht

Insbesondere dann, wenn eine persönliche Anhörung des Bewohners nicht erfolgt, muss der Betreuungsrichter für den Betroffenen einen **Verfahrenspfleger** bestellen. Die Verfahrenspflegschaft ist eine staatliche Schutzmaßnahme, die in bestimmten Gerichtsverfahren, die nach den Regeln des „Gesetzes über das Verfahren in Familiensachen und in den Angelegenheiten der freiwilligen Gerichtsbarkeit" (FamFG) durchgeführt werden, eine Rolle spielt. In diesen Verfahren sollen die Interessen des Betroffenen, der auf Grund seines Alters, einer Krankheit, Behinderung oder aus sonstigen Gründen selbst dazu nicht in der Lage ist, von einer eigens dafür bestellten Person – dem Verfahrenspfleger – wahrgenommen werden.

Der Verfahrenspfleger hat das Recht, die verfahrensrechtlichen Befugnisse des Betroffenen wahrzunehmen, z. B. Rechtsmittel in dessen Interesse einzulegen und Beweisanträge zu stellen. In einem Verfahren, welches die Freiheitsentziehung eines Betreuten betrifft, hat er Kontakt zum Betreuten und hält Rücksprache mit dem Betreuer und dem zuständigen Arzt. Auch gehört es zu seinen Aufgaben, Angehörige und evtl. sonstige Personen über den Sachverhalt, welcher der freiheitsentziehenden Maßnahme zu Grunde liegt, zu befragen.

Die Entscheidung des Gerichts über die Genehmigung der Freiheitsbeschränkung erfolgt als Beschluss. Der Gerichtsbeschluss muss immer eine Begründung, die Rechtsgrundlage, die Art der Maßnahme, ihre Dauer und eine Rechtsmittelbelehrung enthalten.

Empfehlungen des Bundesinstitut für Arzneimittel und Medizinprodukte (BfArM)

Menschen, die mit einem Bauchgurt fixiert waren, wurden tot aufgefunden. Darum empfiehlt das BfArM zur Reduzierung dieses Risikos:

1. *Bauchgurte, die keine seitliche Rückhaltevorrichtungen haben oder bei denen die zugehörigen Vorrichtungen separat beiliegend geliefert wurden, sind zurückzurufen oder sie sind dauerhaft und fest mit am Bauchgurt angebrachten Vorrichtungen nachzurüsten.*
2. *Bauchgurte zur Patientenfixierung sind am Bett derart zu konstruieren, dass ein Verrutschen in den Thoraxbereich sicher verhindert wird. Am Bauchgurt integrierte seitliche Rückhaltevorrichtungen sind beizubehalten.*
3. *Die Patientenfixierung darf nur in Betten mit durchgehenden Seitengittern erfolgen. Die Gitter sind hochzustellen.*
4. *Die Patientenfixierung darf nur durch das Personal, das im Umgang mit dem Produkt geschult wurde, durchgeführt werden.*
5. *Die Anwender sind über diese Produkte sowie über das korrekte Anlegen der Fixiergurte zu informieren, um eine fachgerechte Durchführung der Fixierung sicherzustellen.*

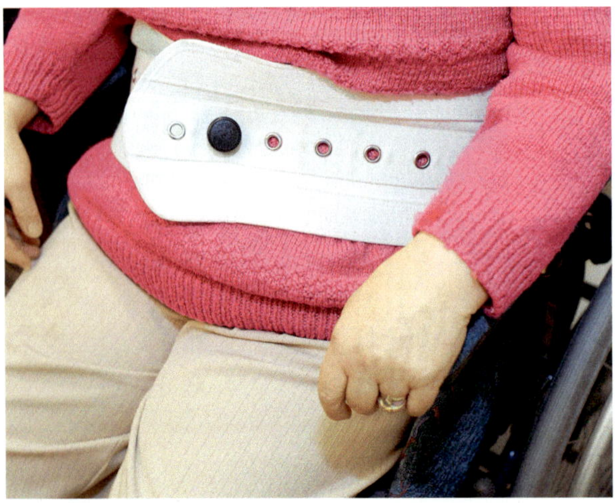

[1] Fixierung eines Menschen in einer Leibbandage

Hinweise für das Anbringen von Fixierungen

Sollte eine Fixierung unumgänglich sein, sorgen Sie dafür, dass alle notwendigen Unterlagen sowie Materialien zur Fixierung zur Hand sind. Besprechen Sie wenn möglich mit dem Patienten die Maßnahme. Signalisieren Sie Präsenz, indem Sie die betroffene Person nicht alleine lassen. Wenn Sie sich für die Durchführung einer Fixierung entschlossen haben, sorgen Sie dafür, dass entsprechende Bettgurte und Bettseitenteile vorhanden sind. Durch unsachgemäße Fixierungshilfsmittel (z. B. zweigeteilte Bettseitenteile, Bettlaken, Stühle oder Tische) sowie den unsachgemäßen Gebrauch von Fixierungshilfen können Patienten lebensgefährlich verletzt werden.

Der Beweis, dass Fixierungen Stürze verhindern, ist bislang von keiner Studie erbracht worden. Eine erhöhte Bewegungseinschränkung (durch das Anbringen eines Bettseitenteils) führt zu häufigeren und gefährlicheren Stürzen. So konnte beobachtet werden, dass in Pflegeeinrichtungen, die den Einsatz von Fixierungen und Bettseitenteilen befürworten, die Anzahl von Sturzverletzungen und Einklemmungen erhöht ist.

Fixierung des Patienten in einer Leibbandage

Bereiten Sie den Patienten auf die Fixierung vor. Informieren Sie ihn über Art und Absicht Ihres Vorgehens. Ordnen Sie den Raum so an, dass der Patient die Möglichkeit hat, den Raum und die Tür einzusehen, wenn möglich, an Getränke auf dem Nachtisch zu kommen sowie die Rufanlage zu bedienen.

Es muss vorab geklärt werden, wer für die Betreuung der betroffenen Person zuständig ist.

Vor der Benutzung muss das Gurtsystem auf schadhafte Nähte bzw. auf abgerissene Teile untersucht werden. Die Funktion aller Verschlüsse muss geprüft werden. Nicht mehr sicher schließende Systeme dürfen nicht verwendet werden. Bei den Gurtsystemen handelt es sich nicht, wie irrtümlicherweise häufig gedacht wird, um Universalgrößen. Sind die Gurte zu klein oder zu groß, ist die Sicherheit beeinträchtigt. Außerdem wären dem Patienten zu weite oder zu enge Gurte unbequem.

online

Bundesinstitut für Arzneimittel und Medizinprodukte
www.bfarm.de

Werden außer der Taille des Betroffenen auch eine Hand und der gegenüberliegende Fuß (diagonale Drei-Punkt-Fixierung) an Gurten befestigt, spricht man von einer diagonalen Fixierung. Werden zusätzlich alle Extremitäten (beide Hände und beide Füße) fixiert, handelt es sich um eine Fünf-Punkt-Fixierung.

Insbesondere nach der Applikation von Sedativa ist die Vitalzeichenkontrolle wichtig. Wenn das Zimmer verlassen wird, muss der Patient die Rufanlage bedienen können. In bestimmten Fällen ist eine Sitzwache zu gewährleisten, die den Betroffenen kontinuierlich betreut oder in regelmäßigen Abständen nach ihm sieht. Es muss ein Fixierungsprotokoll (→ Abb. 1, S. 605) geführt werden.

Eine Fixierung ist für den Patienten eine Einschränkung seiner Freiheit und schafft oft ein enormes Misstrauen gegenüber Pflegefachkräften. Spätestens sobald die Fixierung nicht mehr erforderlich ist und sich der Patient wieder beruhigt hat, muss mit ihm über den Vorgang gesprochen werden.

Dokumentation der Fixierung

Jede Fixierung ist im Dokumentationssystem schriftlich festzuhalten. Ein zusätzlich geführtes Fixierungsprotokoll muss folgende Angaben enthalten:

- Welcher Patient/Bewohner wurde fixiert?
- Lag eine Einwilligung des Patienten/Bewohners vor?
- Welcher Arzt hat die Fixierung angeordnet?
- Liegt ein Gerichtsbeschluss vor, wenn ja: wann und von welchem Gericht?
- Welche Personen (Pflegepersonal) waren an der Fixierung beteiligt?
- Wie lange war der Patient fixiert?
- Warum wurde der Patient fixiert?
- In welcher Art und in welchem Umfang erfolgte die Fixierung?
- Welche besonderen Maßnahmen wurden während der Fixierung ergriffen (z. B. Applikation von Sedativa, Sitzwache)?
- Wie und durch wen wurde die Beobachtung und Betreuung des Fixierten sichergestellt?

Fixierungsprotokoll

Bitte Zutreffendes ankreuzen und alle erforderlichen Angaben ausfüllen.

Name, Vorname: ....

Adresse: ....

Betreuer: ....

Diagnosen: ....

Grund der Fixierung:

❑ Eigengefährdung ❑ Fremdgefährdung
❑ pathologische Unruhe

Einwilligung des Patienten:

❑ Vorhanden ❑ Nicht vorhanden

Art der Fixierung:

❑ Leibgurt ❑ Bettgitter ❑ Sitzgurt
❑ Sonstiges:

Anlegen der Fixierung	**Lösen der Fixierung**
(Datum, Uhrzeit von/bis, Pflegemaßnahmen, Unterschrift und Beobachtungen dokumentieren)	*[z. B. zur Mobilisation] (Datum, Uhrzeit von/bis, Pflegemaßnahmen Unterschrift und Beobachtungen dokumentieren)*

10 Regeln für das Anbringen von Fixiergurten

1. Vor einer Fixierung sind mögliche Alternativen zur Fixierung zu klären.
2. Grundsätzlich ist zunächst das Vorliegen der ärztliche Anordnung bzw. einer richterlichen Genehmigung zu klären.
3. Zur Sicherheit müssen alle gefährlichen Gegenstände aus dem Umfeld des Patienten entfernt werden. Es ist besonders auf scharfe Gegenstände (z. B. Besteck, Schmuck, Gläser, Vasen) aber auch auf Feuerzeuge und Streichhölzer zu achten. Das Material der Gurtsysteme ist in der Regel aus einem Baumzellwollgemisch und damit entflammbar.
4. Die Gurte müssen so angebracht werden, dass sie straff auf der Matratze liegen. Fixiergurte werden eng, aber nicht zu eng angelegt. Sie dürfen die Atmung des Patienten nicht behindern. Zwischen Patient und Gurt soll die flache Hand passen.
5. Fixiergurte dürfen niemals ohne Seitenbefestigung angebracht werden. Sie verhindern, dass sich der Patient im Bett quer zur Körperachse dreht und stranguliert wird.
6. Bettseitenteile müssen durchgehend sein und hochgestellt werden. Empfehlenswert sind Bettseitenteilschutzbezüge, die unschöne und beängstigende Gitter verkleiden und gut abpolstern. Zweiteilige Bettgitter dürfen auf Grund der Gefahr des mittigen Durchrutschens nicht verwendet werden.
7. Bei Patienten mit einem Herzschrittmacher (HSM) ist ein Sicherheitsabstand von zehn Zentimetern zwischen Magnetschlüssel und dem HSM zu halten, damit bei magnetempfindlichen HSM keine à Tachykardien ausgelöst werden können.
8. Um das Herausrutschen aus dem Bauchgurt nach oben und/oder unten zu verhindern kann eine Schulter- und Schulterzusatzhalterung eingesetzt werden. Dies erfordert ggf. wieder eine richterliche Genehmigung.
9. Hand- und Fußfixierungen dürfen/sollen grundsätzlich nur in Verbindung mit einem Bauchgurt vorgenommen werden (Ausnahme: bei ausdrücklicher ärztlicher Anordnung und richterlicher Genehmigung).
10. Es ist immer eine kontinuierliche individuelle Überwachung (Fixierungsprotokoll) erforderlich.

3.3 Gewaltdiagnostik

Besteht der Verdacht, dass eine Person Opfer einer Gewalttat geworden ist, kann anhand der folgenden Symptome das Ausmaß der Gewaltanwendung dokumentiert werden. Jede Form der Gewalt muss in der Pflegedokumentation festgehalten werden!

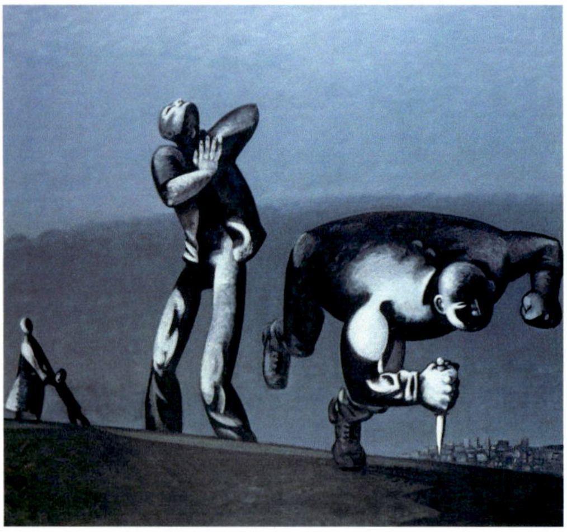

Wolfgang Mattheuer, Kain und Abel (1965)

Körperliche Symptome

- Hämatome, Prellungen, Schürfwunden oder Knochenbrüche (Verletzungen werden häufig von den Opfern bagatellisiert, sie geben einen anderen Grund für die Wunden an)
- Kopfschmerzen, Gliederschmerzen, Rückenschmerzen
- bei länger zurückliegenden Verletzungen: schlecht verheilte Knochenbrüche, fehlende Frontzähne, vermindertes Hör- oder Sehvermögen

Psychische und psychosomatische Reaktionen

- Angst- und Panikattacken, Albträume, Schlafstörungen
- Depressionen, Schuldgefühle, Konzentrationsstörungen
- Störungen der Sexualität
- Verlust des Selbstwertgefühls und der Selbstachtung
- Suizidgedanken, Suizidversuche
- Alkohol- und Tablettenabhängigkeit
- Essstörungen, Reizdarmsyndrom

Verhaltensauffälligkeiten

- Ängstlichkeit, Schüchternheit, Vermeidung von Blickkontakt
- wiederholtes Aufsuchen eines Arztes wegen verschiedener Beschwerden
- zunehmende soziale Isolation

3.4 Präventions- und Lösungsstrategien

Eine hohe Arbeitsbelastung und so genannter Pflegestress sind in vielen Fällen der Auslöser von Gewalt. Eine Möglichkeit, präventiv gegen Gewalt in der Pflege vorzugehen, ist, diesem Pflegestress entgegenzuwirken. Entlastungen können dabei auf verschiedenen Ebenen ansetzen:

- Pflegebedürftige: Förderung der Gesundheit und Selbstständigkeit, adäquate Diagnostik, Behandlung und Rehabilitation, Unterstützung durch Hilfsmittel, Wohnraumanpassung, Aufrechterhaltung des sozialen Netzwerks
- Pflegepersonen: bei Laienpflegern Unterstützung durch Beratungsstellen und Selbsthilfegruppen sowie Teilnahme an Schulungen, um bestimmte entlastende Arbeitstechniken zu lernen; bei Pflegefachkräften Überprüfung der Arbeitsorganisation, Psychohygiene (z. B. Teilnahme an Supervision), Förderung der Pflegekompetenz durch regelmäßige Fort- und Weiterbildungsmaßnahmen

Rehabilitation
1 S. 47
Hilfsmittel
2 S. 385
Wohnraumanpassung
2 S. 385
soziales Netzwerk
2 S. 308, S. 325, S. 340
Selbsthilfegruppen
2 S. 319, S. 433

Der Bonner Verein Handeln statt Misshandeln hat eine Krisenberatungsstelle und ein Notruftelefon für Betroffene von Gewalt in der Pflege eingerichtet. Die Initiative leistet Öffentlichkeitsarbeit, unterstützt Forschungsprojekte und bietet Fortbildungen zum Thema Gewalt in der Pflege an. Weiterhin können Broschüren zu verschiedenen Themen bestellt oder runtergeladen werden.

online
www.hsm-bonn.de

Die eigene Gesundheit erhalten und fördern

4.4

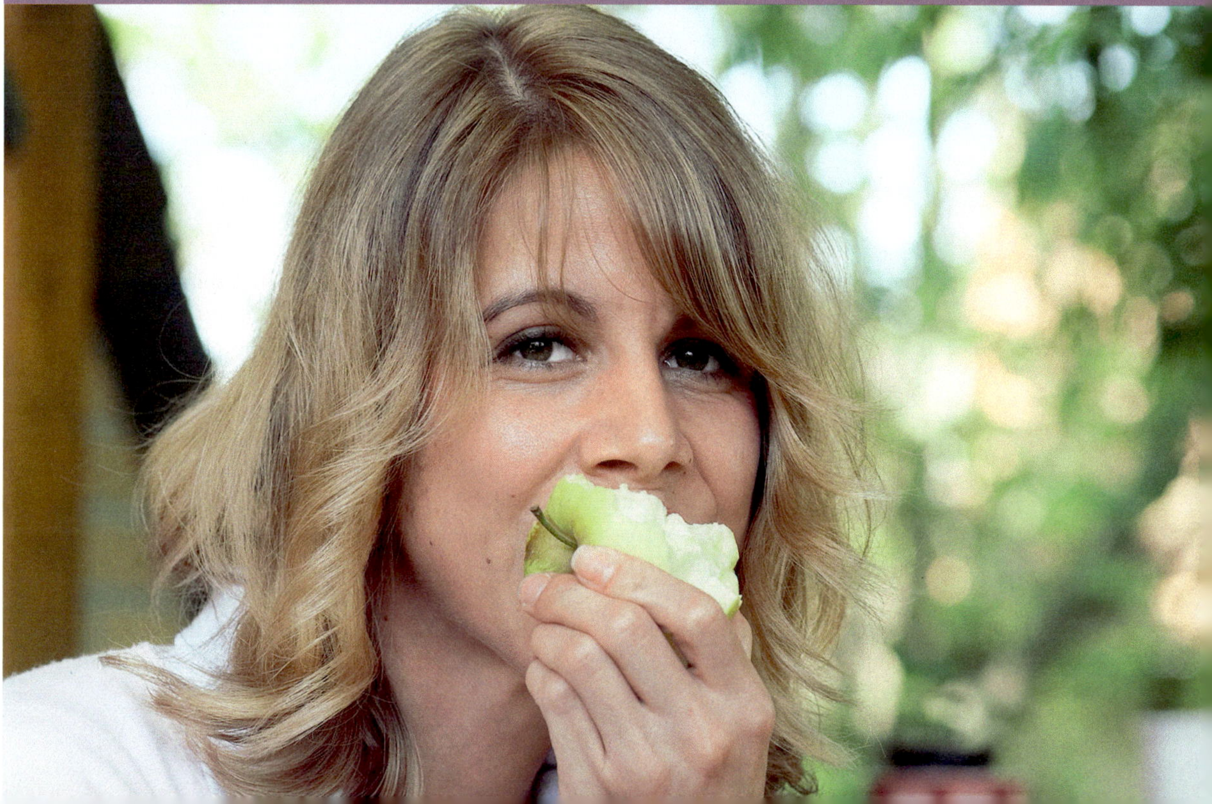

1 Persönliche Gesundheitsförderung

Prävention
1 S. 303
Gesundheitsförderung
1 S. 46

Bedeutende Leitbegriffe der Gesundheitsforschung sind |Prävention und |Gesundheitsförderung. Prävention beinhaltet alle vorbeugenden Maßnahmen, um bestimmten Erkrankungen gezielt zuvorzukommen. Gesundheitsförderung hat das Ziel, Menschen zu einer gesundheitsfördernden Lebensweise zu befähigen. Im Fokus stehen die Lebens- und Arbeitsbedingungen, die gesundheitsrelevant verbessert werden sollen. Unter persönlicher Gesundheitsförderung sind verschiedene Maßnahmen zum Schutz, zur Erhaltung und zur Verbesserung der eigenen Gesundheit zu verstehen.

Die anspruchsvolle berufliche Tätigkeit mit stetig steigenden Anforderungen in den Einrichtungen der Altenhilfe beinhaltet ein hohes Maß an physischer und psychischer Belastung.

Obwohl in allen Berufsgruppen der Krankenstand in den letzten Jahren zurückgegangen ist, ist die Zahl von Berufskrankheiten und krankheitsbedingten Ausfällen bei Beschäftigten in der Pflege immer noch überdurchschnittlich hoch (→ Abb. 1).

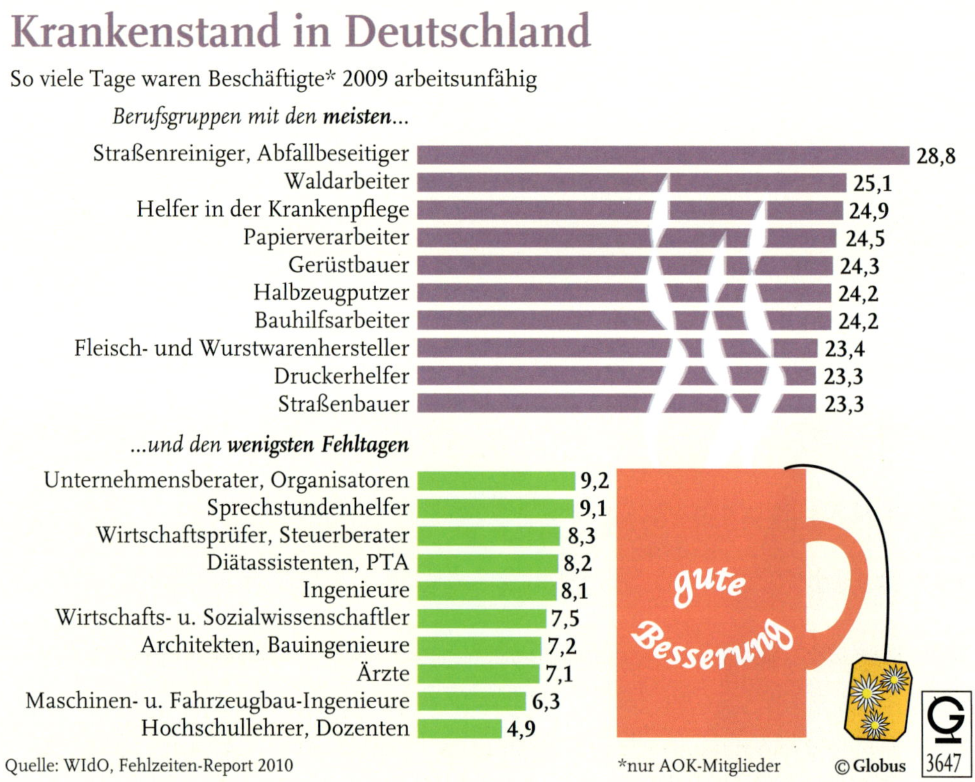
Krankenstand in Deutschland
So viele Tage waren Beschäftigte* 2009 arbeitsunfähig
Berufsgruppen mit den meisten...
Straßenreiniger, Abfallbeseitiger 28,8
Waldarbeiter 25,1
Helfer in der Krankenpflege 24,9
Papierverarbeiter 24,5
Gerüstbauer 24,3
Halbzeugputzer 24,2
Bauhilfsarbeiter 24,2
Fleisch- und Wurstwarenhersteller 23,4
Druckerhelfer 23,3
Straßenbauer 23,3
...und den wenigsten Fehltagen
Unternehmensberater, Organisatoren 9,2
Sprechstundenhelfer 9,1
Wirtschaftsprüfer, Steuerberater 8,3
Diätassistenten, PTA 8,2
Ingenieure 8,1
Wirtschafts- u. Sozialwissenschaftler 7,5
Architekten, Bauingenieure 7,2
Ärzte 7,1
Maschinen- u. Fahrzeugbau-Ingenieure 6,3
Hochschullehrer, Dozenten 4,9
gute Besserung
Quelle: WIdO, Fehlzeiten-Report 2010
*nur AOK-Mitglieder
© Globus
3647

[1] Krankenstand nach Branchen

Es ist gerade für Berufseinsteiger wichtig, sich für die arbeitsbedingten Belastungen zu sensibilisieren und persönliche sowie gesundheitliche Ressourcen zu nutzen, um eine Verbesserung des eigenen Gesundheitsverhaltens zu erreichen. Altenpflegefachkräfte benötigen Handlungskompetenzen, um die eigene Gesundheit zu erhalten und zu fördern. Dadurch wird die eigene Lebensqualität verbessert und die Gesundheit gestärkt, werden Erkrankungen vermieden sowie die Arbeitszufriedenheit und Arbeitsmotivation gesteigert. Dies wirkt sich positiv auf die |Pflegequalität aus.

Pflegequalität
2 S. 501

Gesunde Lebensführung 1.1

Gesunde Lebensführung bedeutet primär, sich eigenverantwortlich sowie gesundheitsfördernd auf sein physisches und psychosoziales Wohlbefinden auszurichten.

Gesunde Lebensführung ist eine wichtige Voraussetzung für die Gesunderhaltung des eigenen Körpers.

Grundvoraussetzung ist die Bewusstseinsbildung des Einzelnen sowie dessen Eigeninitiative. So spricht man häufig auch von den Säulen der gesunden Lebensführung. Insbesondere Schichtdienst sowie erhöhte psychische und physische Belastung im Altenpflegeberuf erfordern ein besonderes Augenmerk auf eine individuell ausgerichtete, gesunde Lebensführung.

Säulen der gesunden Lebensführung:

- bewusste, ausgewogene, vitamin- und ballaststoffreiche Ernährung
- Deckung des Flüssigkeitsbedarfs mit 2–3 l Mineralwasser, Tee, Saftschorlen
- mindestens zweimal pro Woche eine Ausdauersportart betreiben, viel Bewegung im Alltag
- kein Nikotinkonsum
- kein Drogenkonsum
- wenig Alkohol
- Vermeidung von Übergewicht
- Rückenschule
- Ernährungskurse
- Stressmanagement
- Wellness
- Teilnahme an Vorsorgeuntersuchungen
- Impfschutz aktualisieren
- soziale Kontakte pflegen
- ausreichend Erholung und Schlaf
- geschützter Geschlechtsverkehr

Einführung in die Ernährungslehre
1 S. 198

Suchtgefährdung und Suchtprobleme 1.2

Was ist Sucht? 1.2.1

Sucht bzw. Abhängigkeitssyndrome sind als ein bedeutendes psychisches Problem anzusehen. Die Betroffenen haben ein unabweisbares Verlangen nach bestimmten Substanzen (z. B. Alkohol, Tabak, Cannabis) oder Verhaltensweisen (z. B. Glücksspiel, übermäßiges Essen) mit einem durch deren Konsum eintretenden Erlebniszustand. Abhängigkeitssyndrome ziehen erhebliche körperliche und soziale Folgen sowie volkswirtschaftliche Kosten nach sich.

Menschen können unabhängig von ihrer sozialen Herkunft von Suchterkrankungen betroffen sein. Die Auswirkungen auf den Einzelnen sind immer unterschiedlich. Auch wenn Sucht häufig mit illegalen Substanzen in Verbindung gebracht wird, sind Alkohol- und Nikotinabhängigkeit weiterhin die „Suchterkrankungen Nr. 1“ in Deutschland (→ Pflege alter Menschen mit Suchterkrankungen 1 S. 651).

Abhängig von Lebensalter und -umfeld unterscheiden sich die konsumierten Substanzen. So steigt die Zahl der jugendlichen Cannabis-Konsumenten in Deutschland wie auch in anderen Ländern immer weiter an. Gleichzeitig sind Menschen in medizinischen und pflegerischen Berufen überproportional häufig von Medikamentenabhängigkeit betroffen.

1.2.2 Suchtprävention

Suchtprävention muss bereits im jungen Lebensalter stattfinden. Wichtige präventive Konzepte stellen zunächst breit angelegte Aufklärungskampagnen in allen Lebensbereichen dar (z. B. Schule, Freizeit, Sport). Weiterhin muss das soziale Umfeld einbezogen werden, um als starkes Netz besonders in Konfliktsituationen eventuelle Suchtgefährdung frühzeitig zu erkennen und helfend einzugreifen bzw. professionelle Hilfe zu aktivieren.

Ziel der präventiven Maßnahmen ist, Suchtgefährdung vorzubeugen, um eine daraus resultierende Abhängigkeit zu unterbinden. Verschiedene Initiativen, Vereine und die Bundesregierung bieten Unterstützung bei Programmen zur Suchtprävention an. Moderne Suchtprävention arbeitet nicht mehr mit Abschreckung und einem erhobenen Zeigefinger, sondern hat vielmehr zum Ziel, Abstinenz und Gesundheit zu fördern sowie Missbrauch und Abhängigkeit zu verhindern.

online

Deutsche Stelle für Suchtfragen e. V.
www.dhs.de
Bundesministerium für Gesundheit und Soziales
www.bmg.bund.de
➥ Themenschwerpunkte Drogen und Sucht

Die Bundesregierung stellt ihre Drogenpolitik auf vier Säulen:

- **Prävention:** Maßnahmen und Programme zur Suchtprävention werden gefördert.
- **Behandlung:** Menschen mit Suchterkrankungen werden in Einrichtungen des Gesundheitswesens nach neuesten wissenschaftlichen Erkenntnissen beraten und behandelt.
- **Überlebenshilfe:** Menschen mit schweren Suchterkrankungen (z. B. schwere Heroinabhängigkeit) werden mit überlebenswichtigen Maßnahmen unterstützt (z. B. Drogenkonsumräume, in denen sauberes Spritzenbesteck zur Verfügung gestellt wird, damit es nicht zur Übertragung von Krankheiten kommt).
- **Angebotsreduzierung und repressive Maßnahmen:** Illegale Substanzen werden weiterhin von Staats wegen bekämpft. Die Verfügbarkeit legaler Substanzen wird reduziert.

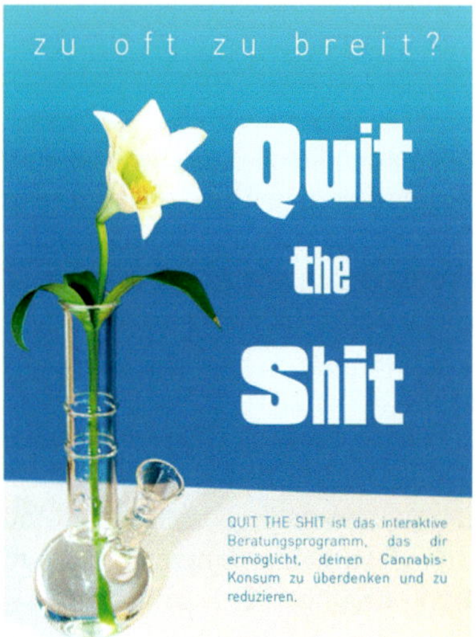
zu oft zu breit?
Quit the Shit
QUIT THE SHIT ist das interaktive Beratungsprogramm, das dir ermöglicht, deinen Cannabis-Konsum zu überdenken und zu reduzieren.

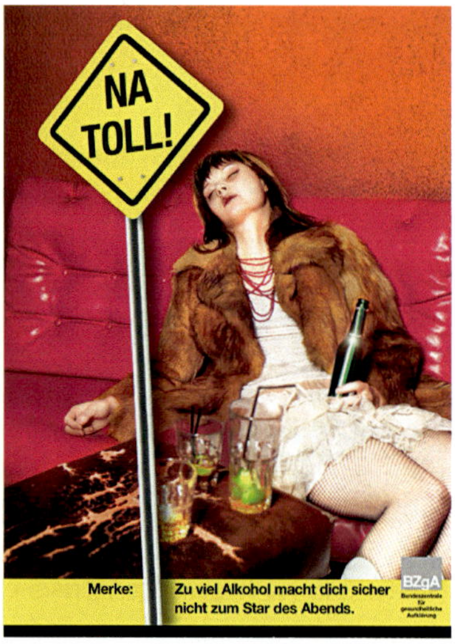
NA TOLL!
Merke:
Zu viel Alkohol macht dich sicher nicht zum Star des Abends.
BZgA

[1] Drogenpräventionskampagne der BZgA

Arbeitsschutz 2

Gesetzliche und rechtliche Grundlagen des Arbeitsschutzes und der Unfallverhütung 2.1

Arbeitsschutz beinhaltet Maßnahmen und bindende Vorschriften für die Sicherheit und die Gesundheit der Arbeitnehmer während der Ausübung ihrer Tätigkeit. Das deutsche Arbeitsschutzsystem basiert auf den Arbeitsschutzgesetzen, erlassen vom Bundestag, den Richtlinien der Europäischen Kommission sowie auf den Arbeitsschutzvorgaben der gesetzlichen Unfallversicherungsträger. Durch den Gesetzgeber sind viele Vorschriften für das Gesundheitswesen vorgegeben. Ziel der Vorschriften ist die Verhütung von Arbeitsunfällen, Berufskrankheiten sowie Gesundheitsgefahren. Eine besondere Verantwortung trägt der Arbeitgeber. Dieser ist verpflichtet, entsprechende Maßnahmen des Arbeitsschutzes einzuleiten und zu überwachen. Der Arbeitnehmer ist verpflichtet, die Rechtsvorschriften einzuhalten.

Bundestag
2 S. 439
Europäische Kommission
2 S. 483

online

Hier finden Sie ergänzende Informationen zu den rechtlichen Grundlagen des Arbeitsschutzes und der Unfallverhütung:
Bundesanstalt für Arbeitsschutz und Arbeitsmedizin
www.baua.de/
Europäische Agentur für Sicherheit und Gesundheitsschutz am Arbeitsplatz
de.osha.eu.int/
Hauptverband der gewerblichen Berufsgenossenschaften
www.hvbg.de
Bundesverband der Unfallkassen
www.dguv.de

Die wichtigsten rechtlichen Vorschriften (Gesetze, Verordnungen, Richtlinien und Normen), die für den Bereich des Arbeitsschutzes wichtig sind:

- Arbeitsgerichtsgesetz (ArbGG)
- Arbeitsschutzgesetz (ArbSchG)
- Arbeitssicherheitsgesetz (AsiG)
- Arbeitsstättenverordnung (ArbStättV)
- Arbeitszeitgesetz (ArbZG)
- Arzneimittelgesetz (AMG)
- BGR/TRBA 250 „Umgang mit biologischen Arbeitsstoffen"
- Berufskrankheitenverordnung (BKV)
- Beschäftigungsschutzgesetz (BSchG)
- Betriebssicherheitsverordnung (BetrSichV)
- Biostoffverordnung (BiostoffV)
- Bürgerliches Gesetzbuch (BGB)
- Gefahrstoffverordnung (GefStoffV)
- Geräte- und Produktsicherheitsgesetz
- Infektionsschutzgesetz (IfSG) (⟶ Grundlagen der Hygiene 1 S. 222)
- Jugendarbeitsschutzgesetz (JArbSchG)
- Jugendarbeitsschutzuntersuchungsverordnung (JarbSchUV)
- Medizinprodukte-Betreiberverordnung (MPBBetreibV), Medizinproduktegesetz (MPG)
- Mutterschutzgesetz (MuSchG)
- Röntgenverordnung (RöV)
- Strahlenschutzverordnung (StrlSchV)
- Technische Regeln biologische Arbeitsstoffe (TRBA)
- Technische Regeln Gefahrstoffe (TRGS)
- Unfallverhütungsvorschriften (UVV)

Unfallverhütungsvorschrift
1 S. 224

Diese rechtlichen Grundlagen regeln folgende Bereiche:

- personenbezogener Bereich, z. B. organisatorische Regelungen/Arbeitsplatzgestaltung bei Schwangerschaft
- arbeitszeitbezogener Bereich, z. B. Dauer und Lage von Arbeitszeiten
- räumlicher Bereich, z. B. ergonomische Gestaltung des Arbeitsplatzes
- betrieblicher Bereich, z. B. betriebliche Arbeitsschutzmaßnahmen
- technischer Bereich, z. B. Vorschriften im technischen Arbeitsschutz
- stofflicher Bereich, z. B. chemikalienrechtliche Vorschriften

2.1.1 Umgang mit medizintechnischen Geräten

Erkundigen Sie sich in Ihrer Einrichtung nach einem Medizingerätebuch. Für alle Geräte, die unter das Medizinproduktegesetz fallen, benötigen Sie eine Einweisung durch sachkundige Kollegen oder Personal des Herstellers. Im Anschluss an diese Einweisung müssen Sie schriftlich bestätigen, dass Sie dieses Gerät bedienen können.

Für den fachgerechten Einsatz medizintechnischer Geräte (z. B. Ernährungspumpen, Infusionspumpen) sind die Anwender und Betreiber verantwortlich. Durch das Medizinproduktegesetz und die Medizinproduktebetreiberverordnung wurden die Pflichten im Zusammenhang mit dem Betrieb medizintechnischer Geräte formuliert.

§22 Medizinproduktegesetz besagt, dass aktive Medizinprodukte entsprechend ihrer Zweckbestimmung nicht betrieben und angewendet werden dürfen, wenn sie Mängel aufweisen, durch die Patienten, Beschäftigte oder Dritte gefährdet werden können. Unter **aktiven Medizinprodukten** versteht der Gesetzesgeber Geräte, die eine Stromquelle oder andere Energiequelle benötigen. Zusammengefasst besagt dieser Paragraf, dass beschädigte Geräte sofort aus dem Verkehr gezogen und gewartet bzw. repariert werden müssen. Für das Errichten, Betreiben und Anwenden von aktiven Medizinprodukten sind weiterhin die Vorgaben der Unfallverhütungsvorschriften zu berücksichtigen. Demnach müssen die medizintechnischen Geräte nach den aktuell geltenden Vorschriften für den Umgang mit elektronischen und elektrischen Geräten vor der ersten Inbetriebnahme, nach Änderung oder Instandsetzung sowie in regelmäßigen Zeitabständen auf ihren ordnungsgemäßen Zustand geprüft werden.

2.1.2 Umgang mit Gefahrstoffen

online

Gefahrstoffverordnung
www.baua.de
➥ Themen von A–Z
➥ Gefahrstoffe
➥ Rechtstexte Gefahrstoffe

Herzrhythmusstörungen
1 S. 144, S. 494

Die Tabelle zeigt die nur noch bis 2015 gültigen orangefarbenen Gefahrstoffkennzeichen sowie die von der EU neu eingeführten GHS-Piktogramme, die die alten Symbole ersetzen werden.

Gefahrstoffe sind Stoffe und Stoffgemische mit gefährlichen Eigenschaften. Für den Umgang mit Gefahrstoffen gelten besondere Vorschriften, um Gesundheitsschäden zu vermeiden. Gefahrstoffe können fest (z. B. Tabletten), flüssig (z. B. Desinfektionsmittel), gasförmig (z. B. Sauerstoff in Gasflaschen) oder staubförmig (z. B. Asbeststaub in bestimmten Hauswänden) sein.

Der Umgang mit Gefahrstoffen ist durch die Gefahrstoffverordnung geregelt. Sie regelt, was im Gefahrstoffverzeichnis jeder Einrichtung festzuhalten ist. Hierzu gehören z. B. Informationen zum Gefahrstoff selber und dessen Einstufung sowie der Mengen, die in der Einrichtung vorhanden sind.

Gefahrstoffe können auf verschiedenen Wegen, abhängig von ihrem physikalischen Zustand (z. B. fest oder flüssig), in den menschlichen Körper gelangen. Sie können durch Einatmen, Verschlucken oder Resorption über die Haut aufgenommen werden. Wie die Gefahrstoffe auf den menschlichen Körper wirken, ist immer abhängig von der Menge und der Dauer des einwirkenden Stoffes. Würzt man z. B. sein Essen mit Salz, ist das für den Körper unter normalen Umständen durchaus ungefährlich. Nimmt man aber große Mengen Salz zu sich, kann es hierdurch zu gefährlichen Organstörungen (z. B. Herzrhythmusstörungen) kommen.

Symbol (alt / neu)	Bedeutung	Beispiel
T → giftig 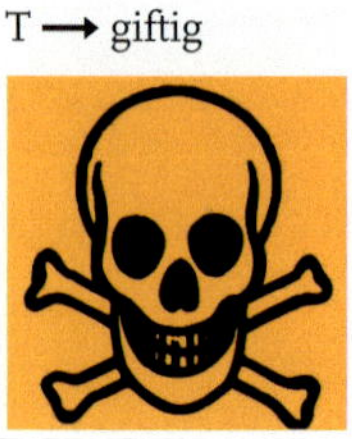 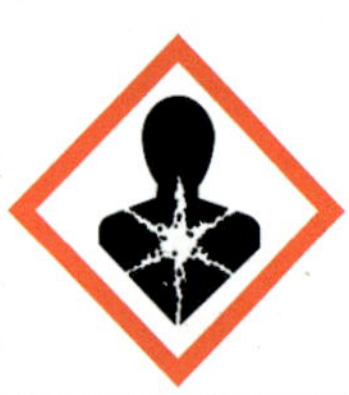	**Giftige Stoffe** rufen bereits in geringen Mengen vorübergehende oder bleibende Gesundheitsschäden hervor, die zum Tod führen können.	Chlor, wird zur Wäschedesinfektion eingesetzt

Symbol (alt / neu)	Bedeutung	Beispiel
T+ ⟶ sehr giftig  	**Sehr giftige Stoffe** rufen bereits in sehr geringen Mengen vorübergehende oder bleibende Gesundheitsschäden hervor, die bis zum Tod führen können.	Nikotin, ist Bestandteil von Tabak und Zigarettenrauch
C ⟶ ätzend 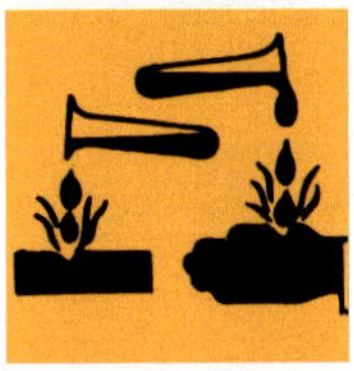 	**Ätzende Stoffe** führen bei Berührung mit Haut oder Schleimhaut zur Zerstörung des Körpergewebes.	hochprozentige Salzsäure oder Natronlauge, ist Bestandteil von Abflussreinigern
Xi ⟶ reizend 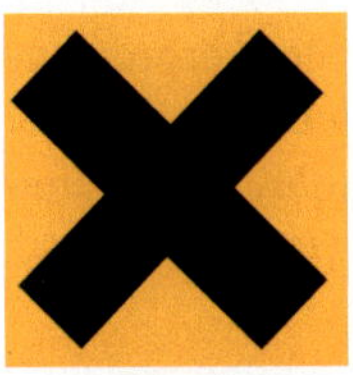 	**Reizende Stoffe** rufen bei Berührung mit Haut oder Schleimhaut lokale Entzündungsreaktionen hervor.	Natriumcarbonat, ist Bestandteil von Reinigungsmitteln
Xn ⟶ gesundheitsschädlich 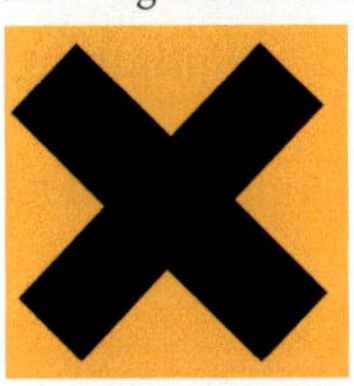 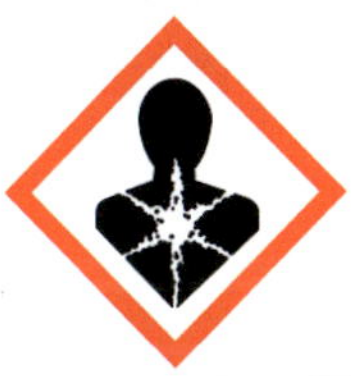	**Gesundheitsschädliche Stoffe** führen in größeren Mengen zu vorübergehenden oder bleibenden Gesundheitsschäden.	Jod, wird zur Wunddesinfektion eingesetzt; Koffein, ist Bestandteil von Kaffee, schwarzem Tee und Schokolade
N ⟶ umweltgefährlich 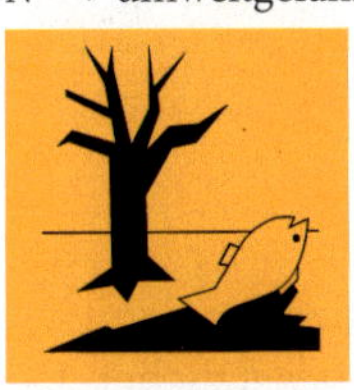 	**Umweltgefährliche Stoffe** stellen auf Grund ihres Verhaltens in der Umwelt eine unmittelbare oder längerfristige Gefahr für die Struktur und das Funktionieren natürlicher Ökosysteme dar.	Kaliumpermanganat, wird teilweise noch als Wunddesinfektionsmittel eingesetzt
F ⟶ leicht entzündlich  	Die Dämpfe **leicht entzündlicher Stoffe** bilden mit der Umgebungsluft explosionsfähige Gemische, die bei Anwesenheit einer Zündquelle leicht entzündet werden können (Flammpunkt unter 21 °C).	Aceton, ist Bestandteil von Nagellackentferner
F+ ⟶ hochentzündlich  	Die Dämpfe **hochentzündlicher Stoffe** oder Gase bilden mit der Umgebungsluft explosionsfähige Gemische, die bei Anwesenheit einer Zündquelle sehr leicht entzündet werden können (Flammpunkt unter 0 °C, Siedepunkt unter 35 °C).	Wasserstoff

Symbol (alt / neu)	Bedeutung	Beispiel
O → brandfördernd  	**Brandfördernde Stoffe** können einen Brand ohne Luftzufuhr unterhalten.	reiner Sauerstoff in Gasflaschen
E → explosionsfördernd 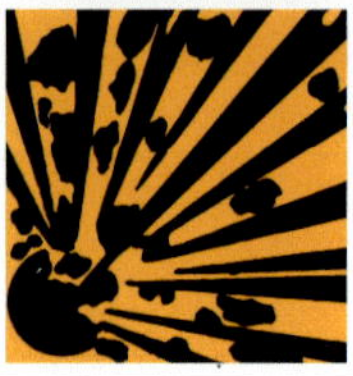 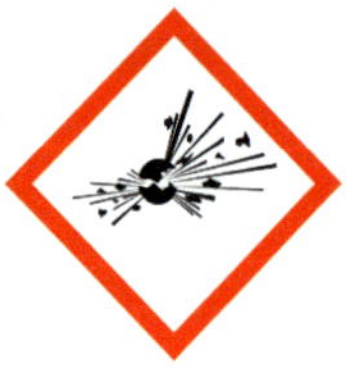	**Explosionsgefährliche Stoffe** können z. B. durch Reibung, Hitze, Schlag oder Initialzündung zur Explosion gebracht werden.	Glycerolnitrat, z. B. Bestandteil von Medikamenten gegen Herzinsuffizienz (ist in dieser Form allerdings nicht explosionsgefährlich!)

Grundsätzlich müssen Gefahrstoffe immer entsprechend der Gefahrstoffverordnung bzw. laut Herstellerhinweisen gelagert werden. In Einrichtungen, in denen Gefahrstoffe vorkommen und gelagert werden, muss das Personal durch regelmäßige Schulungen und Unterweisungen über den Umgang aufgeklärt werden. Hierzu gehören auch Kenntnisse zu den Maßnahmen im Gefahrenfall.

Arbeitnehmer sollten in grundlegenden Belangen der Personalhygiene geschult sein. Sie müssen wissen, wann sie welche Schutzkleidung (z. B. Handschuhe, Schutzbrille, Schutzkittel) tragen müssen, welche technischen Maßnahmen (z. B. Entlüftung) erforderlich sind und wie Gefahrstoffe fachgerecht entsorgt werden.
Ebenso gehören regelmäßige arbeitsmedizinische Vorsorgeuntersuchungen zum allgemeinen Maßnahmenkatalog.

2.2 Berufskrankheiten und Arbeitsunfälle

2.2.1 Berufskrankheiten

Berufskrankheiten sind Schädigungen der Gesundheit im Zusammenhang mit der versicherten beruflichen Tätigkeit. Sie sind ein Versicherungsfall der gesetzlichen Unfallversicherung.
Berufskrankheiten werden laut § 9 Absatz 1 des SGB 7 wie folgt definiert:

online

rückenschonendes Arbeiten: Broschüre unter **www.bgw-online.de**
➥ BGW-Mitteilungen
➥ Archiv
➥ Ausgabe 2/2003

> § Berufskrankheiten sind Krankheiten, die die Bundesregierung durch Rechtsverordnung mit Zustimmung des Bundesrates als Berufskrankheiten bezeichnet und die Versicherte infolge einer den Versicherungsschutz nach § 2, 3 oder 6 des Siebten Sozialgesetzbuches begründenden Tätigkeit erleiden.

Berufskrankheiten sind in der Berufskrankheiten-Verordnung (BKV) festgehaltene Erkrankungen. Sie sind nach den verursachenden Stoffen oder Arbeitsprozessen gegliedert (→ Tab. 1, S. 615). Gerade in Pflegeberufen finden sich auf Grund der erhöhten körperlichen Belastung häufig Berufskrankheiten aus der Gruppe der durch physikalische Einwirkungen verursachten Krankheiten. Wichtig ist hierbei, dass der Arbeitnehmer alle zur Vermeidung einer Berufskrankheit möglichen Maßnahmen durchgeführt hat (z. B. rückenschonendes Arbeiten).

rückenschonendes Arbeiten
2 S. 624

Auswahl aus der Liste der gesetzlich anerkannten Berufskrankheiten	
1	**Durch chemische Einwirkungen verursachte Krankheiten**
12	Erstickungsgase
13	Lösemittel, Schädlingsbekämpfungsmittel (Pestizide) und sonstige chemische Stoffe
2	**Durch physikalische Einwirkungen verursachte Krankheiten**
21	Mechanische Einwirkungen
2101	Erkrankungen der Sehnenscheiden oder des Sehnengleitgewebes sowie der Sehnen- oder Muskelansätze, die zur Unterlassung aller Tätigkeiten gezwungen haben, die für die Entstehung, die Verschlimmerung oder das Wiederaufleben der Krankheit ursächlich waren oder sein können
2102	Meniskusschäden nach mehrjährigen andauernden oder häufig wiederkehrenden, die Kniegelenke überdurchschnittlich belastenden Tätigkeiten
2105	Chronische Erkrankungen der Schleimbeutel durch ständigen Druck
2106	Druckschädigung der Nerven
2107	Abrissbrüche der Wirbelfortsätze
2108	Bandscheibenbedingte Erkrankungen der Lendenwirbelsäule durch langjähriges Heben oder Tragen schwerer Lasten oder durch langjährige Tätigkeiten in extremer Rumpfbeugehaltung, die zur Unterlassung aller Tätigkeiten gezwungen haben, die für die Entstehung, die Verschlimmerung oder das Wiederaufleben der Krankheit ursächlich waren oder sein können
2109	Bandscheibenbedingte Erkrankungen der Halswirbelsäule durch langjähriges Tragen schwerer Lasten auf der Schulter, die zur Unterlassung aller Tätigkeiten gezwungen haben, die für die Entstehung, die Verschlimmerung oder das Wiederaufleben der Krankheit ursächlich waren oder sein können
2110	Bandscheibenbedingte Erkrankungen der Lendenwirbelsäule durch langjährige, vorwiegend vertikale Einwirkung von Ganzkörperschwingungen im Sitzen, die zur Unterlassung aller Tätigkeiten gezwungen haben, die für die Entstehung, die Verschlimmerung oder das Wiederaufleben der Krankheit ursächlich waren oder sein können
22	Druckluft
23	Lärm
24	Strahlen
3	**Durch Infektionskrankheiten oder Parasiten verursachte Krankheiten sowie Tropenkrankheiten**
3101	Infektionskrankheiten, wenn der Versicherte im Gesundheitsdienst, in der Wohlfahrtspflege oder in einem Laboratorium tätig oder durch eine andere Tätigkeit der Infektionsgefahr in ähnlichem Maße besonders ausgesetzt war
4	**Erkrankungen der Atemwege und der Lungen, des Rippenfells und Bauchfells**
43	Obstruktive Atemwegserkrankungen
5	**Hautkrankheiten**
5101	Schwere oder wiederholt rückfällige Hauterkrankungen, die zur Unterlassung aller Tätigkeiten gezwungen haben, die für die Entstehung, die Verschlimmerung oder das Wiederaufleben der Krankheit ursächlich waren oder sein können
6	**Krankheiten sonstiger Ursache**

Nach den Bestimmungen der Unfallversicherungsanzeigeverordnung besteht für den Arbeitgeber die Pflicht zur Anzeige einer Berufskrankheit.

Im Falle einer Berufskrankheit ist der Arbeitnehmer durch die **Berufsgenossenschaft** versichert. Berufsgenossenschaften sind Körperschaften öffentlichen Rechts, die für die gesetzliche Unfallversicherung zuständig sind. Sie sind eine durch das Sozialversicherungsrecht vorgeschriebene Einrichtung. Für nicht staatliche Einrich-

online

Berufsgenossenschaft für Gesundheitsdienst und Wohlfahrtspflege
www.bgw-online.de

tungen im Gesundheitsbereich ist die Berufsgenossenschaft für Gesundheitsdienst und Wohlfahrtspflege (BGW) zuständig.

Entschädigungsleistungen der BGW in der Pflege nach Erkrankungsarten 2006

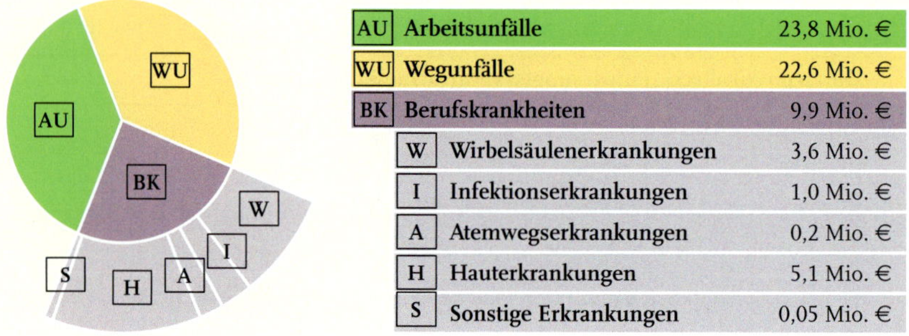

2.2.2 Arbeitsunfall und Wegeunfall

Ein weiterer Versicherungsfall ist der Arbeitsunfall. Hierzu zählt nicht nur der in einem sachlichen Zusammenhang mit der beruflichen Tätigkeit erlittene Unfall, sondern auch der Wegeunfall. Das bedeutet, dass Unfälle dann als Arbeitsunfälle bewertet werden, wenn sie sich während der Arbeitszeit oder auf dem Weg zum oder vom Arbeitsplatz ereignen. Bei einem Arbeitsunfall muss ein so genannter **Durchgangsarzt** (D-Arzt) aufgesucht werden. Er ist von den Berufsgenossenschaften damit beauftragt, Arbeitsunfälle zu diagnostizieren und die Behandlung zu koordinieren. Die Kosten für die Behandlung trägt in diesem Fall nicht die Krankenversicherung, sondern die Berufsgenossenschaft.

Krankenversicherung
2 S. 453

Der Arbeitnehmer muss den Arbeitsunfall zeitnah an den Arbeitgeber melden. Der Arbeitgeber ist verpflichtet, den Arbeitsunfall mit einer Unfallanzeige an die Berufsgenossenschaft zu melden.

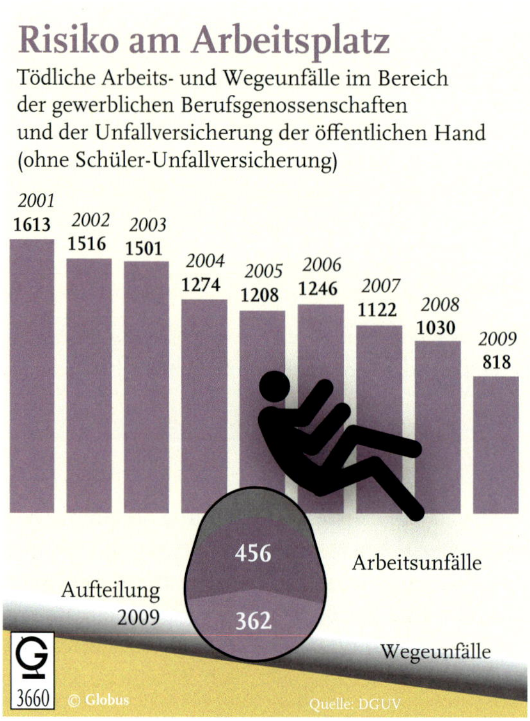

Gesundheitsprobleme am Arbeitsplatz 2.3

Die berufliche Tätigkeit steht in einer Wechselwirkung zu unserer Gesundheit. Arbeit kann einen positiven Einfluss auf unsere Gesundheit haben, z. B. durch die regelmäßigen sozialen Kontakte oder die Anerkennung beruflicher Erfolge. Der Gesundheitszustand kann jedoch auch durch die Berufstätigkeit beeinträchtigt werden. Dies ist z. B. bei einer hohen physischen und psychischen Arbeitsbelastung der Fall.

Häufige Gesundheitsprobleme am Arbeitsplatz sind
- **körperliche Belastungen:** z. B. hohes Arbeitspensum für zu wenig Personal, schwere körperliche Arbeit, monotone Tätigkeiten
- **psychosoziale Belastungen:** z. B. Stress, Schicht-, Nacht-, Wochenenddienste, zwischenmenschliche Konflikte, Unzufriedenheit, Angst, Termindruck
- **Belastungen durch die Arbeitsumgebung:** z. B. Lärm, schlechte Raumluft, ungünstige ergonomische Voraussetzungen

Folgen von Fehlbeanspruchung für Gesundheit, Wohlergehen und das Erfüllen von Arbeitsanforderungen (nach Strobel & v. Krause, 1997)

Kurzfristige Folgen	Mittel- bis langfristige Folgen	Folgen bezüglich der Bewältigung von Arbeitsaufgaben
▪ Ermüdung, Monotonie, Sättigung ▪ Gefühle der inneren Anspannung ▪ Konzentrationsprobleme ▪ Nervosität, Angst ▪ Reizbarkeit ▪ Ärger und Wut	▪ Ängstlichkeit ▪ Unzufriedenheit ▪ Resignation ▪ Depression ▪ allgemeine Beeinträchtigung des Wohlbefindens ▪ Einschlafschwierigkeiten ▪ kritisches Gesundheitsverhalten ▪ psychosomatische Erkrankungen	▪ Leistungsschwankungen ▪ Abnahme der Qualität der Arbeitsverrichtung ▪ kurzsichtige Entscheidungen ▪ Verschlechterung der sensumotorischen Koordination ▪ Konflikte mit Vorgesetzten und Kollegen ▪ Rückzugsverhalten ▪ Zunahme von Fehlzeiten

Betriebliche Gesundheitsförderung 2.4

Gesundheitsförderung muss auch auf betrieblicher Ebene stattfinden, insbesondere bei physisch und psychisch belastenden Berufen wie der Altenpflege. Eine Berufstätigkeit, die beispielsweise mit Schichtdiensten, besonders in den Nachtstunden, einhergeht, ist als psychosoziale Belastung anzusehen und daher mit Gesundheitsrisiken behaftet. Daher sind Schichtarbeiter eine bedeutende Zielgruppe für die betriebliche Gesundheitsförderung.

Durch die betriebliche Gesundheitsförderung als lernendes System sollen persönliche Ressourcen der Beschäftigten genutzt werden, um sie in ihrer gesundheitsfördernden Lebensweise zu bekräftigen und zu unterstützen. Darüber hinaus werden Arbeitsabläufe optimiert. In Deutschland werden in Gesetzen und Leitlinien Mindestanforderungen zur Thematik „Gesundheit am Arbeitsplatz“ vorgegeben.

Rechtsgrundlagen	Leitlinien
§ 20 SGB V Drittes Kapitel: Betriebliche Gesundheitsförderung, Primärprävention und Selbsthilfe durch die gesetzlichen Krankenkassen **§ 1 und § 14 SGB VII** Prävention arbeitsbedingter Gesundheitsgefahren durch die gesetzliche Unfallversicherung; Zusammenarbeit mit der gesetzlichen Krankenversicherung **Arbeitsschutzgesetz (ArbSchG)** Gesetz über die Durchführung von Maßnahmen des Arbeitsschutzes zur Verbesserung der Sicherheit und des Gesundheitsschutzes der Beschäftigten bei der Arbeit – regelt die Pflichten der Arbeitgeber sowie Pflichten und Rechte der Arbeitnehmer **Arbeitssicherheitsgesetz (ASiG)** Gesetz über Betriebsärzte, Sicherheitsingenieure und andere Fachkräfte für Arbeitssicherheit **Arbeitszeitgesetz (ArbZG)** regelt Arbeits-, Pausen- und Erholungszeiten zum Schutz der Gesundheit und zur Flexibilisierung der Arbeitszeit **Arbeitsstättenverordnung (ArbStättV)** sicherheitstechnische, arbeitsmedizinische und Hygiene-Regeln für die Einrichtung und den Betrieb von Arbeitsstätten, auch Nichtraucherschutz am Arbeitsplatz **Bildschirmarbeitsverordnung (BildscharbV)** **Beschäftigtenschutzgesetz** Gesetz zum Schutz der Beschäftigten vor sexueller Belästigung am Arbeitsplatz	Ottawa-Charta der WHO Luxemburger Deklaration Qualitätskriterien für die betriebliche Gesundheitsförderung Handlungsleitfaden der gesetzlichen Krankenversicherung zur Umsetzung von § 20 Abs. 1 und 2 SGB V Materialien zum Qualitätsmanagement in der Primärprävention und betrieblichen Gesundheitsförderung gemäß § 20 Abs. 1 und 2 SGB V Dokumentation 2003 – Leistungen der Primärprävention und der betrieblichen Gesundheitsförderung gemäß § 20 Abs. 1 und 2 SGB V

2.5 Betriebliches Gesundheitsmanagement

Unabhängig von der persönlichen Bedeutung hat die Gesundheit von Arbeitnehmerinnen auch einen betriebswirtschaftlichen Wert. Steigen die krankheitsbedingten Fehlzeiten in einem Betrieb an, verrichten ehemals motivierte Mitarbeiterinnen nur noch „Dienst nach Vorschrift“ oder es kündigen eine ganze Reihe von Arbeitnehmerinnen. Dies ist häufig ein Teufelskreis, der die Pflegequalität einer Einrichtung verschlechtert. In der Konsequenz leiden nicht nur die verbliebenen Mitarbeiterinnen, sondern vor allem auch die Pflegebedürftigen.

Pflegequalität
2 S. 501

Spätestens an einem solchen Punkt kommt das betriebliche Gesundheitsmanagement ins Spiel, das prozessorientiert Lösungen erarbeiten kann. Betriebliches Gesundheitsmanagement ist eine besondere Form der betrieblichen Gesundheitsförderung. Es ist ein Konzept, dass sich nicht nur auf die körperlichen Leiden (und damit verbundenen Ausfallzeiten) von Arbeitnehmerinnen konzentriert, sondern einen ganzheitlichen gesundheitsorientierten Ansatz bietet. Im Vordergrund stehen Wohlbefinden sowie Schutz, Erhalt und Förderung der Gesundheit.

Im Gegensatz zum reinen Arbeitsschutz, der auf die Vermeidung von Arbeitsunfällen hinzielt, prüft und gestaltet das betriebliche Gesundheitsmanagement Maßnahmen zur Verbesserung des innerbetrieblichen Klimas. Langfristig versprechen sich die Arbeitgeber nicht nur eine höhere Zufriedenheit und damit Arbeitsmotivation der Arbeitnehmerinnen, sondern damit verbunden auch eine höhere Pflegequalität und verbesserte Wettbewerbsfähigkeit (→ Abb. 1). Betriebswirtschaftliches Denken wird mit Gesundheitsförderung verbunden.

- Steigerung der Wettbewerbsfähigkeit
- Förderung des Unternehmensimages mit positiven Auswirkungen auf Bewohnerauslastung, Personalgewinnung und -bindung
- Zufriedene Bewohner und Angehörige
- Höhere Dienstleistungs- und Pflegequalität
- Mehr Zeit für die Bewohner und ein besserer Umgang mit den Klienten
- Höhere Arbeitszufriedenheit
- Effizientere Teambesprechungen und ein verbessertes Vorgesetzten-/Mitarbeiterverhältnis
- Verbesserte Kommunikation in den Teams

[1] Kausalkette des Betrieblichen Gesundheitsmanagements

Das betriebliche Gesundheitsmanagement steht auf vier Säulen:

1. **Gesundheitsförderliche Unternehmensstrategie:**
   Aufnahme der Ziele des betrieblichen Gesundheitsmanagements in das Unternehmensleitbild, Berücksichtigung der Interessen von Mitarbeiterinnen bei Personalentscheidungen, regelmäßige Auswertung von Aus- und Fehlzeiten
2. **Gesundheitsförderliche Arbeitsplatzgestaltung:**
   Optimierung von Arbeitsprozessen, Bereitstellung ausreichender und funktionierender Hilfsmittel und Schutzkleidung, Einbeziehung der Mitarbeiterinnen in Entscheidungsprozesse
3. **Förderung persönlicher Gesundheitspotenziale:**
   Unterstützung neuer Mitarbeiterinnen durch einheitliche Einarbeitungskonzepte, Ermöglichung von Fort- und Weiterbildung, Förderung von Schlüsselqualifikationen, Wertschätzung der Leistung von Mitarbeiterinnen
4. **Außerbetriebliche Rahmenbedingungen:**
   Gestaltung familienfreundlicher Arbeitszeiten, Zusammenarbeit mit Kinderbetreuungsstätten, Einbeziehung von Sozialberatungsstellen bei schwierigen persönlichen Notlagen von Mitarbeiterinnen

online

Initiative Arbeitsschutz- Gemeinschaftsinitiative Gesünder Arbeiten e. V.
www.gesuender-arbeiten.de

3 Stressprävention und Stressbewältigung

Die Faktoren Stress und Stressbewältigung haben in der Pflege ein bedeutsames Ausmaß erreicht. Auf allen Ebenen der theoretischen und praktischen Ausbildung in der Altenpflege wurden die Themen Stress, Stressbewältigung und die Erhaltung der eigenen Gesundheit thematisiert. Da Stress ein häufiges arbeitsbedingtes Gesundheitsproblem darstellt, hat diese Thematik eine hohe Brisanz.

3.1 Was ist Stress?

Kaum ein Lebensbereich wird nicht mit dem Begriff „Stress" in Zusammenhang gebracht. Häufig sind es unangenehme Befindlichkeitsstörungen, die mit dem Erleben des Stress auftauchen, wie beispielsweise Kopfschmerzen, Unruhe, Schwindelattacken, Muskelverspannungen, Herzrasen oder Störungen des Schlafes. Der Begriff „Stress" erscheint oft im Zusammenhang mit starken Belastungen und wird darüber hinaus als Einflussgröße für das Entstehen von Krankheiten genannt. Stress wird subjektiv wahrgenommen. Daher wird jede Belastung, die als solche erlebt wird, als Stress bezeichnet.

Stress wird von den Psychologen als ein typisches Reaktionsmuster unseres Körpers beschrieben. Danach können Reizereignisse Reaktionen auslösen, die das Gleichgewicht unseres Körpers stören. Weiterhin kann durch diese Reizereignisse die Fähigkeit zur Bewältigung des Körpers strapaziert oder übersteigert sein.

Stress gehört zu unserem täglichen Leben und stellt eine natürliche Reaktion des Organismus auf Belastungen dar. Daher haben auch die Naturwissenschaftler ein Interesse, Stress zu untersuchen. Physiologen haben z. B. festgestellt, dass ein gestresster Körper mit vielen Veränderungen reagiert (→ Abb. 1).

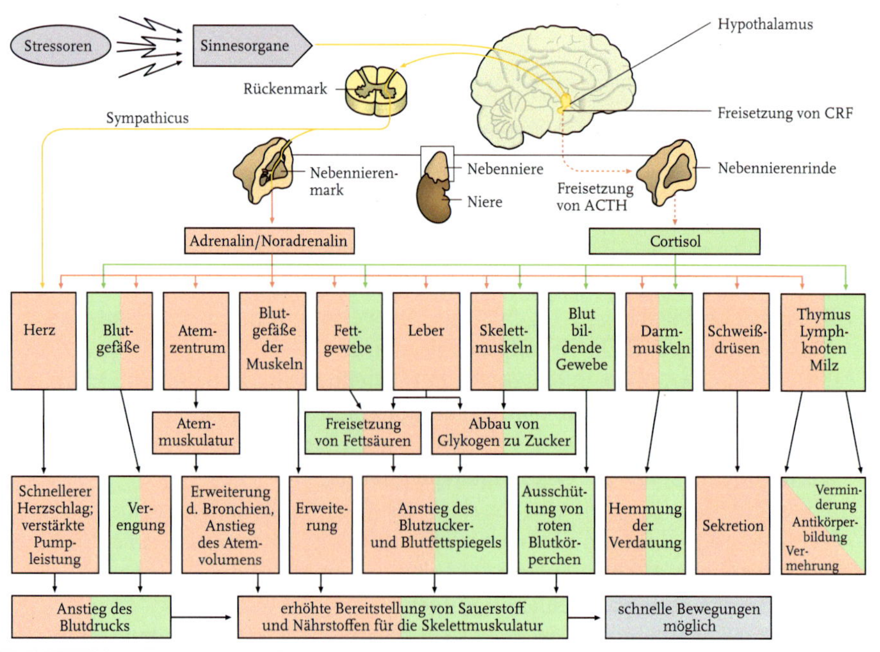

[1] Schematische Darstellung der physiologischen Abläufe im Körper bei einer Stresssituation

Dauerstress kann uns krank machen: Während der eine Mensch sehr viel Stress tolerieren kann, sind andere Menschen innerhalb kürzester Zeit gestresst. Um dies besser erklären zu können, werden in der Fachliteratur die Begriffe Eustress und Distress unterschieden.

Eustress
gr. = gut,
positiver Stress
Distress
gr. = schlecht,
negativer Stress

Unter Eustress wird der positive Stress verstanden. Selbst große Anstrengungen werden nicht als belastend empfunden und gewertet, sondern als Herausforderung erlebt.

Fühlt sich die Person jedoch unwohl sowie überfordert und ordnet die Situation als belastend ein, wandelt sich **Eustress** in **Distress** um. Distress bedeutet negativer Stress, er entsteht durch die Überlastung des Organismus. Neben der Zeitdauer und der Häufigkeit ist auch die Reizart des Stresses dafür entscheidend, ob uns Stress krank macht. Stressauslösende Ereignisse können körperliche (z. B. Verletzungen, Operationen, Infektionen), geistig-soziale (z. B. Ärger, Verluste, Angst, Einsamkeit) sowie physikalische Ursachen (Lärm, Hitze, Kälte) darstellen.

Stresstheorien 3.2

Stressmodell nach Selye 3.2.1

Die Fachliteratur weist verschiedene Theorien über den Begriff Stress und seine Beziehung zur Gesundheit auf. Dr. Hans Selye gilt als der Pionier der Stressforschung. Der ungarisch-kanadische Arzt und Biochemiker erarbeitete die Grundlagen für die Stresslehre. Stress ist nach Selye die unspezifische, unabhängig vom jeweiligen Stressor resultierende Reaktion des Organismus.

Selye bezeichnete die Gesamtheit des Stressprozesses als allgemeines Adaptationssyndrom (AAS). Er entwickelte ein **3-Stadien-Modell** (→ Abb. 1), welches sich auf zahlreiche physische und psychische Zustände anwenden lässt. Wirkt ein Stressor auf den Organismus ein, kommt es zum Ablauf drei aufeinanderfolgender Phasen:
1. Alarmphase
2. Widerstandsphase
3. Erschöpfungsphase

Psychologische Stressmodelle: Modell von Selye

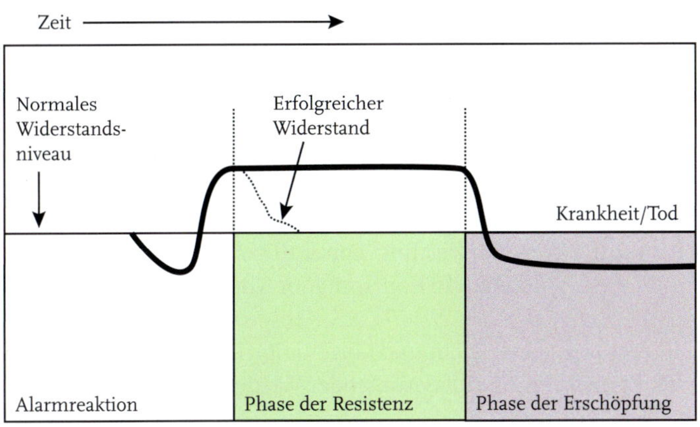

[1] Phasen des allgemeinen Adaptationssyndroms (AAS)

3.2.2 Das Stressmodel nach Lazarus

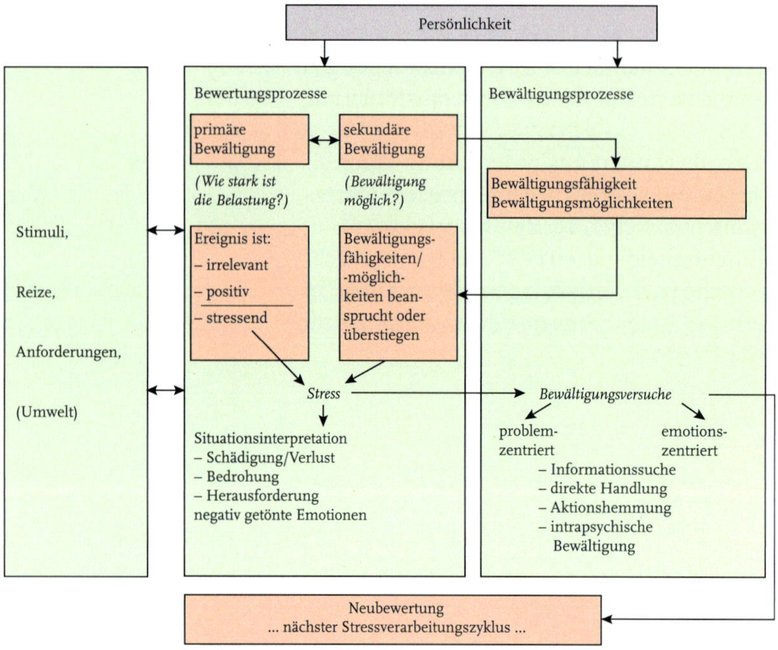

[1] Stressmodell nach Lazarus

Der Psychologe Richard Lazarus hat das psychologisch orientierte „transaktionale Erklärungsmodell" zum Phänomen Stress erarbeitet (→ Abb. 1). Lazarus schrieb den individuellen Persönlichkeitsfaktoren eine hohe Bedeutung zu. Er ging davon aus, dass primär die persönliche gedankliche Verarbeitung der betroffenen Person von Bedeutung ist und nicht, wie in der Theorie von Selye, die jeweiligen stressauslösenden Situationen und Reize.

Stress entsteht in dem Modell von Lazarus dann, wenn die Person die Anforderungen als belastend und nicht zu bewältigend erlebt. Der Mensch fühlt sich in der Situation gefangen.

Copingstrategien
2 S. 250

Lazarus beschrieb drei Bewertungskategorien:
- **primäre Bewertung:** Der Reiz wird wahrgenommen und nach den Kriterien „irrelevant", „angenehm positiv" und „stressbezogen" beurteilt.
- **sekundäre Bewertung:** Persönliche Bewältigungsmöglichkeiten werden eingeschätzt, Copingstrategien werden bedacht.
- **Neubewertung:** Neubewertung der Ausgangssituation, pathologische Anpassung an die Veränderung.

3.2.3 Das Stressmodell nach Cannon

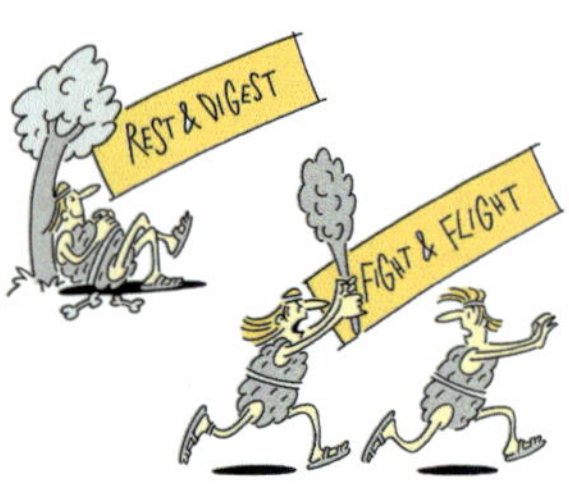

Die Stresstheorie von Walter Cannon ist in der Literatur unter dem Namen „fight- or flight-Theorie" (Kampf- oder Flucht-Theorie) im Sinne einer physiologischen Notfallsituation zu finden.

Cannon konnte nachweisen, dass es neben der Ausschüttung von Adrenalin und Noradrenalin zu einem Anstieg des Glucosespiegels im Blut kommt, sobald man ein Lebewesen einem bedrohlichen Stressor aussetzt. Demnach kommt es zu einer allgemeinen Energiemobilisierung unter Stresseinwirkung. Durch die körperlichen Reaktionen wird das Individuum auf eine bevorstehende Konfrontation vorbereitet.

Das Lebewesen hat die Wahl zwischen Flucht und Gegenangriff. Hauptziel der ausgeprägten körperlichen Reaktion ist die Stabilisierung oder Wiederherstellung des biologischen Gleichgewichtes.

Werden im Gegenzug die Stresshormone im Körper reduziert, können andere Aufgaben, wie z. B. Ruhe und Schlaf finden oder Verdauen, aufgenommen werden („rest and digest").

Stressprävention und Stressbewältigung 3.3

Für die meisten Menschen stellt Stress eine Belastung dar. Stressprävention bedeutet in diesem Zusammenhang, dem Stress mit seinen negativen Folgen zuvorzukommen. Das erste Ziel der Stressprävention ist das frühzeitige Erkennen und Identifizieren persönlicher Stressauslöser, um Strategien zur Stressbewältigung einsetzen zu können. Darüber hinaus soll die individuelle Kompetenz im Umgang mit dem Stress gestärkt werden. Dadurch können persönliche Energiequellen entdeckt und das körperlichgeistige Gleichgewicht erhalten werden.

Stressbewältigung bedeutet, dass Anstrengungen unternommen werden, um individuelle Belastungen auszugleichen.

Strategien zur Stressprävention und Stressbewältigung

Entspannungstechniken
- autogenes Training
- progressive Muskelrelaxation
- Eutonie
- Meditation
- Biofeedback
- Yoga
- Wellness
- Qigong
- Biotraining
- therapeutisches Lachen

Selbstmanagement
- Formulierung persönlicher Wünsche und Ziele
- Erkennen eigener Stärken und Schwächen
- Finden einer inneren Balance

Konfliktbewältigung
- Einbinden von Erfahrungen
- Analyse eigener Gedanken und Gefühle
- erfolgreiche Handhabung des Konfliktes auf der Sach- und Beziehungsebene
- Verbesserung der Kommunikation
- Konfliktmanagement im Team

Gesunde Ernährung
- regelmäßige, kleine Mahlzeiten
- vital- und ballaststoffreiche Lebensmittel bevorzugen
- Essen ohne Hektik, im Sitzen
- täglich 2–3 Liter Tee, verdünnte Obst- und Fruchtsäfte, Wasser
- während des Essens über schöne Dinge reden

Zeitmanagement
- Erlernen von Strategien, um seine Zeit besser einzuteilen und effektiv zu nutzen
- klare Zielsetzungen

Bewegung
- Abbau von Stresshormonen durch regelmäßige körperliche Bewegung
- Ausüben einer passenden Sportart, welche regelmäßig, aber ohne Leistungsdruck betrieben wird

Exkurs *Pausenmanagement*

Das Pausenmanagement dient der Stärkung der Gesundheit. Besonders in den Pflegeberufen sollten für die Mitarbeiter regelmäßige zusammenhängende Phasen der Regeneration eingeplant werden. Weiterhin sollten Strategien zur optimalen Pausennutzung zum Einsatz kommen.

Hierzu zählen:
- ruhige und freundliche Ruhe- und Rückzugsmöglichkeiten mit angenehmer Atmosphäre nutzen
- kurze Entspannungsübungen
- bewusstes tiefes und konzentriertes Atmen, am besten an der frischen Luft
- Streck- und Dehnübungen
- Lachen
- geplante Mahlzeiten mit einer ausgewogenen, leichten Kost

3.4 Rückenbewusstes Arbeiten

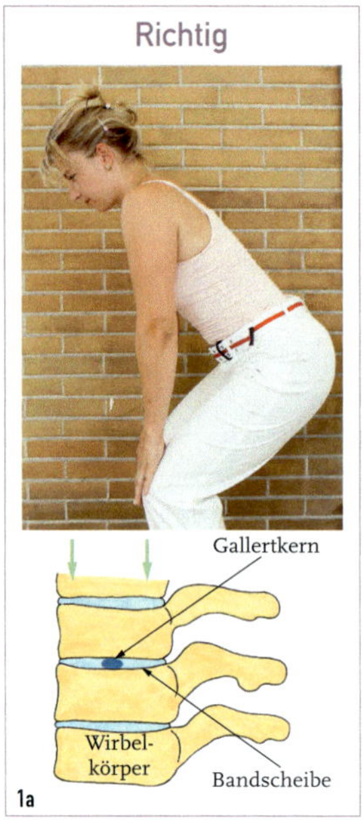

1a

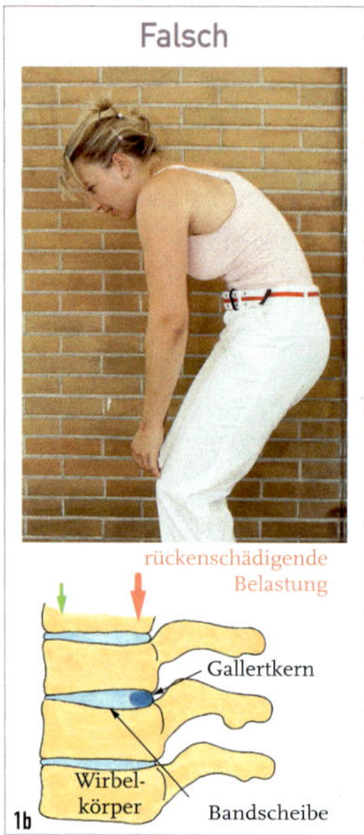

1b

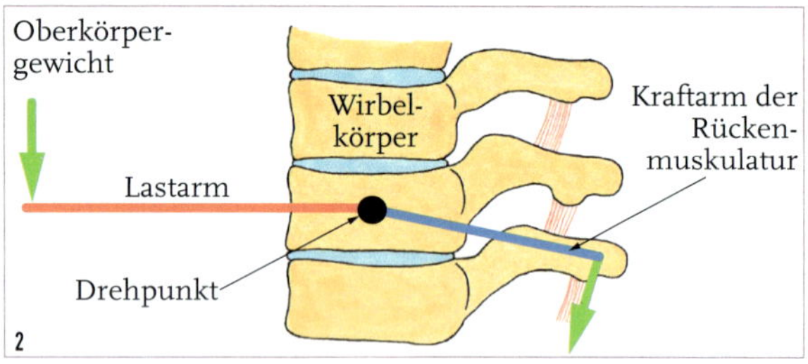

2

In der Altenpflege bedeutet Mobilisation nicht nur, Pflegebedürftige in ihrer Bewegung zu unterstützen, sondern sich als Pflegefachkraft auch selbst physiologisch zu bewegen. Um Haltungsschäden und Rückenbeschwerden zu vermeiden, muss bei der Arbeit eine rückenschonende Arbeitsweise berücksichtigt werden. Durch Haltung und Bewegung des Körpers und damit der Wirbelsäule werden die |Bandscheiben belastet. Dies passiert insbesondere beim Ziehen und Schieben, Bücken und Heben. Die Bandscheiben übernehmen hierbei die Aufgabe Belastungen abzufedern und Druck auszugleichen. Die Bandscheiben werden nur bei gerader Körperhaltung ideal belastet (→ Abb. 1a, b).

Die doppelte S-Form der Wirbelsäule mit ihren 24 frei beweglichen Wirbeln und 23 Bandscheiben sowie das Becken und die Muskulatur sorgen für die Stabilität unsere Körpers. Beim Bewegen einer Last (z. B. Heben, Ziehen, Schieben) bildet die Bewegungsachse des Wirbels den Drehpunkt eines zweiarmigen Hebels (→ Abb. 2).

Auf dem bauchwärts (ventral) liegenden Lastarm dieses Hebels befindet sich das Bauchgewicht und das zu tragende Gewicht. Der rückenwärts (dorsal) liegende Kraftarm der Rückenmuskulatur ist dabei vergleichsweise kürzer. Entsprechend dem |Hebelgesetz gilt: Je länger und schwerer der Lastarm und je kürzer und schwächer der Kraftarm, umso größer ist die Belastung für die Bandscheibe. Darum soll jede Last möglichst körpernah getragen werden, um die Belastung zu mindern.

Bandscheiben
1 S. 130

Hebelgesetz
Kraft x Kraftarm
= Last x Lastarm

Beim körpernahen Tragen von Lasten in aufrechter Körperhaltung wird der Lastarm verkleinert und die Bandscheibe entlastet. Ebenso entlastend kann eine Vergrößerung des Kraftarmes durch eine leicht betonte Lendenwirbelsäulenkrümmung (Hohlkreuz) sein. Bei Übergewicht wirkt sich eine Körpergewichtsreduktion positiv auf die Entlastung der Bandscheiben aus.

Gleichmäßige Belastungen der Wirbelsäule sowie eine gut trainierte Muskulatur wirken Rückenschäden vor.

Beim Ziehen einer Last (z. B. eines Pflegebettes, → Abb. 3a) muss der Kraftarm viel mehr Arbeit leisten als beim Schieben der Last, weil der Lastarm verstärkt wird. Beim Schieben müssen Bauchmuskeln weniger Arbeit leisten, weil sie einen langen Hebelarm besitzen (→ Abb. 3b).

3a

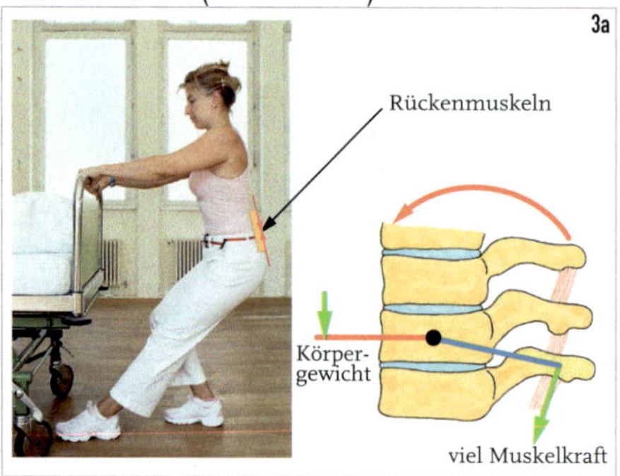

3b

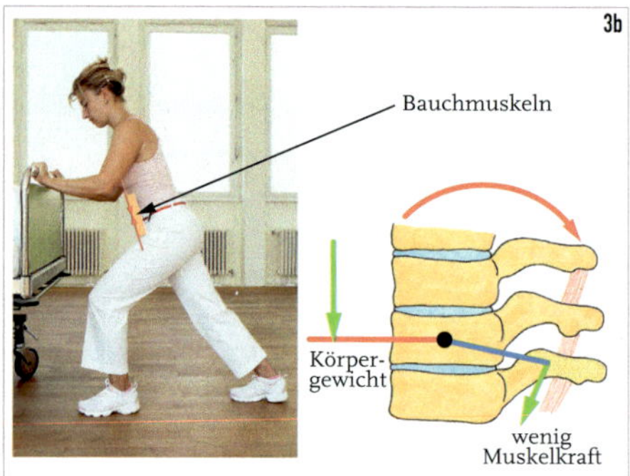

[3] a) Ziehen, b) Schieben

Tipps zur rückenbewussten Arbeitsweise

- Tragen Sie bequeme, gut sitzende Schuhe mit rutschfester Sohle und ein bis drei Zentimeter hohem, breitem Absatz.
- Stellen Sie beim Heben die Füße etwa hüftbreit auseinander (Grätschstellung) oder in Schrittstellung.
- Stehen Sie fest auf den Füßen und nicht auf die Zehenspitzen stellen.
- Benutzen Sie Hilfsmittel zum Heben und Tragen (z. B. Helfer holen, Einsatz von Lifter, Heber).
- Halten Sie den Rücken gerade.
- Gehen Sie lieber in die Hocke, als sich zu bücken.
- Tragen Sie geeignete Arbeitskleidung (Hosenanzüge, weit geschnittene Kleidung).
- Schieben Sie schwere Lasten möglichst, lassen Sie sie gleiten anstatt sie zu ziehen oder zu heben.
- Tragen Sie Lasten möglichst körpernah.
- Atmen Sie zur Unterstützung der Muskelbewegung folgendermaßen: beim Anheben der Last einatmen, beim Tragen der Last regelmäßig atmen und beim Ablegen der Last ausatmen.
- Nutzen Sie die Höhenverstellbarkeit von Pflegebetten, Arbeitsflächen und Sitzgelegenheiten und passen Sie diese an die Arbeitshöhe der eigenen Körpergröße an.
- Trainieren Sie bewusst die Rückenmuskulatur (Rückenschule zur Kräftigung und Dehnung der Bauch-, Rücken-, Oberschenkel- und Beinmuskulatur).
- Nutzen Sie die Ressourcen des Pflegebedürftigen zur Selbsthilfe bzw. Mithilfe.
- Sprechen Sie Verrichtungen mit dem Pflegebedürftigen sowie mit weiteren anwesenden Pflegepersonen ab (einheitliche Anweisungen aussprechen, um ein rhythmisches und koordiniertes Arbeiten zu ermöglichen).

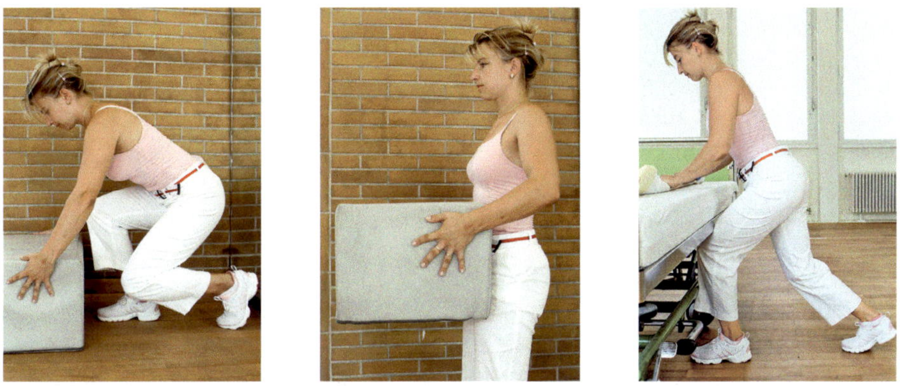

[1] Richtig

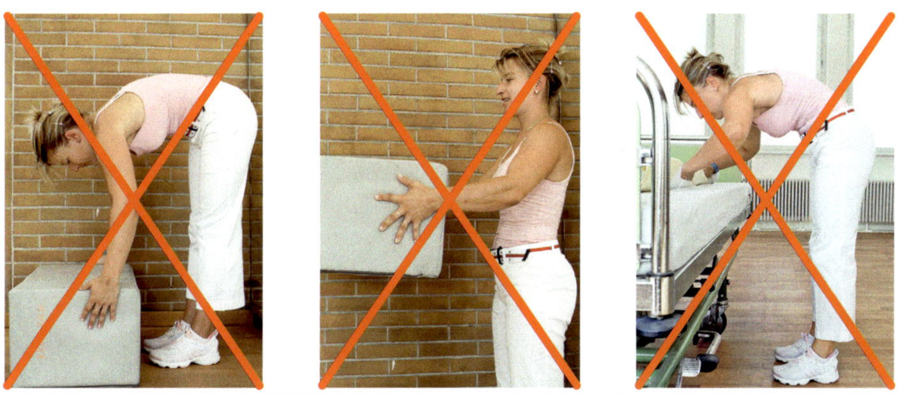

[2] Falsch

Diese Tipps für ein rückenbewusstes Arbeiten gelten nicht nur während der Arbeitszeit, sondern sollen auch in der Freizeit (z. B. bei der Hausarbeit, bei sportlichen Aktivitäten und auch in Erholungsphasen) berücksichtigt werden, um dem bei Pflegenden so gehäuft vorkommenden Rückenleiden vorzubeugen.

Beispielhafte Übungen aus der Rückenschule:

1. „Katzenbuckel"-Übung
- Setzten Sie sich mit geradem Rücken aufrecht auf einen Stuhl und grätschen Sie die Beine (→ Abb. 1a).
- Machen Sie dann einen Katzenbuckel (Rücken rund, → Abb. 1b) und bringen Sei anschließend den Rücken wieder in eine optimale (gerade) Haltung.
- Diese Übung sollen Sie etwa 1 Minute lang durchführen.

2. „Mit dem Rücken zur Wand"- oder „Watschelgang"-Übung
- Lehnen Sie sich mit dem Rücken an eine freie Wand oder eine Tür (→ Abb. 2).
- Entfernen Sie sich mit den Füßen etwa eine halbe Fußlänge von der Wand/Tür.
- Beugen Sie die Knie- und die Hüftgelenke, gehen Sie dabei aber nur leicht in die Hocke und verharren Sie etwa 30 Sekunden (Rückenkontakt zur Wand bzw. zur Tür bleibt erhalten).
- heben Sie anschließend möglichst weitere 30 Sekunden lang mehrmals abwechselnd die rechte und linke Ferse vom Boden (Watschelgang).

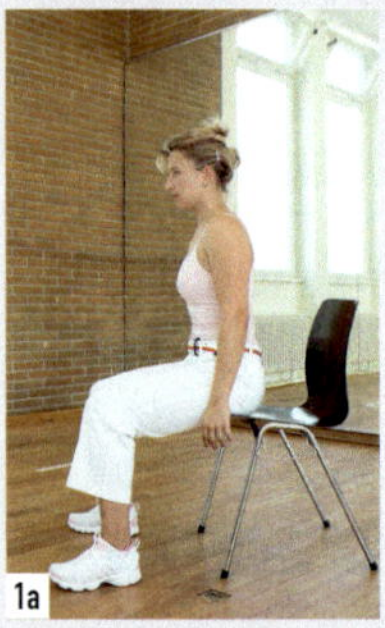
1a

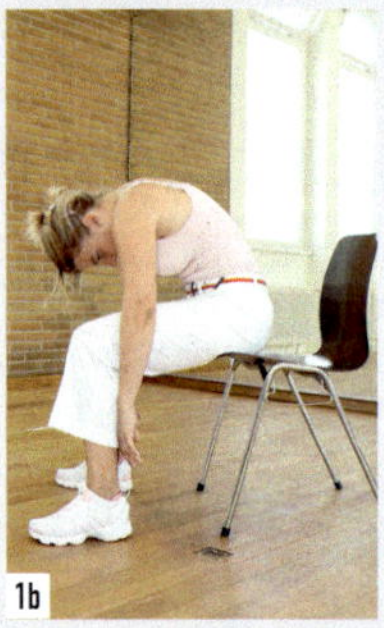
1b

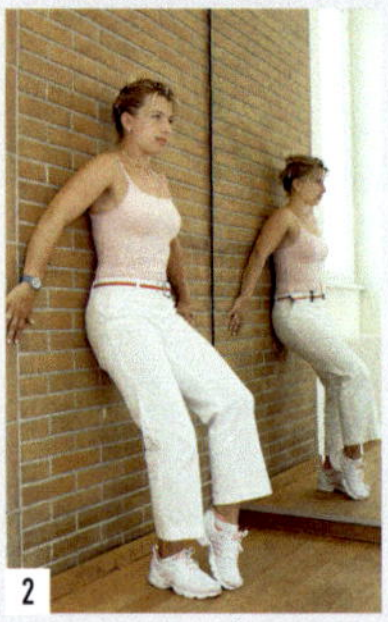
2

3. a) „Maikäfer"-Übung
- Sie legen sich mit dem Rücken auf den Boden, winkeln die Beine an und legen die Arme neben sich.
- Ziehen Sie nun etwa 10 Sekunden lang die Gesäßbacken zusammen, entspannen Sie die Muskulatur wieder und führen Sie die Übung etwa eine Minute lang durch.
- Achten Sie bei der Übung auf eine ruhige und gleichmäßige Atmung.

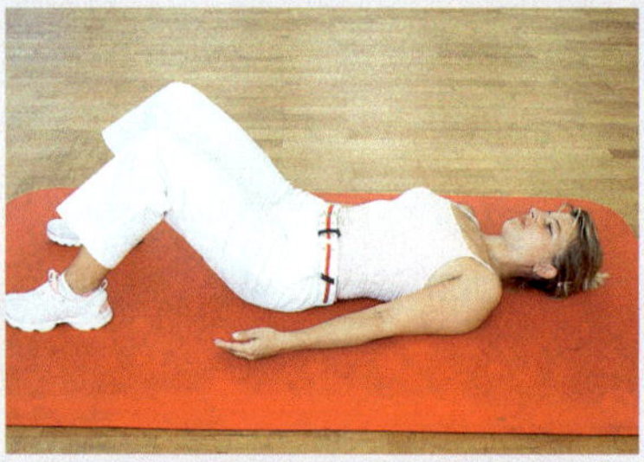

3. b) „Maikäfer" mit „Pendel-"Übung
- Legen Sie sich mit dem Rücken auf den Boden.
- Ihre Beine sollten nur minimal gegrätscht sein und ebenfalls flach auf dem Boden liegen.
- Schieben Sie ihre Fersen nun abwechselt etwas weiter von sich weg (diese Pendelbewegung auf dem Boden, ermöglicht die Bewegung der Lendenwirbelsäule ohne sie größeren Belastungen auszusetzen)

4. „Vierfüßler"- Übung
- Stellen Sie sich auf die Hände und auf die Knie (Vierfüßlerstand).
- Heben Sie die Knie etwa fünf Zentimeter vom Boden ab (Füße behalten den Bodenkontakt).
- Atmen Sie möglichst ruhig und gleichmäßig und achten Sie darauf, dass Sie Ihren Rücken gerade halten und kein Hohlkreuz machen.
- Strecken Sie jeweils auf der rechten oder linken Seite einen Arm und ein Bein aus, um ihre Rückenmuskulatur zu stärken.
- Führen Sie die Übungen etwa eine Minute lang durch.

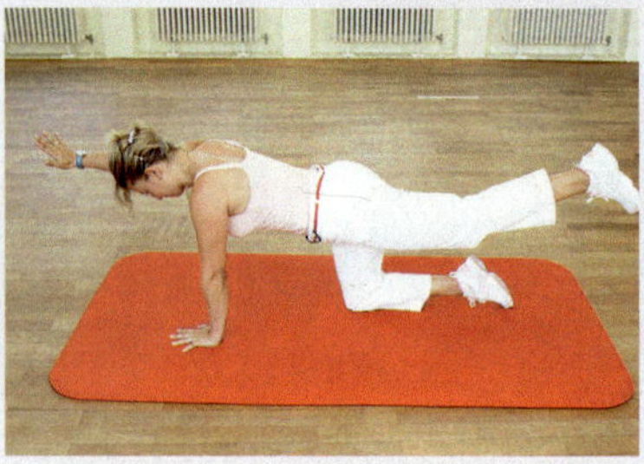

Schütteln Sie Ihre Arme und Beine nach allen Übungen aus und entspannen Sie sich einige Minuten in Rückenlage auf dem Boden.

Kollegiale Beratung und Supervision 4

Kollegiale Beratung 4.1

Die Kollegiale Beratung ist ein Instrument der Personalentwicklung und stellt eine Strategie zur Bearbeitung von beruflichen Problemen und erlebten Situationen dar. Aus der täglichen Arbeit mit den Pflegebedürftigen sowie im Pflegeteam können sich stets Fragen und Probleme ergeben. Durch die Kollegiale Beratung können die vielfältigen Belastungen und stetig steigenden Anforderungen im Pflegealltag besser bewältigt werden.

Die Teilnehmer der Kollegialen Beratung stammen aus einem Team mit gleichem beruflichem |Fokus. In einer möglichst kleinen Gruppe von Kollegen werden arbeitsbezogene Probleme erörtert. Wichtige Voraussetzungen zur Durchführung der Kollegialen Beratung sind Vertrauen, Diskretion, Wertschätzung und Initiative.

Fokus
focus, lat. = Brennpunkt

Während der Beratung sollen die Kollegen dem Problemsteller durch Ideen und Ratschläge bei der Lösung seines Problems helfen. So werden die Kompetenzen aller Teilnehmer genutzt. Ebenso kann der Problemsteller Inspirationen aufnehmen und eigene Handlungsstrategien entwickeln.

Insbesondere wird die Kommunikation als Schlüsselqualifikation pflegerischer Berufe gefördert.

In der Praxis existieren verschiedene Modelle Kollegialer Beratung. In Tab. 1 wird das Modell von Tietze dargestellt.

[1] Sechs Phasen der Kollegialen Beratung

Phase	Was passiert?	Was ist das Ergebnis?	Wer trägt was dazu bei?
Casting	Die Rollen werden besetzt: Moderator, Fallerzähler, Berater.	Fallerzähler und Moderator nehmen ihre Rollen ein.	Der Moderator wird gesucht, Teilnehmer benennen ihr Thema kurz, ein Fallerzähler wird ausgewählt.
Spontanerzählung	Der Fallgeber gibt Informationen zu seinem Thema.	Alle Teilnehmer haben den Fall in groben Zügen verstanden.	Der Fallerzähler berichtet und wird dabei vom Moderator begleitet.
Schlüsselfrage	Eine Schlüsselfrage wird gesucht.	Alle Teilnehmer haben die Schlüsselfrage des Fallerzählers verstanden.	Der Fallerzähler formuliert eine Schlüsselfrage und wird dabei vom Moderator unterstützt.
Methodenwahl	Ein Beratungmodul aus dem Methodenpool wird gewählt.	Die Methode zur Bearbeitung der Schlüsselfrage steht fest.	Der Moderator leitet die Auswahl eines Moduls an, der Fallerzähler und die übrigen Teilnehmer machen Vorschläge.
Beratung	Die Berater geben ihre Ideen und Vorschläge im Stil des ausgewählten Beratungsmoduls weiter.	Der Fallerzähler hat Ideen und Anregungen gemäß der Methode erhalten.	Die Berater formulieren ihre Beiträge passend zur Methode, der Moderator achtet auf die Zeit, ein Sekretär notiert die Beiträge mit.
Abschluss	Der Fallerzähler resümiert die Beiträge der Berater und nimmt abschließend Stellung.	Die Kollegiale Beratung ist abgeschlossen.	Der Fallerzähler berichtet, welche Anregungen für ihn wertvoll waren und bedankt sich abschließend.

QUELLE: Tietze, Kim-Oliver: Kollegiale Beratung. Problemlösungen gemeinsam entwickeln. Hrsg. von Schulz von Thun, F. Rowohlt Verlag, 2003, S. 114

Der Moderator betreut die Sitzungen zu Beginn. Spätere Sitzungen können auch eigenverantwortlich durchgeführt werden. Ein Ziel der Methode ist es, die Problemlösungsfähigkeit der gesamten Gruppe zu nutzen. Die Gruppe als Ganzes steht im Mittelpunkt der Kollegialen Beratung. Das gemeinsame Lernen im Team setzt neue Impulse für den Arbeitsalltag. Insbesondere wird die Wertschätzung der Mitarbeiter untereinander und im gesamten Team gefördert.

Ausgewählte Ziele der Kollegialen Beratung:

- psychische Stabilität
- verbesserte Kommunikation
- Konfliktmanagement
- Teamarbeit und Akzeptanz
- Steigerung der Pflegequalität
- Impulse für die Praxis
- Prophylaxe des Burn-out-Syndroms

4.2 Supervision

Supervision
supervidere lat. = etwas von oben betrachten

online

Deutsche Gesellschaft für Supervision Geschäftsstelle
Lütticher Straße 1–3, 50674 Köln
www.dgsv.de

Supervision ist ein Beratungsformat, das zur Verbesserung und Sicherung der Arbeitsqualität im beruflichen Alltag eingesetzt wird. Mit der Supervision kann die berufliche Tätigkeit reflektiert werden. Man unterscheidet abhängig von der Teilnehmerzusammensetzung Einzelsupervision, Gruppensupervision, Teamsupervision und Ausbildungssupervision. Die Teilnehmer einer Supervision werden **Supervisanden** genannt.

Die Deutsche Gesellschaft für Supervision e. V. erklärt den Begriff Supervision folgendermaßen:

- „ist ein Beratungsformat, das zur Sicherung und Verbesserung der Qualität beruflicher Arbeit eingesetzt wird
- dient grundsätzlich der Entwicklung von Personen und Organisationen
- betrachtet personale, interaktive und organisationale Aspekte
- bezieht sich auf Kommunikation und Kooperation im Kontext beruflicher Arbeit
- ist Reflexion und keine Instruktion, ist gemeinsame Erörterung eines Problems, keine Schulung, kein Training"

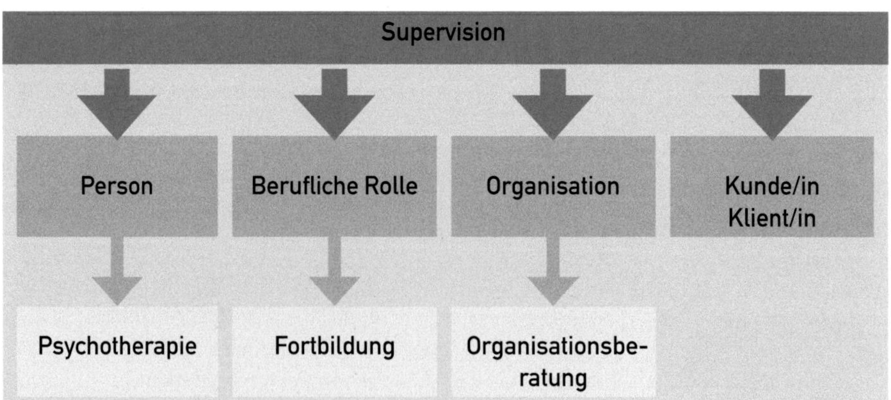

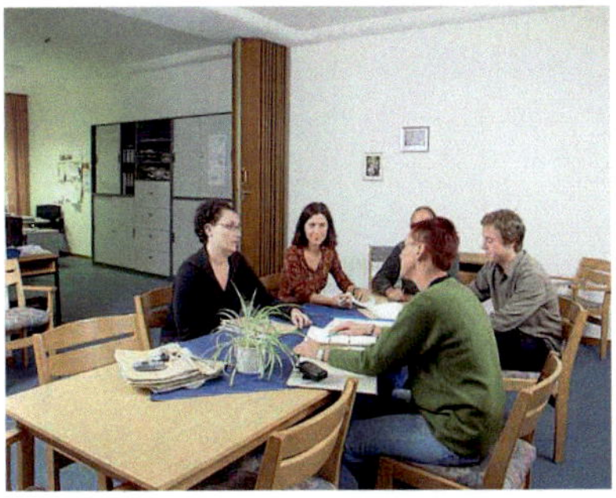

[1] Supervision in einer Altenpflegeeinrichtung

Die Supervision sollte den theoretischen Orientierungen (z. B. Pflegeleitbild) der Supervisanden angepasst sein und kontinuierlich einer inneren Logik folgen. Die Supervisanden berichten in so genannten |Settings oder Fällen über Beobachtungen und Verhaltensweisen ihres Berufsalltags. Im Gegensatz zur |Organisationsberatung beschäftigt sich die Supervision jedoch inhaltlich mit den Mitarbeitern eines Betriebes.

Settings
setting engl. = Einstellung; wird im Deutschen zur Beschreibung der Umgebung oder des Umfelds genutzt

Organisationsberatung
Analyse von Informations- und Arbeitsabläufen, um die Wirtschaftlichkeit eines Betriebes zu verbessern

Der **Supervisor** leitet die Sitzungen. Er entwickelt durch die entstehende Kommunikation mit dem Supervisanden hilfreiche Strategien zur Bearbeitung und Bewältigung der geschilderten Situationen. Ziel der Supervision ist die Ausweitung von beruflicher Handlungskompetenz. Durch das Entdecken neuer Sichtweisen und Handlungsspielräume und deren Erprobung kann die Weiterentwicklung der Mitarbeiter gefördert werden.

Selbsterfahrung 4.3

Selbsterfahrung als psychologischer und populärwissenschaftlicher Begriff bedeutet, sich selbst zu entdecken und zu erweitern. Dies erfolgt durch die intensive phasenweise Auseinandersetzung mit dem eigenen Selbst. Hauptziele für die Selbsterfahrung sind die Sensibilisierung gegenüber der eigenen Person und das resultierende bessere Einfühlungsvermögen in die Gefühlswelt der Pflegebedürftigen.

Die Selbsterfahrung als Beratungsmethode von Einzelpersonen, Paaren und Teams hat eine lange Tradition. Sie leitet sich von der Psychoanalyse nach Freud, der |Themenzentrierten Interaktion nach R. Cohn sowie der Gesprächstherapie nach Rogers ab. Es existieren in der Praxis verschiedene Ansätze und Selbsterfahrungsformen.

Themenzentrierte Interaktion
2 S. 26

Eine Selbsterfahrungsübung kann z. B. die Simulation physischer Einschränkungen oder der Körperhaltung beinhalten (Wahrnehmungsübung, Arbeitsbuch 1, S. 82). Durch die Reflektion des Erlebten können Rückschlüsse auf das eigene Verhalten gezogen werden. Selbsterfahrung ermöglicht tiefgreifende Erfahrungen. Damit kann sie einen positiven Effekt auf Probleme im persönlichen, privaten und beruflichen Bereich haben.

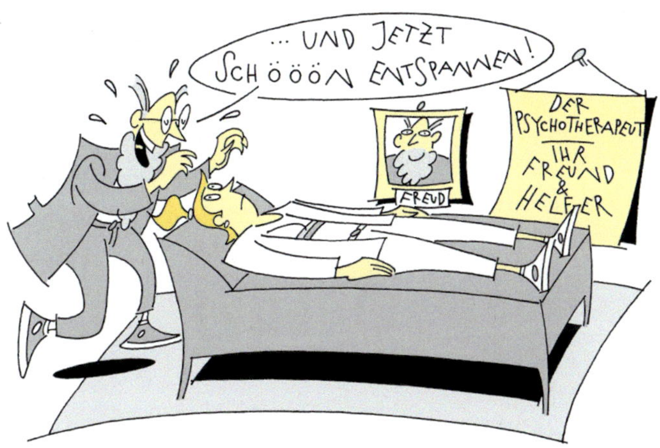
... UND JETZT SCHÖÖÖN ENTSPANNEN!
FREUD
DER PSYCHOTHERAPEUT IHR FREUND & HELFER

Register

In Rot geschriebene Seitenverweise beziehen sich auf Fachbuch 1, in Schwarz geschriebene Seitenverweise auf Fachbuch 2.

In Rot geschriebene Seitenverweise beziehen sich auf Fachbuch 1, in Schwarz geschriebene Seitenverweise auf Fachbuch 2.

In Rot geschriebene Seitenverweise beziehen sich auf Fachbuch 1, in Schwarz geschriebene Seitenverweise auf Fachbuch 2.

In Rot geschriebene Seitenverweise beziehen sich auf Fachbuch 1, in Schwarz geschriebene Seitenverweise auf Fachbuch 2.

In Rot geschriebene Seitenverweise beziehen sich auf Fachbuch 1, in Schwarz geschriebene Seitenverweise auf Fachbuch 2.

In Rot geschriebene Seitenverweise beziehen sich auf Fachbuch 1, in Schwarz geschriebene Seitenverweise auf Fachbuch 2.

In Rot geschriebene Seitenverweise beziehen sich auf Fachbuch 1, in Schwarz geschriebene Seitenverweise auf Fachbuch 2.

In Rot geschriebene Seitenverweise beziehen sich auf Fachbuch 1, in Schwarz geschriebene Seitenverweise auf Fachbuch 2.

In Rot geschriebene Seitenverweise beziehen sich auf Fachbuch 1, in Schwarz geschriebene Seitenverweise auf Fachbuch 2.

In Rot geschriebene Seitenverweise beziehen sich auf Fachbuch 1, in Schwarz geschriebene Seitenverweise auf Fachbuch 2.

In Rot geschriebene Seitenverweise beziehen sich auf Fachbuch 1, in Schwarz geschriebene Seitenverweise auf Fachbuch 2.

In Rot geschriebene Seitenverweise beziehen sich auf Fachbuch 1, in Schwarz geschriebene Seitenverweise auf Fachbuch 2.

In Rot geschriebene Seitenverweise beziehen sich auf Fachbuch 1, in Schwarz geschriebene Seitenverweise auf Fachbuch 2.

In Rot geschriebene Seitenverweise beziehen sich auf Fachbuch 1, in Schwarz geschriebene Seitenverweise auf Fachbuch 2.

In Rot geschriebene Seitenverweise beziehen sich auf Fachbuch 1, in Schwarz geschriebene Seitenverweise auf Fachbuch 2.

In Rot geschriebene Seitenverweise beziehen sich auf Fachbuch 1, in Schwarz geschriebene Seitenverweise auf Fachbuch 2.

In Rot geschriebene Seitenverweise beziehen sich auf Fachbuch 1, in Schwarz geschriebene Seitenverweise auf Fachbuch 2.

In Rot geschriebene Seitenverweise beziehen sich auf Fachbuch 1, in Schwarz geschriebene Seitenverweise auf Fachbuch 2.

Bildquellenverzeichnis

S. 12/1, Projekt Photos, S. 15/5–6, Krüper, W., Bielefeld, S. 16, Krüper, W. Bielefeld, S. 17/1–2, Krüper, W., Bielefeld, S. 21/1, picture-alliance/dpa/Rick, S. 24, Cornelsen Verlagsarchiv, S. 26, Cornelsen Verlagsarchiv, S. 28/1, Cornelsen Verlagsarchiv, S. 35/2, S. 36, S. 37, S. 38/1, S. 41, S. 42, S. 47, S. 69, Krüper, W., Bielefeld, S. 70/1, Cornelsen Verlagsarchiv, S. 70/2, Cornelsen Verlagsarchiv, S. 70/3, Lohmann & Rauscher, S. 71, Cornelsen Verlagsarchiv, S. 74/1–2, Uronovis, S. 75/1, Uronovis, S. 75/2, S. 76/1–3, Proaktivo, S. 76/4, Uronovis, S. 77, S. 81/1–2, S. 82, S. 83, Krüper, W., Bielefeld, S. 84/2, arteria-photography, Kassel, S. 85, Teichert, W., Berlin, S. 86/1, Roche, S. 87/2, Madaus, Diagnostik, S. 88, S. 89/1–6, S. 90/1–5, Coloplast, S. 92/1,3, Schlütersche Verlagsgesellschaft, S. 92/2, Fotofinder/medicalpicture, S. 92/4, ILCO, S. 93/1–3, Coloplast, S. 94/1–2, Schlütersche Verlagsgesellschaft, S. 94/3, Coloplast, S. 94/4, S. 94/6, Schlütersche Verlagsgesellschaft, S. 95/2, S. 95/4, Coloplast, S. 96, StockFood, München, S. 97, Cornelsen Verlagsarchiv, S. 100, Fresenius, S. 101, arteria-photography, Kassel, S. 102/5, S. 104, S. 107, S. 108, Fresenius, S. 109, medicalpictures, München, S. 110, S. 111, S. 112, S. 113, S. 114, S. 115, S. 116, Fahl, S. 118/1–2, Tyco-Healthcare, S. 118/3, arteria-photgraphy, Kassel, S. 119/1, Tyco-Healthcare, S: 119/2 arteria-photography, Kassel, S. 120/1–3, Tyco-Healthcare, S. 121/1, Fahl, S. 121/2, Medizinprodukte Kleine, S. 121/3, Servox AG, S. 122/1, Proaktivo, S. 122/2–3, Fahl, S. 123/1, Flora-Press, Hamburg, S. 123/2, Proaktivo, S. 123/3, Fahl, S. 124/1, Fahl, S. 124/2, Servox, S. 124/3, Proaktivo, S. 126, Paul Hartmann AG, S. 127/2, S. 127/2, Lohmann & Rauscher, S. 127/3, S. 128, S. 129, Paul Hartman AG, S. 130/1–2, Biomonde, S. 130/3–6 KCL, S. 131, Paul Hartmann AG, S. 133/2–4, Krüper, W., Bielefeld, S. 133/5–6, S. 135/3–8, Paul Hartmann AG, S. 136/3, Lohmann & Rauscher, S. 137, Quelle: Institut für Innovation im Gesundheitswesen und angewandte Pflegeforschung, S. 138, BBraun, S. 141/1, Eucerin®, S. 141/2, S. 142, Merck, H. Dr., Aachen, S. 143, Agentur LPM/Pohl; Firma Hoffmann La Roche (Schubert), S. 144, akg–images, S. 146, S. 147/1, Krüper, W., Bielefeld, S. 147/2–3, Wiegand, S. 148, S. 149/1–6, Krüper, W., Bielefeld, S. 151/1–3, Agentur LPM/Pohl, S. 151/4–11, S. 152/1–4, Cornelsen Verlagsarchiv, S. 152/5, Hollatz, J., Heidelberg, S. 152/6, Cornelsen Verlagsarchiv, S. 152/7, arteria-photgraphy, S. 153/2–3, Wiegand, S. 154/1, Cornelsen Verlagsarchiv, S. 154/2, Wiegand, S. 156, Bundesanzeiger, S. 157/1, akg-images, S. 157/2–4, S. 158, NaturBild Harald Lange, Bad Lausick, S. 160/1 SchreinerMedipharm (oben), BBraun (unten), S. 160/2, BBraun, 161/1, BBraun, S. 161/2, Cornelsen Verlagsarchiv, S. 161/3, BBraun, S. 161/4, Cornelsen Verlagsarchiv, S. 162/1–5, Diabetes News Media AG, S. 164/1, BBraun, S. 164/2 Sanofi-aventis, S. 165/1 Trentini, Melanie, Zürich, S. 165/2 Sanofi-aventis, S. 165/3, Krüper, W., Bielefeld, S. 170/1, BBraun, S. 170/2, Lohmann & Rauscher, S. 170/3, S. 170/5, S. 171/1–3, S. 172/1, BBraun, S. 172/2, Lohmann & Rauscher, S. 174, arteria-photography, S. 175/1, Lohmann & Rauscher, S. 175/2, BBraun, S. 176, BBraun, S. 182/1, Krüper, W., Bielefeld, S. 183/2, vario-press, Bonn/Baumgarten, S. 183/3, Keystone/Hamburg, S. 186/1–3, Proaktivo, S. 191, Krüper, W., Bielefeld, S. 196, picture-alliance/dpa, S. 201/1, Siemens Medizinische Technik, S. 201/2, Cornelsen Verlagsarchiv, S. 202, Siemens Medizinische Technik, S. 203/1, Albertinen-Diakoniewerk, Hamburg/Dr. Guntau, S. 203/2–3, Siemens Medizinische Technik, S. 204/1–4, Albertinen-Diakoniewerk, Hamburg/Dr. Guntau, S. 204/5, arteria-photography, S. 204/5–6, Cornelsen Verlagsarchiv, S. 205/1, Storz GmbH & Co., S. 205/2, Albertinen-Diakoniewerk, Hamburg/Dr. Guntau, S. 206, arteria-photography, S. 211, S. 217, S. 220, Krüper, W., Bielefeld, S. 232, picture-alliance/dpa, S. 235, Krüper, W., Bielefeld, S. 241, picture-alliance, dpa/Sportreport/Schumann, S. 244/1, picture-alliance/Keystone/Ruetsch, S. 244/2, picture-alliance/dpa/Rose, S. 244/3, picture-alliance/dpa-Report, S. 245, Krüper, W., Bielefeld, S. 247/1, Visum, Hamburg/Steinmetz, S. 247/2, Lull, A., Berlin, S. 247/3, picture-alliance/dpa/Schmitt, S. 248/1, picture-alliance/dpa/Lehtikuva/Gustafsson, S. 249, picture-alliance/dpa/Bifab, S. 258, picture-alliance/ZB/Grubitzsch, S. 268, Cornelsen Verlagsarchiv, S. 270, S. 272, Bundesamt für Migration und Flüchtlinge, Nürnberg, S. 279, picture-alliance/Godong/Deloche, S. 280/1, picture-alliance/dpa/Pleul, S. 280/2, picture-alliance/dpa/Rumpenhorst, S. 281, picture-alliance/dpa/ZB/Pleul, S. 284/1,©Hulton Collection/Corbis, S. 284/2, picture-alliance/akg-images/Stauss, S. 287, Cornelsen Verlagsarchiv, S. 288, picture-alliance/dpa/Stratmann, S. 291/1, picture-alliance/Godong, S. 291/2, picture-alliance/KPA/HIP/Ann Ronan/Picture Library, S. 293/1, picture-alliance/Godong/Deloche, S. 293/2, Blumenthal-Barby: Wenn ein Mensch stirbt...Berlin, 1986, S. 295, Krüper, W., Bielefeld, S. 302, Ullstein-bild/Minehan, S. 305, Krüper, W., Bielefeld, S. 308/1–2, Projekt-Photo, S. 308/3, Krüper, W., Bielefeld, S: 309/1–2, S. 311/1–2, Projekt-Photo, S. 321, Krüper, W., Bielefeld, S. 326, picture-alliance/ZB/Gröning, S. 327, Luxenburger, S. 328, picture-alliance/dpa/Bachmann, S. 329, Krüper, W., Bielefeld, S. 337, Aktion Mensch/Pressefotos/Bonn, S. 338, Gertrud Schottenloher (Hrsg.), Wenn Worte fehlen, sprechen Bilder – Bildnerisches Gestalten und Therapie, Kösel, München 1994 (BMBN, Bonn), S. 339/1, Aktion Mensch/Pressefotos/Bonn, S. 340, Gertrud Schottenloher (Hrsg.), Wenn Worte fehlen, sprechen Bilder – Bildnerisches Gestalten und Therapie, Kösel, München 1994 (BMBN, Bonn), S. 345, Luxenburger, S. 346, BilderBox, Erwin Wodicka, Thening (A), S. 347/1, picture-alliance/dpa/Abaca, S. 347/2, Das Fotoarchiv, Essen/Yavuz Arslan, S. 348, akg-images, Berlin/Erich Lessing, S: 349, picture-alliance/dpa/Rumpenhorst, S. 351/1–2, Projekt-Photo, S. 352, picture-alliance/dpa/Rosenfeld, S. 353, Projekt-Photo, S. 354/1–2. Pfrimmer-Nutricia, S. 356/1–3, Rieber GmbH & Co., S. 362/1, picture-alliance/dpa/Effner, S. 362/2, picture-alliance/dpa/May, S. 366, Krüper, W., Bielefeld, S. 370/1–2, DRK, Landesverband Berlin, S. 374, picture-alliance/ZB/Büttner, S. 380, S. 381, Krüper, W., Bielefeld, S. 383/1–4, Luxenburger, S. 384, picture-alliance/photoshot, S. 389/1–2, Meike Austermann-Frenz, Bremen, Beratung für barrierefreies Bauen und Wohnen, S. 393, ullstein bild/CARO/Trappe, S. 395, S. 397, Krüper, W., Bielefeld, S. 398, Projekt-Photo, S. 399/1, Luxenburger, S. 399/2, Krüper, W., Bielefeld, S. 399/3, Motomed, S. 402, Krüper, W., Bielefeld, S. 403, S. 404/1, Riedel, S. S. 406, S. 407/1, Thomashilfen, S. 407/2, Fotofinder/photopool, S. 411, Krüper, W., Bielefeld, S. 412, Riedel, S. 413, S. 414, Luxenburger, S. 416, ©CORBIS, S. 417/1, Krüper, W., Bielefeld, S. 417/2, Luxenburger, S. 418, S. 420, S. 422, Thomashilfen, S. 423, S. 424, Krüper, W., Bielefeld, S. 425, Luxenburger, S. 426, Projekt-Photo, S. 427, S. 428, S. 430, Luxenburger, S. 437, picture-alliance/dpa/Bürger-Precht,, S. 438, picture-alliance/dpa/Weigel, S. 439, picture-alliance/dpa/Carstensen, S.440, picture-alliance/dpa/Heyder, S. 441/1, picture-alliance/dpa/Settnik, S. 441/2, picture-alliance/ZB/Kasper, S. 441/3, picture-alliance/ZB/Endig, S. 442, picture-alliance/ZB/Wiedl, S. 445, obs/AK Sozialwahlen 2005, S. 448, picture-alliance/dpa/Bürger-Precht, S. 449/1-2, akg-images, Berlin, S. 450/2, bpk, Berlin, S. 473/1, picture-alliance/ZB/Pleul, S. 473/2, picture-alliance/dpa/epa/ANSA/Zennaro, S. 473/3, picture-alliance/ZB/Schütt, S. 475/1, picture-alliance/epd/Hecker, S. 475/2, picture-alliance/dpa/Djordjevic, S. 477, S. 479, Krüper, W., Bielefeld, S. 483/1, picture-alliance/dpa/Kumm, S. 483/1, Pressedienst Paul Glaser, Berlin, S. 483/2, picture-alliance/dpa/Reich, S. 483/3, picture-alliance/dpa/epd, S. 484, picture-alliance/dpa/Rüsche, S. 490 picture-alliance/Jens Büttner, S. 491, S. 498, S. 514/1, S. 523, Krüper, W., Bielefeld, S. 524/1, akg-images, S. 524/2, picture-alliance/dpa/Bifab, S. 525/1, picture-alliance/akg-images, S. 525/2, picture-alliance/Magno/Austrian Archives, S. 525/3, Cornelsen Verlagsarchiv, S. 526, picture-alliance/dpa/Report, S. 528, picture-alliance/akg-images/Gardi, S. 547, Wirtz, P., Dormagen, S. 552, Krüper, W., Bielefeld, S. 557, Wirtz, P., Dormagen, S. 566, Hummel-Gaatz, S., Potsdam, S. 568, picture-alliance/dpa/Wolfraum, S. 571, Krüper, W., Bielefeld, S. 576/1, picture-alliance/Imago/Austrian Archives, S. 587, ullsteinbild/Wodicka, S. 586, ullsteinbild/Springer-Pics, S. 589, ullsteinbild/Becker & Bredel, S, 591/1, picture-alliance/akg-images, S. 591/2, picture-alliance/dpa/AFP, S: 593, Schapowalow, Hamburg/Brand, S. 595/1, picture-alliance/akg-images, S. 595/2, Erich Lessing, S. 600, picture-alliance/dpa/Thomas, S. 603, ullsteinbild/Jost, S. 604, Krüper, W., Bielefeld, S. 605, akg-images/VG Bild-Kunst Bonn, 2006, S. 607, Krüper, W., Bielefeld, S. 609, picture-alliance/dpa/Lehtikuva/Gustafsson, S. 623, picture-alliance/Picture-Press/Wartenberg, S. 624/1–2, S. 624/6, S. 624/8, S. 625/1–6, S. 626/1–5, Krüper, W., Bielefeld

Illustrationen

Gottwald, J., Berlin, S. 12/2–4, S. 13, S. 15/1–4, S. 18, S. 19, S. 20, S. 21/2–3, S. 22, S. 28/2, S. 29, S. 35, S. 38/3–4, S. 43, S. 46, S. 49, S. 52, S. 53, S. 54, S. 57, S. 58, S. 59, S. 63, S. 68, S. 81/3, S. 153/1, S. 155, S. 160/3-4, S. 207, S. 214, S. 215, S. 218, S. 222, S. 224, S. 228, S. 229, S. 230, S. 246, S. 250, S. 252, S. 253, S. 255, S. 257, S. 259, S. 262, S. 263, S. 264, S. 267, S. 273, S. 312, S. 323, S. 332, S. 341, S. 350, S. 361, S. 400, S. 405, S. 408, S. 421, S. 446, S. 447/1, S. 456/2, S. 461, S. 487, S. 521, S. 534, S. 540, S. 541, S. 551, S. 553, S. 555, S. 557, S. 558, S. 559, S. 562, S. 574, S. 576/2–3, S. 577, S. 580, S. 583, S. 622, S. 629
Heinisch, G., Berlin, S. 75/2, S. 76/5, S. 78, S. 79, S. 84/1, S. 86/2-5, S. 87/1, S. 91, S. 94/5, S. 95/1, S. 95/3, S. 99, S. 102/1-4, S. 127/1, S. 133/1, S. 134, S. 135/1-2, S. 136, S. 141/3–6, S. 160/2–3, S. 161/5-7, S. 162/6-7, S. 163, S. 166, S. 167, S. 170/4, S. 171/1–10, S. 175/3, S. 187, S. 188, S. 189, S. 190, S. 200, S. 370, S. 401, S. 404/2, S. 624/3–5, S. 624/7, S. 624/9
Krausen, Scott, Düsseldorf, S. 450
Krischke, K., Morbach, S. 549/1–3
Mall, K., Berlin, S. 620
Mair, J., Herrsching, S. 159, S. 177, S. 178, S. 179, S. 182/2, S. 192, S. 193, S. 194, S. 198, S. 513/1, S. 548, S. 549/4, S. 550, S. 552, S. 554, S. 556, S. 560
Welz, N., S. 456, S. 503, S. 504, S. 505, S. 506, S. 510
Hinweis: Leider ist es uns trotz intensiver Suche nicht gelungen, alle Rechteinhaber ausfindig zu machen. Wer berechtigte Ansprüche hat, wende sich bitte an den Verlag.

Die Lernfeldstruktur erfordert in einigen Fällen eine Aufteilung der Themen über verschiedene Lernfelder. Für den schnelleren Zugriff finden Sie hier eine kurze Übersicht mit ausgewählten Themen. Für viele weitere Themen unterstützen die Verweise in der Randspalte.